顕微鏡検査ハンドブック

臨床に役立つ形態学

編集

菅野治重　高根病院・副院長
相原雅典　株式会社ファルコバイオシステムズ東京研究所
伊瀬恵子　千葉大学医学部附属病院検査部
伊藤　仁　東海大学医学部付属病院病理検査技術科
手島伸一　同愛記念病院研究検査科
矢冨　裕　東京大学大学院医学系研究科臨床病態検査医学

医学書院

顕微鏡検査ハンドブック―臨床に役立つ形態学

発　　行	2012年6月15日　第1版第1刷©
編　　集	菅野治重・相原雅典・伊瀬恵子・伊藤　仁・ 手島伸一・矢冨　裕
発行者	株式会社　医学書院 代表取締役　金原　優 〒113-8719　東京都文京区本郷 1-28-23 電話　03-3817-5600(社内案内)
印刷・製本	アイワード

本書の複製権・翻訳権・上映権・譲渡権・公衆送信権(送信可能化権を含む)は㈱医学書院が保有します.

ISBN978-4-260-01554-7

本書を無断で複製する行為(複写,スキャン,デジタルデータ化など)は,「私的使用のための複製」など著作権法上の限られた例外を除き禁じられています.大学,病院,診療所,企業などにおいて,業務上使用する目的(診療,研究活動を含む)で上記の行為を行うことは,その使用範囲が内部的であっても,私的使用には該当せず,違法です.また私的使用に該当する場合であっても,代行業者等の第三者に依頼して上記の行為を行うことは違法となります.

JCOPY 〈㈳出版者著作権管理機構　委託出版物〉

本書の無断複写は著作権法上での例外を除き禁じられています.複写される場合は,そのつど事前に,㈳出版者著作権管理機構(電話 03-3513-6969, FAX 03-3513-6979, info@jcopy.or.jp)の許諾を得てください.

執筆者一覧 (執筆順)

田中　隆明	オリンパス株式会社ライフサイエンス国内営業部教育研修グループ
二村　　聡	福岡大学医学部病理学講座
小畠　勝己	福岡大学病院病理部
後藤美江子	東京医学技術専門学校臨床検査技師科II部
相原　雅典	株式会社ファルコバイオシステムズ東京研究所
村田　正太	千葉大学医学部附属病院検査部
渡邊　正治	千葉大学医学部附属病院検査部
野村　文夫	千葉大学大学院医学研究院分子病態解析学
宮部安規子	千葉大学医学部附属病院検査部
藤田　拓司	株式会社ファルコバイオシステムズ総合研究所
小松　　方	天理医療大学医療学部臨床検査学科
齋藤　博子	重粒子医科学センター病院治療課（放射線医学総合研究所）
西周　裕晃	公立長生病院検査科
石垣しのぶ	帝京大学医学部附属病院中央検査部
川上小夜子	帝京大学医学部附属病院感染制御部
指田　陽子	帝京大学医学部附属病院中央検査部
厚川　喜子	帝京大学医学部附属病院中央検査部
斧　　康雄	帝京大学医学部微生物学講座
宮澤　幸久	帝京大学医療技術学部臨床検査学科
菅野　治重	高根病院・副院長
石川　恵子	母子愛育会附属愛育病院検査科
見上裕美子	聖路加国際病院臨床検査科
紺　　泰枝	東京厚生年金病院臨床検査科
中村　文子	順天堂大学附属病院臨床検査部
静野　健一	千葉市立海浜病院臨床検査科
郡　　美夫	江東微生物研究所
川村千鶴子	東青地域県民局地域健康福祉部保健総室試験検査課
北村　英夫	青森県立中央病院皮膚科
渡邉　邦友	岐阜大学生命科学総合研究支援センター嫌気性菌研究分野
浅利　誠志	大阪大学医学部附属病院検査部／感染制御部
田中美智男	京都大学医学部附属病院検査部
大友　弘士	東京医科歯科大学大学院国際環境寄生虫病学分野
赤尾　信明	東京医科歯科大学大学院国際環境寄生虫病学分野
大西　健児	東京都立墨東病院感染症科
今井　宣子	前大阪大学大学院医学系研究科保健学専攻医療技術学分野
升　　秀夫	筑波大学大学院医学医療系
稲垣　清剛	前安城更生病院臨床検査技術科
油野　友二	金沢赤十字病院検査部
伊瀬　恵子	千葉大学医学部附属病院検査部
澤部　祐司	千葉大学医学部附属病院検査部
原　美津夫	駿河台日本大学病院臨床検査部
田中　雅美	東京大学医学部附属病院検査部
宿谷　賢一	東京大学医学部附属病院検査部
下澤　達雄	東京大学医学部附属病院検査部
星　　雅人	鈴鹿医療科学大学保健衛生学部医療栄養学科
福富　裕之	株式会社昭和メディカルサイエンス検査部
保科ひづる	諏訪中央病院技術部検査科
米田　　操	三重大学大学院医学研究科腫瘍病理学
金山　和樹	三重大学大学院医学研究科腫瘍病理学
白石　泰三	三重大学大学院医学研究科腫瘍病理学
小山　高敏	東京医科歯科大学大学院保健衛生学研究科先端血液検査学
東　　克巳	杏林大学大学院保健学研究科臨床血液学
常名　政弘	東京大学医学部附属病院検査部
小池由佳子	小平記念東京日立病院内科
川田　　勉	東海大学医学部付属八王子病院中央臨床検査科
土屋　達行	日本大学医学部病態病理学系臨床検査医学分野
矢冨　　裕	東京大学大学院医学系研究科臨床病態検査医学
辻岡　貴之	川崎医科大学検査診断学
通山　　薫	川崎医科大学検査診断学
田坂　大象	川崎医科大学血液内科学
東田　修二	東京医科歯科大学大学院医歯学総合研究科臨床検査医学
古田　則行	がん研有明病院細胞診断部
伊藤　　仁	東海大学医学部付属病院病理検査技術科
荒井　祐司	がん研有明病院細胞診断部
當銘　良也	国立国際医療研究センター国府台病院中央検査部
山崎　直樹	国立病院機構神奈川病院研究検査科

大﨑　博之	愛媛県立医療技術大学臨床検査学科
西村　由香里	北里大学医療衛生学部臨床細胞学研究室
服部　　学	北里大学医療衛生学部臨床細胞学研究室
大部　　誠	北里大学医療衛生学部臨床細胞学研究室
濱川　真治	公立昭和病院臨床検査科
加戸　伸明	東海大学医学部付属病院病理検査技術科
芹澤　昭彦	東海大学医学部付属病院病理検査技術科
丸川　活司	北海道大学病院病理部
松野　吉宏	北海道大学病院病理部
岡　　俊郎	こころとからだの元氣プラザ臨床検査部
石井　保吉	こころとからだの元氣プラザ臨床検査部
照井　仁美	慶應義塾大学病院病理診断部
郡　　秀一	杏林大学保健学部細胞診断学研究室
柿沼　廣邦	北里大学病院病院病理部
三宅　真司	東京医科大学病院病理診断部
松林　　純	東京医科大学病院病理診断部
長尾　俊孝	東京医科大学病院病理診断部
古旗　　淳	順天堂大学大学院医学研究科 細胞病理イメージング研究室
権田　厚文	太田総合病院消化器外科
小松　京子	杏林大学医学部付属病院病理部
坂本　憲彦	杏林大学医学部付属病院病理部
阿部　英二	北九州市立医療センター臨床検査科
丸田　淳子	野口病院研究検査科
岸本　浩次	昭和大学藤が丘病院病理診断科
北村　隆司	昭和大学横浜市北部病院病理部
光谷　俊幸	昭和大学藤が丘病院病理診断科
山田　正人	帝京大学医学部附属溝口病院臨床病理部
水口　國雄	帝京大学医学部附属溝口病院臨床検査科
伊藤　雅文	名古屋第一赤十字病院・副院長
田村　克実	同愛記念病院研究検査科
手島　伸一	同愛記念病院研究検査科
三関　信夫	同愛記念病院研究検査科
長沼　　廣	仙台市立病院病理診断科
古屋　周一郎	筑波大学附属病院病理部
牛島　友則	NTT東日本関東病院臨床検査科
竹田　桂子	NTT東日本関東病院臨床検査科
鎌田　孝一	埼玉医科大学国際医療センター病理診断科
中村　　勝	埼玉医科大学国際医療センター病理診断科
安田　政実	埼玉医科大学国際医療センター病理診断科
阿部　　仁	慶應義塾大学医学部病理学教室
塩澤　由美子	がん・感染症センター都立駒込病院病理科
佐藤　冬樹	弘前大学大学院医学研究科病理生命科学講座
近藤　　潤	弘前大学大学院医学研究科病理生命科学講座
鈴木　貴弘	弘前大学大学院医学研究科病理生命科学講座
諸橋　聡子	弘前大学大学院医学研究科病理生命科学講座
鬼島　　宏	弘前大学大学院医学研究科病理生命科学講座
下　　正宗	東葛病院・院長
澤田　達男	東京女子医科大学医学部第1病理学
福島　万奈	金沢医科大学臨床病理学
太田　浩良	信州大学医学部保健学科生体情報検査学
大城　真理子	名桜大学国際学群経営情報教育学系
中山　宏文	広島鉄道病院臨床検査室
村田　哲也	鈴鹿中央総合病院・副院長
阿部　佳子	埼玉医科大学総合医療センター病理部
田丸　淳一	埼玉医科大学総合医療センター病理部
猪狩　英俊	国立病院機構千葉東病院呼吸器センター
青木　泰子	国立病院機構東京医療センター内科
久代　真也	社会保険船橋中央病院検査部
北本　康則	仙台社会保険病院検査部
杉野　陽子	日本大学医学部附属板橋病院臨床検査部
黒山　祥文	静岡赤十字病院検査部
大畑　雅彦	静岡赤十字病院検査部
海渡　　健	東京慈恵会医科大学附属病院中央検査部
江石　義信	東京医科歯科大学人体病理学分野
八木　靖二	がん研有明病院臨床検査センター検体検査部

序

　顕微鏡検査は，微生物，細胞，結晶など豊富な情報が得られる検査である．現在の臨床検査室における顕微鏡検査は，微生物，細胞診，血液像，尿沈渣などの分野に分かれて検査が行われており，検査成績も各領域に限った内容が報告されている．しかし，検査技師が自分の専門領域に加えて他の領域の顕微鏡検査の観察法を習得することによって，顕微鏡検査から得られる情報が飛躍的に向上する可能性がある．

　例えば微生物領域の顕微鏡検査では，通常はグラム染色による微生物の観察のみが行われており，検査結果として「グラム陰性桿菌(3+)，グラム陽性球菌(+)」などと医師に報告されることが多いが，これでは感染症の診断には情報としては不十分であり，医師も検査成績の意味が理解できない．この微生物情報に，「多核白血球(3+)」などの細胞情報を加えることによって，患者さんの感染症が急性炎症期にあることがわかり，さらに検出菌は感染症の原因菌である可能性が高くなるのである．

　このように，疾患の診断と治療に役立つことを目的とする顕微鏡検査では，「病像」検査としての役割があり，判読には幅広い領域の知識が必要になる．各専門領域の顕微鏡検査については多くの参考書があるが，専門領域を超えて顕微鏡検査を総合的に解説した書籍は極めて少なく，ここに本書の存在意義があると思う．

　本書の構成としては，まず微生物，一般検査，血液像，細胞診，病理など各領域における材料の採取法，標本の固定法，染色法，観察法など顕微鏡検査の基本的な知識と手技について解説している．次に，顕微鏡検査においてすべての検査技師が見逃してはならない重要な臨床的所見について解説し，最後に，臨床的に重要な疾患における顕微鏡検査の特徴的所見，およびその読み方と医師への報告法について解説している．また臨床的に重要な異常所見が認められた場合に，他の領域の専門家に確認するなど，その対応法についても解説している．これらの知識と技術を習得することによって，読者の皆さんが個々の専門領域を超える広範な顕微鏡検査の知識を得られることを期待する．

　本書は2009年に出版された雑誌「検査と技術」の増刊号「顕微鏡検査のコツ―臨床に役立つ形態学」を，加筆・改訂し，新たに単行本として出版したものである．執筆者一同の尽力によって，類書のない，真に臨床検査に役立つ検査書になったと自負している．本書を日々の検査や診療に，おおいに役立てていただければ幸甚である．

2012年6月

菅野　治重

目次

I 顕微鏡の基本

1. 顕微鏡の原理と調整法 …………………………………… 2
2. 顕微鏡写真撮影のコツ …………………………………… 9

II 微生物検査

総論
1. 固定法の種類と特徴 ……………………………………… 16
2. 染色法の原理と特徴 ……………………………………… 20
   1. グラム染色 …………………………………………… 20
   2. メチレン青染色 ……………………………………… 22
   3. 抗酸染色 ……………………………………………… 24
   4. ギムザ染色 …………………………………………… 27
   5. 染色法の精度管理 …………………………………… 29
   6. 染色法による所見の違い …………………………… 32
3. 検体保存による塗抹所見への影響 ……………………… 38
4. 感染所見の読み方 ………………………………………… 41
   1. 感染のメカニズム …………………………………… 41
   2. 感染症の病期の所見 ………………………………… 43
5. 薬剤の影響 ………………………………………………… 46
   1. 抗菌薬 ………………………………………………… 46
   2. 去痰薬 ………………………………………………… 50
6. 培養検査が必要な感染症 ………………………………… 54
7. 塗抹標本の作製法 ………………………………………… 58

各論
8. 感染症と顕微鏡検査の所見 ……………………………… 62
   1. 呼吸器感染症 ………………………………………… 62
   2. 尿路感染症 …………………………………………… 66
   3. 腸管感染症 …………………………………………… 71
   4. 中枢神経感染症 ……………………………………… 75

5　皮膚・軟部組織感染症 …………………………………… 79
　　　6　眼感染症 ………………………………………………… 87
　　　7　生殖器感染症 …………………………………………… 92
　9　抗微生物薬の治療効果の判定 ………………………………… 97
　　　1　細菌（経時的顕微鏡検査）……………………………… 97
　　　2　マラリア ………………………………………………… 101
　　　3　赤痢アメーバ …………………………………………… 107

III　一般検査

総論　1　一般検査に関する形態像観察の基礎 …………………… 112
　　　1　尿沈渣検査 ……………………………………………… 112
　　　2　寄生虫（原虫，虫卵）検査 …………………………… 116
　　　3　穿刺液検査 ……………………………………………… 120
　2　顕微鏡標本の作製法 ………………………………………… 127
　　　1　尿沈渣 …………………………………………………… 127
　　　2　寄生虫（原虫，虫卵）………………………………… 131
　　　3　穿刺液 …………………………………………………… 135
　3　染色の原理と特徴 …………………………………………… 141
　4　検体保存の影響 ……………………………………………… 146
　5　結晶成分の同定 ……………………………………………… 150
各論　6　尿沈渣 ………………………………………………………… 155
　7　糞便 …………………………………………………………… 162
　8　髄液 …………………………………………………………… 167
　9　胸水，腹水 …………………………………………………… 171
　10　関節液 ………………………………………………………… 177

IV　血液像

総論　1　血球の産生と機能 …………………………………………… 186
　2　標本の作製と保存 …………………………………………… 195
　　　1　末梢血液の採取と標本作製 …………………………… 195
　　　2　骨髄検体の採取と標本作製 …………………………… 198
　　　3　標本の保存 ……………………………………………… 200
　3　染色法の原理と特徴 ………………………………………… 203
　　　1　普通染色 ………………………………………………… 203
　　　2　特殊染色 ………………………………………………… 205
各論　4　健常者の血液像 ……………………………………………… 211
　　　1　末梢血液像観察時の留意点 …………………………… 211
　　　2　骨髄像観察時の留意点 ………………………………… 214
　5　異常血液像（造血器腫瘍を除く）………………………… 219

- 6 造血器腫瘍の WHO 分類 …………………………………… 229
  - 1 FAB から WHO 分類へ …………………………………… 229
  - 2 骨髄増殖性腫瘍，骨髄異形成/骨髄増殖性腫瘍 …………… 231
  - 3 骨髄異形成症候群 ………………………………………… 235
  - 4 急性骨髄性白血病 ………………………………………… 238
  - 5 B および T 前駆細胞の腫瘍 ……………………………… 243
  - 6 成熟 B 細胞腫瘍 …………………………………………… 245
  - 7 成熟 T 細胞・NK 細胞腫瘍 ……………………………… 247

Ⅴ 細胞診

- **総論** 1 基礎知識 ……………………………………………………… 252
  - 1 細胞所見とその表現 ……………………………………… 252
  - 2 集塊における構造の見方 ………………………………… 255
  - 3 封入体 ……………………………………………………… 258
  - 4 判定基準と分類 …………………………………………… 260
- 2 標本作製法 …………………………………………………… 266
  - 1 塗抹標本作製法 …………………………………………… 266
  - 2 集細胞法 …………………………………………………… 269
  - 3 Liquid-based Cytology …………………………………… 271
  - 4 セルブロック法 …………………………………………… 274
- 3 染色法 ………………………………………………………… 279
  - 1 パパニコロウ染色，ギムザ染色 ………………………… 279
  - 2 PAS 染色，アルシアン青染色 …………………………… 281
  - 3 免疫組織化学(酵素抗体法) ……………………………… 284
- **各論** 4 婦人科 ………………………………………………………… 287
  - 1 子宮頸部 …………………………………………………… 287
  - 2 子宮体部 …………………………………………………… 290
  - 3 性感染症 …………………………………………………… 292
- 5 呼吸器 ………………………………………………………… 295
  - 1 喀痰 ………………………………………………………… 295
  - 2 気管支擦過 ………………………………………………… 299
- 6 泌尿器 ………………………………………………………… 303
- 7 消化器 ………………………………………………………… 306
- 8 体腔液 ………………………………………………………… 309
- 9 乳腺 …………………………………………………………… 314
- 10 甲状腺 ………………………………………………………… 318
- 11 リンパ節 ……………………………………………………… 321

VI 病理

総論
1 病理形態像の観察の仕方，考え方 …………………………………… 326
 1 細胞診と病理組織像の違い ……………………………………… 326
 2 末梢血および骨髄塗抹像と病理組織像の違い ………………… 329
 3 尿沈渣と尿細胞診の比較 ………………………………………… 331
 4 細菌学的観察と病理学的観察の比較 …………………………… 334
2 病理標本の種類と目的 ……………………………………………… 338
3 病理標本作製法 ……………………………………………………… 341
4 染色法 ………………………………………………………………… 345
5 免疫組織化学 ………………………………………………………… 350
6 迅速診断 ……………………………………………………………… 357
7 透過型電子顕微鏡法 ………………………………………………… 360

各論
8 代謝異常の病理 ……………………………………………………… 364
9 循環障害 ……………………………………………………………… 368
10 炎症 …………………………………………………………………… 371
11 免疫異常と移植の病理(肝移植を中心に) ………………………… 375
12 腫瘍 …………………………………………………………………… 378
 1 悪性腫瘍の病理診断(良性病変との鑑別) …………………… 378
 2 癌の進展・増殖と転移 …………………………………………… 381
 3 上皮性腫瘍(癌腫)と非上皮性腫瘍(肉腫) …………………… 384
 4 悪性リンパ腫 ……………………………………………………… 388

● 索引 …………………………………………………………………………… 395

COLUMN 形態検査において知っておきたいこと
 臨床から微生物検査室への要望 …………………………………………… 19
 臨床医から微生物検査室への要望 ………………………………………… 57
 自動分析装置と尿沈渣検査 ………………………………………………… 126
 尿中赤血球の形態検査(糸球体型赤血球) ……………………………… 140
 日当直体制における尿沈渣と髄液検査 …………………………………… 161
 顕微鏡写真の応用 …………………………………………………………… 176
 グンプレヒトの核影 ………………………………………………………… 202
 ドラムスティック …………………………………………………………… 249
 標本作製と細胞像—知っておきたい知識 ………………………………… 278
 組織細胞転写(分割)法 ……………………………………………………… 344
 サルコイドーシスの病因 …………………………………………………… 370
 異型細胞と正常細胞の鑑別 ………………………………………………… 393

I 顕微鏡の基本

1 顕微鏡の原理と調整法
2 顕微鏡写真撮影のコツ

1 顕微鏡の原理と調整法

1 顕微鏡の3つの基本的な機能

顕微鏡には次の3つの機能が不可欠である．
(1) 見たい大きさでみえる（倍率）．
(2) はっきり，くっきりとみえる（コントラスト）．
(3) 精細にみえる（分解能）．

これらの機能に関係する顕微鏡の構成要素が，対物レンズ，接眼レンズ，照明光学系である．顕微鏡の照明光学系はケーラー照明と呼ばれ，なかでもコンデンサーの役割が重要である．対物レンズ，接眼レンズ，コンデンサの役割を理解して，正しく調整・操作することで，顕微鏡はその機能を最大に発揮することができる．

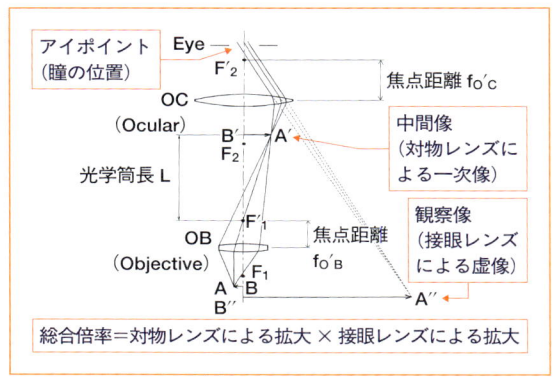

図1 複式顕微鏡の原理図

2 顕微鏡の原理

1. 倍率を得るには

顕微鏡が「対物レンズ」による拡大と「接眼レンズ」による2段階の拡大で，所定の倍率が得られることを図1に示す．標本にピントを合わせることにより，試料（AB）の像は，対物レンズによって接眼レンズの前に実像（A'B'）として結像し，この像が接眼レンズにとっての物体となり，さらに虚像（A''B''）として結ぶようになっている（実光線は網膜上に実像が結ぶ）．

総合倍率は，簡単な下式で表される．

総合倍率（観察倍率）＝ $M_{ob} \times M_{oc}$

M_{ob}：対物倍率
M_{oc}：接眼倍率

2. コントラストを得るには

顕微鏡像のコントラストは"瞳での光の変調"によって得られるようになっている．

顕微鏡の瞳とは，すべての光束が均一な密度で通過する場所をいう．図2に顕微鏡の光学系の要素を示す．コンデンサーの前側焦点位置（開口絞り位置），対物レンズ後ろ側焦点位置（対物瞳），アイポイント（観察者の瞳位置）など，瞳は複数あり，それぞれが共役（レンズを挟んで物体と像との関係）の位置関係になっている．

"瞳での光の変調"の最も基本といえるものが，開口絞り（コンデンサー絞り）の開閉によるコントラストの調整である．無染色の一般検査標本の観察などでは，上皮細胞などの輪郭をみやすく観察するために開口絞りを絞る．

位相差顕微鏡や微分干渉顕微鏡は，位相素子や微分干渉素子などの光変調素子を組み込んだコントラスト観察法である．いずれも光の干渉を利用して像に明暗や色のコントラストをつけるようになっている．また，必ずしも瞳位置に置くわけではないが，ポラライザ，アナライザの2枚の偏光板を組み合わせてアミロイド検出に使う簡易偏光観察や，さらに波長板を入れて痛風検査を行う偏

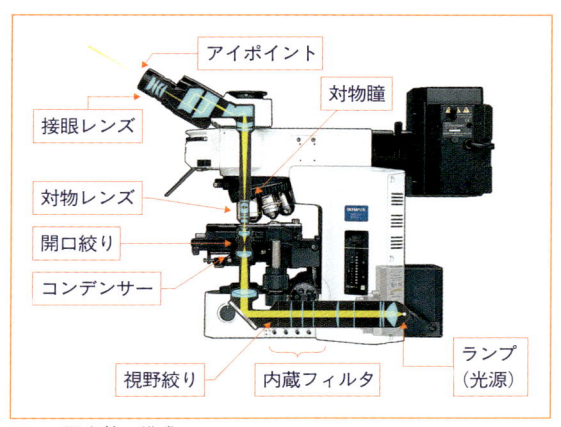

図2　顕微鏡の構成

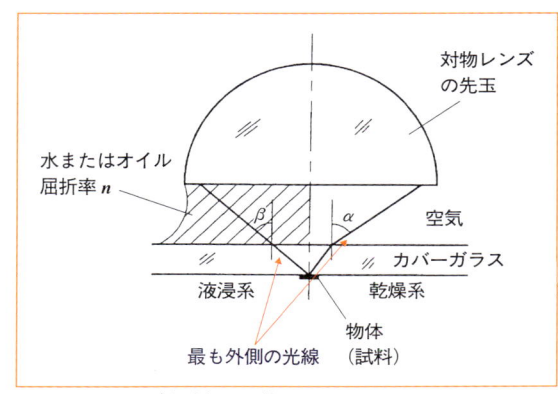

図3　対物レンズ先端部の光線

光顕微鏡もコントラスト観察法である．

3．分解能を得るには

分解能は対物レンズの仕様値の1つである"開口数"（Numerical Aperture；NA）で決まる．

図3に開口数の説明図を示す．開口数は，標本側から対物レンズに入射する光線の最大角度の1/2のsin関数に，標本と先玉レンズ（対物レンズ先端部）の間の媒質の屈折率 n をかけたものである．

液浸系対物レンズの場合　$NA = n \times \sin\beta$
乾燥系対物レンズの場合　$NA = \sin\alpha$

n は，油浸系ではオイルの屈折率が1.52，乾燥系では空気の屈折率1.0となっている．油浸対物レンズは開口数を大きくするための手段である．

開口数の最大値は油浸100倍対物レンズで1.4，乾燥100倍対物レンズで0.95が一般的である．

そして，分解能は開口数により次の式で表される．

分解能：$\delta = 0.61 \times \dfrac{\lambda}{NA}$　λ：光の波長 $0.55\,\mu m$

計算には人の眼の比視感度の最も高い $0.55\,\mu m$（緑）を使う．NA 1.4で $\delta = 0.24\,\mu m$ と計算される．

ここで注目すべきは，開口数が大きいほど高分解能（δ が小さい）であり，倍率には依存しないことである．しかし，実際は，対物レンズは倍率が大きいものは開口数も大きい．これは，接眼レンズも含めた総合倍率と開口数の間には，有効倍率と呼ぶ下式の関係があるからである．

$$500 \times NA < M（総合倍率）< 1,000 \times NA$$

人の眼の分解能を考慮すると，開口数に見合う（すなわち分解能に見合う）適切な倍率があることを示している．観察する視野の大きさを確保するために，接眼レンズの倍率は10〜15倍程度なので，総合倍率は対物レンズの倍率の選択で決まることになるが，開口数の大きい対物レンズは，その分解能を生かすために倍率も十分な大きさを与えるようになっている．なお，$1,000 \times NA$ を超える倍率は，分解能に対する十分な大きさを超えてしまうので「無効倍率」とか「バカ倍率」と呼ぶ．

4．対物レンズ

図4に対物レンズの表示の例を示す．顕微鏡の結像性能は対物レンズで決まるといってよい．大まかな種類として，色収差で3種類，像面湾曲収差の補正の有無で2種類，合わせて4種類に分けられる（表1）．

収差とは，理想像と実際の像とのずれのことを呼ぶ名称で，色収差とは，波長によって焦点距離が異なってしまう光線収差であり，像面湾曲収差とは像面が平坦にならず球面のように湾曲してしまう収差である．

特にプランアポクロマート対物レンズは，色収差，像面湾曲収差が最高レベルに補正されているため，分解能も最高になるよう大きな開口数が与えられている．

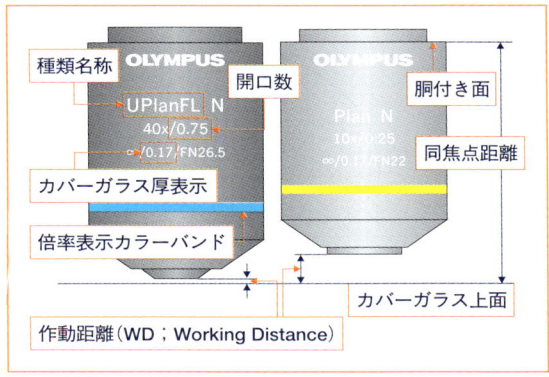

図4 対物レンズ表示の例

表1 対物レンズの種類

対物レンズの呼び名（用途）	色収差補正	像面湾曲収差補正
アクロマート（実習，検査）	基準波長に対し，青と赤の2色収差補正	無補正 写真撮影不適
プランアクロマート（検査，写真撮影）	基準波長に対し，青と赤の2色収差補正	補正 写真撮影適
プランセミアポクロマート（検査，研究，写真撮影）	アポクロマートに比べ紫の色収差が残存	補正 写真撮影適
プランアポクロマート（検査，研究，写真撮影）	基準波長に対し，紫，青，赤の3色収差補正	補正 写真撮影適
プランアポクロマートが最高級タイプ		

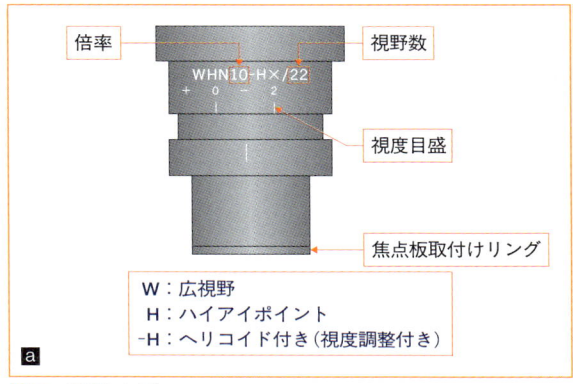
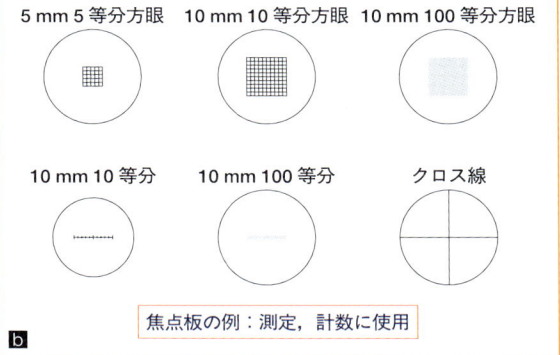

図5 接眼レンズ

　また，対物レンズは観察目的や標本の条件に適合している必要がある．特にカバーガラス厚の条件は大切で，対物レンズの表示と標本プレパラートの条件（カバー標本か，ノーカバー標本か）を一致させないと球面収差が生じて良好な像にならない．そのほか浸液の条件を守ることや，補正環付き対物レンズの場合はきちんとその調整を行うことなども大切である．

5．接眼レンズ

　図5に視野数22，10倍ヘリコイド付き接眼レンズの例を示す．ヘリコイド付き接眼レンズは，ヘリコイド機構により視度調整のできる接眼レンズで，焦点板を入れて使うことができる．

　視野数（Field Number；FN）は観察できる視野の大きさを示す数値で単位はmmである．標本上の実視野（観察している標本上の直径）は，視野数とそのときに使用している対物レンズの倍率とで決まる．視野数が大きいほど実視野は大きくなるが，実用的な視野数は22ないし20である．

$$実視野(mm) = \frac{視野数（FN）}{対物レンズ倍率}$$

　焦点板を入れれば，試料の測定や計数などができる．焦点板は板厚と直径が接眼レンズの仕様に合うものでなければならない．

6．コンデンサー

　コンデンサーは上下の位置調整と光軸の心出し調整ができるよう顕微鏡に保持されている．図6の模式図は，光軸中心を照明する光束を示し，開口絞りの大きさに対応して照明側の開口数が変わることを示している．開口絞りは，対物レンズの開口数に対応した最適な開き加減に調整して使用するが，標本の染色が濃いか，薄いか，無染色かで最適な開度は異なる．

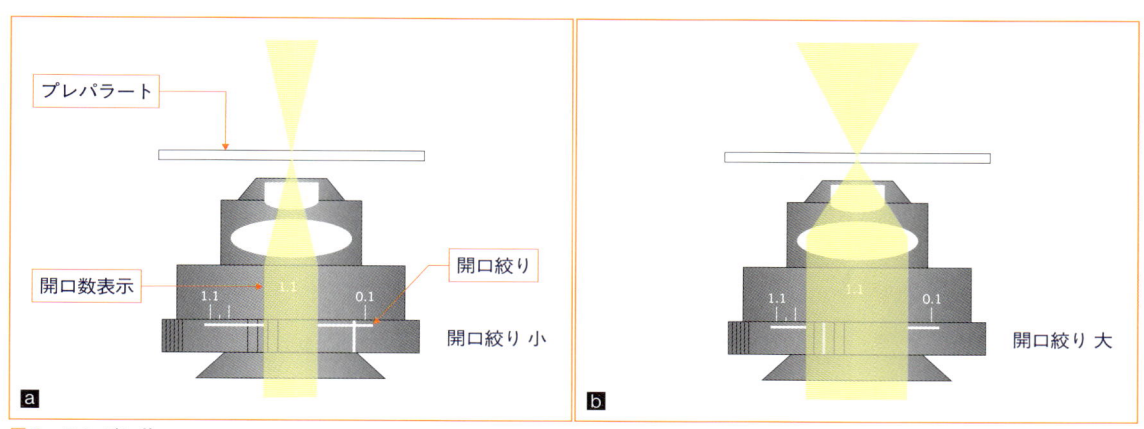

図6　コンデンサー

3│正しい調整法

顕微鏡各部の名称は図7を参照されたい．

1．調整チェック項目と関連する調整法

10倍対物レンズで標本にピント合わせ後にチェックする．

(1)左右の視野それぞれでピントが合っているか
　　→視度調整
(2)両目で見て，視野が1つに見えるか→眼幅調整
(3)視野絞りを絞ると視野の中心にはっきりと視野絞りの像がみえるか→光軸調整
(4)照明光は白色か→照明の色調整

2．視度調整

図8aに示すアイポイントに眼の瞳の位置を合わせて行う．

視度調整は，鏡筒と接眼レンズの構造に合わせた最適な方法がある（表2，3）．

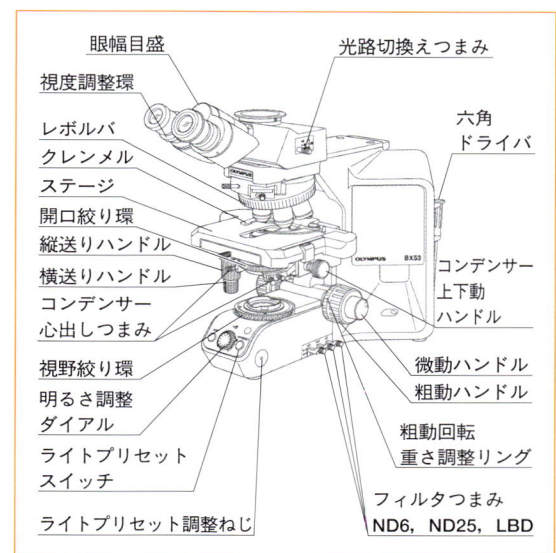

図7　顕微鏡の外観と各部名称

表2　左側鏡筒に視度調整環があり，右側に視度調整のない接眼レンズを差し込む構造（数字が調整の順番）

構造	方法と順序	
	左側視野	右側視野
右側接眼レンズは焦点板なし	②視度調整環でピントを合わせる	①右側視野でピントを合わせる
右側接眼レンズに焦点板あり		①焦点板を見ながらピントを合わせる

表3　左右両眼にヘリコイドまたは視度調整環がある構造

構造	方法と順序	
	左側視野	右側視野
右側接眼レンズに焦点板あり	③視度調整環またはヘリコイドでピントを合わせる	①焦点板パターンがはっきり見えるようヘリコイドで視度調整する②右側視野にピントを合わせる
右側接眼レンズは焦点板なし		①10倍対物レンズでピントを合わせる②40倍対物レンズに変換して微動ハンドルでピントを合わせる③10倍に戻し，視度調整環またはヘリコイドで左側視野のピントを合わせる④②→③を繰り返す

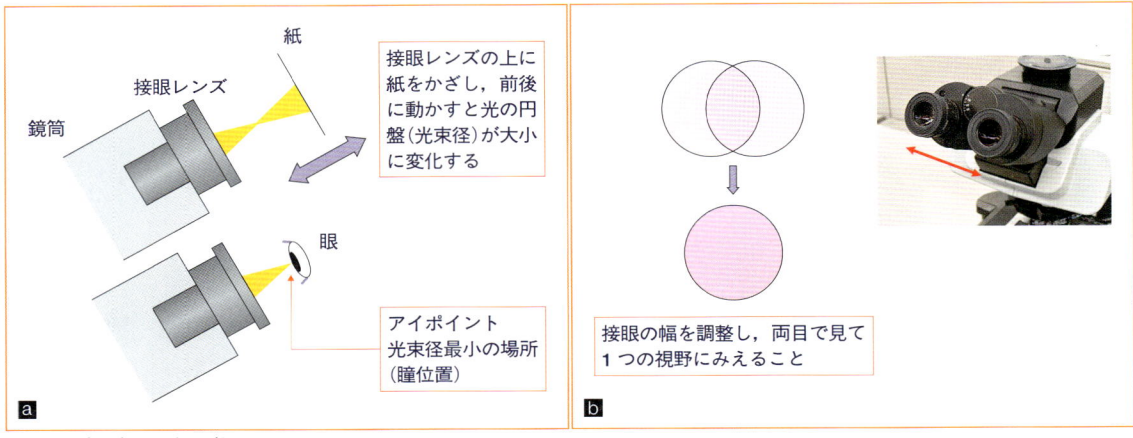

図8 視度調整，眼幅調整

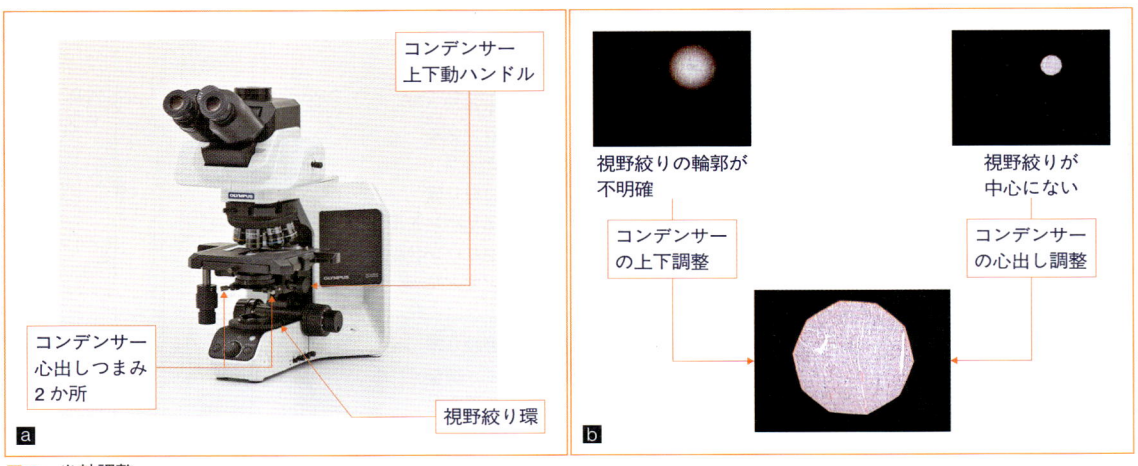

図9 光軸調整

3．眼幅調整

両眼で視野が1つの観察像に見えるよう，左右接眼レンズの光軸幅を調整する（図8b）．このとき注意するのは，以下の点である．

(1) 眼の光軸が平行にならないと両眼視にはならない→近くを見つめるような見方では，両眼の光軸は互いに寄ってしまう．
(2) 眼の光軸を平行にするためには，遠くを見るような感覚で両接眼レンズをのぞく→アイポイントに正しく眼を置くように意識して行うと合わせやすい．

4．光軸調整

標本にピント合わせをした後，まず開口絞りを全開にし，視野絞りを最小に絞ってから，図9に示す操作箇所でコンデンサーの上下調整と心出しを行う．視野絞りが視野の中心にあって輪郭がはっきりとみえるようになればよい．

すべてリセットして調整し直す場合は，以下のようにする．

(1) コンデンサーの開口絞りを全開にして，最上部位置まで上げる．
(2) 視野絞りを全開にする．
(3) 10倍対物レンズで標本にピントを合わせる．
(4) 視野絞りを最小にする．
(5) コンデンサーを少し下げて，視野絞りの多角形をはっきりさせる．
(6) コンデンサー心出しつまみ2か所を回して，視野絞りの多角形を視野の中心にもってくる．
(7) 視野絞りを視野から見えないくらい（視野外接）に開く．

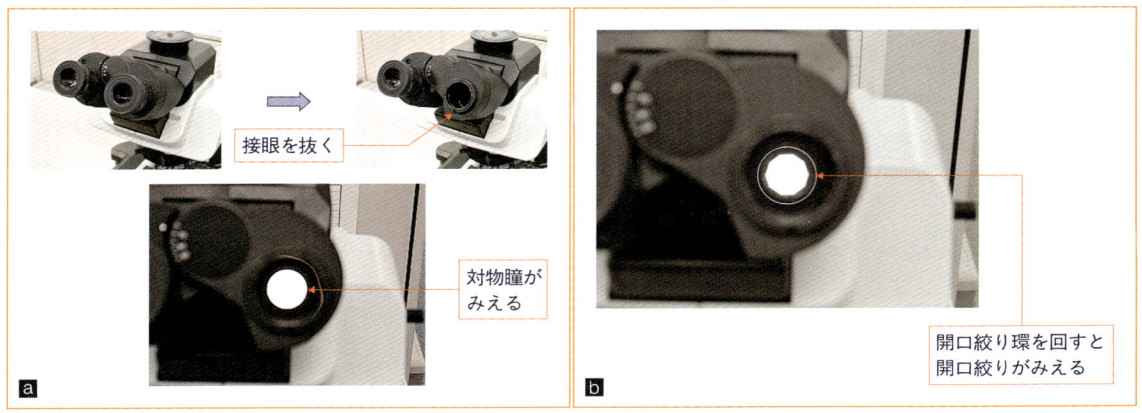

図10 対物瞳と開口絞り

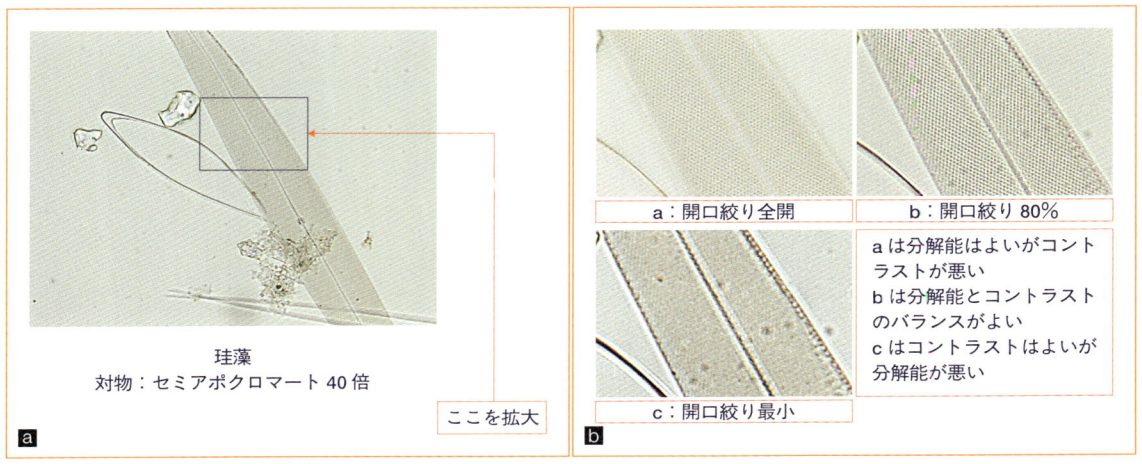

図11 開口絞りの効果

　視野絞りが備わっていない顕微鏡では，コンデンサを最上部位置から1mmくらい下げた位置にするとよい．

5．開口絞りの使い方（表4）

　開口絞りは，接眼レンズを外して鏡筒のスリーブの中に見える対物レンズの瞳面上で，開口絞りを絞ると見ることができる（図10）．

　標本がよく染色されている場合は，開口絞りの大きさを対物瞳の70〜80%くらいにしておくのが理想であるが，開口絞りは，全開にすると分解能が最高となるかわりにコントラストが悪化し，最小に絞ると分解能が悪化するがコントラストが最高になる，というように，分解能とコントラストの両方に寄与している．そこで，標本の染色状態に合わせた使い方をする（図11）．

　図11に開口絞りの大きさと分解能，コントラストへの影響を作例写真で示す．一般検査のような無染色標本では，開口絞りは最小にして観察するが，あくまで対象の外形をみやすくするための方法であって，分解能は損なわれていることに留意すべきである．

6．照明の色の調整

　図12に照明の色の比較写真を示す．染色標本を正しい染色の色で観察するには，色付きのない白色の照明にする必要がある．顕微鏡では「色温

表4　最適な開口絞り径

標本の染色状態	対物瞳に対する開口絞りの大きさ（割合）
よく染まっている	70〜80%
染色が薄い	およそ50%
無染色	最小

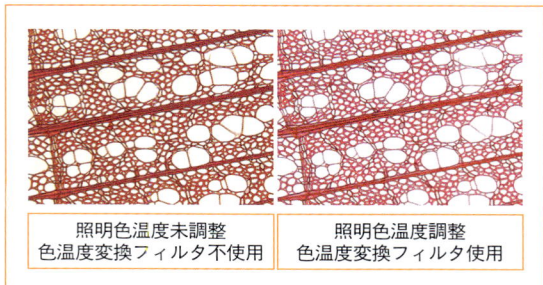

図12　照明の色温度の影響

度変換フィルタ」（図7の「LBD」フィルタである）を入れることによって白色が得られるようになっているが，ランプの明るさ調整によっても照明の色温度は変わるので，ランプ電圧は必ず顕微鏡ごとに決まっている所定値に設定する．色温度調整をした後の明るさ調整は，ND（濃度）フィルタで行う．

おわりに

　原理を理解し，正しく調整することの大切さのほかに，もう一方で大切なのは，レンズやフィルタに汚れは禁物ということである．レンズの清掃法については紙面の都合上割愛するが，特に対物レンズの汚れは顕微鏡のみえ方に最も影響が大きいので，定期的にレンズの汚れをチェックし清掃することが大切である．　　　　　（田中　隆明）

2 顕微鏡写真撮影のコツ

はじめに

病理診断（細胞診断や組織診断）や臨床検査に従事している限り，顕微鏡写真の撮影は避けて通れない．症例検討会をはじめ，症例報告や教育用ファイル作成などさまざまな場面で顕微鏡写真を撮影している．このように，写真撮影は日常業務の中に浸透し，定着している．シャッターボタンを押せば，誰にでも難なく撮れると信じられている写真であるが，いざ撮影してみるとなかなか思い通りにならない．それはどうしてなのか．

本項では，顕微鏡写真撮影にまつわる基本的な作法を紹介しながら，写真撮影方法の要点を解説する．なお，顕微鏡の原理，各部名称および調整方法については I-1「顕微鏡の原理と調整法」（2頁）を参照されたい．

1 | 理想的な写真

理想的な写真は総じて表1に掲げた要件を満たしている．なかでも，見せたいものがはっきりと視認できること，ピント（正しくは焦点）が正確に合っていること，この2点は必須の要件であり，密接不離の関係にある．

とは言うものの，キリッと冴えた写真を撮影するのは容易ではない．しかし，撮影機会が限定される肉眼写真と違って，顕微鏡写真は繰り返し撮影可能である．場数を踏むことにより，撮影のコツを体得できるし，理想的とは言いがたい写真を見抜く眼もおのずと養われる．それゆえ，妥協せずに撮り続けていただきたい．

また，日ごろから，経験豊かな先輩方が撮影した写真やアトラスに掲載された美しい写真を真似ることも上達の秘訣である．理想的な写真の究極は，「撮影者が病変を正確に把握し，示説内容に

表1 顕微鏡写真が満たすべきいくつかの要件
- ピント（焦点）が合っている
- コントラストが良好である
- 呈示したいものが中央に配置されている
- 撮影倍率が適切である
- 高倍率で撮影した写真では核，細胞質などの内部構造が鮮明である
- 免疫染色の写真では陽性部位（核，細胞膜，細胞質内などの局在）が鮮明である

応じて適切な倍率を選択し，構図を決定した後，美的感覚を最大限に活かして撮影した写真」と定義できよう．

2 | 使いものにならない写真

使いものにならない写真といっても，その種類は実にさまざまである．読者の方々はどのような写真を想起するだろうか．筆者らは，ピントが合っていない写真（図1），構図が不適切な写真（図2），倍率が不適切な写真（図3），染色自体が不良な写真，全体が暗い写真，カバーガラスの汚れが写り込んだ写真などを想起する．少々乱暴な言い方であるが，これらはいずれも症例検討会や学会などで呈示する価値はない．

一般に医学写真は構図と画質の良し悪しの組み合わせから，以下の4つに群別される（表2）．すなわち，構図と画質ともに良好なもの（1群），画質は良好であるが，構図が不適切なもの（2群），構図は適切であるが，画質が不良なもの（3群），画質も構図も不適切なもの（4群）である．先に述べた理想的な写真は，まさに1群に帰属し，見た目も鮮やかで，病変部の所見を的確に示説することが可能である．一方，2，3，4群に帰属する写真はいずれも使いものにならないが，2，3群は心がけ次第で1群に近づく．4群は幾多の欠点を

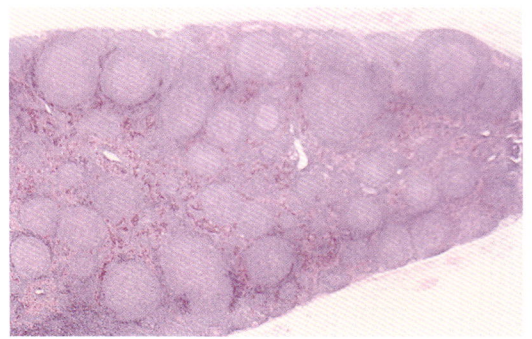

図1 ピントが合っていない組織写真
マントル細胞リンパ腫のリンパ節生検組織を2倍の対物レンズを用いて撮影したものである．派手にピントがボケており，鮮鋭さに欠ける写真である．この写真を用いて病変の特徴を説明することは不可能である．

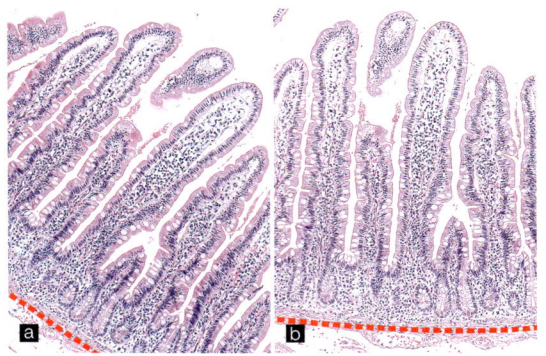

図2 構図が不適切な組織写真
いずれも正常空腸粘膜を4倍の対物レンズを用いて撮影したものである．a，bのいずれもピントは合っているが，aの構図は不適切である．aは粘膜筋板のライン（破線）が横枠に対して斜め40°になっており，正視するためには顔を右斜め40°に傾けなければならない．一方，bは粘膜筋板のライン（破線）が横枠に平行であり，粘膜構造の認識がaに比べて容易である．

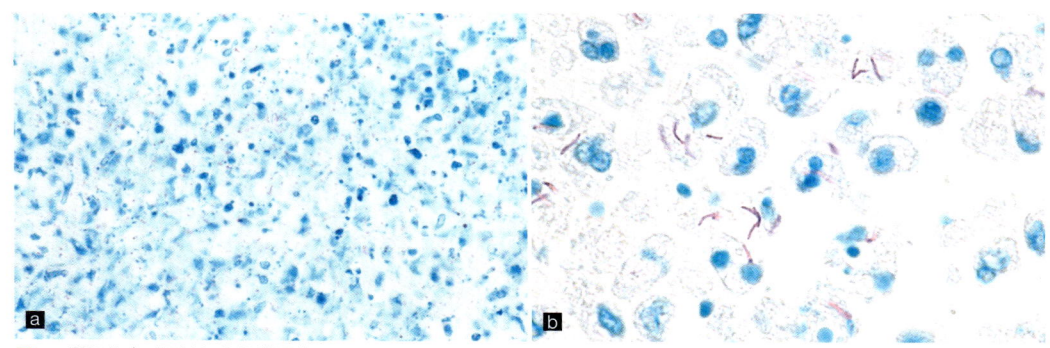

図3 選択倍率が不適切な組織写真
いずれも活動性結核病巣の抗酸染色標本である．aは40倍，bは100倍（油浸）の対物レンズを用いて撮影している．aは撮影者ならば赤紫色の菌体をおぼろげに視認できるが，読者にとっては，さしずめ大草原の中での虫探しである．やはりbのような抗酸菌の輪郭が鮮明な油浸撮影像を呈示すべきである．

表2 構図と画質の良悪の組み合わせによる医学写真の分類

		構図	
		適切	不適切
画質	良好	1群	2群
	不良	3群	4群

克服する必要がある．失敗した写真を絶えず見直し，問題点を浮き彫りにすることで，はじめて上達への道が開ける．王道はない．それでは，理想的な写真を撮影するための秘訣を探ってみよう．

3｜写真撮影のコツ

1．ピントを合わせる

ピントが合うと，写真は必然的に鮮明になる．しかし，視野に広がるすべての構造物にピントを正確に合わせるのは至難の業である．特に厚み（高さ）のある細胞診標本や低倍率視野でのピント合わせは，それなりの熟練を要する．最も強調したい部分にピントを合わせるか，あくまで全体のバランスを重視するか，撮影者は決断を迫られる．それゆえ，撮影者は見せたいもの（主役）とそうでないもの（脇役）を明確に区別しておく必要がある．以下にピント合わせの標準的な手順を紹介し，いくつかの注意点を付記する．

まず微動焦準ハンドル（フォーカス微動ハンドル）でピントを合わせ，次いでコンデンサー（正確にはコンデンサーレンズ）を調整しながら，最適なコントラストを探す．その際，コンデンサーに装備された開口絞り環（透過光量の制御孔）を調整

表3　コンデンサー開口絞り環の調整とその効果

	開口絞り環を過度に開放	開口絞り環を過度に絞り込む
利点	視野が明るくなる	コントラストが向上する
欠点	コントラストが低下する	像がギラつく 分解能が低下する 視野が暗くなる

する(表3)．開口絞り環を開放すると，視野が明るくなり分解能は高くなるが，コントラストが低下し焦点深度は浅くなる．逆に開口絞り環を絞り込むと焦点深度が深くなりコントラストは向上するが，分解能は低下し視野も暗くなり，像がギラツキはじめる(図4)．厚みのある細胞診標本は，分解能が高く，焦点深度が深く，かつコントラストが最良の状態で撮影することが理想的である．しかし，現在の撮影技術では，これら3項目すべてを同時に満たすことはほぼ不可能なため，やむを得ず焦点深度とコントラストの調整を優先することもある．

　なお，コンデンサー自体を上下移動させて撮影することもあるが，この操作はコントラスト調整の最終手段である．厚みのある細胞集塊は，コンデンサーを下方移動すると，確かにコントラストが向上し，集塊の輪郭が鮮明になる．ゆえに核の飛び出しの有無や辺縁の性状を呈示する写真を撮影する際に役立つ．その一方で，コンデンサーを過度に下げると，照明ムラが生じやすくなるので注意が必要である．その他，低倍率視野では視野絞り環を絞るとコントラストは向上するが，絞り込み過ぎると画像の四隅が極端に暗くなる(俗に"ケラレる"と言う)ので注意したい(図5)．

2．構図を決める

　写真の完成度は，構図を意識するだけで俄然高くなる．事実，極めて完成度の高い写真は，主要被写体(主役)が絶妙なバランスで空間内に配置されている．医学写真における定石的な構図としては，日の丸構図，対角線構図，垂直・水平線構図，三角形構図，額縁構図および対比・対称構図が知られている．対比・対称構図を除き，いずれも三分割法(図6)を応用したものである．それぞれの構図について概説する．

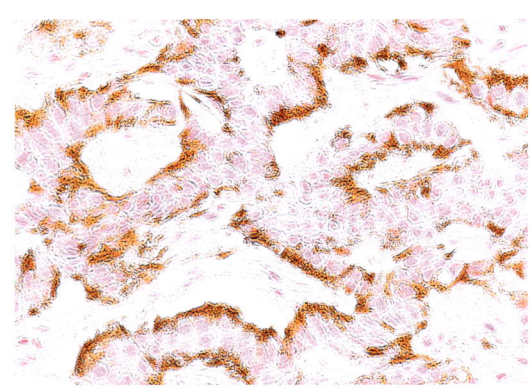

図4　組織像におけるコンデンサー調整の効果
直腸カルチノイド腫瘍のグリメリウス染色標本を40倍の対物レンズを用いて撮影したものである．コンデンサーの開口絞り環を絞り込み過ぎた結果，分解能が著しく低下し，異様なギラツキが出現している．もはや胞体内顆粒は認識できない．

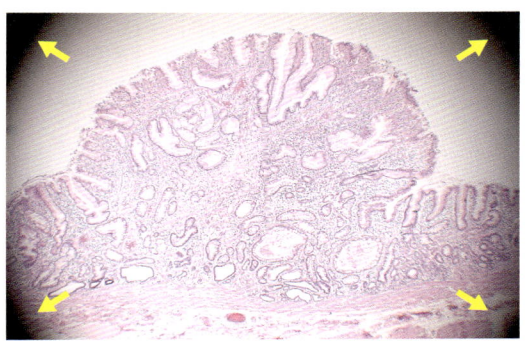

図5　ケラレ現象
胃の腺窩上皮型過形成ポリープを2倍の対物レンズを用いて撮影したものである．視野絞り環を過度に絞り込んだため，写真の四隅が暗くなっている．この暗い部分(➡)をケラレという．

1）日の丸構図

　三分割法で得られる矩形ABCDを目安として主要被写体を画面中央に配置する構図である(図7)．そのため中央一点構図とも呼ばれている．円形の構造物(腎糸球体やリンパ小節など)の撮影に有用である．

2）対角線構図

　矩形ABCDの四隅と交差する複数の対角線に平行となるように被写体を配置する構図である(図8)．一定の流れを感じさせる構造物の撮影に最適である．

3）垂直・水平構図

　撮影範囲(写真枠)を縦方向と横方向に等間隔で分割した罫線(垂直線と水平線)に平行となるよう

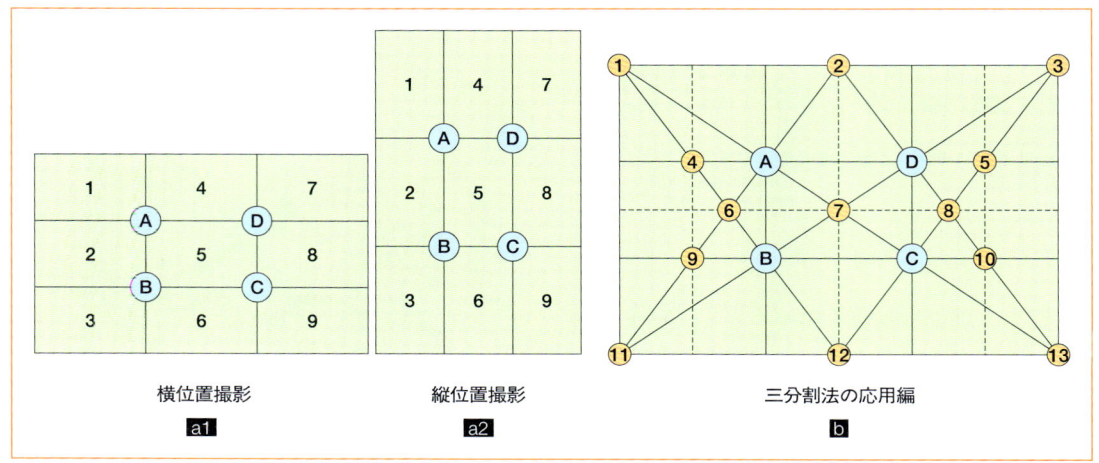

図6 三分割法による構図とその応用
a：撮影範囲を目見当で縦・横ともに三分割して，計9つの矩形を設定する．これらの矩形や縦横計4本の分割線，さらに4つの交点(A，B，C，D)に，被写体の中で最も重要な部分を重ねる．これが三分割法という古典的な構図決定法である．横位置(a1)のみならず，縦位置(a2)での写真撮影にも応用可能である．b：矩形ABCDの四隅と交差する対角線から導かれた複数の交点に被写体をひっかけたり，被写体のラインを複数の対角線(例えば線分①⑫，①⑬，②⑪，②⑬など)に沿わせて構図を決めることも可能である．これは三分割法の応用編である．

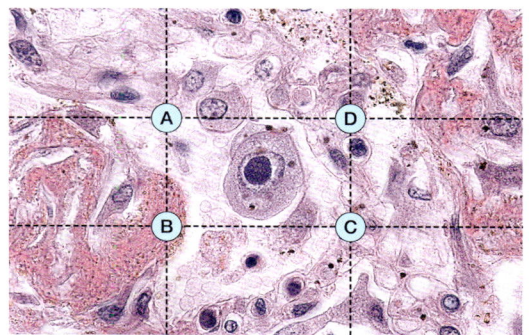

図7 日の丸構図
サイトメガロウイルス感染細胞を矩形ABCDの内部に配置すると日の丸構図となる．

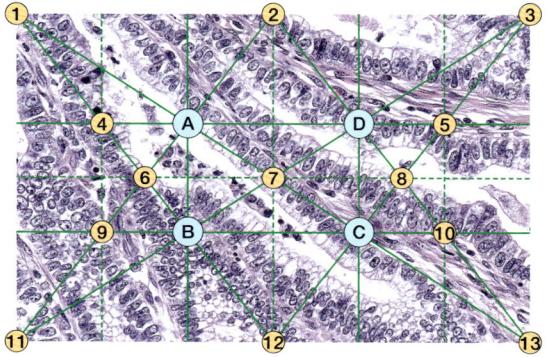

図8 対角線構図
胃の高分化管状腺癌における腫瘍腺管を対角線(線分①⑫や①⑬)に沿わせると写真に安定感が漂う．

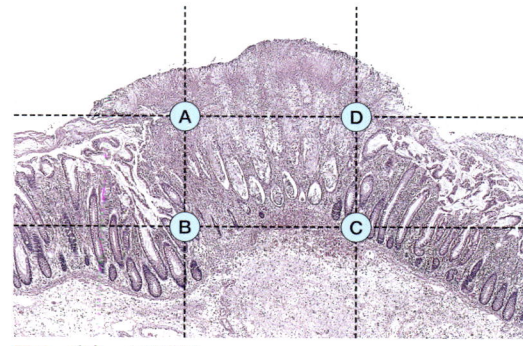

図9 垂直・水平構図
粘膜を2本の横分割線(線分ADとBC)で挟み，粘膜筋板のラインを線分BCに沿わせると安定した構図が得られる．

に，被写体のラインを配する構図である．例えば，消化管領域では粘膜筋板や固有筋層のラインが罫線に平行となるように被写体を配置する(図9)．また，この構図は針生検組織などの細長い検体の弱拡大像の撮影にも有用である．

4）三角形構図

三角形に限らず，周縁が円弧を描く被写体であれば適用可能な構図である．リンパ節や肝臓，副腎などの弱拡大像の撮影に最適である(図10)．

5）額縁構図

"被写体を囲む枠"として余白を有効に活用した構図である．組織標本の全体像を撮影する際に有効である(図11)．日の丸構図に類似している．

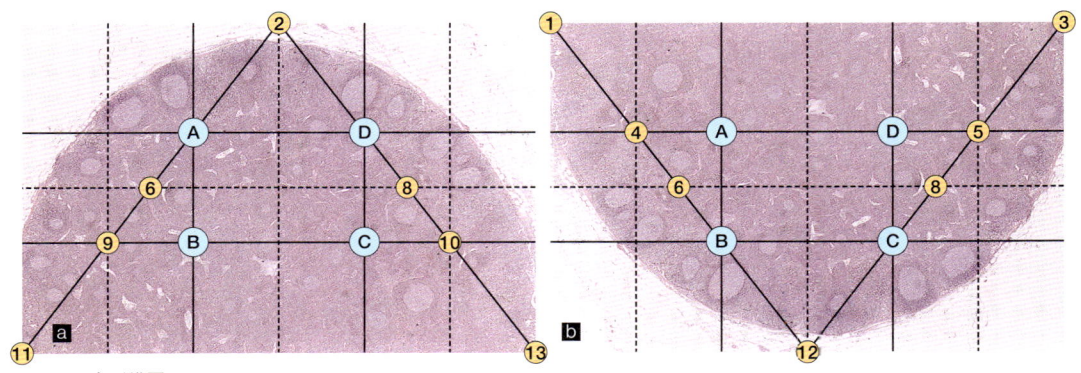

図10 三角形構図
交点②を頂点，線分⑪⑬を底辺とする二等辺三角形にリンパ節（反応性過形成）を重ねると抜群の安定感が得られる(a)．一方，線分①③を底辺，交点⑫を頂点とする二等辺三角形に被写体を重ねると逆三角形構図になる(b)．

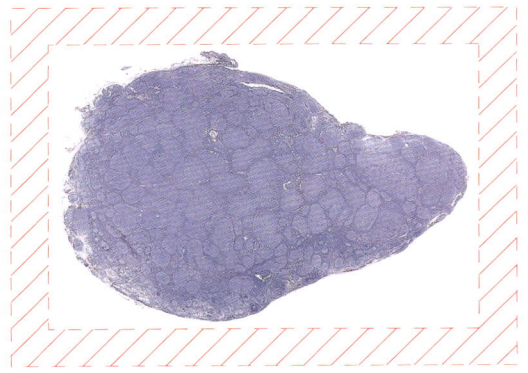

図11 額縁構図
リンパ節生検（濾胞性リンパ腫）組織のルーペ像である．余白（斜線部）をリンパ節を囲む枠として活用する構図である．

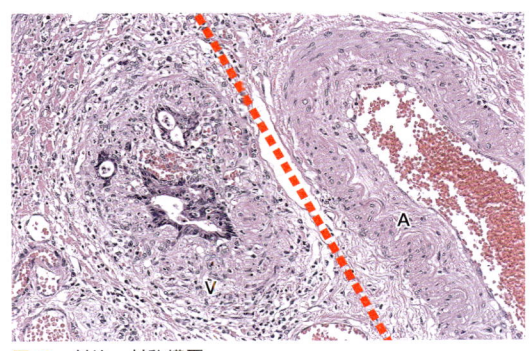

図12 対比・対称構図
結腸腺癌の静脈侵襲部（V）を撮影する際，伴走する動脈（A）を写し込んでいる．動脈と対比することにより，静脈侵襲部が効果的に際立っている．

6）対比・対称構図

左右または上下に二分割された領域に2つの被写体を配置する構図である．これらはいずれも主役であり，バランスよく配置しなければならない（図12）．

3．倍率を決める

通常，全体の構築を概観する場合には低倍率で，個々の細胞形態（大きさ，形，配列，内部構造）や病原体，さらに特殊染色結果を呈示する場合は高倍率で撮影する（図13）．特殊染色標本では，陽性部位の局在や発現強度を認識できる倍率を選択する必要がある．要するに，当該病変の診断に不可欠な所見を説明できる対物レンズの倍率が適正倍率なのである．

4│写真の保存

病理系写真の保存方法は，35 mmスライドフィルムなどのアナログ方式とデジタル画像などのデジタル方式に大別される．現在，後者のデジタル方式による画像保存が主流をなしているが，この方式が完全無欠であるとは断言できない．その理由の1つにハードディスクの重大な損傷により，保存していたデジタル画像が一瞬にして消失してしまうことが挙げられる．これはフィルムなどの媒体を保存するアナログ方式との大きな相違点として特筆されよう．それゆえ，デジタル画像の長期的な保存には，撮影者自身が責任をもって管理する姿勢とともに技術面で遅れをとらない対応策が必要となる．以下にデジタル方式による画像の保存方法と注意点を述べる．

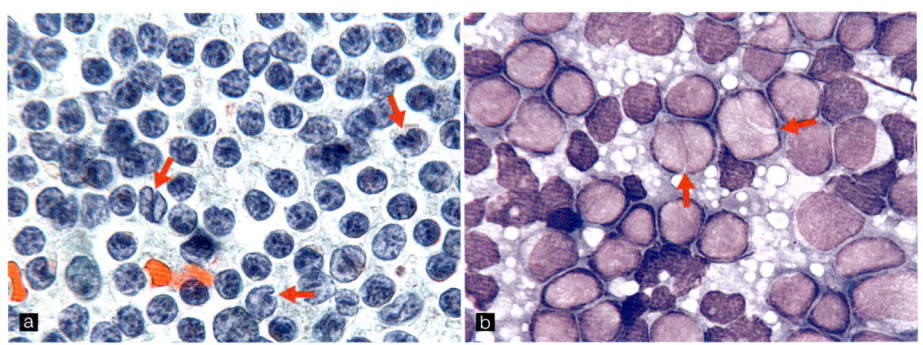

図 13　細胞診標本を撮影する際の適正倍率
頸部リンパ節の穿刺吸引細胞診標本（a：パパニコロウ染色，b：メイ・グリュンワルド・ギムザ染色）で，いずれも100倍（油浸）の対物レンズで撮影している．中型主体の異型リンパ球が単調に出現している．しばしば深い切れ込み（→）を有する異型リンパ球が混在しており，細胞診断学的には濾胞性リンパ腫を強く疑う．リンパ節生検組織検索の結果，grade 2の濾胞性リンパ腫と診断した．

1．画像の保存方法

　デジタル画像をこまめに整理し，可能な限り大容量の外付けハードディスクに保存する．俗称，三世代コピー（すなわち「親」データを元として「子」と「孫」のコピー）を実施し，万一のハードディスク損傷に備えることが肝要である．この三世代コピーには外付けハードディスクのほか，大容量のUSBフラッシュメモリやCD-Rも活用できる．自施設で蓄積してきた貴重なデジタル画像が一瞬にして消失したときの精神的衝撃は甚大ゆえ，日ごろから万全の態勢を整えたい．

2．注意点

　病理写真に限らず医療系のデジタル画像はすべて患者情報となりえるので十分な配慮が必要である．よって，ノートパソコンに患者個人を特定できるデジタル画像は保存しないように徹底することは至極当然のことであり，医療従事者としての最低限のマナーでもある．

おわりに

　顕微鏡は臨床検査や病理診断に携わる者にとって大切な仕事道具である．われわれは以前に比べるとはるかに高級なシステムを内蔵した顕微鏡を使用している．先に述べた顕微鏡写真の撮影を通じて，顕微鏡の基本操作をじっくりと再確認し，その性能を存分に活用できるようにしていただきたい．加えて写真撮影に関連した用語の意味を正確に理解していただきたい．さらに，日ごろから美しい写真を見る習慣を身につけていただきたい．そうすれば良質な顕微鏡写真を撮影できるようになると信じているし，そう信じたいものである．
　　　　　　　　　　　　　　（二村　聡，小畠　勝己）

II 微生物検査

総論
1. 固定法の種類と特徴
2. 染色法の原理と特徴
   1. グラム染色
   2. メチレン青染色
   3. 抗酸染色
   4. ギムザ染色
   5. 染色法の精度管理
   6. 染色法による所見の違い
3. 検体保存による塗抹所見への影響
4. 感染所見の読み方
   1. 感染のメカニズム
   2. 感染症の病期の所見
5. 薬剤の影響
   1. 抗菌薬
   2. 去痰薬
6. 培養検査が必要な感染症
7. 塗抹標本の作製法

各論
8. 感染症と顕微鏡検査の所見
   1. 呼吸器感染症
   2. 尿路感染症
   3. 腸管感染症
   4. 中枢神経感染症
   5. 皮膚・軟部組織感染症
   6. 眼感染症
   7. 生殖器感染症
9. 抗微生物薬の治療効果の判定
   1. 細菌（経時的顕微鏡検査）
   2. マラリア
   3. 赤痢アメーバ

1 固定法の種類と特徴

総論

はじめに

 細菌検査において塗抹検査は迅速診断検査として有用性が高い．臨床的に意味のある結果を得るには表1に示す手順において，適切な検体採取・保管がされた良質の検体であることに加え，塗抹法，固定法，染色法の適切な方法および手順が大きく影響する．

 本項では日常の細菌検査において実施されている火炎固定と血液細胞形態検査に用いられている[1]メタノール固定法の細菌塗抹検査への利用について記述する．

表1 細菌検査における塗抹検査の手順

新鮮かつ良質検体
↓
清浄スライドガラスに均一に塗布
↓
速やかに自然乾燥または冷風乾燥
↓
直ちに固定
↓
染色
↓
鏡検，報告

1 | 固定の目的

 細菌検査の染色時の固定ステップの目的は微生物の病原性を失活させ，染色操作を安全な工程にすること，さらに染色操作中に試料が流れ落ちないことが主である．それは，①細胞または細菌の量および形態の保持，②染色の仕上がりの色調に影響をしないことなどが求められる．

2 | 塗抹標本の作製

 固定に先立ち，いかなる染色においても適切な標本作製が前提であるので，細菌検査における標本作製のポイントについて簡単に記述する．

 細菌検査の塗抹検査における標本作製は，検体などを白金耳で清浄なスライドガラスに均一に薄く丁寧に塗布することから始まる．細菌検査室には多種多様の検体が提出されるため，塗抹する検体の性質，量，濃さを考え，また塗抹面の凹凸などは染色ステップにおける脱色のムラにつながるため，検体に適応した手技による標本作製が必要である．特に脳脊髄液や尿，または抗酸菌検査の集菌法による沈渣の塗抹標本は，有機物，細胞や蛋白が少ないため，剝離防止作用を施したものを使用することや，サイトスピン法による遠心濃縮法による塗抹法が使用される場合がある．

 集落からの菌体の場合はスライドガラスに直径5 mm以内の水滴量の水を載せ，透かして字が読める程度に，ごく少量の集落の菌を白金線で釣菌し，水に分散させる．

 いずれの塗抹標本でも直ちに慌てずに自然乾燥にてサンプルを乾燥させることが重要である．短時間に塗抹標本を乾燥させるには検体を薄く塗り広げること，菌液のスポットも薄く，小さな円であることがコツである．急ぐ場合は扇風機の風またはドライヤーの冷風で乾燥させることを推奨する．熱風や温風での乾燥は細胞の収縮，変形，破壊を惹起する可能性が高い．

3 | 固定法

 適切な乾燥操作後，直ちに固定操作に進む．細菌検査の塗抹検査の染色法はグラム(Gram)染色と抗酸染色が主体であり，存在する約1 μmの菌体が必要に応じて染め出されることが重要である．固定法は多くの施設で火炎固定が行われてい

るが，背景の細胞などの形態がよりよく保持されるといわれているメタノール固定が使用されてきている．

1．火炎固定

自然乾燥直後のスライドガラスを金属のピンセットで端を保持し，塗抹面を上にしてブンゼンバーナーの炎（空気調節した青色炎）の中を10秒間に3～4回，スライドガラスを前後に行き来させ，スライドガラス全体に炎が均一に行きわたるようにくぐらす．その後，手で触ることができる程度まで冷ます．火炎による加熱の加減もその後の染色操作および染色の仕上がりに大きく影響すること，火炎でパチパチさせたりした場合にエアロゾル発生の危険性も否定できないことから，注意力と習熟が求められる．特に抗酸染色標本の火炎固定時に菌が固定中に飛び散る可能性が危惧される場合，65～75℃のホットプレートで最低2時間以上加熱する方法を選んでもよい．

2．メタノール固定

メタノール固定は自然乾燥後の標本を100％メタノールで，スライド枚数が少ない場合は上乗せ法で，多い場合は浸漬法にて1～3分間固定し，乾燥させる．上乗せ法ではメタノールを捨てると直ちに乾き，浸漬法の場合は浸漬中のドーゼから出し，そのままペーパータオル上に放置しておくと，メタノールは素早い揮発性を示すので約1分間で乾く．メタノール固定の原理は素早い脱水であるため，固定は3分間以内で十分である．浸漬法ではドーゼの中に数枚のスライドを入れるが，スライド間の接触によるコンタミネーションを生じさせないように浸漬する．1つのドーゼでメタノール液を交換しない状態で数回使用しても菌のコンタミネーションは起きない．しかし，メタノールが明らかに濁ってきた場合，また1日1回の交換は望ましい．

メタノールは危険物第四類アルコール類に指定され，揮発性が強く，引火の危険性の高い液体試薬である．さらに人へ毒性も高く，取り扱い・保管の方法および場所には十分な注意が必要である．

3．火炎固定とメタノール固定の違い

微生物検査標本固定の目的は染色のターゲットである細胞や微生物の変質を防いで，形態学的特

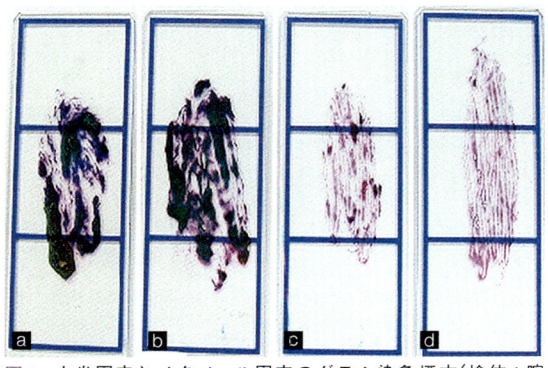

図1 火炎固定とメタノール固定のグラム染色標本（検体：喀痰，染色法：フェーバー法）
a：メタノール固定，b：火炎固定，c：メタノール固定，d：火炎固定．
火炎固定とメタノール固定で染色後に検体の剥がれ落ちに差が認められなかった．

徴の変化を最小限にとどめることにあり，色素による染色性を良好にすることにある．通常，火炎固定，メタノール固定が用いられるがいずれの方法でも検体を薄く，均一にスライドガラスに塗布し，速やかに塗抹標本を冷風で急速乾燥させるが，目視的には乾燥したように見えていても，ある程度の水分が残っていることが大前提である．

火炎固定（ブンゼンバーナーの適度の火力の中をパンを切る速さで3～5回，通過させる程度の加熱）の場合，加熱により残余の水分が除かれていくと同時に臨床検体中の蛋白質に熱変性が起こり凝結し，スライドガラス表面に接着されていき，固定される．これにより細胞，微生物の変質・変形が抑えられ染色ステップに耐えられる固定が成立する．

メタノールは有機溶媒の1つであるが，他のエタノールなどの有機溶媒と比較し，小分子で粘性が低く，速やかな透過性，脱水，脱脂作用さらに高い揮発性の物理化学的作用を有する．メタノールは速やかに細胞内に浸透し，強力な脱水と脂質溶解にて蛋白質の三次構造を変化させて，固定される．糖質や低分子の可溶性物質の消失も低い．そのため反応時間は数分以内とすることと，速やかな揮発が重要である．メタノール固定は主に血液などの細胞塗抹標本でギムザ（Giemsa）染色を行う場合に一般的に用いられている固定法であるが，その場合も塗抹標本を冷風で急速乾燥させた後，直接固定液に浸漬する（この際，できるだけ

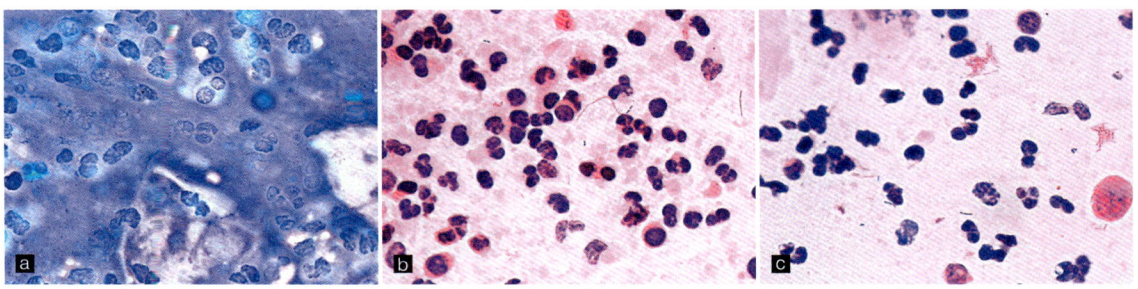

図2　火炎固定とメタノール固定のグラム染色鏡検像（検体：喀痰，染色法：フェーバー法）（油浸，×1,000）
a：メタノール固定（濃めの塗抹），b：メタノール固定（薄めの塗抹），c：火炎固定（薄めの塗抹）．

一気に浸漬すること）．標準的な固定条件は室温下で数分程度である．エタノールよりも脱水力が強く細胞・組織の収縮変性はかなり強くなるため，乾燥させていない細胞に対してはあまり使用されない．

4. 火炎固定とメタノール固定による染め上がり

喀痰検体を用いて，検体を厚く塗布した場合と通常の日常検査で塗布しているように薄めに塗布した場合の標本について，それぞれ火炎固定とメタノール固定をし，フェーバー法によるグラム染色を施したスライドガラスの写真を図1に示しているが，2種類の固定法間に染色工程での検体の剥がれ落ちに差が認められなかった．図2にそれらの標本の鏡検像を示す．厚めに検体を塗布したほう（a）は自然乾燥に約10分間を要し，細胞の萎縮，変形，染色ムラが顕著であり，薄めに丁寧に検体を塗布することは重要であることを示している．火炎固定（b）とメタノール固定（c）間では細胞の萎縮や変形の度合いおよび細菌のグラム染色の分染性に明らかな差はみられていないため，どちらを使用するかは施設の実情にあった固定法を用いることが望ましいと考える．

4 | 標本の保存法

通常，微生物検査のグラム染色や抗酸染色の標本は光学的顕微鏡で1,000倍率のインメルジョンオイルを使い観察する．標本を保管する場合はそのオイルを除去する必要があるが，キシレン入りドーゼに1時間以上浸漬し完全にオイルを溶かし出す必要がある．オイルが溶け出たキシレンドーゼはすぐにオイルで汚れてくるために，可能な限

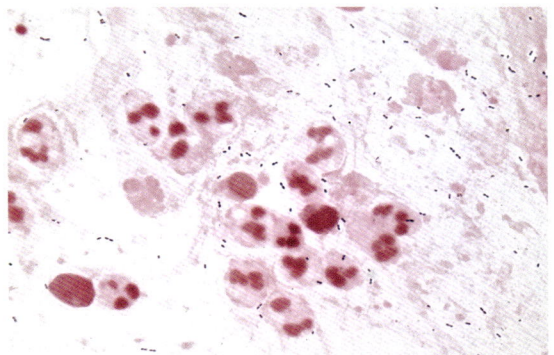

図3　一般細菌の染色標本（検体：喀痰，細菌：肺炎球菌）

り新しいキシレンに入れ替えることが1枚ずつのキシレン除去効率がよい．キシレン浸漬後は標本からキシレンを完全に除く必要がある．キシレンに揮発性があるが，ペーパータオルやキムタオルなどで紙に挟みこんで吸い取る方法で速やかにキシレンを除くほうがほこりのつき具合が少なく，オイル除去も確認できやすい．オイルが残っているときはまたキシレンドーゼに入れ直し，きれいにする．きれいになった標本はプレパラート1枚ずつ接触しない状態で並べることのできる遮光の箱か，引き出し式保管庫内で30％くらいの湿度，室温（25℃レベル）に保存する．すなわち，紫外線照射，湿気が大きな褪色の原因になる．稀な症例または分離培養検査が困難と考えられる症例の標本をカバーガラスでマニュキュアなどを用い，周囲を封入する場合がある．

おわりに

細菌検査の塗抹検査は菌の有無だけでなく，抗菌薬療法でダメージを受けた菌の形状，背景の好中球，赤血球，マクロファージ，上皮細胞など，臨床側に有用な情報を届けることができる[2]

(図3).これらの的確な塗抹検査染色所見は迅速性,簡便性,経済性の観点からも早期診断・早期治療につながる.良質な検体,臨床情報の提供を得るために臨床側との機能的な連携体制を構築し,適切な手技のもとに効率かつ精度の高い検査をすることが重要である. （後藤 美江子）

文　献

1) 西　国広：形態検査におけるギムザ染色の応用とそのコツ．Medical Technology 36：452-489, 2008
2) 山中喜代治：グラム染色の重要性．Medical Technology 31：948-951, 2003

COLUMN 形態検査において知っておきたいこと

臨床から微生物検査室への要望
―電子カルテ時代に求められるもの：検査結果をアクティベートするために

　ICT（Infection Control Team）の業務上,感染症症例のコンサルトを受ける機会が多くある.微生物検査室のスタッフには,至急でグラム染色をお願いすることも頻繁である.菌種同定や薬剤感受性までそろわなくても,妥当性のある診断と治療計画を立てることができる.あとは,治療に反映され,効果が出ることを期することになる.

　電子カルテが普及し,標準化された情報が即座に発信される時代である.それでもコンサルトは増えていく.検査報告書という定型的なフォーマットの中に,検査技師の"思い"を記載する場所が限られていることも一因だと思う.

　それでも,微生物検査室に日参すると,「この報告書は何をいいたいのか」,行間が読み取れるようになってきた.「この患者の診断は○○で,××で治療してください」,「この検体では診断できません」等々.

　これはコミュニケーションの成果である.微生物検査室のスタッフには,主治医と大いにディスカッションしていただきたいと考えている.逆もまたしかり.デジタル時代にあって,実にアナログな活動である.署名の奥に,検査技師の顔がみえるようになったとき,検査結果はよりアクティベートされたものとなり,主治医に響くメッセージになっていく.

（猪狩 英俊）

2 染色法の原理と特徴

総論

1 グラム染色

はじめに

　グラム(Gram)染色はChristian Gramによって1884年にそのオリジナルが考案されたが、以降1921年のHucker[1]に始まり、1987年のClarridge[2]までたび重なる改良が加えられ、今日に至っている。ともあれ、グラム染色はオリジナルが発表されて120年以上経った今日に至り、弱毒菌感染症患者の病態情報収集のための不可欠な検査法[3,4]として再度注目を集め始めた。

1 染色原理と特徴

　陰性菌と陽性菌を染め分ける原理については、グラム陽性菌のペプチドグリカンが厚く、かつテイコイン酸を大量に含むため、細胞に結合したクリスタル紫とヨードの複合体がアルコール脱色に抗して細胞内に残るため、後染色液の着色を受けにくくなること、他方、陰性菌ではペプチドグリカン層が単層で薄いため、細胞内の色素＋ヨード複合体の結合がアルコール脱色で解かれ、後染色液の作用を受けると理解されている。つまり、グラム染色性は細胞壁構造で決まるため、古い培養菌や抗菌薬の影響[5]を受けた菌体であれば染色性が変わるし、後染色液に塩基性フクシンのような強力な色素を過度に作用させた場合、陽性菌が重染され偽陰性化現象が起きる。

2 グラム染色法

　2008年度に実施した日本衛生検査所協会のサーベイ(参加95施設)参加施設の染色法としては、neo Bartholomew & Mittwer(B&M)法23施設、ハッカー(Hucker)変法およびB&M法各20施設、フェイバー(Feiber)法18施設であり、検査センターではこの4法がほぼ同数使用されていた。参加施設から送られてきた標本の染色性を評価したが、染色法やメーカーによる優劣はなく、染色技術の優劣が成績に影響したと判断された。染色は本来、化学反応や荷電を利用したものであり、色素の成熟状態や気温によっても染色性は左右される。多くの検査センターでは自動染色機を用いて同時に複数の標本を染めているが、塗布検体量の厚さなどが異なる標本を、同一条件で機械的に染めて、すべてが満足に染まり上がるはずがない。グラム染色法の成否の鍵は脱色・分別と後染色にあるが、原法の純エタノールを純アセトン(作用は3秒以内)に代え、さらにサフラニン100に対して石炭酸フクシン液を1.0の割合で添加すれば、これまで難染色であったカンピロバクターやヘモフィルスも明瞭に染まり上がる。むしろハッカー変法は細菌のみならずデリケートな細胞質内部構造の観察にも適している点で推奨される。

3 D/Sの鏡検法と鏡検で得るべき情報

　D/S(ダイレクトスメア、直接塗抹標本)の鏡検は、病巣をじかに自分の目で観察する唯一のチャンスであり、そこに内包される異常所見を余すことなくとらえ、病態解析の根拠を得ることを目的とした検査である。鏡検は、まず接眼10倍、対

物10倍の弱拡大視野(以降，マクロ鏡検)で標本全体を鳥瞰し，①検体品質の評価，②炎症像の評価による感染所見の判断，③その他の異常現象を把握する．塗抹標本から得るべき情報の約9割はマクロ鏡検で得られる．

1．検体品質の評価

　感染症検査はすべて検体品質の評価から始まる．特に喀痰のように検体採取に当たり常在菌叢の汚染が避けられない検体では必須の検査である．喀痰を例にとると，まず洗浄し，汚染を除去した後に標本を作製し品質評価を行う．ただし，これまで喀痰の品質評価法として汎用されてきたゲックラー(Geckler)法やミラー・ジョーンズ(Miller-Jones)法は未洗浄痰の品質評価法であり，洗浄痰の評価に流用してはならない．品質評価の要点は，病巣に由来した検体か否かと，採取時や採取後の汚染の程度から，感染症検査検体としての適，不適を客観的に評価することである．

2．炎症像の評価による感染所見の把握

　マイコプラズマなどの感染例は別として，ほとんどの細菌や真菌感染により病巣中には膿が形成される．また，炎症巣内には血管壁から漏出した血漿によりフィブリン析出(炎症のアクティブ度の指標)がみられる．感染巣内の好中球は細菌との戦いが続く限り常に新しい(フレッシュ)細胞が供給される．筆者は喀痰塗抹標本の鏡検で1 LPF中に500個以上の好中球が認められたら細菌または真菌による感染所見ありと判断している．なお，この方法による下気道感染症の診断感度は87.8％であった．ただし，喀痰中のカンジダなどはほとんど感染に関与しないし，黄色ブドウ球菌も病原菌である確率[3]は低い．複数菌感染例では，治療におけるメインターゲットを定める必要上，主たる感染菌，従たる感染菌と区別して報告する．

3．その他の異常現象の把握

　病巣から採取された検体であれば，その中には病態と関係のある情報が含まれている可能性が高い．洗浄喀痰中に含まれている唾液(扁平上皮細胞など)や食物成分(デンプン粒や植物繊維)は，誤嚥が起きて下気道に落ち込んだことを表しているし，炎症細胞が密集する部位で口腔常在菌の繁殖(図1)があれば，誤嚥に伴う口腔常在菌感染と

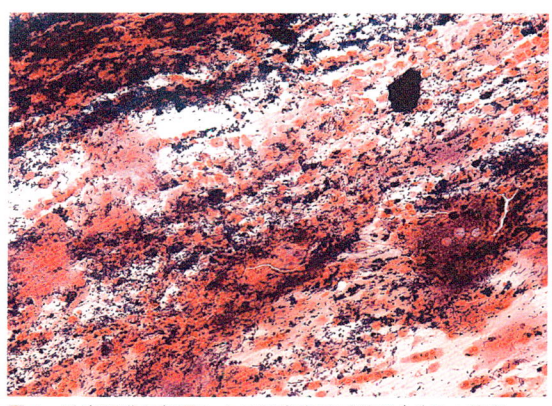

図1　唾液誤嚥に起因した口腔常在菌感染像(グラム染色ハッカー変法，×1,000)

判断できる．この喀痰を分離培養すると，口腔常在菌が異常繁殖して認められるが，塗抹所見と一致すればこれら口腔常在菌を病原菌と判断すべきである．仮に培養で肺炎球菌が発育したとしても上気道常在菌の1種であり，塗抹で見逃したとは考えなくてよい．

　マクロ鏡検で細菌・真菌による感染所見ありと判断されたものは，次に接眼10倍，対物油浸系100倍で鏡検(ミクロ鏡検)する．ミクロ鏡検の主目的は，④感染に関与した微生物を特定することと，⑤細胞種や異物を同定することである．

4．感染に関与した微生物の特定

　D/S検査の最も重要な目的は，感染菌の推定である．筆者らは「細菌・真菌による感染所見あり」と判断された標本中の菌の意義づけとして，PMN(多形核白血球)が2+以上集積する複数の視野において，形態特徴より同一菌と判断しうる3+以上の菌はその特徴から推定される菌名に囚われず感染に関与した菌と判断する方法をとった．明らかに感染所見があるのに有意とすべき菌が認められないケースの約8割が抗菌薬の前投与によるが，残る原因としては抗酸菌のようにグラム染色では染まらない菌の感染や，痰のような分泌物中には出現しないアスペルギルスのような真菌感染，炎症細胞が好中球ではなく好酸球であるケースなどが考えられる．このようなケースでは必ず2枚以上の標本が必要となるが，技師はその必要性を感じたケースでは抗酸染色や好酸球染色，あるいはギムザ(Giemsa)染色を自主的に行

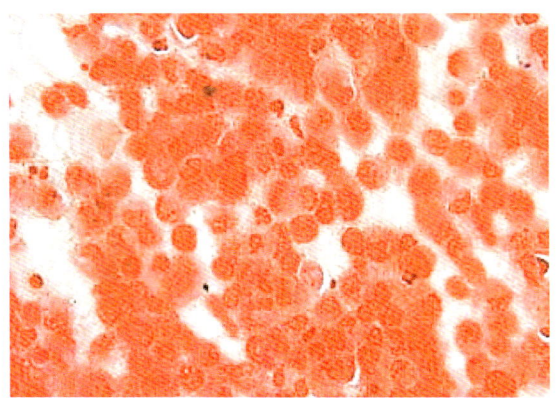

図2 インフルエンザ患者喀痰中に出現した気道上皮または肺胞上皮細胞（グラム染色ハッカー変法，×1,000）

う習慣を身につけたい．

5．細胞種や異物の同定

検体中に出現する細胞種の識別は病態把握上極めて重要な鍵となる．ウイルス感染時には，喀痰中に気道上皮細胞やリンパ球（図2）と推定される単核細胞が多数出現するが，細胞種の識別は治療方針を左右する重要な情報となる．マイコプラズマ感染時の患者喀痰中には，血液細胞系の単核細胞が出現する．いまだ確証には至っていないが，この細胞浸潤や細胞の変成はマイコプラズマ感染の指標としうる可能性がある．標本中に出現する異物とは，本来その器官や感染部位には出現するはずのない物質の総称であり，例えば喀痰中のデンプン粒などはその一員である．また，スギなどの花粉が飛び交う時期には，しばしば患者喀痰中に花粉が発見されることがあり，これも重要な異物の1種としてとらえる．

おわりに

D/Sのグラム染色標本で得られる情報は，分離培養や同定検査で得られる情報量に比べると，質，量ともに勝っており，迅速かつ低コストの検査法として感染症診療に不可欠な存在となっている．しかし，何といってもChristian Gramにより考案され，その後いく度かの改良が加えられたとはいえ，120余年も経った検査法が，最新鋭の遺伝子検査以上に第一線の検査法として頼りにされている現状は，反省に値するものである．われわれはグラム染色法の改良を目指すのではなく，グラム染色を超える感染症診断法を早急に開発する必要がある．

（相原　雅典）

---

2 メチレン青染色

はじめに

メチレン青染色には，水酸化カリウム（KOH）を添加することによって染色性の増したレフレル（Loeffler）のアルカリ性メチレン青染色法が臨床検査で使用されている．病理検査では，組織内病原体の単染色として組織内の細菌や真菌の証明に使用され，微生物検査では，主に抗酸染色であるチール・ネールゼン（Ziehl-Neelsen）染色や蛍光染色法の対比染色として使用されている．この染色液の染色態度は組織によって異なり，細菌および細胞の核を濃染[1]し，細胞の細胞質を淡染する．この濃淡により組織内の細菌や細胞の核の観察が容易になり，白血球に貪食された細菌などの検出にも有利である．このような特長から，微生物検査においても単染色として利用されることがある．単染色は媒染・脱色・対比染色を必要とせず，操作が容易であり短時間に細菌の形態や配列，そして貪食像を観察することができる．

1 | 原理

細菌は細胞質内に存在する核酸のリン酸基によって，全体的に陰性に荷電している．メチレン青色素分子は陽性に荷電している塩基性色素なので，陰性に荷電している細菌や細胞の核に色素分子が結合し染色される．

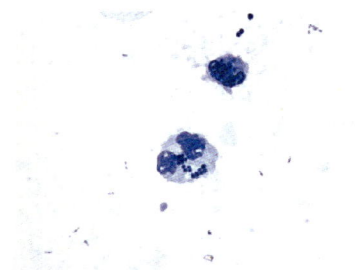

図1 喀痰中の好中球に貪食されたStaphylococcus aureus
淡青色の細胞質内に濃染された菌体が明瞭に観察される．

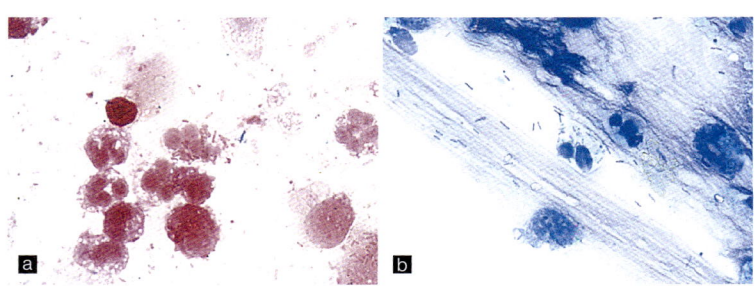

図2 同一検体におけるグラム染色とレフレルのアルカリ性メチレン青染色の比較1
―検体：喀痰
グラム染色(a)は，後染色（パイフェル液）により標本を一様に染めるので食細胞内のグラム陰性桿菌の確認が難しい．レフレルのアルカリ性メチレン青染色(b)は，淡く染まった細胞質に菌体が明瞭に観察される．また，核も明瞭に観察される．

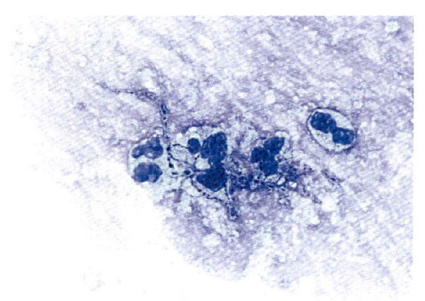

図3 喀痰中の好中球に貪食されたノカルジア
淡青色の分岐した菌体はグラム染色と同様に，明瞭には染まらない．

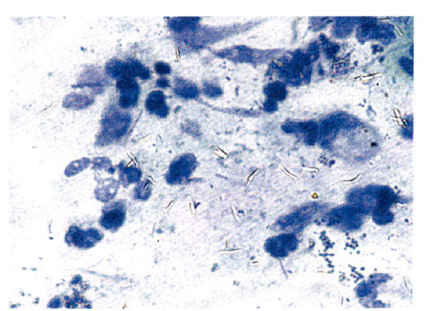

図4 喀痰中のMycobacterium tuberculosis
グラム染色と同様に染まらない．透明に輝いて観察される．

2 レフレルのアルカリ性メチレン青染色液の作製方法[2]

1．メチレン青色素原液の作製
- メチレン青 5 g
- 95％エタノール 100 ml

メチレン青 5 g に 95％エタノール 100 ml を加え，密栓して浸透混和する．37℃に少なくとも24時間置いて十分に溶解し，色素原液とする（色素原液は色素のエタノール飽和溶液のことで褐色瓶にて保存可能）．

2．レフレルのアルカリ性メチレン青染色液の作製
- メチレン青色素原液 30 ml
- 0.01％水酸化カリウム 100 ml（10％水酸化カリウム溶液 0.1 ml に蒸留水 100 ml）

上記2液を混合．

3 染色方法

（1）塗抹，乾燥，固定．
（2）染色液を満載し，1分間染色．
（3）水洗し，乾燥．

4 染色態度と特長

- 細菌：淡青色〜濃青色
- 細胞の核：青色
- 細胞質：淡青色

レフレルのアルカリ性メチレン青染色は，細菌や細胞の核を明瞭に染める．また，染色標本を一様に染めるのではなく，細菌や組織の違いによって染まり方に濃淡が生じる．細菌は淡青色から濃青色，細胞の核は青色，細胞質は淡青色に染色される．このように淡く染まった細胞質内に濃く染まった細菌が明瞭に観察されるので，細胞質内の

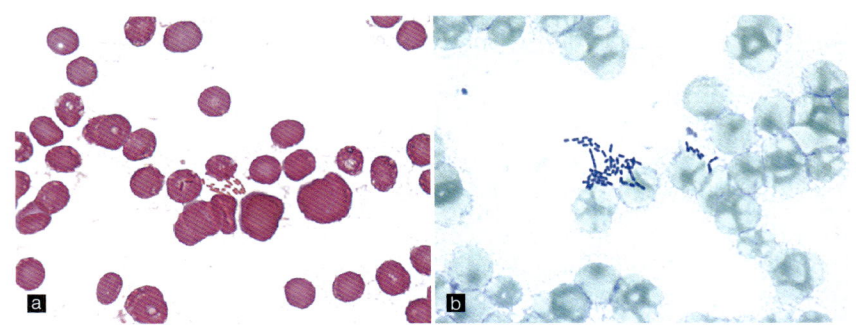

図5 同一検体におけるグラム染色とレフレルのアルカリ性メチレン青染色の比較2―検体：血液培養
グラム染色(a)は，図2と同様に標本全体が一様に染まっているなかにグラム陰性桿菌が確認される．レフレルのアルカリ性メチレン青染色(b)では赤血球が淡く染まることで青色の菌体がより明瞭に観察される．

細菌の確認に適している(図1)．また，淡青色に染色される細菌であっても菌体の輪郭が明瞭に認められるので観察しやすい(図2)．染色性の悪い菌種の例として，*Nocardia* spp.や *Mycobacterium tuberculosis* があり，その染色態度はグラム染色と同様である(図3, 4)．

おわりに

グラム染色において菌体の確認が難しい場合には，染色が容易なレフレルのアルカリ性メチレン青染色を単染色として併用することで菌体の確認が容易になり，また，食細胞に貪食されたグラム陰性菌の確認も容易になることが期待できる(図2, 5)．

（村田 正太，渡邊 正治，野村 文夫）

3 抗酸染色

はじめに

抗酸菌はグラム染色で染色すると一様には染まらず，数か所が顆粒状に染まったりガラス状にみえる．これは抗酸菌の細胞壁は脂質含有量が多く，染色色素の通過が容易でないためである．染色するには媒染剤を加えたり染色液を加温する必要がある．しかし，いったん染められた菌は脱色作用のある酸やアルコールでも脱色されにくい．これを抗酸性(acid-fastness)という．

抗酸菌の染色には，一般的に蛍光染色法と石炭酸フクシン法がある．蛍光染色法は，蛍光色素であるオーラミンOやアクリジンオレンジなどで染色し，励起光を照射することにより発生する二次蛍光を蛍光顕微鏡で観察する．一方，石炭酸フクシン法は，媒染剤として用いられている石炭酸が脂質を溶解し，加温もしくは高濃度にすることで塩基性フクシン液が菌体と結合し染色される[1]．

蛍光染色法が200倍で30視野鏡検し判定するのに対し，石炭酸フクシン法は1,000倍油浸で300視野鏡検しなければならない．そのため蛍光染色法のほうがより簡便で迅速に判定することができる．しかし抗酸菌以外にも蛍光を発するものがあり偽陽性が生じやすい．200倍拡大で陽性が1視野に1個以下の場合は石炭酸フクシン法で確認する必要がある．その際，蛍光染色標本を石炭酸フクシン法で染色できるので，陽性の場所を記載しておくと確認が容易である．

1│蛍光染色法

1．オーラミンO染色[2]

1）染色液
①石炭酸オーラミンO液：オーラミンO粉末0.1 g を95 ml の蒸留水に溶解し，これに加温溶解した石炭酸5 ml を加え，混和する．

注意：オーラミンOは発癌性物質のため，使用の際は必ず手袋を使用する．

②3％塩酸アルコール（脱色液）：95％エタノール97 ml に濃塩酸3 ml を少しずつ加え，静かに混和する．

③メチレン青原液：メチレン青粉末5 g を95％エタノール100 ml に溶解する．褐色瓶に入れ，密栓して保存する．

④レフレルのメチレン青液（後染色液）：③のメチレン青原液30 ml を0.01％水酸化カリウム水溶液100 ml と混和する．

2）染色手順
①固定標本に石炭酸オーラミンO液を満載する（10分間）．
②水洗．
③3％塩酸アルコールで色素が溶け出さなくなるまで脱色する．
④水洗．
⑤蒸留水で10倍希釈したレフレルのメチレン青液を満載する（30秒間）．
⑥水洗，乾燥．

3）鏡検
蛍光顕微鏡で200倍で観察し，菌の確認は400倍で行う．抗酸菌は黄緑色または緑色の蛍光を発する桿菌としてみられる．

2．アクリジンオレンジ染色
（アクリステイン染色：極東製薬工業）

アクリジンオレンジ染色液は室温長期（4～6か月）保存が可能で，脱色と後染色を1ステップで行うことから染色時間が短縮される[1]．また抗酸菌検出感度はローダミン・オーラミン染色と同等とされる[3,4]．

1）染色手順[1]
①固定標本にアクリステインAO液を満載する（15分間）．
②水洗．
③アクリステインMB液を満載する（30秒間～1分間）．
④水洗，乾燥．

2）鏡検
蛍光顕微鏡で200倍で観察し，菌の確認は400倍で行う．抗酸菌は黄色～赤橙色の蛍光を発する桿菌としてみられる．

2│石炭酸フクシン法

1．チール・ネールゼン（Ziehl-Neelsen）染色[2]

1）染色液
①フクシン原液：塩基性フクシン粉末3 g を95％エタノール100 ml に溶解する．褐色瓶に入れ，密栓して保存する．

②5％石炭酸水溶液：蒸留水100 ml に石炭酸結晶5 g を溶解する（微加温）．

③石炭酸フクシン液：①のフクシン原液100 ml に②の5％石炭酸90 ml を加える．

④3％塩酸アルコール（脱色液）：95％エタノール97 ml に濃塩酸3 ml を少しずつ加え，静かに混和する．

⑤メチレン青原液：メチレン青粉末5 g を95％エタノール100 ml に溶解する．褐色瓶に入れ，密栓して保存する．

⑥レフレルのメチレン青液（後染色液）：⑤のメチレン青原液30 ml を0.01％水酸化カリウム水溶液100 ml と混和する．

2）染色手順
①固定標本に石炭酸フクシン液を満載し，ガスバーナーか，なければ消毒用アルコール綿に火を点け，わずかに湯気がでる程度に標本の下面から加温した後，静置（10分間）．

注意：加温し過ぎて染色液が沸騰したり乾燥しないようにする．

②水洗．

注意：石炭酸フクシン液表面に膜が張っていることがあるため，その膜が標本に残らないように水洗する．

③3％塩酸アルコールを注ぎ，軽く揺り動かして色素が溶け出さなくなるまで脱色する．
④水洗．

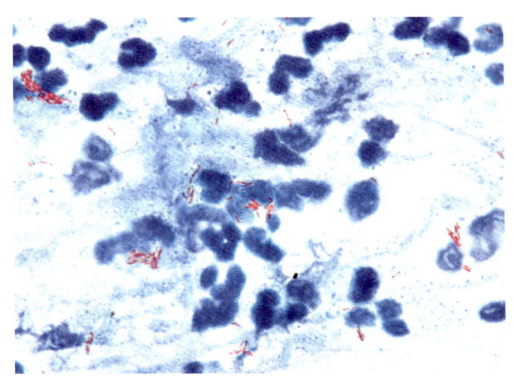

図1 チール・ネールゼン染色―結核菌（喀痰．油浸，×1,000）
結核菌は赤く染まり，柵状や集塊状にみられることがある．

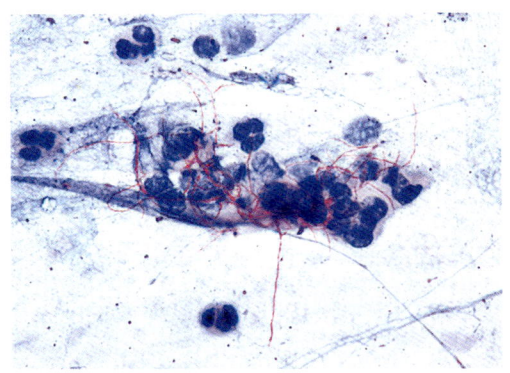

図2 キニヨン染色―ノカルジア（喀痰．油浸，×1,000）
好中球に絡まったノカルジアが赤く染まっている．

⑤蒸留水で10倍希釈したレフレルのメチレン青液を満載する（10～20秒間）．
⑥水洗，乾燥．

3）鏡検

1,000倍油浸で観察する．抗酸菌は赤色の桿菌，その他の細菌および細胞は青色に染まる（図1）．

注意：塗抹陽性が異常に増加した場合は汚染の可能性を考える．染色液，洗浄水，油浸などを確認する必要がある．

2．キニヨン（Kinyoun）染色[2]

冷式染色法であり，抗酸菌だけでなく部分抗酸性を示すノカルジアなどの染色に有用である．

1）染色液

①フクシン原液：塩基性フクシン粉末4gを95％エタノール20 mlに溶解する．
②8％石炭酸水溶液：蒸留水100 mlに結晶石炭酸8gを溶解する（微加温）．
③キニヨンの石炭酸フクシン液：①と②を混和する．
④3％塩酸アルコール（脱色液）：95％エタノール97 mlに濃塩酸3 mlを少しずつ加え，静かに混和する．
⑤メチレン青液（後染色液）：メチレン青粉末0.3gを蒸留水100 mlに溶解する．

2）染色手順

①固定標本にキニヨンの石炭酸フクシン液を満載する（加温せず3分間）．
②水洗．
③3％塩酸アルコールで色素が溶け出さなくなるまで脱色する．
④水洗．
⑤メチレン青液を満載する（30秒間）．
⑥水洗，乾燥．

3）鏡検

1,000倍油浸で観察する．抗酸菌，ノカルジアは赤色の桿菌，その他は青色に染まる（図2）．

おわりに

抗酸染色を実施するに当たって常に念頭に置かねばならないことは，抗酸染色陽性が結核菌陽性ではないということである．しかし，結核菌を検出するうえで抗酸染色は最も簡便で迅速な方法であり，検出感度は分離培養法に劣るものの，排菌の有無やその程度を知ることは患者管理や適切な治療のうえで重要である．染色・判定には技術と経験が大きく左右するため，熟練が求められる．

（宮部 安規子，渡邊 正治，野村 文夫）

4 ギムザ染色

はじめに

細菌検査のルーチン検査で最も多く使用される染色法はグラム染色である．しかし，グラム染色の用途は，微生物の中でグラム染色で染め出され，分染される一部の細菌および真菌に限られている．そのような状況下でギムザ染色はマラリア原虫の染色などに以前から使用されている．ここではギムザ染色の微生物検査への応用例として，マラリアの染色と *Pneumocystis jirovecii* の栄養型の染色について記述する．

1 ギムザ染色について

1．原理

ギムザ染色液は塩基性色素のメチレン青とその酸化誘導体であるメチレンアズール(アズールA，B，C，チオニン，メチレン紫)と酸性色素(エオジン)の混合液である．このアズール色素はエオジンと結合するとアズール青・エオジネートを形成する．これらは末端のメチル基や細胞内へ浸透する分子の違いによって染色性が異なる．すなわち，比較的メチル基の少ないアズール青・エオジネートは細胞質のみならず核内にも浸透し，核酸のリン酸基と結合し，赤紫色に核が染色される．また，メチレン青などは極性が強く，分子量が比較的大きいため細胞質の蛋白質と結合し，青色に染色される．

2．標本作製と固定

血液塗抹標本作製では引きガラスを用いて血液をスライドガラスに伸ばしていくウエッジ法と，遠心力を利用してサンプルを貼り付けるスピナー法がある．肺胞洗浄液(bronchoalveolar lavage fluid；BALF)などの液状検体の標本作製にはサイトスピン法が用いられる．いずれの場合も塗抹後素早く冷風乾燥し，直ちに100％メタノールで1〜3分間固定し急速冷風乾燥する．固定法は枚数が少ない場合はメタノールを標本面の上に満載する方法を利用し，枚数が多い場合は瓶に満たしたメタノールに浸漬する方法を使用する．両者の染色性には変化がない．浸漬する方法は使用頻度にも影響するが，1日ごとに交換するのが望ましい．メタノールは危険物第四類アルコール類に指定されており，揮発性，引火性が高いため，取り扱い，保管場所などに十分な注意を払う．

3．染色法の種類

血液検査の塗抹検査用やその他の細胞染色用により多種の色調変化を得るためにライト・ギムザ(Wright-Giemsa)染色やメイ・グリュンワルド・ギムザ(May-Grünwald-Giemsa)染色などの二重染色法をはじめ，簡便なディフ・クイック(Diff-Quik)染色など種々の染色法が開発されて実用化されており，それぞれ染め上がりに特色がある[1]．

2 マラリア原虫の染色

マラリアは熱帯，亜熱帯地域において重要な感染症である．わが国においても国際化が進み，輸入マラリア症例が増加してきている．それらの症状は多彩で症候学的診断は困難であり，有熱患者に対して直ちに血液塗抹検査にてギムザ染色を行うのが鉄則である[2]．そして，ヒトに疾患を起こす熱帯熱マラリア原虫，三日熱マラリア原虫，四日熱マラリア原虫，卵形マラリア原虫の4種類のマラリア原虫を見つけ，区別することが早期診断・早期治療の点でも有用性が高い．ギムザ染色の流れを表1に示しているが，ギムザ希釈液はpH 7.2〜7.4を使用することが重要である．

塗抹標本には厚層塗抹と薄層塗抹があり，理論上は厚層塗抹のほうが多くの血液量を検査できるので診断感度が高いといえるが，実際は原虫形態の判別が容易でないことがあり，通常は薄層塗抹標本を詳細に観察することが推奨される．原虫が認められた場合には原虫種の判定を行うが，熱帯熱マラリア原虫とそれ以外のマラリア原虫とを区別することが重要である．

血液塗抹標本でみられる熱帯熱マラリア原虫は発病直後輪状体(図1)のみ観察され，やがてバナナ形生殖母体などが出現してくるなどの特徴がある．他の虫種についても，感染してからの生活史

表1 マラリア原虫観察のギムザ染色法

① ウエッジ法による血液塗抹標本作製
　標本の厚さは厚層塗抹のほうが多くの血液量を検査できるので診断感度が高いといえるが，実際上は原虫形態の判別が容易でないことがあり，通常は薄層塗抹標本を詳細に観察することが推奨される
② 素早く冷風乾燥
③ 純メタノールにて1〜3分間固定
④ 乾燥
⑤ ギムザ希釈液（pH 7.2〜7.4）にて20〜30分間染色
　ギムザ希釈液の作り方：1/150 mol リン酸緩衝液（pH 7.2〜7.4）13 ml に対してギムザ染色原液1 ml を加え，混和する．用時調製
⑥ 流水水洗
⑦ 乾燥，鏡検

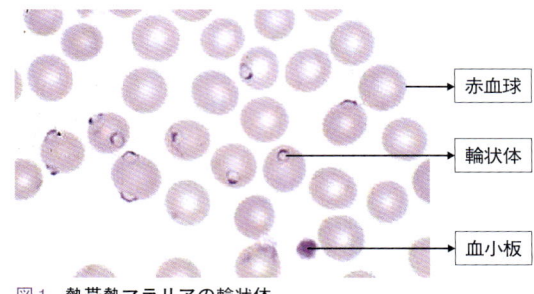

図1 熱帯熱マラリアの輪状体
（赤血球／輪状体／血小板）

（1）試薬　ディフ・クイック® ―鑑別用血液染色液―

　内容　ディフ・クイック固定液　　　　500 ml×1
　　　　ディフ・クイック染色液Ⅰ（赤色）500 ml×1
　　　　ディフ・クイック染色液Ⅱ（青色）500 ml×1
　　　　　　　　　　　　　　　　試薬の調製は不要

（2）手順
メタノール固定標本を用いる
　↓
染色液Ⅰ入りドーゼに1秒に1回の割合で標本を出し入れ5〜10回
余分な染色液Ⅰを振り切る
　↓
染色液Ⅱ入りドーゼに1秒に1回の割合で標本を出し入れ5〜10回
余分なディフ・クイック染色液Ⅱを振り切る
　↓
水道流水水洗
　↓
風乾，鏡検

観察　☆低倍率で視野全体を観察後，1,000倍油浸で P. jirovecii を確認する
　　　　治療中または免疫状態がほぼ維持されている患者由来の場合は少数しか存在しないことがあるので広い視野を丁寧に観察する
　　　☆栄養型は数 μm 程度の淡青染大小さまざまの不整形で中に赤い点状の核がみられる
　　　　それらが多数集まり，塊としてイチゴゼリー状にみえる．嚢子は染まらず球形の透明輪として認められる

ポイント
● 染色液Ⅰ液とⅡ液のステップは必ず出し入れをしなければいけない．浸漬したままにすると染色像がぼやけて，P. jirovecii の判定が困難になる
● 染色性を濃くしたい場合は，染色液に浸す回数を適宜増減する
● 濃すぎた場合，メタノールで脱色し再度染色可能である
染色工程は5分以内で完了する．染色液は汚さず，蒸発させなければ数回使用可能である．また，室温保管で何年も使用できる

図2 ディフ・クイック染色法

の経過で特徴的な赤血球への感染形態が観察され，種類を識別するのが原則である．しかし，検査に未熟な場合には血小板をマラリア原虫と見誤ったり，原虫の見逃しや原虫種の同定の誤りが起こりうる．

3 P. jirovecii の栄養型のディフ・クイック染色

P. jirovecii はニューモシスチス肺炎（Pneumocystis pneumonia；PCP）の原因微生物である．PCP は HIV 感染，血液疾患，膠原病，臓器移植後の免疫不全者における代表的な日和見感染症である．病態は急速に悪化し，早期診断・早期治療

が予後を大きく左右し，原因微生物の迅速な染色法による検出は，HIV感染，非感染例でも重要である[3]．本微生物はPCP増悪期に栄養型で肺胞で増殖するため，気管支鏡検査で得られるBALFが染色検査材料として適当である．この栄養型は細胞と同様に形状的に壊れやすいため，また検出感度を上げるために遠心濃縮後，濁度を調整し，速やかに検体の水分を吸収しつつスライドガラスに細胞や有形成分を塗抹させる細胞収集装置のサイトスピン（Shandon社製）などで標本を作製する．染色は筆者の所属する東京大学医学部附属病院では迅速性の高いディフ・クイック染色キット（図2）を用いているが，他のギムザ染色法でもよい．

図3にはPCPと診断されたHIV感染者のBALFの直接塗抹標本ディフ・クイック染色の鏡検像（1,000倍）を示している．栄養型は不定形で，直径約1〜10μmとさまざまな大きさで，淡青色に染まり，赤色点状の核が認められる（A）．それが複数個イチゴジャム状に集まっている．その集塊の中にディフ・クイック染色に染まらない透明輪（嚢子壁）として，多数の嚢子の存在がうかがわれる（B）．嚢子は直径4〜6μmとほぼ同じ

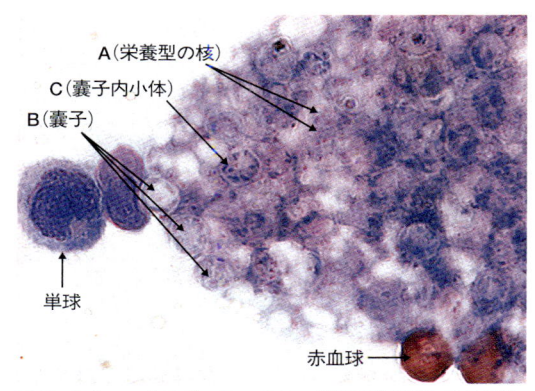

図3　*P. jirovecii*のディフ・クイック染色像（油浸，×1,000）

大きさであり，内にディフ・クイック染色で染色された小さな嚢子内小体数個が観察される場合がある（C）．

おわりに

ギムザ染色はロマノフスキー（Romanowsky）効果（塩基性色素と酸性色素の組み合わせにより，多種の色調が得られる）により細胞内のさまざまな物質を染め分けられる染色法であるが，微生物検査への有用性も高い染色法と考える．

（後藤　美江子）

5 染色法の精度管理

はじめに

微生物検査に用いる染色法の用途は，①微生物の形態や特殊器官を同定する目的，および②臨床検体中の病原微生物を直接検出する目的の2つがある．

①は芽胞，鞭毛，異染小体などの検出を目的とするが，その精度管理（quality control；QC）は標準株（米国ATCC®由来株など）を用いた染色工程の正確さを管理する方法にとどまる．

一方，②は染色工程だけの精度管理ではなく，検体採取から結果報告までのプロセス，さらには医師が結果値をどのように利用するかまでの総合的な管理が必要である．この考え方を精度保証（quality assurance；QA）という．特に②は簡便性や迅速性に優れるため，感染症診断や抗微生物薬の選択に極めて有用な方法であるが，検体採取，搬送・保存，標本判読のみならず，医師による結果の解釈を含めたそれぞれのプロセスにおいて，物理的あるいは人的な変動要因が多く関与するため，各プロセスのポイントを押さえながら精度管理を遂行する必要がある．

本項では，これらのプロセスの精度管理手法について解説する．

1｜染色法の精度管理手法

表1に記載した染色法に関連する各プロセスの精度管理の目的と主な内容について整理した．染色法の精度管理は①分析前管理，②分析管理，および③分析後管理に分けて考える．

表1 染色法に関連した各プロセスごとの精度管理と主な内容

工程	管理目的	主な内容
分析前管理	検体採取法に関する管理	・感染症病期を考慮した検体採取 ・感染部位別の適切な採取法 ・常在菌混入の防止 ・抗微生物薬事前投与に関する情報
	検体保存および搬送に関する管理	・保存容器の選択 ・保存温度(室温, 冷蔵) ・保存時間(至急提出の必要性)
分析管理	内部精度管理	・標準株を用いた染色工程のチェック ・標本判読時のダブルチェック ・異常値のピックアップ ・定期的な技能評価
	外部精度管理	・外部コントロールサーベイの参加 　(日本臨床検査技師会, CAPなど)
分析後管理	結果値の解釈に関する管理	・診断内容の相関性 ・抗微生物薬の選択の是非と治療効果 ・医療経済効果に関する調査

表2 検体採取と検体を検査室に届けるまでの注意すべきポイント

項目	内容
採取方法	・患者にとって安全性の高い採取法を選ぶ ・患者への十分な説明と, 最良の検体が採れるよう協力を求める ・常在菌や消毒薬の混入を避ける ・採取容器は頑強で, 液漏れがなく, 採取しやすいものを選ぶ
採取時期	・感染症の急性期(カタル期)に採取する. 急性期を過ぎた検体からは病原微生物が検出される確率は急激に低下する ・化学療法開始前に行う. 化学療法中は, できるかぎりその影響が少ない時期(薬剤の感染部位における濃度が最も低下した時期, 次回抗菌薬投与の直前など)を選ぶと同時に, 化学療法中であることを検査依頼書に明記する
採取量	・検体の採取量は適量を採取する. 特に検査項目および目的とする病原体によって適量が異なるためマニュアル化する
検体ラベル	・検体へのラベルの貼り間違いを防ぐと同時に, 採取日, 採取時間, 採取方法などの情報を記載する
検査項目	・顕微鏡検査以外に同じ検体を用いた検査法を併用する際は, 的を射た検査項目の選択や検査の優先順位を決めて依頼する. 無駄な検査は極力実施しない
保存	・検体の乾燥を避けるため, 適切な保存・搬送用容器を用いる ・長時間放置された検体は受け付けない ・やむをえず検体を保存する場合は, 目的とする微生物ごとに, 至急搬送, 室温保存および冷蔵保存を使い分ける. 保存時間は最長でも24時間以内とする 例:低温に弱い Neisseria gonorrhoeae, Neisseria meningitides, 赤痢アメーバ, 腸炎ビブリオなどを疑う場合は室温保存. 特に赤痢アメーバの栄養型の観察は検査室へ至急搬送する

以下, これら3つのプロセスに分けて解説する.

1. 分析前管理

分析前管理(表2)は, 主に検体の採取, 保存および検体を検査室へ搬送するまでのプロセスを管理する目的がある. これらのプロセスは, 後述する分析管理や分析後管理に直接影響を与える因子となる. 検体採取や搬送は, 医師や看護師の判断による部分が多く, 実際に検査室が直接関与できることは少ないことから, 診療向けのマニュアルを整備することが重要である. マニュアル遂行については随時検査室側でモニターを行う. 一例として, 検体品質に関する情報, 例えば喀痰の唾液混入度, あるいは採尿時の汚染菌の混入度などの所見について定期的な集計を実施し, 高頻度に劣悪な検体が提出される病棟や診療科には指導を行う.

2．分析管理

分析管理は，検体が検査室に到着し，実際に検査を行うプロセスを管理する目的がある（表1）．検査室内部で標準作業書（standard operating procedures；SOP）の作成を行う．顕微鏡による判読は人的な変動要因を大きく受けるため，日常的な教育や訓練が必要である[1]．具体的には①染色工程の精度管理と，②標本観察法の精度管理を行う．

1）染色工程の精度管理

染色液は時間の経過とともに劣化する．染色液の精度管理は標準株や既知の細胞を使用する．例えば，グラム染色では Escherichia coli ATCC® 25922（グラム陰性の対照）と Staphylococcus aureus ATCC® 25923（グラム陽性の対照）などの標本を，ギムザ染色では正常の末梢血液標本をあらかじめ作製しておく．そして，これら管理用標本を検査始業時，染色液交換時，および染色液ロット変更時に随時用いて染色工程の精度管理を行う．これらの成績は台帳に記録しておくことが望ましい[2]．

2）標本観察法の精度管理

標本観察の精度管理は，技師の技量の差によって検査結果に差異が生じることを最小限にする目的がある．標本観察の倍率や視野数，細菌や細胞の種類および数量の表記法，総合所見の文章的な表現に関するSOP設定による検査室内での統一が必要である．

検体品質の情報は，分離培養所見の解釈と密接に絡み合うため，報告書に必ず明記する．判定が困難な場合は必ず複数者によるダブルチェックを行う．報告への文章的な表現は，あらかじめ材料ごとに何種類か定めておき，その中から選択できるようにすれば検査員ごとの表現方法のバラツキを統一することができる．

検査員ごとの標本観察技術の統一性（クロスチェック）は，施設内で少なくとも月1回は技能評価を行い，その成果を記録する．検査員が少数の場合，個人の技能レベルを評価することが困難であるが，米国CAPや日本臨床検査技師会が主催する定期的な外部コントロールサーベイに参加し技能評価を受けることも必要である．しかし，これらの回答方式は性質上画一的であり，あくまでも分析管理に主眼をおいた精度管理手法となりがちであるため，分析前や分析後の評価を含めたクロスチェックを，地域施設間，あるいは地域臨床検査技師会ネットワークなどを利用した技能評価により実施されることが望まれる．

3．分析後管理

報告書が医師の手元に届き，その結果が診断や治療にどのように活かされるかまでを保証することが臨床検査に携わる者の本来の職務と考える．分析後管理はこれらのプロセスを管理するものである．例えば，グラム染色において顕微鏡下で認めた菌を単に報告書に羅列するのではなく，①検体品質の良否，②感染を疑う炎症の存在，さらに③顕微鏡下で認められた細菌が感染症の原因か否かについて説明しなければ，検査報告内容の意図とはまったく異なった診断や治療が行われる可能性がある．このことから，検査報告書が医師に利用されるまでを，検査室が実際にモニターすることは極めて重要なプロセスとなる．実際にはこれら作業は煩雑であるが，特に重症例，あるいは検査室内では判断が困難な所見が得られた場合に絞り込み，医師に直接報告書を持参するか，直接電話するなどして，結果の意義づけについてディスカッションを医師とともに行うことが必要である．

おわりに

近年，感染症診断における塗抹検査の重要性が再認識され，2008年の検査保険点数改定以来，微生物検査室がない病院でも，緊急検査として顕微鏡検査を常時実施できる体制をとることで，検体管理加算の取得が認められた．この理由は，ベッドサイドにおける顕微鏡検査の有用性が評価され，医療経済的な効果も認められたからであると考える．一方，細菌学的塗抹検査の保険点数単体は50点（2012年現在）と極めて低い．この理由として，塗抹検査の報告形式が施設ごとでの差が著しいことが挙げられる．顕微鏡下で認められた菌を単に羅列するだけの検査室も，精度保証を実施して高いレベルの報告を適時行う検査室も，得られる点数は一律25点である．今後，品質の違いによる顕微鏡検査の保険点数の見直しも期待したい．

〔藤田　拓司，小松　方〕

6 染色法による所見の違い

はじめに

臨床検査の中でも形態検査として分類されている細菌検査と細胞検査(細胞診)，血液検査は検体中に種々の細胞が出現することが大きな共通点であり，互いの情報について知識や経験の交換がしばしば必要となる．細菌検査・血液検査・細胞診では，それぞれ主とする染色法や鏡検時の対物レンズの倍率は異なるが，見ているもとの細胞は同じである．

そこで本項では，喀痰と尿の同一検体を細菌検査で用いられるグラム染色，血液検査で用いられるメイ・グリュンワルド・ギムザ染色，細胞診で用いられるパパニコロウ(Papanicolaou)染色の3方法で染色し，正常細胞と悪性細胞について解説する．

1 正常細胞を知ろう！

悪性細胞や異常細胞を判定するためには，まず，その検体(どこからどのようにして得られたか)に存在する正常細胞を知る必要がある．それは，生理検査をする技師が正常の心電図の波形を知り，血液検査担当の技師が正常の血液像を把握し，細菌検査の技師が正常の細菌叢を熟知していることと全く同一である．人体には種々の細胞があるが，本項では，頻回に遭遇する扁平上皮細胞，円柱上皮細胞，尿路上皮細胞の3種の細胞について，その正常所見と悪性細胞について解説する．また，血液細胞は，尿や喀痰にしばしば出現するため簡略して解説する．

以上の細胞所見や細胞配列，判定基準については，V-1「基礎知識」(252頁)を，各種検体については，V-4～11各論(287～323頁)を参照されたい．

1. 正常細胞の形態

正常の細胞は，核の形が円形から長円形を呈しているが，基本的に，縦に折っても横に折っても重なるような，正しい線対称性を示す(図1)．正常細胞は，標本を作製するときに生ずるartifactを除き，通常核に切れ込みや凹み・突出などの変形を示すことは少ない．

正常の細胞を知るうえで重要な点は，細胞の機能(役目)を知ることであり，その存在部位はかなり限定される．

1) 重層扁平上皮細胞

図2に示したように細胞は上層に向かい基底細胞～表層細胞へと分化している．この細胞の機能は，「外部からの刺激に対して内側を守る」ためであり，その存在部位は「皮膚，口腔内，食道，外性器など」である．

2) 円柱上皮細胞

丈の高い細胞でほぼ1層(一部重層)に配列し(図3)，その多くは胃や腸などの消化器および婦人科領域に存在する．主な機能は，細胞自身が分泌物を作り分泌することと，管腔を形成し分泌物などを通すことである．中には線毛を有する細胞もあり，線毛円柱上皮細胞と呼ばれる．線毛の機能は，動けない物を動かすことで，気管支，卵管などに存在する．また，精子の尾部も線毛と同一構造であるとされている．

3) 尿路上皮細胞

移行上皮細胞とも呼ばれ，腎盂，尿管，膀胱，尿道に存在する．細胞は重層しているように見えるが，その最大の特徴は，個々の細胞が基底膜につながっていることである(図4)．基底膜につながっていることにより，尿が貯留していない状態から非常に多くの尿が蓄えられている状態まで対

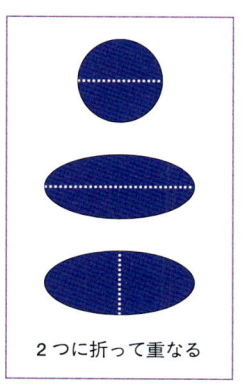

図1 正常細胞の核の形
(2つに折って重なる)

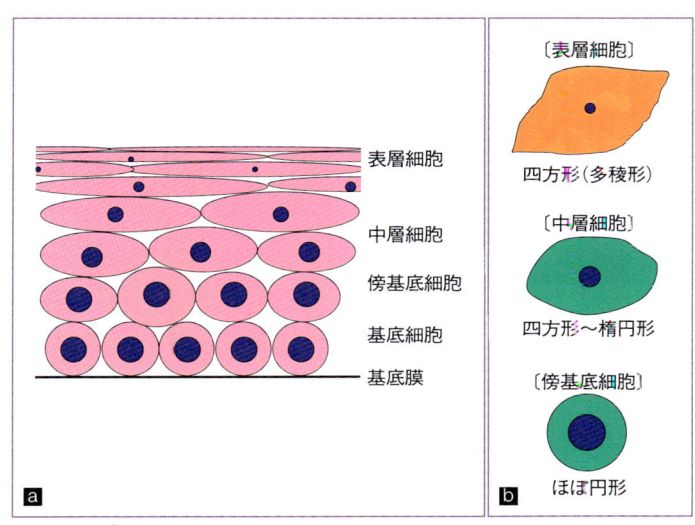

図2 重層扁平上皮のシェーマ
a：組織（HE染色）　b：剝離細胞（パパニコロウ染色）
核は表層になるにつれ，段々に小さくなる．

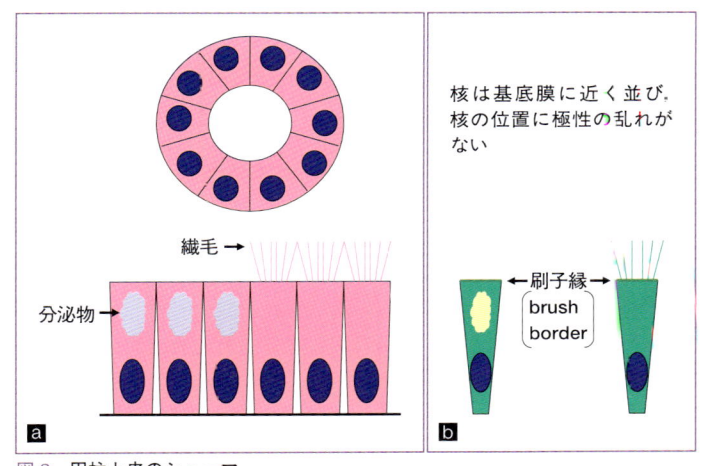

図3 円柱上皮のシェーマ
a：組織（HE染色）　b：剝離細胞（パパニコロウ染色）．

応することが可能で，膀胱壁が薄く伸展しても尿を腹腔内に漏らすことがない．伸縮自在ということが，尿路上皮細胞の大きな役目（機能）である．

4）血液細胞

末梢血液の細胞は，小型であるためグラム染色ではわかりにくいが，正常の血液細胞の大きさと特徴を知ることで判別可能となる．大きさと特徴は成書に譲る（図5）．

2．各検体に出現する細胞

1）喀痰

喀痰は，肺内から喀出されるが口腔内を通って喀出されるため，肺，気管支の細胞と口腔内の細胞（図6）がみられる．肺，気管支の細胞は，塵埃細胞（dust cell）と呼ばれる組織球（図7）と，気管支上皮細胞（図8）であり，前者は，喀痰であることを証明するために必須の細胞である．後者の細胞は，強い咳嗽などの病変がある場合や気管支鏡検査後の喀痰に多く出現するが，通常は少ないか出現しない．また，肺胞上皮細胞は，喀痰中に出現することはなく，気管支擦過標本にもみられない．

2）尿（自然尿）

尿には，尿路上皮細胞（図9）と扁平上皮細胞が出現する．後者の細胞は，尿道の一部が重層扁平

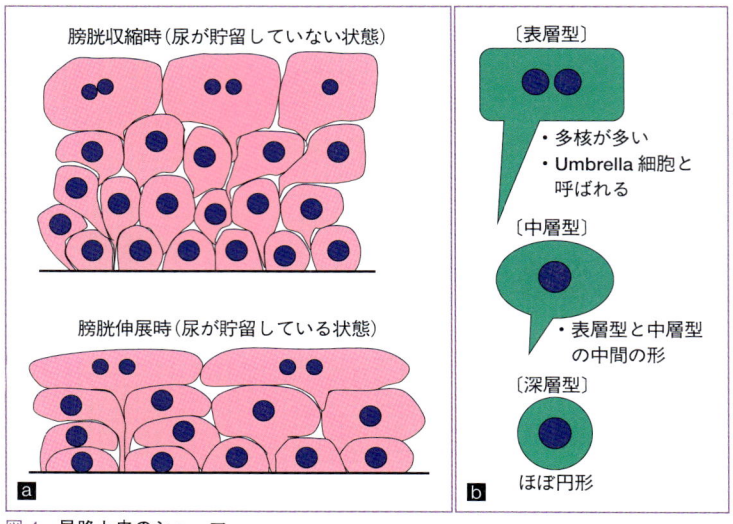

図4 尿路上皮のシェーマ
a：組織（HE染色） b：剝離細胞（パパニコロウ染色）．

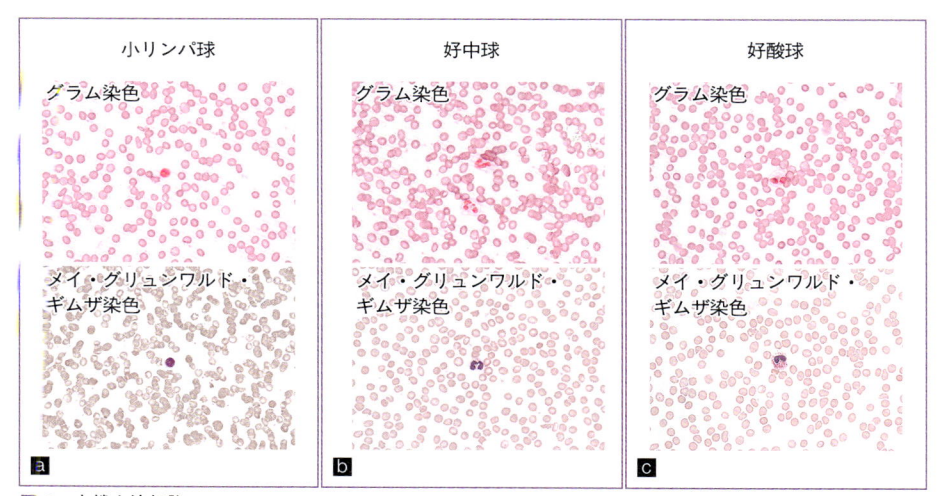

図5 末梢血液細胞
成人正常男性より（対物，×40） a：核はほぼ正円形でN/C比が極めて大（細胞質が見えにくい） b：核は多核が多い，核の形，大きさは不均一 c：核は2核が多い（時に，3核のこともある），核の形，大きさは均一．

上皮で覆われているためである．さらに，男性と女性は解剖学的に外性器の形態が異なるため，男性より女性に扁平上皮細胞が多くみられる．

2 悪性細胞，異常細胞とは？

細胞検査士は各検体の中から異常細胞を見つけ（screening），見つけた細胞を悪性か否か判断し，悪性であればその組織型を推定する（同定）．また，良性細胞であっても出現した細胞からどのような病変が存在するかを推定することも役割である．

悪性細胞を判断する基準は，正常細胞と比較し，①大きいこと〔細胞，核，核/細胞質（N/C）比など〕，②濃いこと（細胞質，核，核小体など），③不揃いであること〔形（図2～4），大きさ，配列〕が基本であり，さらに，細胞の出現形態がmonotonousであることが重要となる．これに個々の臓器における，判定基準を当てはめる．

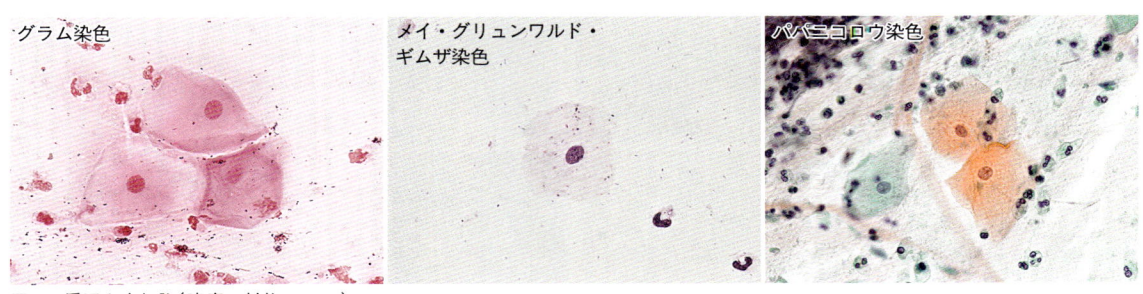

図6 扁平上皮細胞（喀痰，対物，×40）
表層型の扁平上皮細胞は細胞質に透明感がある，核の位置は概ね中心性．

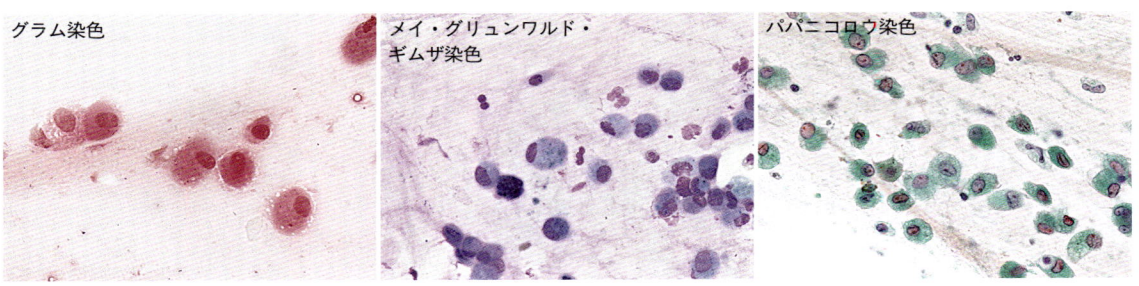

図7 塵埃細胞（喀痰，対物，×40）
細胞の形，大きさに variation が少ない（ただし，多核組織球を除く），核は偏在性．

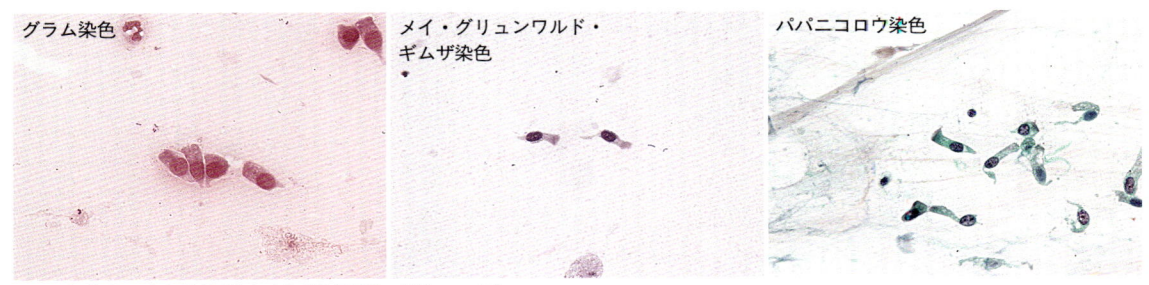

図8 気管支上皮細胞（円柱上皮細胞）（喀痰，対物，×40）
上皮性結合を示すことがある，刷子縁（Brush border）は明瞭でほぼ直線状（たとえ線毛が見えなくても）．

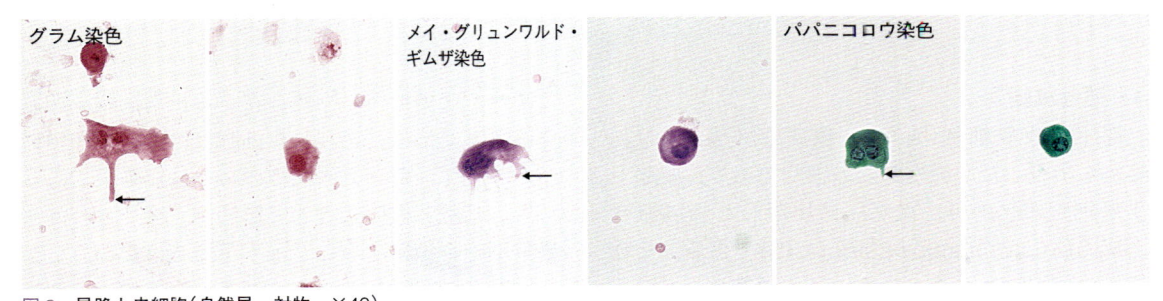

図9 尿路上皮細胞（自然尿，対物，×40）
〔表層型〕㊤ 多核細胞が多い．矢印の部分（←）は基底膜へつながる．
〔深層型〕㊦ 小型で，細胞・核ともにほぼ円形．

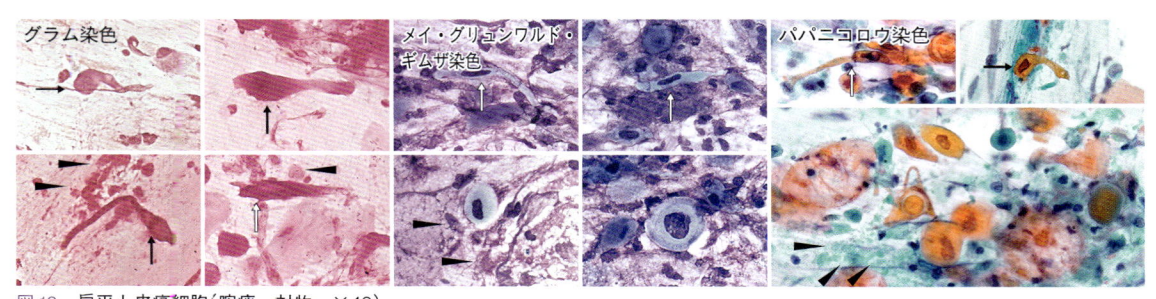

図10 扁平上皮癌細胞（喀痰，対物，×40）
背景に壊死が多い（◀━）奇妙な（bizarre）形の細胞—おたまじゃくし様（tadpole type，←），線維細胞様（fiber type，⇐）

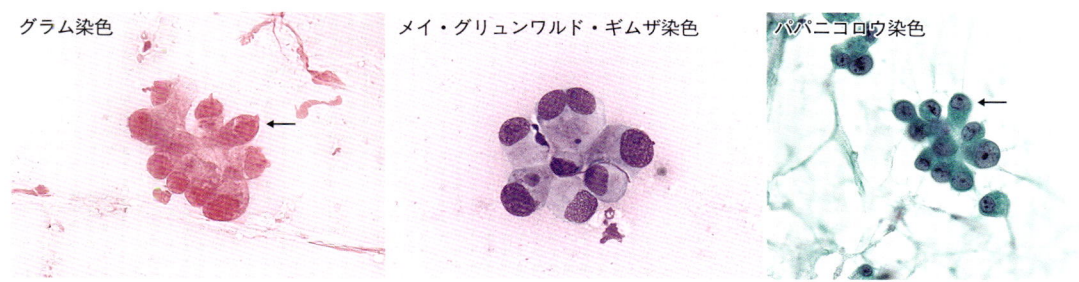

図11 腺癌細胞（喀痰，対物，×40）
乳頭状に配列した腺癌細胞．核は類円形で偏在している．矢印（←）は図2によく似ている．

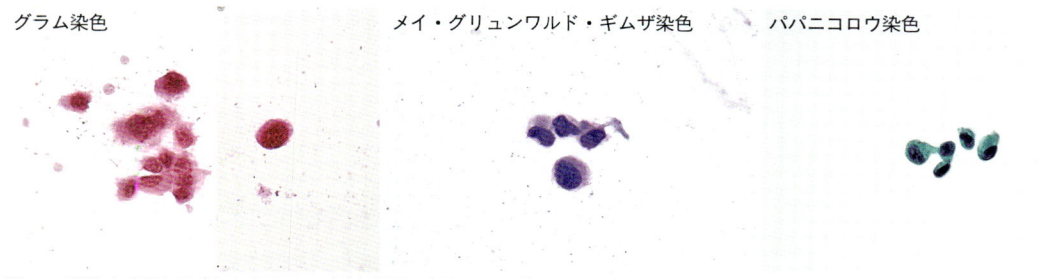

図12 尿路上皮癌細胞（上皮内癌：CIS）（自然尿，対物，×40）
小型でN/C比が大きい．核は類円形．

1．悪性細胞

　扁平上皮癌細胞（図10）と腺癌細胞（図11）は，喀痰に出現した原発性肺癌の細胞である．尿路上皮癌細胞（図12）は，自然尿に出現した膀胱原発上皮内癌（carcinoma *in situ*；CIS）である．それぞれの癌細胞にグラム染色，メイ・グリュンワルド・ギムザ染色，パパニコロウ染色を施した．染色法による色の違いはもちろんのこと，細胞・核の大きさと形態に注目し，それらの所見が正常細胞と異なっている点を確認することが望ましい．

おわりに

　細胞の判定に最も大切なことは，検体の種類（どこからどのようにして得られたか）を知ることであり，その検体に当然存在する正常細胞を把握することである．出現した細胞は，染色の種類にかかわらず，たとえ尿沈渣のように無染色であっても，細胞と核の大きさと形態が認識できれば，異常細胞を推定することは不可能ではない．しかし，写真で提示したようにグラム染色では，細胞質と核の区別が困難な場合が多い．今後，細胞の観察も可能な染色法の改善が望まれる．それは，冒頭で述べたように，形態学として細菌検査，血液検査，尿沈渣，細胞診は，顕微鏡を用い細菌や細胞，その他の出現物を判定することを目的としており，知識や情報の共有が重要となるためである．そして，異常と思われる細胞や所見が存在し

た場合，臨床に報告することは大切である．可能であれば同一の検体を用い，適切な標本を作製・染色することで，適切な診断に導けると考える．

　　　　　　　　　（齋藤 博子，西周 裕晃）

文　献

1　グラム染色
1) Hucker GJ : A new modification and application of the Gram stain. J Bacteriol 6 : 395-397, 1921
2) Clarridge JE, Mullins JM : Microscopy and staining. Howard BL (ed) : Clinical and Pathogenic Microbiology. The CV Mosby Co, St Louis, pp87-103, 1987
3) 相原雅典，菅野治重，久保勢津子，他：下気道感染症病原体診断のための顕微鏡検査による喀痰塗抹標本の所見のとり方と臨床的有用性の検証．投稿中
4) 相原雅典：呼吸器感染症．菅野治重，川上小夜子(監修)：感染症診断に必要な微生物検査．ライフサイエンス，pp 6-20，2003
5) York MK : Aerobic bacteriology. Isenberg HD (ed) : Clinical Microbiology Procedures Handbook, vol.1, 2nd ed. ASM Press, pp1-23, 2004

2　メチレン青染色
1) 小酒井望(編)：臨床検査技術全書7―微生物検査，医学書院，1974
2) 北村元仕(編)：臨床検査マニュアル．文光堂，1988

3　抗酸染色
1) 樋口武史：抗酸菌染色，石炭酸フクシン染色法，蛍光染色法，アクリジンオレンジを用いた新しい染色法．臨床と微生物 31：505-509，2004
2) 日本結核病学会抗酸菌検査法検討委員会：結核菌検査指針2007．結核予防会，pp 21-30，2007
3) Smithwick RW, Bigbie MR Jr, Ferguson RB, et al : Phenolic acridine orange fluorescent stain for mycobacteria. J Clin Microbiol 33 : 2763-2764, 1995
4) 平野和重，浜崎園望，青野昭男，他：アクリジンオレンジ抗酸菌蛍光染色液，アクリステインの評価．臨床と微生物 30：201-205，2003

4　ギムザ染色
1) 西 国広：形態検査におけるギムザ染色の応用とそのコツ．Medical Technology 36：452-489, 2008
2) 国立感染症研究所感染症情報センター：マラリアウェブ(http://idsc.nih.go.jp/disease/malaria/malariaweb/index.html)
3) 後藤美江子，高橋 孝：ニューモシスチス肺炎の迅速診断．Medical Technology 36：434-438, 2008

5　染色法の精度管理
1) Anderson NL, Noble MA, Weissfeld AS, et al : Regulatory and accreditation issues. Sewell DL (ed) : Quality systems in the clinical microbiology laboratory. Cumitech 3B, ASM press, pp 3-8, 2005
2) Jenkins SG, Sewell DL : Quality control (14.2.) ; Quality assurance quality control laboratory records and water quality. Isenberg HD (ed) : Clinical Microbiology Procedures Handbook, 2nd ed. ASM press, 2004

3 検体保存による塗抹所見への影響

総論

はじめに

塗抹検査は，起因微生物を迅速に推定し，適正な抗菌薬治療を開始するために有用な感染症診断検査である．操作が簡単で短時間で結果が得られることから，近年，感染症の迅速検査として再評価され[1]，臨床の現場や夜間当直の時間帯にも導入され始めている．しかし，的確な診断を行うためには，基本となる好中球寿命や細菌の種類による特性の違いを理解したうえで，感染症の有無や病態を正しく判断することが必要となる．

塗抹標本は，良質な検体を用いて，提出された検体の品質が変性する前に作製すべきであるが，すぐに実施できない場合には冷蔵（4℃）で保存するのが一般的である[2]．しかし，保存中の検体の変化についてはあまり知られていない．

本項では，喀痰中の好中球と細菌の経時的変化について解析し，検体の保存による塗抹所見への影響について述べる．

1 好中球の経時的形態変化

ヘパリン加採血した健常人の末梢血と肺炎患者の喀痰を冷蔵（4℃）保存し，経時的に標本を作製した．

1．末梢血液中の好中球（図1）

ギムザ（Giemsa）染色した採血直後の塗抹標本では，好中球の細胞質が緻密で丸い形状を保っているが，冷蔵保存8時間後からは細胞質の空胞形成が顕著になった．10時間以降には細胞膜の崩壊が認められ，12時間以降には完全な破壊がみられた．

2．喀痰中の好中球（図2）

[症例1]

検体到着直後の喀痰のグラム（Gram）染色では，細胞質が緻密で新鮮な好中球が，複数種類の口腔内常在菌を貪食している像が確認され，口腔内常在菌による誤嚥性肺炎が疑われた．

冷蔵保存24時間後には好中球の細胞質に空胞形成と細胞膜の破壊が生じ，好中球内の細菌は消化されて菌種数が減少した．48時間後には好中球の完全な崩壊が起こり，貪食像の確認は困難になった．

2 細菌数，染色性，形態の経時的変化

1．*Streptococcus pneumoniae* の自己融解と *Moraxella catarrhalis*（図3）

[症例2]

検体到着直後の喀痰のグラム染色では，細胞質が緻密で新鮮な多数の好中球がみられ，炎症反応が確認された．また，グラム陽性で莢膜を保有する双球菌（*S. pneumoniae* と推定）と好中球に貪食されたグラム陰性双球菌（*M. catarrhalis* と推定）が多数認められ，これらが起因菌と推測された．

冷蔵保存24時間以降には好中球の破壊がみられ，*S. pneumoniae* の自己融解によると思われる菌数の減少が認められた．それらの変化は48時間後にはさらに顕著になったが，*M. catarrhalis* の菌数には変化が認められなかった．

2．粘液物質を有する *Pseudomonas aeruginosa* への抗菌薬の影響（図4）

[症例3]

検体到着直後の喀痰のグラム染色では，粘液物質に覆われた細いグラム陰性桿菌が確認された（ムコイド型 *P. aeruginosa* と推定）．

冷蔵保存24時間以後には，粘液物質の染色性の低下と細菌数の減少が認められた．患者は緑膿

3 検体保存による塗抹所見への影響

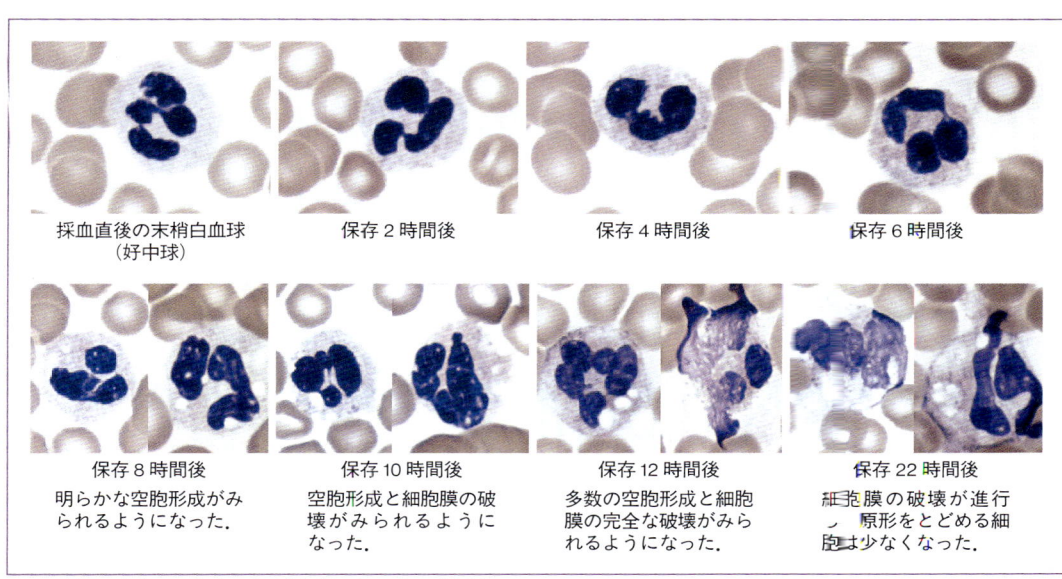

| 採血直後の末梢白血球（好中球） | 保存2時間後 | 保存4時間後 | 保存6時間後 |

| 保存8時間後 | 保存10時間後 | 保存12時間後 | 保存22時間後 |
| 明らかな空胞形成がみられるようになった． | 空胞形成と細胞膜の破壊がみられるようになった． | 多数の空胞形成と細胞膜の完全な破壊がみられるようになった． | 細胞膜の破壊が進行し，原形をとどめる細胞は少なくなった． |

図1　末梢血液中の好中球の変化（冷蔵保存，ギムザ染色）

| 検体到着時標本 | 保存24時間後 | 保存48時間後 |
| 細胞膜のしっかりした好中球が，口腔内常在菌を多数貪食している像が確認される． | 好中球に空胞形成と細胞膜の破壊が生じ，好中球内の細菌は原形をとどめないものが多くなった． | 好中球の細胞膜は完全に破壊し，細菌感染の所見は不明になった． |

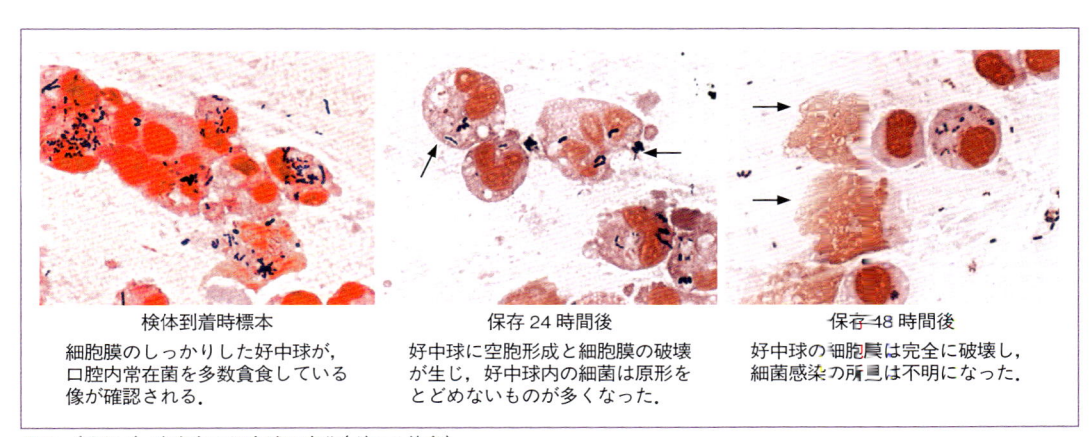

図2　〔症例1〕喀痰中の好中球の変化（グラム染色）

| 検体到着時標本 | 冷蔵24時間後 | 冷蔵48時間後 |
| 多くのS.pneumoniaeとM.catarrhalisが確認できる． | 自己融解によるS.pneumoniaeの減少がみられる． | M.catarrhalisの菌数には変化がみられないが，S.pneumoniaeでは大幅な減少が確認される． |

○ S.pneumoniae　　◯(点線) M.catarrhalis

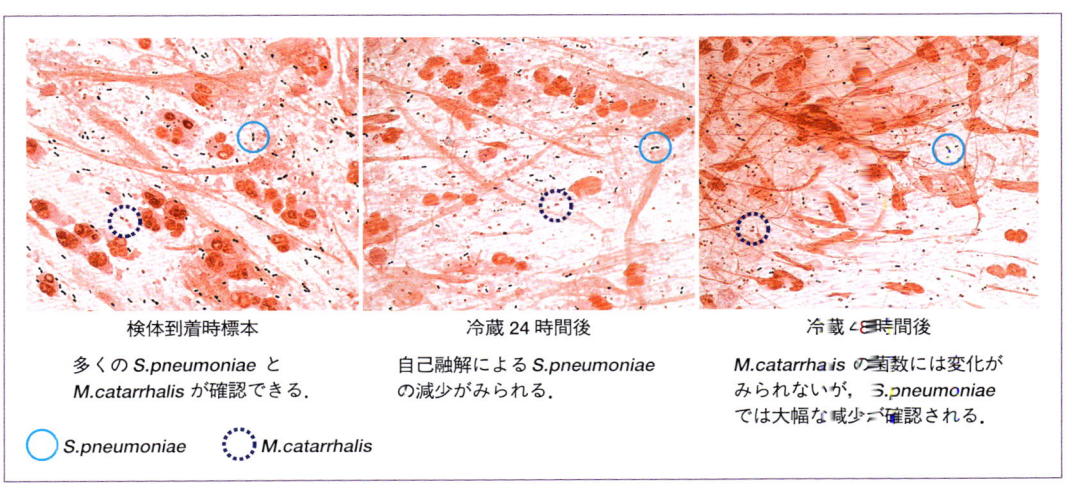

図3　〔症例2〕*Streptococcus pneumoniae* の自己融解と *Moraxella catarrhalis*（グラム染色）

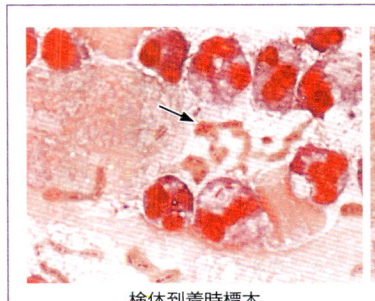

検体到着時標本	冷蔵 24 時間後	冷蔵 48 時間後
粘液物質がしっかりと染まっている.	粘液物質の染まりが悪くなった.	粘液物質が染まらなくなった.

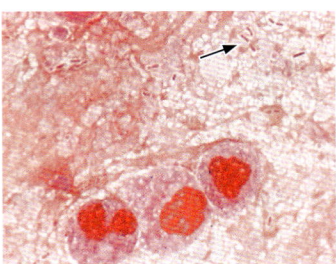

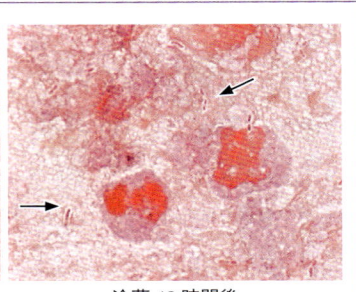

図4 〔症例3〕粘液物質(→)を有する *Pseudomonas aeruginosa* への抗菌薬の影響(グラム染色)

菌による慢性呼吸器感染症であり，クリンダマイシンとレボフロキサシンが前投与されていたため，検体保存中にそれらの影響が現れたと推測される．

3 保存時間による好中球の破壊率

喀痰34件について標本全体に占める破壊された好中球の割合を，検体到着時，24時間後，48時間後の3点で比較した(表1)．時間の経過とともに好中球の破壊率は上昇し，長時間保存検体は塗抹検査材料としては不適であることが示唆された．

おわりに

臨床検体から有益な感染症情報を得るためには，検体採取直後に塗抹標本を作製する必要があり，やむを得ず検体を保存する場合は冷蔵で8時間以内が望ましい．近年，細菌検査が外注化される病院が増加[3]しているが，輸送に時間を要する場合には検体の品質が劣化し，診療に役立つ結果

表1 保存時間による好中球の破壊率($n=34$)

好中球の破壊率	到着時	24時間後	48時間後
≦10%	29.4	11.7	0
11〜20%	26.5	17.6	5.9
21〜30%	14.7	14.7	17.6
>31%	29.4	56.0	76.5

が得にくくなることが予想される．塗抹検査は検体採取後速やかに行うことが治療や感染対策を行ううえで重要であり，積極的に院内で実施すべき検査と思われる．

(石垣 しのぶ，川上 小夜子，指田 陽子，
厚川 喜子，斧 康雄，宮澤 幸久)

文 献

1) 斧 康雄，川上小夜子：シリーズ・症例から学ぶ起炎微生物へのアプローチ—Gram stain. 感染と抗菌薬 10(1)〜12(2)，2007-2009
2) 小栗豊子：臨床微生物検査ハンドブック．三輪書店，2000
3) 菅野治重，川上小夜子(監)：感染症診断に必要な微生物検査．ライフサイエンス，2003

4 感染所見の読み方

総論

1 感染のメカニズム

はじめに

　感染症患者の検体の塗抹標本を検鏡する際に，感染症の発症と治癒に至るメカニズムを理解しておく必要がある．炎症細胞の種類，数，鮮度などは感染症の病期を推測するうえで重要な情報である．

1｜感染とは

　微生物が生体内に侵入し，定着し，増殖することによって，生体に何らかの反応をもたらすことを感染という．感染の結果，生体が発熱などの病的症状を呈した場合を発症といい，感染が原因となって惹起される疾患を感染症という．感染しても発症しない場合もあり，感染と発症は区別する必要がある．感染後，症状を呈して発症する場合を顕性感染といい，感染しても発症せずに終息する場合を不顕性感染という．

2｜感染経路

　病原体が生体に侵入する経路には，生体外から病原体が感染する外因性感染の感染経路として，経気道感染，経口感染，接触感染，経皮感染，母子感染，などがあり，生体が体内に保有する常在菌が原因となる内因性感染がある．表1に感染経路と主な病原体を示した．病原体の感染経路を理解することは感染予防対策として重要な情報となる．

3｜病原性と感染防御機構

　微生物が感染症を引き起こす能力を病原性といい，その能力はビルレンス(virulence)の強さで示される．細菌は表2に示したように，毒素など多種の病原因子を保有し，生体はこれらの病原因子によって傷害を受ける．これに対して生体は，細菌の病原因子から生体を守るために表3に示した多種の感染防御機構を保有している．感染が発症に至るか否かは，病原体のビルレンスと生体の感染防御機構の能力によって決定される．これを宿主-病原体関係(host-pathogen relationship)という．

4｜発症と炎症反応

　病原体が生体内に侵入し，潜伏期を経て発症に至ると，全身症状として，発熱，倦怠感，食欲不振，関節痛，筋肉痛，などの症状がみられる．これらの症状は炎症性サイトカインの増加によって引き起こされる．炎症反応は，微生物などの外来性の異物，傷害された組織などによって引き起こされる局所性反応であり，毛細血管床の開大と血流量の増大により，血管内皮細胞間隙の開大による血漿成分の組織への漏出，などがみられる．続いて，好中球，好酸球，マクロファージ，リンパ球などが組織へ漏出し，微生物などの除去と組織の修復にあたる．この過程でみられる，発熱，発赤，腫脹，疼痛，の所見を炎症の四主徴という．また感染臓器に特有な局所所見として，呼吸器感

表1 感染経路と主な病原体

感染経路	主な病原体
経気道感染	結核菌，肺炎球菌，インフルエンザ菌，ブランハメラ，百日咳菌，A群溶血性連鎖球菌，髄膜炎菌，肺炎マイコプラズマ，クラミジア・ニューモニエ，クラミジア・シッタシ，麻疹ウイルス，風疹ウイルス，インフルエンザウイルス，ムンプスウイルス，水痘・帯状疱疹ウイルス，RSウイルス，アデノウイルス
経口感染	カンピロバクター・ジェジュニ，サルモネラ，腸炎ビブリオ，赤痢菌，黄色ブドウ球菌，ロタウイルス，ノロウイルス
接触感染	淋菌，クラミジア・トラコマチス，単純ヘルペスウイルス，パピローマウイルス，B型肝炎ウイルス，C型肝炎ウイルス，HIVウイルス，ヒゼンダニ(疥癬虫)，アタマジラミ，抗菌薬耐性菌(MRSA，MDRP，VREなど)
経皮感染	ワイル病レプトスピラ，バルトネラ(ネコひっかき病病原体)，リケッチア・ツツガムシ，リケッチア・ジャポニカ，日本脳炎ウイルス，狂犬病ウイルス，マイコバクテリウム・マリナム
母子感染	リステリア菌，淋菌，B群溶血性連鎖球菌，梅毒トレポネーマ，サイトメガロウイルス，単純ヘルペスウイルス，トキソプラズマ
内因性感染	大腸菌，プロテウス・ミラビリス，黄色ブドウ球菌，バクテロイデス

表2 細菌の主な病原因子

病原因子	種類
定着因子	線毛，付着素，鞭毛，外膜蛋白質
毒素	外毒素，内毒素(エンドトキシン)
抗食作用	莢膜，アルギネート，バイオフィルム，繊毛
食細胞内殺菌抵抗性	カタラーゼ，ペルオキシダーゼ，スーパーオキシドジスムターゼ(SOD)
抗体分解酵素	IgA1プロテアーゼ

表3 生体の感染防御機構

防御機構	内訳
病原体に対するバリアー	皮膚，粘膜上皮細胞(粘液，繊毛，抗菌蛋白質，IgA抗体など)
病原体の認識	マクロファージによる炎症性サイトカイン*産生抗体(IgM, IgG)
急性期反応	全身的反応(発熱，急性期蛋白質増加，補体活性化) 局所的炎症反応(発熱，発赤，腫脹，疼痛など)
食作用	好中球，マクロファージ
溶菌作用	補体

*：IL-6，TNF-α，IL-1β など．

染症における膿性痰，尿路感染症における膿性尿，消化管感染症における嘔吐・下痢，中枢感染症における膿性髄液などがみられる．

5 発症後の経過

発症後，多くの症例は生体の感染防御機構や抗微生物薬投与によって病原体が生体から除去され，症状が消失し，感染症は治癒する．治療の必要なく生体自身の力で治癒した場合を自然治癒という．症状が消失しても生体から病原体が排除されず，排菌が続く場合があり，このような宿主を無症候性保有者(無症候性キャリアー)という．無症候性キャリアーは宿主自身に不利益はないが，感染源になる可能性がある．

6 塗抹検査の読み方と感染症の病期

塗抹検査・培養検査とも病原体の検出には病原体が含まれる検体，すなわち病巣を反映した検体が提供される必要がある．このためにはまず急性炎症期の検体が提供される必要がある．炎症が治まってくると炎症細胞と病原体は病巣から急速に消失する．また抗菌薬は初回投与から数時間で病原体を消失させるため，抗菌薬が投与される前の検体を検査に用いる必要がある．塗抹検査では，最初に炎症細胞の種類，数量，鮮度，などを調べ，感染症が急性期にある検体であることを判断する．新しい炎症細胞が多くみられる検体は感染症が急性期にあり，病原体が検出される可能性が高い．また，新しい炎症細胞と古い炎症細胞が混在する検体は炎症が持続して感染症が慢性化している可能性が高い．古い炎症細胞のみがみられる検体や炎症細胞がみられない検体は，感染症が治癒に向かっている検体，または治癒後の検体と判断されるため，病原体はすでに消失している可能性が高く，このような検体で細菌が認められたとしても感染症とは無関係な細菌である可能性が高い．

(菅野 治重)

2 感染症の病期の所見

はじめに

　細菌や真菌による感染は外界と接する粘膜面で成立するが，多くの粘膜面には先住の常在細菌叢があり，外来菌はまずその常在菌叢内で縄張りを獲得する必要がある．めでたく粘膜面で繁殖できた時点で感染は成立するが，今度はさまざまな生体の感染防護機構の集中砲火を浴び，その戦いに勝って初めて感染症(原発病巣形成)の成立をみる．生体の感染防護機構が破綻すると，病巣は悪化・拡大する(急性期)が，時には好中球などの細胞内に侵入した菌が血流に乗り(初期菌血症)，他の臓器に運ばれ，そこで二次病巣(転移病巣)を形成することがある．いずれの病期においても抗菌薬治療が奏効すれば症状は暫時改善(治癒期)するが，無効であれば症状は悪化または遷延(持続型感染)する．人体内で起きる感染から発症，治癒に至る経過は，病巣内を観察できればある程度把握できるが，グラム(Gram)染色標本の鏡検はそのためのツールとして利用すべきである．

1 患者検体のグラム染色標本の観察による感染所見のとり方

　患者検体で作製したD/S(ダイレクトスメア，直接塗抹標本)の観察については，Ⅱ-2-1)「グラム染色」(20頁)に記述した．要は標本中に，①新しい(フレッシュ)炎症細胞が一定数以上(100倍弱拡大，1視野中に500個以上の好中球が存在：以降，500個以上/1視野/弱拡大と記述)認められれば，「細菌・真菌による感染所見あり」と判断すべき所見であり，好中球が2+以上集積する複数の視野でみられる同一菌と判断できる3+以上の菌は，菌の形態特徴から推定される菌名にとらわれずに感染に関与した菌(または塗抹推定病原菌)と判断する．好中球が多数認められるにもかかわらず優位な菌量の細菌が認められない場合は，その原因を追求しなければならない．ともあれ，急性期の感染病巣の特徴的所見(図1)をしっかり頭に焼き付けておき，その所見を基準として症例ごとに異なる病巣特徴を判断する．

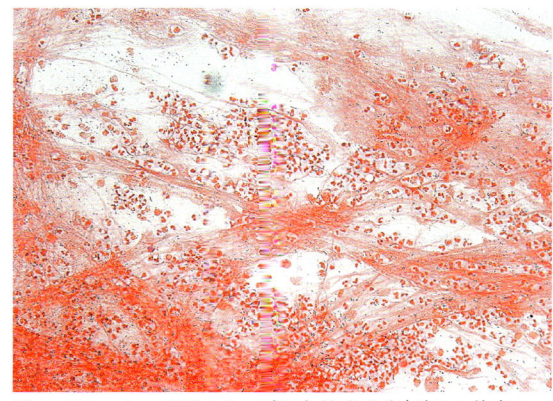

図1　フレッシュでアクティブな急性炎症像(グラム染色ハッカー変法，×200)
ほとんどの好中球の核と細胞質が明瞭に識別でき，細胞の崩れがない．

2 急性期の感染病巣とその特徴

　筆者は抗菌薬未投与の急性期の典型的な感染病巣を，フレッシュ(新しい好中球)でアクティブ(フィブリン析出)な急性炎症像[1](図1，F&A急性炎症像)と表現したが，F&A急性炎症を呈する病巣中には必ず感染に関与した菌が認められるはずである．仮に抗菌薬による修飾のない病巣中に過増殖菌が認められないのであれば，抗酸菌や真菌感染を疑う必要がある．なお，急性期の病巣由来検体が示す特徴に，フレッシュな急性炎症像(フィブリンが認められない)や，アクティブな炎症像(好中球は認められるが数が500個未満/1視野/弱拡大)のみが認められるケースもある．下気道由来検体で好中球が認められないアクティブな炎症像には，胃酸による炎症などを疑うべきケースがある．

3 遷延する炎症(持続型炎症)像の特徴

　遅増殖菌による感染や耐性菌感染例では，病巣中に新しい炎症細胞(核や原形質が明瞭に識別で

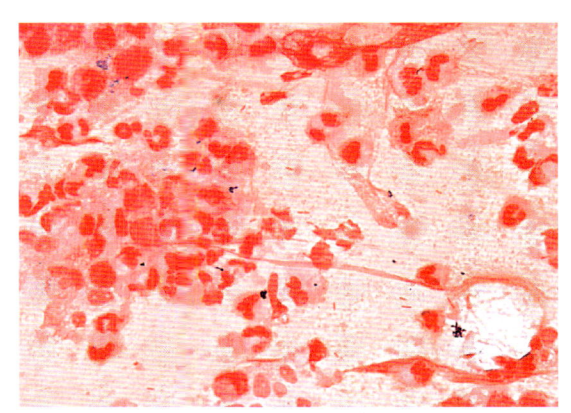

図2 緑膿菌感染による持続型炎症像（グラム染色ハッカー変法, ×1,000）
比較的新しい好中球と裸核化した細胞が混在してみられる．

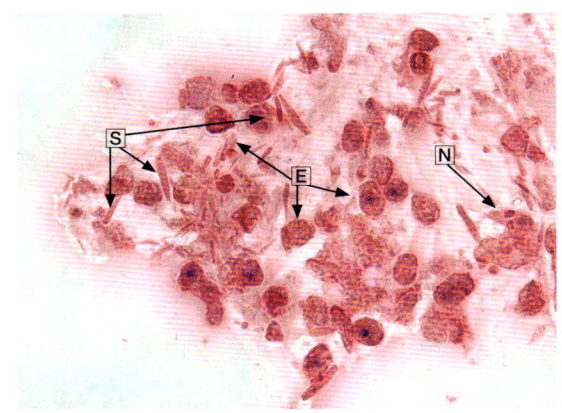

図3 喀痰中の好酸球とシャルコー・ライデン結晶
好中球(N)は核と細胞質が比較的識別しやすいが，好酸球(E)は細胞内顆粒のため，細胞全体が赤みを帯びており，核と細胞質の識別が難しい．ピンク色の針状結晶(S)がシャルコー・ライデン結晶(B&M染色, ×1,000).

きる細胞）と古い炎症細胞（細胞が変成し，裸核化や原形質流出が起きている）が混在して認められ，筆者はこの炎症像を持続型炎症像（図2）と呼んだ．新旧の細胞は1枚の標本中の1視野内に混在する場合と，新旧別々の集団としてみられるケースがある．

また，持続型炎症に急性炎症像が被さるケースも珍しくない．同一標本上に明らかに所見の異なる炎症像が存在する場合は，別々の感染菌の共存を疑ってみる必要がある．特に結核やアスペルギルス，ノカルジアなどの亜急性に進行する感染症が基礎にある患者は唾液誤嚥やウイルス感染が引き金となって新たな細菌感染が起きると，フレッシュでアクティブな急性炎症像が重なって現れるので注意が必要である．

4│壊死様炎症像

結核菌やアスペルギルスが感染した病巣は，当初急性期の炎症像を呈するが，早晩壊死を来たし，壊死巣の一部が剥離して喀痰中に出現することがある．結核菌が形成した壊死巣の特徴は，乾酪壊死と呼ばれる特有のひび割れ〔Ⅱ-8-1〕「呼吸器感染症」の図2(64頁)参照〕が認められる．他方，アスペルギルスが肺組織内で増殖した場合は培地中の地中菌糸のように，肺胞内に樹枝状の菌糸を伸ばすため壊死組織中の菌は組織が菌糸を包むようにベッタリ貼り付いて観察される〔Ⅱ-8-1〕「呼吸器感染症」の図3(65頁)参照〕．壊死様病変中には血流がないため，好中球の浸潤はみられない．また，アスペルギルス感染が起きた場合，喀痰中に好酸球やシャルコー・ライデン(Charcot-Leyden)結晶（図3）が出現することもある．

5│治療経過とその特徴

感染菌に有効な抗菌薬が投与された場合，投与1～3時間後には病巣中から菌がほとんど消失（図4，5）し，炎症反応だけが残る．したがって，抗菌薬投与前後に検体を採取し，投与後の菌量の減少をみることで，治療効果を短時間で判断することができる．菅野はこの検査法を「経時的顕微鏡検査」と名づけたが，この方法により従来3日以上必要であった治療効果の判定日数が大幅に短縮でき，かつ細菌検査も塗抹標本の鏡検を2度行えばよいため，培養・同定および感受性検査を省略でき，検査コストも大幅に削減できる．

6│感染の終焉像

下気道感染症などでは，感染が治癒に向かうと痰の喀出量が激減し，検査ができなくなることが多いが，運よく痰が採れたとしても，もはや変成した炎症細胞の残骸や組織球などが少数認められ

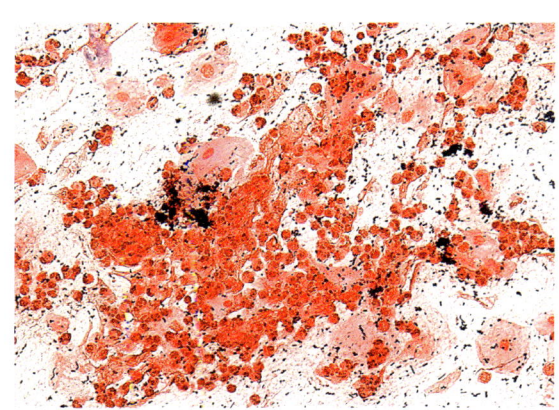

図4 抗菌薬投与前の感染病巣（グラム染色ハッカー変法，×400）

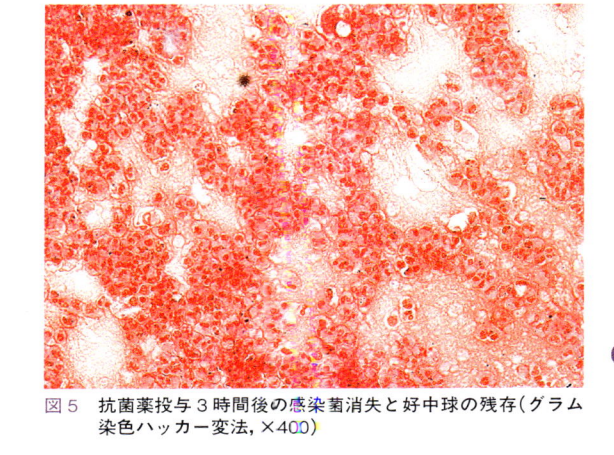

図5 抗菌薬投与3時間後の感染菌消失と好中球の残存（グラム染色ハッカー変法，×400）

るに過ぎない．しかし，肺炎球菌による下気道感染症の既往患者の喀痰中には同菌が多数残存するケースがあり，塗抹標本で所見をとらずに培養検査結果だけで判断すると，医師に誤ったメッセージを伝え，治療をミスリードする原因となる．

おわりに

D/Sを顕微鏡で観察するとき，その標本がまぎれもなく最もホットな病巣に由来した検体であれば，標本内には患者病態を説明しうる要素や現象が存在するはずであり，それらを取り出し解析を加えることで診断や治療に役立つ情報となる．臨床検査技師は患者検体と向き合ったとき，その検体が訴えかける声なき声に耳を傾け，また目の前に現れるさまざまな要素や現象を見落とすことなくとらえ，病態と結びつける情報として活かす技術を養わなければならない．

（相原　雅典）

文　献

2　感染症の病期の所見
1）相原雅典：呼吸器感染症．菅野治重，川上小夜子（監）：感染症診断に必要な微生物検査．ライフサイエンス，pp 6-20，2003

5 薬剤の影響

総論

1 抗菌薬

はじめに

抗菌薬は作用機作から細胞壁合成阻害薬と蛋白合成阻害薬に大別される。表1に主な抗菌薬の分類を示した。抗菌薬が細菌に有効な場合は，抗菌薬投与によって細菌は殺菌されて溶菌し，塗抹検査では検出できなくなる。しかし抗菌薬投与後も変形した細菌が検体中に持続的に認められる場合があり，特に細胞壁合成阻害薬のβ-ラクタム系抗菌薬投与例では著しい細菌の形態変化がみられる。このような症例では細菌が抗菌薬に抵抗性を示していると判断されるため，治療薬を作用機作の異なる抗菌薬に変更する必要がある。以下に主な抗菌薬による細菌の形態変化について解説する。

1 | β-ラクタム系抗菌薬

細菌の細胞膜の表面には細胞壁合成に関与する複数の合成酵素があり，これらの酵素を総称してペニシリン結合蛋白(penicillin-binding proteins；PBPs)と称する。β-ラクタム系薬はPBPsと結合することによって細胞壁合成を阻害する。PBP spにはそれぞれの役割があり，細胞壁の伸展化や隔壁の形成などに関与している。β-ラクタム系薬は種類によってそれぞれのPBP spに対する親和性が異なるため形態変異も差がみられる。β-ラクタム系抗菌薬による主な形態変化は，スフェロプラスト化，フィラメント化(伸展化)，先端部の膨化，中央部の突起(バルジ)

表1 作用機作による抗菌薬の分類

作用機作	系統	系統他	主な抗菌薬
細胞壁合成阻害薬	β-ラクタム系	ペニシリン系	ペニシリンG，アンピシリン，ピペラシリン
		セフェム系	セファゾリン，フロモキセフ，セフタジジム，セフェピム
		カルバペネム系	イミペネム，メロペネム，ドリペネム
		モノバクタム系	アズトレオナム
		ペネム系	ペネム
		β-ラクタマーゼ阻害薬	クラブラン酸，スルバクタム，タゾバクタム
	グリコペプタイド系		バンコマイシン，テイコプラニン
	ホスホマイシン系		ホスホマイシン
蛋白合成阻害薬	アミノ配糖体系	カナマイシン系	カナマイシン，トブラマイシン，アミカシン，アルベカシン
		ゲンタマイシン系	ゲンタマイシン，イセパシン
		ストレプトマイシン系	ストレプトマイシン
	フルオロキノロン系		シプロキサシン，レボフロキサシン，モキシフロキサシン，ガレノキサシン
	マクロライド系	14員環系	エリスロマイシン，クラリスロマイシン
		15員環系	アジスロマイシン
		16員環系	ジョサマイシン
	テトラサイクリン系		テトラサイクリン，ミノサイクリン
	オキサゾリジン系		リネゾリド
細胞膜機能阻害薬	ポリペプタイド系		コリスチン，ポリミキシンB

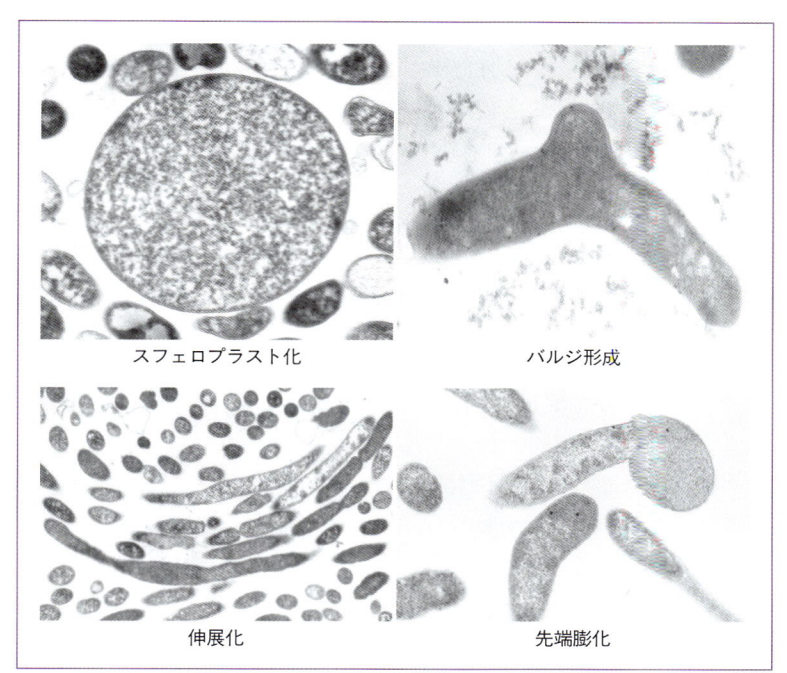

図1 β-ラクタム薬による大腸菌の形態変化

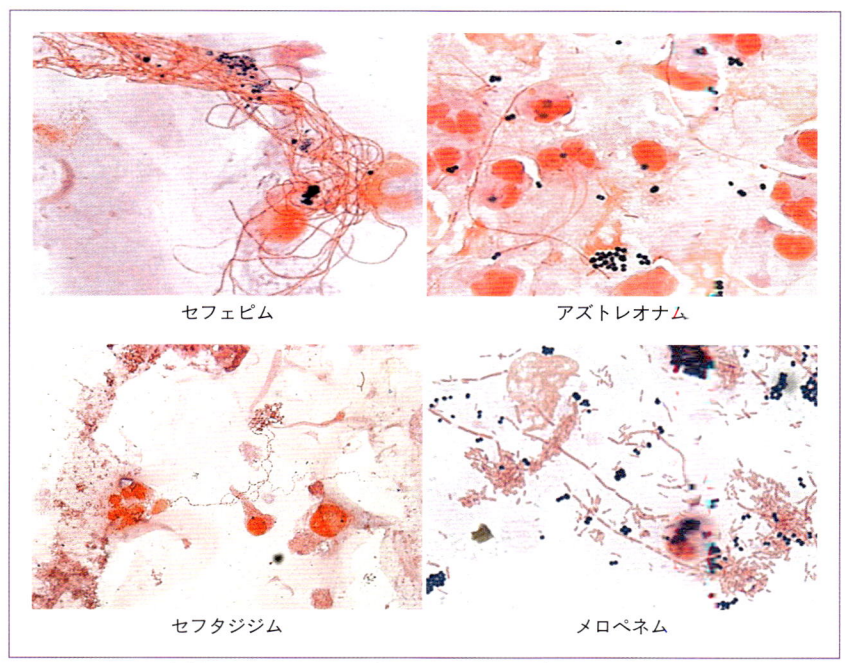

スフェロプラスト化　　バルジ形成
伸展化　　先端膨化

図2 β-ラクタム系薬投与例にみられた尿中緑膿菌の伸展化現象

セフェピム　　アズトレオナム
セフタジジム　　メロペネム

形成などである．これらの変化を図1に電微像で示した．またグラム染色による鏡検で検体中にみられた細菌の形態変化を図2に示した．なおオートリジン（autolysin）と呼ばれる隔壁を切断する酵素があり，β-ラクタム系薬によってオートリジンが阻害されると細菌は隔壁が切断できず，図3に示したように多房性の巨大な形態を示す場合がある．β-ラクタム系薬により細胞壁

合成が阻害されて変形した細菌はグラム（Gram）染色では染色されない場合があるが，これはグラム染色が細胞壁を染める染色であることに起因する現象である．このような場合はギムザ（Giemsa）染色など核を染める染色法を併用するとよい．図4に示したが，喀痰中の伸展化した緑膿菌がグラム染色では菌体が不連続に染色されたが，ギムザ染色では菌体は連続して染色され，グラム染色で染色されずに空白になった部分に球形の膨隆が認められる．これはβ-ラクタム系薬によって細胞壁が傷害され，グラム染色では染色されない部分が生じたことによる現象と推測される．なお，変形した細菌が細胞内に認められる例（図5）もあり，細菌の観察は細胞外とともに細胞の内部も入念に観察する必要がある．

2 ホスホマイシン

ホスホマイシンはβ-ラクタム系薬とは異なる作用機作によって細菌の細胞壁合成を阻害する．ホスホマイシンによる細菌の形態変化はβ-ラクタム系薬のような伸展化は著明でなく，図6に示したように，細胞質の集積，細胞壁外部に小胞（ブレブ）形成，などがみられる．なお，この変化は光学顕微鏡では確認できない．

3 アミノ配糖体系抗菌薬

アミノ配糖体系薬は蛋白合成阻害作用を示す抗菌薬で，主に緑膿菌を含むグラム陰性桿菌による感染症の治療に用いられる．β-ラクタム系薬の投与例に比べて細菌の形態変化は少なく，図7に示したように，電顕像では細胞質の空胞化や細胞質の集積が認められる．これらの変化は光学顕微鏡では確認できない．

4 キノロン系抗菌薬

キノロン系薬も蛋白合成阻害作用を持つ抗菌薬であり，緑膿菌を含むグラム陰性桿菌や一部のグラム陽性球菌による感染症の治療に用いられる．キノロン系薬の投与例も細菌の形態変化がみられる症例は少ない．しかしレボフロキサシン投与例

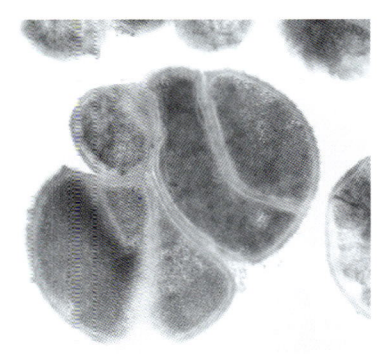

図3 ペニシリンGの作用により多房化した黄色ブドウ球菌

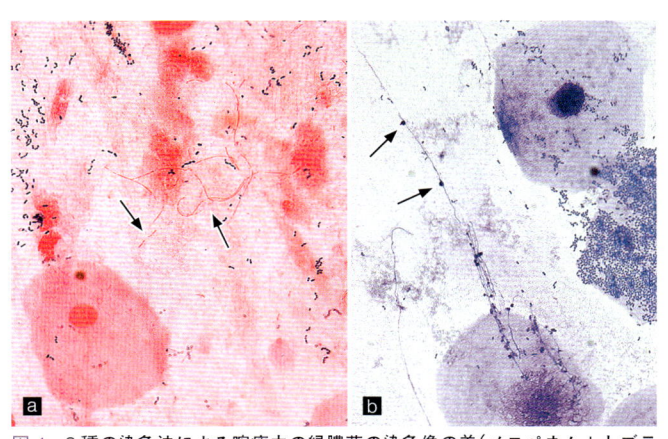

図4 2種の染色法による喀痰中の緑膿菌の染色像の差（メロペネム＋トブラマイシン投与3日目）
a：グラム染色，b：ギムザ染色．グラム染色で不連続の部位（→）にギムザ染色では膨隆（→）が認められる．

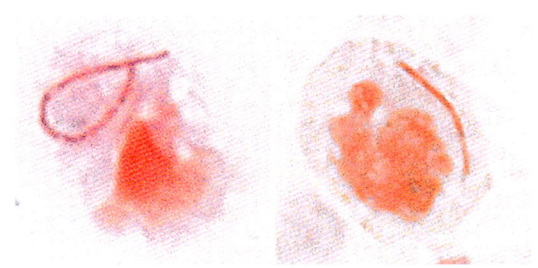

図5　β-ラクタム薬投与患者の尿中にみられた細胞内の緑膿菌の伸展化像

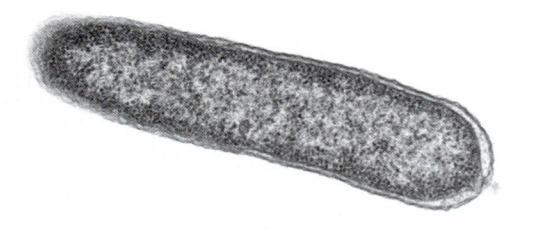

図7　ゲンタマイシンによる緑膿菌の形態変化

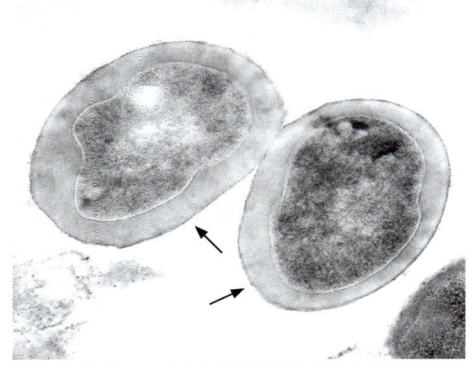

図9　エリスロマイシン投与例にみられた黄色ブドウ球菌の細胞壁の肥厚化（→）

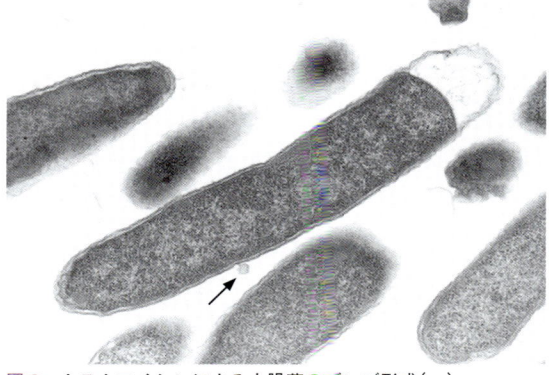

図6　ホスホマイシンによる大腸菌のブレブ形成（→）

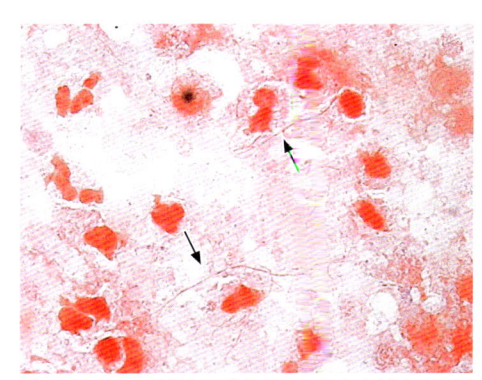

図8　レボフロキサシン投与例にみられた尿中の大腸菌の伸展化像（→）

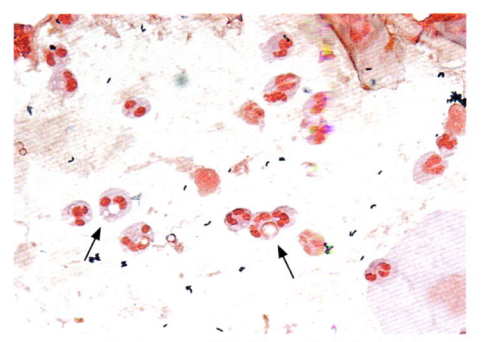

図10　シプロキサシン投与例にみられた喀痰中の好中球の空胞化（→）

においてβ-ラクタム系薬の投与例と類似した伸展化した細菌（図8）が尿中に認められる症例を経験した．このため細菌の伸展化現象はβ-ラクタム系薬のみに生じる現象ではないことに留意する必要がある．

5｜マクロライド系抗菌薬

　マクロライド系薬も蛋白合成阻害作用を示す抗菌薬であり，各種グラム陽性球菌，カンピロバクター，百日咳菌，マイコプラズマなどによる感染症の治療に使用される．電顕像では細胞壁の肥厚（図9）が認められるが，光学顕微鏡ではこのような変化は確認できない．

おわりに

　以上，主な抗菌薬について細菌の形態変化について紹介した．ここで紹介したような形態変化を示す細菌が塗抹検査で認められた場合は，抗菌薬がすでに投与された症例である可能性が高く，ま

た抗菌薬が投与されて数時間が経過した検体の場合は，投与した抗菌薬の細菌学的効果が不十分と判断される．なおアミノ配糖体系薬とキノロン系薬の投与例では末梢血や尿中の白血球に空胞化（図10）がみられる症例があり，食作用による空胞形成と誤られる場合がある．細菌の形態変化は抗菌薬以外にも，pH，温度，浸透圧，バクテリオファージなどの影響によって生じることがあり，また抗菌薬が投与されていない例でも伸展化した細菌が少数みられる場合があることに留意する必要がある．

（菅野 治重）

2 去痰薬

はじめに

　喀痰のグラム染色標本から下気道感染を判断するためには，試料中の白血球数，白血球の種類，白血球の鮮度，粘液（フィブリン）析出の度合い，剥離した気管や肺胞細胞の種類などを読み取る[1]．市中肺炎患者においては，これらの感染情報を的確に読み取ることが可能であるが，抗菌薬，抗炎症薬，去痰薬などの投与が開始された後の標本では，変化が生じ解析時に注意を必要とする．本項では去痰薬の使用が塗抹所見へ及ぼす影響について述べる．

1 | 痰の形成

　気管内には，外部から侵入した塵や細菌などの異物を気管から口腔方向に排出するように運動する線毛上皮細胞が存在する．また，その間のところどころには杯細胞が存在し，粘液を分泌している（図1）．杯細胞から分泌された粘液は，気道に侵入した異物に絡まり，これを線毛細胞が集めて形成されたものが痰である．

2 | 気管分泌粘液の成分

　気管の杯細胞から分泌される粘液には，ラクトペルオキシダーゼ，リゾチームおよびラクトフェリンのような抗菌性物質や，分泌性ロイコプロテアーゼインヒビターおよび組織性メタロプロテアーゼインヒビターなどのプロテアーゼインヒビターが含有され，下気道感染の防御と恒常性を維持するために働いている．

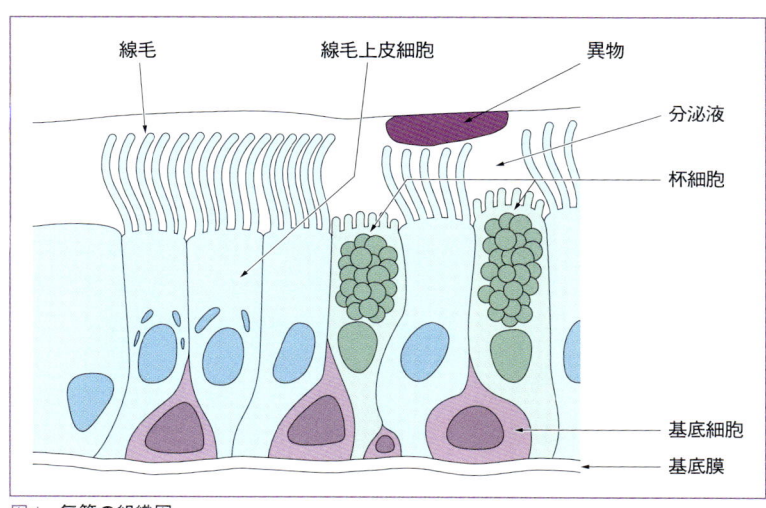

図1　気管の組織図

3 | 去痰薬

　痰の粘稠度は，分泌粘液より異物の割合が多い場合，炎症が強い場合，脱水状態の場合などに強くなり，排出困難をきたすことがある．このような状態では，痰が気管を塞ぎ呼吸不全を招きやすいことから，痰の排出を容易にする去痰薬が治療に使用される．肺炎や気管支炎などの感染症が存在する場合には，抗菌薬や消炎薬も同時に使用される．

　去痰薬には複数の種類があり，少しずつ異なった作用を有する．

1．気道粘膜の潤滑化
　肺表面活性物質を増加させて気道粘膜を潤滑化する作用，漿液性の分泌を亢進して痰の粘稠度を下げる作用，線毛細胞の運動を促進する作用がある．アンブロキソール塩酸塩（ムコソルバン®，ムコサール®）が該当する．

2．気道粘液調整，気道粘膜の修復
　気管支からの粘液分泌を増量し痰の粘稠度を低下させて排出しやすくする作用，気管支粘膜の修復を促す作用がある．カルボシステイン（ムコダイン®），C-チステン®などがある．

3．気道粘液の溶解
　気道粘液中の糖蛋白のジスルフィド分子結合を解裂することにより，痰の粘稠度を低下させる作用，線毛細胞の運動を促進する作用がある．ブロムヘキシン塩酸塩（ビソルボン®，ムコフィリン®），L-エチルシステイン塩酸塩（チスタニン®，ペクタイト®）がある．

4．気道粘液過剰分泌の抑制
　気道粘液過剰分泌の抑制作用（杯細胞の過形成抑制），粘液修復作用，漿液性気道分泌亢進作用，抗炎症作用を有する．フドステイン（スペリア®，クリアナール®など）が該当する．

　これらの去痰薬は，急性気管支炎，気管支喘息，慢性気管支炎，気管支拡張症，肺結核，塵肺症，手術後の喀痰喀出困難時，慢性副鼻腔炎の排膿が適応になっている[2]．

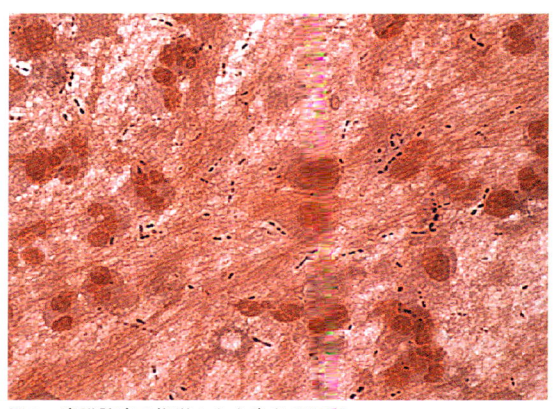

図2　意識障害で搬送された患者の喀痰
増殖した肺炎球菌と多数の好中球の浸潤がみられ，それらに絡みつく多量のフィブリンネットも観察される．下気道に侵入・増殖した異物を排除しようとして気道粘液の分泌が亢進していることがわかる．

4 | 市中肺炎患者の喀痰

　意識障害で緊急搬送された63歳の男性患者は胸部X線検査で肺炎と診断され，喀痰のグラム染色では，多くの好中球と肺炎球菌様の菌体が観察された（図2）．この標本の好中球は核，細胞質膜ともに明瞭で，下気道に浸潤後1～2日以内の新鮮なものであることが示唆され，炎症は急性であると判断される．また，それらの好中球や肺炎球菌に絡みつく多量のフィブリンネットも観察され，下気道に侵入・増殖した異物を捕獲しようとして気道粘液の分泌が亢進し，濃縮していることがわかる．

5 | 去痰薬使用後の喀痰の変化

　図2の症例では，下気道感染症の治療としてアンピシリン2gを1日に3回点滴投与，去痰薬（ビソルボン®）を1日に3回吸入投与された．

　抗菌薬治療開始6時間後に採取された喀痰のグラム染色では，好中球の浸潤は依然としてみられるものの，肺炎球菌は消失し，使用抗菌薬が有効であることが確認された（図3）．

　しかし，好中球とその背景を観察すると，好中球は前日の図2のように密集しておらず，フィブリンの粘稠性は弱く，ザラザラとした様子に見

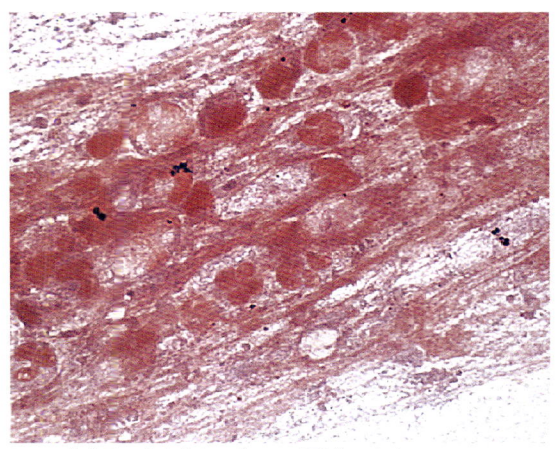

図3 抗菌薬，去痰薬など使用6時間後の喀痰
抗菌薬の影響で肺炎球菌が消失し，去痰薬（ムコダイン®）の影響により喀痰の粘稠度が低下した．喀痰はザラザラした感じに変化し，一見壊死した肺胞細胞が混入したかのような像を呈した．

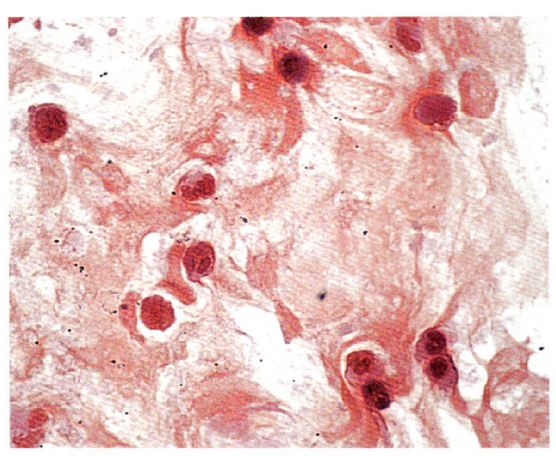

図4 去痰薬の使用により，粘液が増量した症例
去痰薬のムコソルバン®使用後に気道粘液が増量した症例．

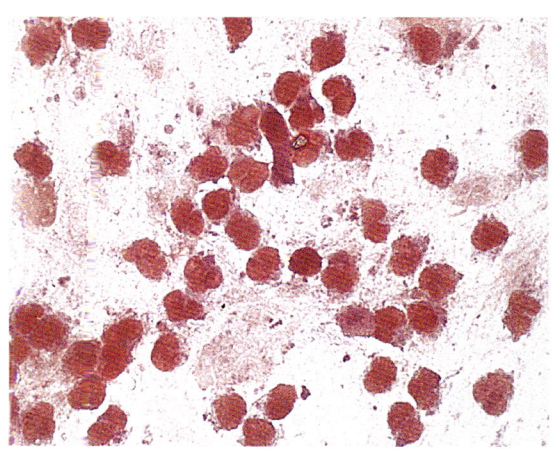

図5 去痰薬の使用により，粘液溶解が亢進した症例
去痰薬のビソルボン®使用後に気道粘液の溶解が亢進した例．

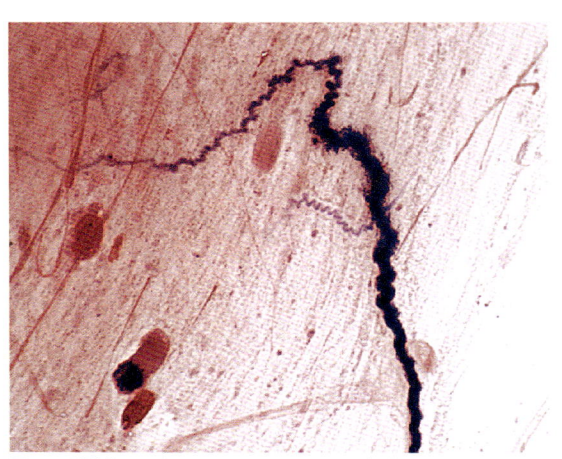

図6 吸引痰にみられたクルシュマンの螺旋体
去痰薬の使用により，細気管支に詰まっていた粘液がクルシュマンの螺旋体として排出されることがある．

受けられた．これは，去痰薬の影響で気管支からの粘液分泌が増量し，痰の粘稠度を低下させて排出しやすくなった結果であり，一見，壊死した肺胞細胞が混入したかのような印象が得られた．このような所見での病態解析には十分な注意が必要で，治療抗菌薬だけでなく去痰薬の種類も参考にするとよい．

6 | 去痰薬の違い

治療にムコソルバン®が使用された症例では，肺表面活性物質を増加させて気道粘膜を潤滑化する作用や，漿液性の分泌を亢進して痰の粘稠度を下げる作用特性から，図4に示すように多くの粘液が観察される場合がある．また，図5のように，気道粘液の溶解が亢進した喀痰では，好中球の細胞質膜にも変化がみられ，去痰薬は好中球にも少なからず影響を及ぼしていると推測される．去痰薬の種類や使用量により，生態反応は大幅に異なることも考慮に入れて，病態解析を行う必要がある．

7 クルシュマン(Curschmann)の螺旋体

慢性閉塞性肺疾患(chronic obstructive pulmonary disease；COPD)や気管支喘息の患者では，喀痰中にクルシュマンの螺旋体がみられることがある(図6)．これは気道粘液に炎症細胞などが混じ，細気管支内に充満し濃縮したものである．図2のような肺炎による意識障害例では，痰による気道閉鎖が意識障害の原因になっていることが多く，去痰薬の使用により細気管支に詰まっていた粘液が，クルシュマンの螺旋体として排出されることもある．

おわりに

去痰薬未使用の喀痰塗抹標本では，下気道病巣における炎症の程度や陳旧性の鑑別が容易であるが，使用患者では塗抹所見に及ぼす影響が大きく，解析時に注意が必要となる．

また，気道粘液には，先に述べた各種の抗菌物質が含まれていることから，喀痰や吸引痰の保存を避け，検体採取後速やかに塗抹検査を実施することが，起因菌の推定と病態診断において重要と思われる．

(川上 小夜子，斧 康雄，宮澤 幸久)

文　献

2　去痰薬
1) 相原雅典：呼吸器感染症．感染症診断に必要な微生物検査．ライフサイエンス，2013
2) Drugs in Japan 日本医薬品集フォーラム(監修)：日本医薬品集2011年版．じほう．2011

6 培養検査が必要な感染症

総論

はじめに

日本人の寿命は，上下水道など環境の整備や公衆衛生思想の発達，新規抗菌薬の開発，総合的医療技術の進歩などにより，1970年代以降伸び続けている．それに伴い，わが国の感染症は，強毒菌感染症から易感染患者における平素無害菌(弱毒菌)による日和見感染症へと変遷した．

微生物検査室の業務内容は，病原菌培養検査を中心に実施していた時代から，感染症の有無を迅速に鑑別し，起因微生物を的確に推定する内容へと高度な技術変化が求められている．

筆者らは，最初に感染病巣の塗抹鏡検を実施し，所見に応じて①塗抹所見だけで有意な感染情報が得られる検体，②抗原検査や他の染色法を追加する必要のある検体，③培養検査を実施する検体に分類し，病態ごとに適切な検査法を実施することを提案している[1〜3]．

本項では，主に培養検査法について概説する．

1 従来の微生物検査法の問題点

従来の微生物検査法は，感染症の種類や検体の質に関係なく1970年以前の方法とほぼ同じで，検査材料ごとに決められた複数種類の培地に分離培養し，発育した2〜3菌種について同定と薬剤感受性検査を実施し，結果がそろった時点で報告されているのが実情である．

しかし，これらの方法には，以下の問題点がある．①感染症の有無や，炎症の程度(急性，持続性，陳旧性)が不明，②細菌感染症とそれ以外のアレルギー反応などとの区別がつかない，③喀痰や膿汁などでは常在細菌叢に由来する細菌や一過性のコロニゼーションの菌の混入が多く，起因菌を誤判定される可能性が高い，④採取された検体中に感染症の起因微生物が含まれていないことがある，⑤結核菌，真菌，ノカルジア，嫌気性菌など発育に時間を要する細菌の感染症では，診断までに長日を要し，場合によっては見落とされる可能性が高い，⑥起因菌診断率が約30%と低すぎる，などである．また，微生物検査の主眼が分離菌の⑦詳細すぎる同定に置かれており，⑧同定検査に時間がかかりすぎ，治療開始から4〜5日以上を経た時点での最終結果報告では，抗菌薬の適正使用にはほとんど役立たない．さらにこのような方法では⑨経費がかかりすぎることが指摘されている．

2 微生物検査の内容を検査目的別に分ける

感染症の起因微生物は，培養で発育した菌数の多少で判断するのではなく，臨床所見，迅速診断キットによる迅速診断結果，感染病巣から採取した検体の塗抹鏡検結果，培養結果などから総合的に判断されるべきである．

微生物検査室では，画一的に培養を行うのではなく，下記に示すように検査目的別に検査内容を変えて実施するのが望ましい．検査目的は，臨床医が微生物検査オーダー時にチェックする．

①起因微生物の検査
　迅速診断キット，塗抹鏡検，培養・同定検査，薬剤感受性検査
②治療効果判定
　塗抹鏡検
③監視培養
　塗抹鏡検，必要に応じて培養検査
④院内感染対策
　培養・同定検査，薬剤感受性検査，遺伝子検査

正確な菌種の同定が必要な場合

臨床症状や塗抹所見から本来無菌的な部位の感染症であることが推測され，髄液，血液，胸水，腹水，関節液，筋組織などの病巣から分離された細菌が起因菌と推定される場合．

大まかな菌種の同定でよい場合

1．繰り返し同一菌種が検出される場合

バイオフィルム感染症などで，繰り返し同一菌種が検出される場合には，毎回高価な同定キットを使用する必要はなく，推定される菌種の性状を確認できる試験管培地1〜2本で十分である．

2．入院患者の喀痰，咽頭，鼻腔，尿から検出されるブドウ球菌

ブドウ球菌は呼吸器や尿道口に定着しやすく，入院患者では咽頭ぬぐい液，喀痰，カテーテル尿からの分離頻度が高い．これらによる肺炎や尿路感染症の頻度は高くないが，院内感染対策として，簡単な方法でMRSA（methicillin-resistant staphylococcus aureus）を鑑別する．

3．ブドウ糖非発酵菌

喀痰や尿から分離される緑膿菌以外のブドウ糖非発酵菌は，*Acinetobacter baumannii*, *Stenotrophomonas maltophilia*, *Burkholderia cepacia*, *Flavobacterium* spp. とそれ以外のブドウ糖非発酵菌程度でよい．ブドウ糖非発酵菌は発育に時間を要し，各種の同定キットでの同定確率が低い菌種が多い．それらに多大な時間と経費を費やして詳しすぎる菌種の同定を行う必要はない．

治療効果の判定に培養検査は不要

肺炎や尿路感染症などの症例において，抗菌薬投与後に喀痰や尿の塗抹標本をグラム（Gram）染色して鏡検すると，著効の場合には2〜3時間後の早期から病巣で起因菌の減少や形態変化が観察される[5]．

膿瘍，壊死組織，人工異物などの薬剤の移行性が不良な病巣では，起因菌に感受性を有し殺菌力の強い薬剤でも，短時間では細菌に変化がみられないことが多いため，経過観察する間隔を12〜24時間程度にするとよい．

このように細菌感染症に対する投与抗菌薬の治療効果判定の場合には，培養検査は不要である．

しかし，これらを実施するためには，検査室側が検査目的や患者情報を把握でき，抗菌薬投与前後の塗抹所見を比較できる環境設定が必要となる．すなわち，臨床と検査室のコミュニケーションがとれることが重要である．

誤嚥所見がみられる場合も培養は不要

寝たきりの入院患者や高齢者に発症する誤嚥性肺炎は非常に多いものの，感染早期に適正な抗菌薬投与がなされると短日で改善する症例が多い．嚥下性肺炎は，胃内容物の逆流により食物が気道に入り炎症を起こす場合と，唾液とともに多量の口腔内常在菌が気道に落ち込んで炎症を起こす場合がある．いずれにせよ，喀痰や吸引痰のグラム染色で識別が可能であり，培養は不要である．

しかし，誤嚥所見とともに炎症の進行が確認され，口腔内常在菌以外の細菌や真菌の増殖もみられる所見では，分離培養を行う．

3｜症例別具体例

1．迅速診断検査法で起因微生物が判明した場合

検査目的が起因微生物の検査であっても，迅速診断キットなどの使用によりほぼ原因菌が特定された場合には，培養，同定は不要な場合が多い．

しかし，患者が治療薬の第一選択薬にアレルギーを示す場合，起因菌が第一選択薬に耐性と考えられる場合，毒素の検出などさらに詳細な検査が必要な場合には，培養・同定検査，薬剤感受性検査，毒素検出試験などを実施する．

2．腸管感染症

細菌性腸炎の原因となる赤痢菌，サルモネラ属菌，腸チフス菌，パラチフス菌，腸管出血性大腸菌，腸炎ビブリオ，コレラ菌，カンピロバクターなどは，菌名が同定されなければ疾患の診断ができない．これらの病原菌が疑われるコロニーは菌数にかかわらず，同定し報告する必要がある．

3．髄膜炎，血流感染症など

臨床症状を有し，髄液，血液，血管内留置カテーテルから細菌が検出された場合には菌種の同定と薬剤感受性検査が必要であるが，同時に汚染菌の識別も重要となる．髄液や血液では臨床所

見，塗抹所見のほかに検体採取時の無菌操作性，穿刺部位の消毒の適正などを含めて判断する．血管内留置カテーテルから分離された汚染菌の識別は臨床所見（発熱，カテーテル抜去後の体温の変化，カテーテル刺入部の発赤の有無など）のほかに，カテーテル先端の塗抹鏡検所見を参考にする．コアグラーゼ陰性ブドウ球菌やコリネバクテリウムは，汚染菌として処理されがちであるが，免疫不全患者では起因菌になるという多くの報告があり，汚染菌の判断には注意を要する．患者の担当医師に相談するのがよい．

4．好中球減少症患者の監視培養例

好中球減少患者では，感染病巣の好中球浸潤も少なく感染が拡大する症例が多い．これに対し，抗菌薬の予防投与が実施されるが，緑膿菌，*Enterococcus faecium*，*Candida* spp.などでは予防投与薬に耐性を示し，感染を阻止できない場合も多い．これらでは，速やかに菌種の同定と薬剤感受性試験を実施し，報告する必要がある．

5．ステロイド投与患者，HIV 感染患者などの免疫不全患者の監視培養

ステロイド薬投与中の患者，AIDS（acquired immunodeficiency syndrome；後天性免疫不全症候群）などの免疫不全患者は，感染を起こしやすい．そのため，好中球減少症例と同様に特定の病原体に対する抗微生物薬の予防投与が行われる場合がある．特に細胞性免疫不全ではカンジダ症を，CD4 陽性リンパ球が 100/μl 以下になるとクリプトコッカス症を発症しやすくなることから，培養でそれらの菌をチェックすることが必要になる．この場合，発育するすべての菌種について同定，感受性検査を実施するのではなく，クロモアガー・カンジダなどの合成基質培地を使用した目視による鑑別法も有用である．

6．糖尿病患者の感染症例

糖尿病性壊疽では神経障害合併により，痛みを伴わないため放置される症例も多く，感染病巣から採取された膿からは嫌気性菌を含む複数の菌種が検出されることがある．これらでは，汚染菌と起因菌との識別が難しく，複数菌の同定が必要となる．しかし，嫌気性菌の同定には長時間を要することから，すべての菌種を詳細に同定するのではなく，*Bacteroides* spp.，*Fusobacterium* spp.とそれ以外の嫌気性グラム陰性桿菌，嫌気性グラム陽性球菌程度の簡単な同定法でもよい．

7．抗菌薬投与中に感染病巣から細菌が検出された場合

抗菌薬の移行性が悪い膿瘍などでは，排膿しない限り繰り返し同じ菌種が検出される場合がある．しかし，それ以外の感染症で治療中に感染病巣から細菌が検出された場合は，治療薬に耐性を示している可能性が高く，菌種の同定と薬剤感受性検査が必要になる．

8．感染症法で届け出が必要な菌の感染が疑われる症例

結核，ジフテリア，コレラ，腸管出血性大腸菌感染症，赤痢，腸チフス，パラチフス，炭疽，鼻疽，ブルセラ症，ボツリヌス症，野兎病，類鼻疽，レジオネラ症，劇症型溶血性レンサ球菌症，髄膜炎菌性髄膜炎，破傷風，バンコマイシン耐性黄色ブドウ球菌（vancomycin-resistant *Staphylococcus aureus*；VRSA）感染症，バンコマイシン耐性腸球菌（vancomycin-resistant enterococcus；VRE）感染症が疑われる場合には，対応した培養検査法を実施する．

9．院内感染菌の保菌調査

多剤耐性緑膿菌や VRE など，院内感染が問題となる耐性菌が検出されている病棟などにおいて，同一菌の保菌調査を実施する場合には，培養・同定と薬剤感受性検査を実施する．さらに，遺伝子検査が必要になる場合もある．

おわりに

感染症の治療において，適正な抗菌薬療法が開始されるためには，従来からの培養偏重の検査法から脱却する必要がある．塗抹所見から迅速に感染情報を把握して報告することは，無駄な培養検査を削減するだけでなく，患者の入院日数の短縮などにもつながる．

〔川上 小夜子，斧 康雄，宮澤 幸久〕

文　献

1) 菅野治重，川上小夜子（監）：感染症検査に必要な微生物．ライフサイエンス，2003
2) 菅野治重（編）：よりよい感染症診療をめざして―検査報告のあり方．ライフサイエンス，2005
3) 菅野治重，相原雅典（監）：よりよい感染症診療をめざ

して―耳鼻咽喉科領域感染症・歯科口腔外科領域感染症．ライフサイエンス，2006
4) 川上小夜子，斧　康雄，宮澤幸久：一線診療のための臨床検査(2)同定検査．検査と技術 33：1193-1196，2005
5) 川上小夜子，斧　康雄：検査じょうほう室(微生物)感染症検査の迅速化―塗抹検査　その2．検査と技術 34：776-778，2006

COLUMN　形態検査において知っておきたいこと

臨床医から微生物検査室への要望
―治療＝抗菌薬の選択に結びつく情報を

　微生物検査に臨床医が求めるものは治療に役立つ情報，極論すれば，抗菌薬の選択(用量や投与期間を含む)に関わる情報のみであると言ってよい．

　医師からのコンサルテーションとして，「微生物検査室から血液培養にグラム陽性球菌が認められました，と言われましたが」という報告を受けることがよくある．その場合，それ以上の情報は？　と尋ね，反応が悪い場合は，相手の目の前で微生物検査室に電話して，「Aさんの血液培養のグラム陽性菌はブドウ球菌，双球菌，レンサ球菌のいずれと思われますか」と尋ねることにしている．染色段階での判断は時に困難であろう．しかし，臨床医にとってはこの区別はempiricalな抗菌薬の選択には極めて重要な情報であり，菌血症のような重篤な病態では患者の予後を左右しかねない．

　なかには微生物検査の手順を知らず，「ブドウ球菌と思われます」と聞くと，「ではMRSAですか」と尋ねる無知な輩もいる．開いた口が塞がらないと思うが，幸いにしてICMT(infection control microbiological technologist，感染制御認定微生物検査技師)でもある技師さんは，患者の状態を尋ね「この方は術後に××が投与されていますので，黄色ブドウ球菌であればMRSAの可能性があります．血管カテーテルが留置されていれば，コアグラーゼ陰性ブドウ球菌かもしれません．その場合，汚染と区別するためにもう1回血液培養をしてください．熱が続いていればカテーテルを抜去して培養に出してください」というような適切な教育をしてくださる．検査は患者の治療のために必要な情報を一刻も早く得るためという共通認識があれば，患者の背景も考えて一緒に考える姿勢が生まれるであろう．このような，検査を依頼する医師との(あえて臨床側とは言わない，検査室も臨床側と筆者は考える)コミュニケーションと，共通の目的意志こそが，患者さんの治療に役立つ検査の基盤であると信じる．

〔青木　泰子〕

7 塗抹標本の作製法

総論

はじめに

感染病巣由来検体で作る塗抹標本は，言わば犯罪捜査における「現場検証」と同じ意味をもつ．感染病巣内を肉眼で観察することで，病巣で起きている現象や病巣を構成する要素をもれなく拾い出し，患者の病態を説明しうる情報を収集するツールである．塗抹標本の作製にあたり最も留意すべきことは，人為的な修飾を排して病巣をいかに忠実に保存し，顕微鏡検査に持ち込むかである．

1 塗抹標本の作製法

1．尿，胸水，腹水

液状検体は，細胞を変成させない程度の回転数（2,000 rpm 以下）で遠心分離し，上清を捨てた後に残液で沈渣を再浮遊させ，スライドガラス上に1滴落とし，ループなどで薄層化させることが望ましい．白金耳で伸ばす場合は，何度も同じ場所を擦る操作は避け，1本のスジ状に画線して乾燥させる方法をとる．

2．喀痰

喀痰は喀出時に起きる表層汚染を取り除く必要があり，洗浄操作〔洗浄法はⅡ-8-1〕「呼吸器感染症」（62頁）参照〕が不可欠となる．新鮮な喀痰は，洗浄で溶解することはない．気管内分泌物は，粘液塊があれば洗浄して差し支えないが，レジオネラ症などでみられる血性の液状検体はそのままか，あるいは軽く遠心後，その沈渣で標本を作製する．痰は洗浄後に膿性部あるいは気管支痰（図1，細いスジ状の粘液）を採り，スライドガラス上に載せて，その適量を別のスライドガラスとの間でサンドイッチ状にして伸展させる（図2）．このとき，上下のスライドガラスを指で押しつぶ

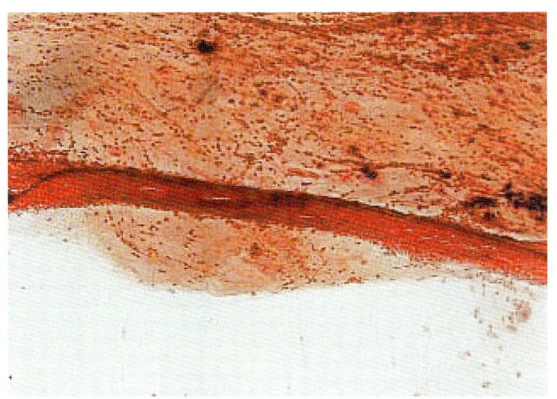

図1 喀痰洗浄で取り出された気管支痰（グラム染色ハッカー変法，×100）
細長い円筒状，横一となった気管支痰が観察できる．

すのではなく，できれば上に載せたスライドガラスの自重で検体を圧迫し薄層化させる．加圧しすぎた標本は細胞が変性し（図3），古い細胞と判断される危険性がある．綿棒などを使った塗布は，脆弱な細胞を著しく変成させる（図4）．なお標本は，最少でも2枚作製し，1枚はグラム（Gram）染色を，残る1枚はグラム染色の鏡検所見をもとに，ギムザ（Giemsa）染色や抗酸染色を行い，情報の補完に用いる．

3．創部や皮膚化膿巣の膿汁

滅菌したスライドガラスを準備し，創面に直接スライドガラスを押し当て，そのまま乾燥させる方法がベストであろう．滅菌ガラスのない場合や深部の膿については，込めガーゼや綿棒での採取もやむを得ないが，検体は一方向からスライドガラスに塗布し，往復は避ける．チャコール入り保存容器に入れると，感染現場は著しく修飾され，現場検証はほぼ不可能となる．

Step 1 検体をガラス上に載せる

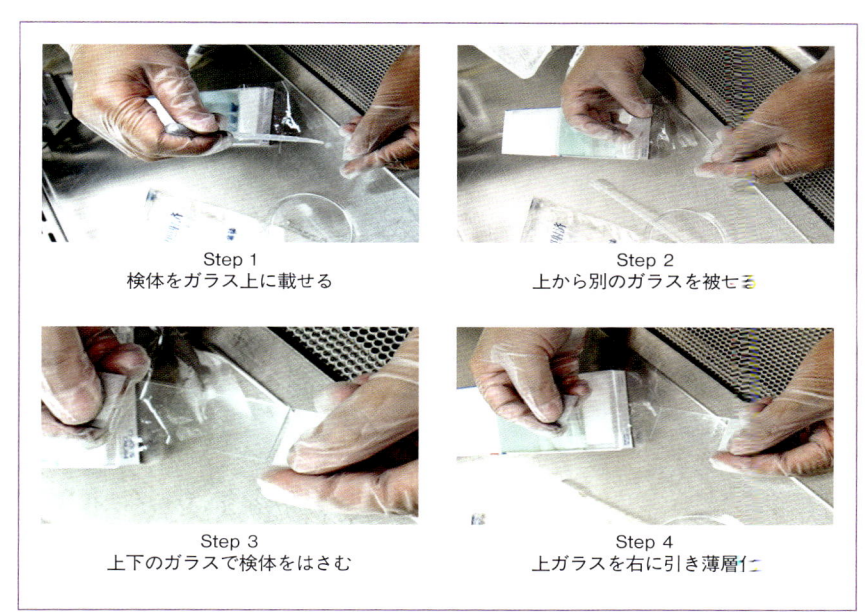

Step 2 上から別のガラスを被せる

Step 3 上下のガラスで検体をはさむ

Step 4 上ガラスを右に引き薄層化

図2 塗抹標本の作製法

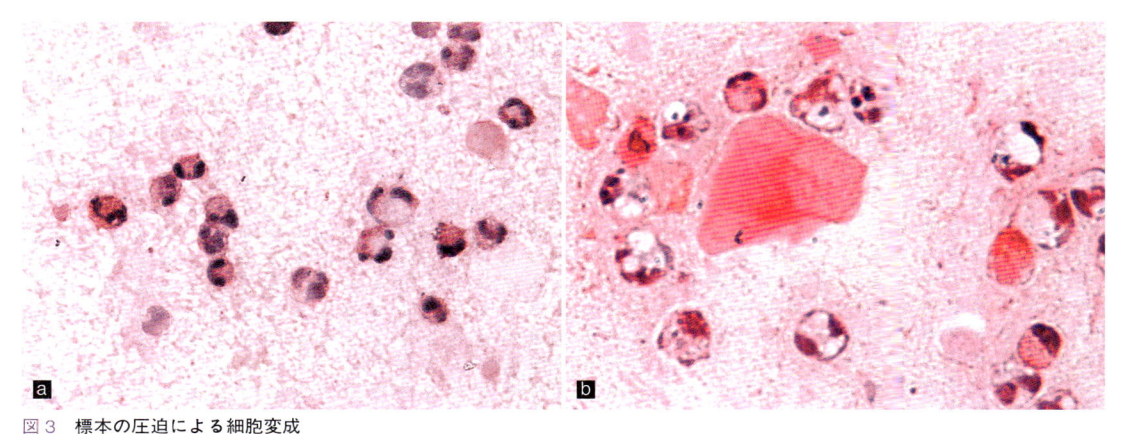

図3 標本の圧迫による細胞変成
a：ガラスの自重で薄層化した標本，b：指で挟み加圧して薄層化した標本．
aは細胞が適度の厚みを持ち，核，細胞質とも変成は見られない．bは細胞の多くが約1.5倍程度に虚化し，細胞内に空胞が認められる．

4．糞便

　糞便は採取した容器のままで検査室に届けることが望ましい．検査室では，届けられた容器内容を観察し，膿性部や血液および粘液混入部を選りだしてスライドガラスに載せ，別のスライドガラスを使い薄層化させる．固形便は少量を採り，あらかじめスライドガラス上に載せた少量の水滴中に懸濁させ薄層化させる．

2｜固定法

　自然乾燥させた標本は，純メタノールを用いて固定する．火炎固定は細胞を著しく変成させるため禁忌とする(図5)．固定時間は標本の厚みを考慮し，尿などでは15分程度，喀痰では30分程度行う．

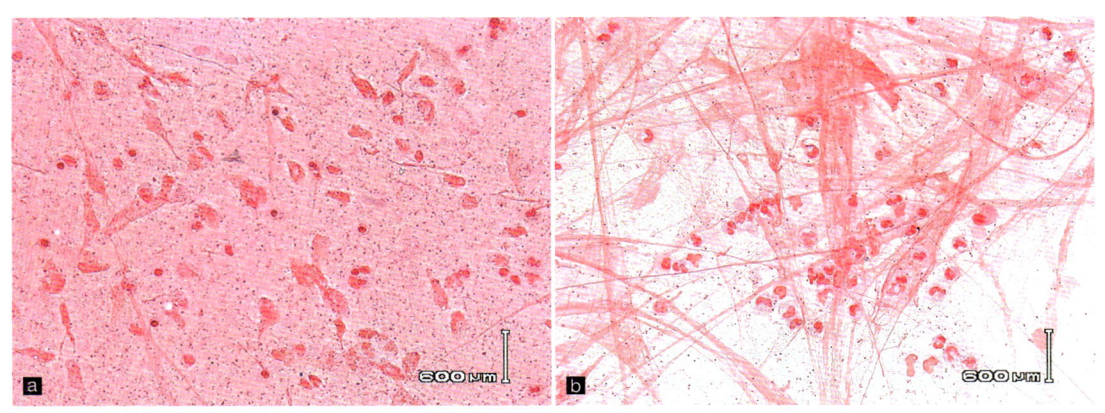

図4 標本の作製法による細胞変成
同一検体を綿棒で塗布した標本と,サンドイッチ法で伸展させた標本.
a:綿棒による塗布.大方の細胞が壊れ,一見古い炎症のように見える.フィブリンもみられない.
b:サンドイッチ法による伸展法.ほとんどの細胞は核,細胞膜とも変成はなく,フィブリン析出もあり,極期の急性炎症像と判断できる.

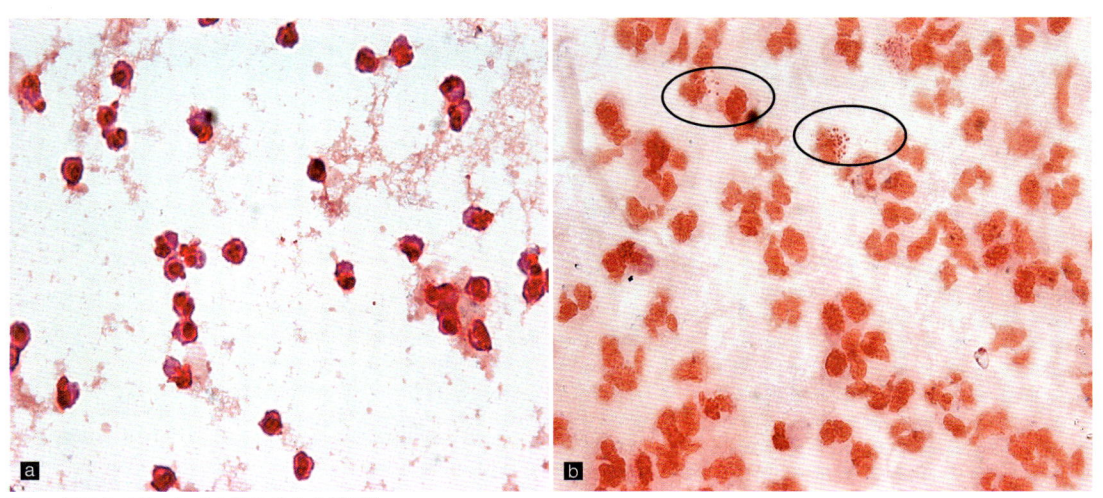

図5 固定法の違いによる染色性の差(淋菌)
a:火炎固定.細胞は萎縮し,細胞内の菌は捉えられない.
b:メタノール固定.細胞は萎縮がなく,細胞質内に菌が認められる.

3│染色法

　染色法の詳細はⅡ-2「染色法の原理と特徴」(20頁)に譲るが,染色は単に菌や細胞を着色することが目的ではない.理想は,病巣を構成するすべての要素や現象を識別可能な状態に着色することである.例えば,パパニコロウ(Papanicolaou)染色の細胞の染まりと,ギムザ染色の血液細胞の染め分け,それにグラム染色の細菌の染め分けができればより有用であろう.

4│作製した標本の保存

　染色した標本は,できれば患者ごとに時系列保管する.抗酸菌やカビの感染のように,緩やかな経過をたどる感染症では,病初期には菌量が少なく見逃していることがあり,菌が検出された後に,遡って排菌時期の特定を目的とした検査が必要となることがある.染色標本は,良質のスライドガラスを用いて十分固定すれば,1年程度は室温で保存できる.仮に褪色しても,ノーカバー状態であれば一度脱色し,その後に再度グラム染色

を行えば復活する.

おわりに

　筆者の知る限りにおいて，市中肺炎症例からの病原体検出率は，Ishida ら[1]が発表した約60％が最高率と思われる．この驚異的な検出率は，抗原検査などの細菌検査以外の方法を交えなければ達成できない．現状の培養・同定に偏重した細菌検査だけではさらに低い検出率となるが，いずれにせよ残る40％を解明するには従来とは異なる検査法が必要なことがわかる．筆者らは40％のブラックボックス解明に取り組んだ結果，既知の下気道病原体が検出できない細菌感染症例は，これまで病原菌とされなかった口腔常在菌が感染を起こしたものであり，洗浄痰の塗抹標本鏡検に拠ってのみ実証しうることを見いだした．塗抹標本の鏡検に際し，単に細菌だけを追うのではなく，病巣に存在するあらゆる要素や現象に着目すべきだと主張する根拠はそこにあり，これまで痰標本中にあっては唾液汚染の象徴とされた扁平上皮細胞でさえも，下気道への唾液落ち込みとそれに伴う感染を示唆する所見であることに気付いたのは，まさに修飾のない病巣を顕微鏡下で観察しえた成果以外の何物でもない．　　　（相原　雅典）

文　献

1) Ishida T : Etiology of community-acquired pneumonia among adult patients in Japan. Jpn J Antibiot. 53 Suppl B : 3-12, 2000

8 感染症と顕微鏡検査の所見

各論

1 呼吸器感染症

はじめに

患者から採取された検体がホットな病巣から得られたものであれば，その検体で作製した標本中には患者病態と関連深いさまざまな要素や現象が認められる．したがって，塗抹標本の顕微鏡検査は，感染症検査の専門家がみずからの肉眼で患者病巣を観察できる唯一のチャンスであり，患者病態解明に不可欠な検査として見直されるべきである．患者病態解明のための情報を得る前提として，まず検体品質の評価が不可欠となる．次に細菌や真菌による感染症を疑う所見があるかないかを判断し，感染所見がある場合にはその感染が起きた機序や，どのような特徴を持った感染像なのかを調べ，最後に感染菌は何か，という目標にたどり着く．

本項では下気道・肺感染症に絞り，塗抹標本の鏡検で得るべき所見について記述する．

1 喀痰の洗浄

喀痰の汚染状態をいかに厳密に規定[1〜3]しても，汚染されたままの検体である以上常にバイアスのかかった状態をぬぐい去れない．汚染されたままの痰を用いて検査することにより，扁平上皮細胞を汚染の指標とする誤解を生み，それにより感染の真理が隠され40%前後の病原菌陰性例を生みだす結果につながった．Bartlett & Fingold[4]は喀痰を洗浄することにより，全喀痰であれば99%，膿性痰であれば99.9%汚染が除去されることを見いだし，洗浄痰を用いた検査により経気管支吸引法で採取した痰と同程度の成績が得られると報告した．喀痰洗浄に定法はなく，洗浄に水道水を用いてもさして問題はない．ただし，検体中に結核菌やウイルスが混在する可能性を考慮し，周囲に飛散しない方法(安全キャビネット内で，手袋，マスクを着用し，試験管などを使って洗浄する)を講ずる必要はある．筆者が推奨する洗浄手順を図示した(図1)．手順としては，①できるだけ膿性部分の痰をより分け，洗浄水入り試験管に落とす，②試験管を振って痰を洗う，③上澄みが濁ったら試験管を代え，新しい試験管に痰を入れて洗浄する，④上清に濁りがなくなったら終点，⑤痰をシャーレなどに取り出し，膿性部あるいは気管支痰を拾い上げ，標本を作製する．

なお，標本の作製法についてはⅡ-7「塗抹標本の作製法」(58頁)，染色法についてはⅡ-2-1)「グラム染色」(20頁)を参照されたい．

2 検体の品質評価

感染症検査に供する患者検体は，検査に入る前にその品質が感染症検査に値するものか否か評価しなければならない．喀痰評価の要点は，①ホットな感染巣から採取された検体か否か，②採取時の汚染の程度，および③採取から検査に至るまでの保存による変性がないかどうかの3点に集約される．未洗浄痰の品質評価法は種々[3〜5]あるが，洗浄痰については評価の定まった方法はない．適切に洗浄された痰はもはや汚染を懸念する必要がなく，痰に含まれるすべての要素が下気道由来であると判断して差し支えない．したがって痰品質については，好中球やマクロファージが含まれて

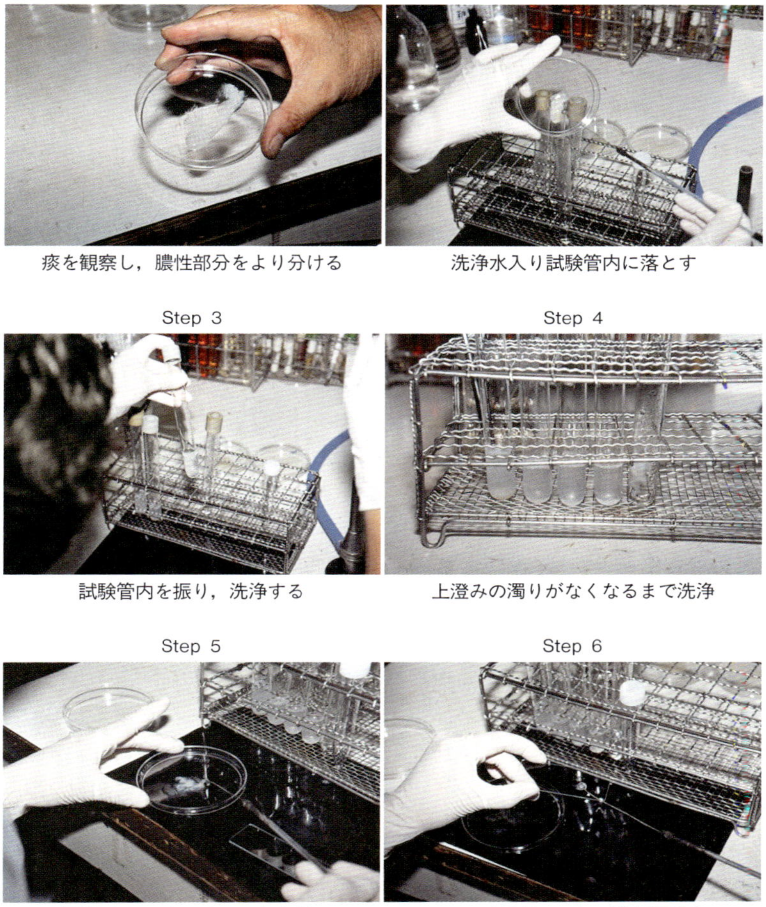

図1 喀痰の洗浄手順

- Step 1　痰を観察し，膿性部分をより分ける
- Step 2　洗浄水入り試験管内に落とす
- Step 3　試験管内を振り，洗浄する
- Step 4　上澄みの濁りがなくなるまで洗浄
- Step 5　試験管内から取り出し一部を採る
- Step 6　スライドガラス上に置き薄層化

いれば痰に間違いなく，かつ好中球が多数含まれたものは感染病巣由来痰と判断できる．洗浄痰中の扁平上皮細胞は，唾液が下気道に落ちこんだため存在するものであり，唾液誤嚥を象徴する要素であって喀出時の汚染の象徴ではない．

3｜塗抹標本の鏡検による所見のとり方

塗抹標本の鏡検による所見のとり方はⅡ-4-2)「感染症の病期の所見」(43頁)でも記述した．要は品質チェックで感染病巣由来痰であると決まれば，次は炎症細胞数で細菌・真菌による感染所見がある(弱拡大，1視野中に500個以上：以降500個以上/視野/×100を感染所見ありと判断する)かないかを判断し，感染所見ありとの評価が下れば，その炎症像の特徴をつかみ，感染の機序を説明しうる情報を集め，最後に感染菌を推定する手順となる．

4｜呼吸器感染症の患者標本から得るべき所見

1．感染所見

ほとんどの細菌や真菌による感染症は化膿性疾患と呼ばれるが，下気道感染でも病巣には膿性の

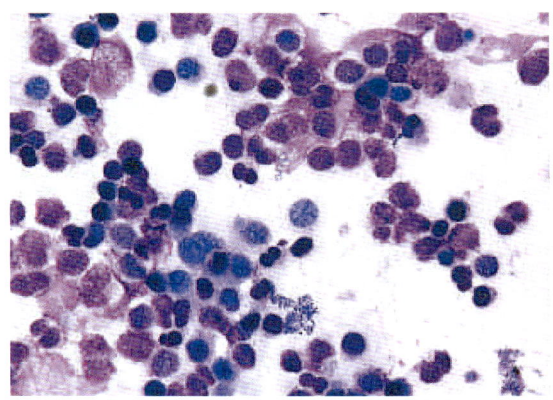

図2 マイコプラズマ感染患者喀痰中の単核球(ギムザ染色, ×1,000)

分泌物＝膿性痰が貯留する．病巣中に好中球(×100，1視野中に500個以上の好中球)と細菌(または真菌)が多数認められれば，その菌による感染と判断できる．ただし，病巣中の微生物は，有効な抗菌薬が投与されると30分後には消失することさえ珍しくない．抗菌薬投与後の炎症細胞については，菌の消失とともに血管からの供給は止まるが，病巣中の細胞は数，形態とも長時間は変化せず残存する．

2．感染様態に関する所見
（炎症像の特徴づけと細胞の意義）

何らかの微生物による感染所見ありと判断された標本中に過増殖した菌が認められない場合は，病巣中に存在する要素や現象は可能なかぎり拾い集める必要がある．日常遭遇する細菌や真菌感染に伴い病巣に浸潤する炎症細胞はほとんどが好中球であるが，マイコプラズマ肺炎の患者喀痰中にはリンパ球が優位に認められる(図2)し，インフルエンザなどのウイルス感染患者の喀痰中に，下気道より剝離した上皮細胞〔Ⅱ-2-1)「グラム染色」図2(22頁)参照〕が集塊状に認められることが多い．また，病巣中の好中球は感染の病期により細胞の鮮度や新旧細胞の混合比率が異なる．そのため，細胞を観察し，鮮度や新旧細胞比率などを識別し，病期が推定できれば，過増殖菌が認められない場合でも，感染病原体を推定[5]する根拠が得られることもある．さらに病巣中には細菌を内包した好中球や，壊死を起こした組織片が混入することがあり，それらをとらえることで特殊な感染様態が浮かび上がるケースもある．筆者は，細菌および真菌感染巣で認められる炎症細胞や上皮細胞の特徴から，炎症像を以下に示すタイプに区分した．

1）フレッシュでアクティブな急性炎症像
〔F&A急性炎症像，Ⅱ-4-2)「感染症の病期の所見」図1(43頁)参照〕

好中球が500個以上/視野/×100(標本中の最も細胞数の多い箇所での算定数)認められ，好中球の80％以上がフレッシュな細胞であり，フィブリンの析出が認められる状態を指す．細菌または真菌感染が必ず存在する所見であり，好中球が存在する複数視野で3＋以上の菌量で認められる同一菌は，菌の形態的特徴や単独菌か複数菌かにとらわれず，すべて感染に関与した菌と判断する(ただし，治療対象とすべき菌は別)．F&A急性炎症像と判断されるにもかかわらず優位な菌が認められないケースでは，その原因の6〜9割は抗菌薬の前投与によるが，残る1〜4割は，抗酸菌のようにグラム(Gram)染色ではとらえられない菌や，またアスペルギルス感染のように炎症部位の分泌物中には出現しない菌による感染などを疑う．なお，好中球が多数認められるがフィブリンを認めない炎症像(フレッシュな急性炎症像)や，フィブリンを認めるが好中球数が規定(500個以上/視野/×100)に満たないもの(アクティブな急性炎症像)，好中球が多数あるが細胞破壊の強い炎症像，慢性炎症を基礎に持つ患者で急性炎症像を併発した像(慢性炎症＋急性炎症像)，および後述するウイルス感染が先行し，その後に細菌感染を併発した像(ウイルス感染＋急性炎症像)などさまざまなバリエーションで認められる．

2）持続型の炎症像

持続型の炎症像については，Ⅱ-4-2)「感染症の病期の所見」図2(44頁)で記述した．この炎症像すなわち，新旧の好中球が混在する所見は遷延した感染巣に認められるのが特徴である．緑膿菌，MRSAなどの耐性菌感染例で多くみられるが，結核菌や真菌感染のような亜急性に経過する疾患でも同様の炎症像となる．好中球の2割以上に変成が認められるケースを持続型炎症像とする．注意しなければならないケースとして，持続型炎症を基礎に持ち，そのうえに急性炎症を合併

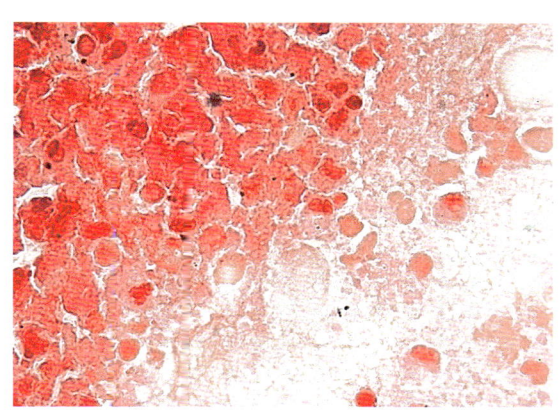

図3 抗酸菌感染患者喀痰中に認められた壊死組織（グラム染色，×1,000）

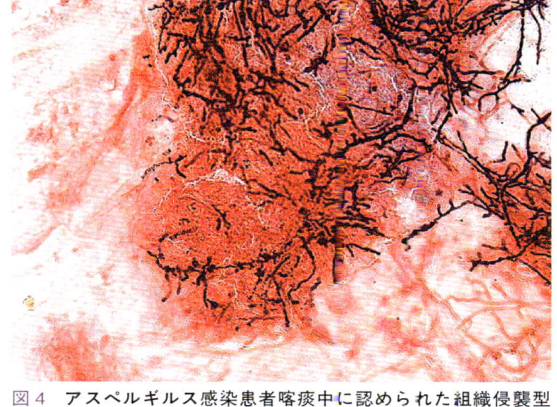

図4 アスペルギルス感染患者喀痰中に認められた組織侵襲型菌糸と周囲の壊死組織（グラム染色，×400）

する例があり，判断に迷うこともある．例えば，緑膿菌感染が基礎にある患者に唾液誤嚥が起きて口腔常在菌による感染＝急性炎症が起きた場合，1つの病巣に2つの炎症像が共存することになる．いずれにせよ病巣中で認められる現象はあるがままにとらえることが大切である．

3）壊死様炎症像

喀痰中にひび割れやフィブリンネット様の薄い膜様構造が認められることがある．そのような物質の周辺には炎症細胞がないこともあり，一見感染とは受け止めがたいが，注意深く観察すると壊死病巣から剥離した組織片であることがわかる．組織が壊死に陥る感染としては抗酸菌感染例が最も多いが，アスペルギルス感染例およびノカルジア感染例でも出現する像である．抗酸菌感染例の壊死像は亀裂の入った組織片（図3）が特徴である．他方，アスペルギルス感染時の壊死組織（図4）は，フィブリンと似た構造をしたものが多く，菌糸の周囲に薄いベール状〜粘土様の壊死組織の付着が認められる．

4）誤嚥に伴う炎症像

筆者は，下気道感染症のほとんどが唾液か胃内容物を下気道に誤って落とし込むこと（＝誤嚥）で発症すると考えている．Marik[5]は健康成人の約半数が就寝中に唾液を下気道に落とし込み，それが誤嚥性肺炎（aspiration pneumonia）の原因として重要であると記述している．わが国における誤嚥の解釈は，食物あるいは胃内容物を下気道に落とし込むことのみを指し，唾液の下気道への落ち込みはマイクロアスピレーションとして区別され，下気道感染症との関連については明確にされていないように思われる．肺炎球菌やインフルエンザ菌のような上気道の常在菌が，何らかの機序で下気道に落ち込み感染が成立するのであれば，その落ち込みは誤嚥以外に適当な機序は考えられない．

肺炎が高齢者に好発する原因については，高齢化による嚥下反射の低下や，気道上皮の異物排泄機構の低下で説明できる．肺炎球菌肺炎といえども実は唾液誤嚥に起因する口腔常在菌感染の一病型であり，肺炎球菌を含む唾液が誤嚥された場合，下気道や肺胞上皮に親和性の高い本菌が優勢に繁殖し，あたかも肺炎球菌が単独で感染したかのような病巣を作り出す．他方，肺炎球菌を含まない唾液が誤嚥された場合の感染は，宿主気道線毛上皮の異物排泄機構の低下を条件として成立すると考えられ，口腔常在菌といえども下気道に落ち込み，排泄されないまま貯留することで菌の繁殖が起き，感染の成立に至ると考えても不自然とは思わない．

筆者らの研究では，細菌性肺炎と診断された292例中213例，72.9％で病原菌を確定したが，このうち口腔常在菌による感染〔Ⅱ-2-1〕「グラム染色」図1(21頁)参照〕が5)件，口腔常在菌＋潜在病原菌検出例が21件あり，合計すると71件，約33％もの口腔常在菌が感染に主体的な関与をしたという成績を得ている．この成績は塗抹標本の鏡検所見に基づくが，塗抹標本で所見をとら

ず，培養・同定のみで検査が行われた場合，33%の例は「口腔常在菌以外認めない」という報告になり，その結果，病原菌検出率が25〜35%低下することが避けられない．筆者らの研究で肺炎の病原体とされたものの第1位が口腔常在菌の71件であり，第2位は緑膿菌の44件，以下，肺炎球菌の42件，インフルエンザ菌の32件と続くが，肺炎球菌やインフルエンザ菌も口腔常在菌としてとらえた場合，肺炎の病原として口腔常在菌がいかに大きな存在をなしているのかがわかる．

口腔常在菌を感染菌とした主たる根拠は，既述した塗抹推定病原菌判定基準を適用した結果であり，肺炎球菌やインフルエンザ菌と同じクライテリアで判断した成績であった．

5）嫌気性菌が関与した炎症像

肺膿瘍や肺化膿症に口腔内の無芽胞嫌気性菌が関与することはよく知られている．つまり，空気が遮断されるか，あるいは好気性菌の繁殖で酸素が消費された病巣内では，いかに弱毒性の嫌気性菌でも容易に感染を起こすと考えてよい．唾液誤嚥はまさにこのシチュエーションどおりであり，唾液誤嚥→下気道での好気性口腔常在菌繁殖→酸素分圧低下→嫌気性菌繁殖→嫌気性菌感染成立という図式が想定できる．この口腔常在性嫌気性菌感染例の塗抹標本所見（図5）としては，①唾液誤嚥の所見が認められ，②感染所見ありと判断できる炎症像を呈し，③多数の口腔常在菌の過増殖が認められ，④白血球内にフソバクテリウムなどの口腔常在性グラム陰性桿菌などが認められるといった特徴がある．

おわりに

感染症の急性期は病状が刻々と進行するため，

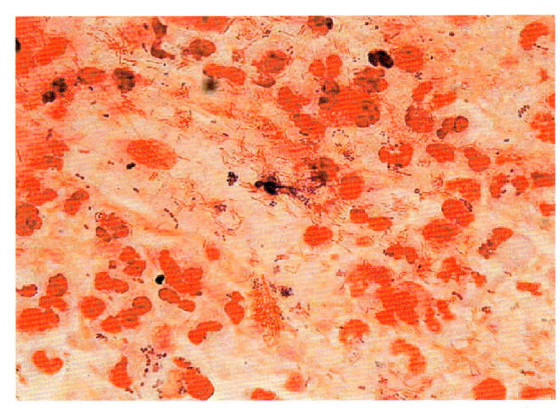

図5 唾液誤嚥に伴う口腔常在菌感染（グラム染色，×1,000）
好中球内外に口腔内嫌気性グラム陰性桿菌の繁殖が認められる．

臨床検査室から発信される情報は今苦しんでいる患者を救う情報でなければ意味がない．急性期の患者病態を的確かつ迅速に把握するには，感染現場を検証する以外に方法はなく，塗抹標本の鏡検はまさにその目的に合致した検査法である．犯罪捜査において，現場検証抜きで捜査を進めることなどありえないように，塗抹標本の鏡検は感染現場の検証作業そのものであり，その現場にこそ患者の病態を説明づける情報が残されている．われわれ臨床検査技師はこれまで培養・同定にこだわるあまり，最も大切な現場検証をないがしろにしすぎたように思う．その結果，臨床医の信頼を損ねたが，患者検体の塗抹標本の顕微鏡検査は，失いかけた臨床医からの信頼と，医療従事者たる臨床検査技師の誇りと自信を取り戻す最終兵器となる可能性がある． （相原 雅典）

2 尿路感染症

1 尿路感染症の種類と原因菌

表1に示したが，尿路感染症には，下部尿路感染症として尿道炎と急性膀胱炎があり，上部尿路感染症として急性腎盂腎炎がある．

尿道炎は小児では包茎を持つ男児に多くみられ，*Escherichia coli* や *Proteus mirabilis* が主に原因となるが，性的に活動的な年齢にある成人では，*Neisseria gonorrhoeae*, *Chlamydia trachomatis*, *Ureaplasma urealyticum* などが原因となる．

表1 尿路感染症の種類と主な病原体

尿路感染症	患者条件	主な病原菌
尿道炎	小児	Escherichia coli, Proteus mirabilis
	成人	Neisseria gonorrhoeae, Chlamydia trachomatis, Ureplasma urealyticum
膀胱炎	初感染例	E. coli, P. mirabilis, Staphylococcus epidermidis, Staphylococcus saprophyticus
	再発例	Pseudomonas aeruginosa, Klebsiella pneumoniae, Enterobacter cloacae, Citrobacter freundii, Candida albicans
急性腎盂腎炎	初感染例	E. coli, P. mirabilis
	再発例	P. aeruginosa, K. pneumoniae, E. cloacae, C. freundii, Morganella morganii, Serratia marcescens
	尿道カテーテル留置例	同上,複数菌感染例が多い

表2 尿路感染症の顕微鏡検査における観察対象

成分	種類		観察対象
細胞	炎症細胞		好中球,好酸球,マクロファージ
	その他の細胞		赤血球,上皮細胞,円柱,封入体含有細胞,異型細胞
微生物	細菌	正常細菌	グラム陰性球菌(淋菌),グラム陰性桿菌(腸内細菌科,非発酵菌),グラム陽性球菌(連鎖球菌,ブドウ球菌),グラム陽性桿菌
		異常細菌	変形細菌(伸展化,巨大化)細胞内細菌
	真菌		酵母,糸状菌
その他	結晶		尿酸結晶,シュウ酸結晶,ビリルビン結晶など
	異物		バイオフィルム

　膀胱炎では,初感染例や抗菌薬が先行投与されていない例では,E. coli, Staphylococcus epidermidis, P. mirabilis などが主に原因となり,再発例や抗菌薬を頻回に投与されている例では,初感染例の原因菌に加えて,Pseudomonas aeruginosa, Klebsiella pneumoniae, Candida albicans なども原因となる.

　急性腎盂腎炎では,初感染例では,E. coli, P. mirabilis, K. pneumoniae などが主に原因となるが,尿道カテーテル留置例や抗菌薬投与後の例では,初感染例の原因菌に加えて,P. aeruginosa, K. pneumoniae, Enterobacter cloacae, Citrobacter freundii, Serratia marcescens, C. albicans なども原因となる.また初感染例に比べて,同じ菌種でも抗菌薬に耐性化した細菌が検出される例が多い.

　尿路感染症の顕微鏡検査は,尿道炎に対しては尿道分泌物,膀胱炎と急性腎盂腎炎に対しては尿沈渣が検査対象となる.なお,微生物検査では尿を4℃に保存することがよく行われているが,顕微鏡検査は細菌とともに細胞も検査対象とするため,長時間保存した検体は細胞が変性し,細菌の菌量も変化するため,検査に不適であり,病院検査室で迅速に行うべき検査である.

2 尿路感染症の顕微鏡検査所見の要点

　表2に示したが,他の感染症と同様に尿路感染症においても顕微鏡検査で観察すべき内容は,炎症細胞,その他の細胞,微生物,異物・結晶などであり,これらの情報を総合して,感染症の病期,推定原因菌,抗菌薬治療の必要性,推奨される治療薬などを判断し,医師に報告することである.

　好中球などの炎症細胞は,核や細胞質が明瞭に確認できる新鮮な細胞(図1),核や細胞質が不鮮明になった古い細胞(図2),破壊されて断片化した細胞(図3),を区別する必要があり,これらの所見は炎症の経過を推定するうえで重要である.

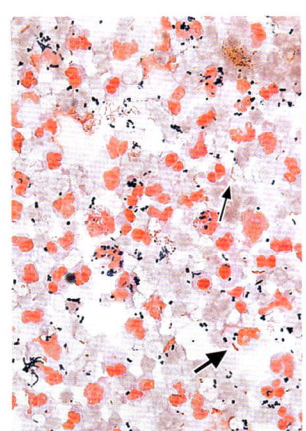

図1 急性腎盂腎炎の急性期の所見
濃い赤色で太い大腸菌(→)と，薄い赤で細い緑膿菌(→)と，濃い青色の表皮ブドウ球菌が，多数の新鮮な好中球とともに認められる．

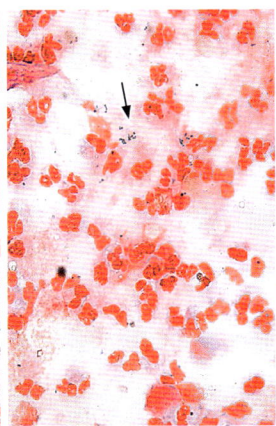

図2 図1の症例の治療中の尿所見
核や細胞質が不鮮明な好中球が多く，細菌は断片化したグラム陽性球菌(→)のみが少数認められる．

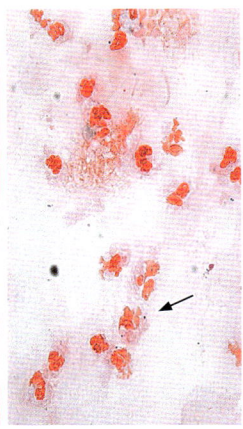

図3 図1の症例の治癒期の所見
核や細胞質が壊れた古い好中球と，貪食されて消化されたグラム陽性菌の残骸(→)を認める．

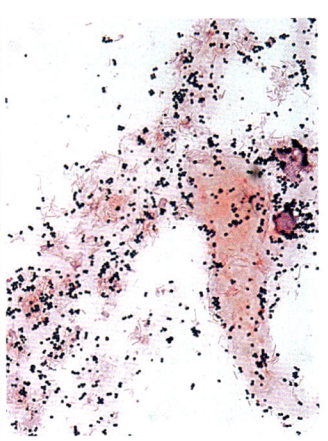

図4 膀胱カテーテル留置例の尿中に認められたバイオフィルム
淡い赤色に染色され，内部に多数の細菌を認める．

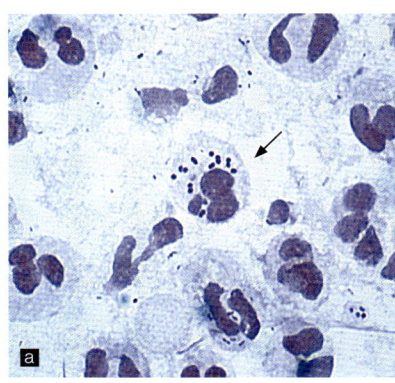

図5 尿道分泌物中の淋菌の細胞内増殖像
a：グラム染色像，b：電子顕微鏡像．

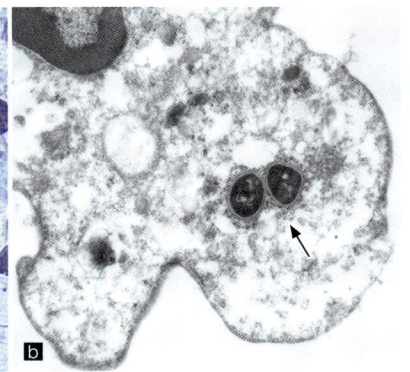

　膀胱カテーテル留置例では集塊化した細胞や，バイオフィルムが認められる例が多い(図4)．バイオフィルムが認められる例は抗菌薬が効きにくいため，カテーテルの交換が必要となる．
　細胞内に細菌が認められる場合が多々ある．細胞内の細菌は，炎症細胞の食作用によって細菌が貪食され，食胞内で消化されつつある場合(図2, 3)が多いが，淋菌などの細胞内増殖性細菌では細菌の増殖像(図5)として認められる．なお抗菌薬投与例では伸展化した細菌が細胞の内外に認められる場合(図6, 7)があり，この現象は *P. aeruginosa* 感染例に対してβ-ラクタム系抗菌薬を投与した例に多くみられる．この現象の原因はまだ解明されていないが，細胞内での伸展化は細菌がβ-ラクタム系薬から逃れるために細胞内に避難しているようにみえる．なお抗菌薬投与例(特にβ-ラクタム系薬投与例)では細胞壁が傷害された細菌はグラム染色では染色されない場合があり，このような細菌はギムザ(Giemsa)染色を併用することで確認できる場合がある．なお，尿中に異型細胞と思われる細胞が認められる場合は，医師に細胞診の検査を勧める必要がある．
　顕微鏡検査の所見を正しく判断するためには，表3に示したように，患者や検体に関する詳細な情報を医師から得る必要があり，このような情報を得るために検査依頼票には表3に示した項

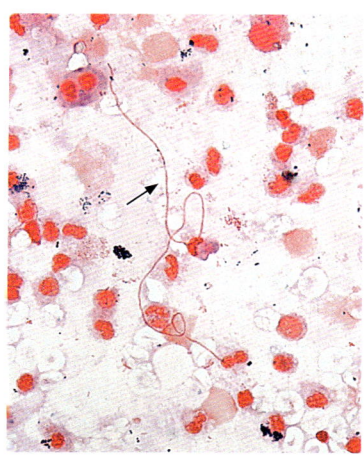

図6 セフェピム投与中の患者にみられた尿中緑膿菌が伸展化像(→)

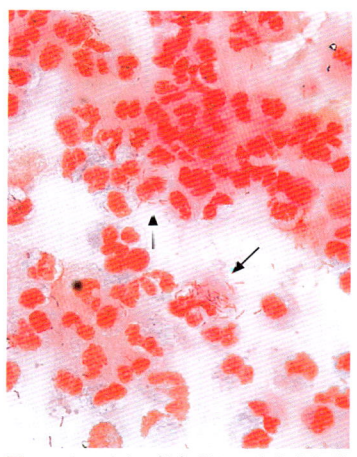

図7 メロペネム投与例にみられた細胞内に偏在する緑膿菌(→)

表3 尿路感染症の顕微鏡検査に必要な患者および検体に関する情報

情報	内容
患者情報	1. 氏名または検体番号，年齢，性別 2. 疑われる感染症名と予想される病原体 3. 患者の症状(最高体温，末梢白血球数，CRP値など) 4. 抗菌薬投与の有無(ありの場合は抗菌薬の種類と投与開始時間)
検体情報	1. 検体採取時間 2. 保存された検体では保存条件(温度，時間)

目の記入欄を設ける必要がある．このように顕微鏡検査は医師との共同作業において初めて成立する検査であることを理解する必要がある．

3│各種尿路感染症の顕微鏡検査

1. 淋菌性尿道炎

日本では淋菌による尿道炎は依然として流行が続いており，特に女性では10～30歳，男性では20～40歳に患者が多くみられる．淋菌のキノロン系抗菌薬に対する耐性化が急速に進み，耐性率は80～100%に達している．淋菌は代表的な性感染症の原因であり，感染の拡大を防ぐために，迅速な診断と治療が要求される．淋菌の顕微鏡検査は尿道分泌物を検体とする場合が多いが，尿からも検出される場合があるため，性的に活動的な年齢の患者の検査では常に淋菌を意識する必要がある．淋菌は細胞内増殖性細菌であり，細胞内に検出される例が多いため，細胞内の細菌を入念に観

察する必要がある(図5)．細胞をできるだけ変形させないために塗抹標本はメタノール固定する必要があり，火炎固定は細胞を著しく収縮させるため避けるべきである．

なお C. trachomatis による尿道炎では，グラム染色標本の顕微鏡検査で封入体が疑われる大きな空胞を持つ細胞が認められる例があり，このような例ではギムザ染色やパパニコロウ(Papanicolaou)染色による封入体の確認が必要である．

2. 急性膀胱炎，急性腎盂腎炎

急性膀胱炎や急性腎盂腎炎では，急性期に多数の細菌とともに多数の好中球が尿中に出現する．細菌の増殖が過剰な場合には好中球が破壊されて検出できない例もあるため，多数の細菌が検出されて好中球が認められない列は，無症候性細菌尿との鑑別のため尿中エステラーゼの検査を行う必要がある．急性炎症期の尿であれば，好中球が認められなくても尿中エステラーゼが強陽性となる．

細菌の観察に関しては，グラム陰性桿菌はその形態から，太く濃赤に染色される場合は E. coli などの腸内細菌科の菌種の可能性が高く(図1)，細く淡く染色される場合は P. aeruginosa などのブドウ糖非発酵菌(以下，非発酵菌)の可能性が高い(図1)．グラム陽性菌は，連鎖状の形態を示す連鎖球菌および腸球菌と，集塊化した形態を示すブドウ球菌に大別される．医師への報告では細菌

表4 急性膀胱炎・急性腎盂腎炎に対する顕微鏡検査所見の判定法

観察対象		項目	急性炎症期(A1)	急性炎症期(A2)	治癒期(H)	正常(N)	
細胞	好中球	数量	無数～多数	多数	多数～少数	少数～認めず	
		鮮度	破壊像	新鮮な細胞	変性した古い細胞	変性または断片化した細胞	
		エステラーゼ	強陽性	強陽性	強～弱陽性	陰性	
微生物	細菌	量	無数	無数～多数	多数～少数	少数	陰性
		存在部位	細胞外	主に細胞外 一部は細胞内	主に細胞内またはバイオフィルム内	主に細胞外 多菌種の存在	正常
解釈			尿路感染症の極期．重症の急性腎盂腎炎の可能性が高く，菌血症を併発する可能性がある．	尿路感染症の急性期	尿路感染症の治癒期	無症候性細菌尿 外陰部常在菌混入	正常
抗菌薬療法の必要性			あり	あり	なし	なし	

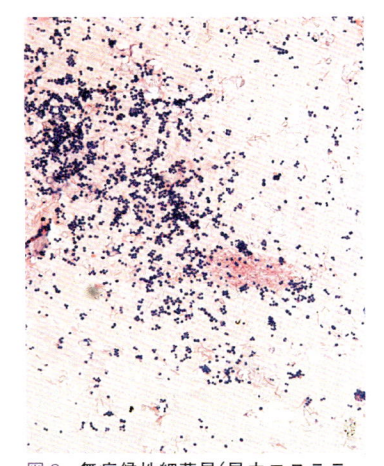

図8 無症候性細菌尿(尿中エステラーゼ陰性例)
緑膿菌と表皮ブドウ球菌を検出した．

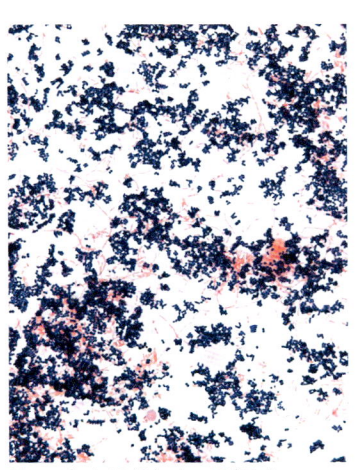

図9 炎症極期(A1)の尿(尿中エステラーゼ強陽性例)
緑膿菌と表皮ブドウ球菌を検出した．

の形態的特徴から，「グラム陰性桿菌(腸内細菌科が疑われる)」，「グラム陰性桿菌(緑膿菌を含む非発酵菌が疑われる)」，「グラム陽性球菌(連鎖球菌・腸球菌が疑われる)」，「グラム陽性球菌(ブドウ球菌が疑われる)」，「グラム陰性球菌(淋菌が疑われる)」，などと報告する．

表4に示したが，急性膀胱炎や急性腎盂腎炎では尿の顕微鏡検査の所見から炎症の病期を4段階に判定することを提案する．すなわち，炎症が極急性期(acute stage 1：A1)にある場合は尿中に多数の細菌と好中球を認めるが，抗菌薬投与などによって治癒に向かうと，まず細菌が減少・消失し，好中球が残る(acute stage 2：A2)．さらに遅れて細菌と好中球が消失し，治癒する(healing stage：H)．これに正常所見尿(normal：N)を加えた4段階の判定法が，尿路感染症の病期と治療の必要性を決定するために妥当と思われる．

3. 無症候性細菌尿

無症候性細菌尿とは，尿中に有意義とされる≧10^5 cfu/mlの細菌尿が認められるが，尿中に好中球増多などの炎症所見がみられない場合をいう．小児(女児に多い)，高齢者，膀胱カテーテル留置例などにみられる現象で，小児を除いて，通常は治療対象とはならない．無症候性細菌尿の所見を図8に示したが，炎症極期のA1の所見(図9)と鑑別できない場合があり，鑑別には尿中エステラーゼの検査が必要となる．

4 尿路感染症の治療

 抗菌薬の多くは尿中に高濃度で排泄されるため、尿路感染症は治癒しやすい感染症の1つであり、特に膀胱炎は経口抗菌薬で十分治療できる。しかし急性腎盂腎炎は腎臓の腎盂が炎症部位となるため敗血症に進展しやすく、迅速で強力な化学療法が必要である。尿路感染症の顕微鏡検査では、原因菌として重視すべきは、第一に E. coli などの腸内細菌科の菌種であり、次いで P. aeruginosa などの非発酵菌である。グラム陽性球菌は急性膀胱炎で S. epidermidis と Staphylococcus saprophyticus が原因菌となるため、グラム陰性桿菌が認められない症例に限って治療対象となる。急性腎盂腎炎や膀胱カテーテル留置例の尿路感染症ではグラム陽性球菌が原因となることは極めて稀であり、連鎖球菌、腸球菌、Staphylococcus aureus（MRSAを含む）などが検出されても感染症の原因菌でない例が多い。複数菌検出例ではグラム陰性桿菌（特に腸内細菌科の菌種）をまず治療対象とすべきであり、MRSAや腸球菌などのグラム陽性球菌が共存しても、グラム陰性桿菌のみを治療することによって尿路感染症が改善する例が多い。

 尿路感染症の原因菌の治療では、先に述べた淋菌のキノロン系薬に対する耐性化が著しいが、E. coli のキノロン系薬に対する耐性化も最近急速に進んでおり、外来患者由来株では30％以上に達している。このため尿路感染症の初期治療におけるキノロン系薬の位置は急速に低下している。E. coli の外来患者由来株では ESBLs（Extended-spectrum β-lactamases）産生株がまだ少ないため、膀胱炎や軽症の急性腎盂腎炎例では経口第三世代セフェム薬を第一選択とすべきである。P. aeruginosa, S. marcescens, P. mirabilis, K. pneumoniae などの入院患者由来株では ESBLs やメタロ β-ラクタマーゼ産生株が次第に増加しており、第三世代セフェム系薬に耐性を示す株は耐性機構を詳細に検査する必要があるが、もはや病院検査室の日常検査では対応できない状況にある。

5 まとめ

 従来の尿路感染症の検査では、臨床的に有意義とされる $\geq 10^5$ cfu/ml の細菌尿の有無を調べることが中心であった。医師は患者の臨床症状や検査値などの情報に、膿尿の有無、細菌尿の有無などの情報から診断を行い、治療を決定してきた。今回提案した顕微鏡検査に基づく尿路感染症の検査法は、細菌の情報と炎症細胞の情報から、炎症の病期と治療の必要性を推測するもので、治療が必要な場合は菌種または菌群で報告される推定原因菌に対して有効な抗菌薬を選択する。この検査法は、迅速に結果が得られ、尿路感染症の病態が把握できる利点がある。

（菅野 治重）

③ 腸管感染症

はじめに―糞便塗抹検査の意義

 腸管感染症の原因微生物は細菌、ウイルス、原虫、寄生虫などと多岐にわたり、糞便は臨床検査材料のなかでも検査室診断の難しい検査材料の1つである。糞便の鏡検はおそらく微生物検査室と原虫寄生虫検査室で実施されているものと思われる。感染症に限らず、糞便塗抹鏡検から得られる情報を迅速に報告できれば臨床にとって極めて有用な情報となるであろう。塗抹検査は糞便においても検査技師主導で積極的に取り組みたい検査である。幸い、2008年より保険点数も取得可能となった。

1 塗抹検査を実施すべき患者背景

 発熱、下痢、嘔吐、腹痛などの腸管感染症が疑われる症状のある患者や、海外渡航歴のある患者

表1 糞便性状からみる疾患・病原体の推定

糞便性状	推定疾患・病原体
鮮血便	腸管出血性大腸菌 薬剤関連性腸炎
粘血便	カンピロバクター
膿, 粘血便	赤痢菌 赤痢アメーバ
タール便	胃十二指腸潰瘍, 胃癌
血液付着便	潰瘍性大腸炎
白色水様便	ロタウイルス コレラ
非血液性下痢	ウイルス性下痢 ランブル鞭毛虫

図1 糞便採取容器
a：蓋付き滅菌尿コップ．紙コップでも二重にすれば可．
b：カンピロバクター腸炎の糞便．

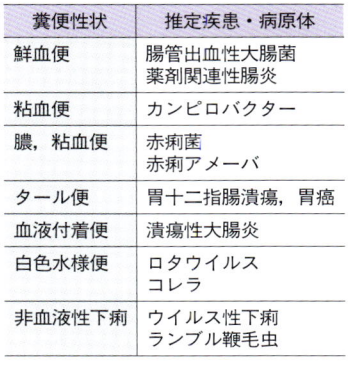

では糞便塗抹検査をぜひ実施したい．役に立つ検査結果を報告するためには臨床情報の入手が必要不可欠である．

臨床の検査依頼の際は，なるべく多くの情報を入力できるシステム作りが必要である．また情報が入手できない場合も，常に広い視野を持ち，あらゆる可能性を念頭に置いて検査に取り組むべきである．

2 | 糞便の外観

検体の外観も重要な所見である．便性状により原因微生物の推定も可能である(表1)．

3 | 検体採取と塗抹標本の作製

必ず依頼日当日の抗菌薬投与前に採便する．滅菌蓋付き尿コップを肛門部に当てて，直接採便する．糞便が出ないといっている患者にも，一度挑戦してもらうと採れることがある．最近では洗浄トイレが普及し，湯の刺激で採便可能な場合がある．どうしても採便できない場合のみ，直腸スワブで採便する．適切な検体を採取するためには，技師が自ら臨床現場に出向いて，積極的に採便の指導や情報の収集を行う必要がある．

標本の作製には検体をよく観察し，膿性部，粘液部，血液部分から採取する．肉眼的に偏りがない場合でも1か所ではなく，数か所から採取するとよい(図1)．

4 | グラム染色鏡検のポイント

正常な糞便をグラム染色した場合は多くの細菌が存在し，白血球などの炎症細胞はみられない．まず弱拡大で白血球などの炎症所見を判定する．急性期の新鮮な糞便ならば白血球の分類やその他の細胞の観察も可能である．急性期が過ぎた患者検体や採取後時間が経過した糞便ではラクトフェリンが炎症マーカーとして有用である．カンピロバクターは細菌の中で唯一塗抹検査で診断可能な菌種である．螺旋状グラム陰性桿菌が1菌体でも見つかればカンピロバクター腸炎が考えられる．有用な所見となるため，塗抹検出率は培養陽性例の80％以上を目指したい．グラム陰性桿菌の白血球貪食像を認めた場合は赤痢菌などの病原体が考えられる．その他に単独で有意な菌種を認めた場合や腸管常在菌叢の撹乱も判定が必要である(図2)．

5 | 生鮮標本鏡検のポイント

生鮮標本の鏡検は最速な検査である．検体到着後，直ちに鏡検することにより検体の状態を瞬時に把握することができる．特に原虫・寄生虫は生鮮標本鏡検を行わないと検出できない．臨床側が寄生虫症を疑い，依頼をしないと行われない検査である．海外渡航歴のある患者，長期下痢患者，免疫不全患者には依頼の有無にかかわらず生鮮標本鏡検を追加する必要がある．検査依頼がない場

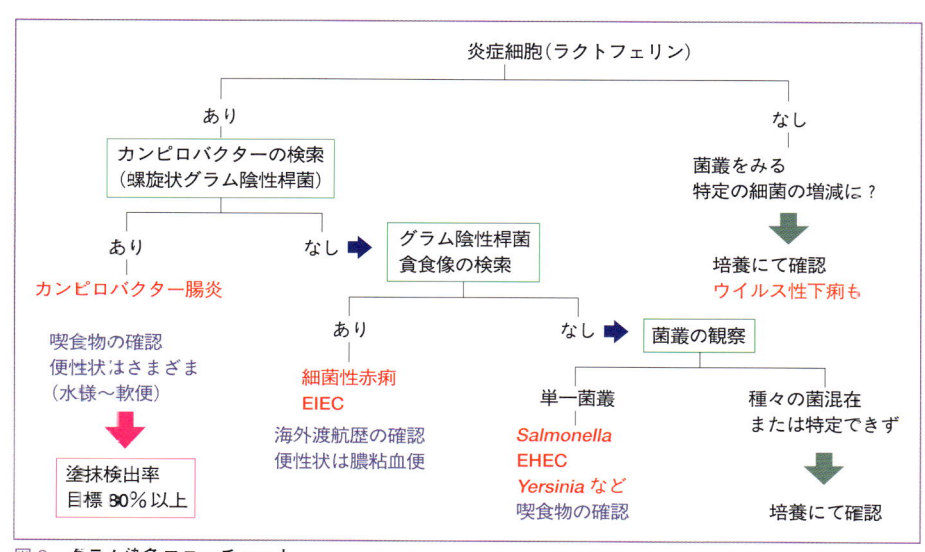

図2　グラム染色フローチャート
糞便のグラム染色標本の観察(市中で発生した急性下痢症).

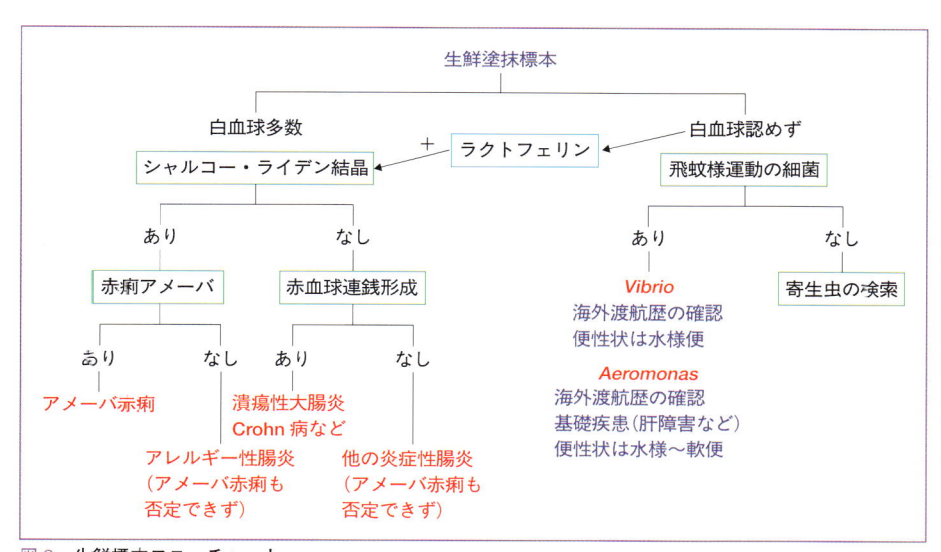

図3　生鮮標本フローチャート
糞便の生鮮塗抹標本の観察(市中で発生した急性下痢症).

合の微生物検査室の役割は大きい．また，生鮮標本では微生物の運動性も確認できる．赤痢アメーバの運動や腸炎ビブリオの特有な運動を観察できる(図3)．

6 塗抹特徴的所見と臨床への報告方法実例集

報告が必要な項目は，検体の状態，炎症の有無，微生物の種類(推定菌名)と量，貪食の有無，総合塗抹コメントである．

ウイルス性下痢では炎症所見は認めず，剥離した上皮細胞を認めることがある．流行期には細菌性腸炎よりも症例が増えるため，迅速診断キットを有効利用するとよい．すべてに使用する必要はなく，散発例と流行の初期例に使用(ノロウイルス，ロタウイルス，アデノウイルスなど)する．

また，MRSA や *Clostridium difficile* などの薬剤関連腸炎も塗抹検査で推定可能な場合がある．

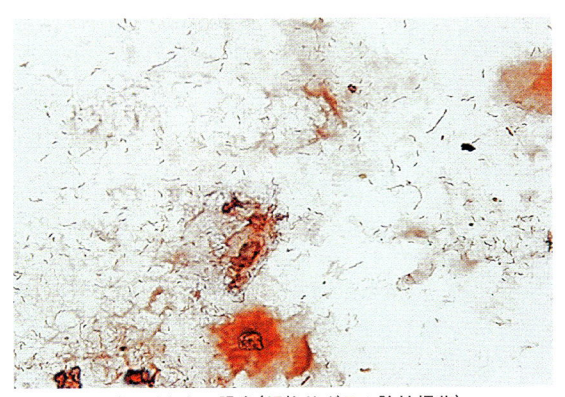

図4 カンピロバクター腸炎(螺旋状グラム陰性桿菌)
(順天堂大学医学部附属順天堂医院)

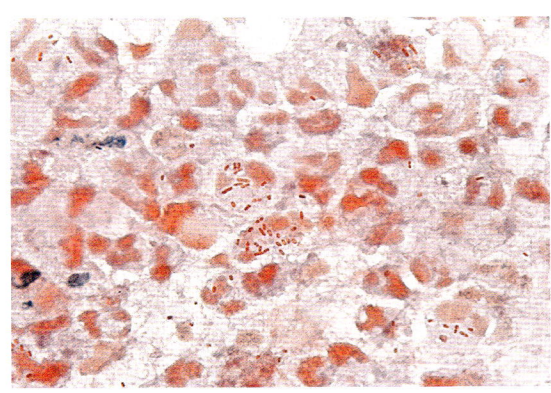

図5 赤痢菌(グラム陰性桿菌貪食像)
(順天堂大学医学部附属順天堂医院)

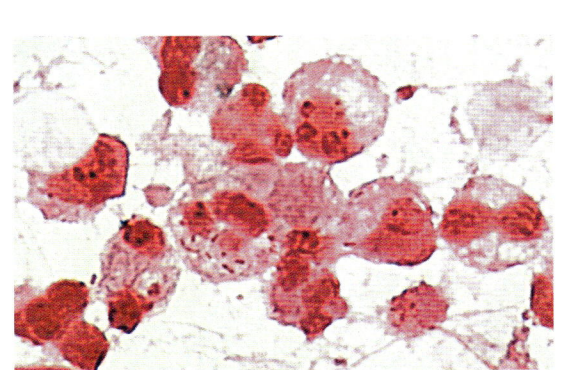

図6 サルモネラ菌(グラム陰性桿菌貪食像)
サルモネラ菌では単一菌が多数認められることが多い。この症例では貪食像がみられた。培養では *Salmonella* Bareilly が純培養状に発育した。　　　　　　　　(旧浦安市川市民病院)

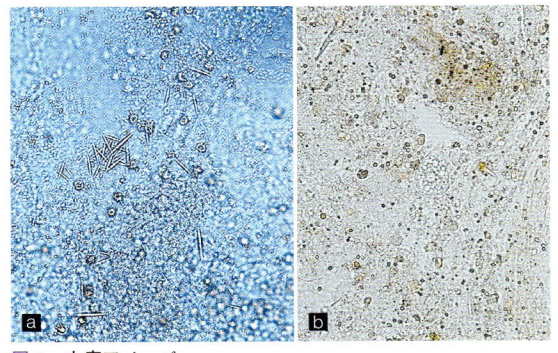

図7 赤痢アメーバ
シャルコー・ライデン結晶(a)，赤血球を捕食し運動するアメーバ(b)。原虫が検出される標本ではシャルコー・ライデン結晶がみられることがある。　　　(順天堂大学医学部附属順天堂医院)

　下痢などの腸管症状があっても感染症でない場合もある。炎症性腸疾患では炎症所見は認めたが，何も病原微生物は認めないという報告も重要な所見である。

1. 感染所見が認められる場合の報告方法

[報告例1]カンピロバクター腸炎(図4)

　糞便は血液が混入した茶褐色下痢便である。塗抹検査では赤血球，多核白血球を多数認め，急性炎症所見がみられる。螺旋状グラム陰性桿菌を多数認め，カンピロバクター腸炎が考えられる。マクロライド系薬が一次選択薬である。フルオロキノロン系薬には3～4割の耐性がみられる。

[報告例2]赤痢菌(図5)

　糞便は粘血便である。塗抹検査では赤血球，多核白血球を多数認め，急性炎症像がみられる。多核白血球の中にグラム陰性桿菌の貪食像を認める。赤痢菌やサルモネラ菌などの腸管病原菌が疑われる。結果は培養検査後に報告する。

[報告例3]サルモネラ菌(図6)

　糞便は緑色下痢便である。塗抹検査では多核白血球を認め，急性炎症像がみられる。多核白血球の中にグラム陰性桿菌の貪食像を認める。便性状からサルモネラ菌などの腸管病原菌が疑われる。結果は培養検査後に報告する。

[報告例4]赤痢アメーバ(図7)

　糞便は血液の混入する下痢便である。塗抹検査ではシャルコー・ライデン(Charcot-Leyden)結晶(図7a)を認める。赤血球，多核白血球を多数認め，急性炎症像がみられる。赤血球を捕食し，活発に運動するアメーバ(図7b)を認める。赤痢アメーバ原虫が考えられる。

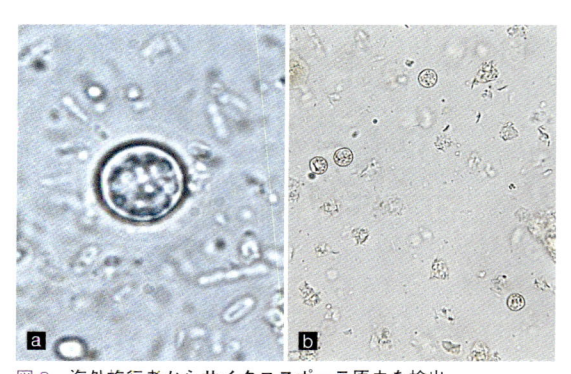

図8 海外旅行者からサイクロスポーラ原虫を検出
検体提出後10分ほどで報告.
a：未成熟オーシスト(×1,000), b：ショ糖浮遊法(×400).
(旧浦安市川市民病院)

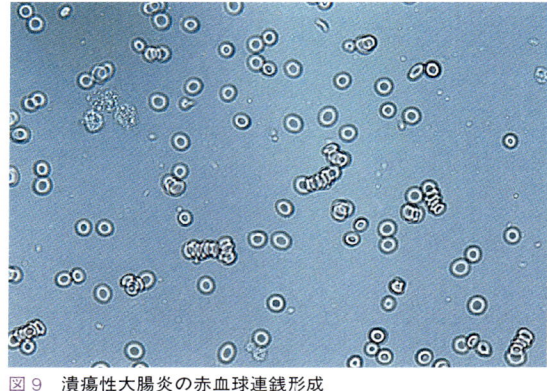

図9 潰瘍性大腸炎の赤血球連銭形成
(順天堂大学医学部附属順天堂医院)

[報告例5]海外旅行者のサイクロスポーラ(図8)
　糞便は泥状下痢便である．白血球などの炎症所見はみられない．生鮮標本では球状のサイクロスポーラ原虫を認める．

2．感染所見が認められない場合の報告方法

[報告例6]
　炎症所見は認められず，腸管内常在細菌叢の撹乱も認められない．腸管感染所見は認めなかった．

[報告例7]中国産ギョーザ中毒事件
　糞便は水様下痢便である．特に臭気はない．糞便，吐物ともに炎症細胞は認められず，カンピロバクター様の菌も認めない．腸管感染所見は認めない．

[報告例8]潰瘍性大腸炎(図9)
　長期血性下痢患者，糞便は粘血下痢便である．

塗抹検査では赤血球，新しい多核白血球を認め，炎症像がみられるが，感染症が疑われる微生物は認めない．赤血球の連銭形成がみられ，炎症性腸疾患が疑われる．

おわりに

　筆者らが経験した症例のグラム染色所見と報告方法を示した．検体の情報を迅速で確実に臨床に報告できる内容であることが望まれる．臨床に貢献する検査成績を報告するためには，塗抹検査は極めて有用な検査であり，糞便においても微生物検査室のある検査室だけでなく，微生物検査室を持たない検査室でも積極的に迅速報告に取り組んでほしい．

（石川　恵子，見上　裕美子，紺　泰枝，
中村　文子）

4 中枢神経感染症

はじめに

　中枢神経感染症には，髄膜炎，脳炎，脳膿瘍などがあり，診断には主に脳脊髄液(以下，髄液)が用いられる．年齢・基礎疾患によっては，臨床症状が一定でなく髄膜刺激症状も認められない場合もあり，禁忌・合併症に注意し，早期に髄液を採取して検査することが重要とされる．髄液検査の禁忌項目としては，①頭蓋内圧の亢進，②穿刺部位の感染，③出血傾向，が挙げられ，また合併症としては，①頭痛，②脊髄根性痛，③外転神経麻痺，④脳ヘルニア，⑤硬膜外血腫，⑥医原性髄膜炎，などが挙げられる[1]．グラム染色などによる髄液の顕微鏡検査は，染色技術，鏡検にある程度の経験が必要とされるが，迅速検査として臨床に貢献することのできる非常に有用な検査である．

　一般的に中枢神経感染症の中で顕微鏡検査が有

用となるような症例は，細菌やその他の微生物が原因となる髄膜炎が多いため，本項ではまず検査の流れについて注意点を確認した後，細菌性髄膜炎，真菌性髄膜炎について解説し，最後に鏡検について述べる．

1 検査の流れ

　微生物検査室に髄液の検査依頼があった際には，まず検体の外観と患者情報(年齢，抗菌薬前投与・基礎疾患の有無，市中感染か院内感染か，脳の外科的処置の有無など)を確認する(図1)．正常髄液の外観は水様透明であるが，混濁，膿性であれば細菌性髄膜炎を疑う．この場合は培養検査を実施すると同時に，そのまま塗抹標本を作製し，グラム染色を実施する．外観上明らかな混濁を認めない場合，あるいは直接作製した塗抹標本で菌が認められない場合には，3,000 G で 20 分間遠心操作を行い，沈渣を使用して塗抹標本を作製する．遠心操作を行っている間に一般検査の結果を問い合わせ，細胞数とその分画，糖濃度，蛋白濃度，髄液圧などを確認する．細胞数が 0〜5/μl であれば正常所見(生後 8 週までの新生児の場合は 0〜30/μl)[2]であるが，数十〜数百/μl 程度認められるならば，ウイルス性，真菌性，結核性髄膜炎などが疑われる．また，その細胞分画は正常状態では単核球であり，細菌性髄膜炎の場合は多核球，ウイルス性や真菌性，結核性の場合は単核球主体であるとされる(ただし，ウイルス性の場合は初期のみ多核球主体)．その他，糖，蛋白濃度，髄液圧などの値については各文献[3〜5]を参考にしていただきたい．

　筆者の所属する千葉市立海浜病院では担当医からの依頼がある場合を除き，抗酸染色は実施していない．一方で成人症例の場合は全例，遠心操作後の沈渣を用いて墨汁染色をグラム染色とともに実施している．また，髄膜炎起炎菌抗原検出キットは，抗菌薬の前投与が行われて塗抹・培養検査のいずれにおいても菌が検出されない場合でも抗原物質の検出が可能であるため，抗菌薬前投与のあった場合には原因菌を推定するのに非常に有用な方法[6]である．さらに塗抹検査で菌が確認された場合に併用することで，菌種をより正確に推定

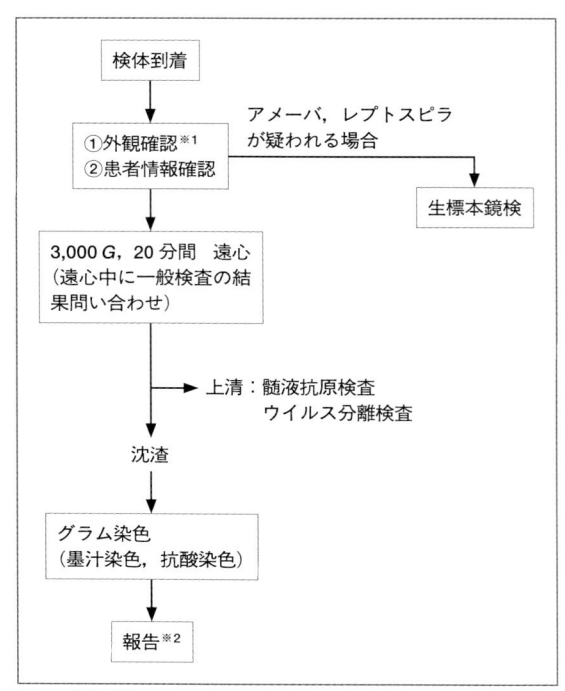

図1　塗抹検査フローチャート
※1：外観上明らかな混濁を認める場合には，遠心前に直接塗抹標本を作製することで迅速性を高めることができる．ただし遠心操作後の標本も作製し，確認すること．
※2：遠心後の上清を用いて髄液抗原検査を併用するとより多くの情報提供が可能となる．

して報告することが可能となる．細菌性髄膜炎の主要な原因菌を対象とした抗原検出キットとして，PASTOREX・メニンジャイティス(バイオラッド・ラボラトリーズ)があり，塗抹検査，鏡検に慣れていない場合でも行いやすく，b 型インフルエンザ菌に関して感度 90％，特異度 100％，また肺炎球菌では感度 83％，特異度 100％であったという報告[7]もあり，非常に有用な検査方法であるため，検査室に常備することが望ましい．

2 細菌性髄膜炎

　細菌性髄膜炎は早期に適切な治療が行われないと極めて予後の悪い疾患であり，死亡率は依然として 10〜30％とされ，また重篤な後遺症の割合も高いとされる．鏡検などにより起炎菌を推定して臨床側に報告することは，適切な抗菌薬の選択などに影響するため，非常に重要な検査といえる．原因となる菌は患者年齢によりその頻度に違

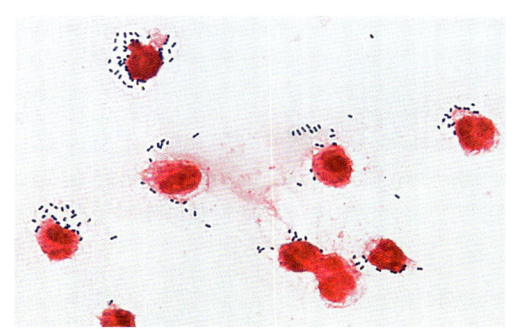

図2　肺炎球菌による髄膜炎（×1,000）

図3　腸内細菌（Enterobacter aerogenes）による髄膜炎（×1,000）

（千葉県がんセンター里村秀行氏提供）

いがあり，3か月未満の乳児では大腸菌（Escherichia coli）とB群連鎖球菌（Streptococcus agalactiae）が主体であり，3か月〜6歳までの乳幼児はインフルエンザ菌（Haemophilus influenzae）と肺炎球菌（Streptococcus pneumoniae）（図2）が多く，成人ではその多くがS. pneumoniaeとブドウ球菌（Staphylococcus spp.）である[2,8]．このほか，前述に比べると頻度は低いものの，髄膜炎菌（Neisseria meningitidis），リステリア菌（Listeria monocytogenes），Campylobacter fetusなどが各年齢層でみられるほか，新生児からはChryseobacterium meningosepticumも検出される[3,9]．脳の外科的処置を行った場合，易感染者など，院内での感染例における髄膜炎の原因菌としては，これらのほかにもコアグラーゼ陰性ブドウ球菌（coagulase negative staphylococci；CNS）や腸内細菌（図3），Bacillus cereusなどさまざまなものが原因菌となりうるため，常在菌の混入でないかどうか，菌量や他の情報と併せて判断することが求められる．

臨床経過の特徴としては，細菌性髄膜炎は急激に発症することが多いが，一方で高齢者のリステリア菌性髄膜炎では亜急性の経過で発症し，髄膜炎菌性髄膜炎では電撃的経過を示し，超急性的に発症することもあるとされる．一方，小児の場合は症状と徴候が多様であり，年齢，発症からの時間，菌血症/敗血症の有無などに影響されるため，成人に比べて特異的な症状や徴候が現れにくいことを念頭に置く必要がある[2]．

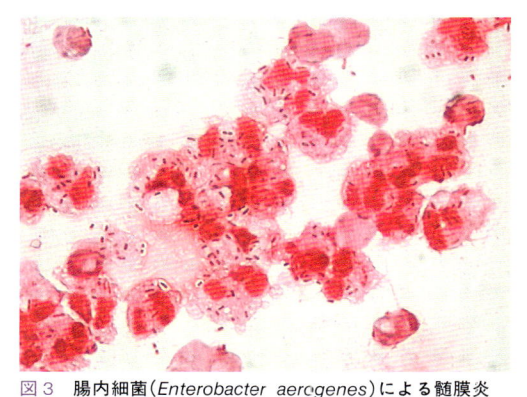

3 | 真菌性髄膜炎

健常者が罹患することは稀で，多くは基礎疾患や免疫異常のある易感染患者（肝硬変，血液疾患，ステロイド投与，膠原病など）あるいは脳室シャント術後患者や先天性奇形を合併するケースであり，患者情報を把握することが非常に重要である．国内ではクリプトコッカス髄膜炎が最も多く[10,11]，海外の報告では小児ではカンジダによるものが多いという報告もある[12]．その他，Mucor，Aspergillusなどが起炎菌となる．クリプトコッカス髄膜炎はHIV（human immunodeficiency virus）感染症などの細胞性免疫不全患者に発症しやすいが，健常者にもみられる点に注意が必要である．初期は明らかな症状がなく，発熱，頭痛のみのことが多いとされ，HIV感染者では髄腔内の炎症が軽微であるため，臨床像が軽いこともある[11]．また，ハトなど鳥の糞にも存在することが知られているため，ペット飼育の有無といった情報も大切である．

臨床経過の特徴としては，真菌性や結核性の場合は亜急性・慢性の場合が多く，2〜3週から月単位で頭痛，発熱が持続するとされる[13]．

4 | 鏡検

1．グラム染色

染色技術，鏡検にある程度の熟練を要するが，

迅速性としての有用性が高い．原則として，すべて塗抹標本は3,000 G，20分間遠心操作を行った後の沈渣を用いて作製するべきであるが，細菌性髄膜炎が疑われるような濁っている検体は，遠心操作を行わず直接塗抹標本を作製することで迅速性を高めることができる．ただし，菌が認められない場合には，遠心操作後の沈渣を用いて再検査を行うべきである．また，1回塗抹して乾燥させた後に再度同じ位置に塗抹し，乾燥させる操作を繰り返すことでも検出感度を上げることができる．一般的に *Cryptococcus neoformans* や *L. monocytogenes*，*C. fetus* などは髄液中の菌数は少ないことが多いとされる[3]．染色方法としてはさまざまなものがあるが，後染色にはサフラニン液ではなく，フクシンを使用するパイフェル液を用いたほうが，*Campylobacter* など難染色性の菌の見逃しを防ぐことができる．塗抹結果からの菌種，菌属の推定は非常に臨床的意義があるが，ある程度の経験を必要とするため，必要に応じて前述の抗原検査キットも併用して正確な報告を行うことが望ましい．千葉市立海浜病院で経験例の，抗菌薬前投与のある患者におけるインフルエンザ菌髄膜炎症例の写真を提示する（図4）．菌の変形が認められたが，抗原検出キットにより抗 *H. influenzae* type b 抗体による凝集を認めることを確認したうえで臨床医に推定菌の報告を行った．

2．墨汁染色

C. neoformans の莢膜，アメーバの検出を目的として行う．*C. neoformans* の莢膜は，患者検体を用いた場合に確認されるが，培養した菌では消失しやすい．墨汁染色にはペリカン印のインディアンインクが推奨されるが，安価に手に入る墨汁でも粒子は粗いが検出することは可能である．スライドガラス上で適量ずつ（半滴ずつの等量ぐらい）混ぜ合わせ，カバーガラスをかけて100倍または200倍で鏡検し，疑わしいものは400倍で確認しながら全視野を観察する．また，千葉市立海浜病院での例であるが，肝硬変患者の髄液（透明様）が検体として提出され，微生物検査室で遠心操作を行っている間に，一般検査で細胞数をカウントしていた技師から，白血球とは違うものがみえるが確認してもらえないか，と報告があり，結果 *C. neoformans* であった症例を経験した（図5，6）．通常，菌量が少ないため偶然の発見であったと思われるが，貴重な経験であった．

3．抗酸染色

髄液一般所見や臨床所見[2,5]などから結核性髄膜炎が疑われる場合に実施する．蛍光染色法も実施可能ならば感度を考えると併用することが望ましい．また，脳膿瘍の患者であれば，*Nocardia* spp. も考慮し，キニヨン（Kinyoun）染色も実施する．

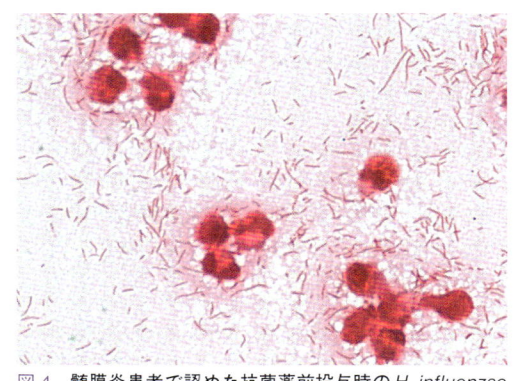

図4 髄膜炎患者で認めた抗菌薬前投与時の *H. influenzae* type b（×1,000）

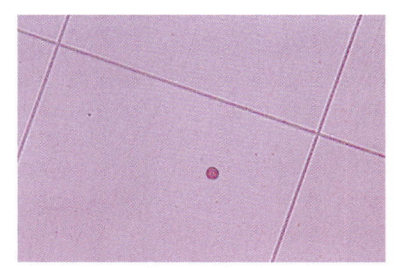

図5 サムソン（Samson）液希釈後，フックス・ローゼンタール（Fuchs-Rosenthal）計算盤で確認された *C. neoformans*（×400）

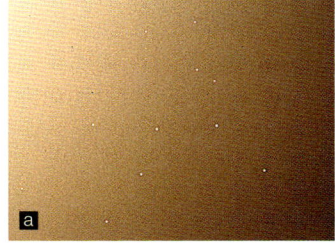

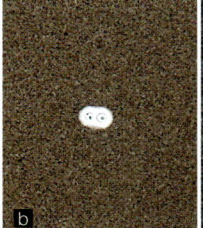

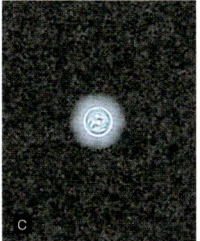

図6 図5の症例で遠心操作後の墨汁染色
a：×100，b：×400，c：×1,000．

4. 生標本

アメーバ（*Acanthamoeba*，*Naegleria* など）や *Leptospira* が疑われる場合には，生鮮標本の鏡検を行う．ただし，*Leptospira* が疑われる場合は，感度の問題や確立されたプロトコールが存在しないことから，顕微鏡法の結果にかかわらず，菌の分離，血清診断法による追試を行うべきである[4]．

5. 報告方法

どの鏡検方法においても，菌体を認めた場合には担当医に直ちに直接連絡を行う．グラム染色で菌体が確認された場合には，髄液抗原検査を併用することで推定菌から確定菌としての報告が可能となる．菌を推定する際には，患者の年齢，基礎疾患の有無，抗菌薬の前投与の有無などを考慮することでより精度の高い報告が可能となる．

（静野 健一，郡 美夫）

5 皮膚・軟部組織感染症

はじめに

皮膚・軟部組織の構成は，表皮，真皮，皮下脂肪，筋膜からなる（図1）[1]．皮膚・軟部組織感染症は皮膚科のみならず各診療科にわたる疾患である．皮膚科では細菌による皮膚・軟部組織感染症は膿皮症と壊死性筋膜炎として分類されている．膿皮症は急性膿皮症と慢性膿皮症に分類される．急性膿皮症は毛囊に関係するものと無関係のものがある．前者は毛囊炎（毛包炎），癤，癰で，後者は伝染性膿痂疹（水疱性，痂皮性），ブドウ球菌性熱傷様皮膚症候群，化膿性汗腺炎，丹毒，蜂窩織炎などがある．慢性膿皮症は臀部，頭部，後頸部に多発する．そして，壊死性筋膜炎は最重症の皮膚・軟部組織感染症である．起炎菌としては急性膿皮症では黄色ブドウ球菌（*Staphylococcus aureus*）や A 群連鎖球菌（*Streptococcus pyogenes*）などで，慢性膿皮症や壊死性筋膜炎では通性グラム陰性菌や嫌気性菌も重要となる[2]．また，細菌以外に真菌，ウイルス，寄生虫などの微生物が関与する疾患もある．

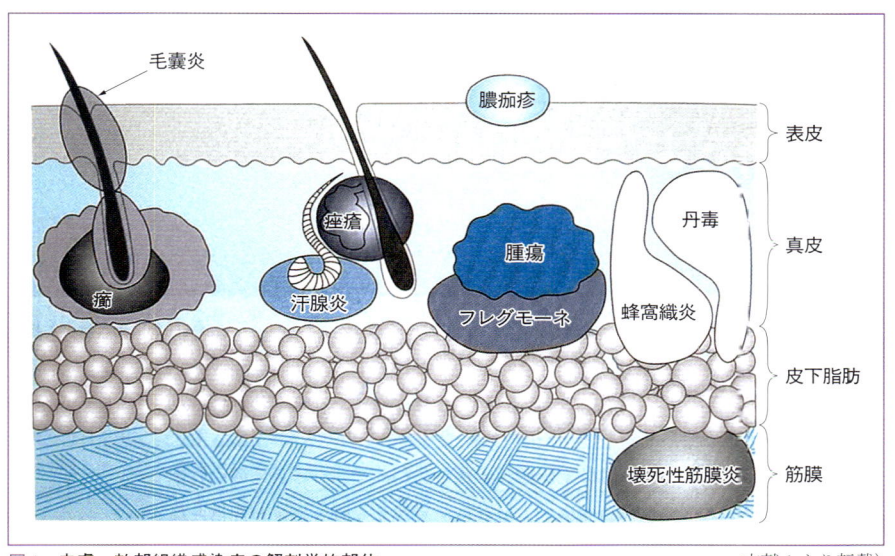

図1 皮膚・軟部組織感染症の解剖学的部位

（文献1より転載）

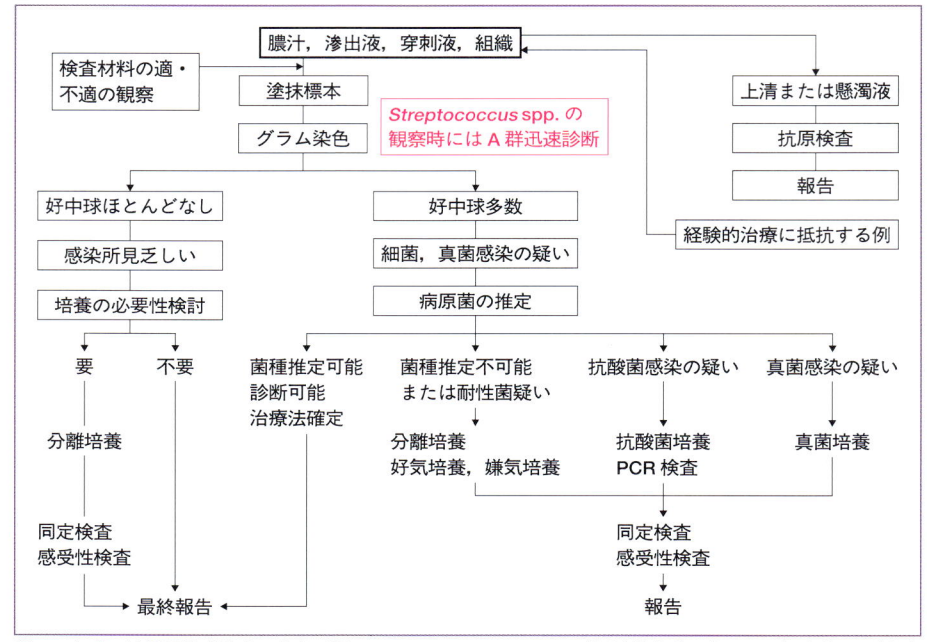

図2 皮膚・軟部組織感染症の検査手順　　　　　　　　　　（相原雅典氏の案より一部改変して引用）

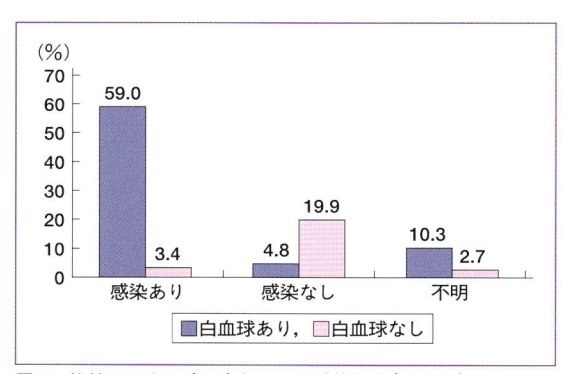

図3 塗抹での白血球の有無による感染所見（n=146）
「白血球あり」の場合は感染ありの確率は,「感染なし」に比べると12倍も多く認められた.また,感染なしについては圧倒的に白血球は少なく4.8%であった.
感染のあり,なしについて白血球の有無で検討を行った.感染ありのグループは感染なしのグループに比べ白血球を有している検体が約12倍も多く鏡検された.また,感染ありのグループで3.4%,感染なしのグループでは19.9%も白血球がないことがわかった.

1　皮膚・軟部組織感染症と顕微鏡検査（塗抹標本の作製とその解釈）

　皮膚・軟部組織感染症の検査の流れを図2に示した.顕微鏡検査は極めて重要な検査として位置づけられる.

　検体採取は常在菌の混入を極力避け,十分量を採取するのが基本である[3,4].深在性の病巣部から穿刺した膿汁の場合は塗抹標本の作製は容易で,その解釈時も問題は生じない.しかし,浅在性の病巣からの膿汁,滲出液などの場合は,塗抹標本の作製に工夫が必要である.採取された検体量が十分である場合には問題は少ないが,特に綿棒で採取した材料のように検体量が少量の場合に問題がある.

　塗抹標本中の白血球の観察は特に重要である.塗抹標本中に白血球が多く認められる場合には発育菌量が多く,そうでない場合には発育菌量も少ない傾向があることが感染症フォーラム皮膚・軟部組織感染症検査ワーキンググループの調査研究でわかった（図3,4）.白血球の観察は塗抹標本の作製方法が悪いと難しい.

　塗抹標本としては,綿棒による検体採取時にその場で作製された塗抹標本のほうが,輸送培地中の綿棒を使って検査室で作製された塗抹標本より優れている.観察できる白血球の数と細菌数に大きな違いがみられる.検体採取時に,担当医によって塗抹標本が作製されるような流れにすることが理想である.滅菌済みスライドガラスを皮膚

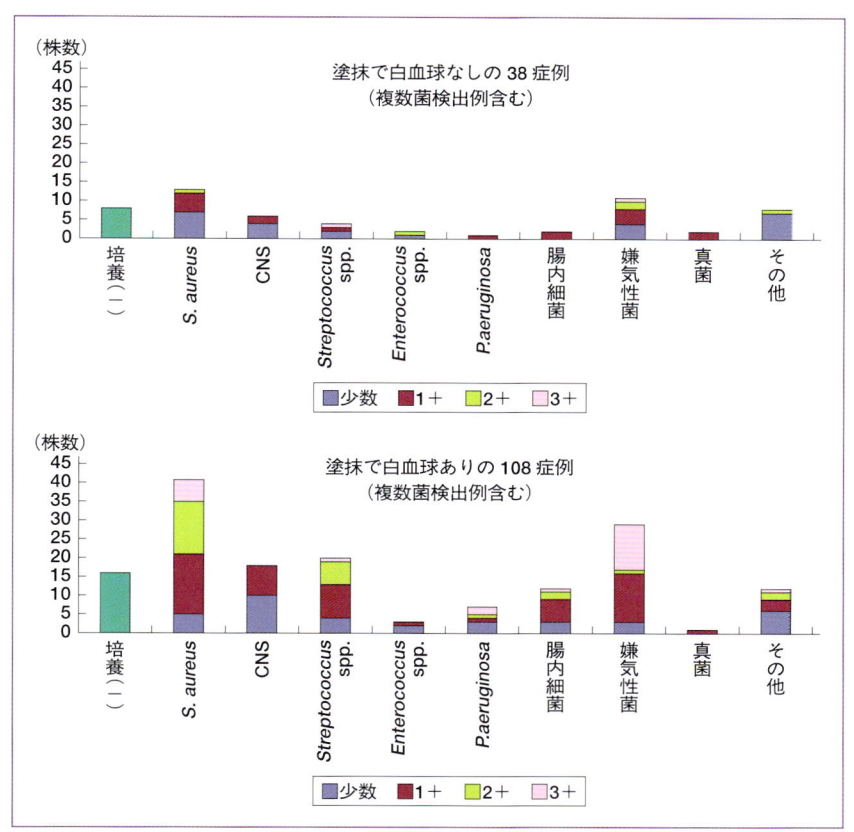

図4　白血球の有無による細菌の分離状況

科に渡しておくとよい．もし輸送培地で綿棒が提出されたような場合（技師が採取に立ち会い，その状況を把握するのが理想的である）には，綿棒に含まれる検体を少量の液体培地中に十分絞り出した後に，塗抹標本の作製を行うようにする．できれば培養用と標本作製用の綿棒の2本を準備する．また，綿棒の乾燥には十分注意する．症例1，2の染色所見（図5，6）からわかるように，検体採取と同時に作製した場合と，輸送用培地中の綿棒から作製した場合とで，観察される白血球の数と細菌数の違いに明らかな差が認められる．

次に，正しい細菌学的検査結果の解釈のためには，常在菌についての情報と感染巣からの分離菌に関する疫学的な情報が必須である．例えば，常在菌についての情報は表1に示した[5]．皮膚にはStaphylococcus（Staphylococcus epidermidisを代表とするcoagulase negative staphylococci；CNS），嫌気性菌であるPropionibacterium spp.（P. acnesなど）が優勢に常在している．また，Streptococcusや，嫌気性球菌群（Finegoldia, Peptoniphilus, Anaerococcusなど）なども常在しているらしい．

皮膚・軟部組織感染症由来材料からの分離菌の情報は，青森県立中央病院皮膚科の2008年における成績を疾患別（142症例）に表2にまとめた．142症例の皮膚・軟部組織感染症からの細菌の分離率はStaphylococcus属32％（MRSAを含むS. aureus：65株，CNS：33株）で一番多く，次いで嫌気性菌28％（嫌気性グラム陽性球菌47株，嫌気性グラム陰性桿菌37株，Clostridium spp. 2株），腸内細菌13％（39株），Streptococcus-Enterococcus属12％（D群13株，B群10株，G群5株，A群2株，Streptococcus anginosus/milleri 3株，Streptococcus spp. 4株）であった．嫌気性菌，腸内細菌は深在性の病巣から多く分離される．

表1 ヒトの主要な常在微生物叢

菌種	皮膚	眼	鼻	咽喉	口腔	大腸	泌尿・生殖器
アクチノミセス属	○			○	◎	○	○
バクテロイデス属				○	○	◎	○
クロストリジウム属						◎	○
コリネバクテリウム属		○	○	○	○		○
腸内細菌科					○	◎	○
ユーバクテリウム属					○	◎	○
フソバクテリウム属				○	○	○	○
ヘモフィルス属		●	●	○	○		
ラクトバシラス属					○		◎
ミクロコッカス属	◎						
マイコバクテリウム属	●	●	●				○
マイコプラズマ属					○		○
ナイセリア属		●	○	◎	◎	●	○
ペプトストレプトコッカス属	●	●	●	○	○	○	○
ポルフィロモナス属					○		◎
プレボテラ属					○		◎
プロピオニバクテリウム属	◎	●			○		◎
ブドウ球菌属	◎	○	◎	○	○	○	○
レンサ球菌属	●	●	●	◎	◎	◎	○
スピロヘータ科				●	◎	◎	
ベイヨネラ属				○	○	○	

◎:多数常在, ○:常在, ●:常在することもある.

(文献5より一部改変して引用)

表2 皮膚・軟部組織感染症の分離状況(2008年 142症例)

分離菌種＼疾患名	膿痂疹	毛嚢炎	化膿性爪囲炎	痤瘡	感染性粉瘤	癰	膿皮症	蜂窩織炎	皮膚潰瘍	褥創・二次感染	Ⅲ度熱傷	皮下膿瘍	壊死性筋膜炎	ガス壊疽	壊疽	合計
Staphylococcus aureus	4	1	2		2	2		4	9		1	5	1	1	5	37
Staphylococcus aureus (MRSA)	1	1				1			10	3	1	2	1	1	7	28
coagulase negative staphylococci		1	3	2	4	2			8	1		6	2	1	3	33
Group A 群 Streptococcus	1							1								2
Group B 群 Streptococcus					1	1		1			1	4	1	1		10
Group D 群 Streptococcus									4			2	1		6	13
Group G 群 Streptococcus								1	1		2		1			5
Streptococcus anginosus/milleri			1		1										1	3
Streptococcus spp.					1	1						1	1			4
Corynebacterium group		1			3	2			6			3	2	1	3	21
Haemophilus parainfluenzae			1							1						2
Candida spp. (真菌)				1					2	2	1				1	7
腸内細菌	1	1			2	5	3	7	3	2	4	1		10		39
Aeromonas group									1	1						2
グルコース非発酵グラム陰性桿菌								8	1		1			7		17
Bacillus spp.											1					1
B. fragilis group					3	2			1			1	1		2	10
B. fragilis group 以外のグラム陰性桿菌		2			5	3	1		2	1		4	2	3	4	27
嫌気性グラム陽性球菌		1			18	4	1	1	1	3		9	1	2	6	47
Clostridium spp.										2						2
合計	6	5	11	2	38	24	4	10	58	14	12	40	18	12	56	310

2 疾患と顕微鏡検査（自験例を中心に）

1．毛囊炎（下顎，症例1）（図5）

毛包炎とも言い，毛包に限局した膿皮症であり，主に黄色ブドウ球菌が起炎菌であるが，緑膿菌，嫌気性グラム陽性球菌群，腸内細菌やカンジダらみられる．

2．癤（左臀部，症例2）（図6）

毛包を侵す炎症性結節で，毛包炎に続発する．主に黄色ブドウ球菌が起炎菌であるが，腸内細菌科の細菌，嫌気性菌（B. fragilis, Prevotella などのグラム陰性桿菌，嫌気性グラム陽性球菌）なども分離される．

3．慢性膿皮症（臀部，症例3）（図7）

膿皮症の種類は毛囊炎（毛包炎），癤，癰，汗腺炎，伝染性膿痂疹，丹毒などがあり，主に黄色ブドウ球菌，連鎖球菌が起炎菌であるが，嫌気性菌（E. fragilis, B. fragilis group 以外のグラム陰性桿菌，嫌気性グラム陽性球菌群など）も分離される．

4．乳腺炎（左乳腺，症例4）（図8）

乳腺の感染症も基本的には軟部組織の感染症であり，授乳中の女性にみられ，主に黄色ブドウ球菌，連鎖球菌が起炎菌となる．

乳腺炎の起炎菌として Corynebacterium spp., 特に Corynebacterium kroppenstedtii が近年注目されている．脂質好性である本菌は通常の血液寒天培地では発育が悪い．遺伝子検査が本菌の同定に有用である．

5．Ⅲ度熱傷・皮下膿瘍（左足，症例5）（図9）

すべての熱傷は微生物が定着している．壊死して変性した真皮（焼痂）から，種々の細菌が分離される．

6．ガス壊疽（右足踵，症例6）（図10）

ガス壊疽は Clostridium によるものか，それ以外のものによるかで大別されることが多い．Clostridium 性ガス壊疽は，C. perfringens, C. novyi, C. histolyticum，中でも C. septicum, C. fallax などの細胞毒やマウス致死毒を産生するいくつかの菌種が関係しており，C. perfringens によるものが最も多い．また，非 Clostridium 性ガス壊疽は B. fragilis, Porphyromonas asaccharo-

---

図5 〔症例1〕毛囊炎（下顎）

74歳，女性．検査材料：膿汁綿棒採取
グラム染色所見：扁平上皮細胞（squamous epithelial cell；SEC）と多数の炎症細胞中にブドウ球菌様 GPC（gram positive cocci）を多数認めた．ブドウ球菌感染と思われる．

グラム染色：GPC（少数），GPB（gram positive bacilli）（少数），SEC（少数）
分離菌：Staphylococcus aureus（3+），Corynebacterium spp.（3+）

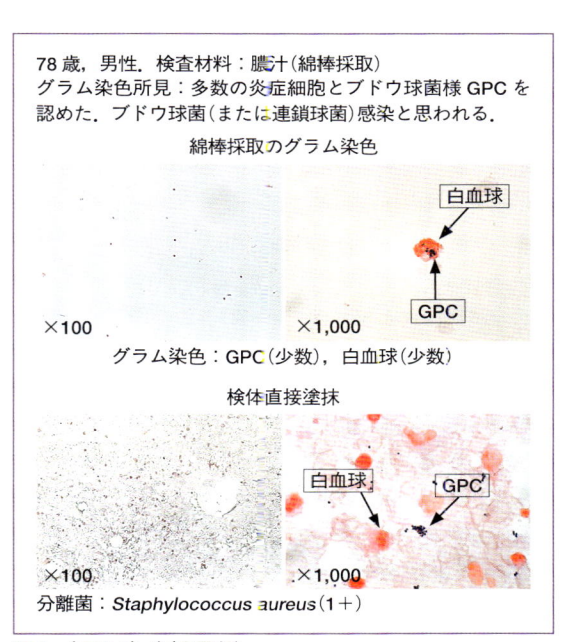

図6 〔症例2〕癤（左臀部）

78歳，男性．検査材料：膿汁（綿棒採取）
グラム染色所見：多数の炎症細胞とブドウ球菌様 GPC を認めた．ブドウ球菌（または連鎖球菌）感染と思われる．

グラム染色：GPC（少数），白血球（少数）
分離菌：Staphylococcus aureus（1+）

図7 〔症例3〕慢性膿皮症(臀部)

44歳，男性．検査材料：膿汁(嫌気ポーター採取)
グラム染色所見：多数の炎症細胞と少し大きい球菌，連鎖球菌，グラム陰性短桿菌を多数認めた．少し大きめの球菌や短桿菌は嫌気性菌と思われる．したがって，好気性菌と嫌気性菌の感染と思われる．

検体直接塗抹

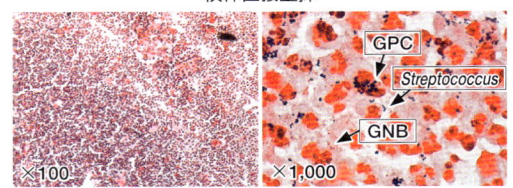

分離菌：① Anaerobic pigmented GNR (gram negative rod) (3+)，② *Finegoldia magna* (2+)，③ *Peptoniphilus asacchrolyticus* (1+)，④ *Streptococcus* spp. (少数)

図8 〔症例4〕左急性乳腺炎

44歳，女性．検査材料：左乳首周囲膿汁
グラム染色所見：多数の炎症細胞の中に嫌気性菌と思われる松の葉様のGNR (*Fusobacteriun*) とGPR，GPCを認めた．好気性菌と嫌気性菌の感染と思われる．

検体直接塗抹

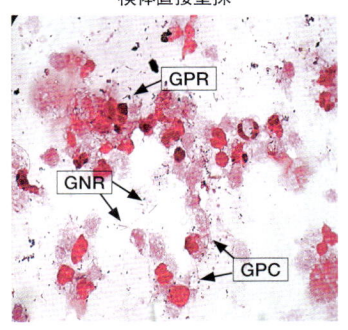

分離菌：*Staphylococcus capitis* (3+)，*Fusobacterium nucleatum* (2+)，Anaerobic GPR (1+)

図9 〔症例5〕Ⅲ度熱傷・皮下膿瘍(左足)

52歳，男性．検査材料：膿汁(嫌気ポーター採取)
グラム染色所見：多数の炎症細胞と多数の連鎖球菌，GPCを認めた．連鎖球菌，GPC(ブドウ球菌様)感染と思われる．

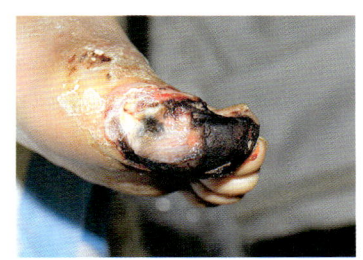

検体直接塗抹

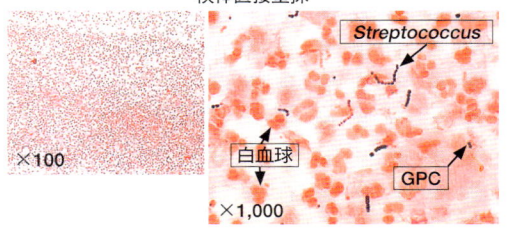

分離菌：*Streptococcus agalactiae* (3+)，*Staphylococcus aureus* (2+)

図10 〔症例6〕ガス壊疽(右足踵)

86歳，男性．検査材料：壊死組織
グラム染色所見：壊死組織の塗抹標本中に炎症細胞とグラム陽性大桿菌(*Clostridium*様)を認めた．ガス壊疽菌の感染が強く示唆される．

壊死組織の直接塗抹

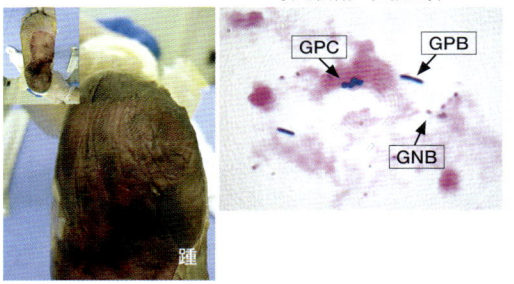

分離菌：*Proteus vulgaris* (3+)，*Anaerococcus prevotii* (3+)，*Clostridium* spp. (2+)，*Staphylococcus aureus* (少数)

lytica，*Peptostreptococcus anaerobius*，*Eggerthella lenta* などの嫌気性菌が，通性菌である化膿連鎖球菌，大腸菌，クレブシエラ属，プロテウス属，黄色ブドウ球菌などとともに分離される．

7．その他(稀な症例)
1）ネコひっかき病

受傷部膿汁，血液，患部組織の塗抹標本でやや彎曲したグラム陰性小桿菌が観察された場合，*Bartonella henselae* を疑う．本菌は搔傷感染から全身感染を引き起こす可能性がある細菌である．初代分離時，発育に血液寒天培地，チョコレート寒天培地で2～6週間を要するため，遺伝子検査が有用である．

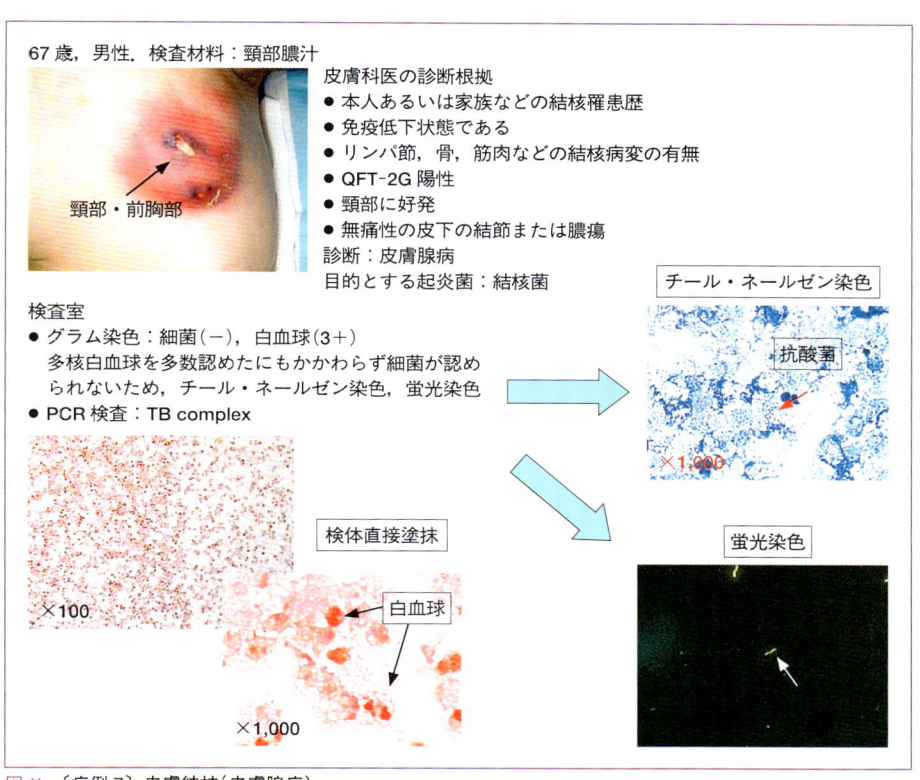

図11 〔症例7〕皮膚結核（皮膚腺病）

2）抗酸菌症（皮膚結核，非結核性抗酸菌症，症例7）（図11）

グラム染色で多核白血球が多数認められるにもかかわらず，細菌が認められない場合には抗酸菌染色をし，抗酸菌の存在の有無を確認する．抗酸菌が認められた場合，培養検査は必須である．このような場合，主治医が治療方針に抗酸菌感染症を想定していない場合があるので，迅速に結果が得られる遺伝子検査が有用である．

3）咬傷感染症（症例8）（図12）

担当医から「ネコに咬まれた傷口の膿汁のグラム染色をすぐにみてください．Pasteurella 感染の疑いです」と連絡が入った．塗抹標本は担当医が検体採取と同時に作製した．検査室では，連絡を受けると同時にネコの口腔内の拭い液の採取をお願いした．

咬傷感染症の原因菌として Pasteurella 属は一般的である．イヌ咬傷からは Pasteurella canis が，ネコ咬傷からは Pasteurella multocida が多く分離される．イヌ・ネコの口腔内には Capnocytophaga canimorsus も常在しており，Pasteurella multocida はグラム陰性短桿菌であるが，本菌は糸状のグラム陰性桿菌で ID test HN-20（日水製薬）で同定可能である．稀に，咬傷により本菌による敗血症，髄膜炎症および心内膜炎を起こす場合がある．

4）にきび（痤瘡，症例9）（図13）

にきび由来の検体のグラム染色標本を低倍率で観察した際に，ニキビダニ（顔ダニ）が認められた．白血球や細菌は認められなかった．この症例はステロイド剤や抗真菌薬による治療に反応しなかった症例である．ヒトの毛穴に寄生しているニキビダニは皮脂腺から分泌される皮脂を栄養としているが，何らかの原因で過剰に増加することがある．

おわりに

皮膚・軟部組織感染症の的確な診断・治療のためには起炎菌の正しい同定が極めて重要である．市中皮膚・軟部組織感染症の多くは経験的な治療が奏効するが，時にその治療に抵抗する場合があ

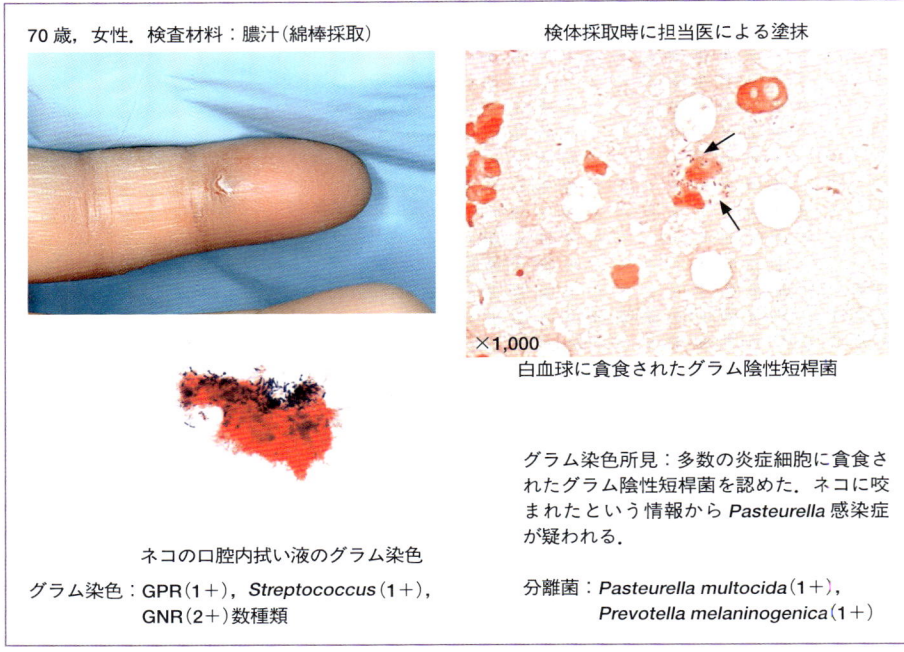

図12 〔症例8〕ネコによる咬傷（右手小指創部）

70歳，女性．検査材料：膿汁（綿棒採取）

検体採取時に担当医による塗抹

×1,000
白血球に貪食されたグラム陰性短桿菌

ネコの口腔内拭い液のグラム染色
グラム染色：GPR（1＋），*Streptococcus*（1＋），GNR（2＋）数種類

グラム染色所見：多数の炎症細胞に貪食されたグラム陰性短桿菌を認めた．ネコに咬まれたという情報から *Pasteurella* 感染症が疑われる．

分離菌：*Pasteurella multocida*（1＋），*Prevotella melaninogenica*（1＋）

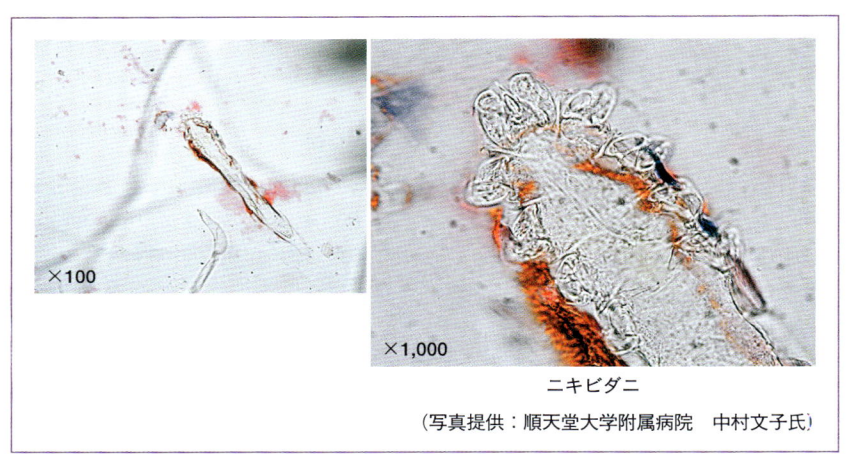

図13 〔症例9〕寄生虫

×100

×1,000
ニキビダニ
（写真提供：順天堂大学附属病院　中村文子氏）

る．塗抹標本の顕微鏡検査は起炎菌を迅速かつ的確に推定することが可能であり，診療への貢献度を高めると思われる．

　皮膚科領域の細菌感染症はブドウ球菌，連鎖球菌を起炎菌とする感染症が大半であり，グラム染色を行うことにより推定可能であるため，迅速診断として極めて有用である．また，真皮，筋膜，筋層の疾患である感染性粉瘤，蜂窩織炎，壊疽，癰，壊死性筋膜炎など嫌気性菌の関与が多いた

め，塗抹標本で細菌が認められるにもかかわらず培養で陰性の場合は嫌気性菌の存在を疑うことができる．そのためには適切な検体を得ることが大切である．以下に，塗抹標本作製時の注意点をまとめる．
（1）業務の都合によりできない場合もあるが，材料採取に立ち会う（患部の状況，採取部位，検体の必要量がわかる）．
（2）綿棒で採取の場合は2本準備する（白血球数

は輸送培地により影響を受けるため，塗抹用，培養用とする．可能であれば担当医に検体採取時に塗抹標本の作製をお願いする）．
(3) 綿棒が1本で採取された検体は少量の液体培地中に十分絞り出した後に，塗抹標本の作製を行う．

（川村 千鶴子，北村 英夫，渡邉 邦友）

6 眼感染症

はじめに

眼感染症領域では感染部位を直接観察することが可能であるため，塗抹検査所見（グラム染色性，菌形態，細胞の種類・量など）と局所の炎症所見より起因菌推定と適正な一次治療薬の選択が可能である．さらに抗菌薬の治療効果も直接観察できることが多いため，理想的な感染症治療が行える診療科の1つである．ただし，理想に近づくためには眼科医と検査技師との検査に関する話し合いが重要である．

1 眼科医との話し合い

1．検査依頼時の目標菌と患者感染情報

外眼部感染部位から採取可能な材料は極めて少量の場合が多く，さらに目的とする原因微生物が一般細菌，酵母状真菌，糸状菌，アカントアメーバ（acanthamoeba），クラミジアなど多岐にわたる．このため，わずかな材料を用いて適切な塗抹検査を実施するためには，眼科医が目標菌（推定菌），検査重要度順位および患者感染情報を明確に検査室に伝えなければならない．検査に役立つ患者情報としては，コンタクトレンズ装着以外に，職業上，眼に物理的な傷害を受けやすい園芸農家，果樹園農家，旋盤工などの職種情報などである．検査室はこれらの情報に基づき，塗抹染色用スライドの作製枚数，染色順位，培地，培養温度・時間などを変更する．特に真菌が目標菌で検査材料が限られる場合に，蛍光染色法による塗抹検査が最優先となる．

2．塗抹検査結果の内容確認

塗抹結果をいかに迅速に返しても，また眼科医から患者感染情報を多く入手しても，相互理解がなされていなければ努力もすべて徒労に終わる．塗抹検査結果に関しては，自施設の塗抹報告内容について話し合い重要項目を再確認しておく．

2 材料採取の原則

1．検査材料の採取時期

感染症初期診断のための迅速塗抹検査に最も適した材料採取時期は，抗菌薬投与前が原則である．また，同時に採取後の材料は直ちに塗抹スライドを作製し，火炎固定ではなく，アルコール固定を行うことが大切である．これは，材料採取後，室温で長時間放置してから塗抹を行っては，雑菌の増加や細胞の自己融解などのため正確な炎症像が把握できないためである．一方，抗菌薬投与後の材料中の細菌は，投与後2～3時間で菌体の膨化やフィラメント化が観察される以外に，菌交代現象により投与薬剤に耐性の菌が増殖し始めるためである．

2．材料観察

採取した臨床材料は，色調，臭気，粘性などを十分に観察し記録する．臨床材料の観察で共通して言えることは，ブドウ球菌感染では急性期の膿ほど色が濃く，粘性が高いということである．さらにこれらは治療効果に応じて色が薄くなり，漿液性に変化していく．一方，連鎖球菌感染では急性期でも粘性は低いことが多い．グラム陰性桿菌感染症による場合，その粘性は中間である．

3 適正な塗抹標本作製のコツ

1．材料採取方法と保存

眼感染症の塗抹検査用の材料は，採取できる材料が極めて少量のケースが多いため，綿球の細いダクロン綿棒を用い，培養検体とは区別して採取

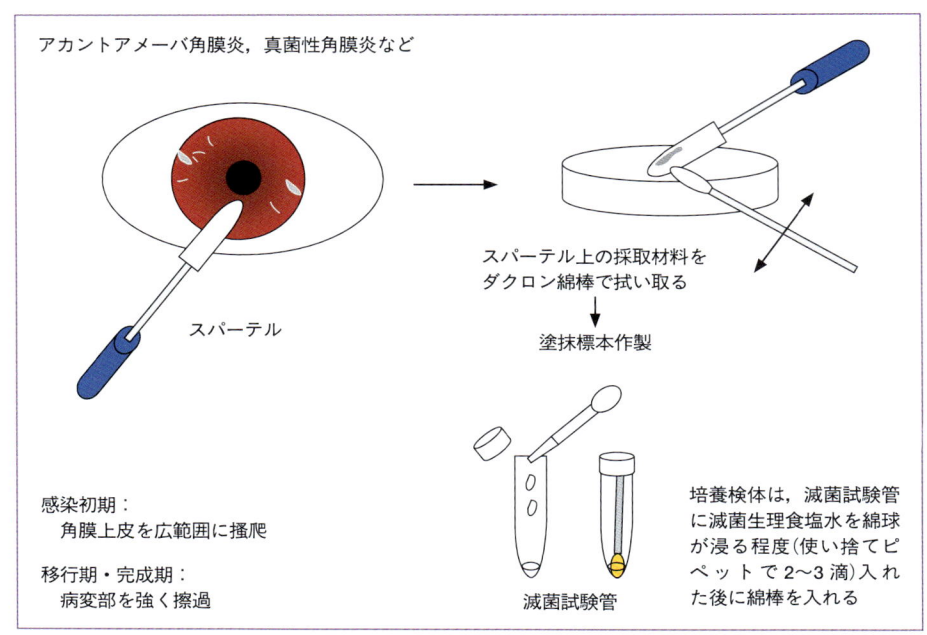

図1 眼科由来材料の塗抹標本の作製法：スパーテルで採取

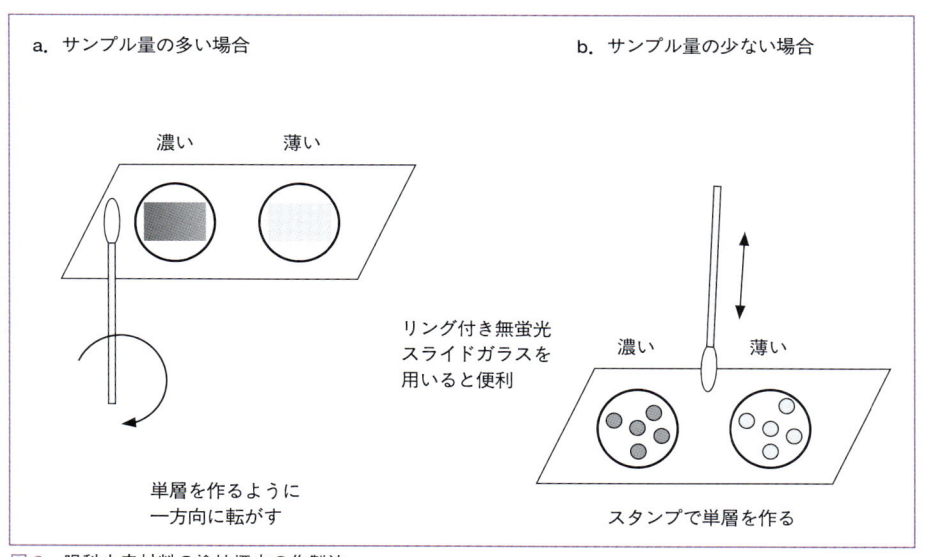

図2 眼科由来材料の塗抹標本の作製法

する．注意として，外眼部の材料採取時は結膜や涙囊など常在菌の多い部位[1]に触れないように，病巣部より材料を採取することが重要である．また，滅菌スパーテルなどで採取した角膜擦過材料（細胞成分）は，図1に示すように滅菌試験管または滅菌シャーレに採取し，直ちに塗抹検査と培養検査を実施する．検査実施まで時間を要する場合は，容器に滅菌生理食塩水を数滴(100 μl程度)加え，材料の乾燥を防止し，4〜8℃で保存する．添加する生理食塩水の量が多いと，わずかな材料が希釈されるため，入れ過ぎないように注意が必要である．

2．スライドガラスの選択

少量の分泌物や角膜擦過材料を染色後に確実に観察するためには，不溶性リングを焼き付けしてあるスライドを使用すると便利である．さらに蛍

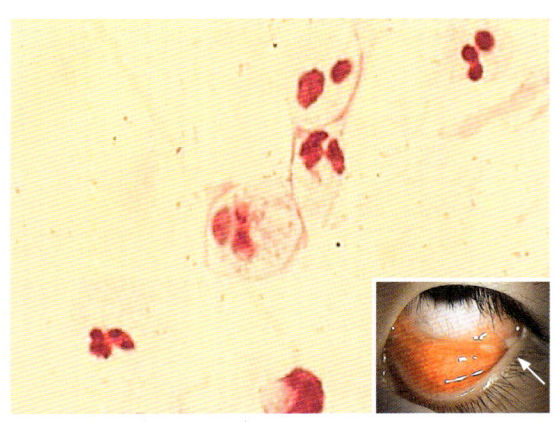

図3 塗抹材料（結膜分泌物）
検査室からのコメント．
（1）ヘモフィルスと推定されるグラム陰性の小桿菌がみえる．
注意：*H. influenzae* は滲出液中では多形性を示す．
（2）多形核白血球（polymorphonuclear leukocyte；PMN）による貪食象が確認される．
（3）急性炎症像である．
（4）分泌物：白色，粘稠性あり．
診断名：*H. influenzae* による小児結膜炎．
→：白色分泌物．

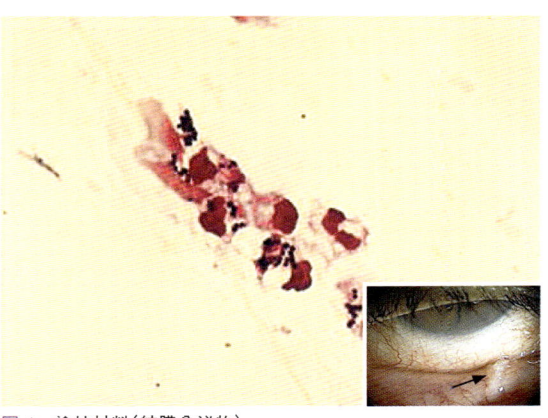

図4 塗抹材料（結膜分泌物）
検査室からのコメント．
（1）ブドウ球菌と推定されるグラム陽性の球菌がみえる．
（2）PMN による貪食像が多数確認される．
（3）急性炎症像である．
（4）分泌物：白色〜透明，粘稠性あり．
診断名：MRSA による成人結膜炎．
→：分泌物．

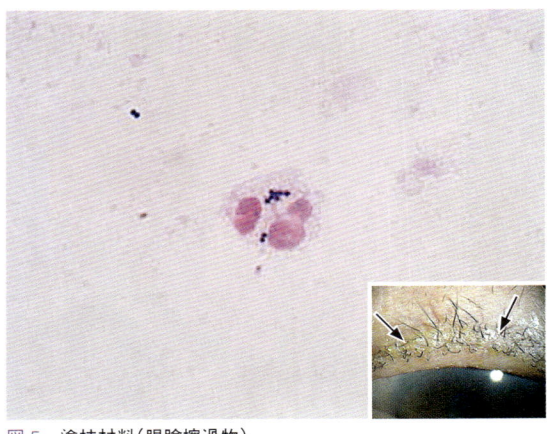

図5 塗抹材料（眼瞼擦過物）
検査室からのコメント．
（1）ブドウ球菌と推定されるグラム陽性球菌がみえる．
（2）PMN による貪食像が確認される．
（3）分泌物：淡黄色，フィルム状．
診断名：*S. epidermidis* による眼瞼炎．
注意：混合性眼瞼炎の場合はコリネバクテリウム，プロピオニバクテリウムも混在する．
→：コラレットの付着．

光染色法を行う場合は無蛍光スライドを用いる．

3．材料の塗抹方法

塗抹検査で急性期または慢性期の炎症像か否かを鑑別するには，感染症の背景に存在する炎症細胞を正確に把握しなければならない．このためには採取した材料中の貪食細胞や赤血球に物理的な損傷や化学的な変化を与えてはならない．作製時の具体的な注意としては，スライドガラスに採取材料を何度も強く擦りながら塗抹したり，蒸留水の添加や火炎固定で細胞の形態を変化させてはならないということである．綿棒で採取した少量のサンプルを塗抹する場合は，図2に示したように，リング内に材料の付着している綿棒の部分を当て，塗抹部位が重複しないように垂直にスタンプ塗布すると綺麗な塗抹ができる．一方，細胞成分を多く含んでいそうな材料は，薄い塗抹と濃い塗抹の2種類を同一スライドに作製し，塗抹したスライドは自然乾燥後，細胞変性と二次感染を防止するために速やかにメタノールで2〜3分間固定する．さらにアカントアメーバの直接検鏡時に水酸化カリウム（3%KOH）を使用している施設があるが，栄養型は KOH により速やかに融解[2]されるため，栄養型を検査目的とする場合は KOH を用いてはならない．

4．眼感染症で観察される菌

眼感染症で観察される菌のグラム染色像，塗抹コメントおよび外眼部の写真を下記に列挙する．
（1）*H. influenzae* による小児結膜炎（図3）
（2）MRSA による成人結膜炎（図4）
（3）*S. epidermidis* による眼瞼炎（図5）
（4）*S. pneumoniae* による涙嚢炎（図6）
（5）*Actinomyces* による涙小管炎（図7）

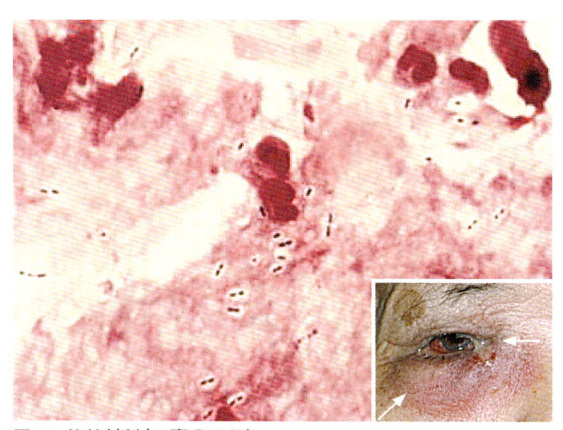

図6　塗抹材料（涙囊分泌物）
検査室からのコメント．
（1）肺炎球菌と推定されるグラム陽性の球菌がみえる．
（2）莢膜を有する．
（3）PMNによる貪食像が確認される．
（4）分泌物：白黄色，粘稠性強い．
診断名：*S. pneumoniae* による涙囊炎．
→：眼周囲発赤，膿．

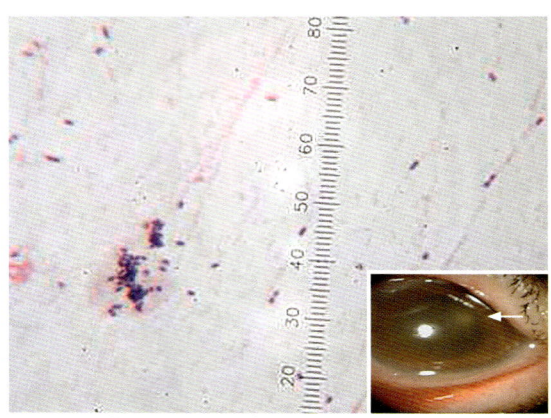

図7　塗抹材料：術後眼内液（硝子体液）
検査室からのコメント
（1）グラム陽性の短連鎖球菌が見える
（2）グラム陽性のコリネ型の桿菌が見える
以上より，*Enterococcus*，*P. acnes* と推定される
診断名：*Enterococcus* と *P. acnes* による白内障術後眼内炎による混濁
→：眼内混濁

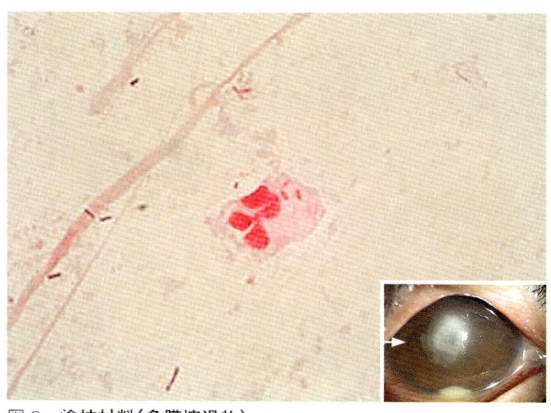

図8　塗抹材料（角膜擦過物）
検査室からのコメント．
（1）菌体の幅が均一で長めのグラム陰性の桿菌がみえる．形態学的にはブドウ糖非発酵性グラム陰性桿菌（緑膿菌など）と思われる．
（2）PMNによる貪食像が確認される．
（3）擦過物：透明～白色，軟らかく粘性あり．
診断名：*P. aeruginosa* による細菌性角膜炎．
→：病巣部（角膜白濁）

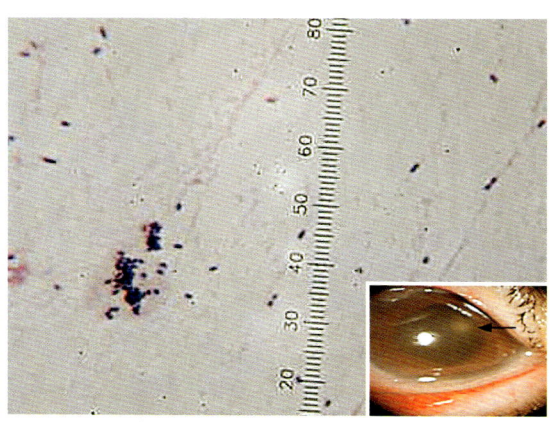

図9　塗抹材料（術後眼内液：硝子体液）
検査室からのコメント．
（1）グラム陽性の短連鎖球菌がみえる．
（2）グラム陽性のコリネ型の桿菌がみえる．
以上より，*Enterococcus*，*P. acnes* と推定される．
診断名：*Enterococcus* と *P. acnes* による白内障術後眼内炎による混濁
→：眼内混濁．

（6）*P. aeruginosa* による細菌性角膜炎（図8）
（7）*Enterococcus* と *P. acnes* による白内障術後眼内炎（図9）
（8）アカントアメーバによるアメーバ性角膜炎（図10）
（9）非結核性抗酸菌による眼内炎（図11）

5．報告方法

　眼脂の塗抹所見（グラム染色またはディフ・クイック染色）を眼脂の性状と白血球所見に基づき図12に示した．眼脂は，涙液，結膜杯細胞粘液，マイボーム腺分泌物，血管由来の漏出物，炎症細胞，脱落上皮細胞および微生物などから成る．このため感染時期により眼脂の性状は異なるが，膿性，粘液膿性，粘液性および水様性の4パターンに分類される．
（1）細菌性結膜炎の眼脂は，多核白血球が病巣部に遊走し細菌を貪食するため眼脂は膿性となる．特に大量の膿が分泌されグラム陰性の双

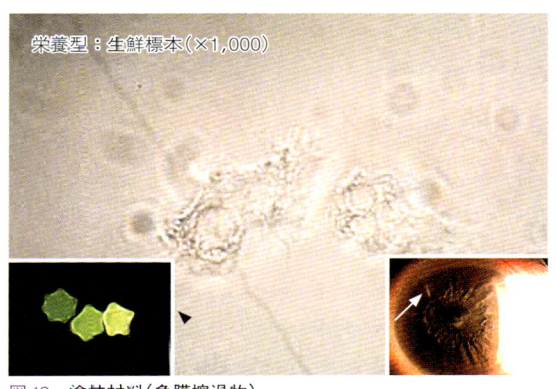

図10 塗抹材料（角膜擦過物）
栄養型：生鮮標本（×1,000）
検査室からのコメント．
（1）大きさが 30〜40 μm で葉状偽足，棘状偽足を出す栄養型がみえる．
（2）大きさが 13〜22 μm で星状の囊子（シスト）がみえる．
（3）ファンギフローラ Y 染色で蛍光を発する囊子が確認される．
以上より，アカントアメーバと推定される．
▼はファンギフローラ Y 染色（シスト，×400）．
診断名：アカントアメーバ角膜炎．
→：角膜感染部位．

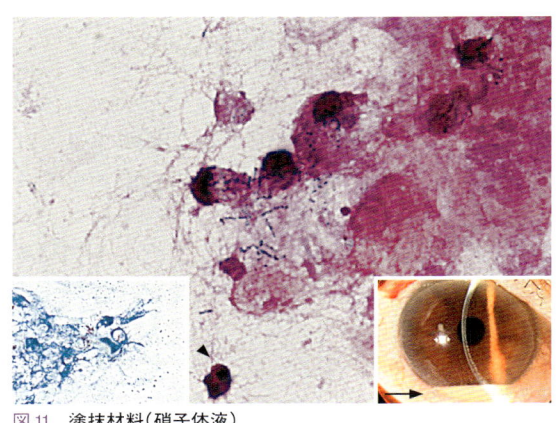

図11 塗抹材料（硝子体液）
検査室からのコメント．
（1）染色性が不均一なグラム陽性桿菌がみえる．
（2）菌体が分岐している．
▼は抗酸染色：陽性．
診断名：非結核性抗酸菌眼内炎．
→：前房蓄膿．

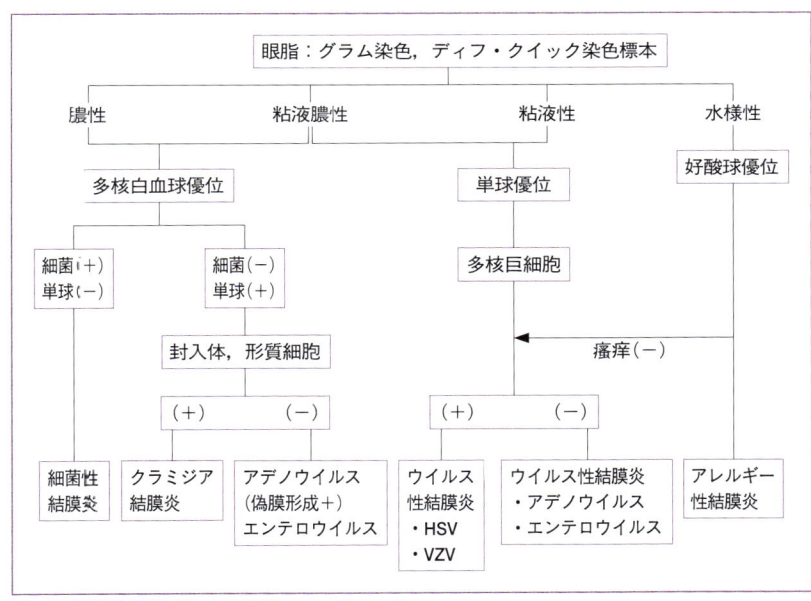

図12 眼脂塗抹標本による診断フローチャート

眼脂：グラム染色，ディフ・クイック染色標本
- 膿性／粘液膿性 → 多核白血球優位
  - 細菌(+) 単球(-) → 細菌性結膜炎
  - 細菌(-) 単球(+) → 封入体，形質細胞
    - (+) → クラミジア結膜炎
    - (-) → アデノウイルス（偽膜形成+）エンテロウイルス
- 粘液性 → 単球優位 → 多核巨細胞
  - (+) → ウイルス性結膜炎・HSV・VZV
  - (-) → ウイルス性結膜炎・アデノウイルス・エンテロウイルス
- 水様性 → 好酸球優位 ← 瘙痒(-) → アレルギー性結膜炎

球菌を貪食している多核白血球が確認されたら淋菌性結膜炎が疑われる．グラム染色結果と推定菌属・種を可能な限り報告することが主治医の抗菌薬選択に有用となる．
（2）クラミジア性結膜炎の眼脂は，細菌性とウイルス性の中間位の粘稠性を示し，多核白血球の他に単球が 20〜30 程度観察されることが多い．眼脂の材料中に封入体が観察されることは稀であるため，封入体の証明には結膜細胞の採取が必要である．
（3）ウイルス性結膜炎の眼脂は，漿液線維素性でやや粘稠で混濁していることが多いが，線維素が少ないと水様性となる．塗抹検査にて単核球が有意で多核巨細胞が確認されれば単純

ヘルペスウイルス(herpes simplex virus；HSV)，またはバリセラゾスターウイルス(varicella-zoster virus；VZV)が疑われるがHSV感染で多核巨細胞が確認されることはほとんどない[3]．一方，多核巨細胞が確認されない場合は，アデノウイルスまたはエンテロウイルスが疑われる．また，小児や高齢者では，結膜上にフィブリンが析出すると偽膜を形成することもある．

(4) アレルギー性結膜炎の眼脂は，水様性で好酸球が優位に観察され患者は瘙痒を訴えることが多い．一方，瘙痒がない場合は，ウイルス性感染も否定できない．

おわりに

塗抹検査は炎症反応の現場検証であり，検体の性状からも起因微生物のおよその推定が可能である．さらに，眼科領域の塗抹検査の判読には臨床情報(濾胞の有無，瘙痒の有無，乳頭増殖の有無など)を加味することにより診断名の推定も可能となる．そのため，塗抹検査の質の向上には，感染症以外(春季カタル，ドライアイ，アレルギー性結膜炎など)の眼脂所見を把握することも大切である．

(浅利 誠志)

7 生殖器感染症

はじめに

生殖器感染症は性行為感染症(sexually transmitted infection；STI)とSTI以外の感染症に大きく分類することができる．STIの起因菌はいわゆる病原微生物であり，代表的なSTIと病原微生物を表1に示した．生殖器感染症検査材料のフローチャートを図1に示す．

1 性行為感染症(STI)

1．淋菌感染症(図2, 3)

膿性尿道分泌物のグラム染色標本を鏡検する．多形核白血球に貪食されたグラム陰性双球菌が認められる．男性尿道炎の場合，膿性尿道分泌物から本グラム染色所見を認めた場合は，淋菌(*Neisseria gonorrhoeae*)と報告できる．女性帯下のグラム染色標本はPMN(多形核白血球)に貪食されたグラム陰性双球菌が認められるが，男性より白血球も菌体も少ない．*Lactobacillus*がみられないことが多く，女性の場合は淋菌の疑いと報告する．

2．性器クラミジア感染症(図4)

尿道擦過物の蛍光抗体染色(direct fluorescent antibody test；DFA)標本を蛍光顕微鏡で鏡検する．細胞外に緑色の基本小体(elementary body；EB)が観察され，全視野で数個以上認められた場合に，クラミジア・トラコマティス(*Chlamydia trachomatis*)と報告できる．

3．腟トリコモナス症(図5)

帯下あるいは腟内容物の擦過材料を生標本で鏡検する．鞭毛と波動膜による運動が認められ，大きさが赤血球の2倍以上である場合は腟トリコモナス(*Trichomonas vaginalis*)と報告できる．通常は生標本を鏡検するが，グラム染色でも鞭毛の存在や細胞の形態から本原虫を推定することができる．

4．アメーバ赤痢(図6)

粘血便をただちに生標本で鏡検する．偽足によるアメーバ運動とともに細胞内に赤血球が取り込まれている栄養型虫体が観察できれば赤痢アメーバ(*Entamoeba histolytica*)と報告できる．大腸生検組織内に栄養虫体が見いだされた場合も同様に

表1 代表的なSTIと病原微生物

淋菌感染症	*Neisseria gonorrhoeae*
性器クラミジア感染症	*Chlamydia trachomatis* (D-K)
軟性下疳	*Haemophilus ducreyi*
鼠径リンパ肉芽腫	*Chlamydia trachomatis* (L1-3)
性器ヘルペス症	herpes simplex virus (HSV)
尖圭コンジローム	human papilloma virus (HPV)
腟トリコモナス症	*Trichomonas vaginalis*
赤痢アメーバ症	*Entamoeba histolytica*
梅毒	*Treponema pallidum*
AIDS	human immunodeficiency virus (HIV)

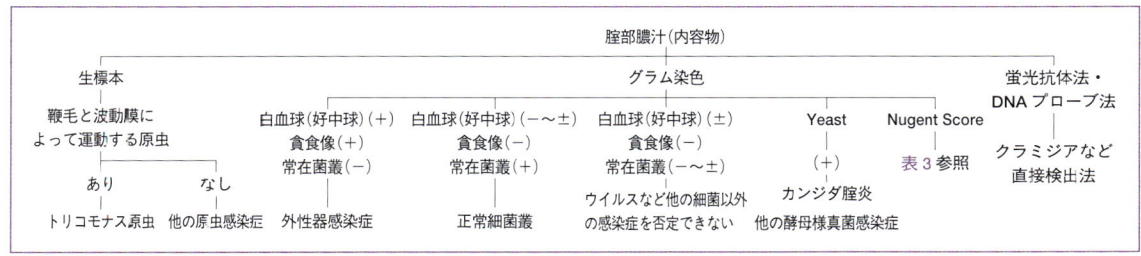

図1 生殖器感染症検査材料のフローチャート：腟部膿汁（内容物）標本の観察

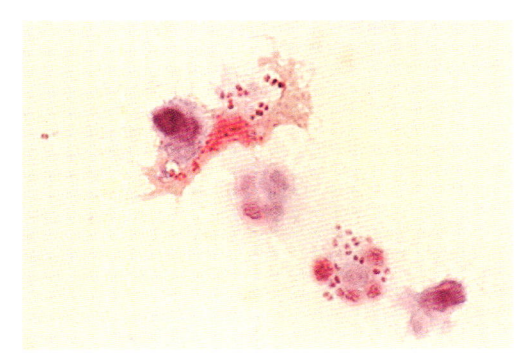

図2 男性尿道分泌物中の淋菌

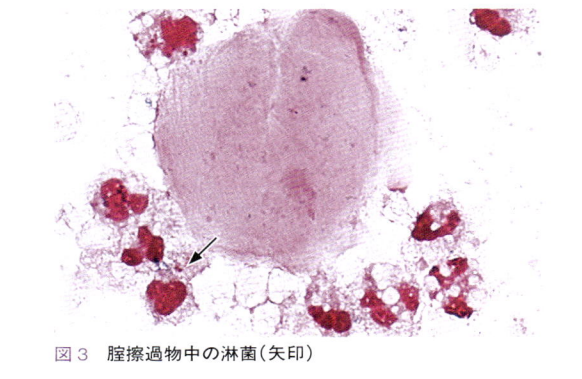

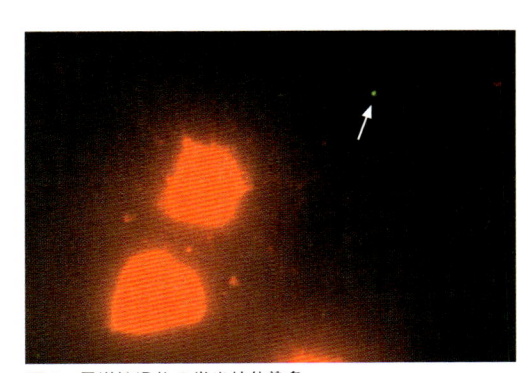

図3 腟擦過物中の淋菌（矢印）

図4 尿道擦過物の蛍光抗体染色
緑色の基本小体（EB）を認める．

生標本；
活発に運動している．

グラム染色；鞭毛が観察できる．

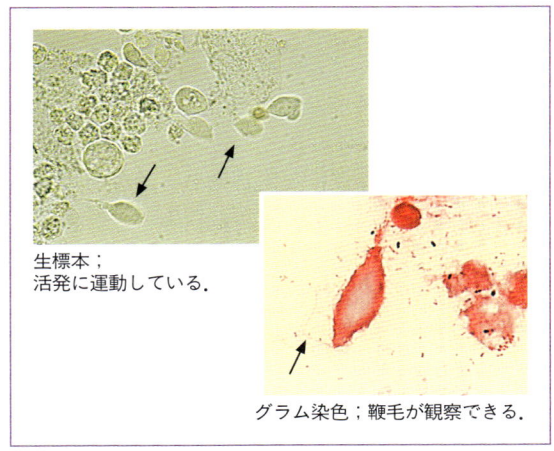

図5 腟内容物中の腟トリコモナス

報告できる．

5．報告法

　STIの場合は，疑われる感染症の病原微生物について有無を報告する．グラム染色で報告できる病原微生物は淋菌が重要である．生標本では腟トリコモナスの有無を報告する．他のSTI病原微生物は，遺伝子検査法や直接抗原検査あるいは血中抗体検査によって結果報告を行う．

2｜STI以外の感染症

　STI以外の生殖器感染症では感染症に特異的な病原微生物の組み合わせはみられない．幅広い微生物が起因菌になることから，グラム染色標本を鏡検して炎症細胞の出現，貪食の有無および菌量などの所見から起因菌を推定する．細菌性腟症を除き，このような一般的な感染所見により推定起因菌を報告する．表2に主なSTI以外の生殖

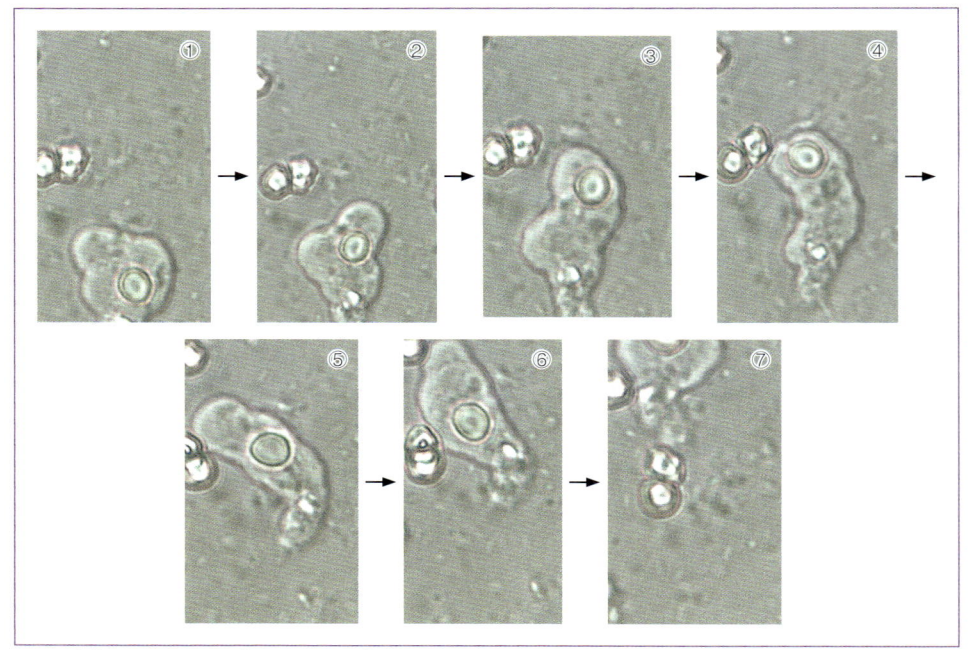

図6 赤痢アメーバの運動(生標本,×400)
赤血球を取り込んだアメーバが視野を移動していく．

1．細菌性腟症(図7,8)

正常な成熟期女性の腟内容物標本の鏡検では，多数の扁平上皮細胞と *Lactobacillus* が観察される．細菌性腟症患者の腟内容物では，*Lactobacillus* は認められず，多数の *Gardnerella vaginalis* と Clue cell が認められる．*G. vaginalis* は脱色の悪いグラム陰性の小桿菌であるが，菌形態のみで推定することは困難である．細菌性腟症のマーカーとしてニュージェント・スコア(Nugent Score)が有用である．図8の例では，*Lactobacillus* 陰性，*G. vaginalis* 多数，Clue cell 陽性，NS＝8と報告する．表3にニュージェント・スコアのスコアリング方法を示す．

2．外性器感染症(図9)

膿汁を採取してグラム染色標本を鏡検する．多形核白血球に貪食された細菌が観察される．図9は *Staphylococcus aureus* によるバルトリン腺炎例である．多形核白血球を多数認め，貪食されていることから，起因菌はグラム陽性球菌(Staphylococci)と報告できる．外性器感染症の場合は常在菌が鏡検されることも多い．

表2 STI以外の生殖器感染症と起因菌

外性器感染症
　　E. coli, *Staphylococcus* spp., *Peptostreptococcus* spp., *Bacteroides* spp.など
細菌性腟症(bacterial vaginosis；非特異性腟炎)
　　Gardnerella vaginalis などの異常増殖がみられ，カンジダ，トリコモナスなどが検出されない
カンジダ腟炎・外陰炎
　　C. albicans, *C. glabrata*, *C. tropicalis*, *C. krusei*, *C. parapsilosis* など
内性器感染症(骨盤内炎症性疾患：PID)
　子宮内感染
　　産褥性：*Staphylococcus* spp., *Streptococcus* spp., *E. coli*, 嫌気性菌の複数菌感染
　　非産褥性：淋菌，結核菌，STI原因菌
　子宮付属器炎
　　好気性グラム陰性桿菌，好気性グラム陽性球菌，嫌気性菌，STI原因菌などの混合感染
　骨盤腹膜炎
　　一般細菌，クラミジア，ウイルス，原虫，真菌およびSTI原因菌
　羊水感染症
　　Enterococcus spp., *Staphylococcus* spp., *Streptococcus* spp., *E. coli*, *Campylobacter fetus*, *Peptostreptococcus* spp., *Bacteroides* spp., *Fusobacterium* spp.など

3．婦人科術後感染症(図10)

創部滲出液のグラム染色標本を鏡検する．術後感染症はさまざまな一般細菌が起因菌となるが，多形核白血球に貪食像がみられる頻度は多くない．図10は *Escherichia coli* による婦人科術後感染症例である．多数のグラム陰性桿菌と多形核

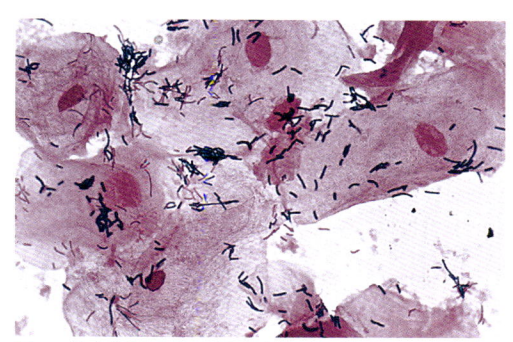

図7 腟内容物のグラム染色像(健常者)

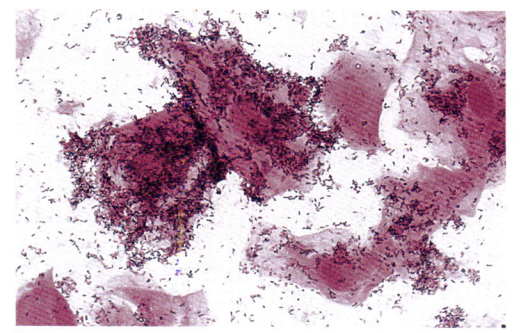

図8 Clue cell と Gardnerella vaginalis

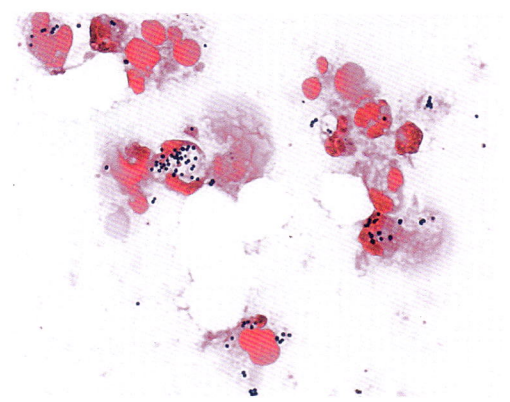

図9 外性器感染症(Staphylococcus aureus)

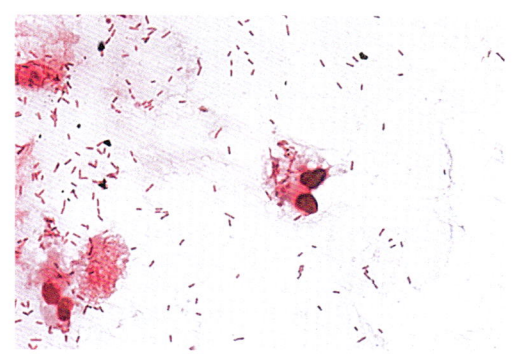

図10 婦人科術後感染症(Escherichia coli)

表3 腟分泌物染色標本のスコアリング法

Lactobacillus form						
個数/視野	0	<1	1〜4	5〜30	>30	
スコア	4	3	2	1	0	……a
Gardnerella form						
個数/視野	0	<1	1〜4	5〜30	>30	
スコア	0	1	2	3	4	……b
Mobiluncus form						
個数/視野	0	<1	1〜4	5〜30	>30	
スコア	0	1	1	2	2	……c

ニュージェント・スコア＝a+b+c．(0〜10/11 step)

表4 推定起因菌の表記例

グラム染色報告名	推定起因菌の例
ブドウ球菌	Staphylococcus sp.
連鎖球菌	Streptococcus sp.
短桿菌	Acinetobacter sp.
双球菌(貪食)	Neisseria sp.
莢膜菌	Haemophilus sp.
芽胞菌	Bacillus sp.
分岐状菌	Nocardia sp.
半らせん状菌	Helicobacter sp.
ランセット状球菌	Streptococcus pneumoniae
長桿菌	Lactobacillus sp.
Clue cell	Gardnerella sp.
カーブ状桿菌	Mobiluncus sp.
抗酸菌	Mycobacterium sp.
酵母様真菌	Candida sp.

白血球を認める．術創部位やライン刺入部は免疫学的に寛容状態であることから，貪食像はほとんど認められない．

4．報告法

外性器感染症では検査材料にみられる白血球の量と貪食の有無が重要である．多くの場合は，グラム陰性桿菌やグラム陽性球菌といった形式の起因菌報告になるが，多数の白血球とともにブドウ球菌や連鎖球菌がみられるときは，それぞれ推定起因菌として報告できる．

細菌性腟症が疑われるときはニュージェント・スコアを適用する(表3)．スコア7以上の場合，細菌性腟症疑いとしてコメントを付加する．

酵母様真菌がみられた場合は"yeast"と記載して報告する．酵母様真菌による腟炎では多くの場合Candidaが起因菌となることから，"Candida疑い"として報告してもよい．

表4に報告する際の実際的な起因菌表記の例を示した．　　　　　　　　　(田中 美智男)

文　献

1　呼吸器感染症

1) Geckler RW, Gremillion DH, McAllister CK, et al : Microscopic and bacteriological comparison of paired sputa and transtracheal aspirates. J Clin Microbiol 6：396-399, 1977
2) Miller DL, Jones R : A study of techniques for the examination of sputum in a field survey of chronic bronchitis. Am Rev Respir Dis 88：473-483, 1963
3) Morin S, Tetrault J, James L, et al : Specimen acceptability ; Evaluation of specimen quality. Isenberg HD (ed) : Clinical Microbiology Procedure Handbook, vol. 1. ASM Press, pp 1-6, 1992
4) Bertlett JG, Finegold SM : Bacteriology of expectorated sputum with quantitative culture and wash technique compared to transtracheal aspirates. Am Rev Respirat Dis 117：1019-1027, 1978
5) Marik PE : Aspiration pneumonitis and aspiration pneumonia. N Engl J Med 344：665-671, 2001

3　腸管感染症

・Guerrant RL, Van Gilder T, Steiner TS, et al : Practice guidelines for the management of infectious diarrhea. Clin Infect Dis 32：331-351, 2001
・Hughes JM : Food bone disease. Mandell GL, Bennett JE, Dolin R (ed) : Principles and Practice of Infectious Diseases, 6th ed. Churchill Livingstone, 2004
・York MK : Fecal culture for aerobic pathogens of gastroenteritis. Isenberg HD (ed) : Clinical Microbiology Procedures Handbook, 2nd ed. ASM Press, pp 1-21, 2004
・増田剛太(編)：腸管感染症のすべて．化学療法の領域 23：9-189，2007
・柳下徳雄(編)：便性から見る感染性腸炎．国際医学出版，2007
・菅野治重(編)：より良い感染症診療を目指して．ライフサイエンス，2005

4　中枢神経感染症

1) 庄司紘史：髄液所見による脳脊髄膜炎の鑑別．臨床検査 49：367-373，2005
2) 細菌性髄膜炎の診療ガイドライン作成委員会(編)：細菌性髄膜炎の診療ガイドライン．医学書院，pp 1-29，2007
3) 小栗豊子：より良い感染症診療をめざして―中枢神経感染症．ライフサイエンス，pp 2-18，2005
4) 大田喜孝：標準化のための髄液一般検査．臨床検査 Yearbook2008――一般検査編．臨床病理レビュー 140(特集)：65-71，2008
5) 水谷智彦，古川恵一，大西健児，他：中枢神経感染症の診断と治療．化学療法の領域 25：22-61，2009
6) 村上日奈子：髄液検体から検出される微生物の迅速診断検査法．感染症治療の基礎 No.2―血液・髄液．国際医学出版(非売品)，pp 25-30，2006
7) 中村　明，黒木春郎，大嶋寛子，他：10年間の小児期細菌性髄膜炎の検討と迅速抗原診断法の再評価．感染症誌 73：901-908，1999
8) 野々山勝人：髄膜炎 Q&A．五島瑳智子(監)：Q&Aで読む細菌感染症の臨床と検査．国際医学出版，pp 150-155，2005
9) Ceyhan M, Yildirim I, Tekeli A, et al : A *Chryseobacterium meningosepticum* outbreak observed in 3 clusters involving both neonatal and non-neonatal pediatric patients. Am J Infect Control 36：453-457, 2008
10) Takeshi M, Tsukasa E : Analysis of cases of central nervous system fungal infections reported in Japan between January 1979 and June 1989. Int Med 31：174-179, 1992
11) 深在性真菌症のガイドライン作成委員会(編)：深在性真菌症の診断・治療ガイドライン2007．医歯薬出版，p 13，31，37，84，2007
12) Cross JT Jr, Jacobs RF : Textbook of Pediatric Infectious Diseases, 5th ed. Philadelphia Saunders, pp 484-493, 2004
13) 中里良彦：髄膜炎．前崎繁文(編)：感染症内科クリニカルスタンダード．文光堂，pp 152-157，2008
14) 国立感染症研究所：63．レプトスピラ病．病原体検出マニュアル，pp 1453-1467，2003(http://www.nih.go.jp/niid/reference/pathogen-manual-60.pdf)

5　皮膚・軟部組織感染症

1) 青木　眞，喜舎場朝和(監)：感染症診療スタンダードマニュアル．羊土社，2008
2) 山口　徹，北原三夫，福井次矢(総編集)：今日の治療指針．医学書院，2006
3) 神崎寛子：微生物培養検査のサンプリング―少量の常在菌を含む検体．臨床検査 44：507-510，2000
4) 多田譲治，秋山尚範，荒田次郎：微生物検査における患者検体の採取法―皮膚・軟部組織感染症．臨床と微生物 27(3)：51-57，2000
5) 吉田眞一，柳　雄介，吉開泰信(編)：戸田新細菌学．南山堂，2007
6) 日本化学療法学会，日本嫌気性菌感染症研究会(編)：嫌気性菌感染症診断・治療ガイドライン．pp 95-97，協和企画 2007

6　眼感染症

1) Baron EJ, Pfaller MA, et al : Commensal and pathogenic microorganisms of humans. Murray PR, Baron EJ, Pfaller MA, et al (eds) : Manual of Clinical Microbiology, 7th ed. ASM Press, pp 23-26, 1999
2) 田原和子，浅利誠志：*Acanthamoeba* の迅速診断を目的とした各染色法の比較．日本臨床微生物学会誌 5：5-11，1995
3) 中川　尚：第4章　検査．日眼会誌 107：17-23，2003

7　生殖器感染症

・小島弘敬，松田静治：淋菌感染症．日本医師会(編)：感染症の診断・治療ガイドライン．医学書院，pp 238-241，1999
・久保田武美：産婦人科領域の感染症．検査と技術 24(増刊)：136-140，1996

9 抗微生物薬の治療効果の判定　各論

1 細菌（経時的顕微鏡検査）

1 初期治療における抗菌薬選択に関する従来の検査法の問題点

　細菌感染症に対する抗菌薬の選択は，培養検査による分離菌の同定と，感染症の原因菌と推定される分離菌に対する薬剤感受性検査によって行われてきた．しかし培養検査は結果を得るまでに，大腸菌などの速育性細菌でも2～3日を要するため，実際は感受性検査の成績は初期治療の決定には間に合わず，初期治療に用いる抗菌薬は，検査結果ではなく，医師の裁量によって決定されてきた．このため現在の感受性検査法は「初期治療が失敗した場合の保険的検査」として行われているのが実情である．また原因菌と感受性成績が不明なため，医師は初期治療に広域性の抗菌薬を選択せざるを得なかった．培養検査の最大の欠点は時間を要することであるが，培養法の改良による検査時間の短縮はほとんど期待できない状況にある．

2 抗菌薬療法における顕微鏡検査の有用性

　抗菌薬の臨床効果は非常に早く発現し，カルバペネム系抗菌薬や第三世代セフェム系抗菌薬などの強力な抗菌薬が大腸菌や肺炎球菌などによる感染症患者に投与された場合は1日以内に解熱することが多い．in vitroで強力な抗菌薬を細菌に作用させると，1時間以内に10^8～10^9 cfu/mlの菌量の細菌が10^3 cfu/ml以下に急激に減少する[1]．この急激な菌量の減少は検体中でも確認でき，抗菌薬投与から数時間以内に喀痰や尿中の菌量が激減する．抗菌薬投与から1日以内にみられる急激な解熱効果はこの著しい菌数減少と関係している可能性が高い．この激しい菌量の減少は顕微鏡検査を経時的に連続して行うことによって容易に確認できる．さらにβ-ラクタム系薬投与後の検体中に伸展化した細菌[2]や細胞内に残存する細菌が認められた場合は，β-ラクタム系薬ではこれらの細菌をこれ以上殺菌できない可能性が高く，キノロン系薬などの作用機作や細胞内移行性が異なる抗菌薬に変更する必要がある．また検体中にバイオフィルムの断片が認められる場合は，抗菌薬はバイオフィルム内の細菌を殺菌できない可能性が高いため，カテーテルの抜去などバイオフィルムへの対応が必要となる．このように顕微鏡検査から得られる情報によってきめ細かな抗菌薬療法を行うことができる．

3 経時的顕微鏡検査とは

　経時的顕微鏡検査(progressive microscopic examination；PME)とは，「抗菌薬投与後に経時的に連続して検体を採取して顕微鏡検査を行い，抗菌薬投与前の所見と比較することによって，細菌および炎症細胞の変化から抗菌薬の治療効果を判定する検査法」である．この顕微鏡検査が成立するためには連続して検体を採取する必要があるため，連続的に検体が採取できる尿路感染症（特に膀胱カテーテル留置例）や呼吸器感染症が

表1 経時的顕微鏡検査において推奨される検体採取時間

感染症	抗菌薬	検体採取時間（抗菌薬投与からの時間）			
		投与前	1時間	3時間	24時間
尿路感染症	経口剤			○	
	注射剤	○	○		○
呼吸器感染症	経口剤			○	
	注射剤		○		

表2 顕微鏡検査で推定可能な菌種と菌群

推定可能な範囲	染色性	形態	推定可能な菌種と菌群
菌種	グラム陽性	球菌	Streptococcus pneumoniae
		小桿菌	Listeria monocytogenes
	グラム陰性	球菌	Neisseria gonorrhoeae, Branhamella catarrhalis
		小桿菌	Haemophilus influenzae
		桿菌	Klebsiella pneumoniae, Pseudomonas aeruginosa, Fusobacterium nucleatum
菌群	グラム陽性	球菌	連鎖球菌・腸球菌，ブドウ球菌，嫌気性球菌
	グラム陰性	桿菌	腸内細菌科，ブドウ糖非発酵性グラム陰性桿菌
特殊菌	抗酸染色	抗酸菌	Mycobacterium spp.
	抗酸染色	放線菌	Nocardia spp., Actinomyces spp.
	芽胞染色	芽胞菌	Clostridium spp., Bacillus spp.

適する．また連続して検体を得るためには医師の協力が不可欠である．

投与した抗菌薬の治療効果が最初に確認できる時間は，感染法の種類，抗菌薬の種類，抗菌薬の投与経路（経口，注射）などによって異なるが，尿路感染症では，β-ラクタム系薬投与例で，注射薬で1時間後，経口剤で3時間後，キノロン系薬の経口剤投与例も3時間後には菌量の減少が確認できる．表1に抗菌薬の治療効果の判定できる検体採取時間を示した．

4 経時的顕微鏡検査を利用した抗菌薬療法の実際

1. 顕微鏡検査に基づく初期治療薬の決定

顕微鏡検査の細菌および炎症細胞の所見から，①感染症の病巣を反映した適切な検体であること，②感染症が急性期にあること，③抗菌薬が投与されていない症例であること，の三条件を満たす検体であることを最初に確認する．このような検体中には感染症の原因菌が含まれている可能性が高く，病原体診断に適した検体である．①に関しては感染病巣を反映しない検体は病原体診断に誤診を生じる可能性があり，②に関しては急性期を過ぎ，治癒期に入った感染症例では原因菌はすでに消失している可能性が高いため，検査対象にならない．③に関しては，抗菌薬投与によって感性菌の消失と耐性菌の増加が生じる．これが菌交代現象である．菌交代現象は抗菌薬投与から数時間後には生じるため，抗菌薬投与後の検体では菌交代現象で増加した耐性菌が検出される可能性が高い．顕微鏡検査では耐性菌が増加しても炎症細胞が減少していれば，投与した抗菌薬は治療に有効であり，増加した耐性菌は感染症に関与していないことがわかるが，培養検査ではこの鑑別は不可能である．このように感染症の原因菌を調べる検査では，先の三条件を満たす検体についてのみ検査を行うべきである．

顕微鏡検査における原因菌の表現法を表2に示したが，Steptococcus pneumoniae や Haemophilus influenzae など形態的に菌種が推定できる細菌と，腸内細菌科や非発酵菌など菌群でしか推定できない細菌とに大別される．これらの推定される原因菌の情報を医師に迅速に報告することによって初期治療に用いる抗菌薬の精度が向上する．なお顕微鏡検査における推定菌種の報告法は，報告の意味を医師が十分理解できるように，前もって医師とよく相談し，表記法を決定する必要がある．

2. 経時的顕微鏡検査による抗菌薬の治療効果の判定

投与した抗菌薬が原因菌に対して治療に適した抗菌力を持つ場合は，検体中の細菌は急速に減少し（図1〜3），やがて確認できなくなる（図4）．細菌の減少に少し遅れて好中球などの炎症細胞も減少する．経時的塗抹検査では，原因菌が特定できなくても炎症細胞の減少から投与した抗菌薬の有効性が判断できる．これに対して投与した抗菌薬の治療効果が十分でない場合は，細菌はいったん

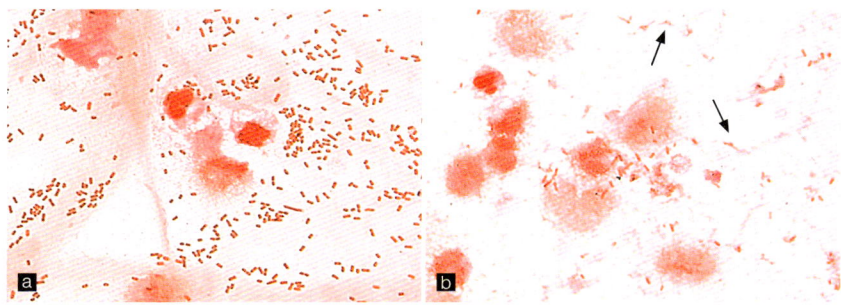

図1　大腸菌性急性腎盂腎炎患者の抗菌薬投与前後の尿所見の変化
a：抗菌薬投与前，b：メロペネム0.5g投与1時間後．メロペネム投与1時間後には大腸菌は著減し，わずかに残存する大腸菌も溶菌している（→）．

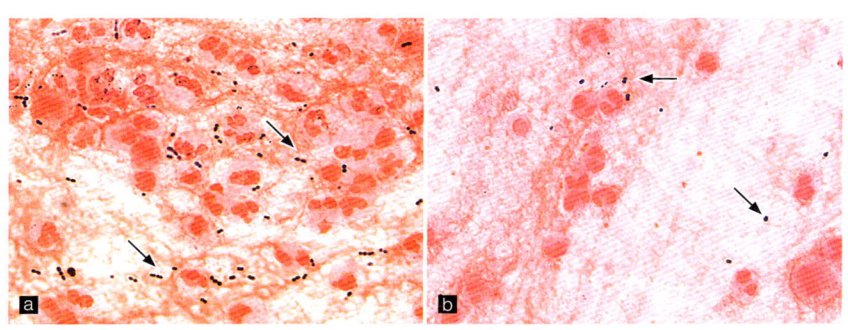

図2　肺炎球菌性肺炎患者の抗菌薬投与前後の喀痰所見の変化
a：抗菌薬投与前，b：メロペネム0.5g投与3時間後．メロペネム投与3時間後の喀痰では肺炎球菌（→）はほとんど消失し，好中球も減少している．

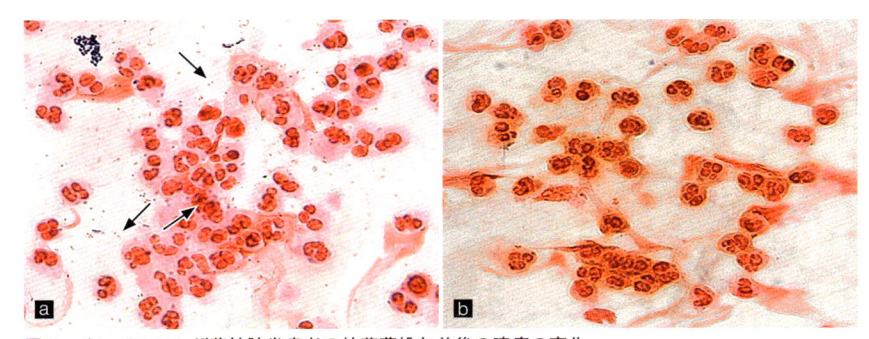

図3　インフルエンザ菌性肺炎患者の抗菌薬投与前後の喀痰の変化
a：抗菌薬投与前，b：セフェピム1g投与90分後．セフェピム投与90分後の喀痰ではインフルエンザ菌（→）は消失している．

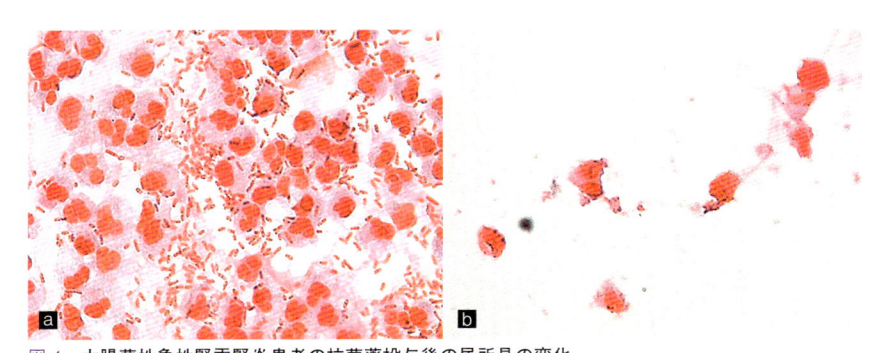

図4　大腸菌性急性腎盂腎炎患者の抗菌薬投与後の尿所見の変化
a：抗菌薬投与前，b：メロペネム0.5g投与14時間後．メロペネム投与14時間後には大腸菌は消失し，壊れた好中球のみが認められる．

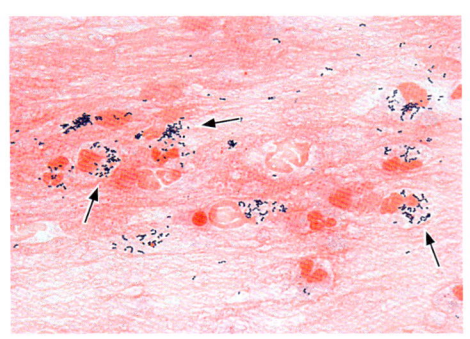

図5 Streptococcus constellatus による肺炎患者の喀痰所見
好中球内に多数の S. constellatus（→）を認める．β-ラクタム系抗菌薬は細胞内にほとんど移行しないため無効な場合が多く，細胞内に高濃度で移行するマクロライド系薬，リンコサミド系薬，キノロン系薬などが治療に適する．

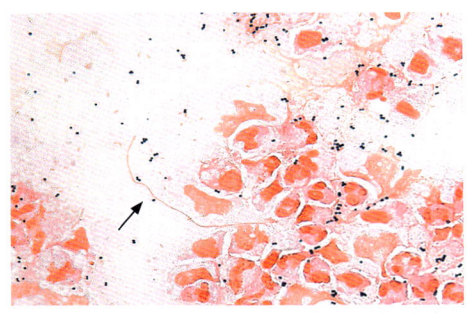

図6 セフェピム投与中の緑膿菌性急性腎盂腎炎患者の尿所見
伸展化した緑膿菌（→）が認められる．このような伸展化した細菌が認められる場合は β-ラクタム系抗菌薬をアミノ配糖体系抗菌薬やキノロン系抗菌薬に変更する必要がある．

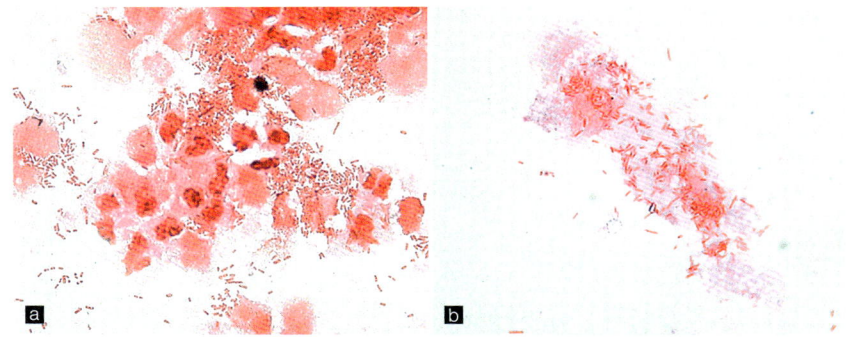

図7 大腸菌性急性腎盂腎炎患者の抗菌薬投与前後の尿（膀胱カテーテル留置例）
a：抗菌薬投与前，b：モキシフロキサシン 400 mg 投与5時間後．モキシフロキサシン投与後の尿ではバイオフィルム内にのみ大腸菌が残存する．このような例は抗菌薬投与を続けても効果はなく，カテーテルの抜去が必要である．

減少しても消失せず，やがて再増殖してくる．このような例では新鮮な好中球が持続して検出される．このような所見がみられる症例では抗菌薬を変更する必要がある．

抗菌薬の治療効果が不十分な場合，その原因としては原因菌が正しく決定されていない場合が最も多いが，原因菌が正しく決定されていても十分な治療効果が得られない場合もある．その場合は以下の原因が考えられる．①原因菌に対する最小発育阻止濃度（minimum inhibitory concentration；MIC）を上回る抗菌薬濃度が病巣で得られていない．②抗菌薬に対して原因菌が耐性化している．③膿瘍形成など抗菌薬が移行しない病巣がある．④原因菌が細胞内で増殖している（図5）．⑤伸展化など細菌が抗菌薬の殺菌作用を受けにくい形態に変化している（図6）．⑥多数の細菌がバイオフィルム内に存在する（図7），などである．このうち④〜⑥は顕微鏡検査で確認できる．これらの条件に対して抗菌薬の修正法を表3に示したが，抗菌薬の投与量を増やすことで対応できるのは①のみであり，②〜⑥の条件では抗菌薬の種類を変更する必要がある．図8に抗菌薬の変更によって治療が成功した症例を示した．

3. 経時的顕微鏡検査の今後の課題

以上，述べたように経時的顕微鏡検査は今後の感染症の治療に大きな貢献が期待される検査法である．しかし経時的検査を行うには解決すべきいくつかの条件がある．まず経時的顕微鏡検査では細菌などの微生物に関する知識とともに，炎症細胞や上皮細胞など細胞に関する知識が必要であり，抗菌薬に関しても細菌の形態的変化や組織移行性などに関する幅広い知識が必要である．検査

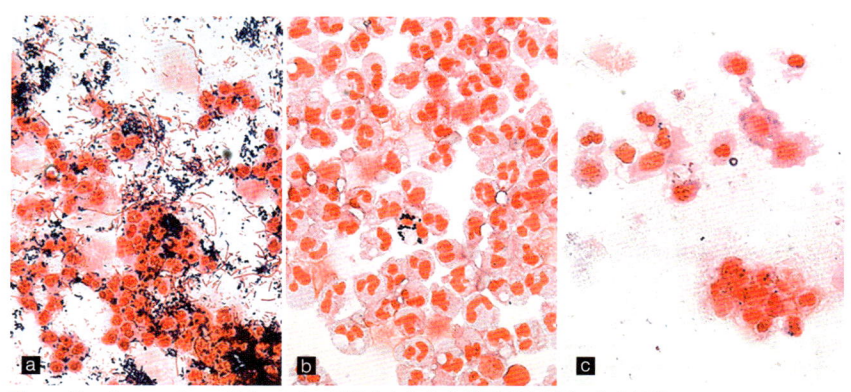

図 8 *Citrobacter freundii* と MRSA が検出された急性腎盂腎炎例の治療経過
a：レボフロキサシン投与 3 日後，b：トブラマイシン投与 12 時間後，c：トブラマイシン投与 24 時間後．レボフロキサシン投与中に伸展化した *C. freundii* が認められたため(a)，抗菌薬をトブラマイシンに変更した．トブラマイシン投与直後に尿中に多数の新鮮な好中球が出現し，投与から 12 時間後には *C. freundii* と MRSA は尿中から消失した(b)．トブラマイシン投与 24 時間後には新鮮な好中球も消失し，古い好中球のみが認められた(c)．この症例では MRSA に有効な抗菌薬は投与しなかったが，*C. freundii* に対する治療によって MRSA も消失し，炎症所見も改善した．

表 3 抗菌薬の治療効果が不十分な場合の対処法

原因	対処法
病巣中の抗菌薬の濃度不足	1. 抗菌薬の増量 2. 用法・用量の修正 3. MIC の低い抗菌薬に変更
抗菌薬耐性菌による感染例	1. 他の系統の抗菌薬に変更 2. 抗菌薬を併用
膿瘍形成	1. 外科的切除 2. マクロライド系薬，リンコサミド系薬，キノロン系薬，クロラムフェニコール系薬などに変更
細菌の細胞内増殖	キノロン系薬，マクロライド系薬，リンコサミド系薬，クロラムフェニコール系薬などに変更
細菌の伸展化・膨化	アミノ配糖体系薬，キノロン薬に変更
バイオフィルム内細菌	カテーテル交換などバイオフィルムを撤去

技師はこれらの知識を獲得する必要があり，このような知識を検査技師に対して教育する組織作りが必要である．経時的顕微鏡検査では検査所見を正しく解釈するために患者情報や検体情報を得る必要があり，場合によっては患者の症状や検査値の情報も必要になる．このため医師と検査技師との間に密接な情報交換が必要であり，特に患者について圧倒的に多くの情報を持っている医師から検査技師への情報提供が重要である．医師と検査技師との間にこのようなレベルの高い協力関係を構築することができれば，経時的顕微鏡検査は感染症診療に役立つ新しい検査法として，今後の発展が期待される．

（菅野 治重）

② マラリア

はじめに

マラリアは，主として熱帯，亜熱帯地域に広く分布する住血胞子虫亜目に属する熱帯熱マラリア原虫(*Plasmodium falciparum*)，三日熱マラリア原虫(*P. vivax*)，四日熱マラリア原虫(*P. malariae*)および卵形マラリア原虫(*P. ovale*)を病因とする急性感染症である．

人類は有史以前からマラリア，特に臨床経過が悪性の熱帯熱マラリアの病苦に悩まされ続けているが，1960 年代後半以降は，熱帯地域での流行状況が一挙に悪化し，世界 109 か国で年間 3〜5 億人が罹患し，200 万人が犠牲になっていた．しかし，マラリアによる死亡率を 2015 年までに半減することを目指した WHO(1996)による Roll Back Malaria イニシアチブ[1]と称する対策により，2008 年には罹患者 2.5 億人，死亡者は 87 万

人にまで減少してきている。とはいえ，マラリアは依然として流行地住民の健康と生命を脅かす重要な感染症であることは変わりない。加えて，わが国や欧米の非流行地からの熱帯地への旅行者や滞在者が増加するにつれ，現地で病臥したり，帰国後に発症する輸入マラリアが増え死亡例も発生しているなど，マラリアは，世界規模の重要な感染症である(図1)。なお，マラリアは自然界では感染ハマダラカの吸血時に病因原虫が伝播されるが，感染血の輸血，感染母体からの経胎盤感染や汚染注射針の共用による伝播もある。

マラリア診断の基本は現在でも血液薄層ギムザ(Giemsa)染色標本の鏡検による赤血球内無性原虫の検出である。その診断に正確を期するには，マラリア原虫の複雑な生活史を理解し，赤血球内発育環の形態学的特徴に精通しておくことが重要である。

1 マラリア原虫の人体内発育環

マラリアは雌感染ハマダラカの吸血の際に，その唾液腺から人への感染型である胞子小体(スポロゾイト)が注入されて感染が成立する。この胞子小体は速やかに血流を介して肝の類洞に達して肝細胞内に集積，形態を変えて無症状組織期(または赤外期)の増殖を行い，やがて多数の分裂小体(メロゾイト)を有する赤外期の分裂体(シゾント)になるが，それに要する時間は原虫の種類によって異なる。その後，分裂体が成熟して破裂すると，放出された分裂小体が循環血流に移行して赤血球内に侵入し，赤内期の発育を開始する。ただし，熱帯熱マラリア原虫と四日熱マラリア原虫では，赤外期分裂体がいったん破裂すれば肝細胞内に病因原虫の残存を認めないが，三日熱マラリア原虫と卵形マラリア原虫は肝細胞発育環の一部は休眠型原虫(ヒプノゾイト)となって肝細胞内に残存し，両種特有の初回発作後数か月～数年を要しての再発の原因になる。なお，マラリア原虫はその種類を問わず，いったん赤内期の発育を開始すれば，肝細胞に再侵入することはできないため，赤内型原虫が感染する輸血マラリアでは，赤外期発育環は形成されない。

なお，赤血球内に移行した原虫は環状体，栄養体(アメーバ体)，そして原虫種によって異なる8～36個の分裂小体を有する分裂体に発育し，ついには赤血球を破壊して分裂小体を流血中に放出し，熱発作を起こす。これらの時期の発育環が顕微鏡検査の対象になる。血中に放出された分裂小体は新たな赤血球に侵入し，シゾゴニーと呼ばれる無性生殖を繰り返すが，その周期は熱帯熱マラリア原虫，三日熱マラリア原虫と卵形マラリア原虫で48時間，四日熱マラリア原虫で72時間であり，マラリアではこの過程の無性原虫が臨床症状の発現に関与する。また，赤血球内に侵入した分裂小体の一部は核分裂を行わずに雌雄生殖母体に分化するが，この発育環は人体内ではそれ以上発育せず，媒介蚊に取り込まなければ早晩死滅する。

赤血球への分裂小体の侵入には，原虫種と赤血球日齢との間に特異性がある。熱帯熱マラリア原虫はバンド3やグリコホリンA，B，Cなどの宿主細胞分子を認識する多数の結合蛋白質を保有しているため，全日齢の赤血球への侵入が可能で，時に50％以上の虫血症を呈することがある。これに対して，三日熱マラリア原虫は赤血球表面の特異的結合が選択的で，網状赤血球表面の特異蛋白質，ダフィ・ケモカイン受容体を認識するだけ

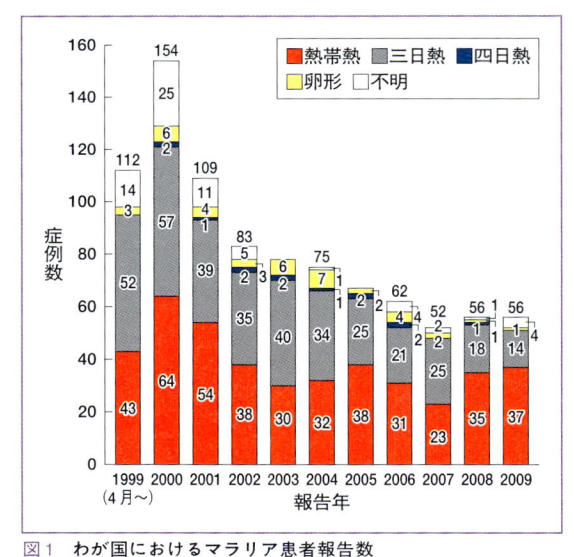

図1 わが国におけるマラリア患者報告数
〔国立感染症研究所感染症情報センター(http://idsc.nih.go.jp/idwr/kanja/idwr/idwr2010/idwr2010-38.pdf)より改変〕

表1　末梢血中にみられるマラリア原虫の特徴（血液塗抹ギムザ染色標本）

	熱帯熱マラリア	三日熱マラリア	四日熱マラリア	卵形マラリア
病原体	P. falciparum	P. vivax	P. malariae	P. ovale
発育周期	36〜48時間	48時間	72時間	48時間
血中に出現する発育環	通常，環状体，生殖母体	全発育環（環状体，栄養体，分裂体，生殖母体）	全発育環	全発育環
感染赤血球	膨大せず，Maurer斑点出現	膨大し，Schüffner斑点出現	やや縮小	円形または卵形で一端が鋸歯状，Schüffner斑点
多重感染	しばしばみられる	時にみられる	極めて稀	稀
環状体	環は小さく，時にクロマチンが2個	環は大きく細い	三日熱原虫よりやや小さく，環は太い	三日熱原虫より緻密
栄養体（アメーバ体）	大きく，空胞は不顕著（濃青）*	大きく，空胞があり，アメーバ状（淡青）	細胞質が緻密で，しばしば帯状体になる（青）	やや大きく緻密，円形または卵形（濃青）
分裂体（シゾント）	赤血球より小さく円形または類円形（濃青）*	赤血球より大で，円形（淡青）	赤血球より小さく，円形または類円形（青）	赤血球またはそれより大で円形（濃青）
分裂小体（メロゾイト）数	8〜36個	8〜24個	6〜12個	6〜16個
色素顆粒	黒色または黒褐色で粗大	黄褐色で微細	黒褐色粗大	黒褐色微細
雄性生殖母体	半月状でクロマチンは中央にびまん性，色素は粗大で散在．核は大（淡青）	球形で緻密．空胞なく大きな1個の核．色素はびまん性で粗大（淡緑青）	三日熱原虫に類似するがいくぶん小さい（淡緑青）	三日熱原虫に似るがいくぶん小さい（淡緑青）
雌性生殖母体	半月状で雄より細長い．クロマチンは中央に局在し，色素はより緻密（濃青）	球形で緻密．核は比較的小さい（濃青）	三日熱原虫に類似するが，やや小さい（濃青）	三日熱原虫に類似するがやや小さい（濃青）

*通常，末梢血には出現しない．

（文献2より転載，改変）

である．そのため，虫血症は最大2%を超えることはなく，ダフィ陰性の個体では三日熱マラリア原虫の感染は起こらない．卵形マラリア原虫は三日熱マラリア原虫と同様に網状赤血球に侵入し，虫血症は通常1%以下であるが，原虫の赤血球認識機構は不明である．さらに，四日熱マラリア原虫は老熟赤血球のみを認識し，虫血症は1%を超えない．

2 マラリア治療に不可欠な診断と赤血球感染密度の把握

マラリアの病因は偏性細胞内寄生原虫であり，臨床症状の発現に関与する赤内型発育環は，末梢血の薄層塗抹ギムザ染色標本の鏡検により，その感染赤血球を顕微鏡下に直視できるのが特徴である．この標本のギムザ染色手技は別項の記載に譲り，4種マラリア原虫の形態学的特徴を表1，2に示す．

臨床上最も重要な熱帯熱マラリア原虫は通常，環状体のみが観察され，感染赤血球は正常赤血球と同大もしくはやや小さく，Maurer（モーラー）斑点を認めるが，やがて半月状の雌雄生殖母体も出現する．本種は細胞接着蛋白質（PfMPs）からノブを形成し，深部血管内皮に結合するため，通常末梢血には成熟栄養体や分裂体はみられない．なお，この現象により，脳や他臓器の細血管の閉塞，サイトカインや一酸化窒素（nitric oxide, NO）などの血管作動性メディエーターの放出を誘導して脳性マラリアの病因になる．

また，環状体，栄養体，分裂体などの無性原虫と生殖母体の全発育環が鏡検され，感染赤血球が正常赤血球よりも膨大し，Schüffner（シュフナー）斑点を認めれば三日熱マラリア原虫か卵形マラリア原虫であり，感染赤血球が卵円形を呈すれば後者である．さらに，感染赤血球がやや小さく，Maurer斑点やSchüffner斑点を欠き，栄養体が帯状体と呼ばれる形状を呈するのは四日熱マラリア原虫である．

このマラリア検査では，単に感染赤血球の形態学的観察により虫種を同定して診断を確定するだけでなく，赤血球を1,000個数え，それに含まれる感染赤血球の百分率を求め，この値を血算で得られた赤血球数に乗ずれば1 μl当たりの感染赤

表2　4種マラリア原虫の鏡検像（血液薄層塗抹ギムザ染色標本）（×1,000）

	熱帯熱マラリア原虫	三日熱マラリア原虫	四日熱マラリア原虫	卵形マラリア原虫
環状体				
栄養体	＊			
分裂体	＊			
雌性生殖母体				

＊通常，末梢血中に出現するのは稀．

（文献2より転載，改変）

血球を知ることができ，感染の重度，病態把握や治療薬選択の重要な指標になる．なお，マラリア検査の採血は，患者が急性症状を呈しているときはいつ行っても原虫が検出されるが，熱帯熱マラリアでは少なくとも4時間ごとに1日6回，他種マラリアでは6〜8時間ごとに検査を行って環状体，栄養体，分裂体などの赤内型無性原虫数増減の推移を確認することが，病勢進展の有無，原虫の薬剤感受性と治療効果，薬剤耐性の有無とその程度，治癒判定などに重要である．

3 抗マラリア薬の標的原虫発育環

マラリア治療の基本は化学療法であり，その目的に適用されるのが抗マラリア薬であるが，マラリア原虫は宿主体内での発育環によって形態や代謝が変化するだけでなく，薬剤に対する感受性が異なるため，標的発育環に有効な薬剤を選択しなければならない．例えば，人体への感染型である胞子小体に有効な薬剤は未開発であるため，初期感染の薬物治療は不可能であるが，臨床症状を発現している患者の赤内型無性原虫を殺滅して治癒に導くことは可能である．しかし，肝内・赤血球発育環の両者に有効な薬剤はほとんどなく，三日熱マラリアと卵形マラリアの根治を図るには赤内型原虫を殺滅する薬剤とヒプノゾイトを殺滅して再発を阻止するプリマキンの併用が必要であるが，このプリマキンは熱帯熱マラリアの生殖母体殺虫にも特異的に作用する．また，比較的新しく開発されたアトバコン・プログアニル合剤は熱帯熱マラリア原虫の赤内型原虫だけでなく，赤外型原虫も標的になるため治療薬としてだけでなく，予防内服薬としての応用範囲を広げている特異な薬剤である．

4 マラリアの化学療法の変遷

マラリアの化学療法は，その臨床的適用において発熱抑止療法，再発阻止を図る根治療法，伝播阻止が目的の抗生殖母体療法に大別される．このなかで最も重要なのは急性期患者の臨床症状を軽快させ，生命の危険を回避する熱発作治療とも呼ばれる発熱抑止療法であり，その目的に用いられ

表3 国内で入手可能な薬剤による抗マラリア療法

A. 三日熱，卵形，四日熱マラリアの発熱抑止療法（熱発作治療）
　①クロロキン（国内未承認，研究班保管）
　　クロロキン塩基として初回600 mg，6，24，48時間後に300 mg経口投与．耐性を示す三日熱マラリアはメフロキンで治療
B. 三日熱，卵形マラリアの根治療法
　②プリマキン（国内未承認，研究班保管）
　　プリマキン塩基として15 mgを1日1回，14日間経口投与．この場合，プリマキン低感受性株の出現が確認されている地域での感染者には22.5～30 mg/日の増量を考慮
C. 合併症のない薬剤耐性熱帯熱マラリア
　③メフロキン塩酸塩（保険適用，250 mg塩基/錠）
　　3～4錠単回（3錠：体重＜45 kg），または初回2錠，6～8時間後2錠または1錠（体重＜45 kg）
　④硫酸キニーネ末（国内流通）
　　1.5 g～1.8 g/日，分3，5～7日間経口投与．テトラサイクリン系抗菌薬の併用により治療効果を増強（保険適用外）．入手困難であればキニーネ塩酸塩を用いてもよい
　⑤アトバコン250 mg/プログアニル100 mg合剤（研究班保管）
　　4錠を1日1回，3日間投与（食事または牛乳などとともに服用）
　⑥アーテメター20 mg/ルメファントリン120 mg合剤（研究班保管）
　　1回4錠を初回，8，24，36，48，60時間後の計6回経口投与
D. 合併症を発現している重症マラリアの治療
　⑦キニーネ注射薬（研究班保管）
　　キニーネ塩基8.3 mg/kgを患者の水分状態に応じて5%ブドウ糖液または生理食塩水200～500 mlに溶解し，4時間かけて点滴静注．赤血球の原虫感染密度の推移を確認しながら必要に応じて8～12時間ごとに繰り返す．改善傾向が確認されたら最終点滴の12時間後にメフロキン4錠を単回投与する．また，アーテスネートの静注も有効とされているが，国内での入手は困難である．
　⑧アーテスネート坐薬（研究班保管，200 mg/カプセル）
　　初日に400 mg/日を2回に分けて投与し，2～5日目に200 mg1回投与．その後，メフロキンの投与を追加する．

る薬剤が殺シゾント薬である．発熱抑止療法の経過中は経時的に血液検査を実施し，赤血球内寄生原虫の変性および消失，さらに再燃の有無を確認することが重要である．

17世紀前半にペルーで使用されたキナ樹皮がマラリアの化学療法の嚆矢であり，やがてヨーロッパに導入され近年は有効成分のキニーネは合成薬に代わったが，300年近くもマラリア治療の主役であった．このキニーネに代わる合成薬として1934年にドイツ，1943年に米国で開発されたクロロキンは抗マラリア活性に優れ，キニーネよりも毒性が低く，妊婦や小児にも使用できるとして，1950年代には画期的な抗マラリア薬としての評価が定まっていた．しかし，1957年にタイとカンボジアとの国境地帯，次いで1960年コロンビアから熱帯熱マラリア原虫の本剤耐性株の出現が報告され，以後急速に熱帯各地に出現し，今日では中米と中東の一部地域の熱帯熱マラリア原虫しかクロロキンに感受性を示さなくなっている．

このクロロキン耐性マラリアの克服のため，1970年代以降スルファドキシン・ピリメタミン合剤，メフロキン，ハロファントリンが次々と開発されたが，これらに対するクロロキンとの交差耐性株の出現も報告され，熱帯熱マラリア治療の大きな障害になっているほか，ハロファントリンは治療時の心臓死の問題が派生し，次第に使用されなくなっている．また，多剤耐性マラリアの治療には古典的なキニーネの効果が1970年代に再評価され，テトラサイクリン系抗菌薬との併用による治療効果の増強も図られているほか，1990年代にはアトバコン・プログアニル合剤が開発され，多くの症例で良好な治療成績が得られている．

なお，中国において二千年もの間，民間療法に用いられてきたヨモギ科の薬草から1972年までに有効成分のアルテミシニンが抽出され，その半合成誘導体のアーテメター，ジヒドロアルテミシニン，アーテスネートなどがすでに製剤化されている．これら一群の誘導体は少なくとも熱帯熱マラリア原虫と三日熱マラリア原虫に対しては即効的に作用し，他剤に対する交差耐性をもたない半面，半減期が短く，単独使用した場合の再燃率が高いことが難点になっている．そのため，メフロキンと併用すれば薬物動態に影響を及ぼさず薬物相互作用もみられないとされている．なお，海外

ではアーテメター・ルメファントリン合剤がすでに製剤化されており，これは前述のアトバコン・プログアニル合剤と同様に作用機序と人体内での消失半減期が異なる薬剤の配合により，治療効果の増強と耐性獲得の阻止を図ったものである．いずれにしても，このすぐれた抗マラリア活性から今後はアルテミシニン・コンビネーション・トリートメントの確立に向かう趨勢である．

重症マラリアに対しては，1970年代に再評価されたキニーネの持続点滴療法やアーテスネートとメフロキンとの併用療法が良好な治療効果を示すが，このような場合は重篤な合併症を併発しているので，化学療法だけでなく病態に応じた支持療法の強化が患者救命に不可欠である．そのほか最近はパプアニューギニア，インドネシアと南米の一部地域からクロロキン耐性三日熱マラリアもみられるので，この場合はメフロキンで発熱抑止療法を行う．

5 | マラリア治療の実際と治療効果の判定

現在，薬剤耐性マラリアの克服のため数多くの殺シゾント薬が開発されており，その種類により作用機序，体内動態のほか，原虫消失時間(parasite clearance time；PCT)や発熱消失時間(fever clearance time；FCT)が異なるので，その特質を踏まえた合理的な投与設計に基づく選択薬(表3)による迅速な治療開始が重要になる．いずれのマラリアの治療においても，治療開始前の赤血球感染密度を把握しておき，治療開始後2，3日以内に感染赤血球数が著減または消失せず，症状が改善されないときは選択薬に耐性であるとして，速やかに治療薬を変更する．このマラリアにおける耐性には図2に示すパターンがあるので，感染赤血球の消失と臨床症状の改善により患者が退院した後であっても，治療開始後4週間は週に1回は必ず外来で血液検査をして感染赤血球再現の有無を確認すべきである．なお，この耐性と不完全治療による赤内型無性原虫の再増殖に基づく再燃とは区別されなければならない．また，最近いくつかの医療機関に導入されている抗原検出キットは診断における有用性は高いが，治癒後

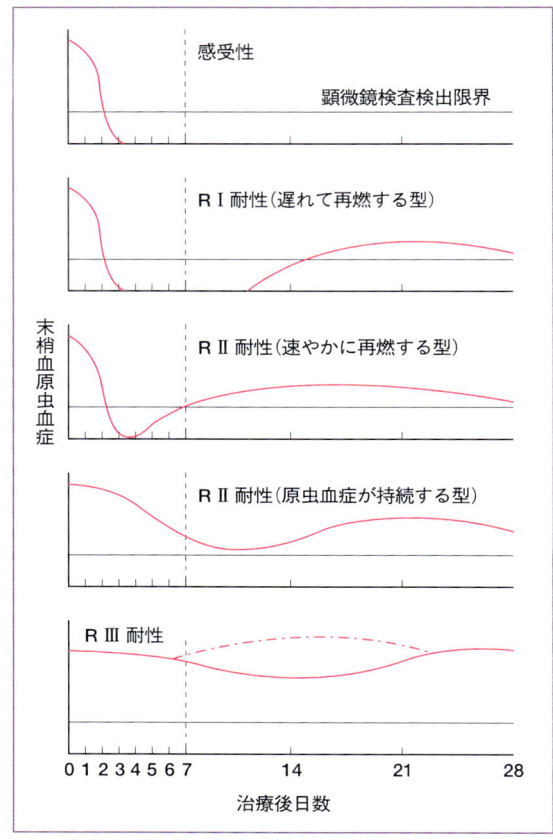

図2　薬剤耐性のパターン(WHO)
感受性株であれば，投薬後，血中の原虫が消失し，28日以内の再燃もない．耐性株では，原虫がいったん消失，もしくは減少しても再燃するか，ほとんど減少せず，その耐性のパターンを示す．

も一定期間血中に抗原が残存することがあるので，治癒判定には用いられない．

この薬剤耐性マラリアは薬剤の標準的な用法・用量によるマラリア治療後28日以内に無性原虫の再現を認めたときに選択薬に耐性と判定とすることは上述の通りであり，患者感染赤血球を用いた *in vitro* 試験法も開発されている．しかし，この試験は国内では限られた研究機関でのみ実施が可能なこと，判定までに30時間を要するので，結果が出るまで治療開始を控えることは極めて危険である．そのため，実際には患者の推定感染地とそこに分布する耐性マラリアの拡散状況を考慮して有効と考えられる薬剤を選択し，速やかに治療を開始し，経時的な感染赤血球数の減少と臨床症状の改善を確認すべきである．

三日熱マラリア，卵形マラリアの熱発作治療に

はクロロキンが選択薬である．しかし，最近パプアニューギニア，インドネシア，南米の一部地域からはクロロキン耐性株の出現が報告されているので，治療中はその有効性を慎重に判定し，無効の場合はメフロキンによる治療に変更する．また，上記2種のマラリアには熱発作治療に肝内ヒプノゾイトを標的にした根治療法を併用するが，パプアニューギニアやインドネシアにはプリマキン低感受性株がみられるので，投与量の増量も考慮する．四日熱マラリアはクロロキンに対する感受性にさしたる問題はない．

いずれにしても，マラリアは全身感染症である．そのため，治癒判定には虫血症，熱発作，貧血などの消失だけでなく，感染の経過中に異常を示した ALT，AST，ビリルビン，総コレステロール，中性脂肪，血小板数，FDP，尿量，クレアチニン，BUN，血糖値低下，電解質，高γグロブリン血症，代謝性アシドーシスなどの臨床検査値の改善を確認して，総合的に判断する．

おわりに

マラリアは現在のわが国には常在しない疾患である．しかし，海外旅行者や来日外国人が国内で発症する輸入マラリアが少なくなく，時に診断や治療開始の遅延による死亡例も発生していることが憂慮される．このマラリアは他の感染症と異なり，病因原虫を顕微鏡下で直接観察でき，診断はもとより，その消長から選択薬の感受性，さらに治癒判定も可能な疾患であることを理解し，赤血球内無性原虫の形態学的特徴に精通しておくことが必要である．

（大友 弘士・赤尾 信明）

3 赤痢アメーバ

1 基礎事項

赤痢アメーバ（*Entamoeba histolytica*）は1個の細胞から構成されている原虫で，栄養型（trophozoite）と囊子（cyst）に大別される．

栄養型は偽足を出し運動性があり，2分裂で増殖する．栄養型は組織へ侵入して病原性を発揮し，顕微鏡で観察すると赤血球を捕食しているものがみられる．栄養型の細胞は外質と内質に分けられ，内質に核が存在する．栄養型の大きさは $20 \times 50\,\mu m$ くらいであるが，運動性があるため大きさや形状は常に変化する．栄養型の一部は門脈内に侵入し，肝臓へ至り増殖して組織を破壊し肝膿瘍を形成する．

囊子の形状は $12〜15\,\mu m$ くらいの円形あるいは楕円形で，運動性はなく，腸管腔内で栄養型から形成されるが，その形成過程は不明な部分が多い．

囊子自体は病原性を発揮しないが，人はこの囊子を経口的に摂取することで感染する．小腸腔内で1個の囊子から4核の後囊子が出，分裂して8個の脱囊後栄養型となり大腸へ到達して成熟栄養型となる．その後これらの栄養型は上述したように2分裂で増殖する．

赤痢アメーバの感染部位によって腸管赤痢アメーバ症（赤痢アメーバ腸炎）と腸管外赤痢アメーバ症に大別される．法的には両者ともにアメーバ赤痢として扱われる．

腸管赤痢アメーバ症の好発部位は回盲部から上行結腸，S状結腸，直腸で，症状としては粘血便が有名である．しかし，肉眼的に血便を伴わない水様便や泥状便のことも多い．赤痢アメーバによる肝膿瘍では発熱と右季肋部痛を訴える症例が多い．

腸管外赤痢アメーバ症は肝，肺，脳など腸管以外のさまざまな部位に膿瘍を形成した状態で，なかでも肝に膿瘍を形成するアメーバ肝膿瘍の症例が多い．

赤痢アメーバと肉眼的に鑑別困難なアメーバに *Entamoeba dispar* があり，光学顕微鏡を用いた観察では両者の区別は不可能である．栄養型が赤血球を貪食していれば，原則として赤痢アメーバと考えられる．

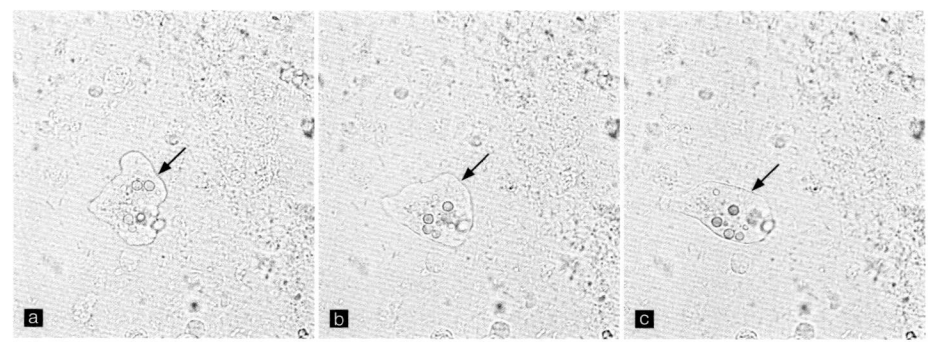

図1 赤痢アメーバ栄養型：便の直接塗抹法でみられた赤痢アメーバの栄養型（矢印）
いずれも同一栄養型であり，運動性があり，形態を変えていくことがわかる．

2｜わが国での発生

　赤痢アメーバ症は熱帯，亜熱帯の発展途上国ではありふれた感染症である．しかし，日本人患者に日本国内で感染する症例が多く，かつ男性が多いことはよく知られている．アメーバ赤痢としての感染症発生動向調査によれば，2006年1月～2009年12月までのわが国の同症の報告者数は3,210人で，そのうち2,812人（88％）は男性であった[1]．さらに，2003年1月～2006年12月までの調査では，感染経路が推定される男性1,082人中，男性同性間の性的接触で感染したと推測される人は326人（30％）であったと報告されている[2]．実際は男性同性間の性的接触で感染した赤痢アメーバ感染者が占める割合は，これよりも高いと筆者は推測している．2006年1月～2006年12月の間に東京都立墨東病院感染症科を受診した日本人のアメーバ赤痢患者総数は49人（男性が47人，女性が2人）で，そのうちHIV（human immunodeficiency virus）抗体検査を行った38人中12人がHIV抗体陽性，梅毒は42人中14人で陽性であった．これらのことから，赤痢アメーバ感染者にはHIV抗体検査や梅毒検査を受けるように勧める必要がある．

3｜検査と診断

1．赤痢アメーバを患者から分離して診断する場合

　赤痢アメーバ症は，原則として，患者から赤痢アメーバを検出して診断する．患者検体として便，大腸内視鏡時の腸管洗浄生理食塩水や生検で得た大腸粘膜組織，膿瘍液が用いられる．便から栄養型や囊子，腸管洗浄生理食塩水，大腸粘膜組織，膿瘍液から栄養型が検出される．

　便，腸管洗浄生理食塩水，膿瘍液は直接スライドガラスに採りカバーガラスをかけて直ちに400倍で検鏡すると運動性のある栄養型が観察される．便を使用する場合は，排便直後の新鮮な便を用い，さらに膿粘血部があれば，その部分を検査すると検出率が増加する．この方法は直接塗抹法と呼ばれ，簡便で有用な検査方法である．図1に便の直接塗抹法で検出された赤痢アメーバの栄養型を示す．教科書には「赤痢アメーバの栄養型は赤血球を貪食している」との記述がよくみられるが，常に赤血球を貪食した状態の栄養型がみられるとは限らないので，貪食した赤血球が明らかでないことを理由に赤痢アメーバを否定してはならない．

　腸粘膜組織は病理組織標本を作製して栄養型を検出するが，採取直後で固定前の組織をスライドガラスにスタンプしてカバーガラスをかけて，直ちに400倍で観察すると栄養型が検出されることがある．図2に大腸内視鏡検査の肉眼所見を，図3に大腸内視鏡検査時に得られた組織中の赤痢アメーバの栄養型を示す．

　便からは囊子も検出することができる．囊子の検出には直接塗抹法と集囊子法（集シスト法）があり，集囊子法はホルマリン・エーテル法（MGL法）が簡便である．集囊子法の手技は臨床検査学あるいは寄生虫学の成書を参照されたい．囊子は

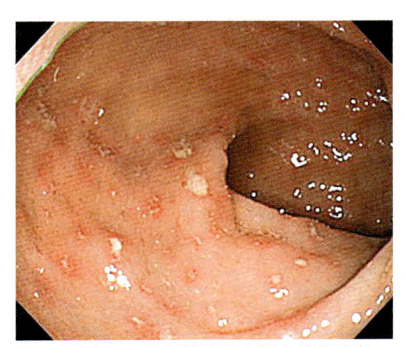

図2 赤痢アメーバ腸炎の大腸内視鏡写真
散在する小潰瘍やびらんが認められる．

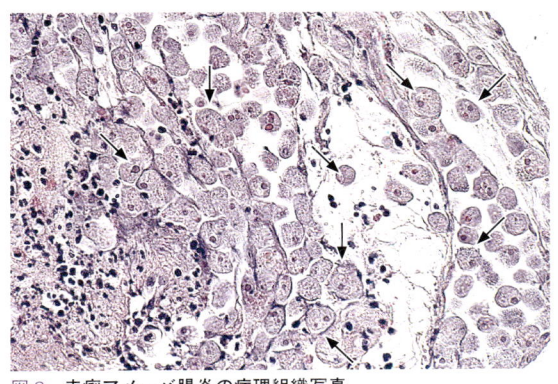

図3 赤痢アメーバ腸炎の病理組織写真
大腸粘膜内に多数の赤痢アメーバの栄養型を認める（矢印）．

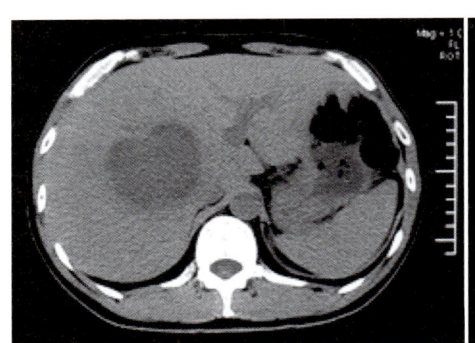

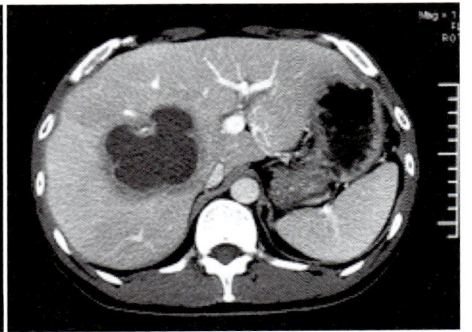

図4 赤痢アメーバ肝膿瘍のCT写真（a：造影剤を使用しない写真，b：造影剤を使用した写真）
肝の右葉に膿瘍がみられ，造影剤を使用するとより鮮明となる．膿瘍壁が細菌性肝膿瘍に比べて滑らかである（しかし，膿瘍壁が滑らかであることでアメーバ性であるとは確定できない）．

大腸アメーバ（*Entamoeba coli*）やハルトマンアメーバ（*Entamoeba hartmanni*）との鑑別が必要である．最も鑑別を要するのは前述したように *E. dispar* であるが，一般の医療機関では赤痢アメーバと *E. dispar* の区別は不可能である．どうしても区別する必要があれば，慶應義塾大学医学部熱帯医学・寄生虫学教室，東海大学医学部感染症学教室に問い合わせるか，地元の大学の寄生虫学教室あるいは医動物学教室，各都道府県の衛生研究所などに問い合わせればよいであろう．

赤痢アメーバの栄養型あるいは囊子を検出した検査技師は，担当医にそのことを直ちに通知するとともに患者背景を尋ねるとよい．アメーバ検査の経験が少ない検査者では判定の誤りが生じることもある．栄養型は運動性があるので判定を誤ることは比較的少ないが，囊子のみの場合は慎重な判断が求められる．患者の背景が赤痢アメーバ感染症を思わせるものでない場合には特に慎重な対応が求められる．赤痢アメーバ症はアメーバ赤痢として「感染症の予防及び感染症の患者に対する医療に関する法律（感染症法と略記されることが多い）」で全数把握の五類感染症に指定されており，患者を診断した医師は7日以内に最寄りの保健所へ届け出る必要がある．この意味からも検出された栄養型あるいは囊子の判定には慎重さが求められる．

2. 画像所見と血清抗体価の上昇で診断する場合

赤痢アメーバを分離することが困難な場合や不可能な場合に，画像検査の所見と血清アメーバ抗体価上昇を組み合わせて診断することもある．アメーバ肝膿瘍など腸管外赤痢アメーバ症では，採取した膿瘍液中に赤痢アメーバを検出することで診断できる．しかし，膿瘍液中に赤痢アメーバが検出される頻度は低い．このような症例では，画像検査（CT検査，超音波検査，MRI検査など）の膿瘍を示唆する所見と赤痢アメーバに対する血

清抗体の上昇を組み合わせて赤痢アメーバによる膿瘍性病変の存在を考える．図4にアメーバ肝膿瘍のCT写真を示す．

4 治療

　赤痢アメーバ症と診断されれば，抗アメーバ薬を投与する．抗アメーバ薬としてメトロニダゾールが最も多くの症例に使用されている．通常は経口投与であるが，メトロニダゾールには静注剤も存在する．再燃を防ぐ目的で，腸管の赤痢アメーバ症では，メトロニダゾールの投与終了後にパロモマイシンやジロ酸フロキサニドの投与を勧める考えもある．腸管外赤痢アメーバ症では，メトロニダゾールの投与に加え，膿瘍ドレナージを行うこともあるが，細菌性肝膿瘍に対するドレナージ術ほどには積極的に行われていない．

5 治療効果

　一般的に抗アメーバ薬が正しく投与されていれば，赤痢アメーバ症の予後はよい．しかし，診断が遅れたため，治療が遅れ，あるいは治療ができずに死亡した例も存在する．メトロニダゾールを経口投与すると，一般的には早期に便から栄養型が検出されなくなる．また，下痢も早期に改善する．しかし，肝膿瘍が縮小するには時間を要する．膿瘍の大きさにもよるが，画像検査で経過を観察すると，メトロニダゾールの投与終了後に月単位で徐々に縮小していく過程がみられる．

（大西　健児）

文　献

1　細菌（経時的顕微鏡検査）
1) 菅野治重：集塊菌に対する抗菌剤の殺菌効果．日本化学療法学会雑誌36：691-705，1988
2) 菅野治重：抗菌薬による細菌の形態変化―β-ラクタム系抗菌薬を中心に．検査と技術35：437-442，2007

2　マラリア
1) WHO：World Malaria Report 2009, WHO, Geneva, pp 27-28, 2009
2) 大友弘士，赤尾信明：末梢血におけるマラリア原虫の検出．検査と技術36：311-316，2008
・大友弘士：マラリア診療における診断と治療のコツ．斎藤　厚（編）：感染症診療のコツと落とし穴．中山書店，pp 188-189, 2004
・厚生労働省科学研究費補助金「熱帯病治療薬研究班」：寄生虫症薬物治療手引き．pp 1-90，2007
・WHO：Severe Falciparum Malaria. Trans R Roy Trop Med Roy 94（Supple 1）：1-90, 2000

3　赤痢アメーバ
1) 国立感染症研究所感染症情報センター：感染症発生動向調査事業年報(http://idsc.nih.go.jp/idwr/)
2) 国立感染症研究所・厚生労働省健康局結核感染症課：アメーバ赤痢2003～2006．病原微生物検出情報28：103-104，2007

III 一般検査

総論 1 一般検査に関する形態像観察の基礎
    1 尿沈渣検査
    2 寄生虫(原虫,虫卵)検査
    3 穿刺液検査
2 顕微鏡標本の作製法
    1 尿沈渣
    2 寄生虫(原虫,虫卵)
    3 穿刺液
3 染色の原理と特徴
4 検体保存の影響
5 結晶成分の同定
各論 6 尿沈渣
7 糞便
8 髄液
9 胸水,腹水
10 関節液

1 一般検査に関する形態像観察の基礎

1 尿沈渣検査

はじめに

　尿沈渣検査に求められるのは，短時間でいかにして効率よく重要な成分を的確にみつけ，正しく過不足なく報告するかである．そのための第一原則は標準法である日本臨床検査標準協議会（JCCLS）のガイドラインに従って実施することである[1]．尿沈渣成分のうち最も重要なのは血球と円柱であり，そのために尿沈渣検査があるといっても過言ではない．もちろん，これら以外にも多くの重要な臨床情報が得られるが，残念ながら鏡検する技師の能力に依存するところが大きい．本項では一般検査を専門としない技師であっても最低限知っておくべき事柄に絞って述べることにする．

1│赤血球

　正常では直径6〜8 μm前後の円盤状で，ヘモグロビンのためにやや黄色調を帯びてみえるが，尿のpHや浸透圧などによって大きさや形態は変化する．非糸球体型赤血球(均一赤血球)は，円盤状，膨化状，ゴースト状，金平糖状などの形態を有し，大小不同が少なく単調な形態を示す．糸球体型赤血球(変形赤血球)は，小球状，アイランド状，有棘状，コブ状，ドーナツ状，ねじれ状，スパイク状，断片状，標的状など多彩な形態を示し，大小不同などが認められる[1〜3]．糸球体型赤血球は腎性出血を意味し，非糸球体型赤血球は非腎性出血(下部尿路系の出血)を意味する（図1, 2）．

　鑑別を要するものには，酵母様真菌，脂肪球

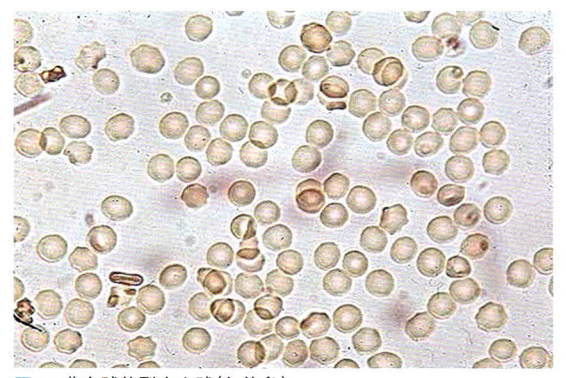

図1　非糸球体型赤血球(無染色)
ヘモグロビンのためやや赤みを帯びた円盤状を呈し，ほぼすべての赤血球が同じような形状を示している．

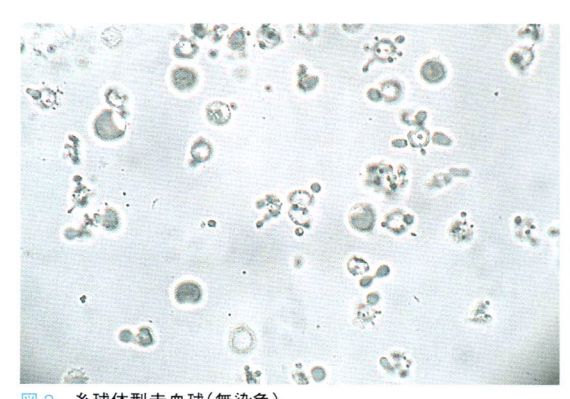

図2　糸球体型赤血球(無染色)
小球状，アイランド状，有棘状，コブ状，ドーナツ状，ねじれ状，標的状など多彩な形態を示している．

（脂肪滴），円盤状のシュウ酸カルシウム結晶，球状の無晶性尿酸塩結晶，デンプン粒，花粉，プランクトン，精腺由来成分(前立腺分泌物，レシチン顆粒，精子の頭部)，白血球や扁平上皮細胞の裸核などがある．赤血球は10％酢酸で溶血して消失するのでほかと鑑別できる．

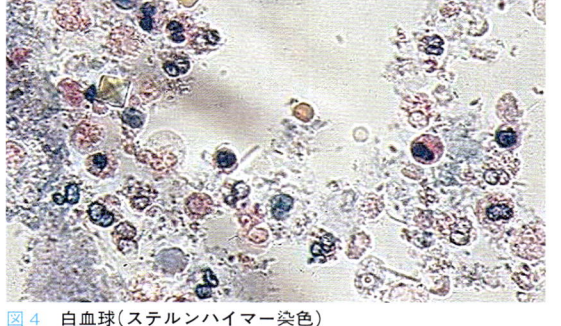

図3 白血球(ステルンハイマー・マールビン染色)
白血球の核は明瞭ではなく，細胞周囲はゴツゴツと隆起している．まだ生きていて元気な白血球である．背景に細菌を多数認め，細菌性の炎症であることがわかる．ステルンハイマー・マールビン染色では淡染細胞の核は淡く染まるが，生きている白血球は本例のようにほとんど染色されないことが多い．

図4 白血球(ステルンハイマー染色)
白血球の分葉核が明らかに認められる．図3と同様，背景に多数の細菌を認める．ステルンハイマー染色では淡染細胞は核・細胞質とも淡いピンク色，濃染細胞は核は青色で細胞質は濃いピンク色に染まる．

2 白血球[4]

好中球がほとんどであるが，稀にリンパ球，好酸球，単球，マクロファージ，形質細胞がみられることがある．好中球は，正常では大きさは赤血球よりやや大きくて，ほぼ12〜15 μm 程度であるが，尿のpHや浸透圧によって変化し10〜20 μm までになる．一般に低張尿，アルカリ尿では膨化し，高張尿，酸性尿では萎縮する．形状は球状，突起状，アメーバ状，円柱状などがある．変性が進むと脂肪変性あるいはゲル化して核が明瞭に認められなくなる．

超生体染色〔ステルンハイマー(Sternheimer)染色またはステルンハイマー・マールビン(Sternheimer-Malbin)染色〕でほとんど染色されないか，または淡く染色されるものを淡染細胞(生きている細胞)，濃く染色されるものを濃染細胞(死滅している細胞)と呼ぶ．前者は炎症極期に，後者は炎症後期に主としてみられる(図3，4)．

鑑別を要するものには，小型で円形を呈する上皮細胞(扁平上皮の深層細胞，小型円形の移行上皮，尿細管上皮など)，死滅して動かなくなったトリコモナス，扁平上皮細胞の裸核などがある．10%酢酸を1滴尿沈渣に滴下すると，白血球は細胞質が透明になり，核が明瞭にみえるようになるので鑑別できる．

3 円柱

円柱には硝子円柱，顆粒円柱，上皮円柱，赤血球円柱，白血球円柱，脂肪円柱，ろう様円柱のほかに，特殊な円柱として空胞変性円柱，ベンス・ジョーンズ(Bence Jones)蛋白円柱，ビリルビン円柱，ヘモジデリン円柱などがある．特殊円柱は疾患特異性が特に高い[5,6]．代表的な円柱形態を図5〜14に示した．

鑑別を要するものには，性腺分泌物，皮膚保護剤，粘液糸に細胞や結晶が付着したもの，衣類やトイレットペーパーなどの繊維類，糞便由来の食物残渣などがある．鑑別に当たっては形態だけでなく背景も参考にする．

4 上皮細胞

近位尿細管，ヘンレ(Henle)係蹄，遠位尿細管，集合管に由来する尿細管上皮細胞，腎盂，尿管，膀胱，尿道の一部に由来する尿路上皮細胞，外尿道口と，女性では腟に由来する扁平上皮細胞，そして尿道の一部と男性では前立腺，女性では子宮内膜に由来する円柱上皮などがある．これらは同じ部位に由来していても形状が異なっていたり，剥離後尿中で変性を受けて変形したり，また病的な変性を起こしたりして，形状は極めて多彩である．

尿細管上皮細胞はネフロンの部位によって形態

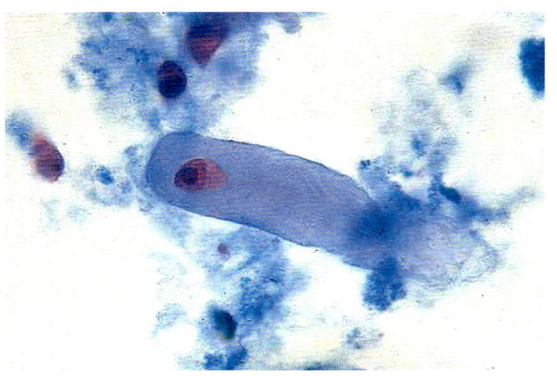

図5　硝子円柱（ステルンハイマー染色）
円柱内に尿細管上皮細胞を1個認める．円柱内の細胞が2個以下の場合は硝子円柱とする．典型的な円柱はこのように平行する2辺を有し両端は丸い．円柱の基質は均質無構造でステルンハイマー染色では青く染まる．

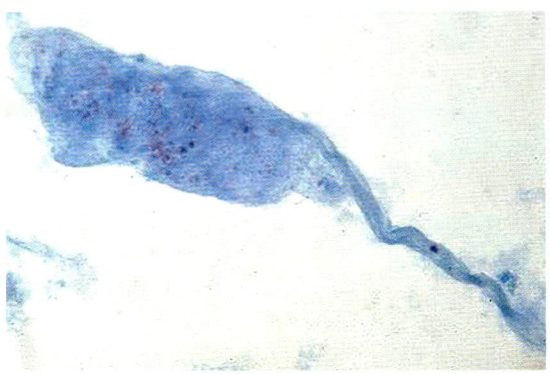

図6　硝子円柱（ステルンハイマー染色）
一端が糸状を呈しているが，平行する2辺部分の長さが横幅の3倍以上あるので円柱である．基質も均質無構造である．基質がもし線維状であれば円柱としない．

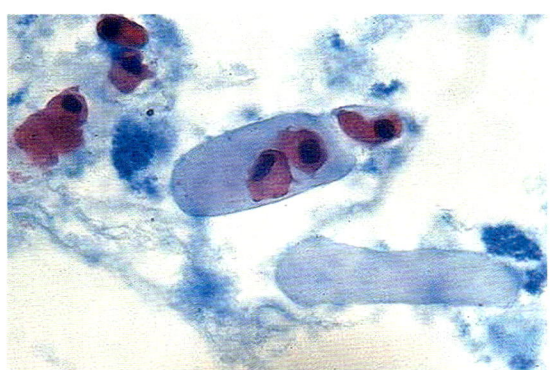

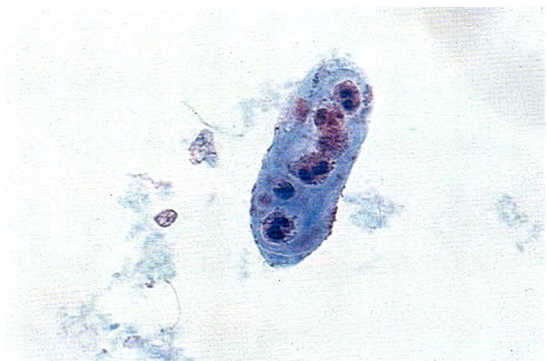

図7　上皮円柱と硝子円柱（ステルンハイマー染色）
中央の1個は尿細管上皮細胞を3個含有しているので上皮円柱である．含有成分が3個以上であれば上皮円柱，2個以下であれば硝子円柱である．右下の1個は何も含有していない典型的な硝子円柱である．

図8　白血球円柱（ステルンハイマー染色）
円柱内に分葉した核を有する細胞を5個認める．円柱内の白血球は3個以上なので白血球円柱である．ステルンハイマー染色ではこのように核が青く染まり，明瞭となるので同定は容易となる．

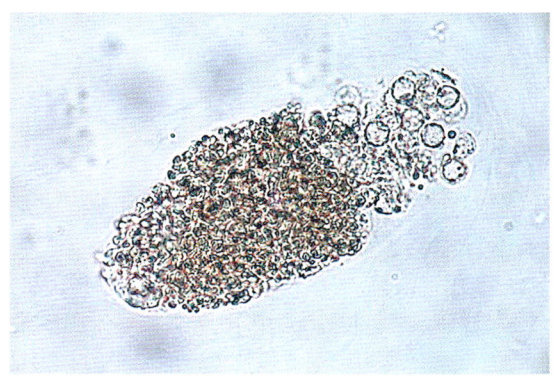

図9　赤血球円柱（無染色）
円柱内に赤血球がぎっしり詰まっている．一部の赤血球は顆粒状を呈する．赤血球円柱はこのようにヘモグロビンの色調を残していることが多いため，無染色のほうがわかりやすいことが多い．

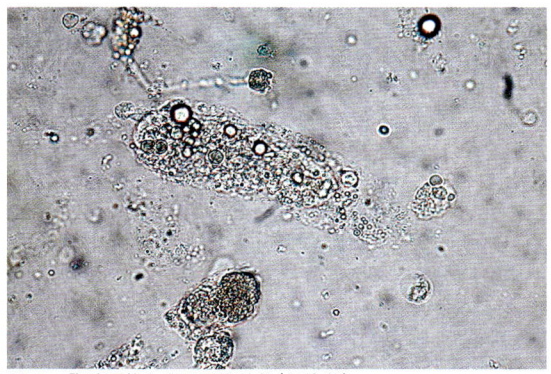

図10　脂肪円柱と卵円形脂肪体（無染色）
中央の1個は脂肪滴を3個以上含有しているので脂肪円柱である．脂肪滴はまん丸の小球状でキラキラ光ってみえる．下方の細胞集団は卵円形脂肪体である．脂肪滴は高屈折性のため，充満しているとこのように黒っぽくみえる．

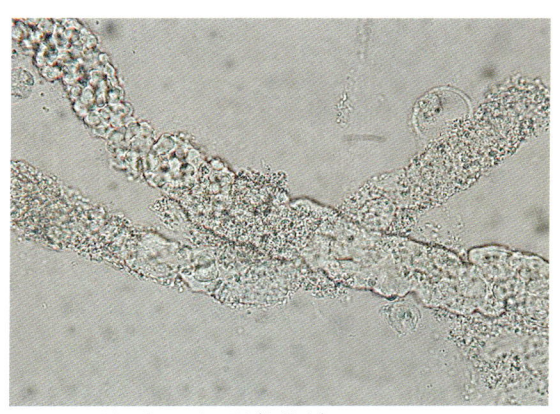

図11　ロウ様円柱と顆粒円柱（無染色）
2つの円柱が重なり合っている．上はロウ様円柱としてよい．下は一部ロウ様で上皮らしきものも見える．上皮が確実に3つ以上あることが確認できればこの円柱は「顆粒円柱とロウ様円柱と上皮円柱」の3つに分類して報告する．

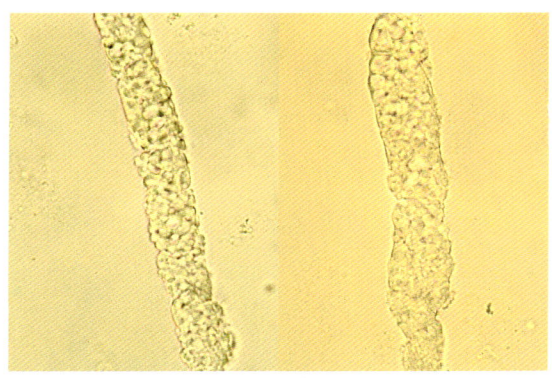

図12　ロウ様円柱と空胞変性円柱（無染色）
左はロウ様円柱，右は空胞変性円柱としてよいと思うが，左右とも下のほうが一部顆粒状にも見える．染色などで顆粒であることが確認できればロウ様円柱と空胞変性円柱に加えて顆粒円柱も報告する．

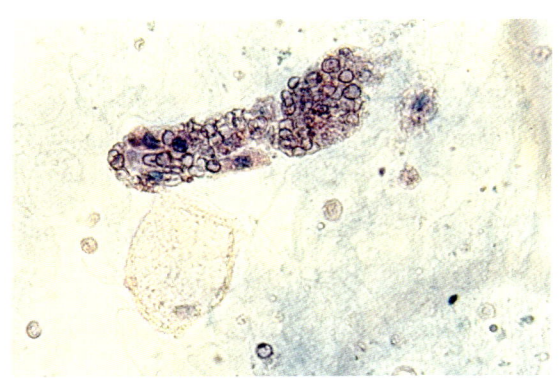

図13　赤血球円柱と顆粒円柱（ステルンハイマー染色）
円柱内に多数の赤血球と6つの尿細管上皮細胞を認めるので，この円柱は「赤血球円柱と上皮円柱」である．このように混合型円柱の場合は成分を各3つ以上認めればそれぞれの細胞名の円柱として報告する．

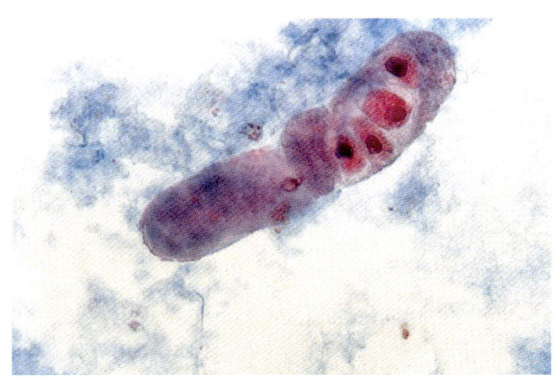

図14　上皮円柱と顆粒円柱（ステルンハイマー染色）
左半分が微細な顆粒状で右のほうに4つの尿細管上皮細胞を認めるので，「顆粒円柱と上皮円柱」と報告する．円柱内に赤血球らしきものが2つ認められるが，3つ以下なので赤血球は無視して赤血球円柱とはしない．

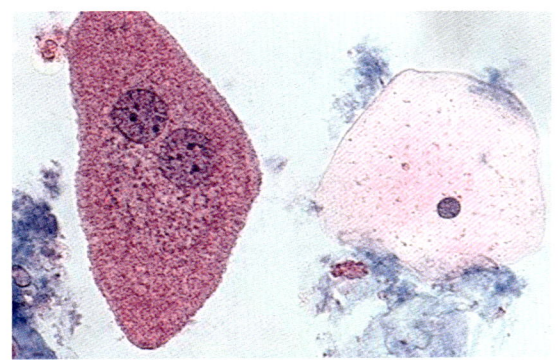

図15　扁平上皮細胞と尿路上皮細胞（ステルンハイマー染色）
左は尿路上皮細胞．細胞質は粗く濃く染まり，核は1つのこともあるが2つ以上になることもある．小さな核小体を認めることが多い．右は扁平上皮細胞．細胞質は淡く染まり尿路上皮細胞のようにザラザラした感じはない．核は小さく（赤血球大），単調である．

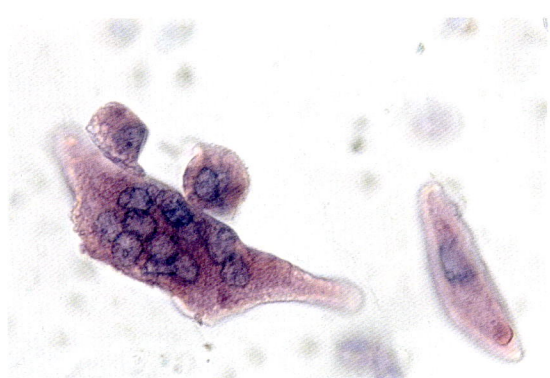

図16　尿路上皮細胞（ステルンハイマー染色）
4つともすべて尿路上皮細胞．尿路上皮細胞はこのように形態は多彩であるが，細胞質の感じ（ザラザラ感）と核の感じ（核膜は厚く核小体を認める）はほぼ共通してみられる特徴である．左下の細胞は特に核を多く認め，多核巨細胞と称することもある．

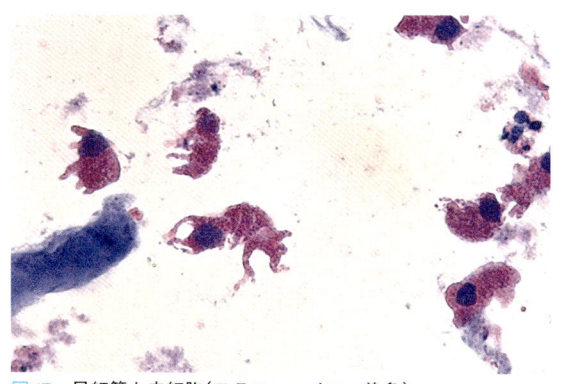

図17　尿細管上皮細胞（ステルンハイマー染色）
尿細管上皮細胞は図7にみられるような不規則型が多いが、この図のような樹状型もみられる。一般的特徴は砂粒状で濃染する細胞質と濃染して偏在する核を有することである。形状は不規則型の他に角柱状や線維状や空胞状などがあって多彩である。

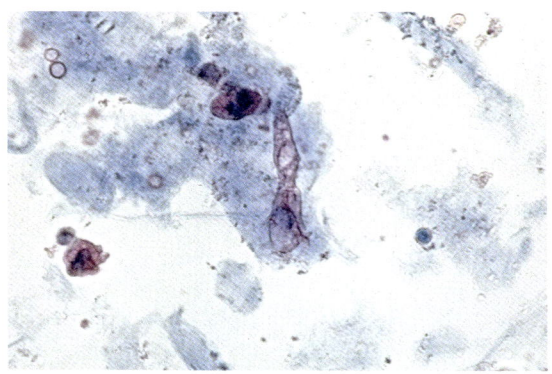

図18　尿細管上皮細胞（ステルンハイマー染色）
不規則型の尿細管上皮細胞が3つと中央には細胞質が空胞状の尿細管上皮細胞が1つみられる。尿細管上皮細胞は変性強度が強いということも特徴の1つといえる。もちろん変性の程度の少ない細胞が出現することもある（再生細胞などの場合）。

が異なっている。辺縁が不規則な円形，楕円形，棒状，矩形などさまざまであるが，一般的には細胞質は粗く砂粒状，核は小型で濃縮し偏在する。細胞質に樹状突起がみられるものや線維状に細長く伸びたものもみられる。尿細管上皮細胞の同定に苦慮した場合は，円柱内に含有されている細胞の形態を参考にするとよい。

卵円形脂肪体は脂肪変性した尿細管上皮細胞あるいは脂肪滴を貪食したマクロファージのことで，ほかの脂肪変性細胞あるいは脂肪顆粒細胞と区別して卵円形脂肪体と呼称する[7]。脂肪円柱と同時に認めることが多く，両者ともにネフローゼ症候群に特異的にみられる（図10）。

上皮細胞にはこれら以外に特殊なものとして，細胞質内封入体細胞や核内封入体細胞，反応性の良性異型細胞や腫瘍性の悪性異型細胞がある。尿沈渣検査では悪性ないし悪性を疑う細胞のみを異型細胞として報告する。

代表的な上皮細胞形態を図15～18に示した。

おわりに

尿沈渣中にはほかにも重要な成分があるが，紙面の都合で割愛する。画像とともに文献[8,9]および本書の関連他項を参照されたい。

（今井　宣子）

2 寄生虫（原虫，虫卵）検査

はじめに

寄生虫の検査は「形態観察」による同定に依存する。寄生虫に分類される生物は「動物界」に分類され，「原生動物」を含め多種である。ウイルスや微生物における感染と，寄生虫の寄生は区別して理解しなければならない。寄生虫症の治療は，虫体検出ならびに虫卵などを検出することで，寄生する部位と，寄生虫の種を同定することで方針が決まる。寄生虫は検体処理過程や組織標本などから，偶発的に検出されることが多くなった。近年，日本国内でヒトへの寄生が恒常的な寄生虫種は限られている。したがって，患者の海外渡航歴の有無は寄生虫罹患を疑うときに重要な要素である。国内在住者は食生活の内容，居住地域と居住環境，伴侶動物や家畜との関係など，情報を得て，寄生虫を念頭に置いた検査を進めることが望ましい。

寄生虫からの情報が検出されるのは，血液，糞便，喀痰のほか，腹水や組織である。近年，画像診断装置の普及と性能向上で，寄生虫がみつかる症例が多くなった。図1に示すように，寄生虫疾患が疑われた場合，検体に応じた手技を行い，光

学顕微鏡で観察するのが通常の方法である．わが国で寄生虫疾患が日常的であった1950年代から医療に従事していた人材が，定年退職し，寄生虫の判定を的確に行うことのできる検査技師は少なくなったが，顕微鏡で寄生虫の同定を行う検査法は変わらない．見慣れていない寄生虫卵，原虫囊子，成虫，幼虫の同定は，アトラスを参考にするか，専門家に依頼すべきである．寄生虫の形態観察は，生物学的な観察手技である．原虫や虫卵は立体構造であり，液浸標本に仕上げた検体をスライドガラスに載せ，カバーガラスで被うとき，圧力をかけると形状が破壊される．観察が長時間に至り，標本を被う液体の蒸発でカバーガラスが貼り付き，原虫囊子や虫卵を壊してしまう．検出した寄生虫卵や原虫を記録するため，寄生虫の顕微鏡検査ではデジタルカメラやVTRカメラを付属させた装置での観察が必要である．近年，小型ハイビジョンカメラの性能が向上し，メモリーへの静止画像や動画が撮影できる機種が豊富になった．さらに光学顕微鏡・実体顕微鏡に取り付けたカメラから，パソコンに画像を取り込む装置は，同定の正確性を高め，正しい情報を得ることができる．パソコンに取り込んだ静止画像，または動画をCD，DVD，メモリー装置に記憶させることで，専門家に形態の判定を依頼するときに効果的である．同定を専門家に依頼する場合，顕微鏡から得られた画像をe-mailに添付するのが素早い対応である．送信画像には物体の大きさがわかりやすいよう，メジャーを入れるとよい．また，判断に必要な患者情報について，差し支えのない範囲で示すことも必要である．

1│原虫類

原虫の標本作製は検体材料により異なる．厳密には個々の寄生虫により検査法が異なり，疑われる寄生虫に見合った染色法が必要であるが，一般的な検査室で適正な染色法を即時に選定することは難しい．原虫検査では，簡便な染色法で囊子や栄養体を検出して推定し，それぞれの原虫に適合した染色を施すとよい（図2）．組織侵入性のある原虫は，病変部位の組織標本作製を行う．組織侵

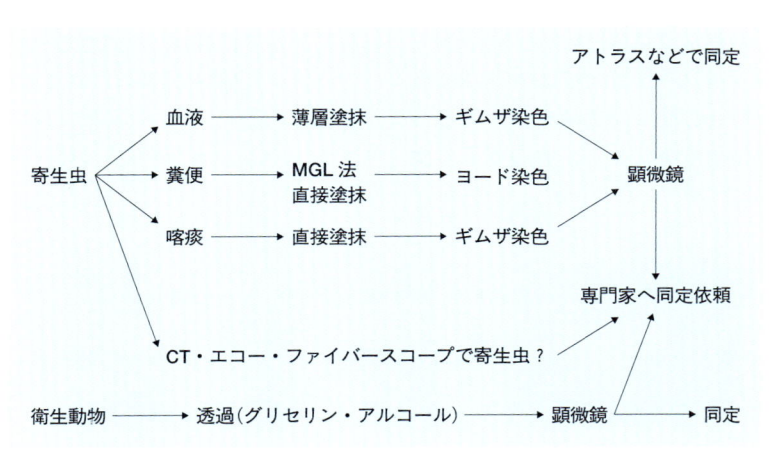

図1　寄生虫疾患が疑われた場合の検査の進め方

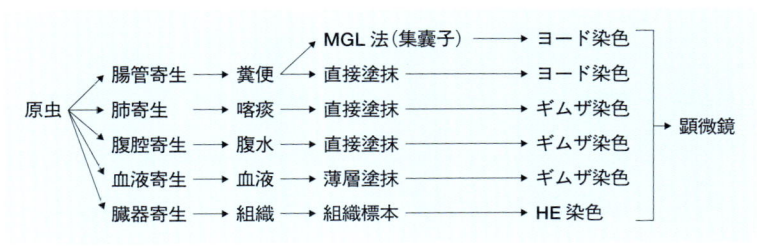

図2　原虫の検査の進め方

入を引き起こした原虫の形態を正確に判断するには，走査型電子顕微鏡が必要である．

原虫は寄生ではなく感染する種が多い．広義の微生物として扱われる熱帯熱マラリアや赤痢アメーバは，ヒト体内での増殖により患者は重篤になる．原虫検査は迅速性と正確な同定が求められる．マラリアの検査では，生化学判定キットを用いることが多い．マラリアの同定は血液薄層塗抹標本を作製し，ギムザ（Giemsa）染色後，光学顕微鏡で赤血球内に寄生するマラリアの形態観察を怠ってはならない．赤痢アメーバでは，感染力の強い4核嚢子が糞便から検出された場合，院内感染などへの防止策が必要であり，施設で定められた安全管理マニュアルに従った処理が適切である．

2│線虫類

線虫はヒトにのみ寄生する種と，人獣共通性の種，自由生活性線虫がヒトへ寄生する種に分類される．ヒトを固有宿主として寄生する線虫の多くは消化管寄生である．消化管寄生線虫の検査は，糞便検査により虫卵を検出し，顕微鏡で虫卵の形態を観察することが常法である（図3）．糞便検査法では，ホルマリン・エーテル法（MGL法）は検出率が高い．ショ糖遠心沈殿浮遊法も併用することで，虫卵の比重が明らかになり，原虫嚢子の検出も兼ねることができる．人獣共通寄生線虫のヒトへの寄生では，成虫に発育せず，迷入や異所寄生したものが，CT画像やエコーにて異物として認められ，虫体が外科的に摘出されることもある．摘出された線虫の同定は，実体顕微鏡で観察できるが，種の同定は困難であり，専門家への同定依頼が好ましい．アニサキスは上部・下部消化管内視鏡で認められ，鉗子で摘出される．摘出虫体の一部が組織内に残存することもあり，器材の操作に注意が必要である．筋肉内や臓器へ侵入した線虫を摘出した場合，シャーレに生理食塩水を入れた状態で，実体顕微鏡にて観察し，以後5〜10％ホルマリン，または70％エタノールで固定する．組織内に迷入した病変組織は，連続切片を作製し，ヘマトキシリン・エオジン（HE）染色を施すことで，種の同定が行いやすくなる．

3│吸虫類

吸虫は人獣共通性があり，第1中間宿主と第2中間宿主が発育に欠かせない種が多い．組織侵入性により，迷入や異所寄生の症例がある．住血吸虫類や肺吸虫は，寄生部位の臓器機能を低下させることから，検出された虫卵や，摘出された虫体の鑑別に正確性が求められる（図4）．吸虫類の虫卵は，卵殻に突起や卵蓋があり，卵内に幼虫（ミラシジウムなど）が発育する．光学顕微鏡の操作

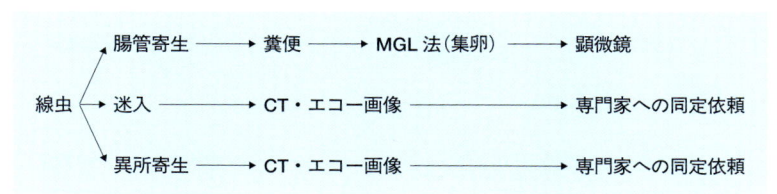

図3　線虫の検査の進め方

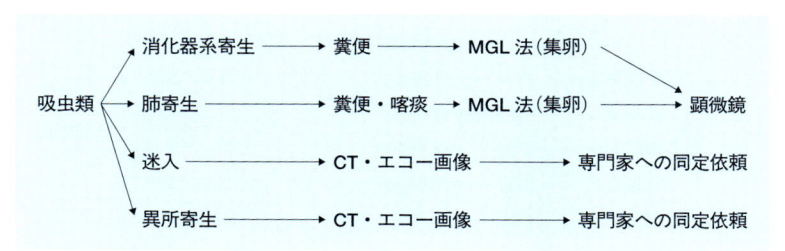

図4　吸虫類の検査の進め方

では，コンデンサー，光源の絞り，ステージの上下微動を頻繁に行い，形態の特徴をVTRやメモリーに記録することが肝要である．摘出された虫体は，専門書に従い，圧平標本を作製し，カルミン染色などを施し，実体顕微鏡で観察する．組織内に深く潜入した症例では，CTやエコーで異物として認められることがある．この場合，虫体を摘出しない限り，同定は困難で，免疫学的な手法などが必要になる．CTやX線撮影で肝寄生や脳内迷入などが認められる例もあり，吸虫類の臨床検査は多角度からの判断が求められる．

4｜条虫類

ヒトへ寄生する条虫類の大半は腸管寄生が多い．エキノコックスのように腹腔内寄生の条虫もある．マンソン(Manson)裂頭条虫幼虫によるマンソン孤虫症では，移動性腫瘤が顕著で，外科的に摘出される(図5)．腸管寄生の条虫は糞便に虫卵と片節(虫体)を排出させる．条虫卵は内容に六鉤幼虫が発育するものと，日本海裂頭条虫のように，卵細胞，卵黄細胞で卵蓋を有するタイプがある．吸虫卵と同じように液浸標本では，スライドガラスとカバーガラスが接着しないように観察する．糞便中に片節が自然排虫されたとき，専門書の手技に従い，圧平標本を作製し，実体顕微鏡で全体の形態を観察後，光学顕微鏡で生殖器の形態を観察して，種の同定を行う．条虫には，エキノコックスや有鉤条虫のように，ヒトが中間宿主になることがある．組織や腹腔に寄生する幼虫の臨床検査は困難であり，専門家に判定を依頼することが望ましい．

5｜衛生動物

節足動物による咬症や，微生物，ウイルスの媒介を引き起こす衛生動物の同定には，生物標本作製法が応用される．吸血状態の大型ダニ類は消化管の血液を吸い出し，展翅する昆虫標本と同様の操作で標本を作製する．小型ダニ，幼ダニ，シラミ類，ノミ類は，グリセリンアルコールで透過し，標本をスライドガラスに載せ，封入剤でカバーガラスとの間に接着する．標本はルーペや実体顕微鏡で全体の形態を観察し，光学顕微鏡で形状や生殖器を観察し，雌雄と種の同定を行う(図6)．

6｜虫卵誤認

糞便中から検出される魚類の寄生虫卵，花粉，デンプン質，酵母，植物残渣を寄生虫卵や原虫嚢子と間違えることがある．花粉は種類が多く，食

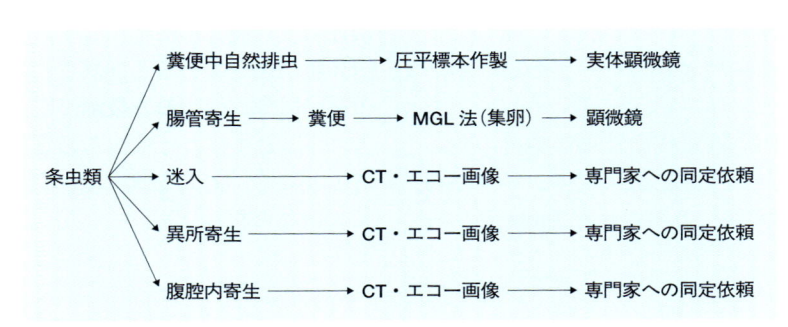

図5　条虫類の検査の進め方

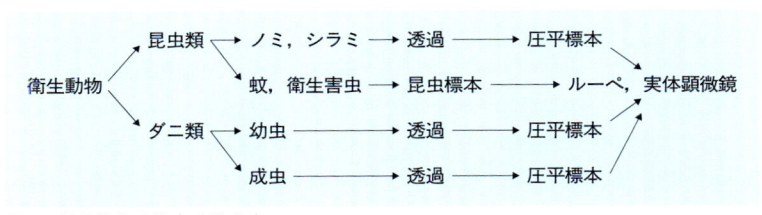

図6　衛生動物の検査の進め方

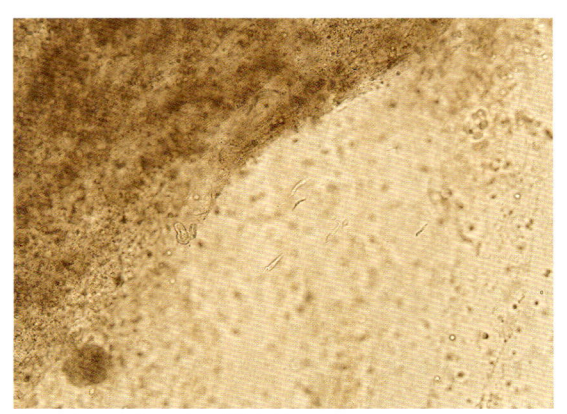

図7　クロロゴニュウム（鞭毛虫）

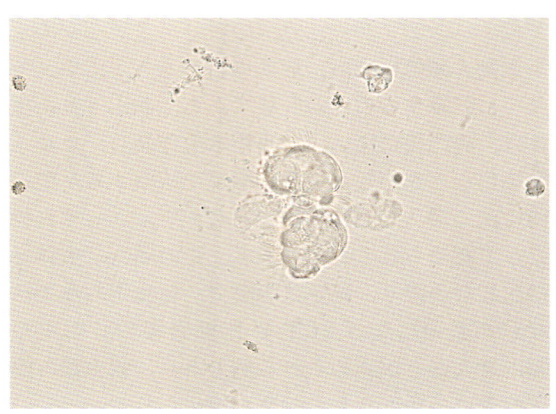

図8　ツリガネムシ（繊毛虫）

物とともに摂取され，糞便に排出される．魚類寄生虫卵はヒトを固有宿主として寄生する寄生虫卵との区別が難しい．検出された虫卵や嚢子は，①大きさ，②色彩，③形状，④構造物，⑤細胞の特徴を項目別に顕微鏡観察する．また，同じ物体が多数検出されるかについても，精査すべきである．アトラスの写真や，インターネットに掲載される寄生虫卵や嚢子の写真から，観たイメージで同定すべきではない．前記5項目を基準に，各項に的確に合致するか，顕微鏡のコンデンサーや絞りを応変に操作し，異物なのか，寄生虫由来の情報かを慎重に判断する．寄生虫検査は，患者へ不必要な負担をかけることのないよう，検査精度を高めるべきである．

7│症例

　肺気腫で入院する50歳代会社員に改善の兆しなく，内視鏡で患部を精査したところ，動体生物が確認された．吸引により得られた炎症性滲出液を，スライドガラスに滴下し，検鏡すると図7，8が検出された．検出された生物体は，自由生活性，淡水棲息のプランクトンである．図7は鞭毛虫のミドリムシであり，図8は，繊毛虫，いわゆるツリガネムシの仲間である．近年，自由生活性の生物が，人体に侵入する症例が多い．本例では，人体内でプラクトン増殖が認められたことから，感染として考えなくてはならない．ホモサピエンスは，特殊化して進化した哺乳類であり，文明社会により自己家畜化を引き起こしている．特に，資源消費型の現代科学文明は，人間社会と自然を切り離した人工環境で生活する．いわゆる都市型社会生活者は，自然環境への適合性を逸してしまうことから，本症例のように，自由生活性の生物侵入を拒絶するシステムに，何らかの弱体化が起きていると推測される．本例のような事態に医師，臨床検査技師が直面した場合，教科書に示されてきた上代からの寄生虫だけに着目することなく，広く自然環境へ向けた視点を持たなくてはならない．

（升 秀夫）

3 穿刺液検査

はじめに

　穿刺液中に出現する細胞は，血液細胞はもとより材料独特のものがあり，髄液では髄液腔を形成している脈絡叢細胞やくも膜被覆細胞，軟膜細胞，上衣細胞など，胸・腹水では中皮細胞，関節液にいたっては滑膜細胞などがこれに相当する．一方，異型細胞（一般検査では悪性細胞または悪性を疑う細胞）は特に胸・腹水で高率に出現するため，これらを良性細胞と的確に鑑別する能力が要求される．また，穿刺液中の細胞は浮遊状態で

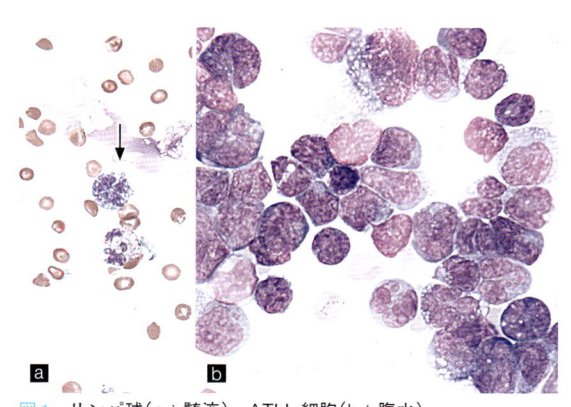

図1　リンパ球(a：髄液)，ATLL細胞(b：腹水)
a：核形不整が著しい変性したリンパ球(→)である．
b：ほとんどの細胞は核形不整とともに核網が幼若で，複数の核小体を有しているATLL細胞である．

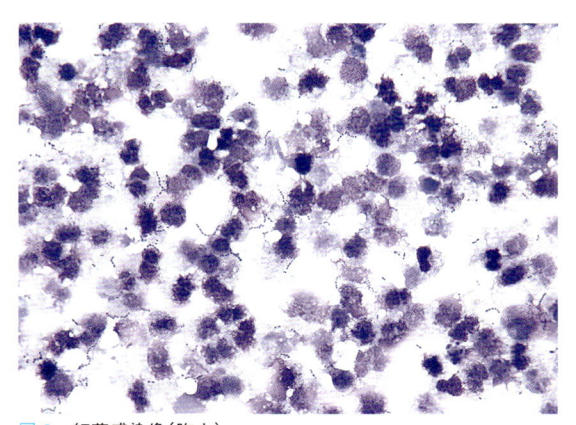

図2　細菌感染像(胸水)
出現細胞はすべて壊死を起こした好中球で，細胞膜の崩壊と核の融解がみられる．溶血性連鎖球菌感染で，細胞数は5[$\tilde{2}$]万/μl．

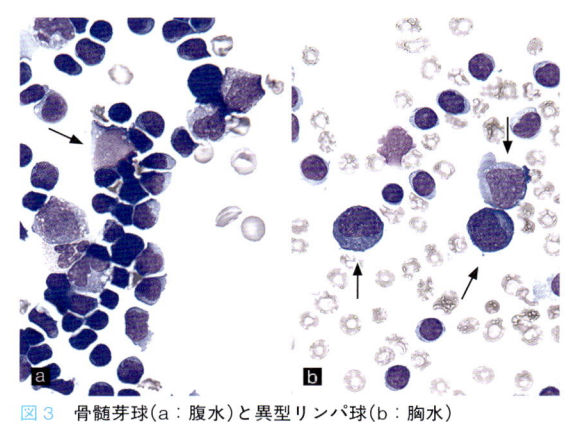

図3　骨髄芽球(a：腹水)と異型リンパ球(b：胸水)
a：矢印が骨髄芽球で核小体を有し，右上にアズール顆粒を持つ前骨髄球がみられる．
b：3つの矢印は異型リンパ球で，核網に幼若性は認めず細胞質の染色性も異なる．

存在しており，その環境下によって程度の差こそあれ絶えず変性を受けている．低浸透圧の髄液では採取後経時的に形態変化が生じるし(図1a)，化膿性疾患が関与した穿刺液では，細胞数の増加とともに好中球の壊死を主とした融解像もみられる(図2)．

本項では変性像や互いに類似する細胞，異型細胞などについて，メイ・グリュンワルド・ギムザ(May-Grünwald-Giemsa)染色での形態的基礎知識や鑑別ポイントを述べる．

1│良性細胞

1．白血球
1）幼若細胞
　変性をきたすと細胞および核形に不整が生じ，核網構造の立体感が乏しくなる．骨髄芽球は異型リンパ球との鑑別が生じるが，核/細胞質(N/C)比が大きい，核網の繊細さ，核小体を認めるなどがポイントである(図3)．骨髄芽球以外ではアズール顆粒の減少や消失もみられる．アズール顆粒の消失した前骨髄球および骨髄球は組織球や単球との鑑別が生じる．鑑別点は，組織球はN/C比が小さく細胞質に小空胞がみられ，単球では微細顆粒を認めるなどが挙げられる．

2）成熟細胞
①好中球
　変性像では顆粒の消失や濃縮した円形核が現れるが，細胞質の好中性は失われない(図4)．ま

た，アポトーシスとの鑑別を要するが，アポトーシスではさらなる核の凝集と複数化がみられ，図のように多数出現することはまずない．

②好酸球
　好酸性顆粒の減少は変性の1つであるが，すべて消失することはなく同定は容易である(図5)．

③好塩基球
　顆粒は水溶性であるため，染色過程で減少することも多く，変性でさらに失われるが，細胞全体が濃い茶紫色を呈し，細胞質は網目状，核形が不明瞭なことから同定できる(図5)．

④リンパ球
　髄液では経時的に核が著しく不整になることがある．この場合，成人T細胞白血病リンパ腫(adult T-cell leukemia/lymphoma；ATLL)細

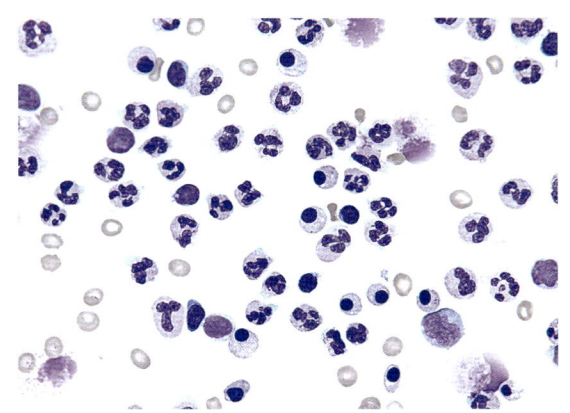

図4　好中球変性像（胸水）
弓形で核が偏在し濃染したものは好中球で，細胞質の好中性から鑑別可能である．また，リンパ球と比較してN/C比が小さい．細胞数9,200/μl.

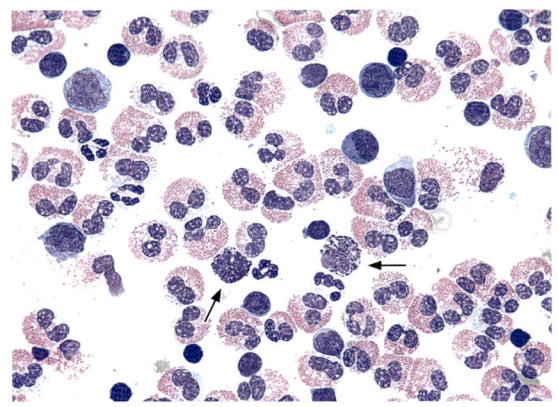

図5　好酸球，好塩基球（胸水）
顆粒が密からやや疎までの好酸球が多数みられ，疎分布は変性の可能性が高い．一般的に好酸球は2核が多い．矢印は典型的な好塩基球である．細胞数17,900/μl.

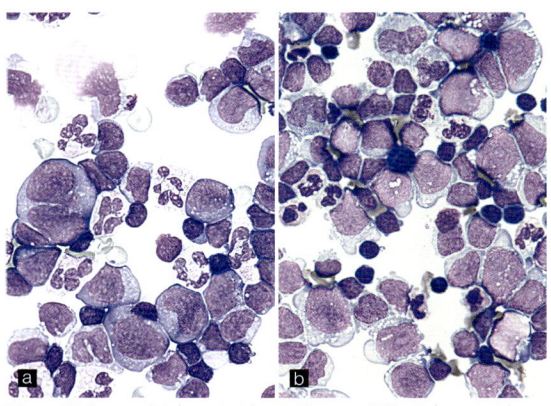

図6　異型リンパ球（a：胸水），悪性リンパ腫細胞（b：胸水）
a：中型～大型の細胞が異型リンパ球で，リンパ球よりも核網が軟らかい．
b：やや大型細胞はN/C比大で核網は幼若，核小体をも有する悪性リンパ腫細胞である．

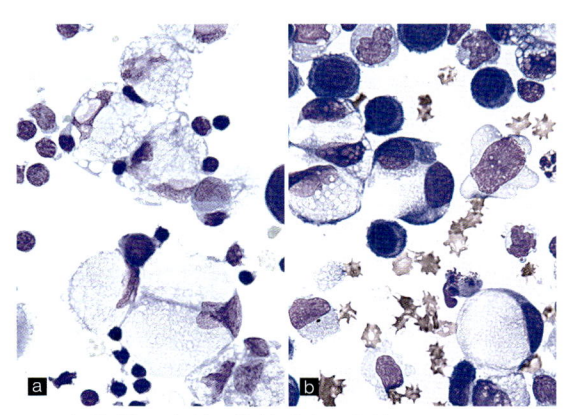

図7　組織球（a：胸水），腺癌細胞（b：胸水）
a：空胞を持つ組織球で，核に異型性はみられない．
b：細胞質に粘液を含有する肺原発の腺癌細胞で，核に異型性を認める．

胞との鑑別が生じるが，N/C比の大きさと核網の幼若性がポイントで，患者の年齢や出身地，抗体価も重要な参考資料となる（図1）．

⑤単球

核網の軟らかさが失われるが，細胞質の構造は比較的保たれている．

⑥異型リンパ球

大きさは15～20μmで細胞質は濃青色，核は偏在傾向，N/C比はやや大，核網は微細状から変性により粗大顆粒状を示すものまで多彩であるが，リンパ性白血病やリンパ腫などの異型細胞と鑑別を必要とする．異型リンパ球は同一標本中でも形態に幅があり，N/C比も異型細胞より小さい（図3，6）．

2．組織球

細胞質には大小不同の微細顆粒と小空胞がみられ，異物を貪食していることもある．核は偏在しN/C比は小～中，変性を伴っても同定は容易であるが，時として印環型の腺癌細胞と鑑別を要する．腺癌細胞は細胞質が厚く，印環型細胞としてはN/C比が大きく，粘液の輪郭が不鮮明で（空胞はシャープ）核網は豊富である（図7a）．

3．赤芽球

新生児の胸・腹水にみられることがある．細胞質は正染性や多染性が多く塩基性は少ない．変性像ではリンパ球との鑑別が生じるが，細胞質の濁り感やN/C比，核の濃染などで鑑別する．

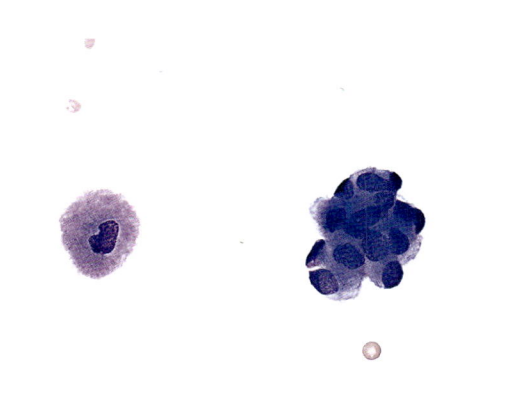

図8　髄液腔を形成する細胞（髄液）
髄液に出現する特有の細胞で，健常髄液でも認めることがある．N/C比は小さく，核の異型性はみられない点が異型細胞との鑑別ポイントである．

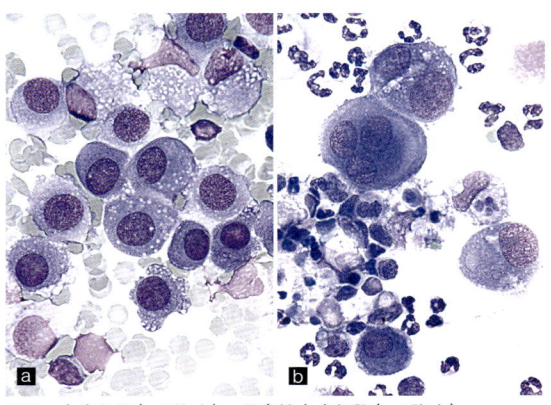

図9　中皮細胞（a：胸水），反応性中皮細胞（b：胸水）
a：典型的な中皮細胞の像である．
b：細胞も大きく多核を示し，全体に濃染しているが，細胞質はaの細胞と近似しており，核の異型性もみられない．

4．髄液腔を形成する細胞

異型細胞と鑑別を要するが，一般的にN/C比は小さく核網の増量は認めない（図8）．

5．中皮細胞，反応性中皮細胞

1）中皮細胞

中型～やや大型の細胞で，細胞質は塩基性に染色され微細な小空胞がみられる．核は類円形が多く，核網は細網状が典型的である．また，核の周囲が明るく抜けることもあり，これは異型細胞との鑑別点でもある．散在性または数個の集塊状に出現し，その大きさや染色性から標本上で最も目立つ細胞である（図9a，図10円内）．

2）反応性中皮細胞

細胞質は塩基性に濃染し，N/C比大で多核になることも多いため，直観的に異型性を強く感じる．異型細胞のなかでも腺癌細胞との鑑別が生じるが，よく観察すると核網の増量や異型性はみられない（図9b）．

3）中皮腫細胞

異型細胞であるが，比較するために本項で述べる．中皮腫は主にアスベストの曝露・吸入により，およそ40年後に発生する．反応性中皮細胞との鑑別を要するが，ポイントは標本中に当該細胞の出現数が多い，細胞質の塩基性があまり強くないなどで，年齢やヒアルロン酸などの関連検査値も参考にするとよい（図10）．

2｜異型細胞

穿刺液は材料が多岐にわたるため，出現する異型細胞の組織型も多い．大きく整理すれば上皮性（腺癌，扁平上皮癌，小細胞癌，大細胞癌など）と非上皮性（白血病，リンパ腫など）に大別され，他には材料特有のものとして髄液では原発性脳腫瘍，胸・腹水では中皮腫などが加わる．

1．腺癌細胞

N/C比大，核偏在は重要な所見で，集塊状に出現した場合は重積性，配列の乱れが特徴である．核はメイ・グリュンワルド・ギムザ染色で濃染するとは限らず，むしろ細網状～細顆粒状の核網や核小体の存在が鑑別点として挙げられ，これは重要な所見である．胸・腹水では異型細胞の中で最も多く出現し，原発部位，分化度，治療の影響，剥離後の変性などで多彩な形態を示すことは常に念頭に置く必要がある（図7b，11，12）．

2．扁平上皮癌細胞

N/C比大，細胞質は灰青色にやや淡染し，核は中心性，核網は微細構造を示すことが多い．パパニコロウ（Papanicolaou）染色では時に同心円状の層状構造を認めるが，ギムザ系染色では確認できない（図13a）．

3．小細胞癌細胞

異型リンパ球にやや類似するが，N/C比は非常に大きく，狭小の細胞質は青染し，核網は細顆

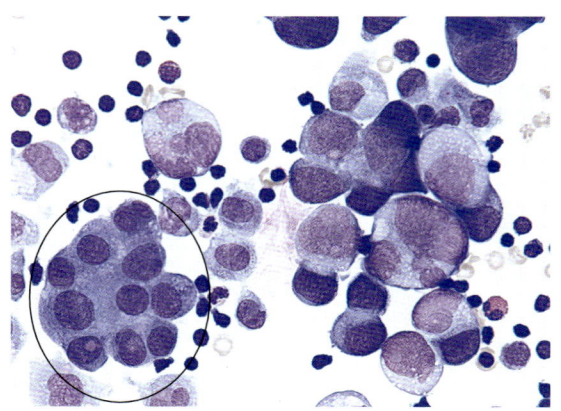

図10 悪性中皮腫細胞(胸水)
図中，円内の細胞は中皮細胞であるが，他の大型細胞の多くは悪性中皮腫細胞である．N/C比大，核形不整や多核もみられ，核小体も認める．細胞数 8,900/μl．

図11 腺癌細胞(a：腹水，b：胸水)
a：胃原発でN/C比は非常に大きく，組織球もみられる．
b：肺原発で細胞は大型，細胞質は細顆粒状，やや組織球に似るが，N/C比や核網に相違がある．

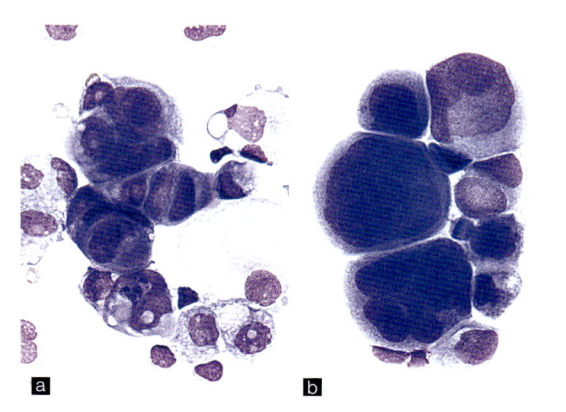

図12 腺癌細胞(ともに腹水)
a：膵原発の大型異型細胞で多核，核も濃染している．
b：卵巣癌の症例で，ほとんど異型細胞である．大きさが多様で，核も異型性が非常に強い．

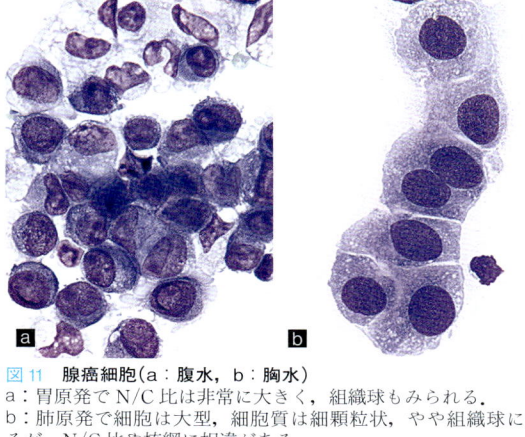

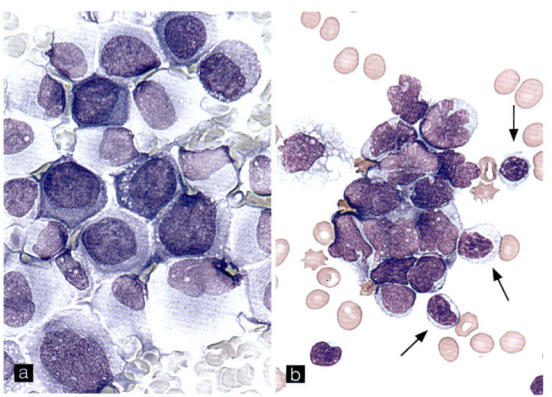

図13 扁平上皮癌細胞(a：心囊水)，小細胞癌細胞(b：胸水)
a：すべて異型細胞で咽頭原発．細胞質の染色性に特徴がある．
b：肺の小細胞癌細胞でN/C比大，核網は細顆粒状である(矢印はリンパ球)．

粒状，数個結合して出現することもあり，これらが鑑別ポイントである(図13b)．

4．白血病・リンパ腫細胞

組織型が多く個々に述べることは割愛するが，共通所見として結合性はみられない，均一的に多数出現することが多い，細胞および核形は円～類円，N/C比は大，細胞質は青染，幼若な核網，明瞭な核小体を認めるなどである(図14a)．一方，ATLLでは核形の不整が特徴的である(図1b)．これらが変性すると細胞および核の不整，核網の微細構造が損なわれる(図14b)．

3│細菌感染像

標本中に細菌を見いだすことは臨床上極めて重要で，培養検査が依頼されていない場合は言うまでもない．特に化膿菌による細菌性髄膜炎は素早い治療が必須であることは十分認識しておく必要がある．一般的には好中球の多数出現が特徴で，そのような標本では詳細に観察し，特に細胞質に細菌が貪食されていないか見極めることが大切である(図2，15)．また，髄液のブドウ糖値低下も重要な所見である．

おわりに

穿刺液中の細胞は変性を伴うことも多く，さら

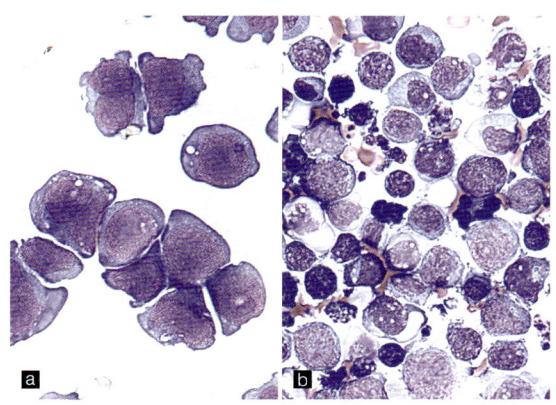

図14 急性骨髄性白血病細胞(a：髄液),悪性リンパ腫細胞(b：胸水)
a：細胞形,核形ともにやや不整で,変性が加わっている。細胞数58/μl.
b：すべて異型細胞で,強い変性像を示している。細胞数15,600/μl.

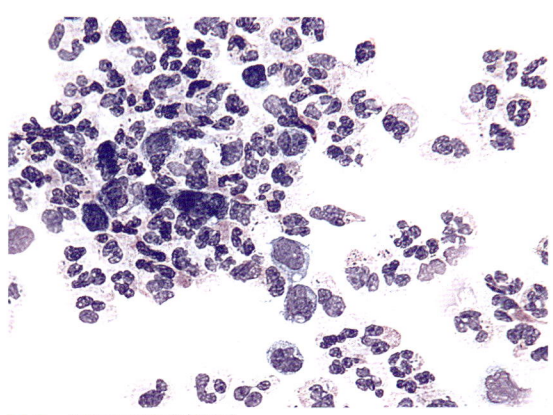

図15 細菌性髄膜炎(髄液)
好中球の細胞質に菌体(腸球菌)が確認できる。細菌性髄膜炎は髄液検査の対象疾患の中では最も重要で,早期の適切な治療が鍵を握る。細胞数18,000/μl.

に異型細胞の出現などにより,これらを正確に鑑別するには経験を必要とする。一方,血液像と同じく出現細胞を的確に分類し,％で報告することは臨床的に非常に有意義である。形態学に王道はなく,興味を持って多くの標本を観察し,数々の経験を積むことが最も基本である。

(稲垣 清剛)

文 献

1 尿沈渣検査
1) 日本臨床衛生検査技師会(編)：尿沈渣検査法2010. 日本臨床衛生検査技師会, 2011
2) 血尿診断ガイドライン検討委員会：血尿診断ガイドライン(http://www.jsn.or.jp/jsn_new/iryou/free/kousei/pdf/JJN7-50_12209.pdf)
3) 血尿診断ガイドライン検討委員会：血尿診断ガイドライン. 医学検査 55：1128-1159, 2006
4) 今井宣子：尿一般検査. 臨床検査 51：164-168, 2007
5) 今井宣子：円柱(特殊円柱). Medical Technology 25：1321-1326, 1997
6) 今井宣子：ヘモジデリン. 日本臨牀増刊号：広範囲血液・尿化学検査・免疫学的検査―その数値をどう読むか 第6版. 日本臨牀社, pp 161-162, 2004
7) 今井宣子：尿沈渣. 腎と透析 59(増刊号)：141-144, 2005
8) 上田尚彦, 今井宣子：尿沈渣―標本の作製から診断まで 改訂第2版. 診断と治療社, 2007
9) 今井宣子の尿沈渣アトラス(http://square.umin.ac.jp/uri_sedi/index)

2 寄生虫(原虫・虫卵)検査
・佐伯英治：寄生虫鑑別アトラス. メディカルサイエンス社, 2009
・内田明彦：パラサイト学. メディカグローブ, 2005
・内田明彦：パラサイト. メディカグローブ, 2005

3 穿刺液検査
・稲垣清剛：異型細胞を中心とした胸水, 腹水, 心嚢水の細胞の見方. 検査と技術 35：343-349, 2007
・大田喜孝, 稲垣清剛, 奈良 豊, 他：髄液検査法2002. (社)日本臨床衛生検査技師会, 2002
・稲垣清剛：ポケットマニュアル―穿刺液細胞. 医歯薬出版, 2002

> **COLUMN** 形態検査において知っておきたいこと

自動分析装置と尿沈渣検査

　尿沈渣検査は，煩雑で測定者の個人差や施設間差の大きい検査といわれ自動化が遅れていたが，近年，省力化を目的とした自動分析装置が登場してきた．測定原理は，画像認識型とフローサイトメトリーでスキャッタグラム解析するタイプに大別され，いずれも遠心を必要としない（図1）．分類項目は，赤血球と白血球，細菌，上皮細胞，円柱で，画像認識型では画像を編集することで沈渣成分の分類が可能である．しかし，多様な形態を示す尿沈渣検査を自動分析装置で行うことには限度がある．特に，分析に使用される原尿の量が微量であるため，わずかな異型細胞やシスチン結晶など異常成分の検出には限界がある．そこで，自動分析装置の特徴を十分把握したうえで，分析装置の弱点をカバーするための尿検査システムの構築が重要となる（図2）．鏡検フラグやクロスチェック，前回値チェックなど各施設の条件に合った尿沈渣検査ロジックを作成することで人手のかかる尿沈渣検査の鏡検率を3～4割程度に軽減することができ，迅速な結果報告が可能となる．

　尿沈渣検査の自動化は，有効な尿沈渣検査ロジックを構築することによって，効率性と精度をともに満足させる質の高い検査を行うことが可能となる．
　　（伊瀬 恵子）

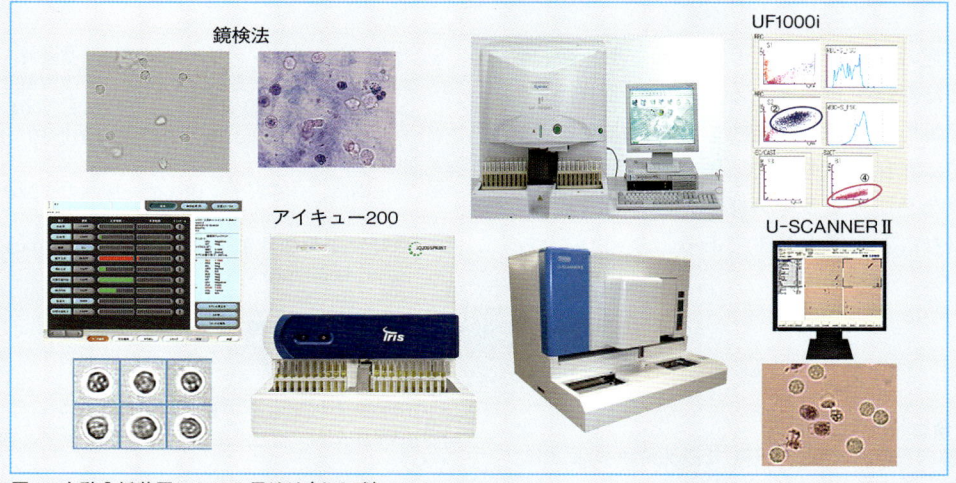

図1　自動分析装置における尿沈渣（白血球）

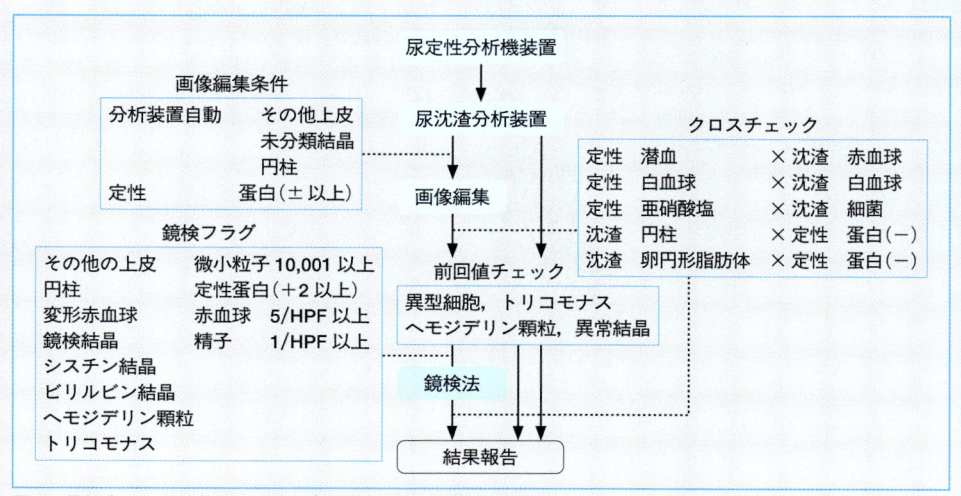

図2　尿検査システム鏡検ロジック（千葉大学医学部附属病院例）

2 顕微鏡標本の作製法

総論

1 尿沈渣

1 沈渣標本作製の目的と作製技術の重要性

尿沈渣検査は，有形尿中の成分である上皮細胞類，血球類，円柱類，結晶・塩類，細菌類についてそれぞれ正確に分類し，定量的な計数値を求める検査である．では，その尿沈渣検査の臨床的意義は何かといえば，第1に腎尿路系に病変があるかどうかのスクリーニング，第2に既に確認された腎尿路系の病変に対する治療効果の観察や薬剤の副作用の状況についての情報収集の2点にあると考える．しかし，この2点は決して尿沈渣検査のみに求められていることではなく，尿蛋白，尿潜血反応に代表される尿定性検査も同様の目的のために実施される．つまり，尿沈渣検査は定性試験結果により推定される血尿や尿路感染症の確定に重要な情報であり，各種円柱や卵円形脂肪体などの出現によって腎炎などの病態把握の補助情報の提供と位置づけられよう．

近年，血尿診断ガイドライン[1]の策定により，血尿の定義が明確に示された．これにより，顕微鏡的血尿においては潜血反応陽性で尿沈渣検査による赤血球数5個/HPF以上で血尿とされることから，より再現性・正確性など精度の高い検査が求められている．標本作製技術は，まさにこの精度保証に直結したポイントである．また，色調や混濁など標本作製過程で極めて有用な情報が得られることがあり，よく尿沈渣検査の目的を理解したうえでの業務が肝要である．

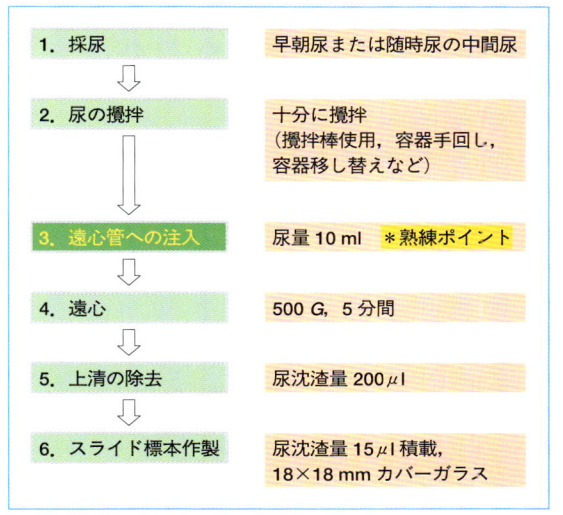

1. 採尿	早朝尿または随時尿の中間尿
2. 尿の攪拌	十分に攪拌（攪拌棒使用，容器手回し，容器移し替えなど）
3. 遠心管への注入	尿量10 ml　＊熟練ポイント
4. 遠心	500 G，5分間
5. 上清の除去	尿沈渣量 200 μl
6. スライド標本作製	尿沈渣量 15 μl 積載，18×18 mm カバーガラス

図1　尿沈渣標本作製の基本6工程

2 標本作製

わが国では2000年に日本臨床検査標準協議会（JCCLS）による尿沈渣検査法指針提案GP1-P3が発表され，それに基づいた「尿沈渣検査法2010」[2]が発刊されている．標本作製もこの指針に沿った方法で実施することにより施設間差の是正が期待できるため，準拠すべきである．本項では準拠した方法での解説と日常業務におけるコツについて述べる．

尿沈渣標本作製のポイントは図1に示す6工程である．

1．採尿

尿沈渣検査は中間採取された早朝尿または随時

```
中間尿採取手順（患者説明用）
尿の採り方について
男性の患者さんへ
・受付で脱脂綿またはガーゼなどを受け取って下さい．
手順
①手をよく洗って下さい．
②ペニスを出して下さい．
③包茎の人は包皮を反転させ亀頭を露出させて下さい．
④ペニスの先端を受け取った脱脂綿またはガーゼなどでよく
　拭いて下さい．
⑤採尿コップをコップの内側に触れないように持って，出始
　めの尿を少し便器に排出した後，続けて途中からの尿を
　コップに採って下さい．
⑥終わりの尿はコップに採らず再び便器に排尿して下さい．
注意
・採尿コップの内側に触れたり落としたりした場合は新しい
　ものと取り替えて下さい．
・コップにふたがついている場合は，排尿後速やかにふたを
　して下さい．
・包皮の反転が困難な場合，あるいは尿道口の位置に異常が
　ある場合は医師に申し出て下さい．
・わからないことがあったら何でも聞いて下さい．

亀頭を十分露出する
脱脂綿，ガーゼなどで　　最初の出始めは捨てて，
よく拭く　　　　　　　　途中からの尿をコップに採る
```

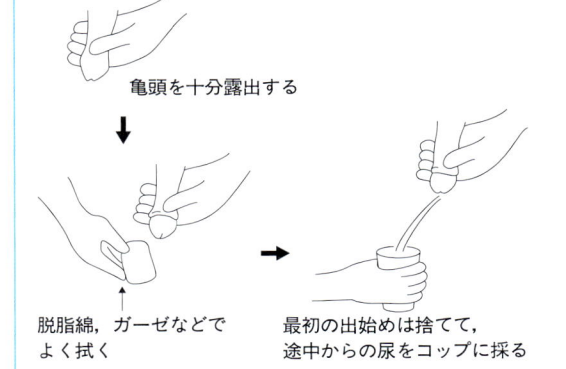

```
中間尿採取手順（患者説明用）
尿の採り方について
女性の患者さんへ
・受付で脱脂綿またはガーゼなどを受け取って下さい．
手順
①手をよく洗って下さい．
②下ばき，パンティを十分に下げるか，できれば完全に脱い
　で下さい．
③両足をできるだけ大きく開いて下さい．
④片方の手で陰唇を開き，採尿が終わるまでその状態を保っ
　て下さい．
⑤外陰部を受付で受け取った脱脂綿またはガーゼなどでよく
　拭いて下さい．尿の出口付近（外尿道口）は特によく拭いて
　下さい．
⑥採尿コップをコップの内側に触れないように持って，出始
　めの尿を少し便器に排出した後，続けて途中からの尿を
　コップに採って下さい．
⑦終わりの尿はコップに採らず便器に排尿して下さい．
注意
・できるだけ尿の出口を自分で確認して，拭くときはゆっく
　り前から後ろへ拭いて下さい．肥っている人や毛深い人は
　特に周囲もよく拭いて下さい．
・採尿コップの内側に触れたり，採尿コップを落としたりし
　た場合は新しいものと取り替えて下さい．
・コップにふたがついている場合は，排尿後速やかにふたを
　して下さい．
・わからないことがあったら何でも聞いて下さい．

陰唇を十分に拡げる
脱脂綿，ガーゼなどで　　最初の出始めは捨てて，
よく拭く　　　　　　　　途中からの尿をコップに採る
```

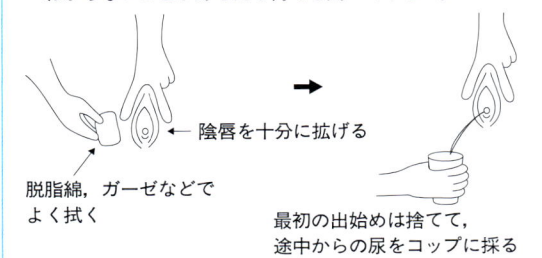

図2　採尿方法指導のためのパンフレット例

表1　採尿方法による尿の種類

1．自然尿：自然に排尿される尿である
　　1）全部尿（全尿）：自然排尿で全量採取した尿である
　　2）部分尿：自然排尿の一部を採取した尿である
　　　①初尿：最初に放尿された部分尿で，尿道炎の検査な
　　　　どに用いる
　　　②中間尿：排尿時，初尿および後尿を採取せず，排尿
　　　　途中に採取した尿である．尿定性試験としてはこの
　　　　尿が最も適している
2．カテーテル尿：尿道から膀胱あるいは尿管にカテーテル
　を挿入して採取した尿である
3．膀胱穿刺尿：膀胱穿刺により採取した尿である
4．分杯尿：目的に応じて分割採取した尿である
5．その他：回腸導管術などの尿路変更術後尿など

尿での実施が基本である．特に女性では腟や外陰部からの混入物（扁平上皮細胞，白血球，細菌など）の影響を除外するために，採尿方法の指導が大切である．図2は採尿指導のパンフレット例[3]である．このような指導が望ましいが，現実にはなかなか実施が困難である．また，カテーテル尿や尿路変更術後尿は，出現成分やその解釈が自然尿と異なるため，そのような尿であることの明記が必須である（表1）．

2．尿の攪拌

検査室に隣接したトイレで採尿されたものを直ちに検査する場合は大きな問題とならないかもしれないが，病棟採尿や採尿後から時間の経過した尿では有形成分の沈殿が推定されるため尿の攪拌が必要である．攪拌方法は攪拌棒使用，容器の手回し，容器の移し替えなどが一般的である．攪拌棒使用時は検体ごとの棒の洗浄を励行するか，使い捨てタイプの棒を使用して，検体間のキャリーオーバーに注意が必要である．

3．遠心管への注入

尿10 mlを遠心管へ入れるが，このとき大切なポイントがいくつかある．

1）ポイント1：10 ml以下の少ない尿のとき

「尿量が少ないから尿沈渣検査を実施しない」と決して言ってはならない。尿沈渣検査は定性検査であり，定量検査である．尿量の少ない場合は，定量検査はできなくても成分を見いだすことで十分に意義ある場合がある．潜血反応や尿蛋白が陽性の場合は特にすべからく実施しなくてはならない．例えば，血尿時で赤血球円柱がみられる場合などは貴重な情報となりうる．また少量の尿で沈渣が必要な場合，遠心を先にして上清で尿定性検査を行って尿量などを報告書に記載するなどの配慮も必要である．特に以下のポイント2と合わせて，大切な尿との認識は持ち続けてほしい．

2）ポイント2：尿外観の観察を同時に行うこと

色調，混濁，臭気などから尿を検査する者のみが見いだせる大切な情報を発信することを忘れてはならない．

［色調（表2）］

特に赤色～赤褐色，黒色の場合および乳白色や白濁の場合は，尿潜血反応や白血球反応など定性試験結果や他の検査所見を参照して，その原因についての可能な情報を得るということを，標本作製時点で認識する必要がある．

また，時に尿以外の混入にも注意が必要で，気泡やその温度により意図的に入れられた水を推定できる場合もある．

［混濁］

尿が混濁する要因は細菌尿，膿尿，血尿，脂肪球，塩類の増加などがある．無晶性尿酸塩は生理食塩水（生食水）を加えて除去する方法で，無晶性リン酸塩は0.1～0.4%EDTA（ethylenediamine tetraacetic acid；エチレンジアミン四酢酸）-3K・生食水を加えて除去することができる．

混濁とまではいかなくても，尿を光にかざしてみることで，尿中有形成分の量を推定できる場合もある．髄液検査の日光微塵のようなものであるが，何となく円柱の存在がみえるような気がするのは筆者だけであろうか．

4．遠心

遠心器は沈渣の回収率のよい懸垂型（スウィング型）を用いる．左右対称の位置に置き500 G，5分間遠心する．

表2 尿色調とその主な要因

色調	色調の主な要因
無色，淡黄色	・希釈尿，多尿，低比重尿
乳白色，白濁	・膿尿，細菌尿 ・脂肪尿，乳び尿，リン酸塩，炭酸塩
鮮黄色（蛍光色）	・フルオレセインナトリウム，ビタミンB_2・B_{12}，リボフラビン（B_2）
黄色，黄褐色，茶褐色	・濃縮尿 ・ビリルビン尿，ウロビリン尿
赤色，赤褐色	・血尿 ・ヘモグロビン尿，ミオグロビン尿 ・PSP（フェノールスルホンフタレイン）尿，大黄，センナ ・ポルフィリン尿
黒褐色，黒色	・ヘモジデリン尿 ・メラニン尿，アルカプトン尿 ・メチルドパ
緑色，青色	・インドシアニングリーン，インジゴカルミン

5．上清の除去

多くはアスピレーター法により実施されているが，アスピレーター法では液面から徐々に吸引し，沈渣を0.2 ml残す．コンタミネーションを防ぐためにノズルの洗浄を流水で十分に行うなどの注意が必要である．デカンテーション法で実施する場合は一気に倒立させ，管壁に付着した尿を振り落としたり，紙などで吸い取ることなく，すぐに遠心管を起こすことが重要とされている．

6．スライド標本作製

沈渣量0.2 mlを確認してからスポイトで均一になるように十分に混和する．沈渣量が0.2 mlを超えた場合は，よく混和して，そのうちの0.2 mlを使用する．遠心時に尿量5 ml以下のときは，成分の内容を重視して残渣0.2 mlにこだわることはなく，0.1 mlまたは上清を取り除いて濃縮した残渣を混和し用いる．

1）スライドガラス積載量

沈渣を目盛り付きピペットを用いてスライドガラス上に正確に15 μlを載せる．

2）カバーリング

18×18 mmのカバーガラスを沈渣の真上からかける．カバーガラスのかけ方によっては標本が不均一になり，気泡が入りやすいので注意を要する．尿酸結晶，リン酸アンモニウムマグネシウム結晶が多い場合は，カバーガラス上で均一に広がらないことがある．カバーガラスの上から軽く押

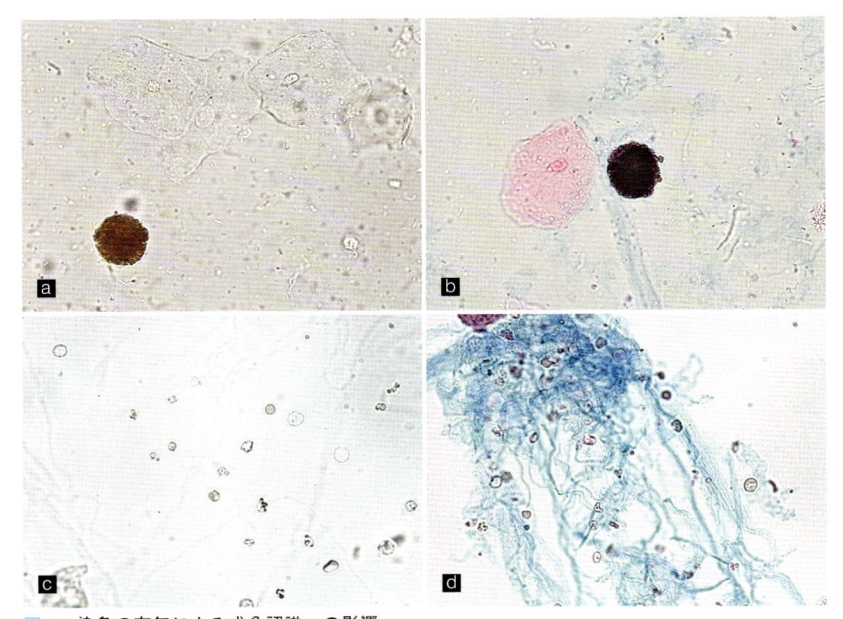

図3 染色の有無による成分認識への影響
a：（無染色，×400），b：（S染色，×400），c：（無染色，×400），d：（S染色，×400）
ヘモグロビンの黄褐色調などの色調はその由来の性質を示すものであり，無染色標本ではその特徴をつかみやすい．PNH（発作性夜間ヘモグロビン尿症）患者で認められたヘモジデリン顆粒も同様に無染色標本での検出が容易である（a，b）．また，尿中赤血球は染色液による溶血の影響もあるため，潜血反応陽性検体はまず無染色標本での観察が望ましい（c，d）．

表3 尿沈渣の保存方法

方法1（野崎らの方法[4]）
1. pH 7.4のリン酸緩衝液用原液（三菱化学メディエンスなど）1本を蒸留水333 mlに溶解する（0.2 mol/l）
2. 25%グルタルアルデヒド（1級）10 mlに上記のリン酸緩衝液90 mlを加え，保存液とする（冷暗所保存）
3. 保存する尿10 mlをスピッツに分注し，沈渣を作製する
4. 沈渣成分に0.4%EDTA加生食を10 ml加え，混和後遠心し，沈渣を作製
5. 沈渣成分に保存液を10 ml添加し，混和後ふたをして冷暗所保存

方法2（八木らの方法[5]）
1. 100 mlのメスフラスコにパラホルムアルデヒド（粉末・電顕用）1.5 gを入れる（揮発性が強く，ドラフト内で行う）．蒸留水40 mlを加え，アルミホイルでふたをし，60〜70℃で加温溶解する（加温付きスターラーで溶解を行う．溶解しにくく，透明化するまで約3時間を要する）
2. ほぼ透明化した時点で，室温にて冷却
3. スターラーで攪拌しながら1N-NaOHを6滴（約0.2 ml）加える（透明化が顕著となる）
4. 25%グルタルアルデヒド（液状・電顕用）を8 ml加え，混和（安全ピペッター使用）
5. 0.2 mol/lリン酸緩衝液（pH 7.4）を加え，全量100 mlとし混和
6. 1%CaCl₂ をスターラーで攪拌しながら6滴加える（保存液は冷暗所保存）．使用時，必要量の保存液を蒸留水で約2倍希釈し，沈渣成分に1〜2 ml添加，混和後ふたをして冷暗所保存．長期保存の場合は，保存液を5 ml以上加え，冷暗所保存

さえて伸ばしてから鏡検するとよいが，押さえすぎると壊れてかえって見づらくなる．

3｜染色標本

「尿沈渣検査法2010」では各沈渣成分の本来の形態や色調を重視して無染色標本が原則とされている．しかし，初心者で硝子円柱など無染色標本では検出が困難である場合や，上皮細胞での異型性の判断時には染色標本が必要とされる．一般に標本の染色はステルンハイマー（Sternheimer）染色により行われている．

施設によりすべての標本を染色にて鏡検している場合もあるが，赤血球形態やヘモグロビン色調を有した顆粒円柱，ヘモジデリン顆粒，ビリルビン結晶など無染色標本での検出が容易である場合や染色により変化する成分もあり，色調や定性所見などにより染色の導入の有無を使い分けるべきであろう（図3）．

4 | 試料の保存

成分の分類が困難であるときや、宿日直中で自信がない場合など尿沈渣を保存しておきたいと思うことは多い。一般に尿沈渣成分は変性が強く、短時間に行うように記載してある成書も多い。確かに細菌の増加や結晶の析出などの問題もあるが、上皮成分や円柱は翌日まである程度保存が可能である。とりあえずそのまま尿を捨てずに残すことも大切である。

また、教育的視点から希少症例などの尿沈渣を保存したい場合は、表3の方法[4,5]を用いて保存することができる。

おわりに

当然のことであるが、初心者や宿日直用に手技や試薬の使用法などのマニュアルを作成すると精度向上に役立つと考える。基本的な標本作製の誤差要因を知って、日常の業務を実施することが検査成績の向上につながるので、検査目的と臨床情報としての活用を念頭に置いて業務を行いたい。そのためマニュアルには手技だけではなく、このような思いをいかに盛り込み、そして習熟の検証を行うかのプログラムも必要である。

(油野 友二)

2 寄生虫(原虫, 虫卵)

はじめに

従来、わが国では回虫症に代表される土壌伝播寄生虫症が蔓延していたが、公衆衛生対策の徹底や国民の公衆衛生に対する意識の向上で寄生虫症[1]が激減した。しかし、近年のわが国の国際化に伴い、以前はみられなかった輸入寄生虫症が増加しており、それらを念頭に置いて検査を行う必要がある。また、寄生虫検査を行う前に、患者の渡航歴や食習慣、現在の症状などの患者情報を得ることが最適な検査法を選択することにつながり、検出率を高めることになる[2~4](図1)。

1 | 標本の作製方法(図2)

1. 直接塗抹法

スライドガラスに生理食塩水を1滴落とし、糞便と十分混和する。標本の厚さは文字が判読できる程度がよい。鏡検は200倍で行い、産卵数の多い回虫卵や原虫栄養体、糞線虫幼虫の検出に適する。下痢症などで原虫の栄養体検出の可能性があるときは排便後30〜60分以内に運動性を確認することが重要である。

2. 肛門周囲法

蟯虫の雌虫体は夜間睡眠中に肛門周囲に産卵するため、早朝起床時にセロファンテープに付着さ

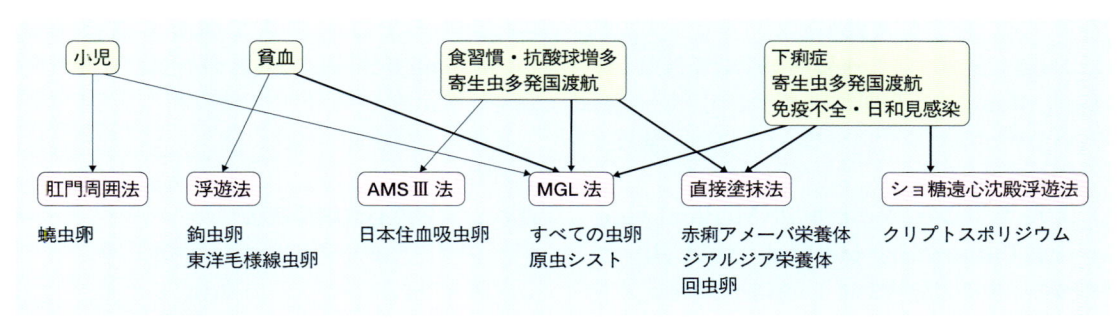

図1 原虫・虫卵の検査法

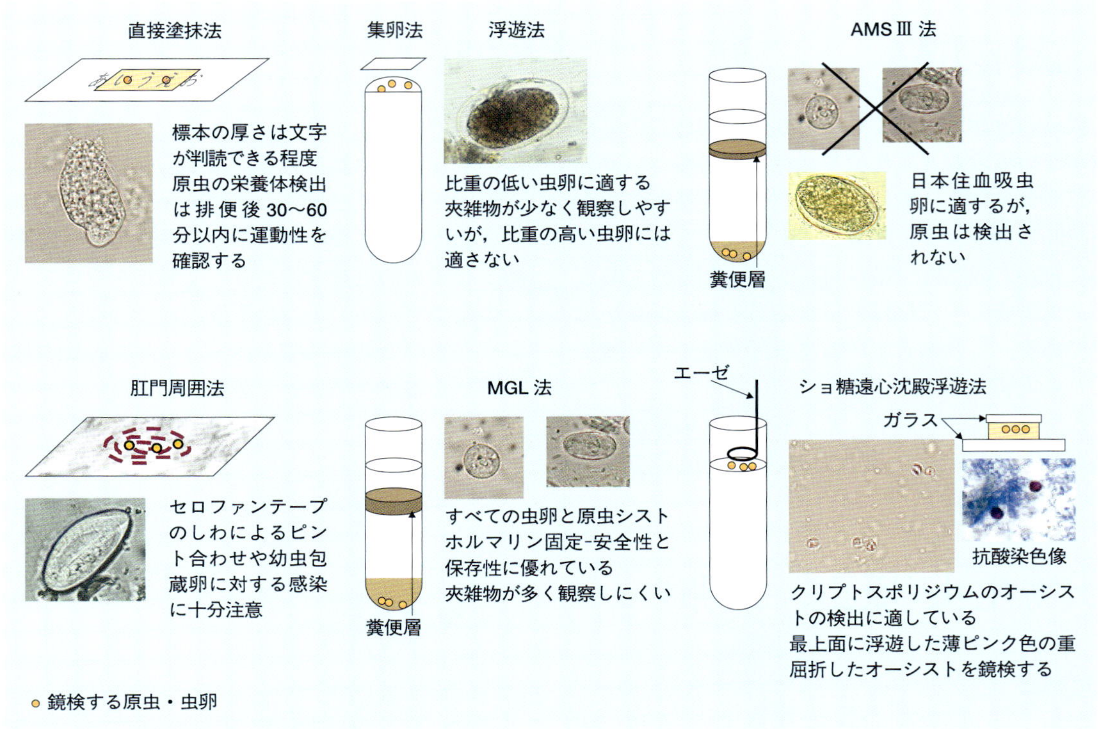

図2 原虫・虫卵検査の特徴

せて200倍で鏡検する．鏡検時にはセロファンテープのしわによるピント合わせや，幼虫包蔵卵に対する感染に十分注意する．検出向上には2日法以上の連続検査が望ましい．

3．集卵法

1）浮遊法

糞便と虫卵の比重差を利用して軽い鉤虫卵や東洋毛様線虫卵（比重1.04〜1.15）を浮上させて集卵する．糞便0.5g（小豆大）くらいを浮遊液〔硫苦食塩水浮遊液（比重1.270）または飽和食塩水浮遊液（比重1.200以上）〕に溶かし，表面張力を利用して浮遊液を試験管口より盛り上げ30〜60分間静置する．浮上した虫卵をカバーガラスで採り，200倍で鏡検する．夾雑物が少なく観察しやすいが，比重の高い虫卵には適さない．高浸透圧のため虫卵が壊れやすいので60分以内に検査する必要がある．

2）ホルマリン・エーテル法（Medical General Laboratory method；MGL法）

すべての虫卵と原虫シストが検出できる．小指頭大の糞便を生理食塩水で溶き，ガーゼで濾過して，2,000 rpm，5分間遠心後，沈渣に10％ホルマリンを加えて30分間放置する．これにエーテルを2〜3 ml加えて激しく振盪して，2,000 rpm，3分間遠心後，上清と糞便層を除き沈渣を200倍で鏡検する．ホルマリン固定するため感染に対する安全性や検体の保存性に優れているが，夾雑物が多く観察しにくい．

3）AMSⅢ法（Army Medical School Ⅲ method）

小指頭大の糞便を生理食塩水で溶き，ガーゼで濾過して，2,000 rpm，3分間遠心後，沈渣にAMSⅢ液と界面活性剤1〜2滴を加えて攪拌，エーテルを2〜3 ml加えて激しく振盪する．2,000 rpm，3分間遠心後，ゲル層と上清，糞便層を除き沈渣を200倍で鏡検する．住血吸虫卵など比重の高い虫卵の検出に適するが，原虫は検出されない．

4）ショ糖遠心沈殿浮遊法[2,5]

クリプトスポリジウムやイソスポラ，サイクロスポーラのオーシストの検出に適する．小指頭大の糞便を生理食塩水で溶き，ガーゼで濾過し

て，2,500 rpm，5分間遠心後，沈渣に比重1.2のショ糖液を加えて攪拌，2,500 rpm，5分間遠心する．最上層に浮遊しているオーシストをエーゼで採り400倍で鏡検する．鏡検は最上面にピントを合わせて薄ピンク色の重屈折したオーシストを検出する．

2｜原虫・虫卵の鑑別基準（図3）

原虫・虫卵は大きさや色，卵殻，卵蓋，内容物など特徴を観察して鑑別する．大きさは，200倍（クリプトスポリジウムは400倍）での視野に対する比較を念頭に置いて，回虫卵（60 μm）を基準として大小を観察する．卵殻の薄い虫卵には鉤虫卵や東洋毛様線虫卵があり，厚い虫卵には回虫卵や

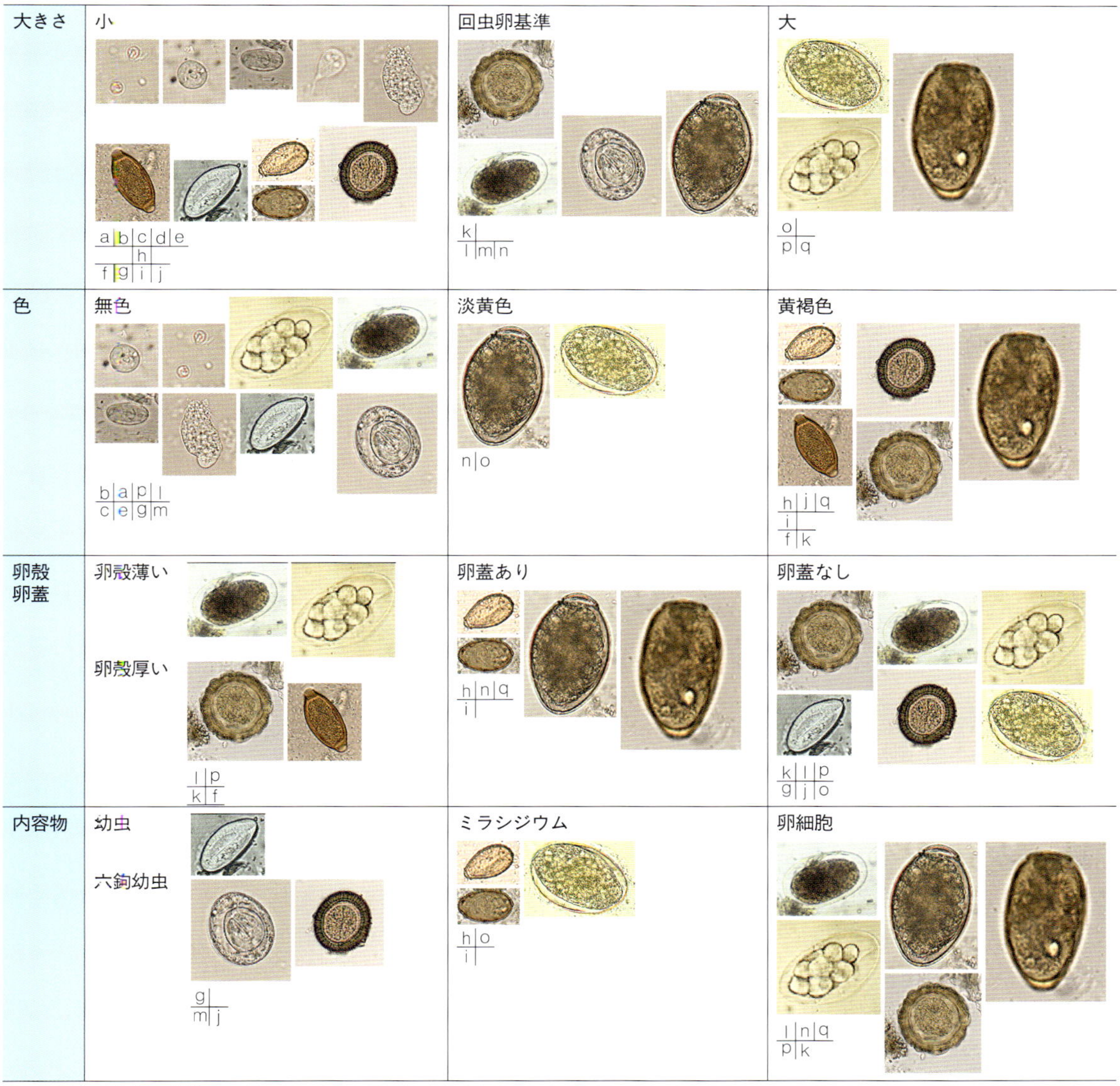

大きさ	小	回虫卵基準	大
色	無色	淡黄色	黄褐色
卵殻卵蓋	卵殻薄い／卵殻厚い	卵蓋あり	卵蓋なし
内容物	幼虫／六鉤幼虫	ミラシジウム	卵細胞

図3　原虫・虫卵の特徴
a：クリプトスポリジウム，b：赤痢アメーバ(シスト)，c：ジアルジア(シスト)，d：ジアルジア(栄養体)，e：赤痢アメーバ(栄養体)，f：鞭虫卵，g：蟯虫卵，h：肝吸虫卵，i：横川吸虫卵，j：有(無)鉤条虫卵，k：回虫受精卵，l：鉤虫卵，m：小形条虫卵，n：日本海裂頭条虫卵，o：日本住血吸虫卵，p：東洋毛様線虫卵，q：肺吸虫卵．

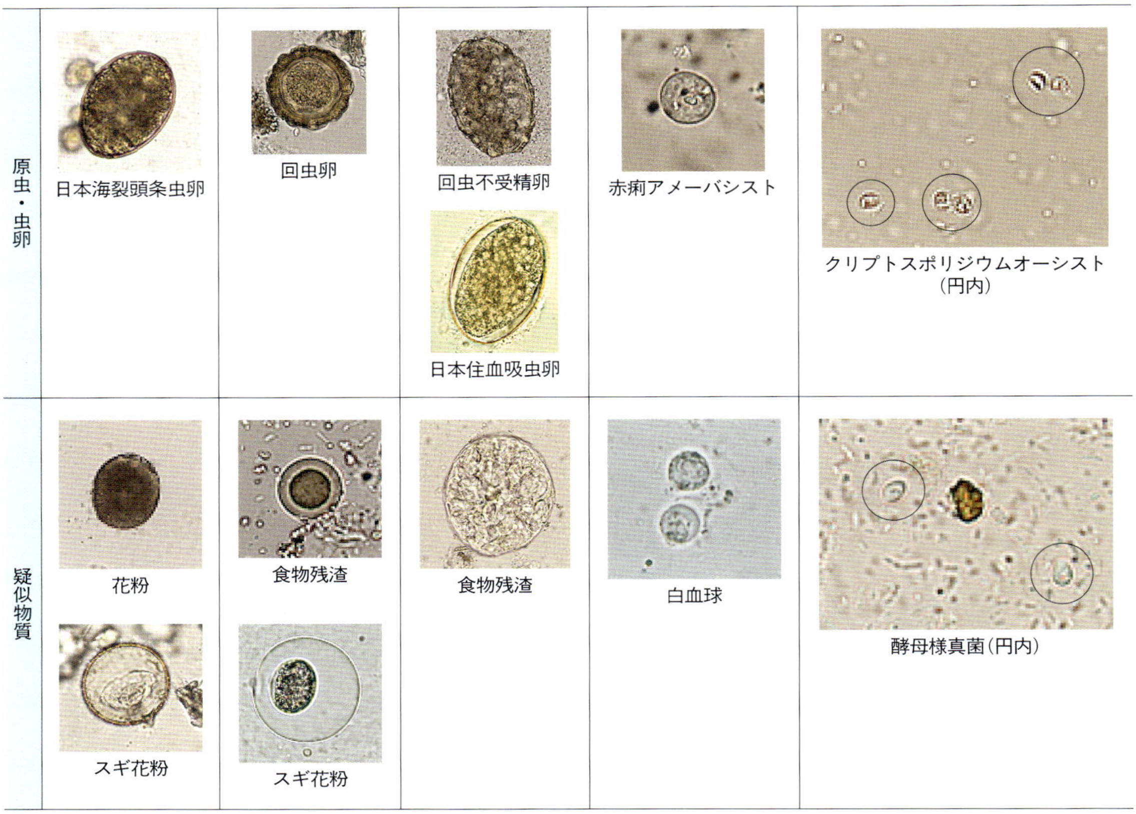

図4 原虫・虫卵と疑似物質

鞭虫卵がある．卵蓋のある虫卵は肝吸虫卵や横川吸虫卵，肺吸虫卵，日本海裂頭条虫卵で，鞭虫卵には両端に栓がある．虫卵の内容物は感染性のある幼虫や六鈎幼虫，ミラシジウム，卵細胞である．いずれもそれぞれの特徴を把握して鏡検することが大切である．

3 原虫・虫卵と擬似物質との鑑別（図4）

鏡検するとき，食物残渣や花粉を虫卵と誤認する場合があるので注意する必要がある．大きさは重要な情報であるため，顕微鏡に接眼ミクロメーターをつけて計測することも必要である．また，低倍率で鏡検しながら先の尖ったものでカバーガラスを叩くと，対象物の側面を観察することができて平面的な擬似物質を鑑別することができる．原虫シストを鑑別する場合は，ヨード染色すると内部構造が観察しやすくなる．

5類感染症である赤痢アメーバやジアルジア，クリプトスポリジウムを疑い判定がつかない場合は，しかるべき施設に相談して免疫学的検査を行うことも必要である．

おわりに

寄生虫症が激減している日本では，医療関係者の寄生虫症に対する知識や経験が乏しい場合がある．原虫・虫卵の検出率向上を高めるためには，臨床医や検査室の枠を越えた連携が重要であるとともに，臨床検査技師の技術力向上への努力が必要と考える．

（伊瀬 恵子，澤部 祐司，野村 文夫）

3 穿刺液

はじめに

　形態学での標本作製は基本中の基本であり，適切な方法・手技で行わないと細胞観察に悪影響を与えるため，正しい検査結果を得ることはできない．これは細胞観察以前の問題である．本項では細胞数算定と標本作製について述べる．

1 細胞数算定

1．髄液（脳脊髄液）

　小試験管内で髄液を10/9倍に希釈（髄液20 μl＋希釈液180 μl，または髄液22.2 μl＋希釈液200 μl）し，フックス・ローゼンタール計算盤を用いて大区画（面積は1.0 mm^2，容量は0.2 mm^3 に相当）16マス中の有核細胞を算定する．希釈液はサムソン液（10%フクシンアルコールまたは10%フクシン水溶液2 ml，酢酸30 ml，飽和フェノール2 mlを加え蒸留水で100 mlにする）を使用する．このように算定すれば1 μl あたり $x/3$ 個になる．報告は整数にし小数点以下は四捨五入するが1/3個の場合は1個未満とする．髄液の細胞数は検体によっては多数のこともあり，血性の髄液では細胞数補正をすることも必要になる．細胞数はできる限り正確に求めることは当然であり，そのために検体の外観によっては希釈倍率や用いる希釈液，計算盤などを適宜変える必要がある（表1）．

　一方，算定時に細胞の核形態から単核球と多核球に分け同時に報告する．単核球はリンパ球，単球，組織球，多核球には好中球，好酸球，好塩基球などが含まれる（図1）．また，赤芽球は細胞数に加えない．赤芽球が出現するには背景に無数の赤血球があるため血性髄液では注意をしなければならない．形態は細胞質の染まりが周囲の赤血球と同じ，核は単核でフクシンにより均一に濃染する．

2．胸水，腹水

　小試験管内で検体を10倍希釈（検体20 μl＋希釈液180 μl，または検体22.2 μl＋希釈液200 μl）し，ビュルケル・チュルク計算盤を用いて大区画（面積は1.0 mm^2，容量は0.1 mm^3 に相当）1マス中の有核細胞を算定する．希釈液は一般的にはチュルク液（1%ゲンチアナ紫水溶液1 ml，酢酸1 mlを加え蒸留水で100 mlにする）を使用する．血性性状を示すことの多い胸水ではこの希釈液によって赤血球が破壊されるため，容易に有核細胞を算定することができる．また，サムソン液を用いてもよい．得られた個数を100倍すると1 μl の細胞数が求められる．

　一方，細胞が結合して集塊状にみられるときは注意を要する．すなわち，集塊が少数で偶然に数えるべき区画にあった場合は1個とし，比較的多

表1　髄液の外観に対する希釈法と算定法

外観	検体量	希釈液量	計算盤	数える大区画数	実数
水様透明	200 μl	22.2 μl	フックス-ローゼンタール	16	$x/3$
軽度白濁	200	22.2	フックス-ローゼンタール	4または8	$4x/3$ または $2x/3$
中等度白濁	22.2	200*3	ビュルケル-チュルク	4	$25x$
強度白濁	22.2	200*3	ビュルケル-チュルク	1	$100x$
淡赤色	RBC　200	22.2*1	フックス-ローゼンタール	2または4	$8x$ または $4x/3$
	WBC　200	22.2*2	フックス-ローゼンタール	16	$x/3$
赤色	RBC　10.5	200*1	ビュルケル-チュルク	1	$200x$
	WBC　200	22.2*2	フックス-ローゼンタール	16*4	$x/3$
血液様	RBC　4.1	200*1	ビュルケル-チュルク	1	$500x$
	WBC　22.2	200*3	ビュルケル-チュルク	1	$100x$

＊1：希釈液は生理食塩水
＊2：希釈液はサムソン液
＊3：希釈液はチュルク液（白血球算定用）
＊4：溶染を十分に行うため5分放置

〔稲垣清剛：臨床病理107（特集号）：1998より〕

図1 サムソン液で染まった細胞
算定時，フックス・ローゼンタル計算盤内にみられた細胞で，単核球および多核球がそれぞれ2個ずつみられる．

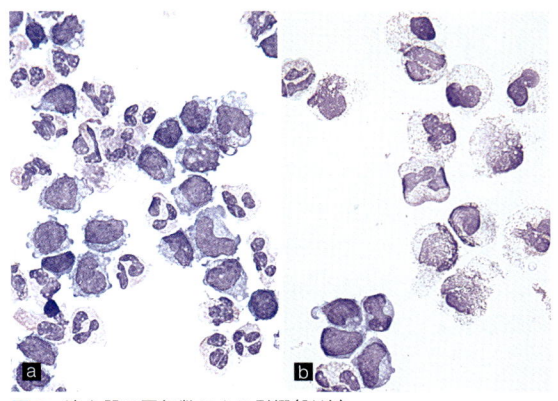

図2 遠心器の回転数による影響（髄液）
aは800 rpm，bは3,000 rpmでともに5分間遠心したものである．回転数を上げると細胞は崩壊するが，好中球のほうが影響を大きく受ける．

く認められれば集塊内の細胞を1個ずつ算定するなど考慮し，より実際の細胞数に近づけるようにする．

算定時での細胞分類は慎重に行うことが求められる．その理由として反応性中皮細胞，組織球，異型細胞などの鑑別はギムザ染色標本でも時に困難な場合があり，ごく少数の異型細胞の出現もある．このようなことを臨床側と協議し十分理解したうえで行う必要があろう．

2 集細胞，塗抹

1. 髄液（脳脊髄液）

他の穿刺液と異なり浸透圧が低い，検体量が少ない，細胞数が少ないなどの特徴があり，これらは標本を作製するうえで強い制約を与える．特に低浸透圧という性質は採取後の細胞に多大な影響を及ぼすため，標本作製はもとより細胞数算定などもできる限り速やかに行う必要がある．そのため，採取後直ちに検査室へ提出するように臨床側と連携を図ることが重要である．

集細胞および塗抹法としては専用の収集装置（サイト・テック®やサイトスピン®など）と一般の遠心器を使用しての引きガラス法がある．他には自然沈降法やポアフィルターを用いる方法もある．検体量の少ない髄液では標本作製後も液状で残存し，それらを他の検査にも供与できる方法がよい．

1）引きガラス法

［操作法］
（1）ポリスピッツに入れた髄液をスウィング型遠心器で800 rpm，5分間遠心する．
（2）上清を別の容器にデカントし，臨床化学検査などに用いる．細胞数が少ない場合は沈渣中の細胞濃度を高めるために，デカントを長めに行い沈渣量を少なくする．
（3）沈渣量とほぼ等量のヒトAB型血清，または滅菌生理食塩水で7 g/dl程度に希釈したウシ重合アルブミンを沈渣に加え静かに混合する．
（4）5～10 μl の沈渣をスライドガラスに載せ，引きガラスで引き切らないように素早く塗抹し，ドライヤーなどで直ちに乾燥させる．

遠心器の回転数を上げると重力の上昇によって細胞崩壊が生じるため注意する（図2b）．沈渣に血清を加えるのは浸透圧や粘性が高まり，塗抹時の物理的な細胞崩壊を防ぎ，引きガラス操作を容易にし，乾燥が速まるなどの効果が得られるためである．用いる沈渣量は非常に重要で，細胞が多い場合は量を多く（上限は10 μl）して引きガラスの角度を小さくし，少ない場合は積載量を少なくし引く角度を大きくする（図3）．これらはいずれも引き終わり部分を最良にするためである．本法では複数枚塗抹することが可能で，特に細胞数の少ない髄液では最低でも2枚以上は作製する．乾燥固定に時間をかけると細胞が伸展せず，細胞観察に大きな影響を与える．また，引き切ると細胞

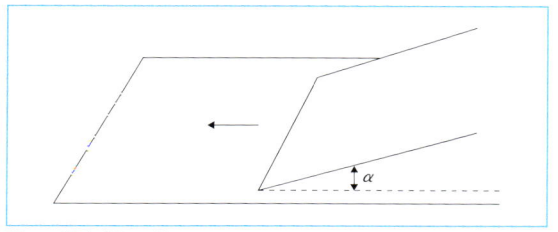

図3　引きガラス法
角度(α)を小さくする場合：細胞成分が多い沈渣，粘稠度が高い沈渣．大きくする場合：細胞成分が少ない沈渣．

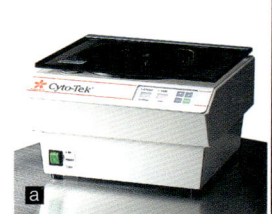

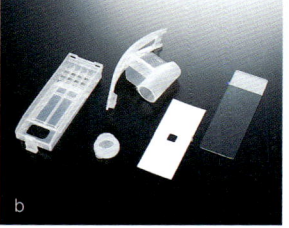

図4　サイト・テック® 本体と付属品
aはサイト・テック®（遠心器），bは左よりホルダー，サンプルチャンバー，専用濾紙，スライドガラスで，これらを使用して遠心力によりスライドガラスに細胞を付着させる．

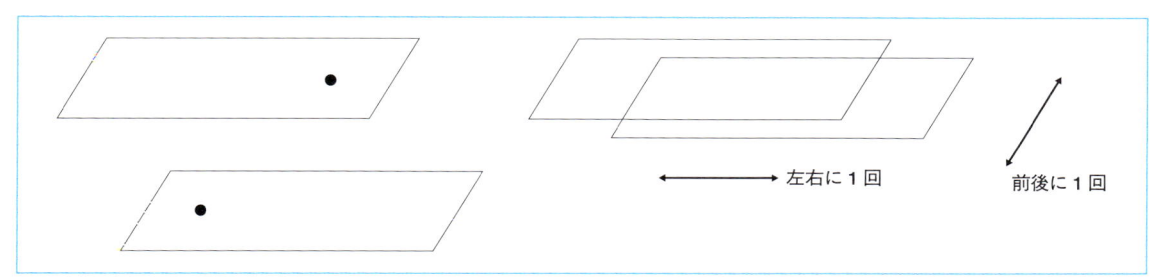

図5　すり合わせ法
(1)全く力を加えずにスライドガラスを密着させる．(2)密着面全体に試料が広がったらスライドガラスを左右に引き離す．(3)もう一度力を加えずにスライドガラスを密着させる．(4)速やかにスライドガラスを前後に引き離す．〔うまく塗抹できたら(3)～(4)を省略してもよい〕

が崩壊するので絶対に行ってはならない．

2）細胞収集装置を使用する方法

図4はわが国で導入の多いサイト・テック®（旧オートスメア）の本体と付属品である．

［操作法］
(1) スライドガラスに孔のあいた専用濾紙を載せ，その上にサンプルチャンバーを重ねホルダーで固定する．
(2) チャンバーに髄液を入れ本体の遠心器にかけ，800 rpm，5分間遠心する．
(3) 遠心後，直ちにホルダーを外し，ドライヤーなどで素早く乾燥させる．

濾紙の穿孔部分に細胞が付着するため，細胞数が多い髄液はあらかじめ希釈しないと細胞が密集し観察しづらくなる．希釈には生理食塩水で作製したリン酸緩衝液(pH 7.2～7.4)に，ウシ胎児血清を10～20％加えたものを使用する．

2．胸水，腹水

採取後の細胞は比較的安定で，冷蔵庫に1晩保存しておいても形態的な変化はあまりみられない．一般的にはフィブリンは析出しないと言われているが，検体によっては稀に認めることもある

ため，標本作製は速やかに行うことが望ましい．集細胞は遠心器を使用する．

［操作法］
(1) 胸・腹水をスウィング型遠心器で1,500～2,000 rpm，5分間遠心する．
(2) 上清をデカントし沈渣を得る．血球が多い場合は上清をピペットなどで分離し，バッフィーコートを別の試験管に取った後少量の上清を加える．バッフィーコートが少ない場合は，その部分を取り再度遠心し沈渣を得る．
(3) 塗抹はすり合わせ法か引きガラス法で行う．
　①すり合わせ法：2枚のスライドガラスを用意し，端から2～3 cmのところに各々10 μl程度の沈渣を載せる．2枚のスライドガラスを力を加えないように密着させ，そのまま左右と前後に1回ずつすり合わせるが，左右に1回のみでもよい(図5)．
　②引きガラス法：10～20 μl程度の沈渣を用いるが，細胞が少ないときは少なめに，多い場合は多めにして積載量を加減する．引きガラスの角度は細胞が少ないときは大きくし，多

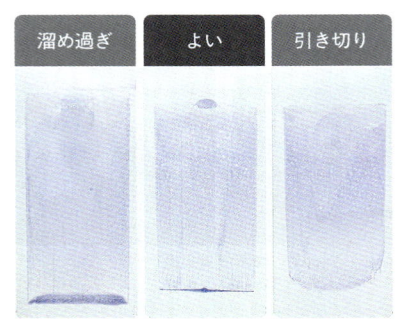

図6 引きガラス法による塗抹例

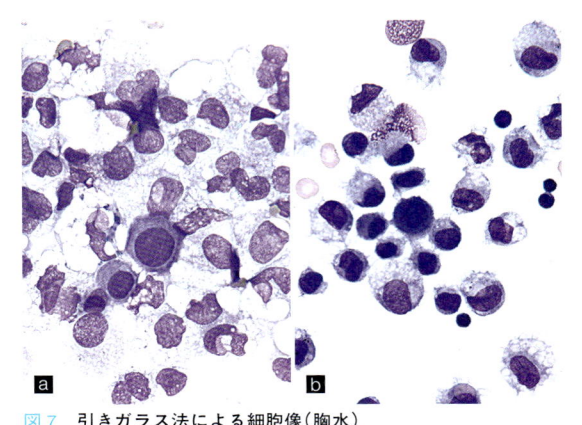

図7 引きガラス法による細胞像(胸水)
引き終わり部分の細胞像で組織球と中皮細胞がみられる。aはよい引き方により細胞が伸展しているが、bは溜め過ぎのため乾燥に時間がかかった影響で濃染している(a, b同一検体)。

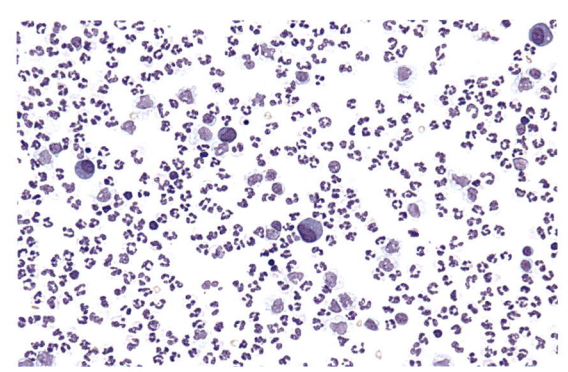

図8 すり合わせ法による細胞分布(胸水)
分布は細胞の大きさに関係なく均等で、すり合わせ法による特徴がよく現れている。暗青色に濃染しているのは中皮細胞である(対物, ×40)。

い場合は小さくして引き切らないように速やかに引く(図3)。図6は実際の塗抹例で、図7は塗抹の仕方による細胞像を示した。図のように溜め過ぎると乾燥に時間がかかり、細胞観察に適さない。

(4) 塗抹後の乾燥はドライヤーで行うが、胸水に限っては結核などの感染を防ぐためドラフトチャンバー内で自然乾燥させる。

血球が多い沈渣は溶血処理(例えば血球沈渣に1.4%シュウ酸アンモニウムを5〜6 ml加え、混和後再遠心)をしてもよいが、細胞の変性は免れない。パパニコロウ(Papanicolaou)染色を行う場合は沈渣に2%ポリエチレングリコール加70%エタノールを加え、再遠心した後沈渣を塗抹すると湿潤固定時の細胞剝離が少なくなる。

胸・腹水の塗抹法は一般的にはすり合わせ法が推奨される。その理由は、引きガラス法では大型細胞(組織球、中皮細胞、上皮性腫瘍細胞など)が辺縁や引き終わり部位に集中するため細胞の分布が偏るが、すり合わせ法では均等に分布するからである(図8)。注意点はすり合わせ操作時に圧力を加えないことで、これを遵守しないと細胞が崩壊しやすくなる。また、引きガラス法で塗抹した標本では引き終わり・辺縁・中間などの各部位を均等に観察することが必要である。

3. 関節液

集細胞は遠心器を用いるが、粘性が高いため3,000 rpm、5分の条件で行う。毛細管ピペットで管底の沈渣を注意深く吸い上げてすり合わせ法で塗抹し、直ちに乾燥させる。結晶同定ではスライドガラスの左右に沈渣(特に白血球層)を1滴ずつ載せ、各々18×18 mmのカバーガラスをかけ鋭敏色偏光顕微鏡で観察する。図9は結晶誘発性関節炎にみられたメイ・グリュンワルド・ギムザ(May-Grünwald-Giemsa)染色での尿酸ナトリウム結晶とピロリン酸カルシウム結晶である。

3 染色操作の注意点

染色法はメイ・グリュンワルド・ギムザ染色が望ましい。検体によって細胞濃度がまったく異なるため、染色時間を適宜調節する必要がある。すなわち、メイ・グリュンワルド(May-Grünwald)液での固定・染色は同一であっても、後染のギムザ(Giemsa)染色時間を調節し、細胞が多い場合は長めにする。また、気温によっても染まる速度が異なるため高いときは短く、低いときは長くす

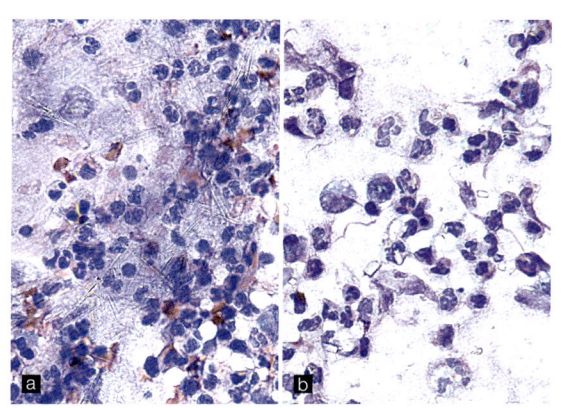

図9 関節液にみられた結晶（すり合わせ法）
a：痛風患者の関節液で針状の尿酸ナトリウム結晶がみられる．
b：多彩な形態を示すピロリン酸カルシウム結晶で偽痛風患者の関節液である．

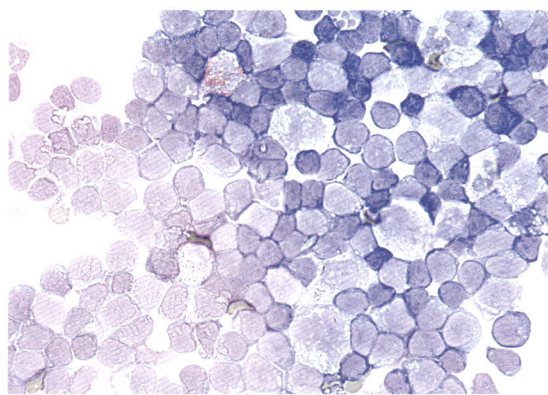

図10 染色後の脱色（腹水）
正常のリンパ球が多数みられるが，図の左部分は脱色されている．染色後の水切りと乾燥を短時間に行わなかったために，染め直す必要がある．

る．メイ・グリュンワルド・ギムザ染色を終えたら，標本の裏面に付着した色素を拭き取るが，一連の操作を染色槽で行えば必要ない．染色が終了したら染め上がりを確認し，不十分であればギムザ染色から染め直す．染色終了後は直ちに乾燥させる．塗抹面に水滴が長くとどまると，水滴への色素の遊離や水道水の塩素などにより脱色される（図10）．染色操作はⅢ-3「染色の原理と特徴」（141頁）を参照されたい．

4│細胞分類方法

穿刺液の細胞分類は血液の血液像に相当する．したがって，出現細胞はすべて同定し分類するが，混入細胞は除外する．具体的には髄液での扁平上皮細胞や軟骨細胞（椎体軟骨細胞）がこれに相当する．一方，今回の対象外材料として，気管支肺胞洗浄液（broncho-alveolar lavage fluid；BALF）の線毛円柱上皮細胞も混入細胞ではないが臨床的意義から除外する．

鏡検に際してはまず弱拡大で標本全体を観察し，細胞の分布状態や出現細胞の様相などを確認する．次に400倍で細胞を同定するが，必要に応じては1,000倍でも観察する．なお，標本の観察部位は前述のとおりである．

分類する細胞は200〜300個程度以上にして％を求め，100個に満たない場合は分数で報告する．悪性細胞は異型細胞として分類し，異型細胞の中に良性細胞は含めない〔Ⅴ-1-1）「細胞所見とその表現」（252頁）参照〕．可能であれば病理・細胞診との連携を図るとよい．また，赤芽球，細菌や真菌などの微生物，結晶などはコメントとして付記する．

おわりに

いかなる検体あるいは検査環境下にあっても，適切な標本作製は必須で，それを怠ると誤った結果を出すことになりかねない．例えば，採取後の集細胞に至るまでの処理，材料中の出現細胞が標本上に問題なく塗抹されたかどうか，塗抹後の乾燥固定は速やかに行ったか，染まり具合は良好かなどで，これらは常に確認する必要がある．

（稲垣 清剛）

文 献

1 尿沈渣
1) 血尿診断ガイドライン検討委員会：血尿診断ガイドライン．日本腎臓学会誌 48（Suppl）：1-34, 2006
2) 日本臨床衛生検査技師会（編）：尿沈渣検査法2010．日本臨床衛生検査技師会, 2011
3) 日本化学療法学会臨床評価法制定委員会：UTI薬効評価基準 第4版暫定案．日本化学療法学会雑誌 45：203-247, 1996
4) 伊藤機一（監），野崎 司，高橋二美子，布施川久恵，他：尿沈渣ガイドブック．東海大学出版会, 2000
5) 伊藤機一（監），八木靖二，都竹正文：尿中細胞アトラス 第2版．医歯薬出版, 1998

2 寄生虫（原虫・虫卵）

1) 吉田幸雄：図説人体寄生虫学 第6版．南山堂，2003
2) 伊瀬恵子：虫卵の検査．検査と技術 33：1171-1175，2005
3) 千葉県臨床衛生検査技師会：寄生虫アトラス（http://www.chiringi.or.jp/）
4) 野崎 司，伊藤機一：検体の取り扱いと検査の進め方．検査と技術 37：40-44，2009
5) 井関基弘：クリプトスポリジウム症．臨床病理 108（特集号）：191-197，1998

3 穿刺液

・大田喜孝，稲垣清剛，奈良 豊，他：髄液検査法 2002．日本臨床衛生検査技師会，2002
・稲垣清剛：ポケットマニュアル—穿刺液細胞．医歯薬出版，2002

COLUMN 形態検査において知っておきたいこと

尿中赤血球の形態検査（糸球体型赤血球）

　まず良質（?）の尿を得ることが，信頼できる結果を得るための必須条件となる．尿中変形赤血球（図1a），なかでも腎炎性血尿の指標となる G1 赤血球（図1b）は，生理的赤血球形態が尿細管で pH と浸透圧の変化に曝されることにより非可逆的に変形し，特徴的な形をとったものと考えられており，酸性濃縮尿において最も多く出現する．実際には尿 pH 6.5 未満で浸透圧 400 mOsm/kg・H_2O 以上が望ましいため，G1 観察には早朝尿を用いるとよい．本検査と同時に尿一般検査もオーダーされることが多いため試験紙で pH 6 以下であることを確認するとよい．また，浸透圧の条件は大まかには尿比重 1,010 以上で代用できる．一方，赤血球が少ないと観察に時間がかかりすぎるが，定性で潜血反応 1+ 以上か，鏡検（400倍）で赤血球数 5 個以上/1 視野の尿を用いれば問題はない．また，微分干渉顕微鏡や位相差顕微鏡がなくともステルンハイマー・マールビン染色で十分に観察できる．

（北本 康則）

文　献

1) 北本康則：尿中変形赤血球（G1）．Medical Technology 37：559-563，2009

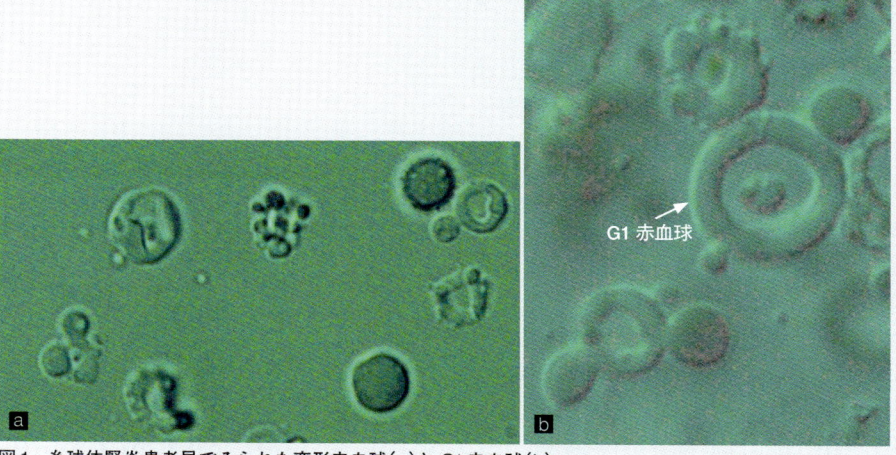

図1　糸球体腎炎患者尿でみられた変形赤血球（a）と G1 赤血球（b）
G1 赤血球とはその形態が二重の輪郭を持ち，辺縁が不整で，こぶや突起がついたものをいう．微分干渉顕微鏡写真．

3 染色の原理と特徴

1 メイ・グリュンワルド・ギムザ(May-Grünwald-Giemsa)染色

ライト・ギムザ(Wright-Giemsa)染色と並び，各種体液中の細胞を観察するうえで基本となる最も重要な染色法である．各種細胞の顆粒，細胞質の色調，核の染色性などが良好であり，かつ各細胞の微妙な特徴が反映され，重要な情報が得られる(図1)．

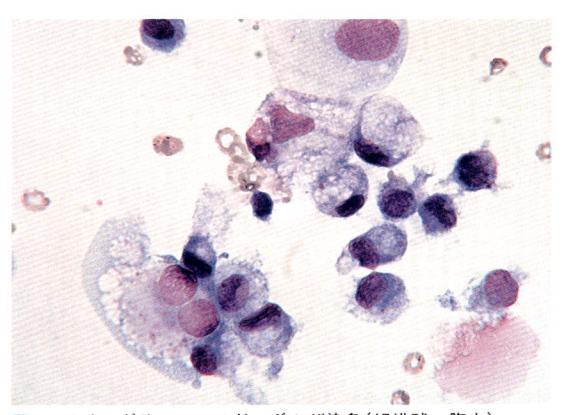

図1　メイ・グリュンワルド・ギムザ染色(組織球，腹水)

1．原理

塩基性色素(メチレン青・メチレンアズール)，酸性色素(エオジン)，中性色素(メチレンアズール・エオジン)が緩衝液中で荷電し，細胞内蛋白成分と結合して，細胞内構造を種々の色調に染め分ける，いわゆるロマノフスキー(Romanowsky)効果を応用した染色法である[1]．

2．試薬

1) メイ・グリュンワルド(May-Grünwald)液

0.25%エオジン酸メチレン青メタノール溶液
市販品が数社(メルク社，武藤化学，和光純薬)から出ているので，これを使用したほうが簡便かつ確実である．

2) ギムザ(Giemsa)染色液

アズールⅡエオジン3.0g，アズールⅡ0.8gを250mlのグリセリンに溶解させ(60℃)，これにメタノール250mlを加え，24時間後濾過したものを原液とする．市販品が数社(メルク社，武藤化学，和光純薬)から出ているので，これを使用したほうが簡便かつ確実である．

使用時，下記の1/150 mol/l リン酸緩衝液100mlにギムザ原液を5mlの割合(20倍希釈)で加えて混合し，ギムザ染色液とする．

3) pH 6.4・1/15 mol/l リン酸緩衝液

リン酸二水素カリウム(KH_2PO_4)	6.63 g
リン酸水素二ナトリウム(Na_2HPO_4)	2.56 g
蒸留水	至 1,000 ml

使用時，1/15 mol/l リン酸緩衝液を蒸留水で10倍希釈して，終濃度1/150 mol/l として使用する．1ボトルを蒸留水で希釈して1lとするとpH 6.4になる市販品(三菱化学メディエンス)もあり，これを使用してもよい．

3．手技

上載せ法，浸漬法があるが，ここではテクニック差が出ず，染色結果が良好である浸漬法を紹介する．染色器具として，染色ドーゼ2個を用意する[2]．

前処理	1	塗抹・乾燥	
固定・染色	2	メイ・グリュンワルド液	3〜5分
染色	3	ギムザ染色液	15〜20分
洗浄	4	流水水洗	10〜30秒
冷風乾燥(なるべく早く乾燥させる)			

4．コツと注意点

(1) 染色前の標本乾燥は，冷風にて迅速かつ十分

に行う．乾燥に手間取ったり，乾燥が不十分だと染色性が悪く，細胞を同定できない場合がある．
(2) ギムザ染色液の調製は，必ずリン酸緩衝液にギムザ原液を加える．逆にすると，沈殿物を生じる．また，混和は泡立てないように静かに行う．
(3) ギムザ染色液は時間経過とともに徐々に染色性が低下するので，なるべく使用する直前に調製し，染色性が不良となったら新調する．
(4) メイ・グリュンワルド液からギムザ染色液に移すときは，速やかに移動しないと乾燥して色素沈着が起きる場合がある．また，ギムザ染色液中で標本を2～3回上下すると色素沈着が起こりにくい．
(5) 細胞成分が多い，室温が低いときなど，染色性が低下することがあるので，染色時間を長くする．染色が不十分の場合，ギムザ染色液から染め直すことができる．
(6) 水洗は，流しに洗面器などを置き，その中で流水水洗する．水洗後，標本上にいつまでも水分が残っていると脱色してしまうので，速やかに冷風にて乾燥させる．温風にて乾燥すると青染する．
(7) ギムザ染色液のpHが酸性の場合，染色性が淡く赤染する．アルカリ性の場合，過染ぎみであり青染する．

5．染色態度

核縁・核網は紫色，核小体は淡紅色～青色．
好中球の細胞質：淡褐色～淡橙色，顆粒：淡橙色．
好酸球の顆粒：赤橙色．
好塩基球の顆粒：濃紫色．
リンパ球の細胞質：青色．
異型リンパ球の細胞質：淡青色～青藍色．
単球・組織球の細胞質：灰青色，顆粒：赤紫色．

2 サムソン(Samson)染色

サムソン液は髄液細胞数算定の最も一般的な希釈染色液であり，他の希釈液〔パッペンハイム(Pappenheim)液など〕に比べて短時間で安定した染色結果を得ることができ，高濃度の酢酸を含むため髄液に混在した赤血球の融解能力も高い．

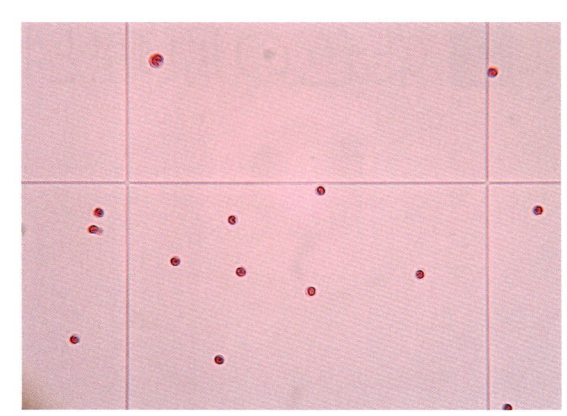

図2　サムソン染色(リンパ球，髄液)

また，サムソン液を加えて染色することで，細胞は24～120時間程度安定性を保つことが可能であり，細胞数算定，多核球・単核球の細胞分類をともに変化なく測定可能である[3]（図2）．

1．試薬

酢酸	30 ml
フクシン	200 mg＋精製水2 ml
飽和フェノール	2 ml

混和後，精製水で100 mlにメスアップする．
あらかじめ調製された市販品(武藤化学)もある[4]．

2．手技

マイクロピペットを用いて，プラスチック(ポリプロピレン)製の小試験管によく混和した髄液180 μlを採り，これにサムソン液20 μlを加える(10/9倍)．軽く混和後，ニュートンリングを形成させたフックス・ローゼンタル(Fuchs-Rosenthal)計算盤に注入し，細胞が計算盤の底に沈降するまで3～5分間放置する．

血液が混入した髄液では，赤血球を融解させ核染を十分行うため，小試験管内で5分間ほど放置したのちに計算盤に注入する．

3．コツと注意点

(1) 飽和フェノール2 mlのかわりに10%フェノール20 ml，あるいは5%フェノール40 mlを用いてもよい．
(2) フクシンは一般的に顕微鏡用フクシン末(メルク社ほか)を使用する．
(3) サムソン液は蒸発・濃縮しやすく，時間経過とともに徐々に背景のフクシン色が強くな

り，細胞の染色性も低下する．密栓のできる容器に保存し，小分けして使用するのがよい．常に一定した染色性を保つことが精度管理上重要であり，少なくとも2年に一度ほどの割合で染色液を新しくする．
(4) 血生髄液で凝固防止のためヘパリンを加えると，サムソン液中の酢酸とヘパリン中のアミノ酸(セリン，グリシン)が反応し，塵埃状の多量の微粒子が発生し算定しづらくなる．
(5) 細胞数が著しく増加した髄液では，あらかじめ髄液を生理食塩水で適度に希釈する．
(6) 出血が軽度であれば，赤血球はサムソン液の酢酸効果により時間の経過とともに膨化，融解し，最終的には消失するが，出血の程度が強いほど多くの赤血球が残存しやすくなる．

4. サムソン染色による計算盤上の細胞形態

リンパ球：細胞質は狭く核周囲にリング状にみられ，淡染．

単球：細胞質が濃い赤桃色を呈する．

組織球：泡沫状の細胞質で，淡染して淡い桃色を呈する．

好中球：細胞質は不整形で，染色されない．

好酸球：やや輝くような淡い橙色調を呈する．

3 ステルンハイマー (Sternheimer)染色

ステルンハイマー染色法は核と細胞質を明瞭に染め分けることができ，特に上皮細胞の識別や異型細胞の核の異型性の観察に有用である．また，白血球や円柱，粘液糸，その他の成分も明瞭に染め出すので，現在，尿沈渣染色法として最も使用されている．他にステルンハイマー染色法を用いる利点として，バックグラウンドが染まるのでピントが合わせやすい，染色で染まらない成分の観察にもコントラストがついて見落としや誤認防止に役立つ，細胞判定の簡易化や迅速化が図られる，などが挙げられる[5] (図3)．

1. 原理

フタロシアニン系の塩基性色素であるアルシアン青で，核や硝子円柱・粘液糸などを青色調に，キサンチン系の塩基性色素であるピロニンBで細胞質や顆粒円柱などを赤紫色調に，それぞれ染

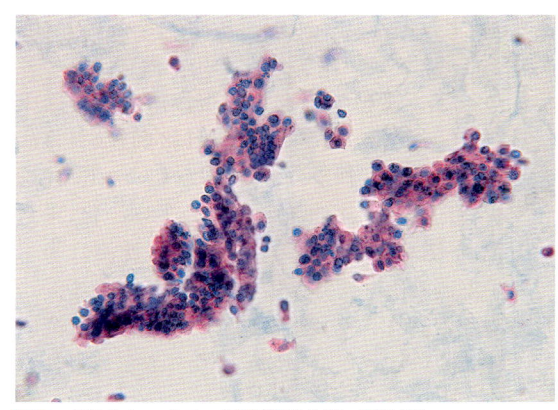

図3 ステルンハイマー染色(円柱上皮，尿沈渣)

め分ける方法である．

2. 試薬

アルシアン青およびピロニンBの色素粉末の純度(含有率)は，メーカーやロットにより大きく異なっていることがあり，同じ含有率でも精製法により色素の溶解度が異なることもあるので注意が必要である．ステルンハイマー染色液を作製する場合は，使用する色素粉末によって，アルシアン青水溶液とピロニンB水溶液の濃度・混合比を調整することが必要となる．

混合液は室温保存でも数か月間は安定であり，冷蔵保存ではさらに長期間の保存が可能である．

[作製例]

①シグマ社，クラーマ社

2％アルシアン青水溶液：1.5％ピロニンB水溶液＝2：1

②ナカライテスク社

2％アルシアン青水溶液：3.5％ピロニンB水溶液＝1：1

調製されたS染色液が，和光純薬(尿沈渣染色液)，武藤化学(ラボステインS)，シスメックス(ニューユリステン)などから販売されている．

3. 手技

前処理	1	日本臨床衛生検査技師会標準法に従い，沈渣(0.2 ml)作製
染色	2	染色液を1滴(約0.05 ml)加え，ピペットを用いて混和後，2〜3分放置
	3	再び混和し，ピペットでスライドガラスに約15μlを滴下
鏡検〔カバーガラス(18×18 mm)をかける〕		

4．コツと注意点

（1）赤血球はステルンハイマー染色液により，アルシアン青色素の細胞傷害作用や，浸透圧（1,200 mOsm/kg 前後），pH（2 前後）などが主な原因で壊れてしまうことがあるので注意する．また，赤血球の分布の不均一化（集合化）が認められる．あくまでも尿沈渣はまず生鮮無染色で観察することが大切である．

（2）染色液を4：1の割合で加えるため，沈渣成分が希釈されて見かけ上少なくなるので注意する[6]．

（3）沈渣量が多い場合はその量に合わせて染色液を多めに加える．

（4）染色液を加えてから長時間放置すると，白血球の淡染細胞(pale cell)が濃染細胞(dark cell)に変化する，輝細胞(glitter cell)の原形質顆粒のブラウン運動がなくなる，上皮細胞が濃染してしまい，細胞種類の判別や異型性の鑑別が困難になる，などの不具合が現れるため，10～20 分以内に観察することが望ましい．

（5）新鮮細胞や細胞集塊の中央部ではときとして不染性を示すことがある．また，異型細胞は染色に時間がかかることが多い．このような場合は，さらに 30～60 分間ほど放置後，同様の細胞を観察すると，細胞質，核の染まりとも強くなり鑑別が容易となる．

（6）検体によっては染まりにくく，染色顆粒のみが出現することがある．このような場合は再度沈渣を作製し，これに生理食塩水を 10 ml 加えて再び沈渣を作製し，染色後鏡検するとよい．

（7）アルシアン青の色素粉末は，ピロニンＢの色素粉末に比べて溶解しにくいため，転倒混和後，1～2 日間スターラーで攪拌するとよい．

（8）染色液を濾過する場合は，吸引濾過で行うと短時間で，しかも良好な染色液が得られる．

5．染色態度

赤血球：無染または桃～赤紫色調
白血球
- 濃染細胞の核：青色調，細胞質：桃～赤紫色調
- 淡染細胞の核：淡青～青色調，細胞質：無色～淡い赤紫色調
- 輝細胞：無染，細胞質にブラウン運動を認める．

上皮細胞：新鮮な細胞では染まりにくい，核：青色調
- 扁平上皮細胞
  表層型の細胞質：桃～淡い赤紫色調
  中層型～深層型の細胞質：無色～淡い赤紫色調
- 移行上皮細胞の細胞質：比較的濃い赤紫色調
- 尿細管上皮細胞の細胞質：濃い赤紫色調
- 粘液を有する円柱上皮細胞や腺癌細胞の細胞質：青紫色または濃赤紫色調

大食細胞(単球および組織球)の核：青色調，細胞質：青紫色または濃赤紫色調

硝子円柱：淡青～青色調
顆粒円柱：赤～赤紫色調
ロウ様円柱：赤紫～青紫色調
粘液糸：淡青～青色調

核内および細胞質内封入体：濃赤紫色または濃青紫色調(封入体は，核または細胞質の染色態度と同系色で濃く染まることが一般的)

細菌，真菌，トリコモナス，デンプン顆粒：一般に染まりにくいが，ときに桃～赤紫色または青紫色調

類デンプン小体(前立腺石)：青色または赤紫色調

精子の頭部：青色調，尾部：桃～赤紫色調
脂肪顆粒・結晶：無染

4 プレスコット・ブロディ(Prescott-Brodie)染色

尿沈渣中の白血球と尿細管上皮細胞などの小型の上皮細胞との鑑別に用いる．また，回腸導管術後患者尿に出現する腸粘膜上皮細胞との鑑別にも効果的である(図 4)．

1．原理

尿中に出現する白血球の大部分は好中球である．色原体の 2,7-ジアミノフルオレンが好中球のペルオキシダーゼと過酸化水素によって酸化され，好中球はフルオレン青に染色される．

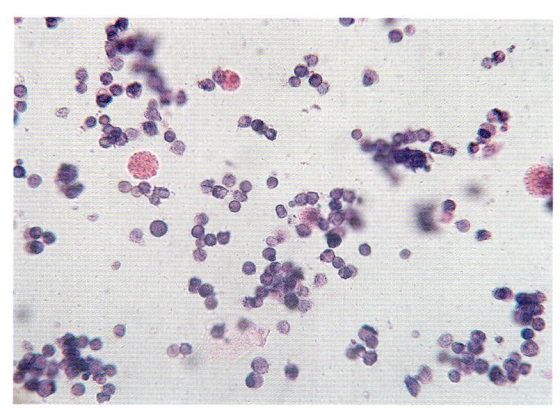

図4 プレスコット・ブロディ染色（好中球，尿沈渣）

2．試薬

① Ⅰ液

2,7-ジアミノフルオレン	300 mg
フロキシン B	130 mg
95％エタノール	70 ml

② Ⅱ液

酢酸ナトリウム・3 H_2O	11 g
0.5％酢酸	20 ml

③ Ⅲ液

3％過酸化水素水	1 ml

使用時にⅠ液とⅡ液を7：2の割合で混和し，混合液9 mlに対して，さらにⅢ液を0.1 ml添加する．混和後，遠心または濾過して上清を使用する[1]．

Ⅰ液・Ⅱ液・Ⅲ液を別々に冷蔵保存すれば，長期保存が可能である．混合液は褐色ビンに入れ冷蔵保存すれば数か月間有効である．ただし，結晶が析出するので濾過して使用する．あらかじめ調製された市販品（武藤化学）もある．

3．手技

前処理	1	日本臨床衛生検査技師会標準法に従い，沈渣（0.2 ml）作製
染色	2	尿沈渣に染色液5〜10滴を加え，ピペットを用いて混和後，2〜3分放置 目的成分が少量の場合，再遠心して上清を取り除く
	3	再び混和し，ピペットでスライドガラスに約15 μlを滴下
鏡検〔カバーガラス（18×18 mm）をかける〕		

4．コツと注意点

（1）白血球が多いときは染色液を多く滴下しないと染色されにくい．
（2）強アルカリ性尿，低浸透圧尿では染色性が不良である（pH 5〜6で良好）．
（3）アスコルビン酸含有尿では染色が阻害される．
（4）尿が古いと白血球のペルオキシダーゼ活性が落ち，染色性が悪くなる．
（5）染色後，時間経過とともに褪色する．
（6）使用時に染色液を調製するほうが染色性は良好である．
（7）染色性が落ちてきた場合は，過酸化水素水を少量加えるとよい．

5．染色態度

好中球，好酸球，単球などのペルオキシダーゼを有する細胞は青色〜紫色〜黒色に染まり，リンパ球および他の細胞は赤色に染まる．

5｜その他の尿沈渣用染色

好酸球の鑑別に用いるハンセル（Hansel）染色，ヘモジデリン顆粒の鑑別に用いるベルリン青染色，脂肪球と赤血球，酵母，気泡などとの鑑別のためのズダンⅢ染色，ルゴール染色，赤血球染色などが尿沈渣の染色に用いられる．染色方法など詳細については成書を参考にされたい．

（原 美津夫）

文　献

1) Medical Technology 別冊：新染色法のすべて．医歯薬出版，pp 231-235，264-269，376-386，1999
2) 亀井喜恵子：普通染色．検査と技術28（増刊号）：731-735，2000
3) 田中雅美，宿谷賢一，下澤達雄：髄液細胞の保存．臨床病理レビュー特集140：187-189，2008
4) 日本臨床衛生検査技師会（編）：髄液検査法2002．日本臨床衛生検査技師会，pp 28-42，2002
5) 長廻範子：標本作製法．検査と技術32：223-233，2004
6) 日本臨床衛生検査技師会（編）：尿沈渣検査法2010．日本臨床衛生検査技師会，pp 10-11，2010

4 検体保存の影響

総論

はじめに

尿，髄液，便検査は，採取後速やかに検査することが望ましい．しかし，やむなく検体を保存する場合は検査に適した保存方法を行い，また時間経過による有形成分の形態変化の特徴を把握したうえで検査を行う必要がある．

本項では尿沈渣検査，髄液細胞数検査，便中の寄生虫検査の検体保存における検査結果の影響について述べる．

1 尿検査

尿沈渣検体は採取後4時間以内に検査をすることが望ましい．一般的には時間が経過した検体では赤血球，白血球，上皮細胞，円柱は減少し，細菌，真菌，結晶は増加するとの報告[1,2]があり，それらの内容を表1にまとめた．

1．赤血球

赤血球の減少率は時間経過に伴い増加し，低比重尿などの要因で減少率はさらに大きくなる．保存温度の報告では，冷蔵保存と室温保存での減少率についてバラツキがある[2,3]．筆者らの検討でも，室温と冷蔵保存の減少率は検体によって異なり，一定の傾向が認められなかった．実験的に行った形態の経時変化を図1に示す．金平糖状の非糸球体型赤血球は時間が経過すると，金平糖状の突起が丸みを帯び，その後円盤状になった．また，採尿直後では認められなかった脱ヘモグロビン状やゴースト状も確認した．糸球体型赤血球の形態変化は非糸球体型赤血球と同様に，時間が経過すると脱ヘモグロビン状やゴースト状になることが確認された．

2．白血球

白血球も赤血球と同様に時間経過に伴い減少率は増加する．保存温度や比重などの要因による減少率は文献[2,4]によって異なる．筆者らの検討では，室温で減少率が高い検体もあれば，冷蔵保存で高い場合もあり，一定の傾向が認められなかったが，膨化状の形態を示した白血球の減少率は高い傾向にあった．実験的に行った形態の経時変化像（図1）では，時間が経過すると白血球の中央部分にくぼみを認め，その後崩壊した．他の白血球は，核が崩壊して球状，細胞質は膨化状で，細胞内の顆粒は辺縁に偏る変化像となった．採取から時間経過した白血球は細胞内の顆粒が変性することがあり，好中球と好酸球の顆粒が鑑別困難になると思われた．

3．上皮細胞

上皮細胞は24時間経過しても算定にあまり影響を及ぼさないが，尿細管上皮細胞などは崩壊しやすい傾向にある[4]．また，友田ら[2]は，悪性を疑う細胞が数時間後に顆粒状に崩壊したと報告している．移行上皮細胞や尿細管上皮細胞など顆粒が比較的多い細胞は，時間の経過に伴い細胞質の顆粒が変性し，鑑別しにくいことがある．

表1 尿沈渣の経時変化

成分	時間	減少率(%) 室温	減少率(%) 冷蔵
赤血球	1	10〜30	7〜10
	4〜7	15〜40	13〜57
白血球	1	20	10〜27
	4〜7	23〜30	20〜40
上皮細胞	24	ほとんど変化なし	
円柱	6	ほとんど変化なし	
	24	30	
細菌，真菌		増加	
塩類結晶		増加	

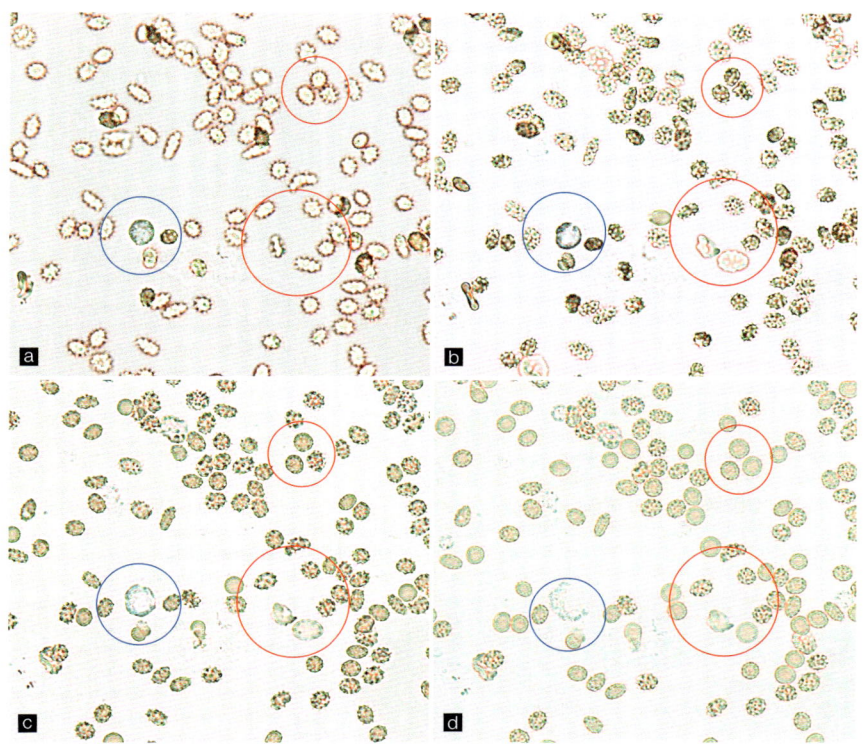

図1 同一視野における時間経過後の形態変化(経過時間 a → d)(無染色)
青丸:白血球,赤丸:赤血球.
a:白血球は球状,赤血球は金平糖状の形態像.b:白血球は球状だが中央がくぼんできた,赤血球は金平糖状の突起が丸みを帯びている.c:白血球のくぼみがbより大きくなった,赤血球の突起がbより丸みを帯びる.d:白血球が崩壊,赤血球の一部が円盤状となった.

4. その他

円柱数は時間が経過するにつれて減少し,封入物のある円柱より,硝子円柱のほうが崩壊しやすい[4].また,時間が経過すると細菌が増殖して尿中の尿素を分解しアンモニアが発生するため,尿中 pH がアルカリ性に傾き,円柱が崩壊しやすい環境下になる.

細菌,真菌は時間経過で増殖し,冷蔵保存より室温保存で増殖しやすい.尿糖陽性検体では細菌の増殖率が高くなることがある.結晶は時間経過すると析出し,また室温保存より冷蔵保存のほうが析出しやすい.尿を放置すると細菌や結晶は増加するため,尿路感染症や尿路結石症の診断の妨げとなる.

5. 保存方法

一般的に上皮細胞の保存は2〜3日間ならば冷蔵保存は可能であるが,長期の保存の場合は,グルタールアルデヒド液や癌研法の固定液[2]などの固定液が必要となる.癌研法の固定液は,細胞の形態や色調,細胞の算定数を安定させることが特徴である.

6. 結論

尿沈渣の保存の影響は一様ではなく,pH や比重などさまざまな要因により影響を受けるため,細胞の減少率や細菌・結晶の増加率は個々の検体によって異なる.採取後時間が経過した検体は,尿沈渣の算定値に影響を及ぼすだけでなく,細胞の形態も変化する.このため,細胞鑑別が困難となり,正確な検査結果が得られない場合があるので,尿検査は新鮮尿が適する.

2 髄液検査

髄液は蛋白量が少なく,浸透圧も低いことから,採取後の髄液細胞は変性が速い.このため,採取から1時間以内に検査するのが望ましいとさ

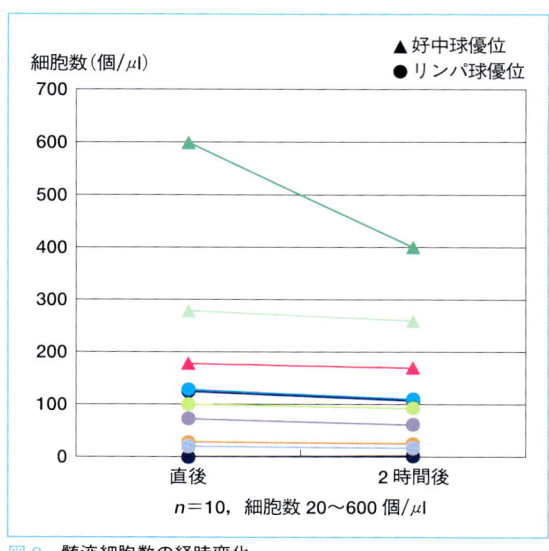

図2 髄液細胞数の経時変化

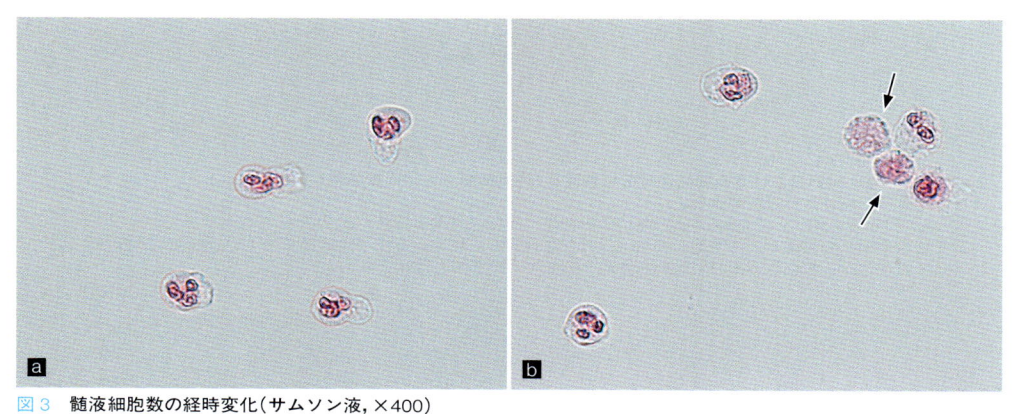

図3 髄液細胞数の経時変化（サムソン液，×400）
a：採取直後にサムソン液で希釈，b：採取2時間経過後にサムソン液で希釈．bの矢印は時間経過によって細胞が崩壊し，核が確認できない．

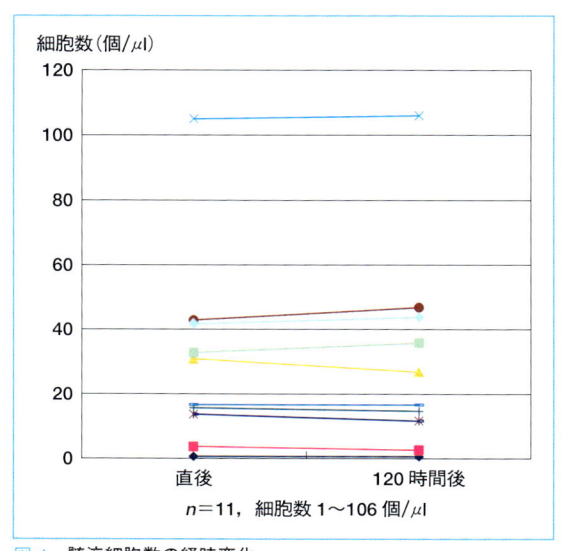

図4 髄液細胞数の経時変化

れている．髄液細胞数は，室温保存2時間後の細胞残存率が68％，24時間後は12％であるのに対し，冷蔵保存の細胞残存率は24時間後29％と，室温より冷蔵保存のほうが安定する．また，単核球と多核球の保存状態を比較すると，多核球のほうが細胞変性は早い[5]．

採取したままの状態の採取直後と室温保存2時間後，サムソン（Samson）液で希釈した状態の採取直後と冷蔵保存120時間後の細胞数の経時変化を以下に示す．

1．未処理時の細胞数の経時変化

10検体（細胞数20～600個/μl）を用いて，採取直後と室温保存2時間後の細胞数を算定した結果を図2に示す．好中球優位検体3件，リンパ球優位検体7件において，2時間後の平均細胞残存率は88％であった．採取直後と採取120時間経過後の形態変化を図3に示す．120時間経過した細胞は，採取直後に比べると細胞は膨化傾向を呈し，核が崩壊したため単核・多核に分類するのは困難となった．

2．サムソン液で希釈した状態の細胞数の経時変化

11検体（細胞数1～106個/μl）を用いて，採取直後と冷蔵保存120時間後の細胞数を図4に示す．染色直後に比べると120時間後の細胞は濃染傾向にあったが，細胞数に変化がなく，単核・多

核に分類するのは可能であった．

3．保存方法

髄液細胞の保存液は特にないが，細胞数算定で使用されるサムソン液で希釈すると，酢酸の作用により保存が可能となる．

4．結論

髄液細胞は採取から時間が経過すると，細胞数は減少するだけでなく，形態も変化するため，分画の判定も困難となる．したがって，保存する場合はサムソン液で希釈し冷蔵保存をするとよい．

3｜寄生虫検査

採取した検体は虫などの侵入や乾燥を防ぐため密閉容器に入れ，新鮮なうちに検査するのが望ましい．栄養型と囊子は保存可能な時間や適正な保存温度が異なる[6]．

1．粘血便，下痢便

粘血便や下痢便には栄養型がいる可能性がある．栄養型は排泄されると時間経過とともに運動性は低下して死滅するので速やかに検査する必要がある．しかし，速やかに検査が行えない場合は38℃に保存し2時間以内に検査を行う．

2．有形便

有形便には囊子がいる可能性があり，囊子は24時間以内に検査を実施する．検査実施に時間がかかる場合は4℃で保存する．また，鉤虫の培養の場合は，5℃以下では死滅するので10℃で保存する．

3．保存方法

長期間保存する場合は10％ホルマリン液が一般的であるが，原虫の栄養型や囊子，虫卵，幼虫の保存に適するMIF(merthiolate-iodine-formalin fixture)固定保存液や，原虫の栄養型の封入固定に適するPAV(polyvinyl alcohol fixture)固定保存液などがある．

4．結論

保存を行う場合は，粘血便・下痢便か有形便かを確認後，適切な温度に保存する必要がある．

（田中 雅美，宿谷 賢一，下澤 達雄）

文 献

1) 日本臨床検査技師会編：尿沈渣検査法2010．日本臨床検査技師会，2011
2) 友田美穂子，八木靖二，高橋ひろみ，他：尿沈渣試料の経時変化と長期保存法．Medical Technology 33：1173-1180，2005
3) 野崎 司：尿保存状態による検体変化．Medical Technology 24：936-939，1997
4) 長浜大輔：尿沈渣．文光堂，1981
5) 日本臨床検査技師会編：髄液検査法2002．日本臨床検査技師会，2002
6) 金子清俊：臨床検査アトラス4；寄生虫2．医歯薬出版，1992

5 結晶成分の同定

総論

はじめに

一般検査領域における結晶成分は，種々の検査材料により異なる．特に尿，髄液および関節液における結晶成分の同定は臨床的にも極めて重要であると考えられ，結晶成分の具体的な同定法が求められる．

1 尿・髄液・関節液にみられる結晶成分

1．尿中の結晶・塩類

日本臨床検査標準協議会（JCCLS）の「尿沈渣検査法」[1]では通常結晶，異常結晶，薬物結晶に分類されている．通常結晶は多種類あるが，大部分は尿路結石を構成する物質である．異常結晶は先天的あるいは後天的な疾病状態により出現し，代謝異常による結石を形成することが多い．薬物結晶は投与された薬物が代謝を受けることにより稀に尿中に出現する．また，分類不能な結晶成分も時に存在する．

2．髄液における結晶成分

ヘモジデリン顆粒が比較的多く，脳内での陳旧性の出血を証明する重要な所見である．稀にコレステロール結晶をみることもある．

3．関節液における結晶成分

尿酸ナトリウム結晶（痛風），ピロリン酸カルシウム結晶（偽痛風）が比較的多く，疾患特定に非常に重要な所見である．

髄液および関節液中に認められる結晶成分の形態は，尿沈渣中に認められる同一成分とほぼ同様の形態および化学的特徴を示す．したがって，ここでは尿沈渣中における結晶成分の鑑別を中心に説明する．

2 無晶性塩類の消去法

尿沈渣中の成分同定に無晶性塩類が多量に出現し，鏡検が困難なことがある．細胞成分や結晶成分を鑑別する際にも見落とす可能性が高いため，消去することが必要である．簡易法として酸，アルカリを加える方法があるが，他の尿沈渣成分も消去されるため正確な結果を得ることができない．したがって，稲垣らによるエチレンジアミン四酢酸（ethylenediamine tetraacetic acid；EDTA）加生理食塩水を用いた消去法[2]を図1に示す．

3 結晶成分の出現 pH

尿沈渣中に出現する結晶成分の pH と種類を図2に示す．結晶成分同定にまず pH および色調でおおよそ分類することが可能である．したがって，種々の結晶成分出現 pH を把握しておくことは極めて重要である．時に試験紙での pH と尿沈渣中の pH が異なることがあるため注意が必要である．

4 尿中結晶成分の分類と化学的性状

結晶成分の化学的特徴を表1に示す[3]．成分によっては化学的性状に加え，特殊染色も非常に有用である．例えば，カルシウムを染色するダール（Dahl）法，ヘモジデリンを染色するベルリン青染色およびコレステロール染色などである[4]．結晶成分にかかわらず，特殊染色を理解し，使用することは正確な成分同定につながる．

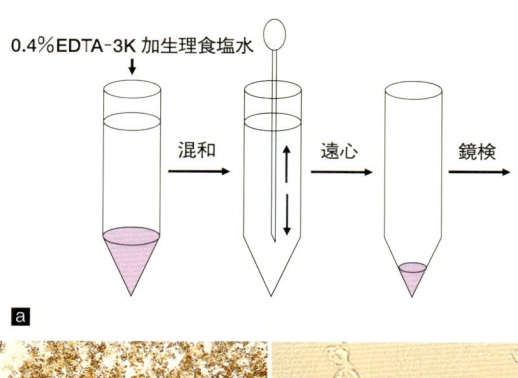

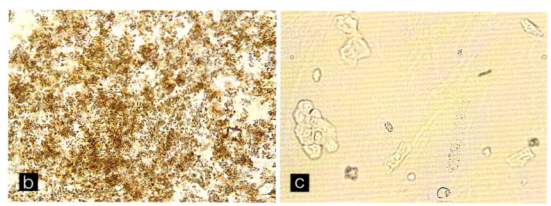

図1 EDTA 消去法
a：試料作製工程．b：EDTA 処理前．c：EDTA 処理後．

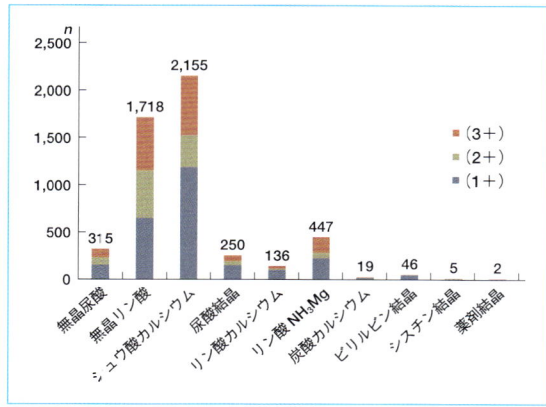

図3 結晶成分の出現数

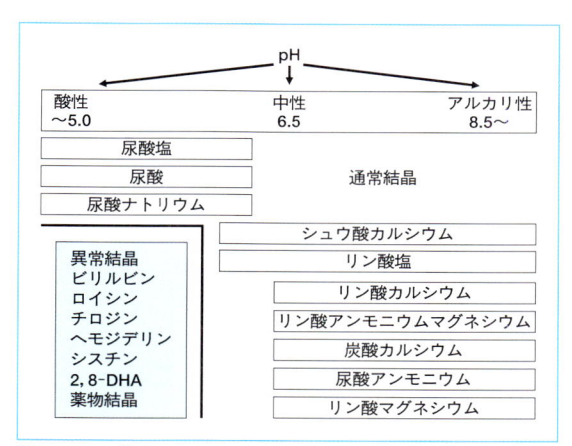

図2 pH と結晶

表1 結晶鑑別法

	結晶	加温 60℃	酢酸 30%	塩酸 30%	KOH 10%
通常結晶	尿酸	−	−	−	+
	尿酸ナトリウム	▲	−	−	+
	シュウ酸カルシウム	−	−	+	−
	リン酸カルシウム	−	+	+	−
	リン酸アンモニウムマグネシウム	−	+	+	−
	炭酸カルシウム	−	△	△	−
	尿酸アンモニウム	+	+	+	+
	リン酸マグネシウム	−	+	+	−
異常結晶	ビリルビン	−	−	−	+
	シスチン	−	−	+	+
	ロイシン	▲	+	+	+
	チロジン	−	−	+	+
	2,8-DHA	−	−	+	+
	ヘマチン	不明	不明	不明	+
	ヘモジデリン	−	−	−	−
	馬尿酸	+	−	−	+
	インジゴチン	−	−	−	不明
	キサンチン	+	−	−	+
薬物結晶	X線造影剤	−	−	−	+
	ダンスロン	−	−	−	+
	スルファメトキサゾール（シノミン）	−	−	−	+
	バクタ（トリメトプリム）	−	−	−	+
	アセチルサルファダイアジン	−	−	−	−
	トスキサシン	不明	+	+	+

（注）＋：可溶，▲：難溶，△：気泡，−：不溶

5 尿中結晶成分の出現頻度

2005年3月〜2009年4月までに筆者が所属していた岐阜大学医学部附属病院で検出された結晶および塩類成分の頻度を図3に示す．通常結晶で特にシュウ酸カルシウムの出現頻度が高く，次いでリン酸 NH_3Mg であった．

6 尿中結晶成分の形態

図4（通常結晶）に示すように，同一の構成成分であっても形態が異なるため，十分に形態的特徴

シュウ酸カルシウム	シュウ酸カルシウム	シュウ酸カルシウム
リン酸アンモニウムマグネシウム	リン酸アンモニウムマグネシウム	リン酸カルシウム
尿酸	尿酸	尿酸；偏光像
尿酸アンモニウム	シュウ酸カルシウム；無染色	シュウ酸カルシウム；ダール法

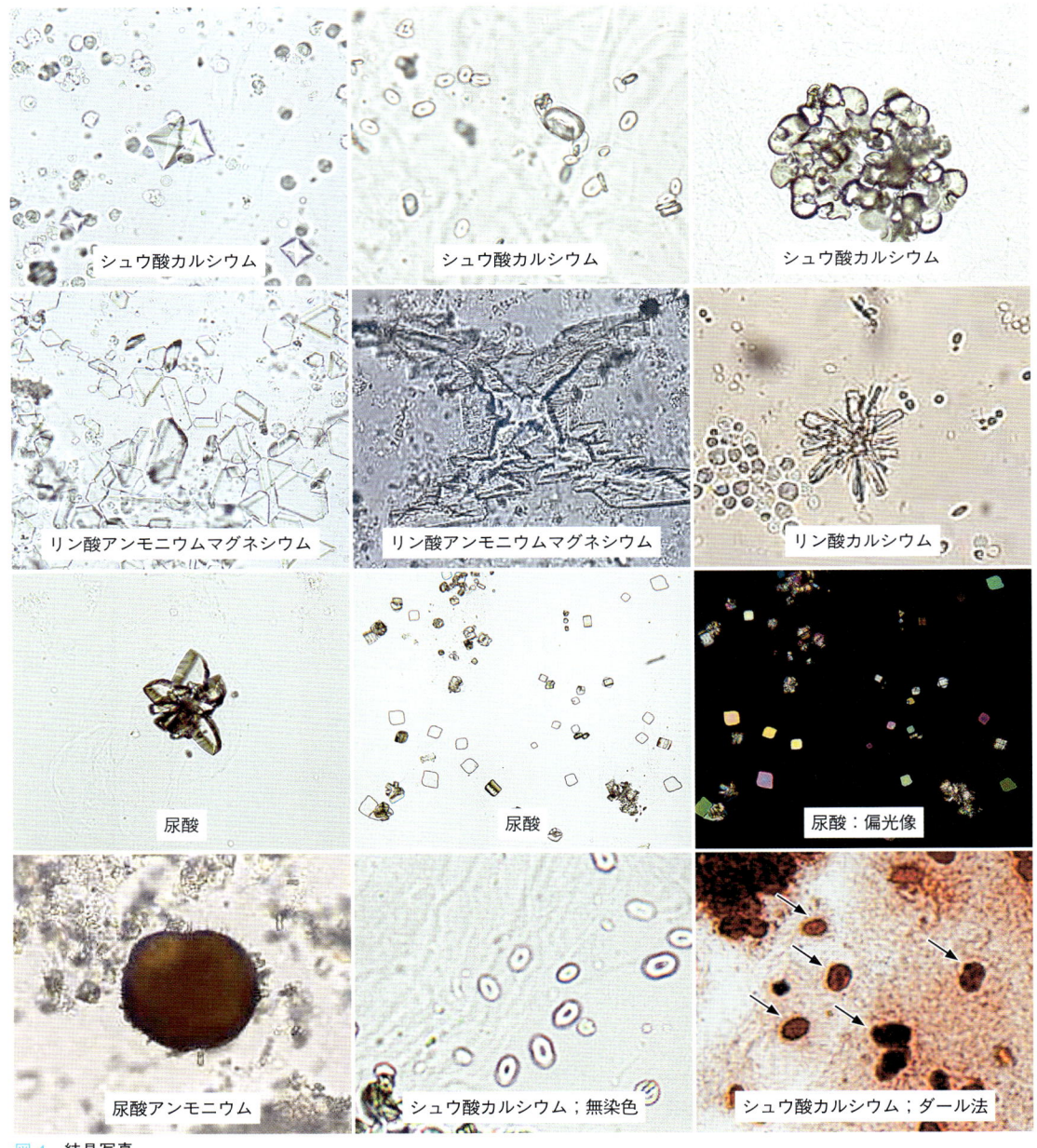

図4 結晶写真

　を把握する．
　最近になり，油野らは通常結晶と分類されてきた成分に，きわめて臨床的意義のある結晶成分として酸性尿酸アンモニウム結晶を報告した[5]．これは，若年者のダイエット目的による緩下剤の乱用や，小児におけるロタウイルス胃腸炎，あるいは糖尿病ケトアシドーシス患者においては，尿細管腔における原尿での尿酸濃度の上昇，尿中Na濃度の低下，および尿中アンモニア濃度の上昇による酸性尿酸アンモニウム結石症を誘発し，場合によっては急性腎後性腎不全も引き起こす．そのため，尿沈渣検査において本結晶の検出はこれら疾患の予防に有用と考えられる．尿検査所見として，やや黄色調の色調，尿pHの低下，アルカリ尿でみられる尿酸アンモニウム結晶と同様の「サンザシ（山査子）の実」様形態を特徴とする

(図5).

図6に異常結晶を示した．出現pHや形態的特徴および臨床所見を考慮して判断する必要がある．また表1に示したように，化学的特徴を理解し同定する必要がある．

7 結晶成分と誤認しやすい成分

結晶成分と誤認しやすい成分を図7に示す．誤認成分として，外来からの混入物や検体作製時のアーチファクトなどがある．熟練者では問題とならないが，これらの成分鑑別も理解する必要がある．特に偏光板の使用および特殊染色などは結晶成分にかかわらず，非常に重要な情報が得られることがある．

8 関節液における結晶成分と鋭敏色偏光像の見方，考え方

関節液中にみられる結晶成分は，関節腔内で炎症反応を引き起こし，結晶誘発性の関節炎を起こす．関節液中に認められる結晶成分として，以下の成分が知られている．

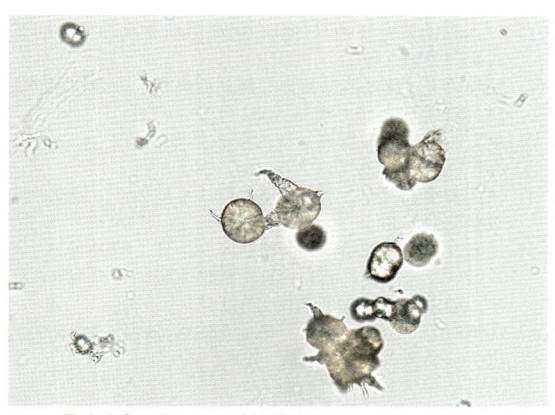

図5 尿沈渣中に見られた酸性尿酸アンモニウム結晶
（金沢赤十字病院　油野友二先生より提供）
尿中pHが酸性で認められ，山査子の実様の形態を特徴とする．

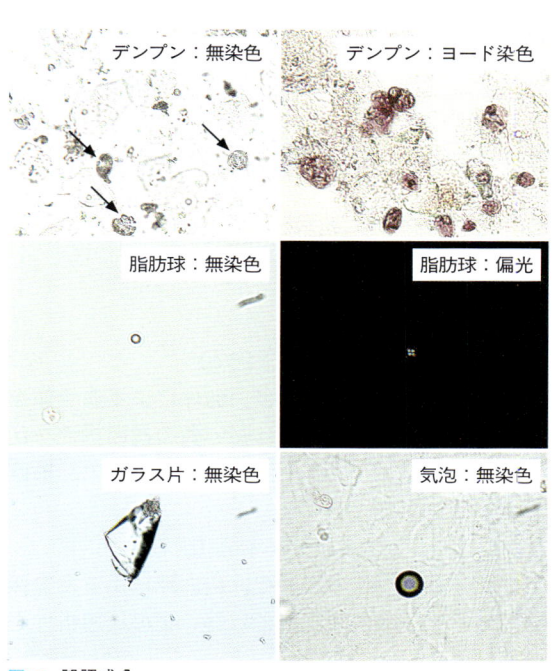

図7 誤認成分

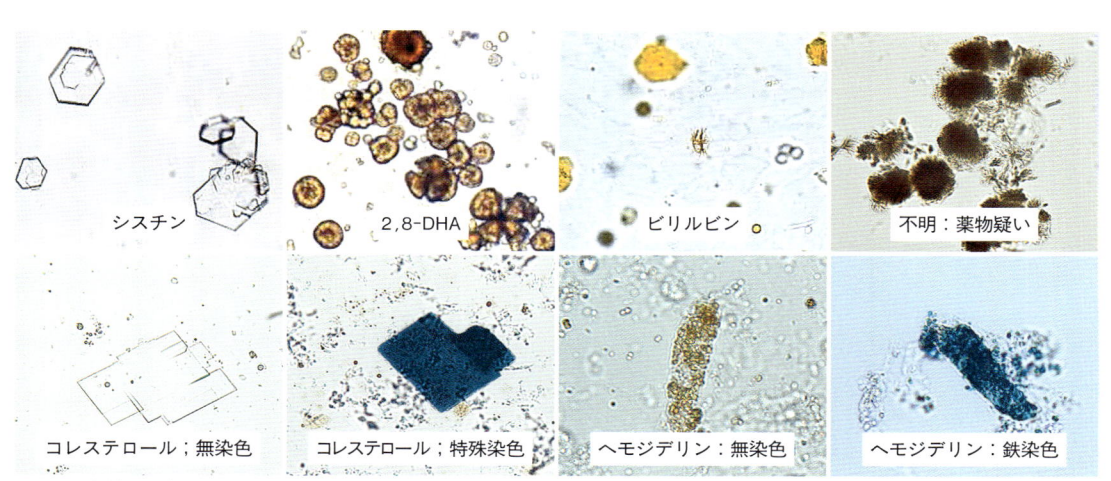

図6 異常結晶写真

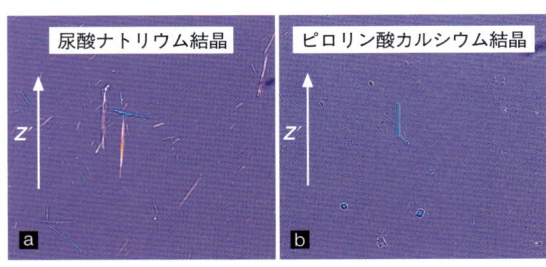

図8　関節液結晶

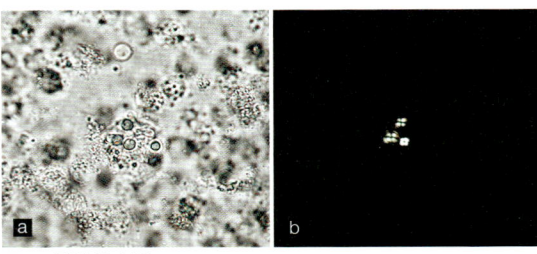

図9　関節液症例
a：無染色関節液，b：偏光顕微鏡によるマルチーズクロス（+）．関節液．女性，骨折により化膿性関節炎，白血球多数，ブドウ球菌（+），異方性（+）の脂肪顆粒細胞（マクロファージ）．

1. 尿酸ナトリウム結晶（図8a）

　針〜棒状の形態で，時に白血球による貪食像を認める．鋭敏色顕微鏡では強い負の複屈折性を示し，結晶長軸にZ′軸が平行のときは黄色，垂直で青色を呈する．

2. ピロリン酸カルシウム結晶（図8b）

　棒状，菱形板状の形態で，白血球による貪食像を認める．鋭敏色顕微鏡では弱い正の複屈折を示し，結晶の長軸にZ′軸が平行のときは青色，垂直のときは黄色を呈する．

3. その他の結晶

　関節液中に認められるその他の結晶としてハイドロキシアパタイト（棒状，小球状で強い複屈折性），コレステロール結晶（方形板状で強い複屈折性），コルチコステロイド（針状，種類により複屈折性あり）がある[6]．

4. 誤認成分

　結晶成分と誤認しやすい成分として，岐阜大学医学部附属病院で経験した1例を図9に示す．本症例において偏光顕微鏡が極めて有用であった．

（星　雅人）

文　献

1) 日本臨床検査技師会（編）：尿沈渣検査法2010．日本臨床衛生検査技師会，2010
2) 稲垣勇夫：尿沈渣における無晶性塩類成分の妨害除去法．臨床検査26：1085, 1982
3) 星　雅人，稲垣勇夫：混濁尿の見方，考え方．Medical Technology 33：397-404, 2005
4) 尿沈渣検査研究会：尿沈渣に関する染色法．尿沈渣検査研究会，2003
5) 油野友二，川端絵美子，松村隆弘，他：糖尿病ケトアシドーシス症例に認められた酸性尿酸アンモニウム尿症．糖尿病54：411-416, 2011
6) 稲垣清剛，稲垣勇夫：一般検査領域における穿刺液細胞アトラス．医歯薬出版，1994

6 尿沈渣

はじめに

簡便・迅速・低コスト，かつ患者に対して非侵襲的である尿沈渣検査は，腎・泌尿器疾患におけるスクリーニング検査として意義は高い．2011年3月に「尿沈渣検査法2010」が発刊され，さらなる標準化が進められている．尿路の腫瘍細胞の検出には，スクリーニング検査の目的以上の検査結果を臨床へ提供可能な施設もあり，尿沈渣検査の鑑別技術の向上が裏づけられている．しかしながら，臨床の場において腎・尿路系疾患の診断・治療における尿沈渣検査の意義づけが明確にされていない部分もあり，臨床的有用性を明確にする必要がある．

本項では，腎・泌尿器疾患，代謝疾患，感染症を中心に尿沈渣成分から推定できる病態と病期について解説する．

1 腎・泌尿器疾患 (表1)

腎炎・ネフローゼ症候群・腎不全

内科的腎症では，尿沈渣検査で確認できる糸球体型赤血球，卵円形脂肪体，円柱の量的・質的情報が重要になる．赤血球形態鑑別により出血部位の推定が可能になり，卵円形脂肪体の検出はネフローゼ症候群を示唆し，各種円柱の鑑別は尿細管腔の質的な障害度を示唆することが可能である．

1. 糸球体型赤血球

糸球体型赤血球は，コブ状，断片状，ねじれ状，標的状など多彩な形態を呈し，ともに各種円柱や尿細管上皮細胞を認める．これらの赤血球は，糸球体性の血尿を推定する場合に多く認められる (図1)．

2. 卵円形脂肪体

"ネフローゼ症候群＝卵円形脂肪体陽性"と考えやすいが，尿沈渣成分と組織変化には関連があり，卵円形脂肪体の出現は，ネフローゼ症候群の分類により量的な違いが認められる．また，赤血球数を併せて評価することにより尿沈渣検査の価値は高まる．

卵円形脂肪体と赤血球について出現数を比較すると，微小変化型，膜性腎症 (図2)，巣状糸球体硬化症 (図3)，膜性増殖性糸球体腎炎の順に増加傾向があり，尿沈渣検査よりネフローゼ症候群の組織型を大別することが可能となり，腎生検前の予備情報となりうる．

3. 円柱 (表2)

尿細管腔内で形成された円柱は，腎症の病態に伴いさまざまな形状を呈する．例えば，糸球体病変による出血では赤血球を封入し，IgA腎症などでは赤血球円柱を認める．ループス腎炎では赤血球円柱のほかに白血球円柱が高率に認められる．間質病変では尿細管上皮細胞や白血球を封入することから，円柱内の有形成分を鑑別することで炎症病変が推定可能につながる (図4)．

有形成分 (血球類，上皮類など) を封入した円柱は尿細管腔内の停滞時間が延長するに従い，円柱内の有形成分は変性して顆粒状からろう様状に変化する．また，尿細管腔の閉塞が続くことにより，尿細管腔が拡張した場合は幅広円柱もみられる．ろう様円柱と幅広円柱の出現は，尿細管腔の質的な障害度を示唆している．したがって，硝子円柱，赤血球円柱，白血球円柱，上皮円柱，脂肪円柱が主体となって認められる場合は腎症の炎症時であり，一方，顆粒円柱，ろう様円柱，幅広円柱が主体となって認められる場合は，血清クレアチニン値は異常値を示し，腎不全の状態を示唆

表1 腎・泌尿器疾患と主な尿沈渣成分

腎・尿路系内科的疾患	
尿沈渣成分：糸球体型赤血球，尿細管上皮細胞，卵円形脂肪体，各種円柱	
疾患	主な尿沈渣成分
腎炎	糸球体型赤血球，赤血球円柱，尿細管上皮細胞
ネフローゼ症候群	糸球体型赤血球，卵円形脂肪体，脂肪円柱，尿細管上皮細胞
腎不全	ろう様円柱，幅広円柱，尿細管上皮細胞
腎・尿路系外科的疾患	
尿沈渣成分：非糸球体型赤血球，白血球，細菌，尿路上皮細胞，大食細胞，細胞質内封入体，異型細胞，尿細管上皮細胞，結晶，塩類結晶円柱，上皮円柱	
疾患	主な尿沈渣成分
尿路感染	非糸球体型赤血球，白血球，尿路上皮細胞，大食細胞・細菌
尿路結石	非糸球体型赤血球，白血球，尿路上皮細胞，結晶
尿路腫瘍	非糸球体型赤血球，白血球，異型細胞

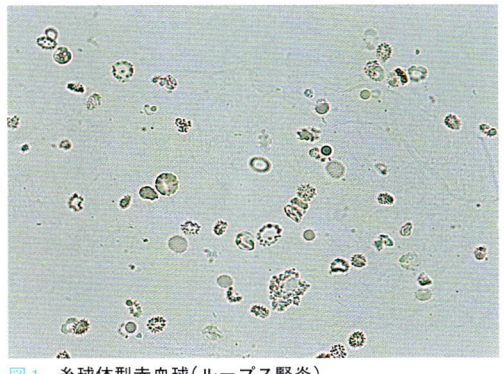

図1 糸球体型赤血球（ループス腎炎）
赤血球は，コブ状，断片状，ねじれ状，標的状などの多彩な形態を呈している．

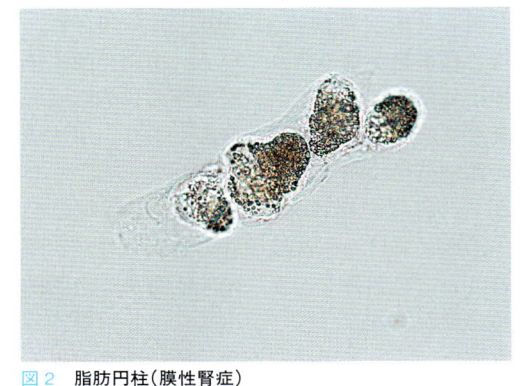

図2 脂肪円柱（膜性腎症）
円柱内の卵円形脂肪体は細胞質辺縁が不明瞭なことから大食細胞由来が示唆される．背景に赤血球が認められないことも病態診断には重要である．

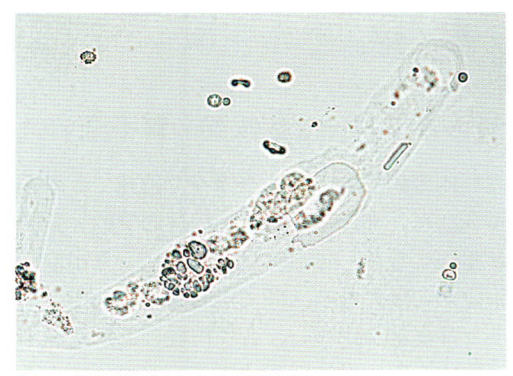

図3 脂肪円柱（巣状糸球体硬化症）
円柱内に卵円形脂肪体とコレステロール結晶も封入している．背景に糸球体型赤血球を認めることも病態診断には重要である．

する．

尿路結石症，前立腺疾患

泌尿器疾患では，特に出血が代表的な症状であり，尿沈渣検査では多数の非糸球体型赤血球を認める．疾患には尿路腫瘍，尿路結石，尿路感染症が挙げられ，非糸球体型赤血球の確認は重要不可欠であるが，他の成分の検出は診断につながるので鑑別技術が必要になる．尿路腫瘍の場合は，異型細胞の検出が重要であることは周知の事実である．ここでは，尿路結石と好酸球，前立腺疾患と単球・大食細胞について解説する．

1．非糸球体型赤血球

非糸球体型赤血球は，球状・円盤状・金平糖状などの大小不同がなく単調な形態を示す．これらの赤血球は非糸球体性の血尿に多く認められる（図5）．

2．好酸球

尿中好酸球の出現はアレルギー反応を反映し，

表2 主な腎症と各種円柱成分

	硝子円柱	上皮円柱	赤血球円柱	白血球円柱	脂肪円柱	顆粒円柱	ろう様円柱	幅広円柱	空胞変性円柱
高血圧,糖尿病,脱水	◎	○							
急性糸球体腎炎,IgA腎症	○	○	◎			○			
微小変化型ネフローゼ	○	○			◎				
膜性腎症	○	○			◎				
巣状糸球体硬化症	○	○	○		◎				
膜性増殖性糸球体腎炎	○	○	○		◎				
ループス腎炎	○	○	○	◎	○				
急速進行性糸球体腎炎	○	○	○	○	○	○	◎	◎	
糖尿病性腎症	○	○			○	○	○	○	◎
慢性腎不全	○	○				○	○	◎	

◎:重要.

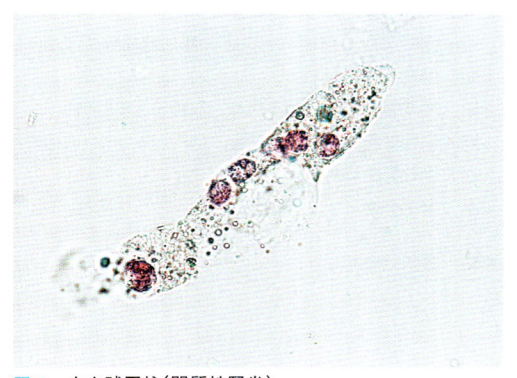

図4　白血球円柱(間質性腎炎)
ハンセル(Hansel)染色により円柱内の好酸球が赤色に染色される.円柱内の好酸球の確認は,間質への好酸球の浸潤が示唆できる.

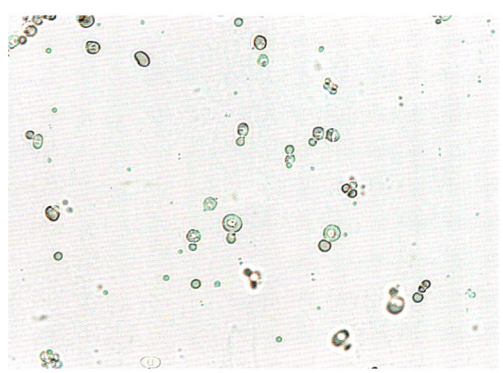

図5　非糸球体型赤血球(尿路結石症)
コブ状の形態を呈しているが,母体になるリング状の形態に有する孔の領域が狭く,歪みが少ないリング状のため,非糸球体型赤血球に鑑別する.

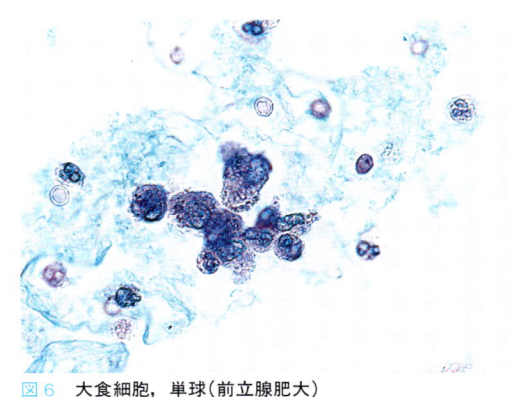

図6　大食細胞,単球(前立腺肥大)
細胞質に脂肪成分を含有して細胞質辺縁構造が不明瞭である.前立腺疾患による場合は好中球が脂肪を含有していることがある.

薬剤性・非薬剤性の間質性腎炎や間質性膀胱炎でよく認められる報告は多いが,尿路結石症でも尿中好酸球はしばしば確認される.出現メカニズムは不明であるが,結石の存在が腎尿路系で何らかの免疫反応を生じ,好酸球が出現した可能性が示唆されている.

3.単球,大食細胞

単球,大食細胞は,尿路感染症のみではなく,前立腺疾患でも認められ,脂肪を多く含んだ形態を呈する.脂肪化した単球・大食細胞の出現時に脂肪を含有した白血球(好中球)や性腺分泌物などを認めた場合は,前立腺疾患による出現が示唆される(図6).

単球と大食細胞の鑑別については,「尿沈渣検査法2010」では大食細胞の説明として,組織球や単球系の活発な貪食能を有する細胞で,大きさ15〜100μmと記載されている.単球と大食細胞との大きさによる鑑別は大きさ20μmを便宜上の基準と考え,20μm以上を大食細胞,20μm未満を単球とする.

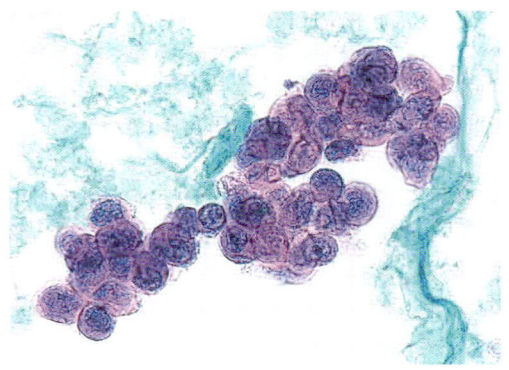

図7　異型細胞（尿路上皮癌疑い）
細胞質の辺縁構造に角張った構造が確認できることから尿路上皮系が考えられる．

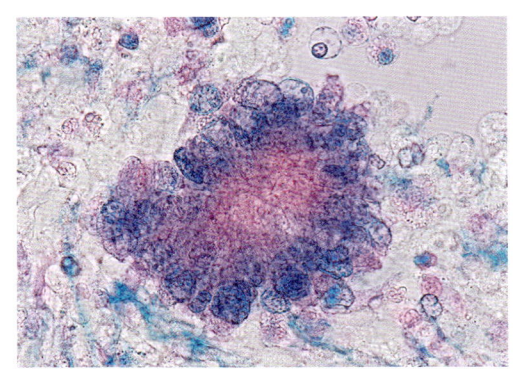

図8　異型細胞（腺癌疑い，大腸癌の浸潤を疑う）
高円柱状の構造で放射状配列の集塊が確認できることから腺細胞系が考えられる．

表3　糖尿病性腎症の病期と尿沈渣成分

病期		尿沈渣成分
第1期	腎症前期	
第2期	早期腎症期	硝子円柱，尿細管上皮細胞
第3期A	顕性腎症前期	上皮円柱，卵円形脂肪体・脂肪円柱
第3期B	顕性腎症前期	顆粒円柱，フィブリン円柱
第4期	腎不全期	空胞変性円柱，ろう様円柱，幅広円柱
第5期	透析治療期	

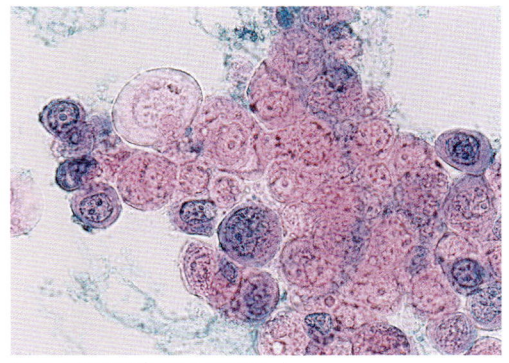

図9　異型細胞（扁平上皮癌疑い）
円形の細胞質に厚みがあり，同心円状の層状構造が確認できることから扁平上皮系が考えられる．

4．悪性腫瘍

　尿中に出現する悪性細胞は尿路上皮癌細胞（移行上皮癌細胞）が最も多く，まれに扁平上皮癌細胞や腺癌細胞なども出現する．尿沈渣検査でも悪性細胞の検出は可能であり，日常検査において有用性は高い．尿沈渣検査法GP1-P4における悪性細胞は，異型細胞として取り扱う．異型細胞（atypical cell）とは，臨床細胞学的見地においては，現在，悪性細胞と良性細胞の両者を包含しているが，前者としての意味合いが強い．したがって，日常尿沈渣鏡検においては，悪性ないし悪性を疑う細胞のみを異型細胞として報告し，その場合，さらに細胞情報に関するコメントを付記する必要がある．コメント例は，異型細胞（尿路上皮癌疑い）（図7），異型細胞（腺癌疑い，大腸癌の浸潤を疑う）（図8），異型細胞（扁平上皮癌疑い，子宮癌の混入を示唆）（図9）など，可能な限り具体的に報告することが望ましい．組織型が不明な場合でも異型細胞（悪性疑い，組織型不明）などのように悪性細胞の存在を示唆するコメントを必ず付記する．

2｜代謝疾患

糖尿病（表3）

　糖尿病は尿路感染症や腎症など多くの疾患を併発する．ここでは糖尿病性腎症について解説する．

1．空胞変性円柱

　糖尿病性腎症は，広義では腎機能障害を認めた糖尿病症例を総称する．狭義では糖尿病による直接の臓器障害として発症した腎病変を称する．空胞変性円柱の出現は，狭義の糖尿病性腎症で著明に認められる（図10）．空胞変性円柱の出現と血清クレアチニン値の関係は，狭義の糖尿病性腎症

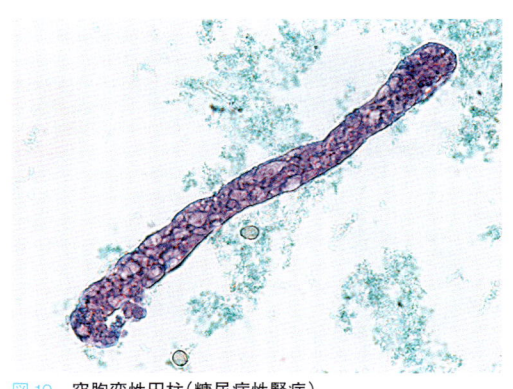

図10　空胞変性円柱(糖尿病性腎症)
円柱基質に空胞を有する．

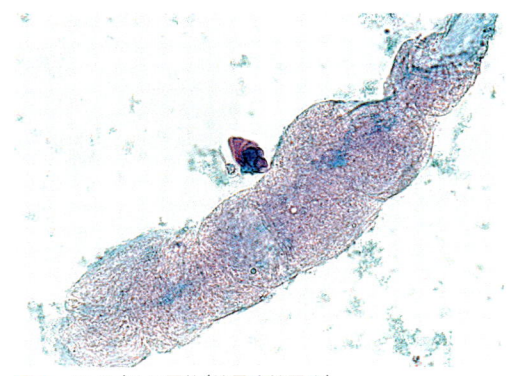

図11　フィブリン円柱(糖尿病性腎症)
円柱基質に線維状の構造が確認できる．

では血清クレアチニン約 2.0 mg/dl 前後から出現し，血清クレアチニン値の上昇に伴い高頻度に認める傾向がある．一方，広義の糖尿病性腎症では尿中蛋白量および血清クレアチニン値が前者と比較し，より重篤になるまで認められない傾向がある．継続的な尿沈渣を実施し，空胞変性円柱の出現時期を確認することが両者の鑑別の1つの指標となる．

また，空胞変性円柱の出現している症例では，フィブリン円柱(図11)が先に出現している場合があり，2つの円柱の検出意義は同じであると考えられている．

3 感染症

尿路感染症

尿路感染症には，細菌性のほかに薬剤性や放射線などの刺激により発症する場合があり，白血球を詳細に確認することにより，診断につながることがある．また，原虫・寄生虫による感染症では，ビルハルツ(Bilharz)住血吸虫卵によるビルハルツ住血吸虫症，腟トリコモナス原虫によるトリコモナス腟炎がある．

1．好中球

非特異的炎症で認められる尿中好中球は，細菌感染による急性炎症時には，尿中白血球百分率で約95%以上を占め，慢性炎症時には尿中白血球百分率で約70〜80%を占める．男性の場合は，前立腺疾患では脂肪を含んだ好中球を観察することがある．女性の場合は，腟からの混入により好

表4　その他の疾患と尿沈渣成分

疾患	尿沈渣成分	ポイント
膀胱腸瘻	糞便成分	白血球が糞便成分を取り囲むような形状を呈している場合は，女性においても混入の可能性は低い
膀胱破裂	腹膜中皮細胞	中皮細胞を認めた場合，膀胱破裂による腹水との交通が示唆され，急性腎不全の症状を認める
囊胞腎	コレステロール結晶	扁平上皮の表層大の大きさで，背景に均一赤血球，好中球，脂肪化した大食細胞を認める
溶血性疾患	ヘモジデリン顆粒	機械弁による人工心臓弁置換術後にも認められ，多くの症例で潜血は(＋)程度である

中球を認めることが多いので，尿路感染との区別が必要である．

2．好酸球

薬物などによる膀胱炎や間質性腎炎では，尿中白血球百分率で好酸球を40%以上も認めることがある．薬物としては抗アレルギー薬であるトラニラストによる膀胱炎の報告は多いが，最近では種々の漢方薬(柴朴湯，柴苓湯，小柴胡湯，柴胡桂枝湯)による膀胱炎が報告されている．細菌感染を認めない尿路変更術後患者尿からは尿中白血球百分率で好酸球が約10〜20%ぐらい認められる．

4 その他の疾患

尿沈渣成分の検出により診断に直接的に結びつく疾患と成分を表4にまとめた．糞便成分は，女性では採尿時の混入により起こりうる事象であるが，白血球が糞便を取り囲んでいる場合は，混入を否定し，膀胱腸瘻を強く示唆する所見になる

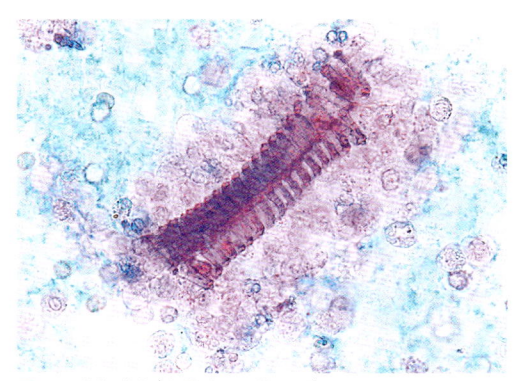

図12 糞便成分(大腸癌の膀胱浸潤)
便成分のまわりを白血球が取り囲んでいることは,膀胱と腸管の交通を強く示唆する.

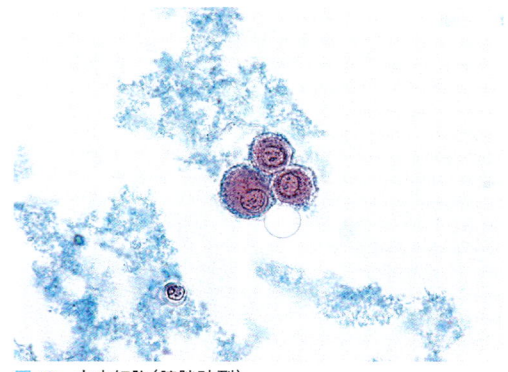

図13 中皮細胞(膀胱破裂)
大食細胞に比べて細胞質に厚みがある.

ので詳細に観察することが肝要である(図12).

また,腹水の中皮細胞は,尿中で認める細胞ではないが,膀胱の損傷のため,膀胱と腹膜との交通が生じて,尿と腹水が混ざることで中皮細胞を認める.症例としては,カテーテル挿入時の膀胱の損傷による場合や,尿閉による自然膀胱破裂による急性腎不全の症例がある(図13).

(宿谷 賢一,田中 雅美,下澤 達雄)

文　献

・日本臨床衛生検査技師会(編):尿沈渣検査法2010.日本臨床衛生検査技師会,2011
・伊藤機一,野崎 司:新・カラーアトラス尿検査.月刊Medical Technology別冊.医歯薬出版,2000
・八木靖二,鈴木 恵,高橋ひろみ,他:ポケットマニュアル―尿沈渣.医歯薬出版,2000
・東間 紘,横山 貴,堀田 茂:そこが知りたい尿沈渣検査.医歯薬出版,2006

COLUMN 形態検査において知っておきたいこと

日当直体制における尿沈渣と髄液検査

　尿沈渣や髄液検査は，日常的に業務に接していない臨床検査技師にとっては苦痛な検査の1つである．一方で両検査は，臨床からの要求が多く，重要な検査である．現在，筆者の所属する日本大学医学部附属板橋病院でも夜間・休日検査項目として実施しているが，これらの検査の経験が少ない技師でも正確な成績が報告できるように写真や図を用いた検査手順書の作成，確認法の構築などを工夫して実施している．

［尿沈渣］

　小児科医の強い要望によって採用した夜間・休日検査の尿沈渣は，「尿路感染症の確認」を目的とし，小児科6か月未満の患者の白血球と細菌の有無を検索している．検査手順は，①尿量の確認，②尿試験紙定性法，③尿沈渣の作製(**表1**)，④鏡検，⑤検査報告で行っている．尿沈渣中に認められる白血球の大部分は好中球であるが，多彩な形態を示す好中球には，酢酸の添加により細胞が球状となり核が明瞭になるため類似する細胞成分との鑑別が容易となる(**図1**)．細菌は球菌と桿菌が出現するが，両者の区別は必要とはしない．しかし，類似する結晶・塩類との鑑別は必須であり，酢酸添加によりアルカリ性塩類を溶解することで区別できる．

［髄液検査］

　髄液検査では有核細胞数と赤血球数算定を行うが，細胞の形態から鑑別をするため，経験が少ないほど判定に悩むことが多い．特に赤血球数算定において白血球を赤血球と誤認すると，重大なインシデントを起こしてしまう可能性がある．赤血球数算定時に酢酸を添加し赤血球を溶血させた髄液と，添加していない髄液を比較することで確認ができ，誤認を回避することができる(**表1**)．

　日本大学医学部附属板橋病院では，このような工夫をし，尿沈渣と髄液検査を日当直業務に取り入れている．詳細な実施方法については文献[1]を参照されたい．今後分析装置の導入による業務の軽減が期待されている．

〈杉野　陽子〉

文　献

1) 福田嘉明，杉野陽子：日大板橋病院における尿・髄液検査の24時間体制．臨床検査 YearBOOK 2008 一般検査編．臨床病理刊行会，pp 157-162，2007

表1　日本大学医学部附属板橋病院における夜間休日の尿沈渣・髄液細胞数算定手順

尿沈渣
尿沈渣検査の実施手順
　①通常の尿沈渣手順にて鏡検
　②尿沈渣 100 μl に，50%酢酸 10 μl を添加したもので鏡検
　③尿沈渣 80 μl に，プレスコット・ブロディー染色液 20 μl を添加したもので鏡検
＊熟練度に応じて①→②→③の順に実施する

髄液検査
赤血球数，有核細胞数算定の実施手順
　①改良型ノイ・バウエル計算盤にて赤血球算定(A)，全細胞数算定(B)を実施
　②フックス・ローゼンタル計算盤にて，有核細胞数を算定(C)
　③髄液 100 μl に，50%酢酸 10 μl を加え混和したものを改良型ノイ・バウエル計算盤
　にて全細胞数を算定(D)……推定有核細胞数
①と③の結果より推定赤血球数を算定し比較する．
推定赤血球数(E)＝(B)－(D)
赤血球数は(A)と(E)，有核細胞数は(C)と(D)を比較して確認する．
＊熟練度に応じて実施する

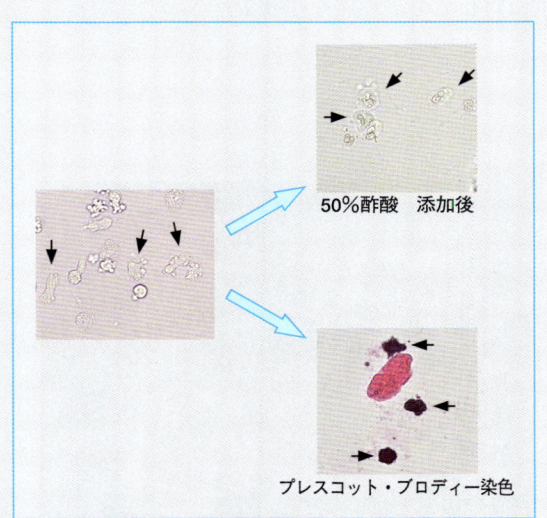

図1　酢酸添加による好中球の形態の変化像およびプレスコット・ブロディー染色法による染色態度

7 糞便

はじめに

糞便はわれわれが日々摂取する食物の消化状況を反映しているため，これを形態学的に検査することは消化器疾患や代謝疾患の状態を知るうえで極めて重要である．正常な糞便の成分の多くは腸内細菌と消化吸収されなかった食物残渣であるため(図1，2)，顕微鏡検査時に観察される有形成分のすべてを形態的に分類することは困難を極めるが，検査を行ううえで基本的成分は認識しておかなければならない(表1)．何らかの疾患が疑われる場合には，多量の未消化食物，血液，膿汁，粘液，上皮細胞，寄生虫や原虫，病原性細菌などが検出される．また，形状や色調などの肉眼的な外観観察も必ず行うべきである(表2)．糞便の外観観察には必要に応じて実体顕微鏡を使用するとよい．糞便は放置すると乾燥，腐敗，発酵などにより外観が変化するので，できる限り速やかに検査を実施するのが望ましい(図3)．以下に各疾患別に対しての鑑別点を述べる．

1 消化器疾患

本項での消化器疾患とは，消化腺を除く消化管の疾患を主体として解説する．胃や十二指腸などの上部消化管に大きな出血病変があると，黒色便(タール便)が出現する．回腸から肛門までの下部消化管からの出血病変では赤色便となるが，上部消化管からであっても大量出血で腸の蠕動運動に亢進がみられる場合には赤色から暗赤色便となる場合がある．出血を原因とする赤色便の場合には，鏡検により赤血球を認めるので，食物や薬剤の影響による便の色調変化との鑑別は容易であるが，黒色便の場合には鏡検で赤血球を認めないために，便潜血反応試験など形態検査以外の方法を用いて確認する必要がある．しかし，免疫学的便潜血反応試験の多くは検出感度が非常に高く，プロゾーン現象により反応低下を示すことがあるので，解釈に誤解のないよう注意を要する．

腸の炎症では，その原因や炎症を起こしている

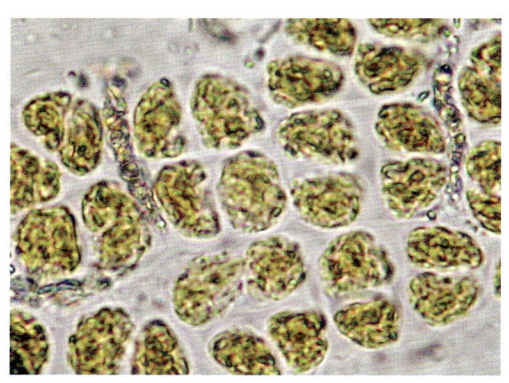

図1 海藻類の未消化残渣
日本人の健常者の便からは頻繁に検出される．

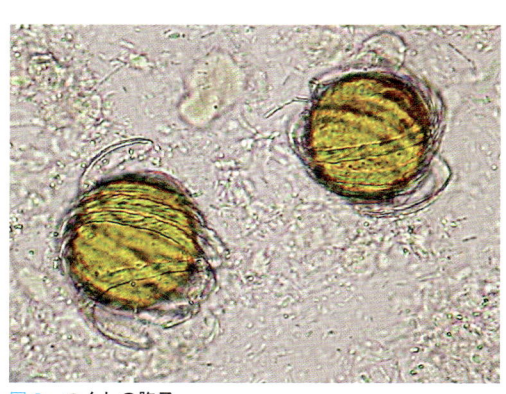

図2 つくしの胞子
弾糸と呼ばれる紐を巻き付けたような特異な形状の胞子である．3月ごろになると便から多量に検出されることがある．

表1 糞便にみられる基本的成分

主な由来	成分	補足
食物	角質	動物質に由来する消化困難な組織
	弾力線維	動物質に由来する消化困難な組織
	骨片, 軟骨片	動物質に由来する消化困難な組織
	筋線維	トリプシン欠乏により多量に出現
	結合組織	ペプシン欠乏により出現
	脂肪酸	胆汁欠乏により多量に出現
	中性脂肪	膵液分泌不全により多量に出現
	鹸化物	脂肪の加水分解産物
	デンプン粒	糖質消化障害で多量に出現
	植物繊維	植物質に由来する消化困難な組織
	木質	植物質に由来する消化困難な組織
	皮質	植物質に由来する消化困難な組織
体組織	赤血球	消化管の出血性疾患で出現
	白血球	消化管の潰瘍性・化膿性疾患で出現
	上皮細胞	消化管の炎症性疾患で出現
	粘液	腸管の炎症性疾患で出現
	組織片	腸管の潰瘍性疾患で出現
病的産物	結石	結石症などで出現
	シャルコー・ライデン結晶	主に寄生虫疾患で出現
	寄生虫	寄生虫疾患で出現
	原虫	原虫疾患で出現
	病原性細菌	細菌性下痢などで出現
	異物（金属片, プラスチックなど）	誤飲, 誤食などにより出現
その他	塩類, 結晶	経時的に多量に出現する事がある
	細菌	常在細菌が固形糞便の約1/3を占める

表2 糞便の外観

	性状	疾患との関係
色調	黄褐色	正常
	赤色	腸管の出血・炎症性疾患
	黒色	タール便
	黄色, 黄緑色	高度の下痢
	白色, 灰白色	閉塞性黄疸など
形状	有形便	正常
	硬便	便秘
	兎糞状便	結腸内に長く停滞した場合
	鉛筆様便	直腸に狭窄がある場合
	下痢	感染性疾患, 機能性疾患など
付着物	血液	腸管の出血, 炎症性疾患
	粘液	腸管の炎症性疾患
	膿	消化管の潰瘍性・化膿性疾患
	脂肪	脂肪の消化吸収障害
	未消化食物	消化不良など

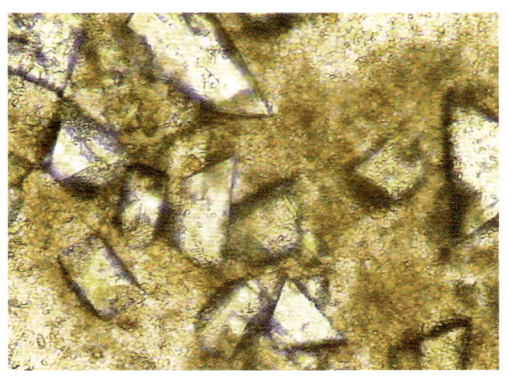

図3 放置した糞便にみられる変化
放置した便からはこのような結晶が多量に観察されることがある．画像はリン酸アンモニウムマグネシウム結晶と思われる．

部位により便の外観も違ってくるが，びらんや潰瘍を形成するような重度の場合には糞便内に組織片の排出をみることもある．このような便を顕微鏡観察すると，粘液とともに白血球や上皮細胞が観察される．直腸に狭窄や大腸の麻痺性収縮がある便秘では便が細くなる傾向にある．これらの原因疾患に大腸癌などが存在する場合には，糞便表面の鏡検で粘液や赤血球が観察されることがあり，免疫学的潜血反応試験を行わずとも出血の有無を推定できる．下痢や出血便にはさまざまな要因があるので一様に述べることはできないが，鏡検の実施により疾患を推測することが可能である．

2｜肝・胆道疾患

肝・胆道疾患では肉眼的な色調の観察が重要となり，胆汁色素の欠乏による灰白色便を確認しなければならない．これは閉塞性黄疸でみられるが，胃の透視検査で使用される硫酸バリウムなどの造影剤を飲んだ後の便が類似の灰白色便なので，誤認しないようにする．造影剤を飲んだ後の便を鏡検すると，食物残渣があまりみられずに微細な顆粒が全面に観察されるので鑑別は容易である．また，胆汁のうっ滞が起こると脂肪の吸収障害が起こり，脂肪便となる．膵液の分泌不良による消化障害でも脂肪便となるが，胆汁色素の欠乏では脂肪酸を認め，膵液の分泌不良では中性脂肪を認める．よって鏡検を実施する際にはこれらを判別しなければならない．

多量の中性脂肪は無染色で油滴状や光沢のある不定形塊状に観察されるので検出は容易であるが，脂肪酸は塊状や針状結晶のため鑑別が難しい．脂肪の染色にはズダンⅢ染色液やナイル青染色液を用いる．脂肪酸の針状結晶はそのままではズダンⅢ染色液では染まらないが，酢酸を加えて加熱すると簡易的に脂肪酸結晶を滴状の赤色に染色することができる(図4)．

3｜原虫・寄生虫疾患

原虫や寄生虫疾患は感染していても自覚症状に乏しいことがあり，人間ドックや健診での検便検

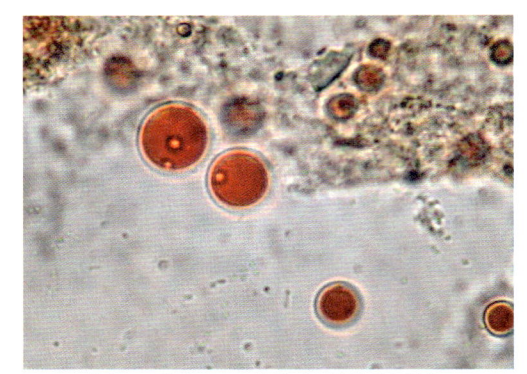

図4 ズダンⅢ染色による脂肪酸の簡易的な染色
針状の脂肪酸結晶の出現した便に酢酸を加え，ズダンⅢで加熱染色すると脂肪が滴状に染まる．

表3 国内で増加傾向にある消化器寄生の原虫・寄生虫症

要因	原虫・寄生虫名
輸入寄生虫症	赤痢アメーバ，ランブル鞭毛虫，無鉤条虫
性感染寄生虫症	赤痢アメーバ，ランブル鞭毛虫，クリプトスポリジウム
食品寄生虫症	赤痢アメーバ，ランブル鞭毛虫，クリプトスポリジウム，日本海裂頭条虫，無鉤条虫，アニサキス類，横川吸虫(宮田吸虫含む)
人畜共通寄生虫症	赤痢アメーバ，ランブル鞭毛虫，クリプトスポリジウム
感染経路不明	ヒトブラストシスチス

表4 糞便からは検出されないことがある消化器寄生の原虫・寄生虫症

原虫・寄生虫名	糞便での診断が困難な理由
アニサキス類	人体に寄生するのは幼虫体なので産卵しない．一般的に糞便から虫体は出ない
回虫卵	雄の単数寄生や未成熟虫体の寄生では虫卵は出ない
裂頭条虫卵	30〜100日間程度の虫卵無排出期がある
蟯虫卵	腸管内では産卵しない．虫体はしばしば便中にみられる
無鉤条虫卵，有鉤条虫卵	腸管内では産卵しない．虫体は肛門から這い出る
赤痢アメーバ	腸管外アメーバ症では糞便からは虫体が出ないことが多い

査で検出されることが多い．国内では，かつて猛威を振るった回虫などの土壌伝播を主体とした寄生虫症は減少したが，海外旅行者による輸入寄生虫症，コマーシャルセックスワーカーを介した性感染寄生虫症，刺身などの生食に由来する食品寄生虫症などが主体となってきた．そのなかでも原虫症は多岐にわたる感染要因を持つため極めて重要だと言える(表3)．また，消化器に寄生する原

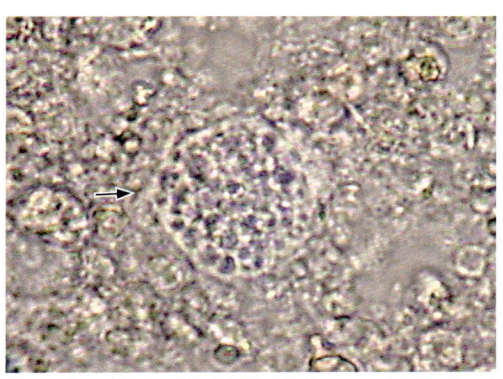

図5 イチゴゼリー状粘血便から検出された赤痢アメーバの栄養型虫体
虫体は背景に溶け込んでわかりにくいが，ゆっくりと運動していることから他と区別できる．

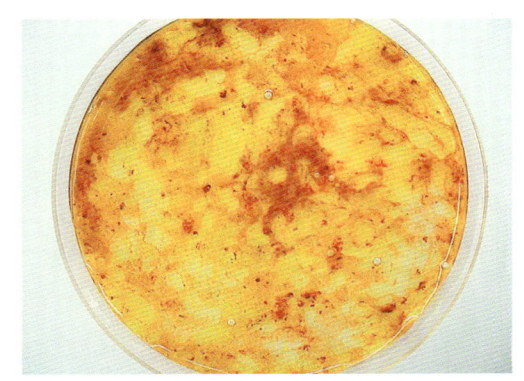

図6 赤痢アメーバ陽性のイチゴゼリー状粘血便

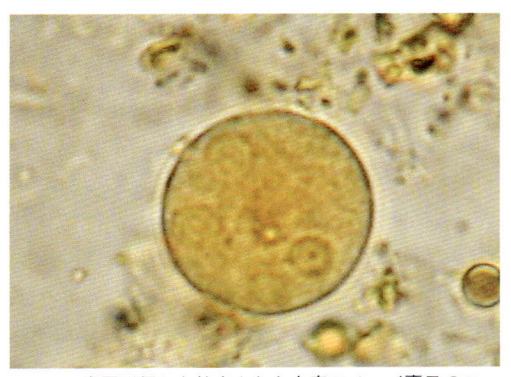

図7 正常固形便から検出された赤痢アメーバ囊子のヨード染色

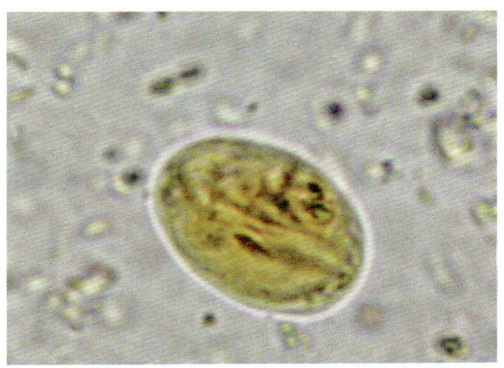

図8 正常固形便から検出されたランブル鞭毛虫囊子のヨード染色

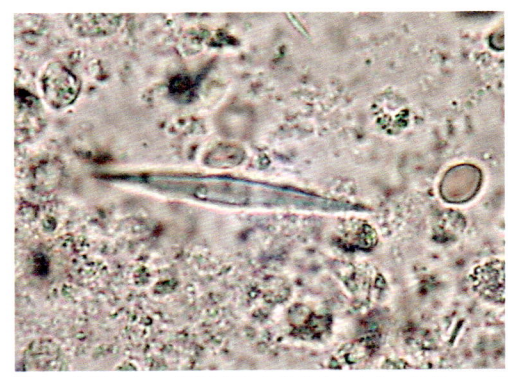

図9 赤痢アメーバ陽性便から検出されたシャルコー・ライデン結晶

虫・寄生虫症のすべてが糞便検査で診断できるわけではないので注意が必要である（表4）．

原虫・寄生虫疾患での特徴的な糞便の性状としては，赤痢アメーバ症のイチゴゼリー状粘血便が知られている（図5，6）．ランブル鞭毛虫症やクリプトスポリジウム症なども下痢が主な症状とされているが，いずれも無症状のことがあるので，正常便であっても原虫・寄生虫症を否定してはならない（図7，8）．粘血便にシャルコー・ライデン（Charcot-Leyden）結晶（図9）が観察された場合には寄生虫疾患を強く疑い，慎重に検査を実施すべきである．原虫や寄生虫卵は種類により大きさが異なるため，顕微鏡観察時の倍率は100倍と400倍の両方を使用する．

肉眼で見える大きさの寄生虫体の排出が疑われた場合には，実体顕微鏡やルーペを使用して観察し，未消化食物残渣物や組織片などと誤認がないようにすべきである（図10，11）．また，原虫・寄生虫疾患が疑われる場合には，目的となる原虫や寄生虫を検出するための最も適した検査法を選択しなければならない．

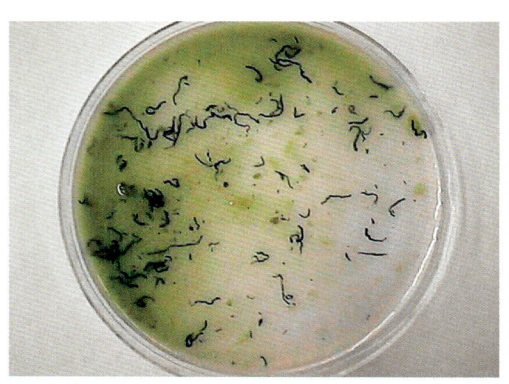

図10 乳幼児の便から検出されたバナナの繊維
バナナの繊維は寄生虫と誤認されやすい食物残渣物の1つである.

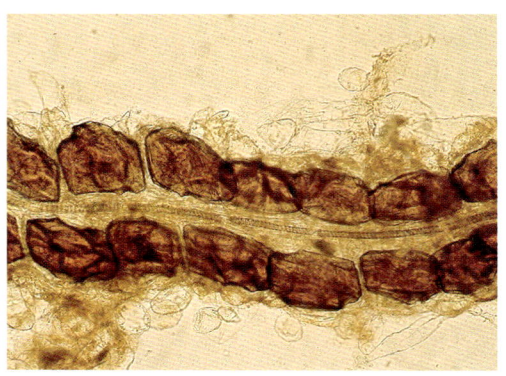

図11 バナナの繊維の拡大

4 その他の疾患

　細菌やウイルスなどの感染症では，それぞれの疾患の原因となる微生物により便の性状がかなり異なるので，外観や顕微鏡所見は診断の補助として有効である．下痢や消化不良などは，食事の量や種類・生活のリズム・精神的要因にも左右されるので，問診なども参考とし，重要疾患を見逃さないよう注意されたい．また，色調や外観の変化には食事の内容の他に薬剤の影響も受けやすいので，これらの確認のためにも顕微鏡観察は行うべきである．

おわりに

　糞便検査は尿検査と同様に採取時には患者に対して痛みなどの負担がほとんどないことから，繰り返しの検査が容易であるにもかかわらず，寄生虫や細菌検査以外での糞便検査の頻度があまり高くないのは残念なことである．以上，おおまかにではあるが，形態的に糞便から得られる情報について記載した．糞便を顕微鏡観察すると雑多のものが目に入りすぎて，正常と異常所見との区別がつきにくく，なかなかとっつきにくいかもしれないが，この機会に本項を糞便顕微鏡検査の足がかりにしていただければ幸いである．

（福富　裕之）

文　献

・金井正光：臨床検査法提要 第32版．金原出版，pp 224-231，2005
・星　和夫，鈴木敏恵：臨床検査学講座―臨床検査総論．医歯薬出版，pp 121-132，2004
・伊藤武雄（監）．小橋隆一郎，池田忠子，東　克巳：一般臨床検査．朝倉書店，pp 55-66，1992

8 髄液

はじめに

髄液検査は中枢神経系疾患の診断に必須の検査である[1〜4]．髄膜炎や脳炎の診断には細胞数の算定が重要であり，単核球と多核球の比率から髄膜炎の種類が推察される．しかし，通常の計算盤法では細胞形態を観察することには限界があるため，細胞塗抹標本の作製が必要である[2,3,5]．細胞を詳細に観察することで血液細胞系腫瘍や上皮細胞系腫瘍などが検出されることがある．

正常人の細胞数は5/μl以下で，リンパ球が優位である．腫瘍性細胞を検出する場合は，①核/細胞質（N/C）比の増大，②細胞の大小不同，③核形不整，④核小体の明瞭化と数の増大，⑤核のクロマチン構造の粗大化などの特徴を念頭に置いて鏡検することが必要である．

1 感染症

1. ウイルス性髄膜炎

ウイルス性髄膜炎の大多数はエンテロウイルスによるもので，ほかにムンプスや麻疹，ヘルペスウイルスによる髄膜炎もある．髄液の細胞にリン

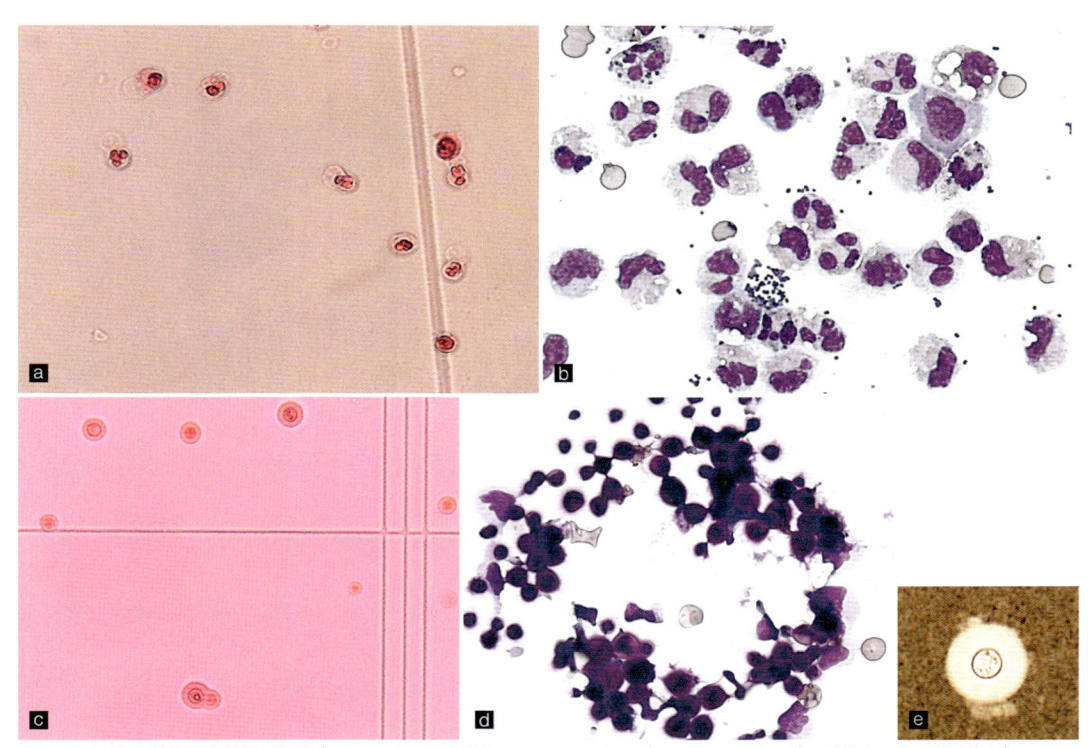

図1 細菌性髄膜炎と真菌性髄膜炎（a, c：サムソン染色，b, d：メイ・グリュンワルド・ギムザ染色，e：墨汁染色）
a, b：細菌性髄膜炎．好中球優位で背景に細菌がみられ，細菌を貪食している白血球もみられる．c〜e：真菌性髄膜炎．リンパ球優位で大小不同のクリプトコッカス菌体の周囲に莢膜がみえる．

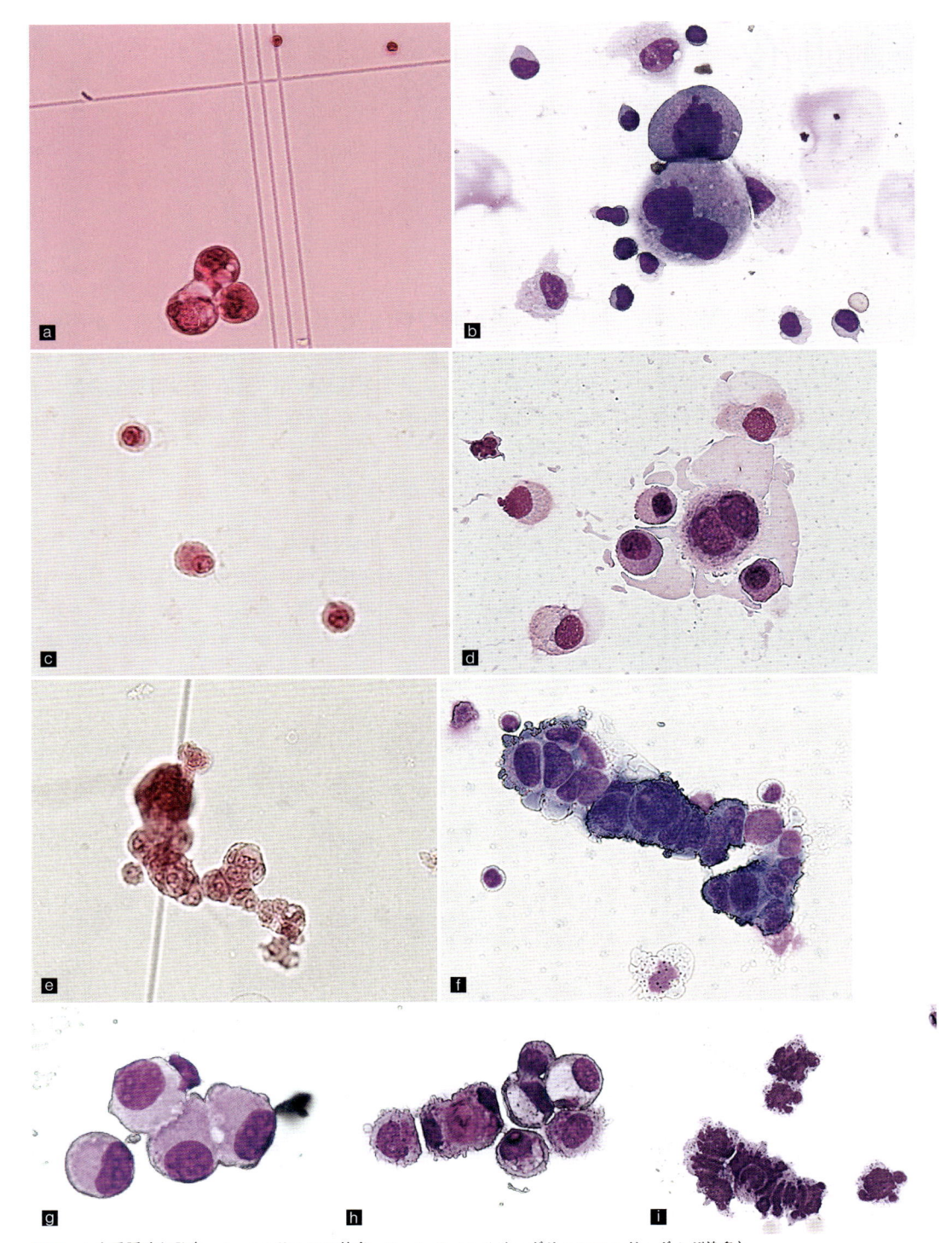

図2 上皮系腫瘍細胞(a, c, e：サムソン染色，b, d, f〜i：メイ・グリュンワルド・ギムザ染色)
a, b：腺癌(肺癌転移)．大型で異型性の高い細胞集塊がみられる．c, d：腺癌(肺癌転移)．核小体を有し，孤立散在性に核異型を示す細胞がみられる．e, f：腺癌(乳癌転移)．核の大小不同とクロマチン増量．上皮結合性が高い細胞集塊がみられる．g：腺癌(肺癌転移)．N/C比が大きく，明瞭な核小体がある細胞集塊がみられる．h：腺癌(胃癌転移)．核小体と空胞を認めるN/C比の大きな細胞集塊がみられる．i：肺小細胞癌．核形不整でN/C比が大きく，細胞間の結合性が高い細胞集塊がみられる．

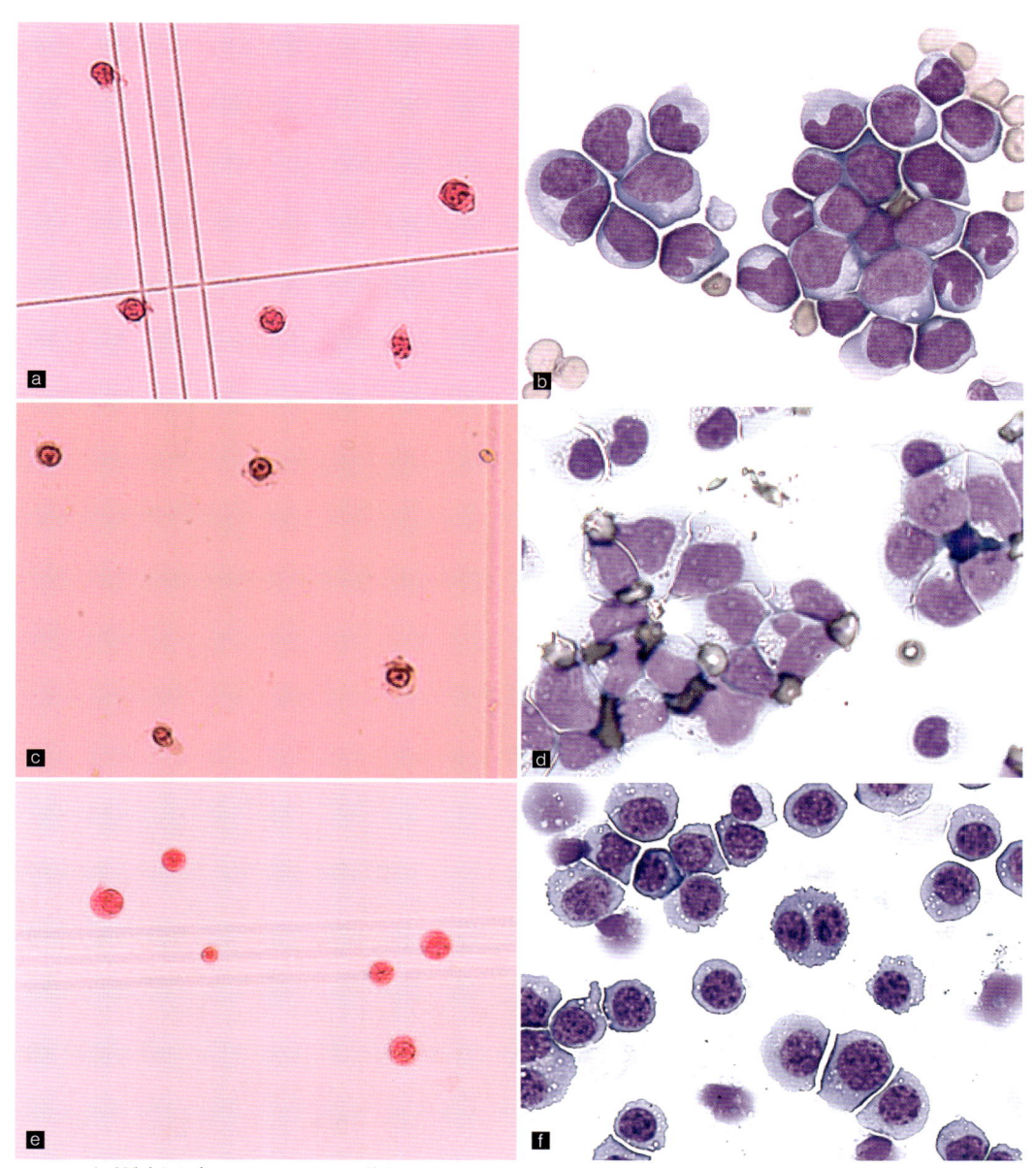

図3 血液系腫瘍細胞(a, c, e：サムソン染色, b, d, f：メイ・グリュンワルド・ギムザ染色)
a, b：急性リンパ性白血病(L2). 核形不整でN/C比が大きく核小体を認め幼若な細胞がみられる. c, d：悪性リンパ腫. N/C比が大きく明瞭な核小体を有する細胞がみられる. e, f：多発性骨髄腫. N/C比が大きく核小体を有し, 粗大なクロマチン構造を認める細胞がみられる.

パ球が優位で, 中等度の細胞数増加(日光微塵)を認めるが, ごく初期のウイルス性髄膜炎で一過性に好中球が優位となることがあるので注意する必要がある.

2. 細菌性髄膜炎(図1a, b)

髄液は白濁し, 著しい細胞増多を認めて好中球が優位となり, 背景や細胞の中に細菌を認める場合がある. 髄液中の糖は著しく低下するので, 速やかに医師に報告することが大切である. 起炎菌としては肺炎球菌やインフルエンザ菌, 大腸菌, クレブシエラ, ブドウ球菌などがある. 細菌性髄膜炎の回復期には, 好中球が減少してリンパ球の割合が多くなり, 単球や形質細胞がみられることがある.

3. 真菌性髄膜炎(図1c〜e)

Cryptococcus neoformans や *Candida albi-*

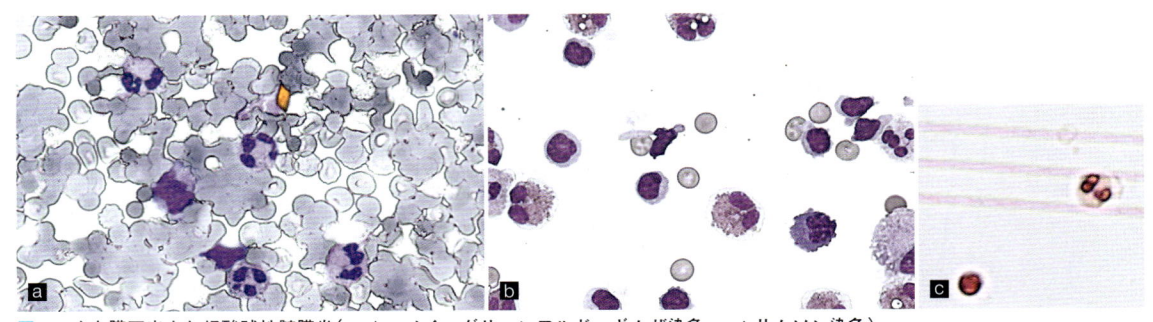

図4 くも膜下出血と好酸球性髄膜炎(a, b：メイ・グリュンワルド・ギムザ染色，c：サムソン染色)
a：くも膜下出血(ヘマトイジン結晶)．多数の赤血球とオレンジ色で菱形のヘモグロビン分解生成物であるヘマトイジン結晶がみられる．b：好酸球性髄膜炎．細胞質に好酸性の顆粒をもつ2核の好酸球がみられる．

cans，Aspergillus sepsis による髄膜炎で，免疫抑制薬の大量投与による免疫不全やエイズなどの日和見感染に認められることがある．リンパ球が優位で糖が低下する．クリプトコッカスは大小不同の菌体の外側に莢膜を有するため，計算盤上でも鑑別は容易である．

2 脳・神経系疾患

1．原発性脳腫瘍

原発性脳腫瘍として髄芽腫や膠芽神経腫，脳室上衣腫などがあるが，腫瘍細胞が髄液に出現することは稀である．

2．転移性・浸潤性脳腫瘍(図2，3)

脳腫瘍のうち80％は他の臓器からの転移で，白血病，腺癌(肺癌，乳癌，胃癌)，悪性リンパ腫の頻度が高い．特に白血病では強力な化学療法後，髄膜腔に白血病細胞が逃隠，増殖して髄膜白血病を起こすことがある．上皮細胞系腫瘍では腺癌が最も多く，肺癌，乳癌，胃癌が髄膜に転移浸潤するケースが多い．医師には異型細胞疑いとして細胞診で精査が必要と報告する．

3．くも膜下出血(図4)

頭部外傷や脳動脈瘤破裂が原因となり，くも膜下腔へ出血して髄液が血性となる．出血後数時間で赤血球が破壊され，8～12時間後にヘモグロビンの分解産物であるビリルビンが髄液に現れる(キサントクロミー)．また，ヘモグロビン分解生成物であるオレンジ色で菱形のヘマトイジン結晶やヘモジデリン顆粒を貪食したマクロファージを認めることがある．

4．その他の疾患

その他の疾患として寄生虫感染，脳室ドレーンやシャント，薬剤に対するアレルギー反応による好酸球増多症(図4)や多発性硬化症，ギラン・バレー(Guillain-Barré)症候群などの脱髄性疾患がある．ギラン・バレー症候群では，細胞数が正常範囲にもかかわらず髄液の蛋白が増加する蛋白細胞乖離が起こる．

おわりに

髄液検査は緊急な対応を必要とする中枢神経系の感染症診断において重要な検査である．計算盤法による細胞数の算定や分類は言うまでもなく，顕著な糖の低下やクリプトコッカスなどを検出した場合は迅速な報告が大切である．また，単核球と多核球の判定が困難な場合や異型性を疑うような細胞を検出したときは，細胞塗抹標本を作製して細胞形態を詳細に観察し，的確な情報を臨床に報告することが重要である．

(伊瀬 恵子，澤部 祐司，野村 文夫)

文 献

1) 日本臨床衛生検査技師会(編)：髄液検査法2002．日本臨床衛生検査技師会，2002
2) 稲垣清剛：髄液細胞の一般検査．検査と技術16：1453-1460，1988
3) 大田喜孝：髄液細胞診でわかる中枢神経系の病態．臨床病理レビュー140：72-77，2008
4) 稲垣清剛：ポケットマニュアル穿刺液細胞．医歯薬出版，2002
5) 伊瀬恵子：ギムザ染色による髄液細胞の見方．検査と技術35：837-842，2007

9 胸水，腹水

各論

はじめに

胸水や腹水は，炎症や循環障害など多様な病態により出現する．一般検査における鏡検は，細胞数算定やその種類の割合，分類が重要となる．その際，髄液と違い，さまざまな細胞が出現するため，塗抹標本を作製し，ギムザ(Giemsa)系染色の観察が望まれる．一般検査では，なかなか所見から疾患に直接結びつけることはできないが，細胞分類に伴う中皮細胞，血液由来の細胞，また細菌や結晶，異型細胞などを注意深く観察することにより，多くの情報や有用性を得ることができる．本項は確定された疾患から，鏡検におけるそれぞれの特徴的所見，さらにコメント方法を記載する．

1 呼吸器疾患

呼吸器疾患は感染性と非感染性に分類され，非感染性は腫瘍性とその他に分かれる(表1)．

1. 感染性疾患

急性炎症を示唆する因子である好中球や細菌の有無を注意深く観察する．細菌が確認された場合は，早急な連絡が望まれる．好中球が多数のときは，背景に細菌が確認されなくても，好中球内に貪食を認めることがあるため，それを踏まえた鏡検が望まれる．好中球形態の報告も必要であり，崩壊し細胞分類困難なときはその旨を伝えることが大切になる．胸水検体(図1〜5)は強度の炎症性変化を表す所見のため，それぞれの所見報告が有用となる．また，リンパ球(図6)についても同様で，幼若様や異型リンパ球などの観察が大切になる．血性胸水(図7，8)において，組織球の赤血球貪食像やヘモジデリン顆粒がみられた場合は，体腔内での出血が起こっていた証明になる

表1 疾患とポイント

感染性疾患	細菌性	急性期：好中球，細菌(膿胸の場合)
	結核性，真菌性	慢性期：リンパ球
非感染性疾患	腫瘍性	腫瘍細胞
	アレルギー性，サルコイドーシス，気胸	リンパ球，好酸球

め有用な所見になる．

2. 腫瘍性疾患

異型細胞の特徴をつかみ，記載することが必要になる．その細胞が異型細胞と判断するのではなく，どのような細胞があるのかを伝えることで十分役に立つ．①まず標本の全体像を観察し，背景はどうか？ 赤血球は？ 主体細胞が好中球かリンパ球かを確認する．②その次に，問題の細胞は集塊あるいは散在性に出現しているか，③細胞質の特徴，④核の特徴，⑤全体的な評価，所見を記載し，細胞診での確認を希望すればよい．異型細胞(図9〜12)を載せ，所見を記載した．

3. その他の疾患

数回の胸水穿刺や気胸では好酸球の出現，またリウマチ性胸膜炎(図13)では，細胞内にリボゾームが産生した免疫グロブリンが封入されている形質細胞がみられることがある．

2 消化器疾患

消化器疾患について，滲出性は腹膜炎(消化管穿孔，癌性腹膜炎)，漏出性では肝硬変，肝炎，栄養障害，腹膜硬化症，両方の出現として悪性腫瘍(胃癌，膵癌，胆嚢癌など)が挙げられる．

1. 滲出性

呼吸器疾患と同様で，好中球や細菌が同じ要因

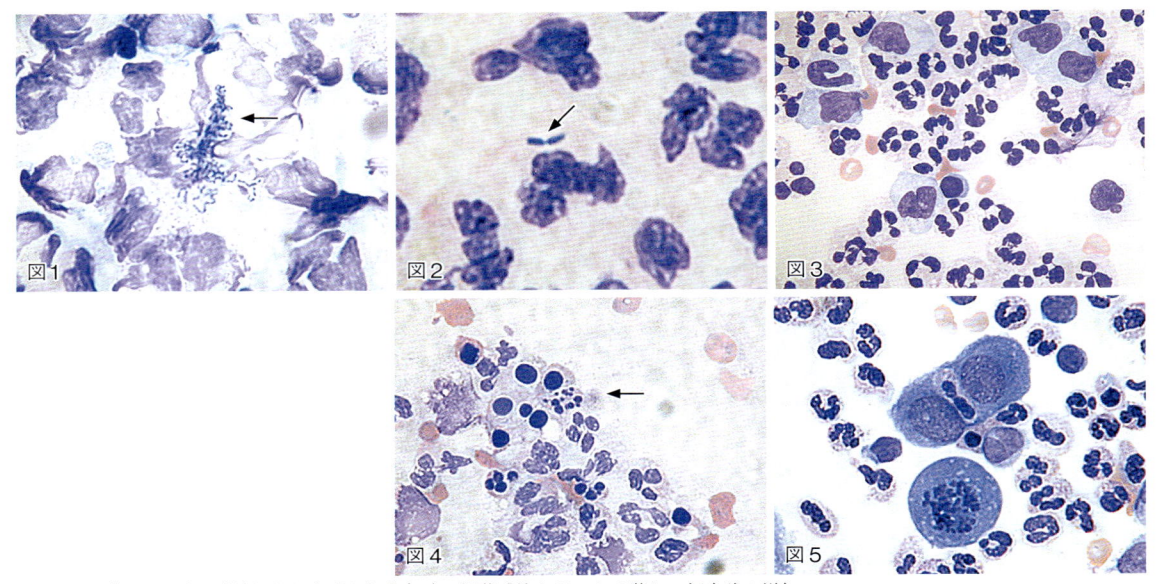

図1 膿胸（×1,000）．崩壊した好中球と細菌（→）．細菌感染などによる著しい好中球の増加．
図2 胆嚢炎（×1,000）．細菌の貪食像（→）．
図3 膿胸（×400）．好中球の過分葉．
図4 肺炎，胸膜炎（×400）．変性好中球（→）．
図5 心不全（×400）．中皮細胞間の好中球と中皮細胞の核分裂像．胸膜に好中球の浸潤がみられる．

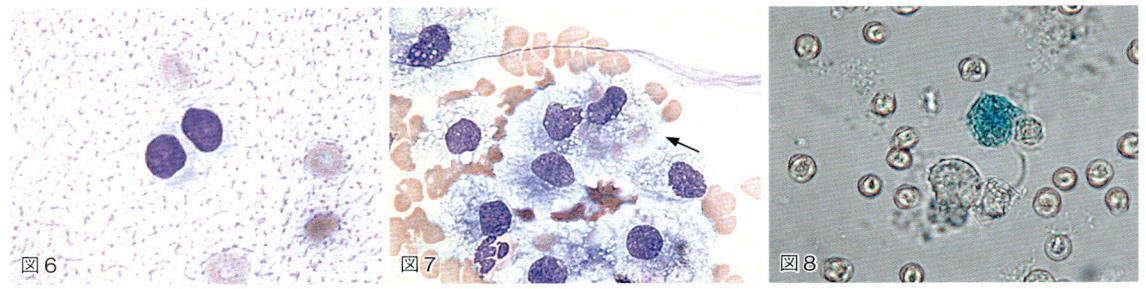

図6 結核性胸膜炎（×400）．成熟リンパ球．リンパ球が90％を占めた．
図7 肺炎（×400）．組織球．赤血球（薄紫色）の貪食を認める（→）．
図8 肺炎（×400）．ベルリン青染色．ヘモジデリン顆粒．

になる．滲出液細胞数の判断参考値は，胸水1,000/μl・腹水300/μlといわれている．しかし，それ以下の細胞数でも好中球優位，またそれ以上でもリンパ球優位などがみられることもあるため，細胞数の算定や種類の割合は必須項目であり，％分類の報告が診断や治療には欠かせない．
図14は原因不明の腹水貯留であったが，pH高値と反応性に増加した好酸球から手術後，腸液の漏れと判明した検体である．

2．悪性腫瘍

呼吸器疾患と同様である．胸水や腹水に出現する異型細胞（図15，16）の多くは腺癌が推定される．空胞変性した組織球や中皮細胞が類似し，鑑別に困難をきたすが，核/細胞質（N/C）比や核小体，結合性など異型細胞の特徴に加え，細胞質の染色性のむらなどがみられる．これらの所見から中皮細胞や印環型の組織球（図17）との違いが確認される．このような空胞変性した組織球や粘液様物質を持った異型細胞などは，それぞれの特徴的所見になるため記載が望まれる．

3．漏出性の疾患で観察される細胞

主体がリンパ球や組織球，中皮細胞となる．中皮細胞は，炎症や循環障害などの刺激により立方状や円柱状に変化し，乳頭状，腺管状に増殖する

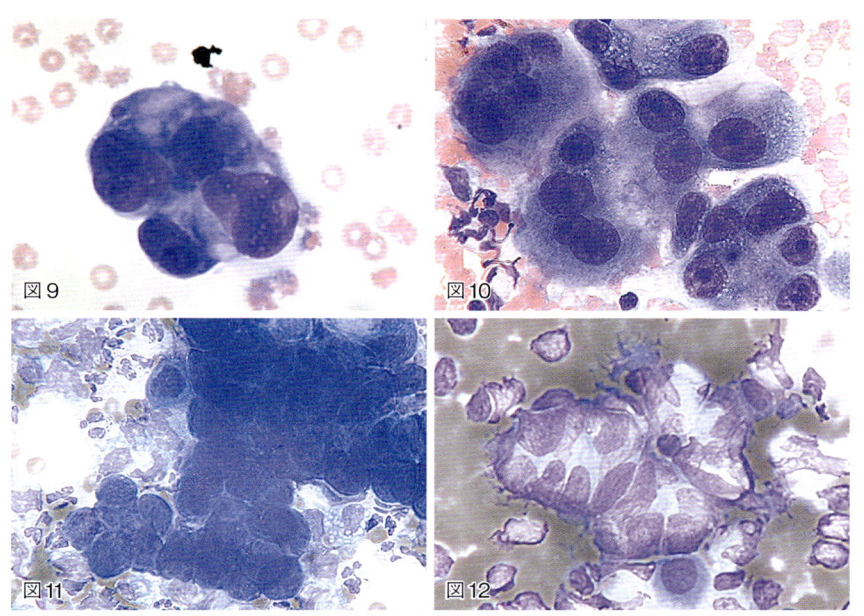

図9 **肺癌（腺癌）（胸水，×400）**．赤血球背景に小集塊の細胞があり，細胞質は塩基性，細胞内に薄いピンク色の粘液様物質がみられ，核は大小があり，細胞質から飛び出しているようにみえる．

図10 **肺癌（腺癌）（心嚢水，×400）**．赤血球背景に細胞集塊がみられる．細胞質は泡沫状で，核は類円形，偏在し大型の核小体が1個目立つ．

図11 **肺癌（扁平上皮癌）（胸水，×400）**．赤血球，好中球，組織球の背景に，わりに平面的で重積性がある大型の細胞集塊がみられる．その細胞は小型円形で，N/C比が高く，濃染気味で核は中心性．

図12 **肺癌（小細胞癌）（胸水，×400）**．赤血球背景にN/C比の高い細胞集塊がみられる．細胞は楕円核で一列に並んだように出現．

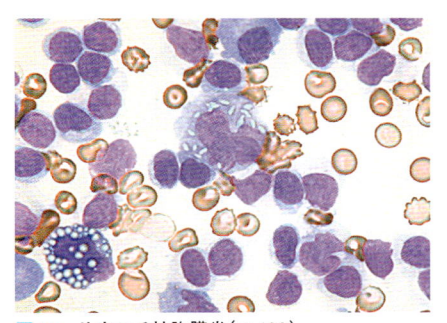

図13 **リウマチ性胸膜炎（×400）**
形質細胞のグレープセルと細胞質内にある封入体ラッセル小体．

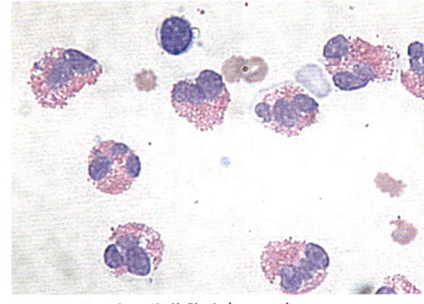

図14 **イレウス術後腹水（×400）**
細胞数は39/μl，細胞分類では好中球1％，リンパ球16％，組織球11％，好塩基球1％，好酸球71％であった．

ため，集塊（図18）や多核となり，核分裂像や核小体（図19）が目立つなどの所見もみられる．リンパ球では，通常出現する成熟リンパ球の中に形質細胞様異型リンパ球（図20）やリンパ芽球様細胞が出現し，多核（図21）や核分裂などの所見を認める．

3 | その他の疾患

その他の疾患において，心不全，腎不全，ネフローゼ症候群などは低蛋白血症や循環障害のため，漏出性の胸水や腹水が挙げられ，また腫瘍性病変は悪性リンパ腫（図22），多発性骨髄腫，婦人科疾患，甲状腺疾患などがみられる．報告に必

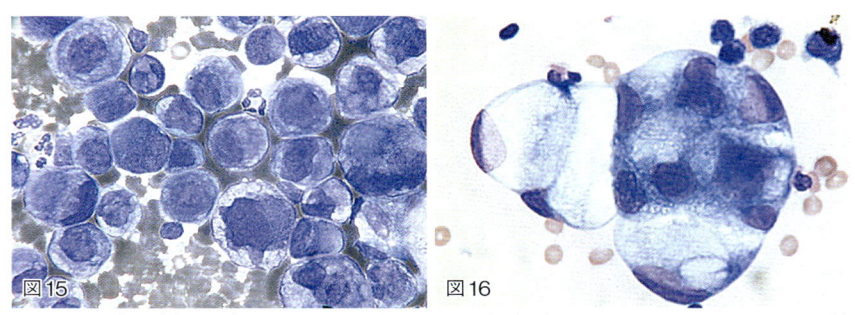

図15 **胃癌(腹水)(×400)**．細胞は円形で大小があり，細胞辺縁はきれいではっきりしている．核形は円から楕円とさまざまで，N/C比が高い細胞も認め，細胞質に染色性のムラがみられる．

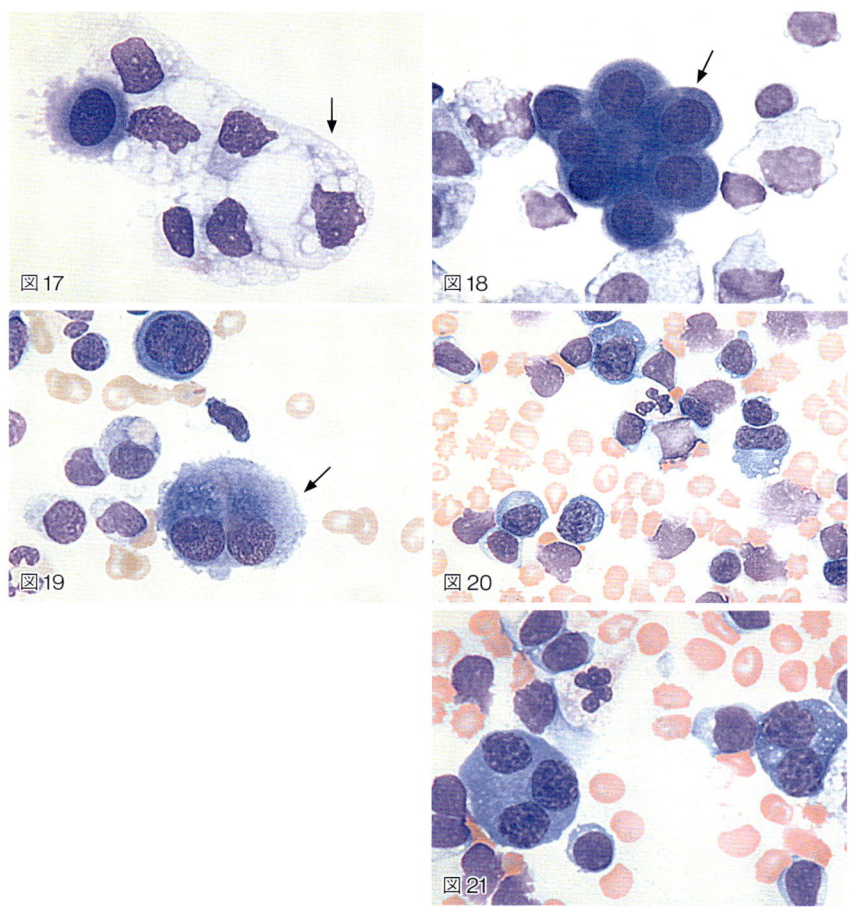

図16 **小腸癌(腹水)(×400)**．核の偏在した円形の細胞がみられ，この細胞質は淡いギムザ系染色の紫に染まり細胞辺縁が厚く，細胞の表面をコーティングしたように立体的にみえる．細胞との結合性があることから同一細胞がうかがえる．

図17 **アルコール肝硬変(腹水)(×400)**．細胞質の空胞は白く抜け，細胞も平面的で薄くみえる組織球(→)．

図18 **C型肝炎，肝不全(胸水)(×400)**．中皮細胞の集塊(→)．

図19 **肝硬変，心不全(腹水)(×400)**．2核や大型になり，核小体の目立つ中皮細胞(→)．

図20 **自己免疫性肝炎(腹水)(×400)**．塩基性の細胞質に核形不整や多核の形質細胞様異型リンパ球．

図21 **自己免疫性肝炎(腹水)(×400)**．

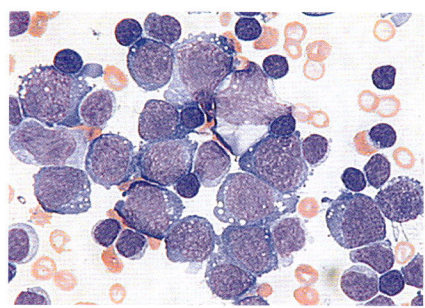

図22　悪性リンパ腫（胸水）（×400）
弱塩基性の小さな空胞がみられる細胞質に，核小体が複数目立つ異型細胞が多数みられる．

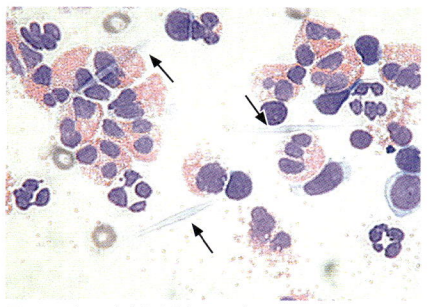

図23　心不全（胸水）（×400）
シャルコー・ライデン結晶（→）．好酸球の出現時にみられることがある．

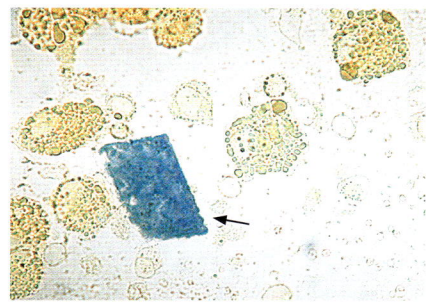

図24　癌性胸膜炎，肺癌（胸水）（×400）
コレステロール染色．結晶が青く染まる（→）．

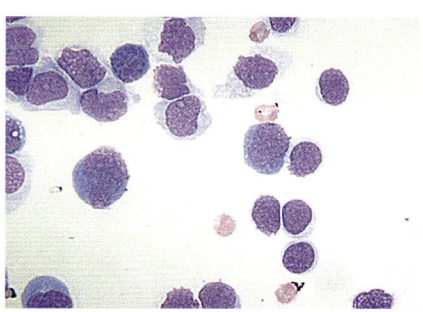

図25　先天性リンパ管拡張症（腹水）（×400）
塩基性の強い細胞質に核形不整のリンパ芽球様細胞．

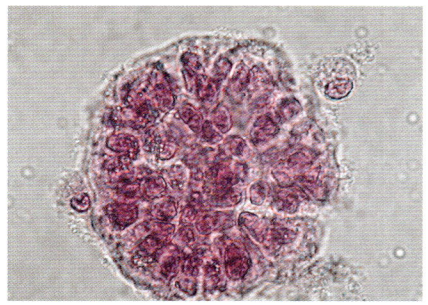

図26　サムソン染色，悪性中皮腫集塊（×400）
細胞の辺縁が毛羽立っており，腺癌細胞に比べ不明瞭．核は中心性．

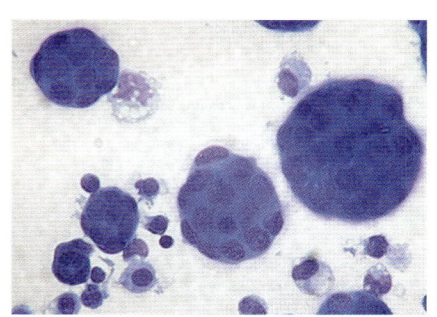

図27　悪性中皮腫（×400）
細胞質は好塩基性が強く，厚みがある．細胞辺縁は全周性の微絨毛の発達を反映し，ぼんやり感が増す．
核は核形不整に乏しく，類円形で，均一な性状を示している．

要な所見は，呼吸器や消化器疾患と同様である．疾患と直結した所見ではないが，シャルコー・ライデン（Charcot-Leyden）結晶（図23）とコレステロール結晶（図24）など，結晶の出現した場合は報告が望まれる．他に先天性リンパ管拡張症（図25）やリンパ管の閉塞がみられる場合，胸水や腹水中にリンパ球とともにリンパ芽球様細胞が出現することもある．よって，リンパ球と省略せずに出現細胞を詳しく明記する必要がある．

体腔液中，唯一原発腫瘍の悪性中皮腫について触れておく．

悪性中皮腫はアスベスト曝露と関係が深く，現在アスベスト（石綿）は使用禁止になっているが，最初の曝露から20〜40年を経て，胸膜（70〜90％），腹膜（10％前後），稀に心嚢膜，精巣鞘膜に発生する．2010年国内の死亡者数は約1,200人で，中皮腫統計が始まった15年前の2.4倍となり，今後10年間以上増えると予想されている．

また職業上や工場など特定地域の高濃度曝露だけではなく，一般環境の低濃度曝露量でも発生し，曝露時期が小児のほうが成人のときよりも発生頻度は高い．胸水貯留で原因不明の場合は一般検査に提出されることが多く，悪性中皮腫は初期段階から胸水が認められるため，中皮細胞の多数の出現や集塊を見つけたら，悪性中皮腫(図26，27)を疑ってみることも必要である．一般検査での判断は無理でも，疑うことや細胞診や病理部へのパイプ役，そして胸膜生検や免疫染色の組み合わせで診断され，早期発見や早期治療に結びつけばよい．また患者は石綿健康被害救済法により給付が受けられる．

最後に胸水・腹水の鏡検は，一般検査や血液検査，また細胞診検査の各部門で行われ，検査法が定まっていないのが現状である．今回は筆者の経験を基に記載した．検査法の標準化を望みながら，より診断や治療に活用される検査になることを期待したい．

(保科 ひづる)

COLUMN 形態検査において知っておきたいこと

顕微鏡写真の応用

形態検査において通常みられる成分と異なる成分を検出した場合，教育や精度向上のために固定試料や顕微鏡写真を保存しておくことは大切なことである．デジタルカメラの普及により顕微鏡写真の撮影が手軽にできるようになったが，尿沈渣のような湿潤標本を鮮明に撮影するためには工夫が必要である．また，貴重な顕微鏡写真に検査データや属性情報を付記して管理することは重要なことである．収集した資料は，新人や実習生の教育および施設内精度管理に活用することができる．さらに，応用として一定間隔で微動機構を動かして連写撮影した複数の平面画像を，一般的な市販ソフトであるMicrosoft® PowerPoint®でまとめ，立体的な3D画像として表現することもできる(図1)．

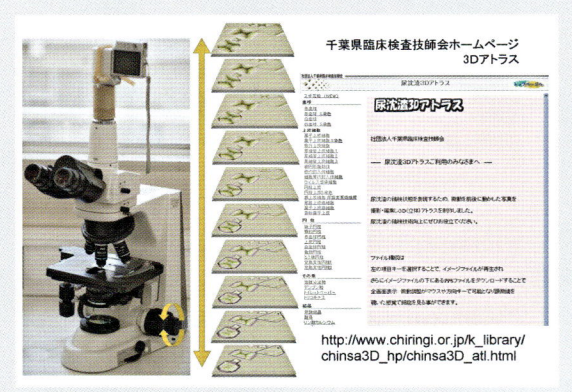

図1　千葉県臨床検査技師会ホームページの3Dアトラス

形態検査は，検査を行う臨床検査技師個人の判定能力に大きく依存している．日当直業務帯に尿沈渣や髄液検査などを専任技師以外が行う場合もあり，技術の向上・維持のためにこれらを用いることは重要と考える．

(久代 真也)

10 関節液

はじめに

関節液が関節内に貯留することは，リウマチ性疾患の原因となる病因が関節液中に存在していると考えてよい．関節液は関節内の起こっている病態を反映しているので診断に役立てることができる．

リウマチ性疾患は，関節液中に細胞量が多い炎症性と少ない非炎症性の疾患群に分類することができる．炎症性リウマチ性疾患の代表的疾患は，関節リウマチ(rheumatoid arthritis；RA)，結晶誘発性関節炎(痛風：尿酸ナトリウム結晶，偽痛風：ピロリン酸カルシウム結晶，ハイドロキシアパタイト沈着症，ステロイド結晶誘発性関節炎，人工関節置換後の関節炎など)，感染性関節炎，血清反応陰性脊椎炎，成人T細胞白血病(adult T-cell leukemia；ATL)などである．いずれの疾患も治療方針が異なるので，正確な関節液診断が要求される．関節液細胞数が $2,000/\mu l$ 以上のとき，これらの疾患の可能性が高い．結晶が関節液中に同定できて，貪食像が確認できれば結晶誘発性関節炎の診断が可能である．細胞数が $100,000/\mu l$ 以上と著しく高く，グラム(Gram)染色あるいは培養で菌体が同定できれば確定診断できる．

非炎症性リウマチ性疾患の代表的疾患は，変形性関節症，アルカプトン尿症，外傷性関節炎，ヘモクロマトーシスなどの代謝性疾患である[1]．関節液細胞数が $2,000/\mu l$ 以下のとき，これらの疾患の可能性が高く，詳細に関節液外観，結晶検査，細胞診検査を実施することではっきりした疾患がみえてくる．このように，関節液中の病因を探索することでリウマチ性疾患を鑑別診断することができる．

本項では，炎症性，非炎症性リウマチ性疾患の関節液所見について解説する．

1 関節液検査の進め方[1]

関節液は採取した時点から凝集が始まるので，できるだけ早く検査する．特に細胞検査では細胞収縮して形態が把握できないことがある．

結晶検査では，関節液を1滴，スライドガラスに滴下して，カバーガラスを載せて，偏光顕微鏡，光学顕微鏡で検鏡する．

細胞検査では，関節液を $25\sim50\,\mu l$ 採取して，もう1枚のスライドガラスをその上からかぶせて左右に引き乾燥させる．作製した無染色標本をメイ・グリュンワルド・ギムザ(May-Grünwald-Giemsa)染色する〔メイ・グリュンワルド(May-Grünwald)液2分→メイ・グリュンワルド液とpH 6.4リン酸バッファーの等量混合液2分→水洗→pH 6.4リン酸バッファー1 mlにギムザ(Giemsa)液1滴加えた溶液を7分→乾燥〕．

2 炎症リウマチ性疾患

1. 痛風(gout)

痛風は結晶誘発性関節炎のなかで代表的な疾患で血清中の尿酸値が $7.0\,mg/dl$ 以上が長期間持続すると関節(特に末梢関節)に尿酸ナトリウム結晶(図1)が沈着する全身性の疾患である．この結晶が関節液から同定できれば痛風と診断できる．

結晶の同定法は偏光顕微鏡が必要である．Z′軸に平行にしたとき黄色でZ′軸に垂直にすると青色に変化する(負の複屈折性)．尿酸ナトリウム結晶はすべての結晶が偏光を示すことが特徴的である．

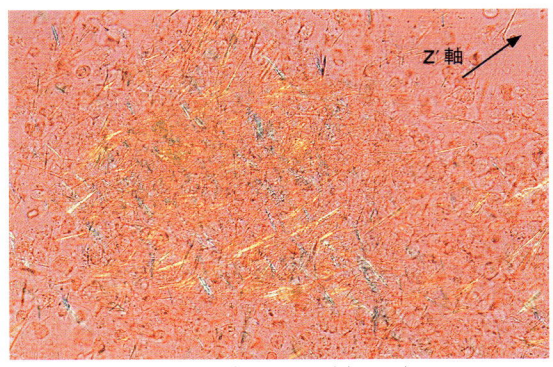

図1　尿酸ナトリウム結晶（偏光顕微鏡）（×400）

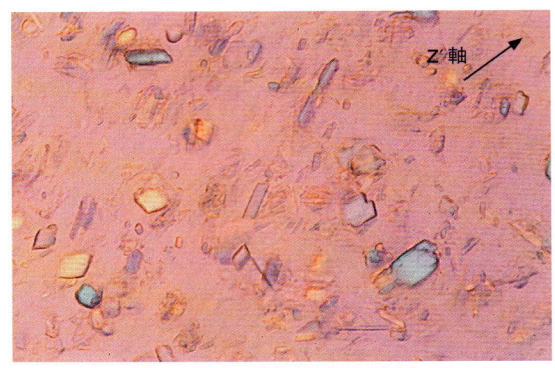

図2　ピロリン酸ナトリウム結晶（偏光顕微鏡）（×1,000）

図3　関節液の外観
黄白・混濁，細胞数2,000/μl以上．

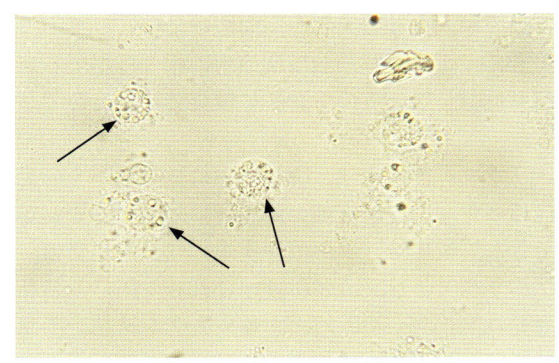

図4　ラゴサイト（ragocyte）（光学顕微鏡）（×1,000）

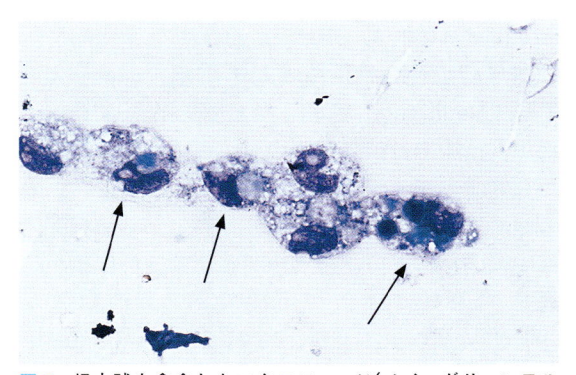

図5　好中球を貪食したマクロファージ（メイ・グリュンワルド・ギムザ染色）（×1,000）

2．偽痛風（pseudogout）

　偽痛風は，痛風と同じく結晶誘発性関節炎のなかで代表的な疾患で関節液からピロリン酸カルシウム結晶（図2）を同定することで偽痛風と診断される．局所性（単関節で多くは膝関節）の疾患である．同定法は，偏光顕微鏡が必要である．Z′軸に平行にしたとき青色でZ′軸に垂直にすると黄色に変化する（正の複屈折性）．ピロリン酸カルシウム結晶は，尿酸ナトリウム結晶のすべてが偏光性を示すのに対し，偏光を示す結晶と弱い偏光性を示す結晶が混在する．全く偏光性を示さない軟骨片も同時に出現することもある．炎症が強い発作時には，強い正の複屈折性を示す結晶が多数観察される．しかし，炎症の弱い非発作時には，偏光性を示さない結晶が多く存在する．炎症の程度（白血球数）で偏光を有する結晶量に変化が認められるのが特徴的である．

3．関節リウマチ（rheumatoid arthritis；RA）

　炎症性疾患でいまだ原因不明の難治性病変である．女性は男性の2～3倍多い．30～50歳に好発する．診断的には早期リウマチが問題となる．最近では血液中の自己抗体である抗CCP（環状シトルリン化ペプチド），ガラクトース欠損IgG，MMP-3などが関節リウマチの診断に応用されている．なかでも最近，血中抗CCPが比較的早期から陽性となることから早期リウマチの診断に用いられている．

　関節液検査も診断や経過観察に有用とされている．外観は，多くは黄色・混濁を呈する（図3）．

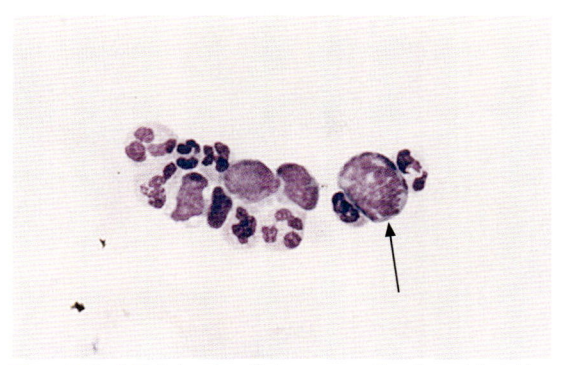

図6 細胞分裂像（メイ・グリュンワルド・ギムザ染色）（×1,000）

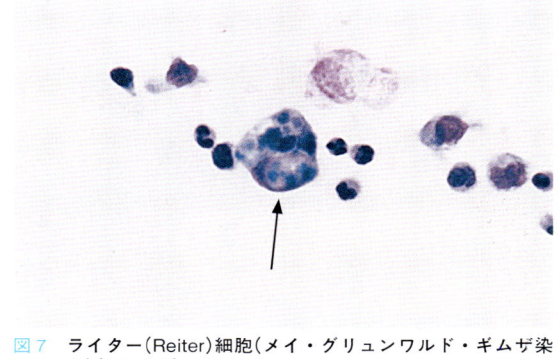

図7 ライター（Reiter）細胞（メイ・グリュンワルド・ギムザ染色）（×1,000）

炎症細胞が増加すると混濁度が増す。関節液細胞数は2,000/μl以上のことが多いが、以下のこともある。5,000～20,000/μl程度が最も多い。関節液を1滴スライドガラスに滴下してカバーガラスをかけて油浸（1,000倍）で鏡検すると、細胞内に封入体がみられることがある（結晶検査と同じ標本）。この細胞をragocyte（ラゴサイト）という（ragoはぶどうの実という意味）（図4）。関節リウマチに特異的ではないが特徴的である。この細胞が多ければ関節内破壊が進行して人口関節の手術対象となることがある[2]。非炎症性疾患である外傷性関節炎の関節液中の脂肪球と鑑別が必要である。細胞分類では、炎症細胞のほか、好中球を貪食したマクロファージ（図5）、形質細胞、細胞分裂像（図6）が認められる。出現細胞は病期によって異なる[3]。

4．血清反応陰性脊椎炎
　　　（seronegative spon-dylarthropathy；SP）

炎症性のリウマチ性疾患である。血清中のリウマトイド因子が陰性である代表的な疾患群で、HLA-B 27との関連がある。同じ炎症性疾患である関節リウマチとの鑑別が必要である。SPの中には、強直性脊椎炎（ankylosing spondylitis；AS）、Reiter（ライター）症候群（Reiter syndrome；RS）、乾癬性関節炎（psoriatic arthritis；PA）があり、関節液細胞に特徴的所見が認められるのはReiter症候群、PAである。Reiter症候群は1916年にHans Reiterが関節炎、尿道炎に続き発熱したプロシャの騎兵隊長の症例を報告したことによる[4]。性交渉による尿道炎が起こり、それに引き続き関節炎、亀頭炎、結膜炎などの症状で患者の75％がHLA-B 27が陽性である。関節液細胞では、好中球などを貪食した大型組織球が認められる（図7）。しかし、関節リウマチでも同形態がみられることがある。よって、臨床的にReiter症候群を疑っているとき、この細胞が認められれば臨床的意義が高い。

PAでは乾癬症の約7％に関節炎が認められている。しばしば関節炎が対称性、多関節炎になるため関節リウマチと鑑別が必要となる。関節液細胞では、肥満細胞が少量認められることがある[5]。量的にかなり少ないので注意深い探索が必要である。関節リウマチでは認めない。

5．感染性関節炎（infectious arthritis）

関節液中の細胞数が100,000/μl以上になることがある炎症性疾患である。化膿性関節炎ともいう。細菌が関節内に侵入することにより関節炎を起こす。関節液、滑膜組織から細菌を同定することで確定診断となる。発見が遅れると敗血症となり、死に至ることがある。原因菌としては淋菌、ブドウ球菌、連鎖球菌、結核菌、真菌などがある。菌種によって検出率が異なる。関節液の糖値は低値となる。細胞分類では壊死傾向強く、好中球が95％程度で過分葉がみられる。関節液の外観が混濁、膿瘍で細胞数が多数のときは、グラム染色を実施して菌体を検索する（図8）。関節液中には、菌体量が少量のことが少なくないので注意深い観察が必要である。メイ・グリュンワルド・ギムザ染色では背景が汚く、菌体が同定されることがある（図9）。

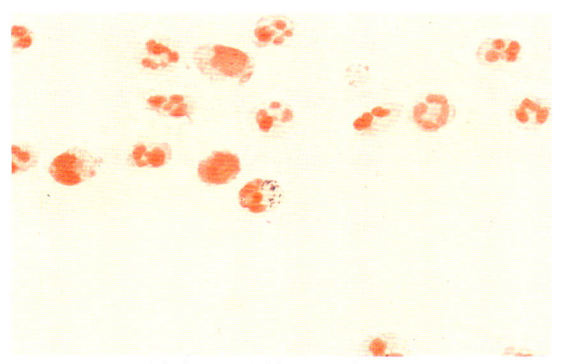

図8　菌体貪食像（グラム染色）（×1,000）

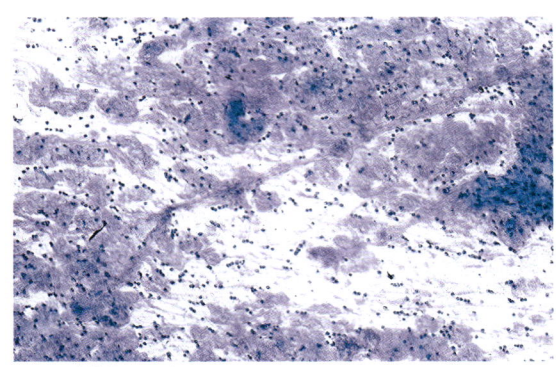

図9　感染性関節炎
背景が汚い（メイ・グリュンワルド・ギムザ染色）（×100）．

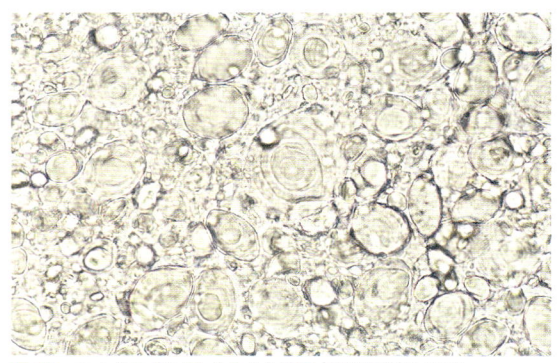

図10　ハイドロキシアパタイト結晶（無染色）（×400）

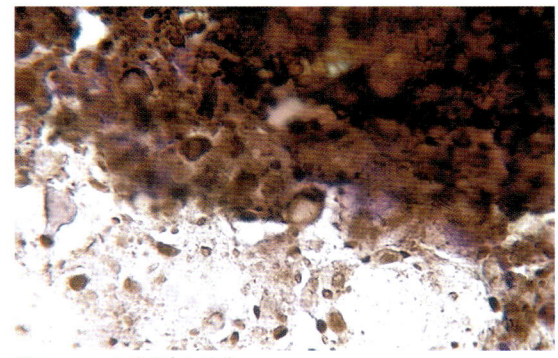

図11　コッサ染色（×400）

6．ハイドロキシアパタイト沈着症
　　（apatite crystal deposition disease）

　アパタイト〔$Ca_5(PO_4)_3OH$〕が関節周囲に沈着して炎症を引き起こす．痛風より炎症は軽度とされている．アパタイト結晶の同定は電子顕微鏡のみで可能であるが，日常診療において電子顕微鏡で検査することは一般的でない．関節液の無染色標本では，ごつごつした結晶としてみられる（図10）．アリザリン赤染色，コッサ（Kossa）染色を実施して陽性ならばアパタイト結晶の可能性が高い（図11）．臨床診断はX線写真などを参考にする必要がある．この結晶は，変形性関節症（osteoarthritis；OA）などの関節液中でも認められることがあるが，臨床的意義は低い．結晶が存在していても，それが直接，炎症の原因になっていないからである．よって，関節液中にみられても報告する必要はない．

　しかし，透析患者や腫瘍の石灰化による高リン酸血症患者では，血中のリン酸をコントロールする必要がある場合，アパタイトの存在は臨床的意義が高く，少量の存在でも報告が必要である．患者の既往歴を常に把握して検査を進めることが重要である．

　ピロリン酸カルシウム結晶が認められることがある．通常は顕微鏡で観察して10個程度以上のハイドロキシアパタイトの塊が観察されれば報告する必要があると考えられる[6]．

7．人工関節置換術後の関節炎

　人工関節置換術を受けた数年～数十年後，人工関節の破壊により，その破片が関節内に侵入して関節炎を起こすことがある．人工関節の種類はさまざまである．関節液中に人工関節破片を白血球が貪食している像が認められる（図12）．

8．成人T細胞白血病
　　（adult T-cell leukemia；ATL）

　ATLは特徴的な臨床像，血液像を示す西南部地方に多い疾患である．臨床症状に付随して関節炎が起こることがある[7]．また，白血病に伴う骨

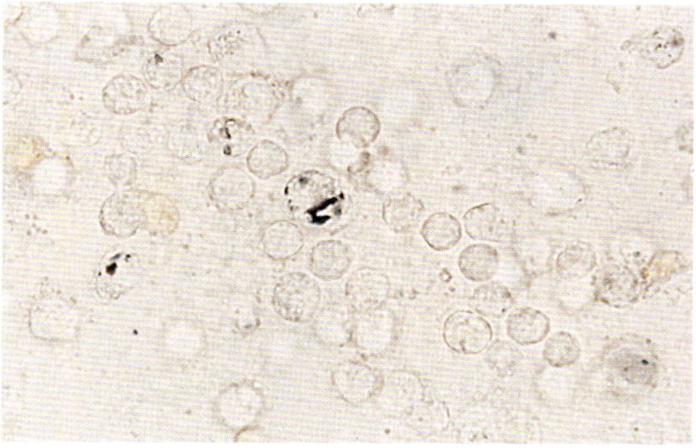

図12 チタン人工関節（無染色）（×1,000）

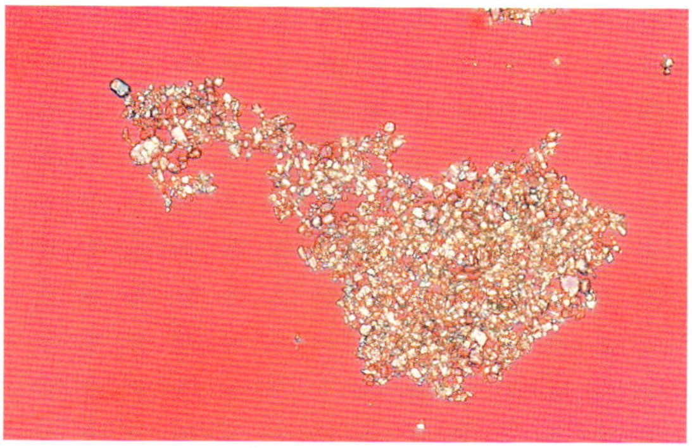

図13 ステロイド結晶（偏光顕微鏡）（×400）

膜炎，骨硬化，骨融解性変化などを呈することがあり，白血病細胞が滑膜浸潤すると白血病性滑膜炎が起こる[8]。

核に特有の変形を有する白血病細胞の出現，皮膚症状，高カルシウム血症などの臨床症状を呈する腫瘍性病変である．関節液の外観としては，炎症性疾患と同じ黄色・混濁を呈する．関節液中の細胞分類では異型性を示すリンパ球が多い．関節リウマチとは異なる細胞像を示す[9]．異型性がなければ，ウイルス性関節炎の可能性が高い．

9. ステロイド結晶誘発性関節炎

偽痛風などの結晶誘発性関節炎の治療で関節内に結晶化したステロイド剤を注入することがある．1週間ほどで関節炎の原因となる結晶は消失するが，今度は治療で使用したステロイド剤に反応して関節炎を起こすことがある（図13）．関節液中にステロイド結晶が認められたときは，既往歴を確認して治療を行ったかどうかの確認が必要である．

3｜非炎症リウマチ性疾患

1. 変形性関節症（OA）

関節疾患として最も多い非炎症性のリウマチ性疾患である．年齢とともに増加傾向にある．原因は遺伝，肥満などが考えられている．女性に多い．関節液の外観は黄色，透明である（図14）．粘性は約200 CP（CPは粘性を表す単位で，数値が低いほど粘性は低い）と最も正常に近い．正常関節液は1,100 CPで，関節リウマチは50 CPと低値である[10]．細胞数は2,000/μl以下で，100/

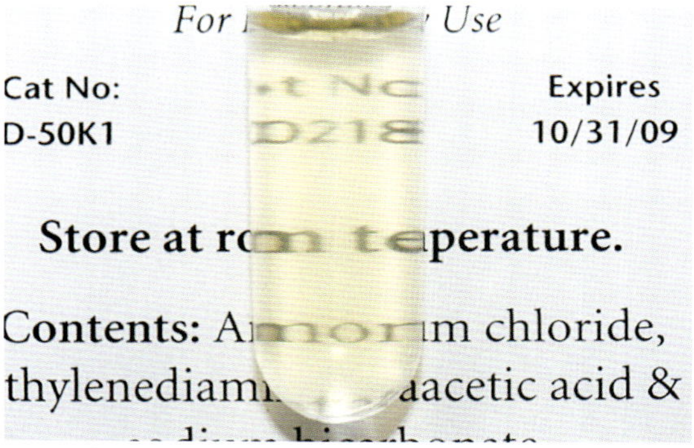

図14 変形性関節症の関節液外観
黄色・透明（細胞数200/μl）．

μl以下が大部分である．関節液細胞には特徴的な細胞は認めない．メイ・グリュンワルド・ギムザ染色をしても細胞はほとんどなく，単核球，好中球が少量認められるのみである．カルシウム結晶（ハイドロキシアパタイト）が軟骨片としてごく少量認められることがある[11]．関節軟骨石灰化症でもカルシウム結晶（ハイドロキシアパタイト）がごく少量みられることがある．偏光性は示さない．OAの関節液にハイドロキシアパタイトが同定されても臨床的意義は低い．

2. アルカプトン尿症

劣性遺伝性疾患である．ホモゲンチジン酸酸化酵素が欠損するために発症する．色素沈着がみられ，組織が茶黒変する（図15）．この黒変をオクロノーシス（ochronosis）という．症状は40歳くらいからみられるが，最初はOAと診断されることが多い．関節液は黄，透明で粘性が高い．関節液中にアルカプトン色素が沈着した線維が浮遊していることがある．24時間放置すると黄色から黒茶色に変化している．細胞数は2,000/μl以

図15 アルカプトン尿症の関節液
茶黒色素沈着（無染色）（×400）．

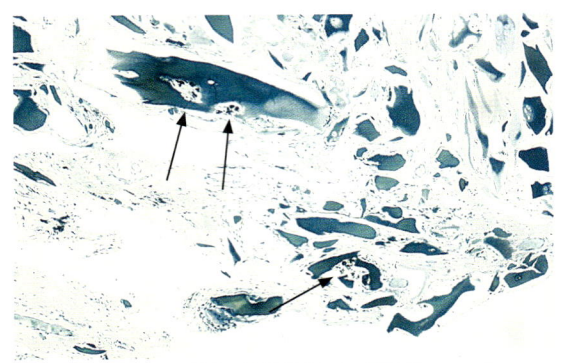

図16 アルカプトン尿症の関節液（ナイル青染色，×400）

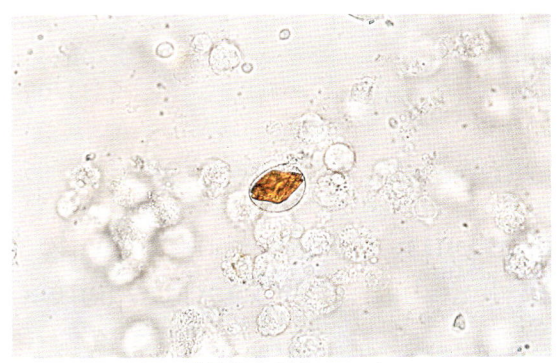

図17 ヘモジデリン結晶（無染色）（×1,000）

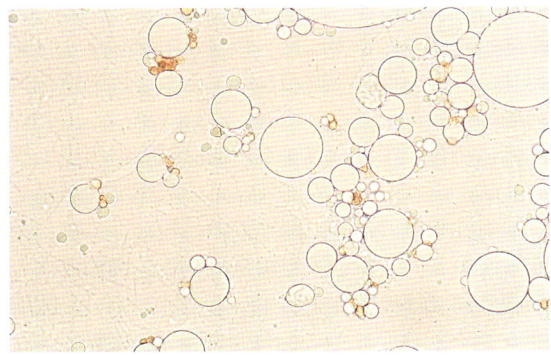

図18 脂肪球（無染色）（×400）

下である．細胞分類では，ナイル青染色などで軟骨片の中にアルカプトン色素を貪食したマクロファージが確認できる（図16）．

3．ヘモクロマトーシス（hemochromatosis）

鉄の長期投与や輸血などが原因で滑膜に鉄が沈着する．関節液中にも稀にヘモジデリン結晶が認められる（図17）．鉄を含有しているため茶色である．滑膜の鉄沈着は関節リウマチなどの炎症性疾患にもみられる[12]．

関節液細胞数は2,000/μl以下が多い．

4．外傷性関節炎（traumatic arthritis；TA）

リウマチ性疾患の中でも比較的珍しい疾患である．関節液中に脂肪球が認められる．関節リウマチにも類似の結晶が認められることがあり鑑別を要する．関節液の外観では炎症性疾患と同じ混濁を呈することが多い．細胞数は2,000/μl以下である．試験管内に数時間放置すると2層に分離する．上層は脂肪成分（脂肪球），下層は関節液である[13]．脂肪球はragocyteの封入体と同じ形態を示す（図18）．ギムザ染色では白く抜けている（図19）．

関節リウマチの封入体の多くは好中球に取り込まれており，小さく均一である．TA関節液にみられる脂肪球は大小不同である[13]．関節リウマチの関節液に脂質結晶である液晶リピッドの結晶が認められることがあるが，マルタ十字形態を示し鑑別可能である（図20）．タルクの結晶（手袋の粉）も認められることがあり，同形態を示すため鑑別が必要である．コレステロール結晶は，多くは板状結晶であるが彎曲，棒状結晶として同定されることがある（図21）．

5．ベーカー（Baker）嚢胞，ガングリオン

得られる液は粘性が非常に高い．メイ・グリュンワルド・ギムザ染色で大型の組織球が認められることが多い（図22）．

（米田 操，金山 和樹，白石 泰三）

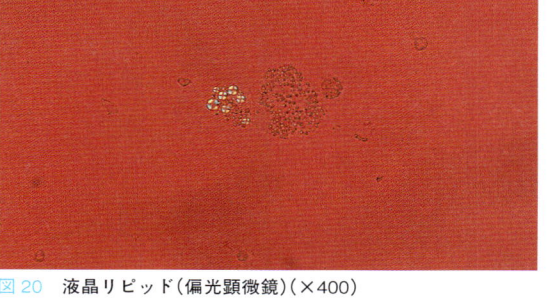

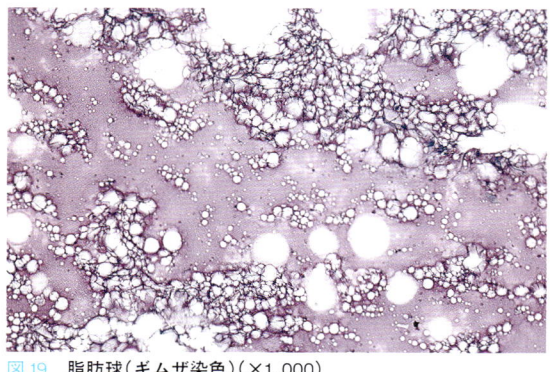

図19 脂肪球（ギムザ染色）（×1,000）

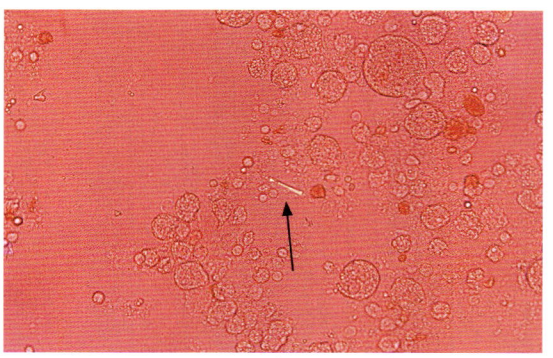

図20 液晶リピッド（偏光顕微鏡）（×400）

図21 棒状コレステロール結晶（偏光顕微鏡）（×1,000）

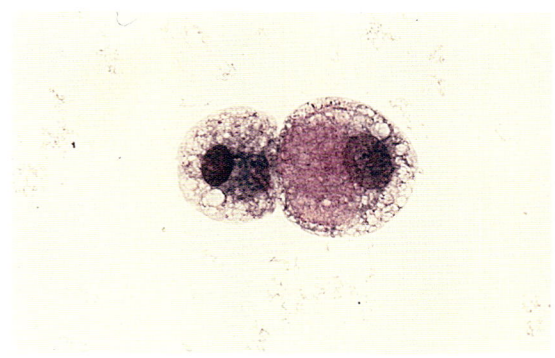

図22 組織球（メイ・グリュンワルド・ギムザ染色）（×1,000）

文 献

1) 米田 操, 高橋勝美：関節液の外観と顕微鏡所見. 検査と技術 29：1175-1180, 1999
2) Davis MJ, Denton J, Freemont AJ, et al : Comparison of serial synovial fluid cytology in rheumatoid arthritis ; delineation of subgroup with prognostic implication. Ann Rheum Dis 47：559-562, 1988
3) 米田 操：関節液細胞診断. 七川観次（監修）：リウマチ病セミナーV. 永井書店, pp 163-169, 1994
4) Wright V, Moll JM : Sreronegative Polyarthritis. Amsterdam, 1976
5) 米田 操：血清反応陰性脊椎関節症の関節液診断. 医学検査 51：690-694, 2002
6) 米田 操, 東 眞美：ハイドロキシアパタイト沈着症および変形性関節症の関節液診断. 大教大紀要 55：55-61, 2006
7) Haynes BF, Miller SE : Identification of human T cell leukemia virus in a Japanese patient with adult T cell leukemia and cutaneous lymphomatous vasculitis. Proc Natl Acad Sci USA 80：2054-2058, 1983
8) Holdrinet RS, Corstens F : Leukemia synovitis. Am J Med 86：123-126, 1988
9) 米田 操, 上野征夫：関節液のATL細胞. 臨床検査 136：919-921, 1992
10) 塚本行男：潤滑と粘性. 変形性関節症のすべて. 医歯薬出版, p 152, 1982
11) 米田 操：液状検体の取り扱い方と基本検査法. Medical Technology 29：1337-1343, 2001
12) Reginato AJ, Kurnik B : Calcium oxalate and other crystals associated with kidney disease and arthritis. Semin Arthritis Rheum 18：198-224, 1989
13) 米田 操, 白石泰三, 東 眞美：外傷性関節炎の関節液診断に関する研究. 大教大紀要 57：23-29, 2007

IV 血液像

総論
1. 血球の産生と機能
2. 標本の作製と保存
    1. 末梢血液の採取と標本作製
    2. 骨髄検体の採取と標本作製
    3. 標本の保存
3. 染色法の原理と特徴
    1. 普通染色
    2. 特殊染色

各論
4. 健常者の血液像
    1. 末梢血液像観察時の留意点
    2. 骨髄像観察時の留意点
5. 異常血液像(造血器腫瘍を除く)
6. 造血器腫瘍のWHO分類
    1. FABからWHO分類へ
    2. 骨髄増殖性腫瘍,骨髄異形成/骨髄増殖性腫瘍
    3. 骨髄異形成症候群
    4. 急性骨髄性白血病
    5. BおよびT前駆細胞の腫瘍
    6. 成熟B細胞腫瘍
    7. 成熟T細胞・NK細胞腫瘍

1 血球の産生と機能

1 造血幹細胞（hematopoietic stem cell）

　造血器官が血球を産生して細胞数を一定に保つために，血液細胞分化の段階で成熟を伴わない細胞の増殖が行われている．これを担うのが造血幹細胞で，自己と同じ細胞を産生する自己再生能/自己複製能（self-renewal potential/self-replicate potential）と増殖能（proliferative potential）を有し，同時にすべての系統の血液細胞に分化しうる能力（differentiation potential）を持つ．

　図1に造血幹細胞とその分化について略示するが，最も未分化な造血幹細胞（hematopoietic stem cell；HSC）は，リンパ球も含んだすべての血球に分化しうる全能性（totipotent）である．幹細胞にも段階があり，骨髄系幹細胞とリンパ系幹細胞を多能性幹細胞（multipotent or pluripotent stem cell）と呼ぶ．骨髄系幹細胞からさらに分化した各系（赤血球系，顆粒球-単球-マクロファージ系，血小板系）に固有な幹細胞は，ある種の血球系統に方向づけられた幹細胞（committed stem cell）であり，単能性幹細胞（monopotent stem cell）ないし前駆細胞（progenitor cell または precursor cell）と呼ぶ．自己再生能は多能性幹細胞になると失われていき，単能性幹細胞ではもはや存在しない．造血幹細胞が自己再生するためにはニッチ（ニッシェ，niche）という特別な環境を必要としており，骨芽細胞がニッチを提供している．造血幹細胞はニッチを離れると分化し，後記のような造血因子に反応して増殖を開始する．

　血球産生には造血幹細胞を取り巻く環境も重要で，造血微小環境（hematopoietic microenvironment）と呼ぶ．造血微小環境は，造血幹細胞に直接接触する間質細胞（stromal cells）と総称される細胞群，すなわち線維芽細胞，マクロファージ（大食細胞，組織球），内皮細胞，骨芽細胞，脂肪細胞や細胞外基質（マトリックス）などから構成される．これらの細胞は造血支持細胞となり，種々のサイトカイン（cytokine）と呼ばれる液性因子を産生・分泌ないし表出し，また造血幹細胞との直接接触を介した双方向シグナル伝達も行って，血球の産生・分化・成熟が巧妙に調節されている．

　間質から分泌されるサイトカインの stromal cell derived factor 1（SDF1）は，HSCのニッチへの生着，生存，増殖に必須であり，HSCに発現するCXCR4がその受容体となる．線維芽細胞や内皮細胞から分泌されるフィブロネクチンなどの細胞外基質蛋白質はHSC上のインテグリンと呼ばれる接着分子と結合し，HSCの骨髄への定着（ホーミング）に関与している．

　一方，造血幹細胞に加えて間葉系幹細胞（mesenchymal stem cell）というもう1つの体性幹細胞（組織幹細胞）が骨髄には存在する．間葉系幹細胞を in vitro で培養し，分化誘導剤で処理するなどして条件を整えてやると，骨格筋，心筋，脂肪，軟骨，骨の各細胞など中胚葉系のさまざまな細胞へ分化させうることも確かめられた．これらの知見は再生医療への応用が期待されている．分化の方向性が定まっていない胚性幹細胞（embryonic stem cell；ES cell）や人工多能性幹細胞（もしくは誘導多能性幹細胞，induced pluripotent stem cell；iPS cell）から血液細胞を作り出す基礎研究も行われている．

　造血幹細胞が増殖する際には，各種の造血因子，すなわちサイトカインが働いている．サイトカインとは，各種血球細胞の増殖と分化を制御す

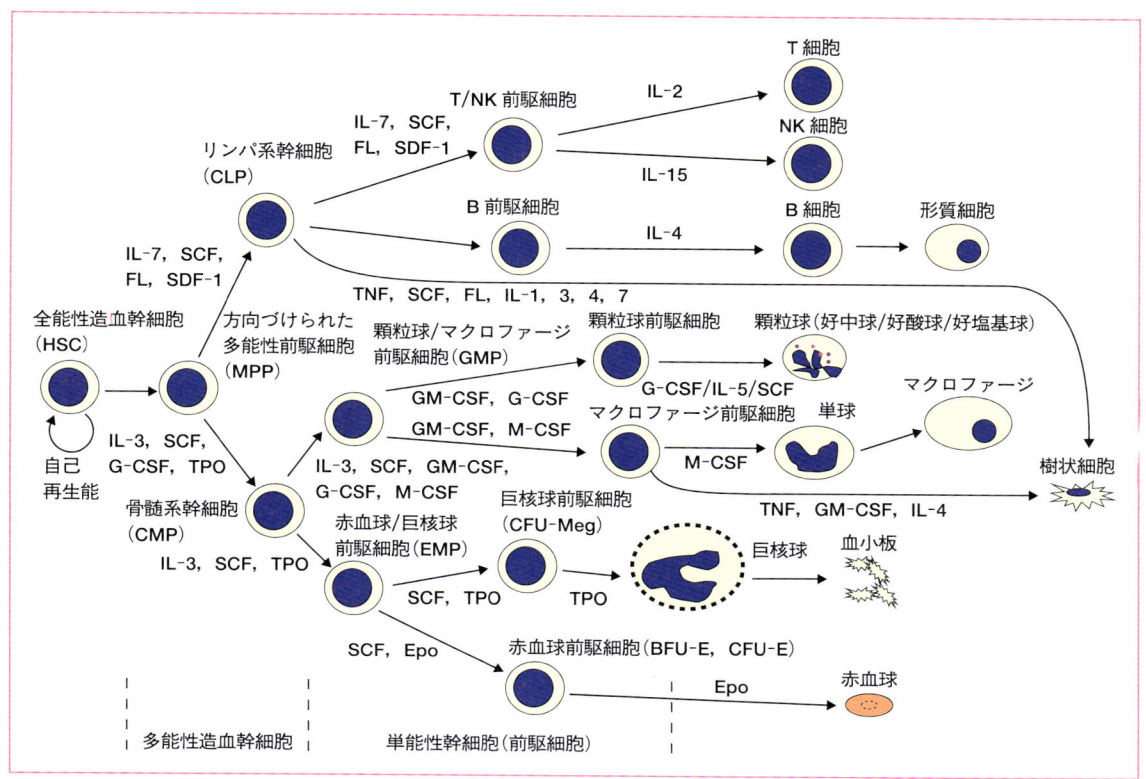

図1 造血幹細胞とその分化（主な増殖性サイトカインも示す）

HSC：hematopoietic stem cell, MPP：multipotent progenitor, CLP：common lymphoid progenitor, CMP：common myeloid progenitor, GMP：granulocyte/macrophage lineage-restricted progenitor, EMP：erythroid/megakaryocytic lineage-restricted progenitor, SCF：stem cell factor〔＝Kit ligand(KL)〕, GM-CSF：granulocyte/macrophage colony-stimulating factor, G-CSF：granulocyte colony-stimulating factor, M-CSF：macrophage colony-stimulating factor, TPO：thrombopoietin, Epo：erythropoietin, TNF：tumor necrosis factor, IL：interleukin, CFU-E：CFU(colony-forming unit)-erythroid, BFU-E：burst-forming unit-erythroid, CFU-Meg：CFU-megakaryocyte, FL：FLT3 ligand．

表1 造血幹細胞・前駆細胞に働く増殖性サイトカイン（増殖因子）

サイトカイン	主な活性
エリスロポエチン(Epo)	赤血球産生を促進する．CFU-Eを刺激し，他のサイトカインとともにBFU-EやCFU-Megを刺激する
G-CSF	顆粒球の産生や機能を増強する．他のサイトカインとともにさらに未分化な前駆細胞も刺激する
GM-CSF	顆粒球/マクロファージ前駆細胞(GMP, CFU-GM)を刺激し，単球・顆粒球の産生を促進する．IL-4と協調して，樹状細胞産生を刺激する．他のサイトカインとともに多能性幹細胞を含む未分化な各種前駆細胞も刺激する
M-CSF	単球/マクロファージ前駆細胞を増殖させ，単球の産生や機能を増強する
Kitリガンド(KL)(SCF)	未分化幹細胞の生存と成長を他の多くの因子と協調して刺激する．肥満細胞の産生を刺激する
FLT3リガンド(FL)	特にTPOやSCFとともに多能性幹細胞を刺激する．樹状細胞産生を刺激する
トロンボポエチン(TPO)	巨核球前駆細胞を刺激し，巨核球の増殖と分化，血小板産生を刺激する．Epoと協調して赤血球産生を促進する

CFU-GM：CFU-granulocyte, monocyte/macrophage．

る蛋白性生理活性物質の総称である．表1に増殖性サイトカインの主なものをまとめた．リンパ球や単球，マクロファージなど免疫担当細胞が産生する蛋白性活性物質をインターロイキン(interleukin；IL)と総称する．すべて血液細胞，すなわち血球にもなんらかの作用を及ぼすが，ILと呼称されない多くのサイトカインとの命名基準の差は曖昧になってきており，独特の活性を持つものは別の呼称で呼ばれる．サイトカインは増殖因子を中心にその一部は臨床でも使用されている．これらのサイトカインは一般に糖蛋白質で，極めて低濃度で受容体を持つ細胞に作用し，細胞が生

きる，死ぬ，分化するといった機能を発揮するように，シグナルを伝える．より未分化な幹細胞には，生存・増殖・分化に働き，分化した細胞には機能を発揮するよう作用する．サイトカインは一般に多系統の幹細胞に多段階で働くが，しばしばいくつかが協調して働き，細胞を刺激したり，抑制したりする．

　細胞分化には，サイトカインや細胞外基質などの外的刺激の他に，幹細胞内に存在する特定の転写因子が優位に発現することも関与する．特定の血球への分化を規定する転写因子には，Pax5（Bリンパ球），Ikaros（B/Tリンパ球），PU.1やC/EBPα（骨髄球系，リンパ球），GATA1（赤血球，巨核球），Fli1（巨核球），C/EBPε（好酸球）などがある．

2 髄外造血（extramedullary hematopoiesis）

　少なくとも生後，骨髄系細胞といわれる赤血球・骨髄性白血球・血小板は骨髄だけで作られるが，病的な場合には骨髄以外，ことに脾と肝，時にリンパ節でも作られることがある．これを髄外造血といい，発生学的には胎生期の状態への逆戻りとみることができ，小児期では成人期よりも起こりやすい．そのような変化を起こした臓器の状態を骨髄化生（myeloid metaplasia）と呼ぶ．一般に髄外造血では幼若白血球や赤芽球が末梢血液中に現れやすい．骨髄癌腫症，骨髄線維症などでみられる．

　赤芽球系のみの髄外造血は，慢性出血性貧血，溶血性貧血，持続性酸素欠乏など，赤血球に対する需要が非常に高まったときに現れることがある．

　全身性重症感染症，顆粒球減少症の回復期などには顆粒球系の髄外造血をみることがある．

3 赤血球の産生と機能

　正常の赤血球は直径7～8μmの，中央が両面からくぼんだ円板状の核のない血球で，血液1μlに約450万個ある．赤血球にはヘモグロビン〔血色素；hemoglobin（Hb）〕が含まれ，これが酸素と可逆的に結合して組織へ酸素を運搬するという重要な機能を果たす．

赤血球の造血

1．赤血球系前駆細胞と赤芽球

　赤血球は多能性造血幹細胞から骨髄系幹細胞〔common myeloid progenitor（CMP）ないしcolony-forming unit-granulocyte, erythrocyte, monocyte/macrophage, megakaryocyte（CFU-GEMM）〕，赤血球/巨核球前駆細胞，赤血球系前駆細胞を経て産生される．骨髄系幹細胞から赤血球/巨核球前駆細胞（EMP），赤血球が産生されるにはGATA1という転写因子が必要で，酵素や受容体遺伝子の発現にかかわっている．赤血球系前駆細胞には異なった分化段階のBFU-E（burst-forming unit erythroid）とCFU-E（colony-forming unit erythroid）がある．BFU-Eは多くのサイトカインに反応して分化・増殖するが，CFU-Eは選択的に腎臓の近位尿細管やメサンギウムで作られる糖蛋白質ホルモンのエリスロポエチン（erythropoietin；Epo）に反応し，より成熟した赤芽球に分化して増殖する．Epoの反応性は細胞表面のEpo受容体の存在に依存しており，BFU-EではEpo受容体を持つ細胞の割合は初め20%にすぎないが，CFU-Eでは100%に達し，Epoの主な標的はCFU-Eといえる．赤血球へ成熟するように決定づけられた細胞のうち，形態学的に赤血球系の幼若細胞として初めてとらえることのできるのは前赤芽球である．前赤芽球は好塩基性赤芽球，多染性赤芽球，正染性赤芽球を経て脱核し，網赤血球，さらに成熟赤血球となる．前赤芽球から多染性赤芽球までは分裂能があり，計3～4回の細胞分裂を行う．したがって，1個の前赤芽球から8～16個の成熟赤血球ができる．細胞は分裂するにつれ次第に小さくなり，成熟に伴って合成されたヘモグロビンが細胞質内に増えて，染色標本では赤芽球の細胞質は青色から赤色へと変わっていく．核は赤芽球の成熟とともに濃縮し，最後には失われて赤血球となり，骨髄から末梢血へと放出される．

　前赤芽球や好塩基性赤芽球まではEpoに反応して増殖するが，好塩基性赤芽球以降の赤芽球で

は，もはやその分化と機能発現にEpoは必要でなくなり，プログラム化された細胞死，すなわちアポトーシス(apoptosis)を起こす．Epoはアポトーシスを抑える作用もある．BFU-Eやそれ以前の未分化な前駆細胞には，Epoは単独では働かず，IL-3，9，幹細胞因子(stem cell factor；SCF，Kitリガンド)などと協調して作用する．

赤血球の形態と機能

1．赤血球の形態

赤血球の厚さは外側の厚いところで約 $2\,\mu m$，中央の薄いところは約 $0.8\,\mu m$ である．このような特殊の形をとることにより表面積は約 $140\,\mu m^2$ となり，球形であるときよりも50%くらい広く，ガス代謝に好都合であるばかりでなく，機械的な外力や浸透圧の変化に対して壊れにくい．また変形能に優れ，径 $8\,\mu m$ 以下の毛細血管でもパラシュート形などに変形して容易に通過する．表面は厚さ $6\sim 8\,nm$ の膜で覆われている．膜はほぼ等量の脂質と蛋白質からなり，膜の下には蛋白質成分が網状に結合した膜骨格があって，赤血球の特異な形の保持と変形能とに関与する．溶血すると，膜と膜骨格は残影(ghost)として残る．赤血球の約2/3は水分で，約1/3をヘモグロビンが占める．その他の糖蛋白質やブドウ糖などは約3%にすぎない．ヘモグロビンは4分子のヘムと四つのポリペプチド鎖から4量体をなす1分子のグロビンからなる．ヘムとグロビンは別々に合成され，結合してヘモグロビンになる．ヘムには Fe^{2+} があり，Fe^{2+} が酸素(O_2)1分子と結合する．

2．赤血球の機能

1）酸素の運搬

赤血球にはヘモグロビンが含まれ，O_2 と二酸化炭素(CO_2)の運搬を行っている．静脈血のヘモグロビンは大部分，O_2 を結合していない還元型(脱酸素)ヘモグロビン(deoxyhemoglobin)で，これが肺胞の毛細血管を通過するときに肺胞へ CO_2 を放出して O_2 と結合し，酸素化ヘモグロビン(oxyhemoglobin；HbO_2)になる．HbO_2 は動脈血を流れて CO_2 の多い組織の毛細血管を流れるときに O_2 を組織に放出し CO_2 を赤血球内に取り込む．そのため，ヘモグロビンは再び還元型となって肺胞へと運ばれる．

O_2 分圧が高い肺胞毛細血管では，ヘモグロビンは O_2 と高率に結合し，O_2 分圧が低い組織では O_2 を解離し，組織へ放出する．また，ヘモグロビンの O_2 親和性は血液中pHの上昇や赤血球中の糖代謝の中間産物2,3-DPG(diphosphoglycerate)の減少で増加し，pHの低下や2,3-DPGの増加で低下する．

2）二酸化炭素の運搬

組織で発生した CO_2 の多くは赤血球内に入り，約20%はヘモグロビンと結合してカルバミノヘモグロビン($HbCO_2$)となるが，約70%は炭酸脱水素酵素の作用を受けて炭酸(H_2CO_3)に変わり，さらに炭酸水素イオン(HCO_3^-)になる．生じた HCO_3^- の約1/3は赤血球内にとどまるが，約2/3は血漿中に出て，血液pHの維持に役立つ．CO_2 の残りの約10%は血漿中にそのまま溶解した状態で運ばれる．

4｜白血球の産生と機能

白血球は赤血球より大きく，核をもった血球の総称で，血液 $1\,\mu l$ に約4,000～9,000個ある．白血球は顆粒球(granulocyte)，単球(monocyte)，リンパ球(lymphocyte)に大別され，さらに顆粒球は染色される特殊顆粒の種類から，好中球(neutrophil)，好酸球(eosinophil)，好塩基球(basophil)に分類される．白血球には異物の貪食，消化，免疫反応などの作用があり，生体防御の中心的役割を果たしている．

白血球の造血

白血球のうち顆粒球と単球は多能性造血幹細胞から骨髄系幹細胞を経て産生される．リンパ球は多能性造血幹細胞からリンパ系幹細胞を経て産生される．

1．顆粒球，単球，マクロファージの造血

コロニー刺激因子(colony-stimulating factor；CSF)は，初め軟寒天培地で顆粒球，マクロファージを刺激する因子として定義されたが，現在ではGM-CSF(granulocyte-macrophage colony-stimulating factor)，G-CSF(granulocyte CSF)，M-CSF(monocyte/macrophage CSF)，IL-3に分類されている．

多能性造血幹細胞はIL-3, SCFなどの影響を受けて，骨髄系幹細胞(CMP)に分化する．骨髄系幹細胞はIL-3やGM-CSFなどを添加した軟寒天培地で培養すると，顆粒球，単球，赤芽球，巨核球から構成されるコロニーを形成するので，CFU-GEMMとも呼ばれる．CFU-GEMMはIL-3やGM-CSFなどの刺激を受けて顆粒球－単球/マクロファージ系幹細胞〔GMPないしCFU-GM(colony-forming unit-granulocyte, monocyte/macrophage)〕に分化する．顆粒球，単球および組織中のマクロファージや樹状細胞(dendritic cell)は，骨髄内で共通の顆粒球－単球/マクロファージ系幹細胞から分化する．樹状細胞にはリンパ系幹細胞から分化するものもある．GMPはGM-CSFにより分化するが，顆粒球系への分化にはG-CSF，単球系への分化にはM-CSFが働く．単球は末梢血液から組織に移行するとマクロファージになる．G-CSF, M-CSF, GM-CSFはすでに臨床現場で用いられている．

2．顆粒球系の造血

1）好中球

骨髄中にある好中球－単球幹細胞から，好中球の母細胞である骨髄芽球ができ，それから前骨髄球・骨髄球・後骨髄球・桿状核球・分節核球(分葉核球)の順に成熟する．幹細胞から骨髄球までが核分裂プール(mitotic pool)に属し，その経過時間は平均5〜7日，骨髄芽球から後骨髄球になるまでに4〜5回細胞分裂を行う．一部このプールに重なって成熟プール(maturation pool)が桿状核球まで続く．後骨髄球以降は核分裂をせず，成熟して血液へ出ていくまでの経過時間は約7日であるが，感染症などで需要が増えると2日くらいまでに短縮する．

骨髄に待機している桿状核球と分節核球が貯蔵プール(storage pool)を形成する．その数は血液中の好中球の10〜20倍に及ぶと推定される．骨髄からの遊出は，早く成熟したものからの順で，好中球自体の運動で毛細管壁を通り抜ける．

血管内の好中球は循環プール(circulating pool)と停滞プール(辺縁プール，marginated or marginal pool)の2つに分かれ，生理的な条件により互いに移行する．両プールの大きさはほぼ等しい．停滞プールというのは，肺・骨髄・肝臓などの細い血管の内皮に接着してほとんど流れずにいるものをいう．何かの刺激(例えば運動，ストレス，エピネフリン注射)が加わると，好中球は停滞プールから循環プールへ移る．血液検査で調べる好中球は循環プールにあるものが主なので，これが好中球増加の形をとる．

血中の好中球は，気管支・腸などの粘膜から外へ出たり，各種の組織中に移行したりする．炎症などのある部位へは多数が集まり，そこで働いたのち，破壊されたり，単球・マクロファージ系で処理されたりして，血中へ戻ることはない．平均して半減期4〜10時間で血中にある．

2）好酸球，好塩基球

好中球の母細胞である骨髄芽球からできると考えられていたが，細胞培養の成績から，好酸球/好塩基球系の単能幹細胞の存在が考えられている．好酸球の生成から崩壊までの過程は好中球とほぼ同じであるが，細胞分裂を終えてから血中へ出るまでの期間は2.5日と短く，組織中へ出てからの生存期間は好中球より長いとされる．また，停滞プールは循環プールの3.5倍と大きい．血中の好酸球は体内総量の1％以下で，大部分は骨髄その他の組織内にある．

好塩基球は数が少ないため，血球回転はよくわかっていないが，好中球に似ていると推測される．

3．単球の造血

単球は骨髄において，好中球系と共通の幹細胞(GMP, CFU-GM)から派生する．単芽球から前単球を経て単球になり，前単球は少なくとも2回細胞分裂を行い，約50時間で単球に成熟する．血液中に出た単球の一部は停滞プールに入るが，その量については定説がない．生物学的半減期は4.5〜71時間で，それから血管外へ遊出する．

組織へ出た単球は形を変えてマクロファージになり，細胞分裂により増殖することができるが，成熟型になると増殖することはない．組織内での生存期間は好中球よりも長いため，組織にある量は血中の量の50倍にも及ぶと推定される．

4．リンパ球の造血

末梢血のT細胞(Tリンパ球)，B細胞(Bリンパ球)，NK(natural killer)細胞は全能性造血幹

細胞に由来するリンパ系幹細胞が胸腺や骨髄といった中枢リンパ系臓器で増殖，分化，成熟したものである．T細胞の分化では，前T細胞が胸腺に移動し，胸腺上皮細胞などの影響のもとT細胞抗原受容体（T cell receptor；TCR）遺伝子の再構成を行い，CD4やCD8の表面抗原を獲得し，成熟T細胞となり末梢血中へ出る．胸腺でT細胞は正負の選択を受け，自己抗原と反応するT細胞はアポトーシスによって排除され，免疫学的寛容が成立する．

B細胞の分化は，まず骨髄内で起こる．プロB細胞の段階で，免疫グロブリン重鎖（heavy chain；H鎖）遺伝子の組み換え（VDJ再構成）が進み，プレB細胞の段階で免疫グロブリン軽鎖（light chain；L鎖）遺伝子の組み換えが始まる．次の未熟B細胞の段階で，H鎖とL鎖とからなるIgMが膜表面に発現する．この段階で自己抗原と反応するB細胞はアポトーシスにより除外されるか，L鎖を他のL鎖と入れ替えるreceptor editingが起こり，自己抗原とは反応しにくい受容体に変わってアポトーシスを免れ，外来抗原と反応する成熟ナイーブB細胞となる．次に，骨髄を出てリンパ節や脾臓に移動し，一次濾胞または胚中心の周辺にみられるマントル帯（暗殻，mantle zone）と呼ばれる領域に移動する．さらにT細胞依存性に抗原提示細胞から抗原刺激を受け，clonal expansionを起こして，胚中心（germinal center）を形成する．胚中心内では芽球化したcentroblastと呼ばれる細胞内の免疫グロブリンの可変領域で体細胞突然変異が起こり，多様な抗体が作られるようになる．centroblastはcentrocyteへと成熟し，免疫グロブリンのクラススイッチが起こる．この結果，IgMからIgG，IgAが作られる．抗原との親和性が低い抗体を有するB細胞はアポトーシスにより除去される．胚中心を出てからは，メモリーB細胞，形質細胞へと分化する．リンパ球は末梢血中からリンパ節，脾などの末梢リンパ組織へ出た後に再びリンパ管，胸管を通って血流へ戻り，再循環する．リンパ球は絶えず末梢リンパ組織と血液の間を往来し，免疫担当の場になっている．

白血球の機能

1．好中球の機能

1）運動能と粘着性（adherence）

成熟好中球には活発な運動能があり，偽足を出して前進し，核は引き寄せられるように後から従っていく．また，他のものに粘着する性質もあり，毛細管内皮細胞の間を通って周囲の組織へ遊出することができる．

2）走化性（chemotaxis）

ある種の化学物質の方向へ集まる性質をいう．細菌由来の物質，炎症のあるところに生ずる補体成分やカリクレイン，各種白血球の分泌物，組織の破壊産物などが走化因子（chemotactic factors）になり，そこへ集まる．

3）貪食（phagocytosis）

細胞膜で取り囲んだ形で何かを細胞質の中へ取り込む現象をendocytosisという．取り込まれるものが液状のときはpinocytosis（貪飲）といい，光学顕微鏡では認めにくい．固形物のときが貪食である．好中球には強力な貪食能がある．

好中球の粘着性により，細菌や異物はまずその表面に付着し，次いで貪食される．この際，細菌などにオプソニン（opsonin）が付いていると貪食は容易になる．貪食するとすぐ好中球に急激な酸化代謝が起こる．一方，リソソーム（lysosome）は貪食物を入れた食胞（phagosome）と融合し，その内容物を送り込む（脱顆粒，degranulation）．リソソームに含まれたペルオキシダーゼは，酸化代謝で生じた過酸化水素や超酸化物（superoxide）などと協同して殺菌作用を示す．また，リソソームには多くの水解酵素などが含まれているので，貪食物は分解・消化され，一部の細菌は殺菌される．

2．好酸球の機能

各種のサイトカイン，ことにIL-5に刺激されて増殖・活性化する．一方，各種のサイトカインを分泌し，T細胞などと相互に作用し合って生体を防衛するが，過度になると組織を傷害する．活性化により代謝が亢進し，機能は高まり，寿命も長くなる．運動能・走化能・貪食能は好中球に似ているが，殺菌能・消化能ははるかに劣る．

アレルギー性疾患（薬物反応を含む），寄生虫性

疾患，各種疾患の回復期，慢性骨髄性白血病，ある種の癌などで増加する．

3．好塩基球の機能

運動は好中球よりも緩慢で，貪食能も弱い．顆粒には多量のヒスタミンとヘパリン様物質を含み，前者は急性アレルギー反応に，後者は異染性に関係する．抗原などに刺激されると脱顆粒を起こしたり，各種のサイトカインを分泌したりして，即時あるいは遅延性過敏反応をきたすなど，免疫反応や炎症に関与する．

顆粒にはペルオキシターゼがあるが，ないとする説もある．顆粒が水溶性で抜けやすいことが説の分かれる原因であろう．

4．単球系の機能

免疫系・炎症系に重要な役割を演ずる．その他，組織の改造，外傷の修復，粥(じゅく)状動脈硬化症の発生，腫瘍細胞の抑制などにも関与する．

1）運動能

周囲に膜様の偽足を出して活発に運動するが，遊走速度は好中球ほど速くない．

2）粘着，走化，貪飲，貪食

好中球と同様である．マクロファージは特に貪食性が強く，細菌，免疫複合体，傷害された細胞などの処理能力に優れている．しかし，殺菌する菌種は好中球とは異なり，殺菌の機序は菌種によりさまざまである．

3）免疫能

細菌や抗原物質を処理してT細胞に供与することにより免疫に参与する．また，IL-1を介してT細胞を刺激し，逆にT細胞が分泌したサイトカインで増殖が調節される．

4）蛋白質の産生と分泌

刺激を受けて活性化すると特に盛んになる．IL-1，腫瘍壊死因子(tumor necrosis factor；TNF)などのサイトカインのほか，酵素(ムラミダーゼなど)，酵素阻止因子，補体，内因性発熱因子，CSFなどを合成し分泌する．

5．リンパ球の機能

大まかには，T細胞は細胞性免疫(cell-mediated immunity)に，B細胞は体液性免疫(humoral immunity)に関与する．両者に共通なのは，マクロファージで処理された抗原を認識し，それに反応し増殖して機能を発揮するとともに，記憶細胞(memory cell)を作る点である．

T細胞が担当する細胞性免疫とは，遅延型過敏反応，移植免疫，ある種の自己免疫などを指す．T細胞には，B細胞の働きを高めるCD4陽性ヘルパーT細胞，ウイルス感染細胞，腫瘍細胞，移植細胞を傷害するCD8陽性細胞傷害性T細胞などの亜群が区別され，また各種のサイトカイン，すなわちリンホカイン(lymphokine)を分泌して，他のリンパ球やマクロファージなどにさまざまな影響を与える．

B細胞は分化・成熟すると形質細胞になり，免疫グロブリン(抗体)を産生し，血漿中へ分泌するが，T細胞の亜群によって調節される．

NK細胞は明らかな抗原感作なしに標的細胞を殺すという意味で命名されたが，非特異的にキラー活性を示す．NK細胞のうち形態的にlarge granular lymphocyte(LGL)と認められるのは約7割で，残りはT細胞である．

5 | 血小板の産生と機能

巨核球・血小板系の造血

トロンボポエチン(thrombopoietin；TPO)は，巨核球系前駆細胞の増殖促進，未熟巨核球の成熟促進に働く主要な因子で，血小板産生を刺激する．1986年，マウスに感染するレトロウイルスのmyeloproliferative leukemia virus(MPLV)が発見され，次いでウイルス塩基配列中に新規の癌遺伝子 v-mpl が発見された．マウスやヒトにも造血因子受容体スーパーファミリーと相同性を有する c-mpl (counterpart-mpl)があり，コードする蛋白c-Mplは新しい造血因子受容体で，巨核球系細胞に特異的に発現しており，巨核球産生に重要であることが明らかとなった．c-Mplに結合するリガンドとしてTPOが発見された．主として肝臓や腎臓で生成される分子量が約3.5万の糖蛋白質である．TPOは他のサイトカインと協調して各系統の幹細胞も刺激する．臨床的にはTPO投与は中和抗体出現による血小板数低下のため実用化されなかったが，巨核球のTPO受容体に結合して細胞内シグナルを伝えるアゴニスト

が，血小板増加薬として開発され，臨床応用されている．

1. 血小板の産生過程

血小板(platelet)は赤血球，白血球と同じく，骨髄内で産生される．多能性幹細胞から分化した巨核球前駆細胞(colony-forming unit megakaryocyte；CFU-Meg)がTPO，IL-11，IL-6などの刺激を受けて巨核芽球，前巨核球，巨核球を経て血小板が産生される．巨核芽球が巨核球に成熟するまでに要する期間は約5日とされる．

CFU-Megから分化した巨核芽球は，核は分裂するが細胞質は分裂しない独特の細胞内分裂を行って前巨核球から巨核球になる．すなわち，巨核芽球の段階では，核のDNA量は他の体細胞と同様に2Nであるが，細胞内分裂が進むにつれて核のDNA量が4N，8N，16N，32Nと増えていく．典型的な巨核球の核DNA量は16Nなので，一般的には巨核芽球から3回分裂して巨核球になるものが多い．核が分裂しても細胞は分裂しないので，核DNAが増加するにつれて細胞のサイズは大きくなっていく．すなわち，巨核芽球，前巨核球，巨核球と分化・成熟するにつれて細胞サイズが大きくなる．また，細胞質が成熟するに従って核は分葉する．

成熟した巨核球内では分離膜が形成され，分離膜によって巨核球の細胞質が分離され，最終的には血小板と同じ大きさの細片に分離が進む．そして，巨核球の数か所にプロプレートレット(pro-platelet)と呼ばれる数珠状の小腫瘤が細長い細胞突起として現れ，この細胞突起が骨髄内から内皮細胞の孔を通じて静脈洞に進入し，血液中で遊離されて血小板となる．

2. 血小板の細胞回転

血小板の末梢血液内での寿命は8〜12日(平均約10日)とされる．体内の血小板の約2/3は血液中を循環し，残り1/3は主に脾臓に貯蔵されている．^{51}Crあるいは^{111}Inを使って測定した見かけ上の$T_{1/2}$で表すと約4日と短くなる．循環血液中から脾・肺・骨髄に移行する約1/3のプール分があるからである．血中の血小板数が減少すると脾臓にプールされた血小板が動員される．脾臓が腫大した場合には脾臓へ貯留される血小板が多くなるので，末梢血液中の血小板数は減少する．

1つの巨核球からできる血小板の数は，巨核球の大きさに応じて2,000〜5,000である．残りは裸核となり，マクロファージによって処理される．寿命を果たした血小板は主として脾臓のマクロファージに捕捉され，破壊される．一部は肝臓や骨髄でも破壊される．

血小板の機能

血小板自体の働き，血小板に固有の成分，血小板が吸着している血漿成分により，血小板は止血機構のあらゆる面に関与している．血小板の主なエネルギー源はブドウ糖である．

1. 毛細血管透過性の抑制

少量の血小板の粘着・凝集がこの作用を行っているようで，血小板数が減ると毛細血管抵抗が減弱し，ルンペル・レーデ(Rumpel-Leede)現象が陽性になる．

2. 血小板の粘着・凝集・分泌
(adhesion, aggregation and secretion)

1) 粘着

血小板は損傷を受けた血管の内皮下にあるコラーゲン(collagen)に直ちに粘着する．血流の中で粘着が起こるには糊の働きをするフォン ヴィレブランド因子(von Willebrand factor；VWF)の存在が必要である．VWFは糊しろに相当する血小板膜糖蛋白(glycoprotein Ib/IX/V；GPIb/IX/V)と結合し，血小板を内皮下に粘着させる．

2) 一次凝集

血小板は刺激を受けると表面に突起を生じ，血小板膜糖蛋白GPⅡb/Ⅲaが構造変化を起こし，フィブリノゲンなどの結合部位を露出する．そのためフィブリノゲンを介して血小板同士も細胞接着を起こし，凝集する．VWFは細動脈や狭窄した動脈など速い血流部位(高ずり応力下)ではGPIb/IX/VおよびGPⅡb/Ⅲaに結合して，不可逆的な(ずり応力惹起性)血小板凝集にも直接関与する．

3) 分泌

血小板膜のリン脂質からアラキドン酸代謝で生成されたトロンボキサンA_2(thromboxane A_2；TXA_2)や動員されたカルシウム(Ca^{2+})が加わると，顆粒内容の分泌が始まり(放出反応)，ついには脱顆粒の状態になる．

4）二次凝集

放出されたアデノシン二リン酸（adenosine diphosphate；ADP）やセロトニン〔serotonin, 5-hydroxytryptamine（5-HT）〕の作用により凝集は非可逆性になり，ここに血小板（血）栓（platelet plug）ができて，出血局所の血管壁を閉じる．

血小板から産生されたTXA_2は血小板の凝集を促進し，血管の収縮を促すが，血管内皮細胞から産生されたプロスタサイクリン（PGI_2）は局所血管を拡張させ，血小板の凝集を阻害する．少量アスピリンはシクロオキシゲナーゼをアセチル化して不活化し，血小板のTXA_2産生，ADP放出反応を抑制して血小板凝集を抑制する．この作用を利用して少量アスピリン内服療法は動脈血栓予防薬として広く用いられている．鎮痛薬として用いられる量ではPGI_2産生抑制も起こり，抗血栓薬にならない．

血小板凝集抑制には血管内皮細胞からのPGI_2分泌のほか，一酸化窒素（nitric oxide；NO）などの内皮細胞由来弛緩因子（endothelium-derived relaxing factor；EDRF）の分泌，ADP分解酵素（ecto-ADPase，CD39）の発現が寄与している．

3．血液凝固の促進

血小板は多種類の化学物質を含み，総体的に血液凝固を促進する．最も重要なのは第3因子（platelet factor-3；PF-3）である．血小板膜およびα顆粒中にある耐熱性のリン脂質がそれで，陰性荷電のホスファチジルセリンを主とする．血管内を正常に循環している血小板にはPF-3活性は認められないが，ADPなどにより血小板が活性化されると膜表面に発現する．

第4因子（platelet factor-4；PF-4）はヘパリンおよびその類似物質と結合し，トロンビンを不活化する作用を遅らせる．β-トロンボグロブリン（β-thromboglobulin；β-TG）は分泌されると血管内皮に結合し，PGI_2の産生を抑制すると報告されている．

4．血餅の収縮（clot retraction）

血小板に含まれる収縮性蛋白質アクトミオシン（トロンボステニン）の作用により，凝固した血液（血餅）は時間とともに収縮し，血餅を強固にする．試験管内では血清を分離するようになる．血小板数が減るか，血小板のこの機能が悪いと収縮がよく起こらない．これを検査するのが血餅収縮能の測定である．

5．血管の収縮

血小板に放出反応が起こると，濃染顆粒に含まれていたセロトニンが分泌され，これが血管を収縮させ，止血しやすくする．TXA_2にも血管を収縮させる作用がある．　　　　　　　（小山　高敏）

文　献

・Kaushansky K, et al (eds)：William's Hematology, 8th ed. McGraw-Hill, pp 231-49, 2010
・Greer JP, et al (eds)：Wintrobe's Clinical Hematology, 12th ed. Lippincott Williams & Wilkins, pp 79-105, 2009
・奈良信雄，小山高敏，東　克巳，他：臨床検査学講座—血液検査学　第3版．医歯薬出版，pp 7-13, 17-43, 2011．
・日本検査血液学会（編）：スタンダード検査血液学　第2版．医歯薬出版，pp 22-55, 2012

2 標本の作製と保存

総論

1 末梢血液の採取と標本作製

はじめに

血液形態検査は1枚の血液塗抹標本で種々の血液疾患診断に直結する場合も多く，重要な検査の1つである．また，本検査の標本作製に必要な血液検体量はたかだか全血5μlという微量さである．現在行われている臨床検査のなかで，5μlという微量の血液検体量を用いて得られる情報量としては本検査に匹敵するものはない．

熟練者はこの末梢血塗抹標本から白血球，血小板の概数，貧血や血栓症の有無やマラリアなど寄生虫感染の有無などの情報を得ることができる．また，後述する骨髄標本であれば，白血病など造血器悪性腫瘍や特発性血小板減少性紫斑病などの診断はもちろんのこと，脂質代謝異常などに結びつく重要な情報を得ることができる．

これらの情報は適切に採取された末梢血液により，適切に作製された塗抹標本と適切な染色が施されていなければその情報量は半減もするし，場合によっては診断を誤らせる結果にもなりかねない．

本項では末梢血液の採取と標本作製について概説する．

1 末梢血液採取

正確で精度の高い担保された検査成績を提供するためには材料を採取するところから始めることが重要である．血液は検体検査の材料として最も多く利用されている．その採取および採取後の処理は検査の目的に応じて多岐にわたるが，1つとしておろそかにできない．

採血は大きく分類すると少量採血と多量採血があり，前者には毛細血管採血，後者に静脈血管採血があり2分類される．少量採血は部位として耳朶，指頭，足蹠が選択される．多量採血は肘正中皮静脈，橈側皮静脈，尺側皮静脈などと手背や伏在静脈など四肢の表在静脈が選択される．

末梢血塗抹標本に必要な採血は検体量が5μlくらいのため少量採血でも問題ない．しかし，現在の臨床現場では検査の流れから血算検査と共有することが能率的で実施されている．

採血は医療行為の1つであるが，看護師，臨床検査技師は条件付きで許可されている．条件付きではあるが，検査に使用する採血が臨床検査技師に許可されたことは意義深い．採血に当たっては，その手技に熟練することはもちろんのこと，患者接遇にも細心の注意を払い，事故や失敗がないよう心がける必要がある．

1. 採血法

2004年7月，わが国における採血法に関する初めてのガイドラインが日本臨床検査標準協議会（JCCLS）から試案として発表された．2006年に初版，2011年には第2版が出版され，現在広く普及しつつある[1, 2]．

本ガイドラインは成人を対象とした静脈採血法ガイドラインである．内容は採血業務に必要な施設，物品および採血手順が詳細に述べられている．ここでは紙幅の都合もあり，また静脈血採血以外にも記載が必要なため具体的な採血手技についてはガイドラインおよび成書を参照されたい．

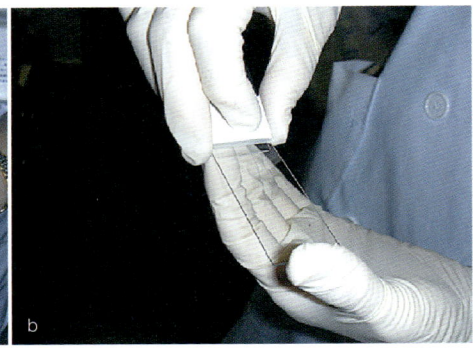

図1　引きガラスの持ち方
a：スライドガラスの持ち方，b：引きガラスの持ち方．

2│血液塗抹標本作製[3)]

血液塗抹標本には検査目的によって大きく2つに分けられる．1つは白血病細胞など個々の細胞の詳細を観察する血液形態観察用の薄層塗抹標本，もう1つはマラリアなど出現率が低い寄生虫検査用の濃塗（厚層）標本である．

したがって，通常，血液塗抹標本は薄層塗抹標本が用いられている．薄層塗抹標本作製には用手法のウエッジ（載せガラス）法とカバースリップ（被いガラス）法がある．また，現在では自動塗抹装置があり，ウエッジ法とスピナー（遠心塗抹）法が開発されている．

本項では最も基本的で，かつ汎用されている用手法によるウエッジ法について解説する．

1．器具
1）引きガラス
次のようなものが用いられる．
(1) 一般的には塗抹用スライドガラスに血球計算板用カバーガラスを貼り付けた自家製が汎用されている．
(2) 塗抹用スライドガラスの両端を切り落とした自家製のもの．
(3) 塗抹用スライドガラス（市販品）．

2）ドライヤー，扇風機あるいは市販専用送風機など

2．準備
1）塗抹用スライドガラス
(1) 26×76 mmで厚さが約1 mmのものが一般的である．片方がフッ素加工（すりガラス様になっている）してあると種々の情報が書き込めるので便利である．
(2) 塗抹後染色しない標本は再利用できる．その場合は約60℃の洗剤溶液に15～20分浸し，ガーゼなどで塗抹面を軽く拭いて，お湯で洗剤を十分に洗い落とし純メタノールで保存する．使用する場合は脱脂した清潔なガーゼやペーパーワイプなどで拭き，乾燥させて用いる．

注意：保存は純メタノールではなく，エーテルとメタノールを等量混合したものでもよい．その場合はスライドガラスの水切りを十分に行う．

2）検体
(1) 一般的には抗凝固薬EDTA・2K（または3K）（1 mg/ml）で静脈血を採取し用いる．
(2) 形態異常が抗凝固薬の影響か判別できない場合は，耳朶あるいは静脈血採取時注射針から直接スライドガラスに血液を採り標本を作製する．

3．操作法（右利きの場合）
(1) 検体をゆっくり3～4回転倒混和，錐揉み3～4回のサイクルを最低3回行う．
(2) スライドガラスのすりガラス部分から長辺側約1 cm中央に血液5 μlを置く．
(3) スライドガラスを左手の親指と人差し指・中指で持つ．このとき，すりガラス側が人差し指・中指のほうにくるよう持つ（図1a）．
(4) 引きガラスの両端を親指と中指で持ち，人差し指は引きガラスの中央に軽く添える

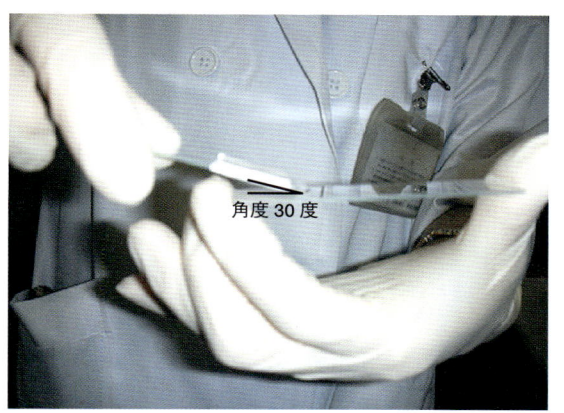

図2 引きガラスの持ち方（角度）

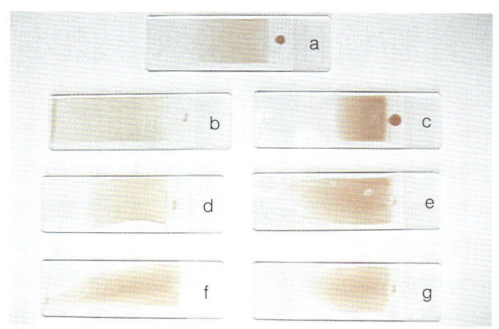

図3 標本のでき上がり
a：標準的なでき上がり，b：長くて引き終わりがない，c：短くて厚い，d：蛇行している，e〜g：引き終わりが揃っていない．

（図1b）．
(5) 引きガラスを血液より親指側に置き，静かに血液に触れるまですりガラス側に移動し，血液に触れたら止める．
(6) 引きガラスが血液に触れると左右均等に広がる．もし血液が左右均等に広がらない場合は引きガラスを上下に軽く動かす．

注意：引きガラスの血液が触れる部分を消毒用アルコール綿で清拭後，さらにペーパーワイプで拭き取ることが重要である．毎回清拭すると検体の持ち越しもなくなるので推奨する．

(7) 引きガラスに血液が左右均等に広がったときの長辺側の血液の幅は約1mmである．
(8) 引きガラスとスライドガラスの角度を約30°（図2）に保持した状態で，スライドガラス上を滑らせる感覚で長辺側に一定速度で押し進める．速度は引き始めから塗抹終了までの時間が約0.5秒となるようにする．
(9) 塗抹が終了したら直ちに冷風で乾燥する．冷風の強さは塗抹面が約10秒で乾燥する程度が適切である．
(10) 標本のすりガラス部分に鉛筆で名前や染色名など情報を記入する．

4．標本のでき上がり（図3）
1）塗抹面の長さと厚さ
(1) 塗抹面の全長はスライドガラスの1/2〜1/3とする．
(2) 塗抹面の厚さは塗抹標本の引き終わりから約1/3付近で血球を観察する部分ができるだけ広くなるように作製する．

2）塗抹面の幅
スライドガラス短辺両脇が約10％残るよう塗抹する．

3）塗抹面の引き終わり
(1) 引き終わりは必ず作ること．
(2) 引き終わりは上下対象で直線になること．

4）塗抹面の模様
長辺方向にすだれ様の縞模様や塗抹面に抜け穴ができていないこと．

おわりに
本項では末梢血液の採取と標本の作製について概説を述べた．紙幅の都合もあり，一般的な解説にとどまったが，観察に耐えうる標本作製は可能と考える．詳細に解説のできない部分もあるので成書を参照されたい．

現在は自動標本塗抹装置も開発されているが，どこでも購入できるわけではない．また，日当直時には自動塗抹装置が使用できるわけではなく，誰でもどこでも作製できることが要求される．

血液塗抹標本は血液検査の基本的な項目の1つであり，本項を参考にぜひとも作製できるよう練習されたい．

（東　克巳）

②骨髄検体の採取と標本作製

はじめに

　骨髄検査は白血病など造血器悪性腫瘍では診断や病型分類に必須の検査である．また，骨髄検査は原因不明の貧血，白血球減少や血小板減少の存在する場合に適応となる．出血傾向のある患者では考慮しなければならないが，血小板減少の場合は圧迫止血が可能なため骨髄検査の禁忌にはならない．

　骨髄検査は大きく分けると，白血病，骨髄異形成症候群など造血器疾患や癌の骨髄浸潤などが疑われるなど絶対的適応と，巨赤芽球性貧血，高蛋白血症や不明熱など鑑別診断に必要とされる場合に施行される．

　骨髄検査は造血器悪性腫瘍の診断や病型分類だけでなく，治療効果や経過観察に必要な検査である．また，血液疾患のみならずゴーシェ（Gaucher）病やニーマン・ピック（Niemann-Pick）病などの脂肪蓄積症や他の代謝性疾患でも適応となる[1]．

　骨髄検査には骨髄液を吸引採取する方法（aspiration）と骨髄組織を採取する方法（biopsy）がある．前者は骨髄穿刺針を使用して骨髄のごく一部の骨髄液を吸引採取し，得られた骨髄液で細胞数検査や塗抹標本を作製し観察する．また残りの凝固した骨髄液を病理検査用としてホルマリンで固定し，一定処理後クロット標本を作製し観察する．1回の骨髄液採取で細胞数や塗抹標本などの検査以外に染色体，免疫学的細胞抗原検査（細胞マーカー検査），遺伝子検査など多種類の検査も同時に行われるので得られる情報量が多い．評価としては骨髄の狭い範囲で，しかも吸引採取であるため正確な細胞密度や構造把握には適さないが，細胞個々の詳細な形態観察には最適である．後者は生検針により骨髄組織の一部を採取し，病理検査を施行し標本観察を行う．ヘマトキシリン・エオジン（HE）染色だけでなく免疫染色なども施行でき，ある程度の細胞鑑別も可能であり診断に有用である．

　本項では骨髄標本の作製が主題であるため，骨髄液を吸引採取する方法（aspiration）とその材料を使用した塗抹標本作製について概説する．

1｜骨髄穿刺[1]

　成人では胸骨または腸骨で行う．骨髄生検を同時に行う場合，特別な場合以外は合併症の起こりにくい腸骨が選択されることが多い．患者への説明と同意は必ず実施する．病気の診断や治療効果判定のため骨髄検査が必要である旨を伝える．合併症の説明も十分行ったうえで同意と協力を求める．ここでは穿刺の流れを重点に概説するので，詳細な手技については成書を参照されたい．

1．骨髄穿刺の準備
（1）滅菌骨髄穿刺針：大多数の施設では小宮式が利用されている．現在ではディスポーザブルが主体である．
（2）ディスポーザブル注射器：5〜20 ml サイズ．
（3）注射針：21 ゲージ，23 ゲージ．
（4）消毒液：ポビドンヨード，消毒用イソジン®，ハイポアルコール液．
（5）麻酔薬：キシロカイン溶液．
（6）穿刺部用小孔開き手術用覆布．
（7）採取試料容器．

2．採取手技
（1）前腸骨稜を穿刺する場合には側臥位で股関節と膝関節を軽く屈曲させる．後腸骨稜を穿刺する場合は腹臥位とし，胸骨を穿刺する場合は仰臥位とする．
（2）穿刺部位とその周辺をよく消毒する．
（3）消毒部位に穿刺部用小孔開き手術用覆布を当てる．
（4）皮下および骨膜を十分麻酔する．
（5）骨髄穿刺針の針先とストッパーとの距離を皮膚から骨までの深さに 3〜5 mm 加えた長さに調節する．
（6）骨髄穿刺針を穿刺部の骨に垂直に立てて回転させながら骨皮質を貫き，骨髄腔に刺入する．骨髄腔に入ると抵抗感がなくなり，手を離しても針は倒れない．
（7）骨髄腔に入ったところで内筒を抜き，20 ml

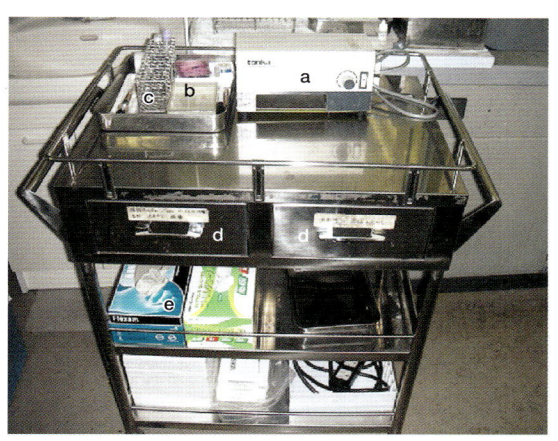

図1 骨髄採取時に使用するカート
a：専用乾燥機，b：マイクロピペット，c：試験管立て，d：引き出しは採血用シリンジ入れに利用，e：ディスポーザブル手袋．

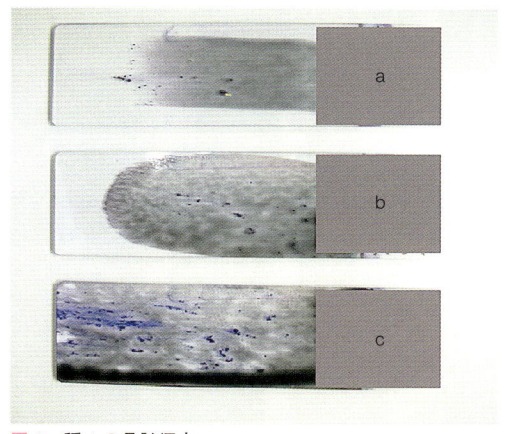

図2 種々の骨髄標本
a：薄層塗抹標本，b：圧挫伸展標本（末梢血混入による場合の処置後），c：圧挫伸展標本（末梢血混入なし）．

ディスポーザブル注射器を内筒の代わりに装着・固定し，患者に引っぱられるような痛みが瞬間的にあることを告げてから一気に骨髄液を吸引する．

(8) 有核細胞数・巨核球数の算定と塗抹標本作製，病理検査のみであれば，0.5 ml 程度でよいが，ほかの検査がある場合は必要量をあらためて吸引する．

(9) 検査目的に応じて必要な容器と量を分注する．細胞観察用には抗凝固薬を用いないで標本を作製する．染色体や細胞培養用はヘパリン処理，細胞数や遺伝子検査用は EDTA 処理する．

(10) 採取終了時は穿刺部位を圧迫止血し，止血確認後消毒する．施行後約 30 分間は安静とする．

(11) 穿刺部位は感染，出血予防のため 24 時間は濡らさないように患者に伝える．

3. 骨髄穿刺液の処理

骨髄検体採取は医師の業務の範疇であるが，臨床検査技師もベッドサイドでの介助が必要なため採取手技についても概説した．臨床検査技師は採取後が重要である．採取は外来，入院にかかわらず診療科のベッドサイドでの採取になるので，図1に示すようなカートを利用すると便利である．

骨髄血採取後は，有核細胞数算定，骨髄巨核球数算定，標本作製，普通染色と必要に応じて特殊染色が行われる．ここではこの中の塗抹標本作製について解説する．

1) 骨髄標本作製[2]

骨髄塗抹標本は目的によって大きく 2 種類に分けられる．1 つは細胞の詳細を観察する形態観察用の薄層塗抹標本（図2a），他の1つは骨髄での細胞密度の評価のための圧挫伸展標本（crushed particle smear）（図2b, c）である．

①薄層塗抹標本作製法

薄層標本塗抹は基本的には末梢血標本作製に準じるので，手技については IV-2-1)「末梢血液の採取と標本作製」（195頁）を参照されたい．末梢血塗抹標本作製と多少異なる点は，骨髄液は抗凝固薬を使用しないことが多く，末梢血に比較すると凝固しやすいので手際よく塗抹する．また，有核細胞数が多いこと，粘稠度が高いことなどより末梢血標本より薄く塗抹するのがポイントである．薄く塗抹するには引きガラスを押す速度を末梢血標本作製より遅くするか，押し出す角度を 30° より小さくするとよい．造血器悪性腫瘍が疑われる場合は 10 枚程度作製しておく必要がある．

②圧挫伸展標本作製法

(1) 骨髄血を注射器より 1 滴スライドガラスに落とす（図3a）．

(2) 骨髄小組織（particle）（図3c）が多数みられる場合は他のスライドガラスでサンドウィッチのように挟み込み，押しつぶして伸展させる．

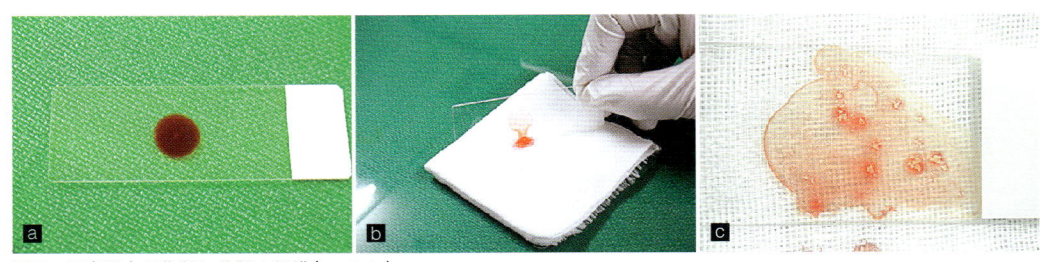

図3　圧座標本の作製と骨髄小組織（particle）
a：骨髄血を1滴落とす．b：末梢血を落とす．c：ツブは骨髄小組織．

（3）末梢血が多く混在し，骨髄小組織があまりみられない場合は，ガーゼやペーパーワイプの上で標本を斜めに傾け，末梢血を捨ててから②の手技を行う（図3b）．
（4）押しつぶしながらスライドガラスを左右にゆっくり平行に引き作製する．
（5）直ちに冷風乾燥する．

　圧挫伸展標本は骨髄採取時に末梢血の混入があると正確な骨髄の評価ができないこと，癌の骨髄浸潤がある場合などでは薄層塗抹標本より発見しやすいことなどの理由で2枚程度必ず作製する．

2｜骨髄生検

　細胞個々の詳細な観察には適さないが，組織構築，骨髄穿刺で骨髄血が吸引できない（dry tap）場合や，骨髄への癌の浸潤の検査に有用であることは前述した．骨髄生検では組織構築をみることができることより，骨髄の細胞密度，巨核球数，線維化の程度などが正確に評価できる．悪性リンパ腫の骨髄浸潤診断では必須の検査となっている．

おわりに

　造血器悪性腫瘍などに必須の骨髄検査および骨髄塗抹標本作製について概説した．骨髄検査は末梢血検査と異なり，患者には大きな侵襲を伴うことから，標本作製など手技にミスがないよう細心の注意が必要である．

（東　克巳）

---

3 標本の保存

はじめに

　どの分野の標本保存も同様であろうが，標本の褪色があると観察はもとより診断を誤らせることにつながり，最も気をつけなければならないことの1つである．

　血液や骨髄の塗抹標本の保存は，染色後室温で自施設の標本箱あるいはスライドガラス納入時のケースに保存することが通常である．血液や骨髄の塗抹標本では普通染色標本と特殊染色標本がある．基本的には同じように保存すれば問題ないと思われる．

　血液・骨髄塗抹標本の保存についての文献，参考資料は検索したかぎりではヒットするものがなかった．したがって，本項では筆者が従来から経験的に行ってきた血液・骨髄塗抹標本の保存とその注意点などを中心に概説する．

1｜血液・骨髄の塗抹標本の保存

1．紫外線・酸化からの保護

　血液・骨髄の塗抹標本の保存は基本的には紫外線を避けることである．紫外線により褪色がみられる．このような標本を再度染色しても元のような良好な染色結果は得られない．通常は前述したように自施設の標本箱あるいはスライドガラス納入時のケースに保存すると紫外線からは保護で

きる．

塗抹標本の酸化は少なからず存在すると思われる．しかし，酸化されたかどうかの具体的な現象は染色標本で観察するかぎりとらえられないと思われる．

2．湿度からの保護

血液塗抹標本は染色後水に浸しておくと脱色されてしまう．したがって，湿度が高いと血液塗抹標本は徐々に褪色されてしまうようである．

例えば，好中球で中毒性顆粒とデーレ（Döhle）小体が観察されるような場合，中毒性顆粒は染色が濃いためかほとんど消失することは認められないが，デーレ小体は染色が薄いためか意外に速く消失するようである．

筆者らの研究室では図1に示すようなドライキャビネット（Auto Dry Stocker）を使用している．温度は室温で湿度を30％に設定して用いている．意外と褪色は避けられるようである．このような機器を用いなくても，病理標本で行われるような封入を利用すれば標本の保護にはよいと思われる．

3．標本の封入による保護[1]

病理標本は染色後カバーガラスで封入し，室温で保存することが一般的である．血液塗抹標本も重要あるいは希少症例は教育のためにも病理同様カバーガラスで封入している．

封入は基本的には病理標本作製に準じた手技，封入剤を用いる．封入剤には非水溶性封入剤と水溶性封入剤があるので注意が必要である．血液・骨髄塗抹標本の普通染色標本は非水溶性封入剤を用いる．特殊染色では非水溶性封入剤は陽性発色が褪色してしまうものがあるので，使用に際しては注意が必要である．

血液・骨髄塗抹標本では普通染色用としては非水溶性封入剤のマリノールが使用される．マリノールには褪色防止剤（武藤化学）が添加してあり，細胞に付着した色素を紫外線や酸化から生ずる化学反応を阻止するので推奨される．

特殊染色ではエステラーゼ染色やアルカリホスファターゼ染色はグリセリン・ゼラチンの水溶性封入剤が適応となる．PAS反応，鉄染色などは非水溶性封入剤で構わないが，ペルオキシダーゼ

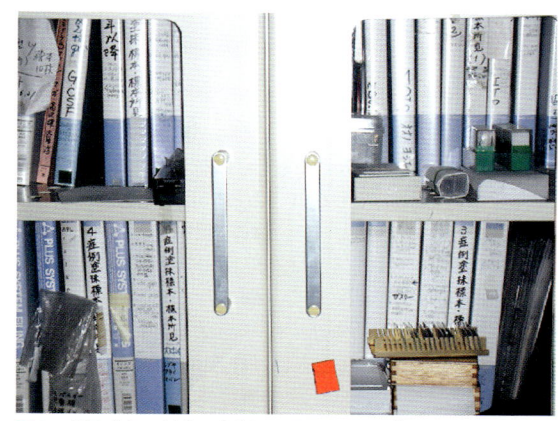

図1　ドライキャビネット（Auto Dry Stocker）

反応では発色剤により両者を使い分ける必要がある．

封入で最も重要で注意したいのは封入前の標本が十分に乾燥していることである．少しでも水分が残っていると封入しても褪色することがある．

おわりに

血液・骨髄塗抹標本の保存について概説した．今回概説した内容は経験的なものが多く，科学的根拠はない．おそらくどこの施設でも実施されていることを記載した．

（東　克巳）

文　献

1　末梢血液の採取と標本作製
1) 日本臨床検査標準協議会（JCCLS）：標準採血法ガイドライン．日本臨床検査標準協議会（JCCLS），2006
2) 日本臨床検査標準協議会（JCCLS）：標準採血法ガイドライン　第2版．日本臨床検査標準協議会（JCCLS），2011
3) 金井正光（編）：臨床検査法提要　第32版．金原出版，2010

2　骨髄検体の採取と標本作製
1) 金井正光（編）：臨床検査法提要　第32版．金原出版，2005
2) 奈良信雄，小山高敏，東　克巳，他：血液検査学　第2版．医歯薬出版，2009

3　標本の保存
1) 浅野伍朗（監）：診断・研究のための病理技術詳解　2―染色法．藤田企画出版，1992

COLUMN 形態検査において知っておきたいこと

グンプレヒトの核影

　グンプレヒト(Gumprecht)の核影とは，塗抹標本作製時に白血球の細胞質が壊れ，核のみがみられる場合をいい，"basket cell"あるいは"smudge cell"とも呼ばれている(図1a，b)．これらは標本作製時のアーチファクトとしてみられ，健常人の末梢血塗抹標本でも2%以内とされている．白血球分類で核影が認められた場合は，白血球200個分類とは別にカウントし，個数/200WBCと表現することが望ましい．薄層塗抹標本時で認めやすく，病的な幼若な細胞が多くみられる症例やリンパ球が増加する小児の検体，慢性リンパ性白血病や伝染性単核球症など，特にリンパ系疾患では多数みられる(図2a)．このような症例ではスピナー標本(図2b)あるいは圧座伸展標本を作製し，白血球分類するとよい．骨髄塗抹標本でも，核影が多く認められる場合は圧座伸展標本で分類を行う．

（黒山　祥文，大畑　雅彦）

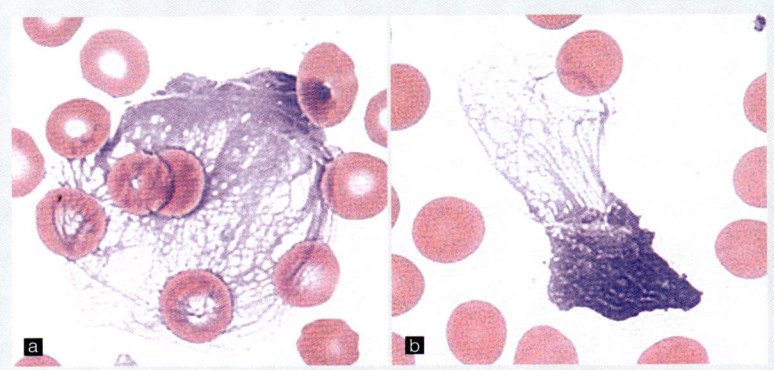

図1　basket cell(a)とsmudge cell(b)

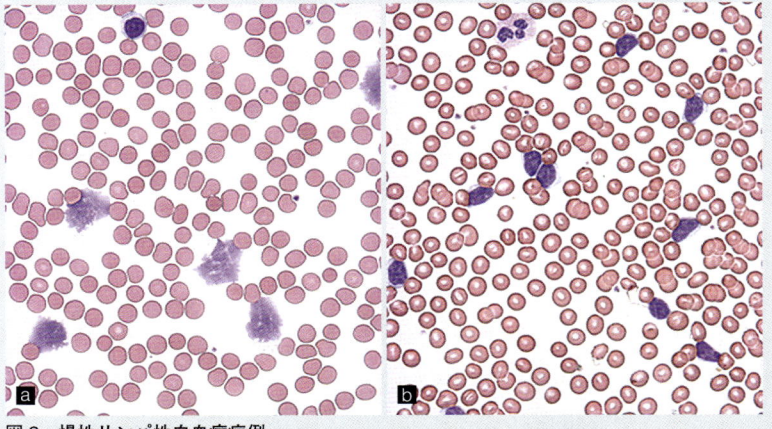

図2　慢性リンパ性白血病症例
慢性リンパ性白血病症例の薄層塗抹標本(a)とスピナー標本(b)である．薄層塗抹標本では，核影が多くみられるが，スピナー標本では認めない．

3 染色法の原理と特徴

総論

1 普通染色

はじめに

血液細胞の分類および観察を行う基本的な染色法として，普通染色が用いられている．普通染色はロマノフスキー(Romanowsky)染色と総称され，単染色として核をよく染めるギムザ(Giemsa)染色，細胞質と顆粒をよく染めるライト(Wright)染色があり，さらにそれぞれの特徴を合わせたライト・ギムザ(Wright-Giemsa)染色とメイ・グリュンワルド・ギムザ(May-Grünwald-Giemsa)染色の二重染色が広く用いられている[1]．

実際に細胞を鏡検する際は，各種細胞の特徴，すなわち細胞の大きさ，核型，核網構造，核小体の有無，細胞質の広さや色調，顆粒の有無などを観察し細胞を鑑別する必要がある．一方，核や細胞質の色調，核網構造などの形態学的所見は，染色性に作用されやすく，染色不良により，時には細胞分類を誤ることもあり，染色の原理や細胞の染色性の特徴を理解することは重要である．

1 染色の原理

ロマノフスキー染色に用いられる色素には，酸性色素と塩基性色素の2種がある．酸性色素にはエオジン(eosin)が，塩基性色素にはメチレン青とメチレンアズールが用いられている．酸性色素は，塩酸(HCL)のように H^+ (陽イオン)を放出し陰性に荷電している．また塩基性色素は，水酸化ナトリウム(NaOH)のように水溶液中では OH^- (陰イオン)を放出し陽性に荷電している[2]．

細胞はDNAとRNAからなる核と細胞質で構成されている．核を構成するDNAとRNAはリン酸基を有し，水溶液中では H^+ (陽イオン)を放出して陰性に荷電しているため，陽性荷電を持つ塩基性色素(メチレン青，メチレンアズール)と結合し青色から紫青色に染まる．また細胞質では酵素や蛋白などが産生され，貯蔵，濃縮，分泌が営まれている．細胞質に存在する蛋白質は，カルボキシル基を有するグルタミン酸などを多く含有するため，水溶液中では陰性に荷電し塩基性色素に結合し，青色に染まる．一方，アミノ基を多く有する赤血球や好酸球顆粒は，水溶液中では OH^- (陰イオン)を放出し陽性に荷電しているため，陰性荷電を持つ酸性色素(エオジン)に結合し，赤色から桃色に染め出される[2]．

2 染色の特徴

普通染色において，酸性色素や塩基性色素で染められる細胞の染色性には，さまざまな差異がある．特に塩基性色素に著しい差異が認められ，その理由は，メチレン青はRNAに対し，メチレンアズールはDNAに対し強い親和性を有することにある．これら染色性を，特徴ある細胞を示し解説する．

骨髄芽球を示す(図1)．細胞の大きさは $20\mu m$ 程度，核小体を有しクロマチンは繊細である．核はDNAが豊富なためにメチレンアズールにより紫青色に，核小体はリボソーム産生の場所でmRNAが豊富なためにメチレン青により青色に染め出されている．しかし，核小体は周囲に比し，塩基性が少ないため，白く抜けたようにみえ

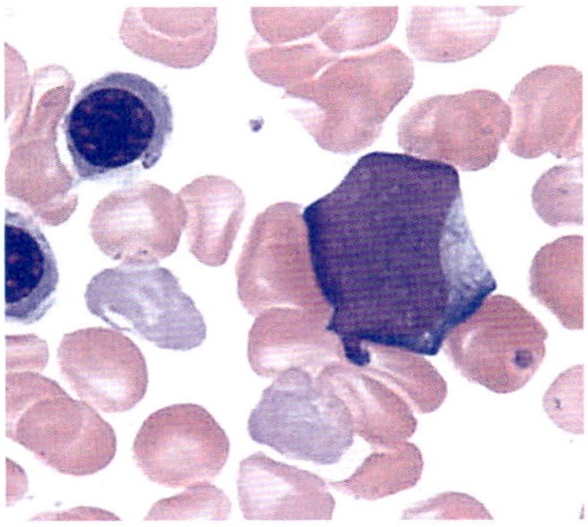

図1 骨髄芽球(骨髄血メイ・グリュンワルド・ギムザ染色)

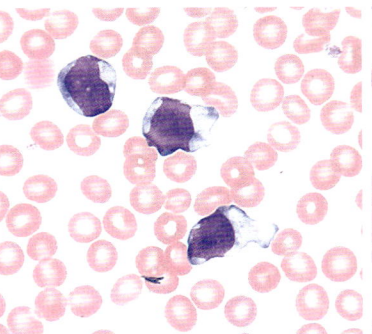

図2 異型リンパ球(末梢血液メイ・グリュンワルド・ギムザ染色)

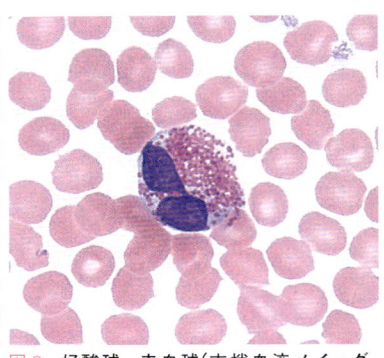

図3 好酸球，赤血球(末梢血液メイ・グリュンワルド・ギムザ染色)

る[2]．また細胞質はRNAが豊富なために，メチレン青により青色を示している．一般的に幼若な細胞はRNAからなるリボソームに富んでいるため塩基性が強く，成熟してリボソームが減少すると塩基性が弱くなる．

EB(Epstein-Barr)ウイルス感染における反応性の異型リンパ球を示す(図2)．大きさは20～25μm程度で細胞質は広く，核/細胞質(N/C)比は小さい．核クロマチン構造は粗剛で核小体を1，2個認める．反応性の異型リンパ球は抗原刺激を受けたリンパ球である．刺激を受けると核小体を発現してリボソームRNAを合成し，細胞が大きくなり細胞分裂を行い，サイトカインや免疫グロブリンを産生する．そのため細胞質はRNAが豊富となり，メチレン青により塩基性が強い染色性を示すことになる．

好酸球，赤血球を示す(図3)．好酸球顆粒や赤血球はアミノ基を多く有するため，陰性荷電を持つエオジンに結合し，赤色から桃色の染色性を示している[2]．

3 染色手順

1．試薬

試薬は以下を用いる．
(1) リン酸緩衝液(pH 6.4～6.8)：1/15 molリン酸緩衝液を蒸留水にて10倍希釈したもの
(2) メタノール
(3) ギムザ染色液：ギムザ染色液原液をリン酸緩衝液にて20倍希釈したもの
(4) ライト染色液：原液をそのまま使用

表1 ライト染色の手順(上載せ法)

1	標本作製	塗抹，冷風乾燥→4-(1)参照	
2	固定	ライト染色液 約1ml→4-(2)参照	1～3分
3	染色	リン酸緩衝液約1mlを2の工程に加え混和→4-(3)参照	7～10分
5	水洗	水洗→4-(4)参照	10～20秒
6	乾燥，鏡検	冷風乾燥	

表2 ギムザ染色の手順(上載せ法)

1	標本作製	塗抹，冷風乾燥→4-(1)参照	
2	固定	メタノール→4-(2)参照	1～2分
3	乾燥	自然乾燥	
4	染色	ギムザ染色液→4-(3)参照	20～30分
5	水洗	水洗→4-(4)参照	10～20秒
6	乾燥，鏡検	冷風乾燥	

表3 ライト・ギムザ染色またはメイ・グリュンワルド・ギムザ染色の手順(上載せ法)

1	標本作製	塗抹，冷風乾燥→4-(1)参照	
2	固定	ライト染色液またはメイ・グリュンワルド染色液約1ml→4-(2)参照	2～3分
3	染色	リン酸緩衝液　約1mlを2の工程に加え混和→4-(3)参照	3～5分
4	水洗	軽く水洗，スライド裏面を拭く	
5	染色	ギムザ染色液→4-(3)参照	10～15分
6	水洗	水洗→4-(4)参照	10～20秒
7	乾燥，鏡検	冷風乾燥	

(5) メイ・グリュンワルド染色液：原液をそのまま使用

2．手順

それぞれの染色法の手順を表にまとめたので参照されたい．

- ライト染色(表1)
- ギムザ染色(表2)
- ライト・ギムザ染色(表3)
- メイ・グリュンワルド・ギムザ染色(表3)

4 染色上の諸条件による影響

細胞を鏡検する際には，染色上の諸条件による影響についても考慮する必要がある．それらの知識不足により細胞分類を誤ることもあり，影響を理解することが重要となる．

(1) 塗抹後，直ちに冷風乾燥する．乾燥が悪いと細胞が萎縮し，核小体が不明瞭になることがある[3]．
(2) メタノール固定により，細胞成分中の反応性の化学的官能基が露出し，色素と結合しやすくなる．そのため，固定時間により核クロマチンの染色性が変化する．一般的に，固定時間が短いと染まりが薄く，特に核の染まりに影響が出る[1]．
(3) リン酸緩衝液のpHが高いと青みが増し，pHが低いと赤みが増す．特にリン酸緩衝液を希釈する水のpHに注意が必要である．
(4) 水洗時間が長いと，細胞に結合していた色素が溶け出し，染まりが薄くなる．その際，使用する水のpHが高いと青みが増し，pHが低いと赤みが増す．

おわりに

ここまで普通染色の原理と特徴，そして染色上の諸条件による影響について述べてきた．鏡検を実施するにあたり，普通染色の原理や特徴，細胞形態学的特徴を理解しておくことが，血液疾患に出現する細胞を鑑別するうえで非常に重要である．

(常名 政弘，小池 由佳子)

2 特殊染色

はじめに

血液細胞の観察を行う基本的な染色法として，普通染色が用いられている．しかし白血病で認められる細胞は判別困難な場合が多く，それらを補う一手段として特殊染色(細胞化学染色)が行われている．それは，細胞内に存在する酵素や糖質，脂質などの非酵素を化学反応によって証明し，細胞を分類することであり，白血病の病型分類，特にFAB(French-American-British)分類には必須の染色方法である．特殊染色には，酵素を証明する染色としてペルオキシダーゼ(peroxidase；POD)染色，エステラーゼ染色，酸性ホスファターゼ染色，アルカリホスファターゼ染色などがある．一方，非酵素を証明する染色法としてズダン染色，PAS(periodic acid-Schiff)染色，鉄染色などがある[1]．

現在の白血病の病型分類には，上記に示す特殊染色や電子顕微鏡検索，フローサイトメトリーを用いた免疫学的解析，さらには染色体検査，遺伝子検査が用いられている．そのなかで普通染色と特殊染色とを用いたFAB分類は白血病の形態学的診断として非常に重要である．

本項では，FAB分類で主に利用されているPOD染色，ズダン染色，エステラーゼ染色，PAS染色，また骨髄異形成症候群(myelodysplastic syndrome；MDS)の診断に必要な鉄染色，慢性骨髄性白血病(chronic myeloid leukemia；CML)の鑑別に用いられる好中球アルカリホスファターゼ(neutrophil alkaline phosphatase；NAP)染色の原理と特徴を中心に解説する．なお，実際の染色手技については割愛する．

1 ペルオキシダーゼ(POD)染色

1. 目的

ペルオキシダーゼ(POD)は，すべての生物に存在する酵素であり，血液細胞では，好中球の一次顆粒，好酸球，好塩基球，単球の顆粒の中に存在する．一方，リンパ球系細胞には存在しないことから，血液学の分野ではPODの証明が，骨髄系細胞とリンパ系細胞との鑑別に主に用いられて

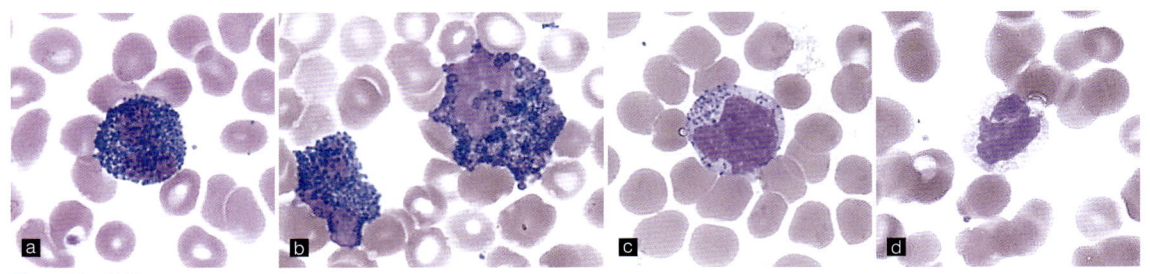

図1 POD染色
a：好中球，b：好酸球，c：単球，d：好塩基球．

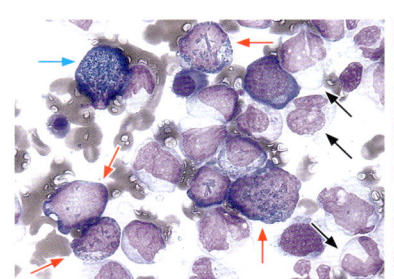

図2 AML M4の骨髄像 POD染色
骨髄芽球と思われる細胞がPOD染色陽性を示している（→）．また一部の成熟好中球はPOD染色陽性であるが（→），その他の好中球とほとんどの単球は陰性であった（→）．

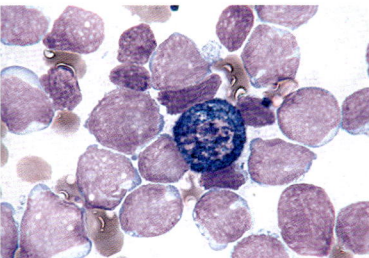

図3 ALLの骨髄像 POD染色
骨髄芽球と思われる細胞ほとんどすべてがPOD染色陰性を示した．

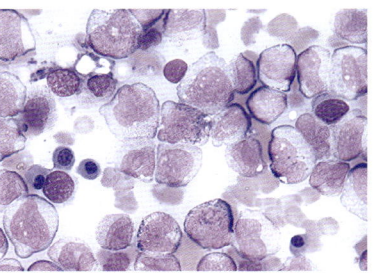

図4 AML M5bの骨髄像 POD染色
幼若な単球と思われる細胞のPOD染色は一部陽性を示しているが，ほとんどの単球系細胞は陰性であった．

いる．

血液細胞の細胞化学的証明には水素供与体としてbenzidineが使用されていたが，発癌性が指摘され，現在では発癌性のないカルバゾール誘導体，フルオレン誘導体，ナフトール誘導体，またベンチジン誘導体を使用したものが用いられている[2,3]．

2．原理

POD染色は，酵素そのものを検出するのではなく，酵素が存在する近辺で，基質である水素供与体が過酸化水素により酸化される際に，触媒として働く様態を示すものである．反応としては，過酸化水素はPODの作用により還元され水となり，基質は酸化されることにより重合を起こし，その結果，発色があればPOD存在が証明される[2,3]．

3．特徴

筆者らの施設では，フルオレン誘導体の2.7-diaminofluoreneを使用した方法で行っている．顆粒球系の染色性は，好中球，好酸球は青緑色顆粒状強陽性を示し，好塩基球は陰性を示す．また単球は青緑色顆粒状陽性である（図1）．

臨床的には，POD染色は急性骨髄性白血病（acute myeloid leukemia；AML，図2）と急性リンパ性白血病（acute lymphocytic leukemia；ALL，図3）の鑑別に必須の検査であり，FAB分類では芽球の3%以上陽性をAMLの診断基準にしている．しかし，PODが十分発現していない非常に未熟な骨髄芽球や幼若な単球（図4）では，POD陽性細胞が3%未満であっても顆粒球系細胞を否定できないことを念頭に置く必要がある．

2 ズダン染色

1．目的

ズダン染色は，細胞内の一般脂質である中性脂肪および各種の類脂質の証明に用いられる．また，血液細胞のPODとほぼ同じ位置にズダン染色陽性の脂質が存在している．この脂質を証明することにより，骨髄系細胞とリンパ系細胞との鑑別が可能で，POD染色と同様の意義で利用されている[4,5]．

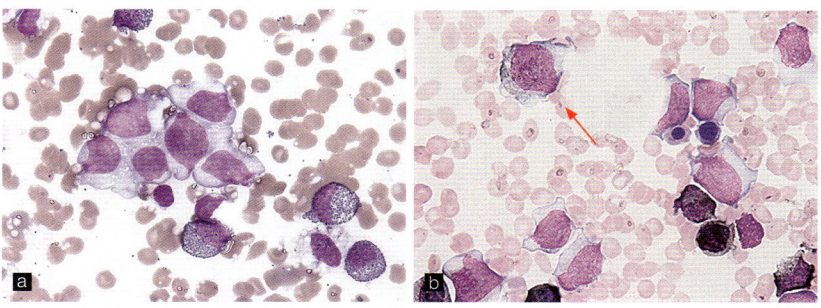

図5　AML-M5 の骨髄像 POD 染色/ズダン染色
a は基質にフォレイン誘導体を用いた POD 染色である．芽球の POD 染色は陰性を示した．b は同じ症例のズダン染色である．赤矢印で示した芽球のズダン染色は陽性で，芽球の 7% にズダン染色陽性を認め AML と診断された．

表1　エステラーゼ染色の各種細胞系の染色性

	顆粒球系	単球系	巨核球系	赤芽球系	T-リンパ球
α-NB	−/±	+/3+	±/2+	−/±	−/±
α-NA	−/±	+/3+	+/3+	−/±	−/±
NaF 阻害の有無	無	有	有	無	無
N-ASD-CA	+/3+	−/±	−	−	−
酸性 α-NA	−	−/±	−/±	−	2+

2．原理

脂質の染色は，染色液の色素が脂質の中に溶け込む性質を利用した物理的な染色法である．脂質に親和性の高い色素であるズダンを含むアルコール溶媒染色液を脂質に作用させると，色素は脂質に移行して細胞内にある脂質を黒色または黒褐色に染色する[4,5]．

3．特徴

染色性は POD 染色と同様であるが，AML の芽球において POD 染色より高い陽性率を示すことが多い．また POD 染色陰性，ズダン染色陽性の急性骨髄性白血病があることを念頭に置く必要がある[6]（図5）．

3　エステラーゼ染色

1．目的

エステラーゼは，基質特異性のない非特異的エステラーゼと基質特異性を示す特異的エステラーゼに分けられる．それらの酵素を証明する染色のなかで，非特異的エステラーゼ染色は単球系細胞に有用とされ，フッ化ナトリウム（NaF）阻害試験を併せて実施することにより，急性白血病の FAB 分類 AML M4, M5 の病型分類に必須である[7,8]．一方，特異的エステラーゼ染色は，骨髄系細胞に有用とされ，二重染色を行うことにより単球系細胞と骨髄球系細胞を鑑別することができる．また，反応させる pH を酸性（5.2）に傾けることにより，T リンパ球系細胞の証明として利用可能である[8]．

現在，非特異的エステラーゼ染色として α-naphthyl butyrate（α-NB）法と α-naphthyl acetate（α-NA）法が，また特異的エステラーゼ染色として naphthol ASD chloroacetate（N-ASD-CA）法がキット化され利用されている．

2．原理

エステラーゼは脂肪酸エステルの加水分解を触媒する酵素の総称で，非特異的エステラーゼと特異的エステラーゼに大別され，細胞化学的にはアゾ色素法で証明される．α-NB や N-ASD-CA の合成基質から酵素作用で遊離したナフトールがジアゾニウム塩とカップリングを起こし，アゾ色素を形成して酵素の局在部位に沈着し発色する[7,8]．

3．特徴

エステラーゼ染色の各種細胞の染色性を表1

図6 AML M4 の骨髄像 α-NB 染色
単球系細胞の細胞質に茶褐色の陽性像を認める．

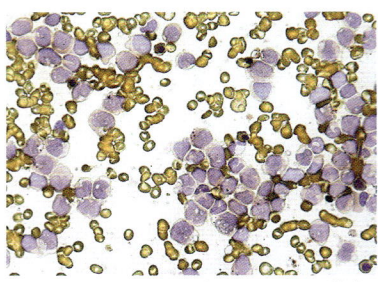

図7 AML M4 の骨髄像エステラーゼ染色 NaF 阻害試験
NaF 阻害が認められ，図6に示した α-NB 染色陽性細胞は単球系細胞と証明された．

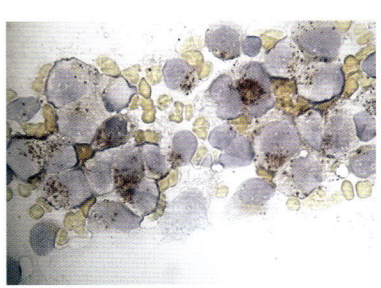

図8 AML M7 の骨髄像 α-NB 染色
巨核球芽球と思われる細胞の細胞質に茶褐色の陽性顆粒を認める．なお陽性を示した細胞は NaF 阻害を認めた．

に示す．エステラーゼ染色は，単球系の細胞を識別するために有用な非特異的エステラーゼ染色と，顆粒球系の細胞を識別するために有用な特異的エステラーゼがある．染色性は，非特異的エステラーゼ染色の α-NB 法では，単球系細胞の細胞質に茶褐色の強い陽性像を示し(図6)，NaF 阻害試験により陰性となる(図7)．一方，特異的エステラーゼ染色の N-ASD-CA 法では，好中球系細胞に青色の陽性像を示す．しかし骨髄芽球においては陰性例が多く，特異的エステラーゼは，顆粒球の分化段階において，POD より遅れて発現するため陰性になると考えられている[1]．

染色性を解釈するときの注意点として，AML M4 や MDS などの症例では，α-NB 法で陰性の単球系細胞(AML M4 の約 10％)[7]を認めたり，稀に α-NB 法で陽性を示す好中球や N-ASD-CA 法陽性を示す単球が出現することがある[7]．また，巨核球は α-NB 法で陽性を示すが，AML M7(図8)の芽球では弱陽性を示すことがあり，そのときには α-NA 法を用いるとよい[9]．また非特異的エステラーゼ染色においてリンパ芽球が点状に陽性を示すこともある．

4 PAS(periodic acid-Schiff) 染色

1．目的

PAS 染色は組織中の多糖類，主にグリコーゲンの証明法として利用されている．また血液学の分野ではリンパ性白血病を骨髄系白血病と鑑別する方法として用いられ，赤白血病，MDS と巨赤芽球性貧血との鑑別にも利用されている[10,11]．

小児の ALL において予後判定因子として利用されているとの記載もあるが[12]，正式な予後判定基準には記されていない．

2．原理

血球内の多糖類に含まれる α-グリコーゲン基が過ヨウ素酸の酸化作用により2つのアルデヒド基を形成し，シッフ(Schiff)試薬中の無色フクシンと反応し赤色または紫紅色を呈する．

3．特徴

染色性は，好中球系細胞の前骨髄球以降の成熟好中球はびまん性に陽性を示す．リンパ球は報告者によって異なるが，健常者成熟リンパ球の5〜20％に紫紅色に微細顆粒陽性との報告がある[13]．成熟単球はびまん性に弱陽性で，未熟な単球は微細顆粒状を呈することがある．また，血小板と巨核球はびまん性に陽性で，血小板産生能の高い巨核球はびまん性に強陽性を示す．

病的な特徴としては，ALL のリンパ芽球(図9)は粗大顆粒状または帯状を呈するものが出現することがある．また，巨赤芽球が多数出現する赤白血病(AML M6，図10)では，赤芽球の細胞質に粗大顆粒状をしばしば認められることから，巨赤芽球性貧血(図11)との鑑別に用いられる．

5 鉄染色

1．目的

鉄染色は可染鉄を含む赤芽球や網内系の貯蔵鉄の証明に用いられている．赤芽球の鉄代謝異常の

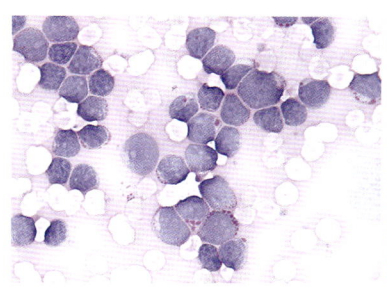

図9 ALL の骨髄像 PAS 染色
小児の ALL 骨髄像 PAS 染色である．芽球の細胞質に紫紅色の帯状顆粒を認める．

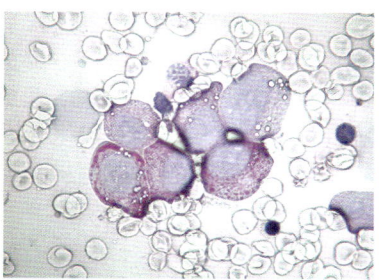

図10 AML M6 の骨髄像 PAS 染色
赤芽球系細胞の細胞質に紫紅色の粗大顆粒を認める．

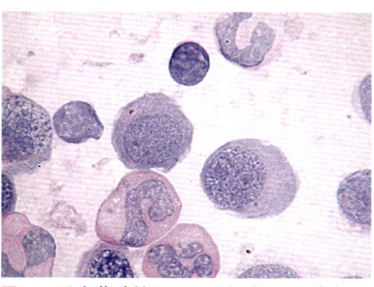

図11 巨赤芽球性貧血の骨髄像 PAS 染色
PAS 陽性を示す巨赤芽球は認められない．

赤芽球の核周囲 1/3 以上に鉄顆粒が 5 個以上認めたもの

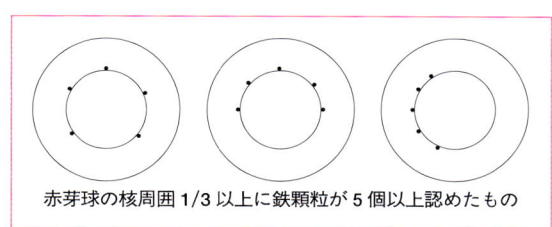

図12 環状鉄芽球の判定法

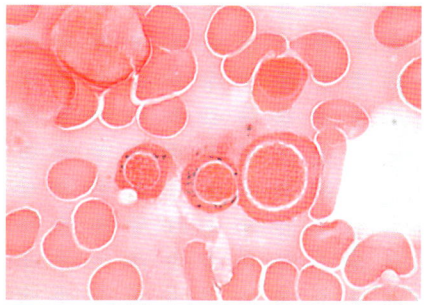

図13 MDS の RARS の骨髄像鉄染色
赤芽球の核周囲を鉄顆粒が 1/3 以上取り巻く環状鉄芽球が，骨髄の全赤芽球の 15% 以上にみられた．

評価や血液疾患，MDS の病型分類および骨髄の造血能を知るうえで有用な染色である[14]．

2．原理

血球内の非ヘモグロビン鉄を組織化学的に証明する方法である．フェロシアン化カリウムが 3 価の鉄イオンと特異的に結合して不溶性のベルリン青が生成されることを利用した染色である．

3．特徴

染色性は，可染鉄を含む赤芽球(sideroblast)の細胞質に青色顆粒を呈する．sideroblast の染色比率により鉄欠乏状態や鉄過剰状態を推察できる．sideroblast の減少する疾患として，鉄欠乏性貧血，慢性の感染症，悪性腫瘍に伴う貧血があり，反対に sideroblast が増加する疾患として，巨赤芽球性貧血，サラセミア，再生不良性貧血，溶血性貧血，ヘモクロマトーシス，ヘモシデローシスが挙げられる．

赤芽球の核周囲 1/3 以上に鉄顆粒が環状に 5 個以上配列した赤芽球(図12)は環状鉄芽球(ringed sideroblast，図13)と定義されている(以前は核周囲に対する割合に関係なく核周囲に沿って鉄顆粒が 5 個以上ともいわれていたが，現在では核周囲 1/3 以上に鉄顆粒 5 個以上というのが一般的な定義となっている)．ringed sideroblast の出現は，鉄芽球性貧血，鉛中毒，ピリドキシン反応性貧血，MDS の RARS(refractory anemia with ringed sideroblasts)に診断的意義を持つ．また WHO 分類第 4 版の MDS の RARS は，ringed sideroblast の出現率が骨髄の赤芽球の 15% 以上あった場合に診断される[14]．なお，WHO 分類第 3 版の MDS の RCMD-RS(refractory cytopenia with multilineage dysplasia)は，WHO 分類第 4 版では RCMD に分類される．

6 好中球アルカリホスファターゼ(NAP)染色

1．目的

好中球アルカリホスファターゼ(NAP)は好中球の二次顆粒に存在し，種々のリン酸モノエステルをアルカリ領域(pH 8～10)で水解する酵素の 1 つである．NAP 活性は好中球造血能の変化に鋭敏に反応し，いくつかの血液疾患で明確に異なることから細胞鑑別ではなく，間接的な疾患鑑別に

表2　NAP染色の朝長法判定基準および基準値

判定基準	0型(0点)：陽性顆粒なし I型(1点)：陽性顆粒5個まで II型(2点)：容易に数えられる程度(6〜30個) III型(3点)：31個以上が不均一に分布 IV型(4点)：均一に分布するが間隙あり V型(5点)：密に分布している
基準値 (NAP score*)	成人男性　170〜335(平均264) 成人女性　189〜367(平均284)

*scoreは陽性数に型数を乗じたものの総和．

役立てられている．CMLでは特異的に低値を示し，類白血病や感染症などで高値を示すことから，CMLの鑑別に有用である[15]．また，発作性夜間血色素尿症(paroxysmal nocturnal hemoglobinuria；PNH)においても低値を示し，診断の一指標として用いられている．

細胞化学的証明法には金属塩法，アゾ色素法があるが，アゾ色素法が広く実施されている．また，わが国ではnaphthol AS-MX phosphateを基質とした朝長法が主流である[15]．

2．原理

NAPと基質のnaphthol AS-MX phosphateを加温染色すると，NAPの作用によりnaphthol phosphateが加水分解してナフトールを遊離する．このナフトールと水溶性ジアゾニウム塩の共存下で成熟好中球の顆粒が青色に発色する．

3．特徴

染色性は，好中球の細胞質にある二次顆粒に存在するNAPが青色に発色する．青色の陽性顆粒を6段階に分類し，好中球100細胞を評価し，陽性指数(NAP score)と陽性百分率(rate)として表す．分類方法，基準値を表2に示す．NAP scoreが低値を示す疾患としては，CML，PNH，二次性多血症があり，反対にNAP scoreが上昇する疾患には感染症，炎症，再生不良性貧血，多発性骨髄腫，真性多血症，骨髄線維症，CMLの急性転化時が挙げられる[15]．

おわりに

ここまで特殊染色の原理と特徴について述べてきた．造血器腫瘍や血液疾患の診断には，近年，電子顕微鏡検索，フローサイトメトリーを用いた免疫学的解析，さらには染色体検査，遺伝子検査が用いられている．しかし普通染色や特殊染色を用いた形態学的検査は基本であり非常に重要な検査である．白血病細胞を分類し，さらに病型分類を行うためには，普通染色，特殊染色の原理や特徴，細胞形態学的特徴を理解し，総合的に鑑別していくことが重要であると考える．

（常名　政弘，小池　由佳子）

文　献

1　普通染色
1) 渡辺明朗：血液カラーアトラス．武藤化学，pp 71-76, 2001
2) 柴田　進：図解血液病学，改訂3版．金芳堂，pp 4-18, 1996
3) 大畑雅彦，重田英夫：リンパ系腫瘍鑑別と塗抹標本観察上の問題点．日本検査血液学会雑誌　3：85-94, 2002

2　特殊染色
1) 阿南健一：三輪血液病学．文光堂，pp 262-276, 2006
2) 東　克巳：血液カラーアトラス．武藤化学，pp 85-86, 2001
3) 亀井喜恵子：月間Medical Technology別冊―新染色法のすべて．医歯薬出版，pp 276-282, 1999
4) 東　克巳：血液カラーアトラス．武藤化学，pp 87-88, 2001
5) 東　克巳：月間Medical Technology別冊―新染色法のすべて．医歯薬出版，pp 293-294, 1999
6) 阿南健一，亀岡孝則，須田正洋：形態学からせまる血管疾患．岡山メディック，近代出版，pp 426-427, 1999
7) 阿南健一：月間Medical Technology別冊―新染色法のすべて．医歯薬出版，pp 272-275, 1999
8) 阿南健一，亀岡孝則，須田正洋：形態学からせまる血管疾患．岡山メディック，近代出版，p 459, 1999
9) 芳賀　徹：血液カラーアトラス．武藤化学，pp 92-94, 2001
10) 安達真二：月間Medical Technology別冊―新染色法のすべて．医歯薬出版，pp 295-297, 1999
11) 阿南健一，亀岡孝則，須田正洋：形態学からせまる血管疾患．岡山メディック，近代出版，pp 468-470, 1999
12) 野中恵美：スタンダード検査血液学　第2版．医歯薬出版，pp 131-132, 2008
13) 山田輝雄：血液カラーアトラス．武藤化学，pp 89-91, 2001
14) 鶴田一人，上平　憲：スタンダード検査血液学　第2版．医歯薬出版，pp 132-133, 2008
15) 阿南健一，亀岡孝則，須田正洋：形態学からせまる血管疾患．岡山メディック，近代出版，pp 474-476, 1999

4 健常者の血液像

1 末梢血液像観察時の留意点

1 末梢血液像の観察のポイント

末梢血液像を観察する際は，良い塗抹標本を作製し，検査者自身が正常細胞や異常所見を熟知していることが大切である．

そして，そのポイントは以下のとおりである．
（1）検体採取は適切な抗凝固薬を用いて行う．
（2）細胞形態は，時間経過とともに変化をきたすので，検体採取後できる限り速やかに標本を作製する．
（3）染色条件（染色液の濃度や染色時間）を一定に保つことにより，バラツキのない染色態度を得る．
（4）整備された顕微鏡を正しく使用する．
（5）血球数算定や患者情報を念頭に置き観察する．
（6）観察は，低倍率（100倍）・中倍率（400倍）・高倍率（1,000倍）にて行う．

白血球分類は白血球数にもよるが，100～200個を基本とする．
- 低倍率（観察部位は標本全体：白血球の分布状況，血小板凝集の確認など）
- 中倍率（観察部位は図1を参照：血球数算定との比較確認，各血球形態の観察，白血球分類など）
- 高倍率（中倍率で詳細な確認を必要とする所見が認められた場合など）

（7）各種細胞の基本的構造の特徴を正しく理解すること．
（8）判別困難な細胞に遭遇した場合は，同じ標本内にみられる定型的な細胞と核や細胞質の大きさ，染色性や顆粒の状態を比較し判別する．

2 末梢血液像

末梢血液中に認められる細胞成分には，赤血球，白血球，血小板がある．さらに白血球は，好中性分葉核球，好中性桿状核球，リンパ球，単球，好酸球，好塩基球に分類される．ここでは各細胞について写真を示し解説を加える．

1．**赤血球（erythrocyte）：図2（→）**

赤血球の大きさは直径7～8 μm，他の細胞の大きさを比べる基準となっている．中央の両面が凹んでいる部分をcentral pallor（→）と呼び，ヘモグロビン量が少なく，白く明るくみえる．

2．**血小板（thrombocyte）：図2（→）**

血小板の大きさは直径2～3 μm，淡青色の細胞質の中央にアズール顆粒が含まれている．染色操作不良による染色液の顆粒析出物質との鑑別に注意が必要である．

3．**好中性分葉核球（neutrophilic segmented granulocyte）：図3，図4右**

細胞の大きさは12～15 μm，細胞質は微細顆粒（好中性）を有し淡橙紫色を呈している．核クロマチン構造は濃縮しており，核形はくびれを生じ，核糸（糸状）で結ばれており，2～5に分葉している．一般的には2，3分葉核が最も多い．

4．**好中性桿状核球（neutrophilic band granulocyte）：図4左，図5**

細胞の大きさは12～15 μm，細胞質は微細顆

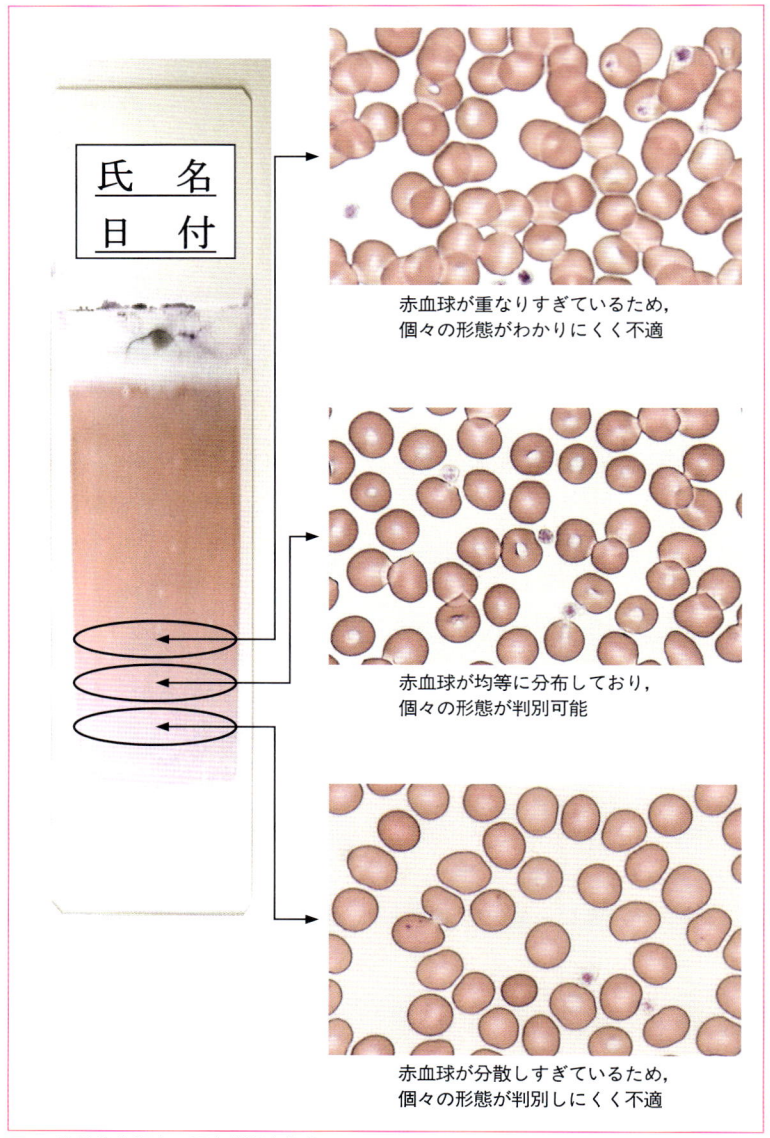

図1 塗抹染色標本の顕微鏡観察部位について

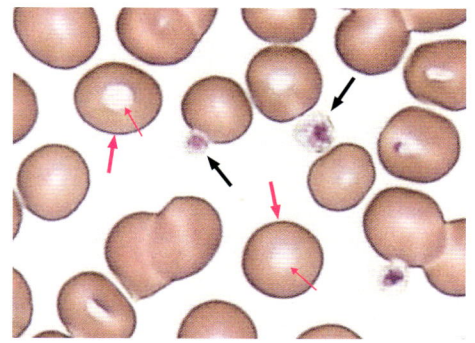

赤血球が重なりすぎているため，個々の形態がわかりにくく不適

赤血球が均等に分布しており，個々の形態が判別可能

赤血球が分散しすぎているため，個々の形態が判別しにくく不適

図2 赤血球(→)，central pallor(→)，血小板(→)

粒(好中性)を有し淡橙紫色を呈している．核クロマチン構造は粗大塊状で，核形は杆状，ウィンナーソーセージ状で，核の最小部分が最大部分の1/3以上である．

5．リンパ球(lymphocyte)：図6〜8，図9右下，10左

小リンパ球と大リンパ球とがあり分類はしていない．

小リンパ球(図6)の大きさは7〜12 μm，円形で細胞質は狭く，濃〜淡青色で顆粒は認められな

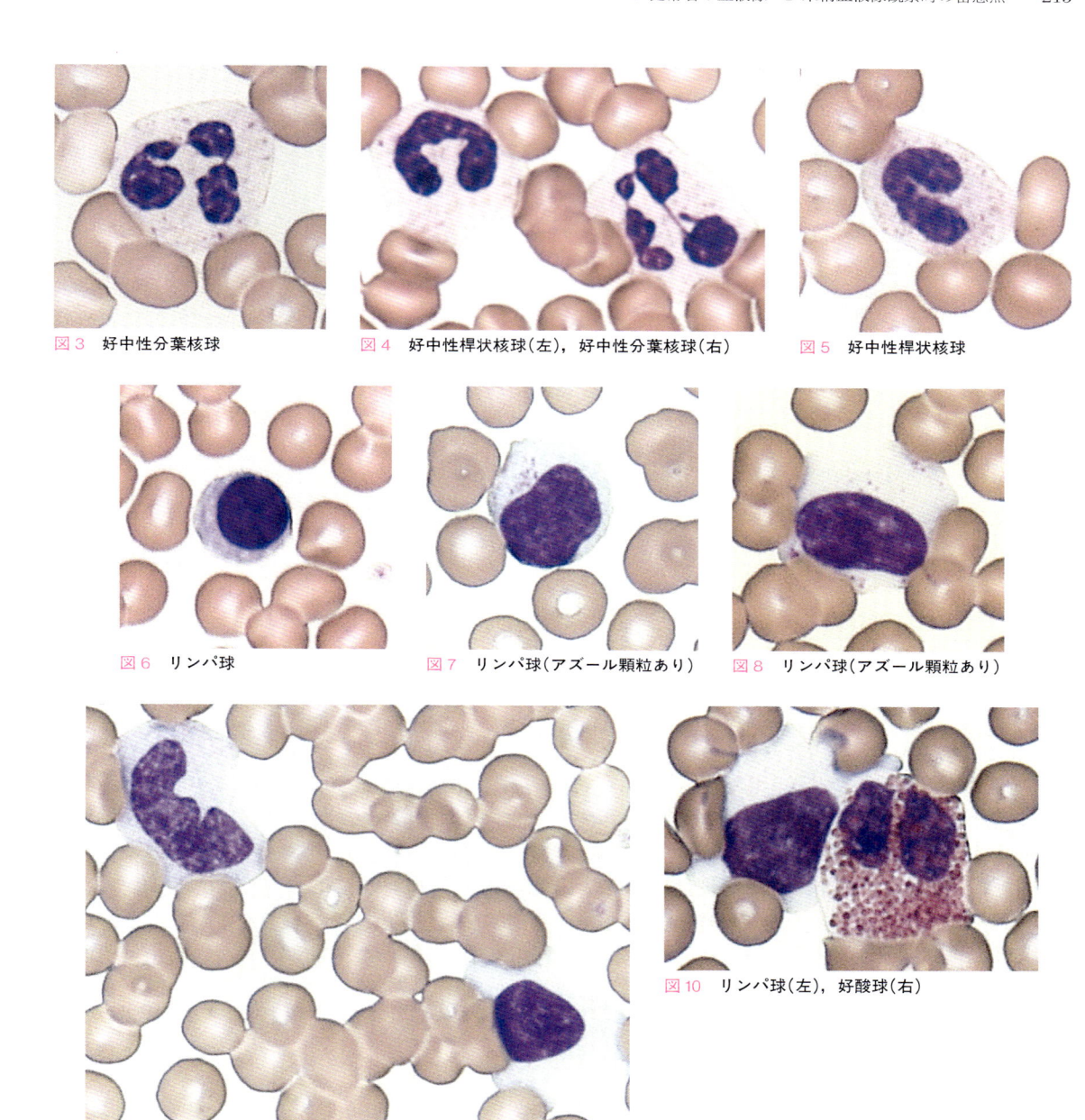

4 健常者の血液像　1 末梢血液像観察時の留意点　213

図3　好中性分葉核球

図4　好中性桿状核球(左)，好中性分葉核球(右)

図5　好中性桿状核球

図6　リンパ球

図7　リンパ球(アズール顆粒あり)

図8　リンパ球(アズール顆粒あり)

図9　単球(左)，リンパ球(右)

図10　リンパ球(左)，好酸球(右)

い．核は円形で濃染しており，核クロマチン構造は濃縮してゴツゴツしている．

　大リンパ球(図7，8，図9右下，図10左)の大きさは12～15μm，細胞質は広く澄んだ淡青色で透明感があり，時にアズール顆粒(図7，8)を有することがある．核は偏在することが多く，核クロマチン構造は濃縮しており，硬く「ペトッ」とした染色態度を呈する．

6．単球(monocyte)：図9左上，図11～13

　細胞の大きさは15～20μm，末梢血液中にみられる最も大きな細胞で，類円形または不整形を示す．細胞質は豊富で淡青色～灰青色(すりガラスもしくは曇りガラス様)を呈し，透明感がみられない点が，大リンパ球との鑑別ポイントとなる(図9)．さらに細胞質にアズール顆粒や空胞を認めることがある．また，核クロマチン構造は比較的繊細で，核形は腎臓形，馬蹄形，凹凸のあるさ

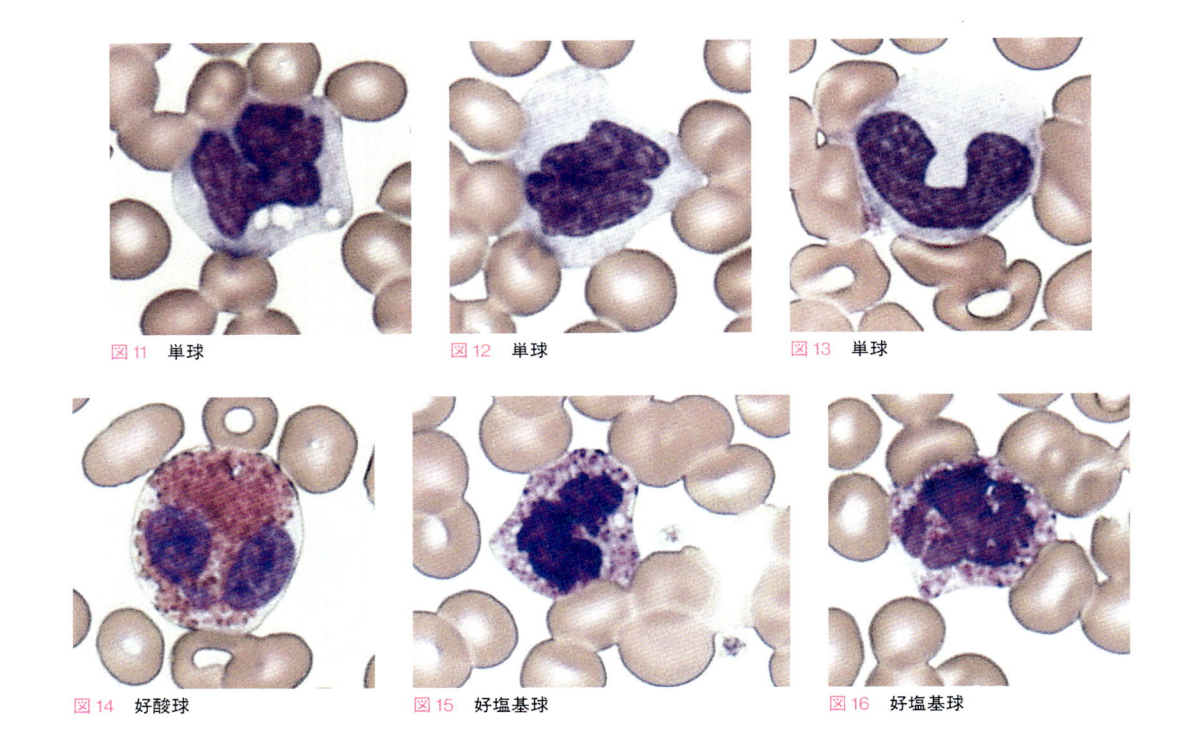

| 図11 単球 | 図12 単球 | 図13 単球 |
| 図14 好酸球 | 図15 好塩基球 | 図16 好塩基球 |

まざまな形態を示す．

7．好酸球(eosinophil)：図10右，図14

　細胞の大きさは13〜18μm，好中球よりやや大きく，細胞質に赤橙色を呈する粗大な好酸性顆粒を有する．顆粒は非水溶性で，一般的には核の上には認められない．核クロマチン構造は好中球と同様で，核形は2核で眼鏡状を呈することが多い．

8．好塩基球(basophil)：図15，16

　細胞の大きさは10〜15μm，核の上も含め細胞質全体に暗紫色の大小不同の粗大顆粒が不均一に分布している．粗大顆粒のため核クロマチン構造や核形は判別できず，顆粒は水溶性のためギムザ(Giemsa)染色では溶解しやすく，白く抜けて観察されることがある．

〈川田　勉〉

② 骨髄像観察時の留意点

1｜骨髄像の観察のポイント

　骨髄像の観察も基本的には，末梢血と同様で，さらに以下の点に留意する必要がある．
(1) 塗抹標本を作製する際の検体採取は，抗凝固薬を使用せずに行うことを基本としている．抗凝固薬を用いることにより形態や染色態度が微妙に変化するといわれている．
(2) 有核細胞の分類は，高倍率(1,000倍)で行い，2人の検査者が，500個(計1,000個)観察することが望ましい．
(3) 標本の観察は骨髄穿刺を施行した理由・目的を考慮し，標本全体(特に引き終わり)を注意深く観察する．
(4) 細胞の成熟移行期に注意し，一定の基準を持って鑑別する．

2 | 骨髄像

骨髄には，末梢血にみられる赤血球，白血球，血小板の未熟な細胞が存在し，分化・成熟を繰り返している．ここでは顆粒球系細胞と赤芽球系細胞を中心に，成熟段階順に写真を示し解説を加える．

顆粒球系細胞

1．骨髄芽球（myeloblast）：図1（→），図2（→）

細胞の大きさは12～20 μm，細胞質は狭く，好塩基性で青色～濃青色を呈し，一般的にはアズール顆粒を認めない．核形は円形で，核クロマチン構造は繊細緻密で網の目状（砂場をホウキでならしたような）を呈する．核小体は1～数個，白く明るく抜けたように認められる．前赤芽球との鑑別ポイントは，細胞質の染色性（前赤芽球より淡い），核クロマチン構造（前赤芽球より繊細緻密），核小体（前赤芽球はやや濃い）の色調である．

2．前骨髄球（promyelocyte）：図3（→），図4（→）

細胞の大きさは16～25 μm，顆粒球系細胞のなかで最も大きく細胞質がやや豊富になる．細胞質には粗大なアズール顆粒が出現し，細胞質の染色性は塩基性がやや淡くなってくる．核形は円形～類円形を示し，核クロマチン構造は繊細網状で核小体を認める．図4は骨髄芽球に近い前骨髄球と考えられる．

3．好中性骨髄球（neutrophilic myelocyte）：図5（→），図6（→），図7（→），図8（→）

細胞の大きさは12～20 μm，前骨髄球より小さくなり，細胞質はさらに豊富になる．細胞質は成熟とともに好塩基性や粗大なアズール顆粒が減少し，微細な好中性顆粒が散在してくるため淡橙色に変わってくる．核クロマチン構造は繊細さが消失し，凝集傾向を示し核小体はみられない．図5は前骨髄球に近い骨髄球と考えられる．

4．好中性後骨髄球（neutrophilic metamyelocyte）：図7（→），図8（→）

細胞の大きさは12～18 μm，細胞質は微細な好中性顆粒を有し淡赤紫色を呈する．核形は腎臓形，馬蹄形を呈し骨髄球との鑑別のポイントは核に凹みができることである．核クロマチン構造は凝集が進み，一部粗大な結節が認められる．図8の細胞について，上から，骨髄球，後骨髄球，骨髄球と鑑別した．

5．好酸性骨髄球（eosinophilic myelocyte）：図8右下

細胞の大きさは16～23 μm，好中性骨髄球よりやや大きく，核形や核クロマチン構造は好中性骨髄球と類似し，細胞質に均一で大きな橙赤色の好酸性顆粒を有する．その後，好酸性後骨髄球，好酸性桿状核球，好酸性分葉核球と成熟し末梢血に出現する．

赤芽球系細胞

1．前赤芽球（proerythroblast）：図9, 10

細胞の大きさは14～24 μm，細胞質は極めて塩基性が強く，骨髄芽球より濃青色に染まる．核の周囲に数か所，好塩基性の弱い白く抜けてみえる部分がある．核形は円形で，核クロマチン構造は繊細で微細顆粒状である．核小体は，1～数個認められ，周囲に比べやや濃く染色される点は，骨髄芽球（白く明るく抜ける）と異なる点である．

2．塩基性赤芽球（basophilic erythroblast）：図11

細胞の大きさは12～18 μm，細胞質は好塩基性で濃青色を呈し，前赤芽球とほぼ同様である．核形は円形で，核クロマチン構造は凝集しやや粗大顆粒状となり，核小体は消失する．

3．多染性赤芽球（polychromatic erythroblast）：図12, 図13左

細胞の大きさは10～15 μm，細胞質は広く，ヘモグロビンの合成が始まり赤みを帯びてきて青灰色を呈する．核クロマチン構造は，さらに凝集し粗大化，塊状化が起こる．さらに核クロマチン凝集がいっそう進み，車軸状といわれる核形状を呈する．

4．正染性赤芽球（orthochromatic erythroblast）：図13右

細胞の大きさは8～12 μm，細胞質はわずかな多染性を残すだけで，周りの赤血球とほぼ同程度の色合いである．核クロマチンの構造は凝集が著しく，均一無構造の染色性を呈する．その後，脱核し網赤血球となる．

216　Ⅳ 血液像

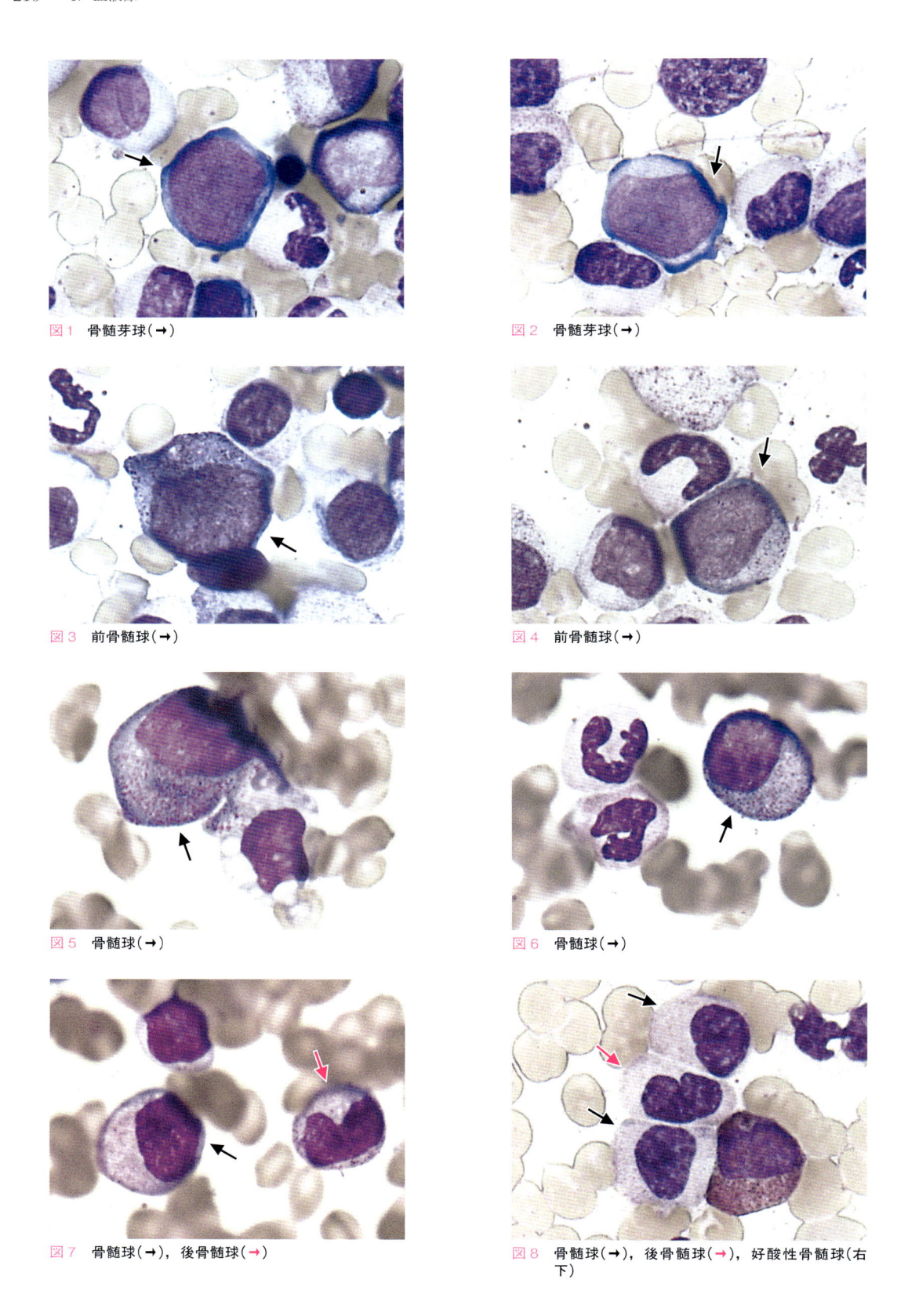

図1　骨髄芽球（→）

図2　骨髄芽球（→）

図3　前骨髄球（→）

図4　前骨髄球（→）

図5　骨髄球（→）

図6　骨髄球（→）

図7　骨髄球（→），後骨髄球（→）

図8　骨髄球（→），後骨髄球（→），好酸性骨髄球（右下）

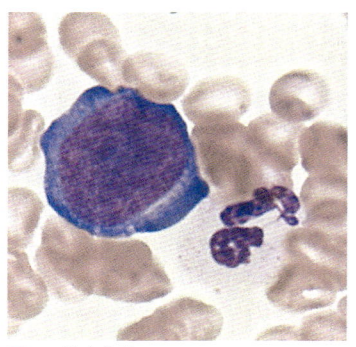

図9　前赤芽球 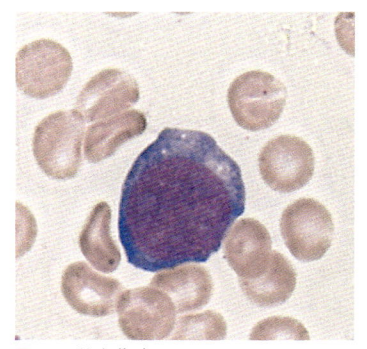　　　　　　図10　前赤芽球 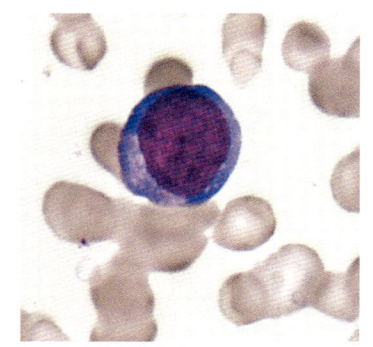　　　　　　図11　塩基性赤芽球

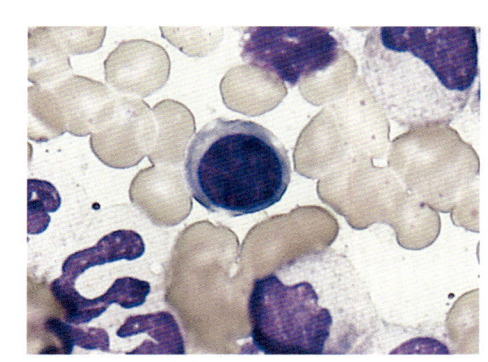

図12　多染性赤芽球 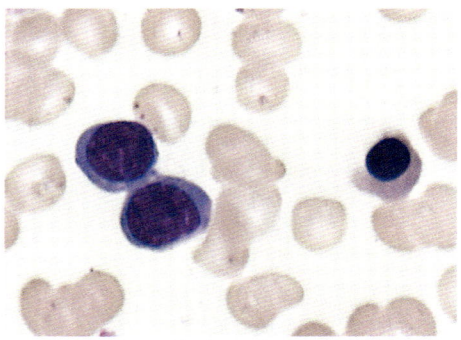　　　　図13　多染性赤芽球（左），正染性赤芽球（右）

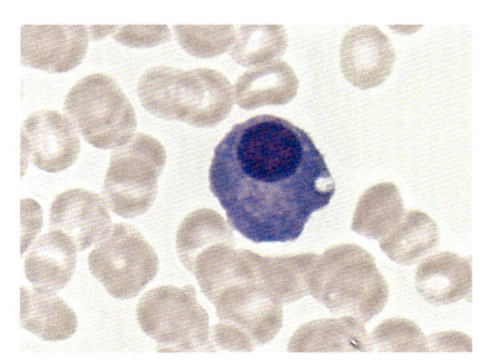

図14　形質細胞 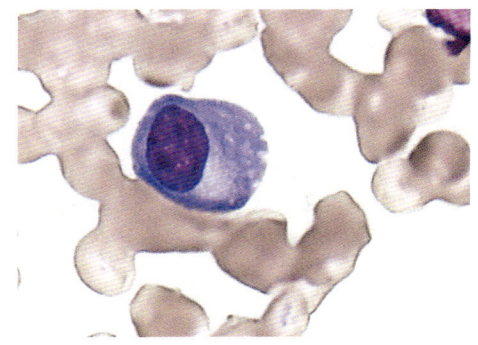　　　　　　図15　形質細胞

その他の細胞

1. 形質細胞(plasma cell)：図14, 15

　細胞の大きさは10〜20μm，B細胞が分化したもので免疫グロブリンを産生する細胞である．細胞質は濃青色に染まり，時に空胞を認めることがある．核形は比較的小さく，偏在しており核周明庭がみられゴルジ(Golgi)装置の活発性を示唆する．核クロマチン構造は凝集して集塊像を呈している．

2. 骨髄巨核球(megakaryocyte)：図16, 17

　細胞の大きさは50〜100μm，血小板を産生する細胞で，細胞質では紫赤色の顆粒が増加している．核は不整形で，核クロマチン構造は凝集している．細胞質が分離し血小板形成像が認められる（図16）．また図17は，血小板形成が終わった細胞と考えられ，細胞質がほとんどなく，裸核に近い状態である．

3. マクロファージ(macrophage)：図18, 19

　細胞の大きさは20〜100μm，異物を貪食する

図16　骨髄巨核球

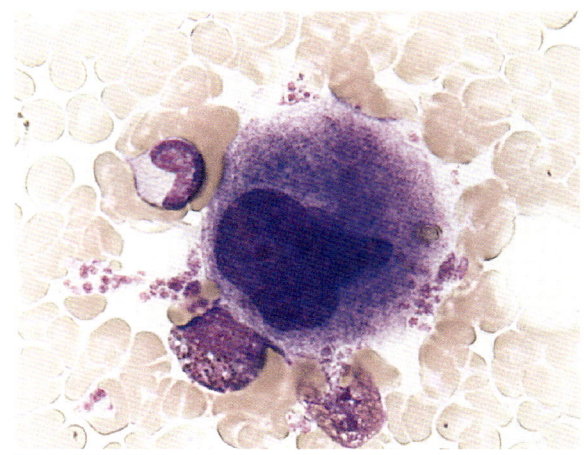

図17　骨髄巨核球（裸核）

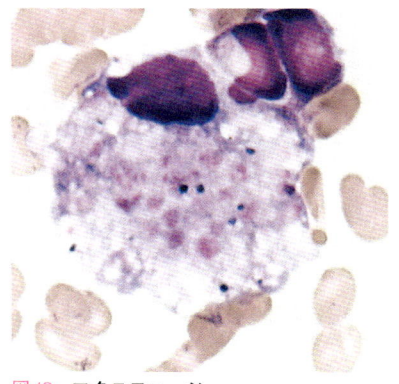

図18　マクロファージ

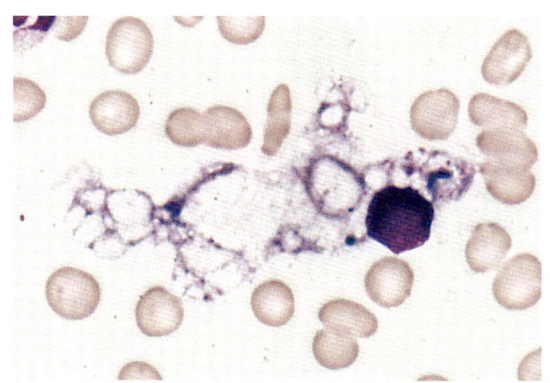

図19　マクロファージ

細胞で，細胞質は淡青色で境界は不明瞭，細かいアズール顆粒を認める．核は円形〜類円形を示し，核クロマチン構造は繊細網状で，時にスポンジ様を呈し，核小体を認めることがある．図18は血小板の貪食像を認める．

（川田　勉）

文　献

1　末梢血液像観察時の留意点
- 東海大学医学部付属病院中央臨床検査センター血液検査室：イラストと写真で見る血液細胞の実践的読み方　血液細胞アトラス-1．東海大学出版会，2000
- 日野志郎：臨床検査講座15-血液学　第4版．医歯薬出版，1985
- 三輪史朗，渡辺陽之輔：血液細胞アトラス　第4版．文光堂，1999
- 平野正美，勝田逸郎，井野晶夫，他：ビジュアル臨床血液形態学．南江堂，2001

2　骨髄像観察時の留意点
- 東海大学医学部付属病院中央臨床検査センター血液検査室：イラストと写真で見る血液細胞の実践的読み方　血液細胞アトラス-1．東海大学出版会，2000
- 日野志郎：臨床検査講座15-血液学　第4版．医歯薬出版，1985
- 三輪史朗，渡辺陽之輔：血液細胞アトラス　第4版．文光堂，1999
- 平野正美，勝田逸郎，井野晶夫，他：ビジュアル臨床血液形態学．南江堂，2001

5 異常血液像 (造血器腫瘍を除く)

はじめに

一般的に形態学は一目でわかるといわれることが多い．言い換えれば，血液形態検査に十分な経験のある医師，臨床検査技師が形態の変化を認めることで，診断が可能になったり，その他多くの有用な所見がすぐに得られると考えられている．しかし，形態検査は主観が入り込む余地が多く，再現性が悪い検査の1つでもある．すなわち，経験が乏しいために所見を見逃したり，あるいは経験が豊富なあまり読み過ぎたりする傾向がある．また，形態の変化を観察者から診療の現場に報告されるときに適切な用語を用いないために生じる誤解もあり，その結果，誤診に結びつくときがある．

本項では末梢血塗抹標本で出現頻度の比較的高い形態異常を図で示すとともに，血球形態の異常のとらえ方，考え方，そして誤解のない報告の仕方を述べる．現在，血球形態検査の標準化については日本検査血液学会で標準化作業が行われ，その成果が学会のホームページ (http://www.jslh.com/) で公開されている．ぜひ実際の血液像の観察を行うときに参考にして，わが国全体の血球形態の認識，報告を標準化していただきたいと考えている．

1 観察の基本

血球形態の観察には，標本の作製，染色が必須である．また，正常血液形態の観察に十分な経験があることが前提条件である．これらについてはIV-4「健常者の血液像」(211頁)に記載されているので参照されたい．

1. 観察方法

さて，異常血液像を観察するには適切に作製された標本を，まず弱拡大(筆者は対物4倍あるいは5倍，接眼10倍の40～50倍)で全体を観察する．その後，拡大率を上げ，中拡大(対物20倍あるいは40倍，接眼10倍)で観察に最適な標本の場所を塗抹方向と直角に何回か走査し，全体の細胞の分布，数などの確認を行った後，強拡大(対物100倍，接眼10倍)で細胞の形態を観察している．

2. 弱拡大・中拡大での確認の原則

末梢血の血液細胞は，分化・成熟をきたした血液中の最終細胞である．好中球，単球はその後組織中に遊走し細胞本来の機能を果たすことになる．形態異常をきたす細胞も，この分化・成熟のいずれかの過程にあることを念頭に置き，全体を観察することで，全体の細胞の変動相を把握することが重要である．異常を確認するときに1つひとつの細胞の形態変化でなく，変動相の変化としてとらえることが重要である．例えば，異型リンパ球が多数出現する病態では，異型リンパ球は種々の形態をとるため，全体の変動相を理解しないとリンパ球と異型リンパ球の細胞分類が正確に行えないことがある．

また，経験を積むことによって，この拡大率でも幼若細胞の出現の有無は確認可能である．

3. 強拡大での確認の原則

強拡大では細胞の細部の観察を行うが，見逃しのないように正しい順序の観察方法を身につける必要がある．すなわち，以下の順序で観察を行い，表現は以下の基準でなるべく客観的に行う．

(1) 細胞の大きさ：赤血球の大きさを基準にして，μmとして表現する．
(2) 細胞の形：円形，楕円形，不整形など
(3) 核/細胞質(N/C)比：図1に従い面積比とする．

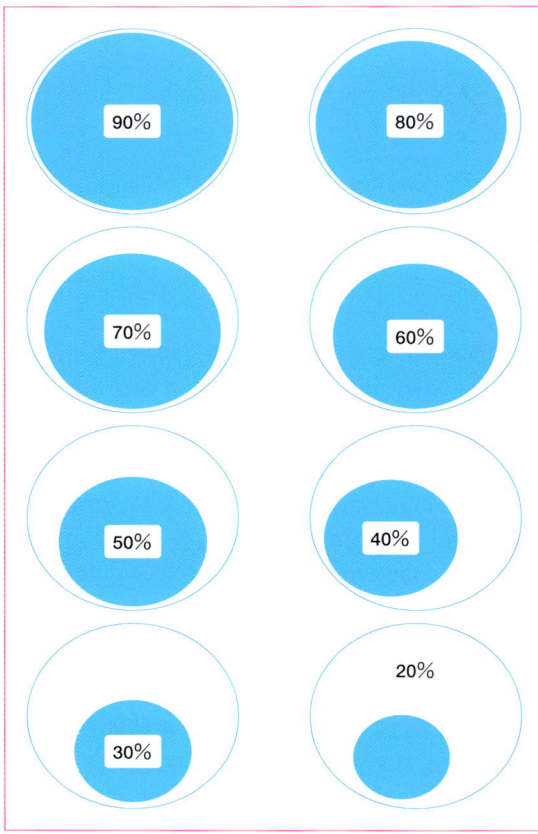

図1 N/C比の基準（面積比）

表1 塗抹標本からの白血球数の推定方法

認められる白血球数/400倍の視野	推定白血球（/μl）
2〜4個	4,000〜7,000
4〜6個	7,000〜10,000
6〜10個	10,000〜13,000
10〜20個	13,000〜18,000

*対物40倍，接眼10倍の400倍の視野で観察する場合．

（4）核の構造・形：核小体の有無，クロマチン構造（繊細，荒い），核の変形（有無，切れ込み），分葉の有無など
（5）細胞質の構造：顆粒の有無，顆粒の特徴（色，大きさ），その他の構造物の有無など

2│白血球系の異常

　白血球系の異常には数と分布の異常と形態の異常がある．数と分布の異常は血液一般検査で確認するが，表1に示すように塗抹標本上でも白血球数の大体の推定は可能である．末梢血で認められる5種類の白血球はそれぞれ機能を有しており，増加はその機能が必要とされることが推定され，逆に減少は機能低下が推定されることになる．それぞれの細胞の増加，減少を示すときの原因疾患を表2に示す．

　大体の数の確認を終了後，形態の観察を行うが，顆粒球系，単球系，リンパ球系それぞれ，細胞形態の強拡大での確認の原則に従って観察する．以下にそれぞれの細胞系列の代表的な形態異常と表現方法を示す．

1．顆粒球系の形態異常
1）細胞質の異常
　・デーレ（Döhle）小体（図2）
　・中毒顆粒（図3）
　・空胞（図4）

　それ以外に先天性の異常であるアルダー・ライリー（Alder-Reilly）異常やチェディアック・東（Chediak-Higashi）症候群では大型のアズール顆粒が認められる[1]．

2）核の異常
　・ペルゲル・フェット（Pelger-Huët）核異常（図5）
　・過分葉（図6）

2．単球系の形態異常

　通常，単球は血液内から組織に移行し，組織マクロファージに変化して機能を果たすと考えられている．血液内より組織にいるほうが長く，腫瘍性の形態変化以外には数の変化としてとらえられることが多い．稀に塗抹標本上で異物を貪食した単球を観察することがあるが，その他の形態変化がみられることは少ない．骨髄では血球貪食症候群（hemophagocytic syndrome；HPS）で種々の血液細胞を貪食したマクロファージが観察される（図7，8）．

3．リンパ球系の形態異常

　リンパ球の腫瘍性形態変化以外のものは，ウイルス感染などでトランスフォームしたと考えられている異型リンパ球である．図9に典型的な異型リンパ球を示すが，前述したようにトランスフォームの過程で種々の形態変化をとり，正常リンパ球との鑑別は難しい．そのため日本検査血液学会の血液形態標準化小委員会では鑑別の検討を

表2　各種白血球の増加，減少を示すときの原因疾患

顆粒球	好中球	増加	・生理的増加：新生児，妊娠，ストレスなど ・感染症：細菌，真菌，リケッチアなど ・炎症，組織壊死：心筋梗塞，悪性腫瘍，外傷など ・代謝障害：糖尿病性アシドーシス，尿毒症など ・薬剤：副腎皮質ホルモン，ジギタリスなど ・血液疾患：慢性骨髄増殖性疾患(CMLなど)
		減少	・感染症；チフス，パラチフス，ウイルスなど ・強度の感染症：特に高齢者など ・血液疾患：再生不良性貧血，悪性貧血，急性白血病，骨髄異形成症候群(MDS)など ・骨髄抑制：放射線治療，抗腫瘍薬治療など ・貯蔵異常：脾機能亢進症(肝硬変症)など
	好酸球	増加	・アレルギー反応：喘息，アトピー性皮膚炎など ・皮膚疾患：天疱瘡など ・感染症：寄生虫(特に組織内に迷入したもの)など ・膠原病：リウマチ様関節炎，結節性動脈周囲炎など ・悪性腫瘍：転移を伴ったもの，放射線治療後など ・血液疾患：悪性リンパ腫，慢性骨髄増殖性疾患など ・その他：PIE(pulmonary infiltration of eosinophilia)など
		減少	・内分泌疾患：Cushing症候群 ・薬剤：アドレナリン，ACTH
	好塩基球	増加	・感染症：水痘など ・血液疾患：慢性骨髄性白血病，肥満細胞症など ・内分泌疾患：甲状腺機能低下症
リンパ球		増加	・生理的：生後から，4〜5歳まで ・感染症：ウイルス感染症(異型リンパ球の出現も伴う) ・血液疾患：慢性リンパ性白血病(CLL)など ・薬剤：サルファ剤過敏症など
		減少	・先天性免疫不全症：Burton型無免疫グロブリン血症，Di George症候群，重症複合型(Swiss型)など ・後天性免疫不全症：AIDSなど ・自己免疫疾患：SLEなど ・薬剤：抗腫瘍剤，副腎皮質ホルモン剤など ・漏出：消化管からの漏出
単球		増加	・感染症：原虫，ブルセラ症，結核など ・血液疾患：慢性骨髄単球性白血病など ・消化器疾患：潰瘍性大腸炎など ・脂質蓄積疾患：Gaucher病，Niemann-Pick病 ・骨髄抑制からの回復期
		減少	・薬剤：副腎皮質ホルモン剤

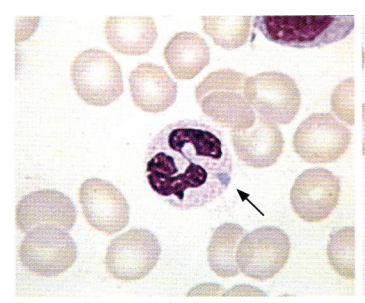

図2　デーレ小体(→)
細胞質の一部が青色，あるいは淡青色に染まる．感染症などで認められる．先天的な異常であるメイ・ヘグリン(May-Hegglin)異常ではデーレ小体に似た青色の封入体とともに巨大血小板を認める．

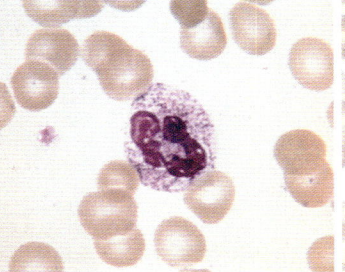

図3　中毒顆粒
青紫色に染まる比較的大きな顆粒である．感染症などでデーレ小体とともに認められることが多い．

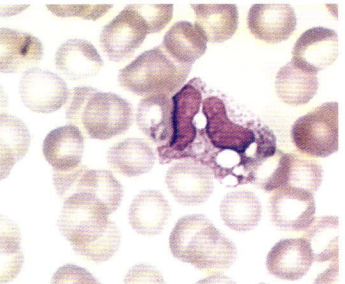

図4　空胞
感染症などで認められることがある．この図は先天性の脂質代謝障害のジョーダン(Jordan)異常で認められた大きな空胞である．

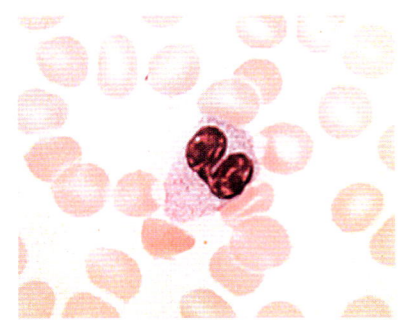

図5 ペルゲル核異常
ペルゲル核異常は先天性のものと，骨髄異形成症候群 (myelodysplastic syndrome, MDS) で認められる腫瘍性の形態変化がある．先天性の発生頻度は6,000人に1人といわれている[1]．本図は好中球であるが，好酸球，好塩基球も1～2分葉にとどまり，核の形は図に示すようにレイバンサングラス様の形態を示す．

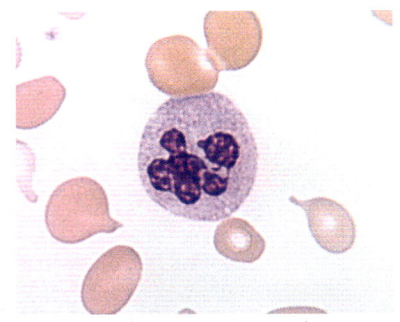

図6 過分葉 (Hypersegmentation)
5分葉以上を過分葉とする．巨赤芽球性貧血で認められる．巨赤芽球性貧血では診断的感度・特異度とも高く，有用な所見である[2]．また，骨髄異形成症候群でも認められる．

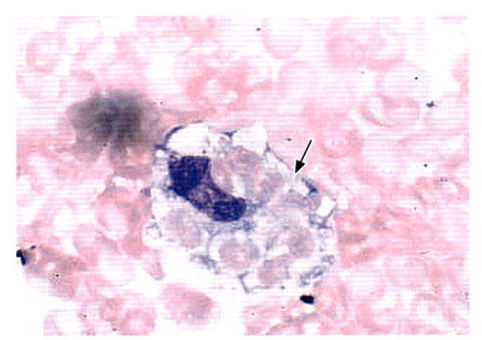

図7 赤血球を貪食したマクロファージ (→)(骨髄)

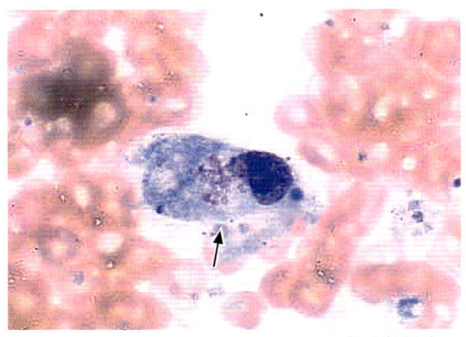

図8 血小板を貪食したマクロファージ (→)(骨髄)

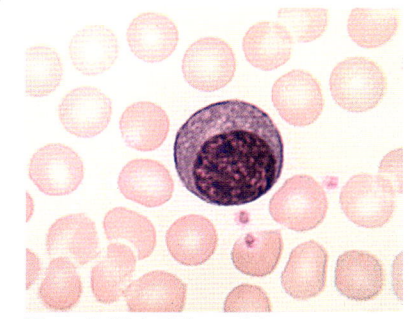

図9 典型的な異型リンパ球

表3 リンパ球，異型リンパ球の鑑別

細胞の分類，鑑別に当たって，標本全体を弱拡大で観察し，その標本における細胞の分化・成熟の概要を理解したうえで行う
　名称はリンパ球，異型リンパ球とする
　リンパ球
　　直径9～16μmで，細胞質は比較的広いものから狭いものまである
　　色調は淡青色から青色を呈する．なお，アズール顆粒を認める場合がある．核は類円形で，核クロマチンは集塊を形成しクロマチン構造が明らかでない
　異型リンパ球
　　直径16μm (赤血球直径のおおよそ2倍程度) 以上で細胞質は比較的広い
　　色調はリンパ球に比較し好塩基性 (青色) が強い．なお，アズール顆粒，空胞を認める場合がある
　　核は類円形，時に変形を呈する．核クロマチンは濃縮しているが，リンパ球に近いものからパラクロマチンの認められるものまである．核小体が認められるものもある
　　判定が困難な場合はリンパ球との相違点を記載する
　異常な形態を示すリンパ球について
　　「分類不能細胞」として，形態の記述をする

〔文献3，日本検査血液学会ホームページ (http://www.jslh.com/) より引用〕

行い**表3**のような鑑別案を作成した[3]．また，学会のホームページ (http://www.jslh.com/) で検討に用いた細胞の写真，鑑別点などを公開している．

鑑別のポイントは，異型リンパ球はリンパ球に比べ大型で，細胞質が好塩基性に強く染まることである．

4．白血球形態異常の報告の仕方

白血球形態異常の報告は，1つの細胞がこのような変化を示したからといって行うわけではない．例えば，旧 NCCLS(National Committee for Clinical Laboratory Standards)の基準では，異型リンパ球は正常人でも6％までは認められるとしている[4]．現在，わが国での統一された基準はまだないが，私見として，それぞれの変化がその形態変化をきたす細胞系列において3％を超えた場合に報告してはどうかと考えている．今後，日本検査血液学会の血球形態標準化小委員会で検討を行い，案を作成する必要があると考えている．それまでは各施設で何％認められたら陽性と判断するかを，観察する臨床検査技師の間で統一し，医師からの問い合わせがあったときには基準を伝えるのがよいと考える．

3 赤血球系の異常

赤血球の異常には大きく分けて分布の異常，形態の異常，染色性の異常，封入体に分けられる．分布の異常は弱拡大〜中拡大で確認し，形態，染色性，封入体の確認は強拡大で観察する．

1．分布の異常

赤血球の分布の異常には連銭形成と凝集がある．

1）連銭形成（図10）

連銭形成は，免疫グロブリンが増加したり，アルブミンが減少すると起こる．その機序は，赤血球は表面に陰性荷電(ゼータ電位)をしているためお互いに反発し合って凝集は起こらないが，陽性荷電の物質(免疫グロブリンやフィブリノゲン)が増加したり，陰性荷電(アルブミン)の物質が減少したりすると，電荷の最も大きい平面同士で接着してつながり，標本上で連銭形成として観察されるのである．採血した抗凝固薬を加えた血液では，その中で連銭形成が起こるため赤沈は亢進する．

免疫グロブリンの増加には大きく分けて多クローン性の増加と単クローン性の増加があるが，いずれの増加でも観察される．

2）凝集（図11）

凝集は寒冷凝集素による凝集が代表的なもので

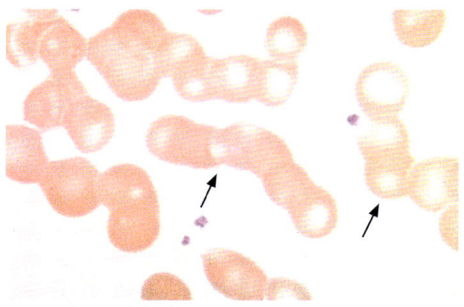

図10 連銭形成（→）
単クローン性の高免疫グロブリン血症をきたす代表的病態である多発性骨髄腫の患者に認められた連銭形成である．

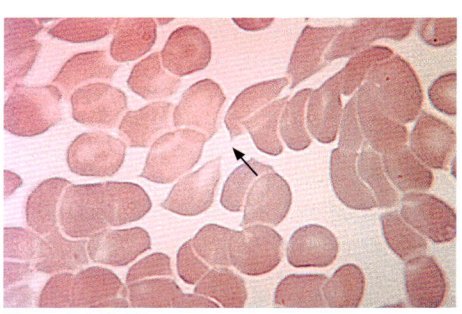

図11 赤血球凝集
寒冷凝集素症の患者に認められた凝集像である．塗抹するときに凝集した赤血球同士が引っ張られ，細い赤血球膜だけでつながっているように見える場所がある．このような形態変化を fusiform red cell（→）と呼ぶ．凝集のみでなく，この所見も重要である．

ある．免疫グロブリン(主にIgM)が赤血球同士を結合させ，大小不同の凝集塊を形成する．塗抹標本を作製するときの人工産物として赤血球の変形が認められることがある．

2．大きさ・形態の異常

赤血球形態の異常には遺伝性の形態異常と疾病に伴う形態の異常がある．疾病に伴う形態の異常には遺伝性の形態異常に類似する変化を示すものもあるので注意が必要である．この形態の異常の表現方法は日本検査血液学会の血球形態標準化小委員会で作成した案[3]があるので，それに従って分類，表現することをお勧めする．

異常赤血球の形態を図12に，その判定・表現基準を表4に示す．

遺伝性に赤血球形態異常を示す場合は，観察される赤血球の大部分が同様の形態を示すことが特徴である．わが国で認められる頻度の最も高いのは遺伝性球状赤血球症で，次に遺伝性楕円赤血球

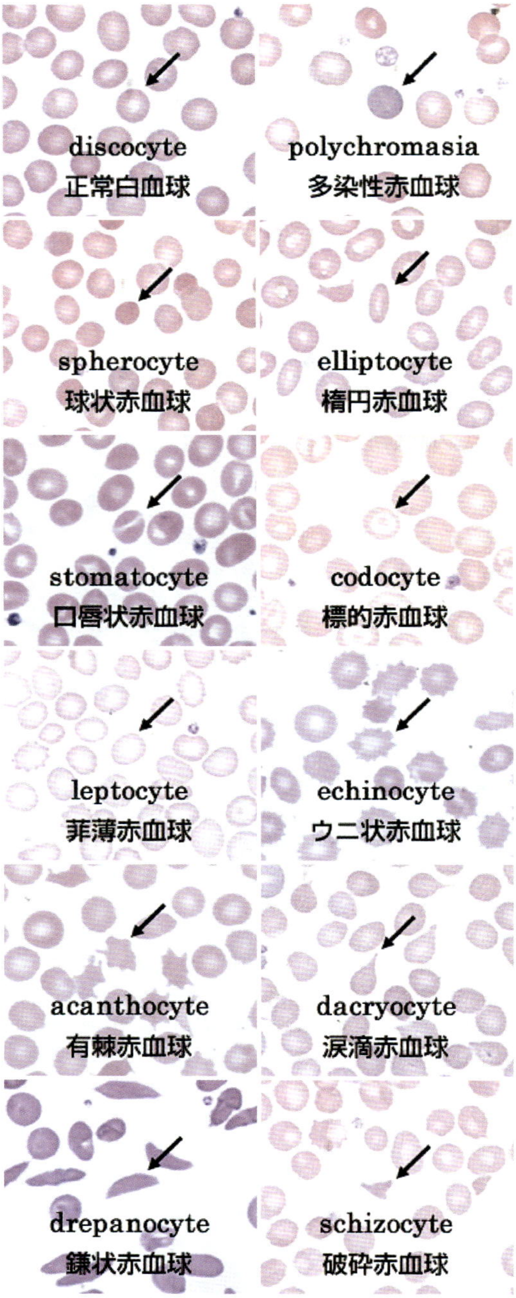

3. 染色性の異常

染色性の異常には高色素性，低色素性，多染性がある．

1）高色素性（図13）

赤血球の中央淡明（central pallor：中央の薄く染まる部分）の厚さが増し，濃く染まることを示す．赤血球指数ではMCH（mean corpuscular hemoglobin）の増加を伴う．遺伝性球状赤血球症や巨赤芽球性貧血などで認められる．

2）低色素性（図14）

赤血球の中央淡明の拡大として認められる．赤血球指数ではMCH，MCHC（mean corpuscular hemoglobin concentration）の低下を伴う．

3）多染性（図12，多染性参照）

網赤血球はRNAを含むために少し青みがかって染まる．このことを多染性と表現する．

4. 封入体

普通塗抹標本で観察できる赤血球封入体には以下のものがある．

1）好塩基性斑点（basophilic stippling）（図15）

青色の小顆粒として認められる．RNA（リボゾーム）の凝集したものとされている．鉛をはじめとする重金属中毒などで高頻度に認められる．その他にも種々の貧血で認められるが，頻度は高くない．

2）ジョリー小体（Howell Jolly body）（図13）

DNAを含む核の遺残物である．摘脾後や巨赤芽球性貧血，骨髄異形成症候群など赤血球形成異常のある病態で認められることが多い．

3）カボット環（Cabot ring）（図16）

赤紫色に染まる細い糸状の物質で，リング状，時には8の字状になるときもある．出現頻度は低く，起源も明らかではないが，核分裂の際の紡錘糸の残存ではないかといわれている．

4）パッペンハイマー小体（Pappenheimer body）

鉄染色で認められるハインツ小体（Heinz body）と同様なものと考えられている．通常は非ヘム鉄は普通染色では染まらないが，稀に蛋白などと複合体を作り染色されるものを呼ぶ．出現頻度は稀である．

図12 異常赤血球形態とその表現，用語
〔日本検査血液学会ホームページ（http://www.jslh.com/）より転載〕

症である．その次にサラセミアがあるが，稀である．いずれも図12に示した血球形態を示す赤血球が大部分を占めるのが特徴である．遺伝性楕円赤血球症は溶血性貧血を示さない症例も多い．

表4 赤血球形態異常の表現方法

1) 赤血球形態の観察に際しては，弱拡大，中拡大で標本全体を観察し，全体の赤血球形態の変化を理解したうえで強拡大（1,000倍）で観察し，アトラスに示した典型的な形態変化を記載する
   ただし，典型的でない赤血球形態変化を示すものは other poikilocyte（他の奇形赤血球）として一括記載する
2) anisocytosis（大小不同）の定義は「正常赤血球の直径の変動幅（8±1μm）を超えた赤血球が1視野の30％を超えたとき」とする
   判定結果の表現方法は，（＋），（－）とする
   ただし，一度は観察する顕微鏡にマイクロメーターを装着し，赤血球の直径を確認することが望ましい
3) polychromasia（多染性）の定義は「青みがかった赤血球」とし，その判定境界はアトラスに従う
4) poikilocyte（奇形赤血球）の定義は「種々の不整形を示す赤血球の総称」とし，表現方法は以下の通りとする．その判定境界はアトラスに従う
   アトラスによる判定境界は日本検査血液学会，標準化委員会，血液形態検査標準化小委員会委員のうち70％以上の委員が同意した poikilocyte とした
5) 奇形を示す赤血球の視野に占める割合と表現方法

異常を示す赤血球の比率(%)	表現方法
0～3％ 未満	－
3％ 以上～10％ 未満	1+
10％ 以上～20％ 未満	2+
20％ 以上	3+

ただし，spherocyte（球状赤血球）と schizocyte（破砕赤血球），dacryocyte（涙的赤血球）については出現比率が低くても臨床的重要性は高いので以下の基準とする

異常を示す赤血球の比率(%)	表現方法
0～1％ 未満	－
1％ 以上～3％ 未満	1+
3％ 以上～10％ 未満	2+
10％ 以上	3+

なお，必要によっては赤血球に対する poikilocyte（奇形赤血球）の比率を実際に算定する〔赤血球100中の poikilocyte（奇形赤血球）として％で求める〕

〔日本検査血液学会ホームページ（http://www.jslh.com/）より引用〕

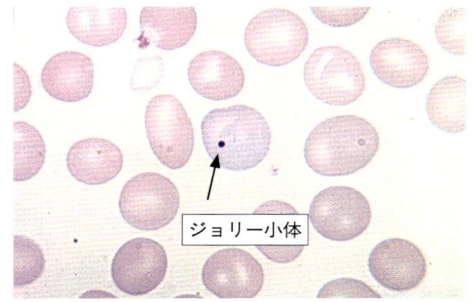

図13 高色素性赤血球
巨赤芽球性貧血で認められた高色素性赤血球である．中心淡明（central pallor）が少なくなっている．

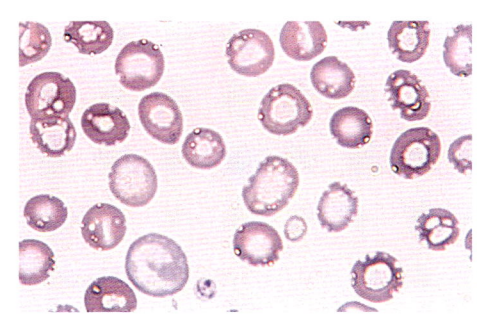

図14 低色素性赤血球
鉄欠乏性貧血で認められた低色素性赤血球である．中心淡明が拡大している．貧血が強く標本の乾燥が悪いため赤血球周囲が不規則になっているものがある．

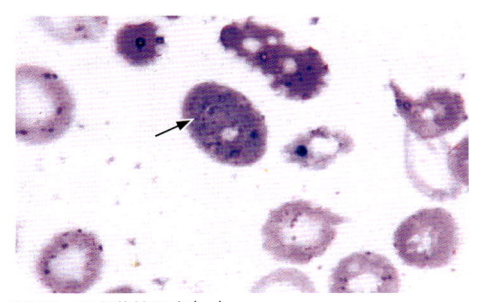

図15 好塩基性斑点（→）
強い貧血患者に認められた好塩基性斑点である．

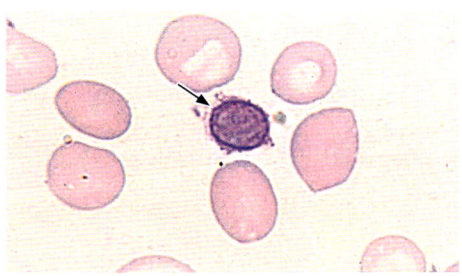

図16 カボット環（→）

5）マラリア（図17）

赤血球内に寄生する原虫であるが，これが確認できれば診断は確定し治療を開始できる．診断的価値の極めて高いものである．

マラリアには三日熱マラリア（*Plasmodium vivax*），熱帯熱マラリア（*P. falciparum*），四日熱マラリア（*P. malariae*），卵形マラリア（*P. ovale*）の3種類がある．

5．赤血球形態異常の報告の仕方

赤血球形態の報告の仕方は表4の日本検査血液学会が提案する赤血球形態の表現方法に沿って行うのがよいと考える．比率の換算であるが，破砕赤血球，球状赤血球などカウンターを用いて算定する必要のある場合もある．しかし，通常の観察では1,000倍の1視野には赤血球は約250～300弱観察されるので，3個認められたら1％と概算するのがよい．すなわち，10個で約3％，30個程度で約10％となる．

4｜血小板系の異常

血小板系の異常には数の異常，分布の異常，形態の異常がある．抗凝固薬を使用して採血した血液を使用して自動血球計数器で白血球数，赤血球数，血小板数を測定したときに正しく測定されない可能性が最も高いのが血小板数である．特に血小板数が低下しているときには血液塗抹標本で必ず血小板数を確認する必要がある．対物100倍，接眼10倍の1,000倍の視野で観察することにより大体の血小板数を推定することが可能である．血小板数の推定方法を表5に示す．

表5　塗抹標本からの血小板数推定法

1,000倍の視野で1視野に認められた血小板数を10視野合計した個数を2,000倍すると，おおよその血小板数（/μl）となる
（Plt-1＋Plt-2＋…＋Plt-10）×2,000＝推定血小板数（/μl）

＊対物100倍，接眼10倍の1,000倍の視野で観察する場合．
＊＊Plt-1，Plt-2…Plt-10：1視野ずつの血小板数．

1．血小板数の異常

血小板数が減少，増加する病態・疾患は本稿の目的ではないが，血小板が原因の出血傾向のほとんどは血小板数減少に起因することが多い．表6にそれぞれの代表的な疾患を示す．血小板数と出血との関連の判断の目安は難しいが，一般的に2万/μl以下では大出血の可能性があり，80～100万/μl以上では腫瘍性の血小板数増加である本態性血小板血症の可能性が高いとされている．

2．血小板分布の異常

エチレンジアミン四酢酸（ethylenediamine-tetra acetic acid；EDTA）を加えた血液中では血小板は凝集を示すことはないが，稀に強い凝集をきたし，大きな凝集塊を形成することがある．自動血球計数器ではこのため正確に血小板数が測定できず，血小板数の低下として認められる．これをEDTAによる偽性血小板減少症と呼ぶ．この原因は，①EDTA依存の汎凝集素，②EDTAの存在下で作用する寒冷凝集素などで，EDTAの存在下で活性化されるIgG，IgM，時にはIgAなどの抗血小板抗体（様）による現象ではないかと推定されている[5]．図18にEDTAによる偽性血小板減少症で認められた血小板凝集塊を示す．これと同様の機序で血小板が好中球を主とする白血球の周囲に付着して血小板が正確に測定されないときがある．これを血小板衛星現象と呼ぶ（図19）．本現象でも偽性血小板減少症をきたす．

3．血小板形態の異常

光学顕微鏡での観察では血小板は2～4μmの大きさであり，細部の構造の確認は困難である．塗抹標本から確認できる異常としては大きさの異常，顆粒の異常程度である．

1）血小板の大きさの異常

血小板の大きさの表現としては直径が5μm以上を大型血小板と呼び，8～10μmを超えた血小板を巨大血小板と呼ぶ[6]．

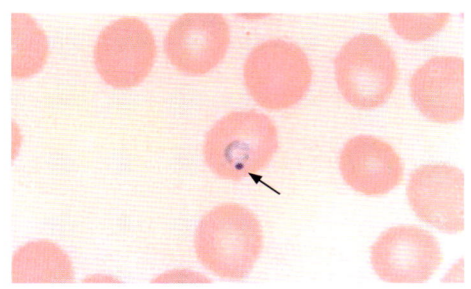

図17　マラリア
インドから帰国後発症した3日熱マラリアの症例である．ルビーの指輪のような形態をしたマラリア原虫が認められる（→）．

表6　血小板数の増加・減少を示す疾患

減少	産生の低下	・再生不良性貧血，急性白血病，巨赤芽球性貧血，無巨赤芽球性血小板減少症，骨髄線維症 ・放射線照射 ・抗腫瘍薬投与
	破壊・消費の亢進	免疫性：特発性血小板減少性紫斑病(ITP)，Evans症候群，SLE，薬剤起因性
		機械的：播種性血管内凝固症候群(DIC)，血栓性血小板減少性紫斑病(TTP)，溶血性尿毒症症候群(HUS)
	分布の異常	・肝硬変症(脾機能亢進相)
増加	腫瘍性	・原発性血小板症，真性多血症，慢性骨髄性白血病(CML)
	反応性	・慢性炎症 ・急性炎症の回復期 ・急性出血後 ・鉄欠乏性貧血(初期) ・悪性腫瘍 ・摘脾後 ・骨髄線維症 ・その他

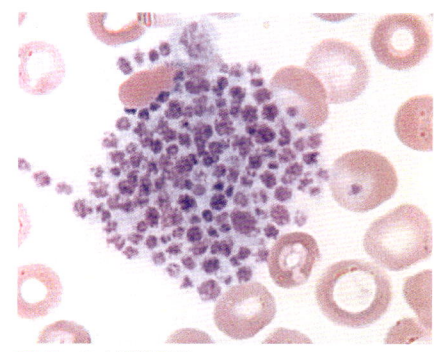

図18　血小板凝集塊
EDTAによる偽性血小板減少症で認められた血小板の巨大凝集塊である．

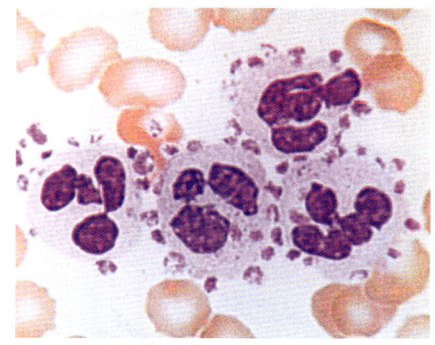

図19　血小板衛星現象
好中球の周囲に血小板が付着している．

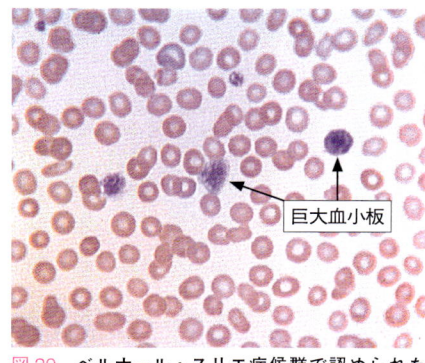

図20　ベルナール・スリエ症候群で認められた大型〜巨大血小板

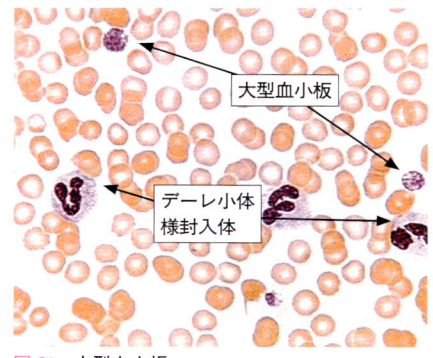

図21　大型血小板
メイ・ヘグリン異常で認められた大型血小板と好中球に認められたデーレ小体様封入体．

　大型の血小板を認める代表的な疾患には先天性の疾患としてメイ・ヘグリン(May-Hegglin)異常，ベルナール・スリエ(Bernard-Soulier)症候群(図20)がある．メイ・ヘグリン異常では大型の血小板と図2に示したようなデーレ小体様の封入体を認めることが特徴である(図21)．後天性の疾患としては骨髄異形成症候群，特発性血小板減少性紫斑病(idiopathic thrombocytopenic purpura；ITP)などがある．また，慢性骨髄増殖性疾患である本態性血小板血症，慢性骨髄性白血病，真性多血症でも認められる．一方，小型の血小板が認められる先天性の疾患としてウィス

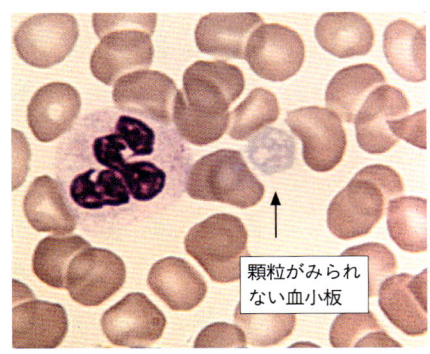

図22 血小板内顆粒欠損
gray platelet症候群で認められた顆粒が見られない血小板．血小板数の減少も伴っていた．

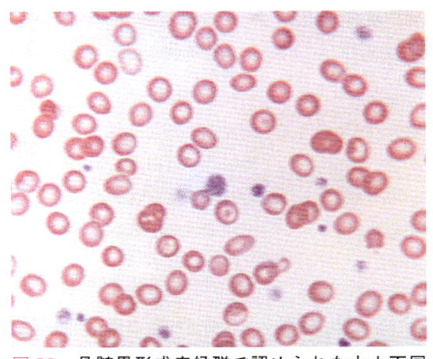

図23 骨髄異形成症候群で認められた大小不同で顆粒の乏しい血小板

コット・オールドリッチ（Wiskott-Aldrich）症候群がある．

2）顆粒の異常

　光学顕微鏡で観察可能な血小板内の顆粒欠損は先天的な疾患として gray platelet 症候群がある（図22）．また，血小板抗体が結合することによって in vitro で脱顆粒して顆粒が消失することもある[5]．後天性の疾患としては骨髄異形成症候群では種々の血小板形態の異常を認めるが，その中に顆粒の形成不全により血小板内の顆粒が欠損していることがある（図23）．

4．血小板形態異常の報告の仕方

　血小板に上記のような形態異常が認められたときは，白血球，赤血球と同様に1つに異常が認められたからといって報告すべきではない．赤血球のようにまだ明確に決められた基準はないので，各施設で血小板の何％程度に認められたときに報告するかを決めておくのが望ましい．私見として10％程度の血小板が同一の形態異常をきたしたときに報告するのが望ましいと考える．

　　　　　　　　　　　　　　　　　（土屋　達行）

文　献

1) 三輪史朗，青木延雄，柴田　昭(編)：血液病学 第2版．文光堂，1995
2) 日本検査血液学会(編)：スタンダード血液学．医歯薬出版，2003
3) 土屋達行：血球形態標準化とその過程．臨床病理レビュー142(特集号)：153-161，2009
4) NCCLS Document H20-A Vol.12 No.1 March 1992
5) 一井しず子，土屋達行：Q&A 偽性血小板減少について．Medical Technology　20：1219-1220，1992
6) 安藤秀実，一井しず子，土屋達行：巨大血小板が出現したときの対処方法．検査と技術35：360-361，2007

6 造血器腫瘍の WHO 分類

1 FAB から WHO 分類へ

1 FAB 分類の意義と限界

　造血器腫瘍は大きく白血病と悪性リンパ腫に分けられるが，いずれも造血幹細胞から分化する血液細胞の腫瘍である．その疾患分類は造血器腫瘍の診療に携わるものの共通の土俵として，診断・治療の比較・標準化において極めて重要なものである．

　この観点で，これまで急性白血病（表1），さらには骨髄異形成症の分類の中心は長らく FAB（French-American-British）分類であった．1975年に発表されたこの分類は形態学中心の分類であり，容易に活用でき，その臨床的有用性は広く認められてきた．しかし，その後，爆発的といってよいほどに分子細胞生物学的手法を用いた造血器腫瘍細胞の性状解析に関する研究が進んだ．その成果は，当然ながら当初の FAB 分類には反映されていない．その後の FAB 分類の改訂では，細胞表面マーカー，電顕所見などが加わったが，形態学中心の FAB 分類の理念からくる限界もあり，病因に基づいた新しい白血病分類法が望まれていた．

　悪性リンパ腫の分類については，過去に何回かの分類の変遷を経た後，遺伝子変異を取り込んだ REAL（Revised European American Lymphoma）分類が1994年に提唱されていた．この REAL 分類が発展・拡大し，21世紀の造血器腫瘍全般の分類として WHO 分類が提唱されたのが1999年であり，2001年に「WHO Classification of Tumours」の中の「Pathology and genetics；Tumours of haematopoietic and lymphoid tissues」として出版された（WHO 分類 第3版）[1]．腫瘍細胞の起源に基づき，従来からの形態学的分類と遺伝子学的分類を統合する形でなされたものであり，FAB 分類の限界を克服したものといえる．

　この WHO 分類は，最新の分子細胞生物学的研究の成果を反映し，ヒト造血組織・リンパ組織に発生するすべての腫瘍は遺伝子変異に基づくことを理念としている．そして，細胞起源を同定するための先端的検査情報（免疫マーカー，遺伝子検査，染色体検査），患者背景，異形成も組み込んだ，疾患本態に根ざした包括的分類であると考えられる．ただ，この新分類においても，造血器腫瘍の臨床における形態学の重要性が低下するも

表1　FAB 分類における急性白血病

1. 急性骨髄性白血病（AML）：芽球の3％以上が光顕ミエロペルオキシダーゼ（MPO）陽性．ただし，M0，M5a，M7 は除く
   - M0：微分化型骨髄芽球性白血病
   - M1：未分化型骨髄芽球性白血病
   - M2：分化型骨髄芽球性白血病
   - M3：前骨髄球性白血病
   - M3v：M3 variant form
   - M4：骨髄単球性白血病
   - M4Eo：M4 with abnormal eosinophilia
   - M5a：未分化型単球性白血病
   - M5b：分化型単球性白血病
   - M6：赤白血病
   - M7：巨核芽球性白血病
2. 急性リンパ性白血病（ALL）：光顕 MPO 陽性芽球は3％未満である
   - L1：小型リンパ芽球
   - L2：リンパ芽球
   - L3：バーキット（Burkitt）型リンパ芽球

表2 WHO分類第3版(2001年)：造血・リンパ組織の腫瘍（tumours of haematopoietic and lymphoid tissue）

1. 慢性骨髄増殖性疾患(chronic myeloproliferative diseases)
2. 骨髄異形成/骨髄増殖性疾患(myelodysplastic/myeloproliferative diseases)
3. 骨髄異形成症候群(myelodysplastic syndromes；MDS)
4. 急性骨髄性白血病(acute myeloid leukemia；AML)
5. BおよびT前駆細胞腫瘍(precursor B-cell and T-cell neoplasms)
6. 成熟B細胞腫瘍(mature B-cell neoplasms)
7. 成熟T細胞・NK細胞腫瘍(mature T-cell and NK-cell neoplasms)
8. ホジキンリンパ腫(Hodgkin lymphoma)
9. 免疫不全関連リンパ増殖性疾患(immunodeficiency-associated lymphoproliferative disorders)
10. 組織球ならびに樹状細胞腫瘍(histiocytic and dendritic cell neoplasms)
11. 肥満細胞症(mastocytosis)

表3 WHO分類第4版(2008年)：造血・リンパ組織の腫瘍（tumours of haematopoietic and lymphoid tissue）

1. 骨髄増殖性腫瘍(myeloproliferative neoplasms)
2. *PDGFRA*, *PDGFRB*または*FGFR1*遺伝子に異常を有し，好酸球増加を伴う骨髄系とリンパ系の腫瘍(myeloid and lymphoid neoplasms with eosinophilia and abnormalities of *PDGFRA*, *PDGFRB* or *FGFR1*)
3. 骨髄異形成/骨髄増殖性腫瘍(myelodysplastic/myeloproliferative neoplasms)
4. 骨髄異形成症候群(myelodysplastic syndromes)
5. 急性骨髄性白血病および関連前駆細胞腫瘍(acute myeloid leukaemia and related precursor neoplasms)
6. 分化系統不明瞭な急性白血病(acute leukaemias of ambiguous lineage)
7. 前駆型リンパ球系腫瘍(precursor lymphoid neoplasms)
8. 成熟B細胞腫瘍(mature B-cell neoplasms)
9. 成熟T細胞およびNK細胞腫瘍(mature T-cell and NK-cell neoplasms)
10. ホジキンリンパ腫(Hodgkin lymphoma)
11. 免疫不全関連リンパ増殖異常症(immunodeficiency-associated lymphoproliferative disorders)
12. 組織球および樹状細胞腫瘍(histiocytic and dendritic cell neoplasms)

のではないことも銘記すべきである．

2 FAB分類からWHO分類

2001年に公表されたWHO分類第3版は，表2に示す11疾患のカテゴリーからなった[1]．FAB分類からこのWHO分類への移行における重要なポイントは次の通りである．

FAB分類では骨髄中の芽球が30％以上を急性白血病としたが，WHO分類ではこれが20％に引き下げられた．したがって，急性骨髄性白血病(acute myeloid leukemia；AML)は骨髄系芽球の比率が20％以上のものになった．また，「特定の遺伝子異常を有するAML」という遺伝子学的疾患単位が導入されるとともに，形態学によって「多系統の形態異常を伴うAML」も独立した範疇となった．さらには放射線・化学療法などの治療歴を有するものを治療関連AML/MDS(myelodysplastic syndrome，骨髄異形成症候群)とし，これら3カテゴリーに属さないものをその他のAMLの範疇に入れ，FAB分類(表1)に従った形態学的細分類を行っている．当初より，この中から遺伝子学的疾患単位が新たに確立されると予想されていたが，これが後述する第4版で現実のものとなった．さらには，系統不詳の急性白血病は，免疫学的マーカー分析が普及して，その存在が明らかになったものであるが，これには白血病細胞の血球系を明らかにできない未分化なものと，いわゆる混合型白血病(mixed lineage leukemia)が含まれた．

骨髄異形成症候群(myelodysplastic syndromes；MDS)の分類は，FAB分類を基本にしたものであるが，AMLとの境界が芽球比率20％に引き下げられたため，RAEB-T(refractory anemia with excess blasts in transformation，移行型の芽球増加を伴う不応性貧血)(芽球が20〜30％未満)がなくなった．また，慢性骨髄単球性白血病(chronic myelomonocytic leukemia；CMML)がMDSから除かれ，骨髄異形成/骨髄増殖性疾患(myelodysplastic/myeloproliferative diseases；MDS/MPD)に分類された(表2)．さらには従来の不応性貧血(refractory anemia；RA)が，より形態異常の軽微な(狭義の)RAと多系統系に明瞭な形態異常が認められるRCMD(refractory cytopenia with multilineage dysplasia)へと分けられたとともに，RAEB(refractory anemia with excess blasts)が芽球比率10％を境にRAEB-I(5〜9％)とRAEB-II(10〜19％)に分けられた．前者のほうがやや生存率が高いためである．一方，分類不能型MDSおよび5q-症候群が新たに設けられた．

BおよびT前駆細胞腫瘍に関しても大きな変化があった．FAB分類では芽球のミエロペルオ

キシダーゼ(myeloperoxidase；MPO)陽性率が3%未満を急性リンパ性白血病(acute lymphocytic leukemia；ALL)として，形態学的特徴からL1〜L3に分けていた(表1)．しかし，L3〔バーキット(Burkitt)リンパ腫の白血化に相当〕以外は臨床的特徴との関連は明らかでなく，L1，L2を分類することの意義は薄れていたため，WHO分類ではこれに相当するものはなくなった．そして，従来のFAB分類ALLはB前駆細胞性，T前駆細胞性の腫瘍として位置づけられた．FAB分類L3に相当したバーキット型は，WHO分類では成熟B細胞腫瘍に分類された．

3 WHO分類第4版(2008年)と今後

2001年に刊行されたWHO分類第3版(表2)[1]より7年が経過し，2008年9月にWHO分類第4版(表3)[2,3]が刊行された．第3版が公表された時点では，まだ遺伝子疾患単位として確立されていなかった病型に関しても，その後，知見が積み重ねられ，第4版においてはその最新の知見が反映されている．その代表が慢性骨髄増殖性疾患から衣替えすることになった骨髄増殖性腫瘍(myeloproliferative neoplasms)である．本カテゴリーでは，慢性骨髄性白血病(chronic myelocytic leukemia；CML)に加え，サイトカインシグナル伝達を担うチロシンキナーゼJAK2の点突然変異(*JAK2V617F*)が真性赤血球増加症，本態性血小板血症，慢性特発性骨髄線維症に高率に認められることが明らかとなり，遺伝子疾患単位に基づく新たな分子病態が提案された．

また，WHO分類第4版においては，急性白血病の分類に関しても，臨床像，形態学，細胞表面マーカーに加えて，遺伝子異常をより強く押し出した形となっており，造血器腫瘍を遺伝子疾患単位として本質的に記述する姿勢がいっそう明確になった．B細胞，T/NK細胞性腫瘍に大別されるリンパ系腫瘍においても，最新の知見に基づき，それぞれにおいて多くの疾患亜型が追加されている．

今後，同様のコンセプトにより，WHO分類は着実に改訂され，進化していくと考えられる．そして，病態解明の進歩に従い，さらに分類が細かく整理されていくと思われる．遺伝子学的疾患単位として確立し，そのようにWHO分類でも明確にされたいくつかの造血器腫瘍は，分子標的療法が劇的といっていいほどの治療効果を示している．急性前骨髄性白血病(acute promyelocytic leukemia；APL)〔t(15；17)(q22；q12)あるいはPML/RAR-αを有するAMLとその亜型〕に対する全トランスレチノイン酸(all transretinoic acid；ATRA)，*bcr/abl*融合遺伝子が発症に関わるCMLに対するイマチニブなどがその代表である．この点はWHO分類の根底にある遺伝子学的分類の妥当性を証明するものと考えられ，検査血液に携わるものにとって本分類の理解が必須になると考えられる．

（矢冨　裕）

② 骨髄増殖性腫瘍，骨髄異形成/骨髄増殖性腫瘍

1 MPN

骨髄増殖性腫瘍(myeloproliferative neoplasms；MPN)は1個の形質転換した造血幹細胞に由来するクローン性増殖疾患で，骨髄系細胞の1系統以上の増殖を呈する疾患群である．MPNに属する疾患すべてを併せた頻度は6〜10/100,000人である．骨髄は過形成で1系統あるいは多系統の血球の増殖が認められるが，成熟障害はない．末梢血では1〜3系統の細胞の増加を認める．過剰な血液細胞や異常造血細胞の増加のため肝・脾腫を認めることが多い．血球形態は慢性期ではほぼ正常である．MPNは慢性に経過し，最終的には骨髄不全あるいは急性白血病に移行する．

2001年のWHO分類第3版[1]では慢性骨髄増殖性疾患(chronic myeloproliferative diseases；CMPD)の古典的4疾患であるCML

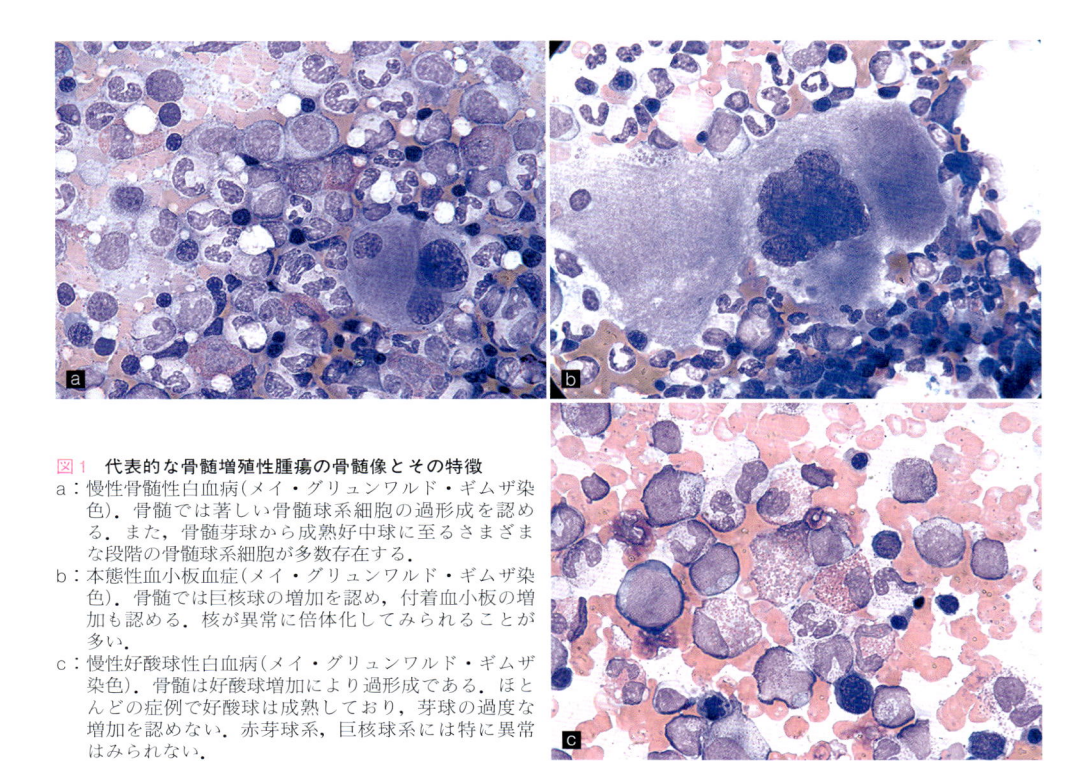

図1 代表的な骨髄増殖性腫瘍の骨髄像とその特徴
a：慢性骨髄性白血病（メイ・グリュンワルド・ギムザ染色）。骨髄では著しい骨髄球系細胞の過形成を認める。また，骨髄芽球から成熟好中球に至るさまざまな段階の骨髄球系細胞が多数存在する。
b：本態性血小板血症（メイ・グリュンワルド・ギムザ染色）。骨髄では巨核球の増加を認め，付着血小板の増加も認める。核が異常に倍体化してみられることが多い。
c：慢性好酸球性白血病（メイ・グリュンワルド・ギムザ染色）。骨髄は好酸球増加により過形成である。ほとんどの症例で好酸球は成熟しており，芽球の過度な増加を認めない。赤芽球系，巨核球系には特に異常はみられない。

表1 骨髄増殖性腫瘍（myeloproliferative neoplasms；MPN）（WHO分類第4版）

慢性骨髄性白血病	chronic myelogenous leukemia, *BCR-ABL1* positive（CML）
慢性好中球性白血病	chronic neutrophilic leukemia（CNL）
真性赤血球増加症	polycythemia vera（PV）
原発性骨髄線維症	primary myelofibrosis（PMF）
本態性血小板血症	essential thrombocythemia（ET）
慢性好酸球性白血病（特定の遺伝子異常なし）	chronic eosinophilic leukemia, NOS（CEL, NOS）
肥満細胞増殖症	mastocytosis
骨髄増殖性腫瘍（分類不能型）	myeloproliferative neoplasm, unclassifiable（MPN, U）

好酸球増加を伴う造血器腫瘍のうち，*PDGFRα*，*PDGFRβ*，*FGFR1*の異常のある疾患群はmyeloid and lymphoid neoplasms with eosinophilia and abnormalities of *PDGFRα*, *PDGFRβ or FGFR1*と別個に定義された。これらの遺伝子の再構成を認めない症例が，上掲の慢性好酸球性白血病（特定の遺伝子異常なし）と定義されている。

（図1a），特発性骨髄線維症（chronic idiopathic myelofibrosis；CIMF），真性赤血球増加症（polycythemia vera；PV），本態性血小板血症（essential thrombocythemia；ET，図1b）に加え，従来CMLの亜型に置かれていた慢性好中球性白血病（chronic neutrophilic leukemia；CNL）と慢性好酸球性白血病（chronic eosinophilic leukemia；CEL，図1c）が同列に置かれた。さらにいずれの病型の診断基準も満たさない症例に対して分類不能慢性骨髄増殖性疾患（chronic myeloproliferative disease, unclassifiable；CMPD-U）が設けられた。

2008年のWHO分類第4版（表1）[2]の大きな変更点は，CMPDの名称がMPNに変更されたこと，*JAK2*遺伝子異常がMPN診断の主軸に据えられたこと，*PDGFRα*，*PDGFRβ*，*FGFR1*遺伝子異常を有する好酸球増加性疾患は別個の独立したカテゴリーにまとめられたこと，*c-KIT*遺伝子変異を高頻度に伴うことから肥満細胞増殖症（mastocytosis）が加えられたことが挙げられる。また，ETを規定する血小板数が$450\times10^9/l$以上に引き下げられた。

MPNでは一般に巨核球増加がみられるが，病型によって巨核球の形状が異なる傾向がある。典

表2 骨髄異形成/骨髄増殖性腫瘍〔myelodysplastic/ myeloproliferative neoplasms(MDS/MPN)〕(WHO分類第4版)

慢性骨髄単球性白血病　chronic myelomonocytic leukemia(CMML)
非定型慢性骨髄性白血病　atypical chronic myeloid leukemia, *BCR-ABL1* negative (aCML)
若年性骨髄単球性白血病　juvenile myelomonocytic leukemia(JMML)
骨髄異形成/骨髄増殖性腫瘍(分類不能型)　myelodysplastic/myeloproliferative neoplasm, unclassifiable(MDS/MPN, U)
暫定的カテゴリー：
　血小板増加を伴う鉄芽球性不応性貧血　refractory anemia with ring sideroblasts associated with marked thrombocytosis(RARS-T)

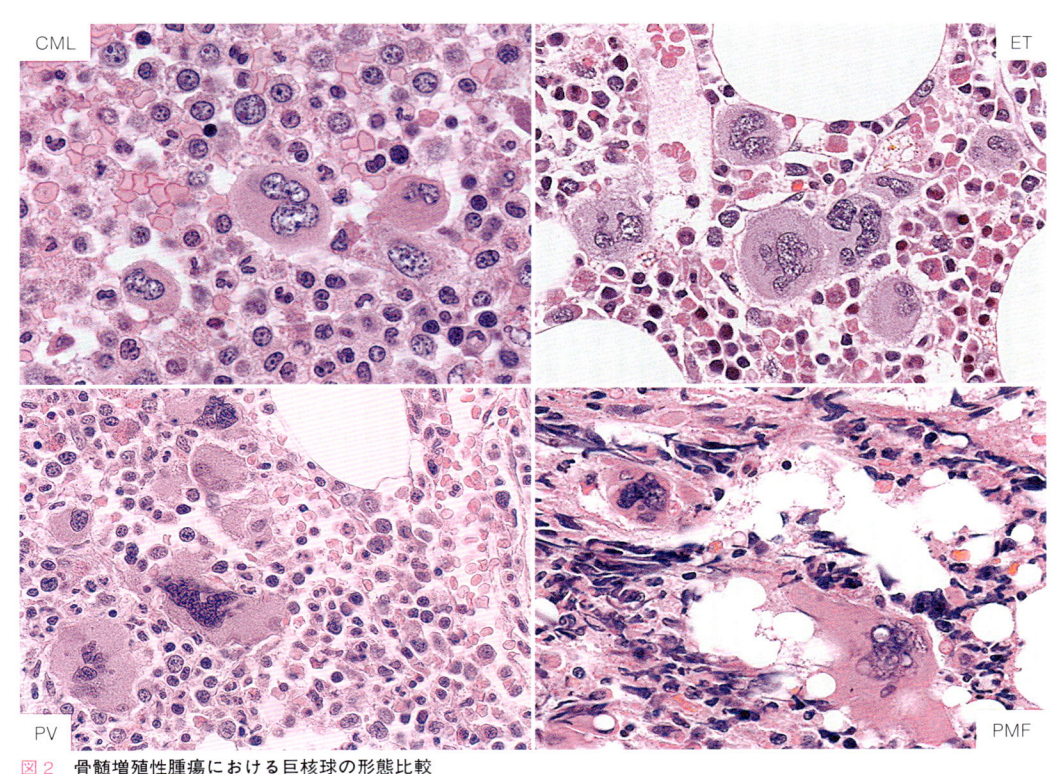

図2　骨髄増殖性腫瘍における巨核球の形態比較
CML：小型の巨核球が目立つ．ET：核の異常倍体化を認める．PV：さまざまな形態の巨核球を認める．PMF：線維化を伴い巨核球の異形成が強い．
(川崎医科大学病理学教室：定平吉都教授のご厚意による)

型的な例を図2に示した．

2 | MDS/MPN

　MDSは無効造血と形態学的異形成を特徴とする骨髄障害である．一方，CMPDは骨髄3血球系のいずれかが増殖するため血球増加症を特徴としている．2001年のWHO分類第3版ではMDSとCMPDの両方の性質を併せ持った症例(MDS/MPD)を明確にし，4つの病型に分類している．その代表がCMML(図3a, b)であり，非定型慢性骨髄性白血病(atypical chronic myeloid leukemia；aCML，図3c)，若年性骨髄単球性白血病(juvenile myelomonocytic leukemia；JMML)，そして分類不能型(unclassifiable：MDS/MPD, U)，例えば血小板増加症を伴う鉄芽球性貧血〔refractory anemia with ring sideroblasts associated with marked thrombocytosis；RARS-T〕がある(図4)．

　2008年のWHO分類第4版(表2)では，総称がmyelodysplastic/myeloproliferative neoplasms(MDS/MPN)に変更され，CMMLの診

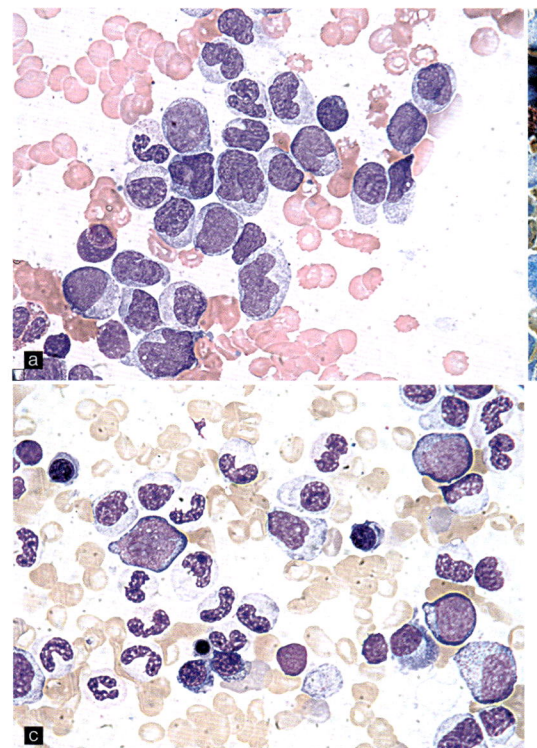

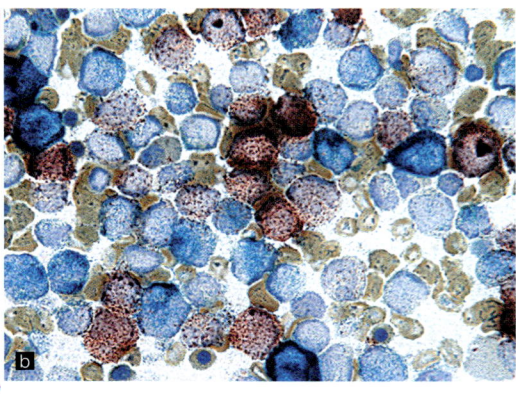

図3 代表的な骨髄異形成/骨髄増殖性腫瘍の骨髄像とその特徴
a：慢性骨髄単球性白血病（メイ・グリュンワルド・ギムザ染色）．単球の増加が診断に重要で，末梢血で$1×10^9/l$以上と定義されている．単球は一般に成熟しており，ときに異常顆粒，異常な核分葉を認める．芽球を認めても20％を超えることはない．
b：慢性骨髄単球性白血病（非特異的・特異的エステラーゼ二重染色）．骨髄中前単球と単球が増加しているが，厳密な区別は困難である．単球系細胞は非特異的エステラーゼ染色で確認する．
c：非定型慢性骨髄性白血病（メイ・グリュンワルド・ギムザ染色）．顆粒球はしばしば強い異形成を示す．芽球は20％未満である．好中球系細胞が増加し，核の分葉異常と脱顆粒の所見を認める．

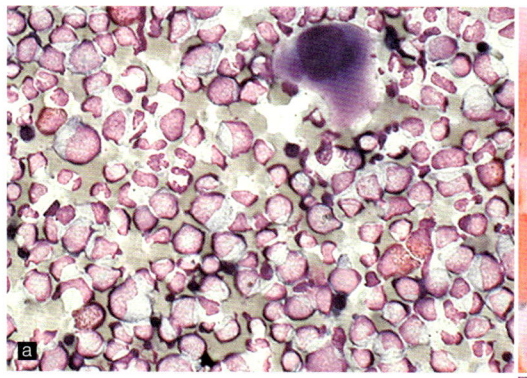

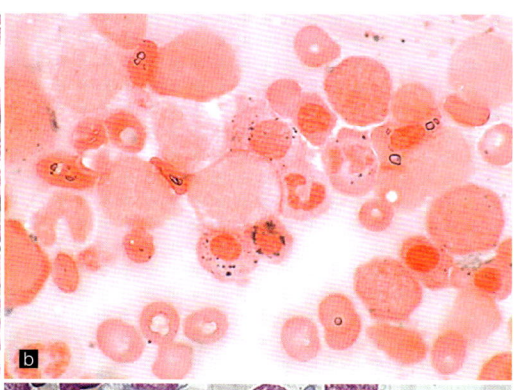

図4 血小板増加を伴う鉄芽球性貧血（RARS-T）の骨髄像とその特徴
a：骨髄は過形成，各系列に分化段階の細胞を認める（メイ・グリュンワルト・ギムザ染色）．
b：環状鉄芽球を多数認める（鉄染色）．
c：好中球の一部に偽ペルゲル核異常，脱顆粒を認める（メイ・グリュンワルト・ギムザ染色）．

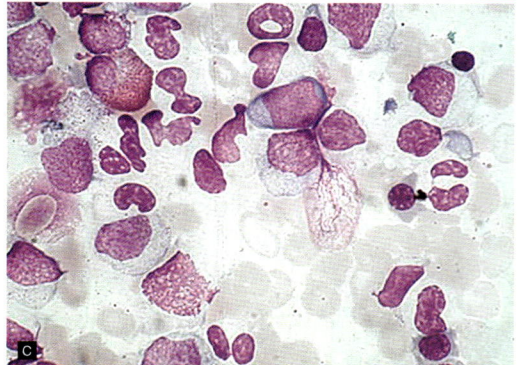

断基準に「*PDGFRα*，*PDGFRβ* の遺伝子再構成を認めない」が追加された．atypical CML は *BCR-ABL* が陰性であることを強調するために atypical CML，*BCR-ABL1* negative に変更された． 　　　　　　　　　　　　　（辻岡 貴之，通山 薫）

3 骨髄異形成症候群

1 MDS とは？

MDS とは，骨髄中の造血幹細胞に生じた異常クローンが増殖と分化を繰り返しながら正常造血に置き換わった結果として発症する後天性造血障害である．一般に原因不明で，骨髄細胞は一見保たれているが，無効造血のために慢性・治療抵抗性の貧血・血球減少をきたし，しばしば骨髄不全に陥る．さらに急性骨髄性白血病へ移行しやすい潜在的悪性性格を併せ持つ予後不良の骨髄疾患である．各血球系には種々の異形成像がみられる．中高年齢者に好発し，男女比は約 2：1 である．

病型分類は FAB 分類（1982 年）[1] から WHO 分類第 3 版（2001 年）[2]，さらに WHO 分類第 4 版（2008 年）[3]（表1）と変遷してきた．なお，骨髄または末梢血中の骨髄芽球比率が 20％ 以上になると，定義上急性骨髄性白血病のカテゴリーに入る．

表1 骨髄異形成症候群（MDS）の病型分類

病型	末梢血所見	骨髄所見
refractory cytopenia with unilineage dysplasia（RCUD） 　refractory anemia（RA） 　refractory neutropenia（RN） 　refractory thrombocytopenia（RT）	1〜2 系統の血球減少 芽球（−）またはごくわずか（1％ 未満）	1 系統のみで 10％ 以上の細胞に異形成 芽球 5％ 未満 環状鉄芽球は全赤芽球の 15％ 未満
refractory anemia with ring sidero-blasts（RARS）	貧血 芽球（−）	赤芽球系の異形成のみ 環状鉄芽球は全赤芽球の 15％ 以上 芽球 5％ 未満
refractory cytopenia with multilineage dysplasia（RCMD）	1〜3 系統の血球減少 芽球（−）またはごくわずか（1％ 未満） アウエル小体（−） 単球 $1×10^3/\mu l$ 未満	2 系統以上で 10％ 以上の細胞に異形成 芽球 5％ 未満 アウエル小体（−） 環状鉄芽球 15％ 以上の場合も RCMD とする
refractory anemia with excess blasts-1（RAEB-1）	血球減少 芽球 5％ 未満* アウエル小体（−） 単球 $1×10^3/\mu l$ 未満	1〜3 系統に異形成 芽球 5〜9％* アウエル小体（−）
refractory anemia with excess blasts-2（RAEB-2）	血球減少 芽球 5〜19％ アウエル小体（±）** 単球 $1×10^3/\mu l$ 未満	1〜3 系統に異形成 芽球 10〜19％ アウエル小体（±）**
MDS, unclassifiable（MDS-U）	血球減少*** 芽球 1％ 以下または 1％ 台****	異形成は有意でないが，MDS を示唆する細胞遺伝学的異常がある 芽球 5％ 未満
MDS with isolated del (5q), 5q- syndrome	貧血 血小板数は正常または増加 芽球（−）またはごくわずか（1％ 未満）	低分葉核を持つ巨核球が増加 芽球 5％ 未満 del (5q) の単独異常 アウエル小体（−）

（WHO 分類第 4 版，文献 3 より改変して引用）

*：骨髄中芽球＜5％ で末梢血中の芽球比率が 2〜4％ の場合は RAEB-1 とする．
**：Auer rod（アウエル小体）がみられる場合は芽球の多寡にかかわらず RAEB-2 とする．
***：1 系統のみの細胞に異形成があって汎血球減少を呈する症例は MDS-U とする．
****：骨髄中芽球＜5％ で末梢血中の芽球比率が 1％ 台の場合は MDS-U とする．

表2 MDSにみられる主な異形成所見

赤芽球系	顆粒球系	巨核球系
核辺縁不整 核間架橋 核崩壊像 多核赤芽球 過分葉赤芽球 巨赤芽球様変化 環状鉄芽球 細胞質空胞化 PAS染色陽性赤芽球	小型または巨大好中球 低分葉好中球 （偽ペルゲル核好中球） 過分葉好中球 脱顆粒好中球 偽チェディアック・東（Chediak-Higashi）顆粒 アウエル小体	微小巨核球 単核〜低分葉巨核球 分離多核巨核球

（文献3より改変して引用）

2│特徴的な血球異形成所見

通常，骨髄は正ないし過形成を呈する（時に低形成の場合があり，再生不良性貧血や低形成性白血病との鑑別に難渋することがある）．血球形態異常，つまり異形成所見はそもそもMDSの名称の所以となる重要所見である（表2）．代表的な異形成像を図1に示した．この中で診断的価値が高いのは赤芽球系の環状鉄芽球，顆粒球系では偽ペルゲル（Pelger）核好中球，脱顆粒好中球，巨核球系における微小巨核球である．これら以外の形態異常はMDSに特異的とはいえないため，あまり重視するべきではない[4]．WHO分類では異形成細胞が各血球系列のうちで10％を超えた場合，その系列に異形成ありとみなすことになっているが，1個1個の細胞の異形成の質的判定自体に検鏡者間で差があり，しかも10％という量的判定基準も合わせるとなると，典型例は別として，形態異常が軽微な症例では統一的な異形成判定が困難となる．

骨髄中もしくは末梢血中の骨髄芽球比率も病型分類上，また予後予測上重要なポイントである．芽球比率を求めるための分母に相当する骨髄全有核細胞（all nucleated bone marrow cells；ANC）にはリンパ球，形質細胞，肥満細胞のような非骨髄系細胞も含まれる．詳細については文献5を参照されたい．

3│生命予後を予測する因子

WHO病型の中で，RCUD（refractory cytopenia with unilineage dysplasia），RARS（refractory anemia with ring sideroblasts），5q-症候群は比較的予後良好である一方，RAEB（refractory anemia with excess blasts）は急性白血病移行しやすく予後不良である．骨髄染色体異常は約半数例にみられ，5番や7番染色体の長腕欠失あるいはモノソミー，8番トリソミーなどが代表的であるが，7番異常や複雑核型異常は予後不良染色体異常とされる．実際には国際予後スコアリングシステム（International Prognostic Scoring System；IPSS[6]，表3，骨髄中の芽球比率，血球減少の程度，骨髄染色体異常の重篤度の3要素をそれぞれスコア化して算出）が，治療方針決定の指標となる．なおこのIPSSは現在国際的に改訂作業が進められていることを付記しておく．

（通山　薫）

表3 International Prognostic Scoring System（IPSS）

	スコア				
	0	0.5	1.0	1.5	2.0
骨髄中芽球（％）	<5	5〜10	—	11〜20	21〜30
核型異常	good	int	poor		
血球減少	0/1	2/3			

核型異常
　good：正常核型，-Y，del（5q），del（20q）のいずれか
　poor：7番染色体の異常，3か所以上の複雑核型異常
　intermediate：goodとpoor以外
血球減少
　ヘモグロビン<10 g/dl，好中球数<1,800/μl，血小板数<100,000/μl
ただし末梢白血球数>12,000を呈するCMMLを除く

判定	Low	Int-1	Int-2	High
	0	0.5〜1.0	1.5〜2.0	≧2.5

（文献6より改変して引用）

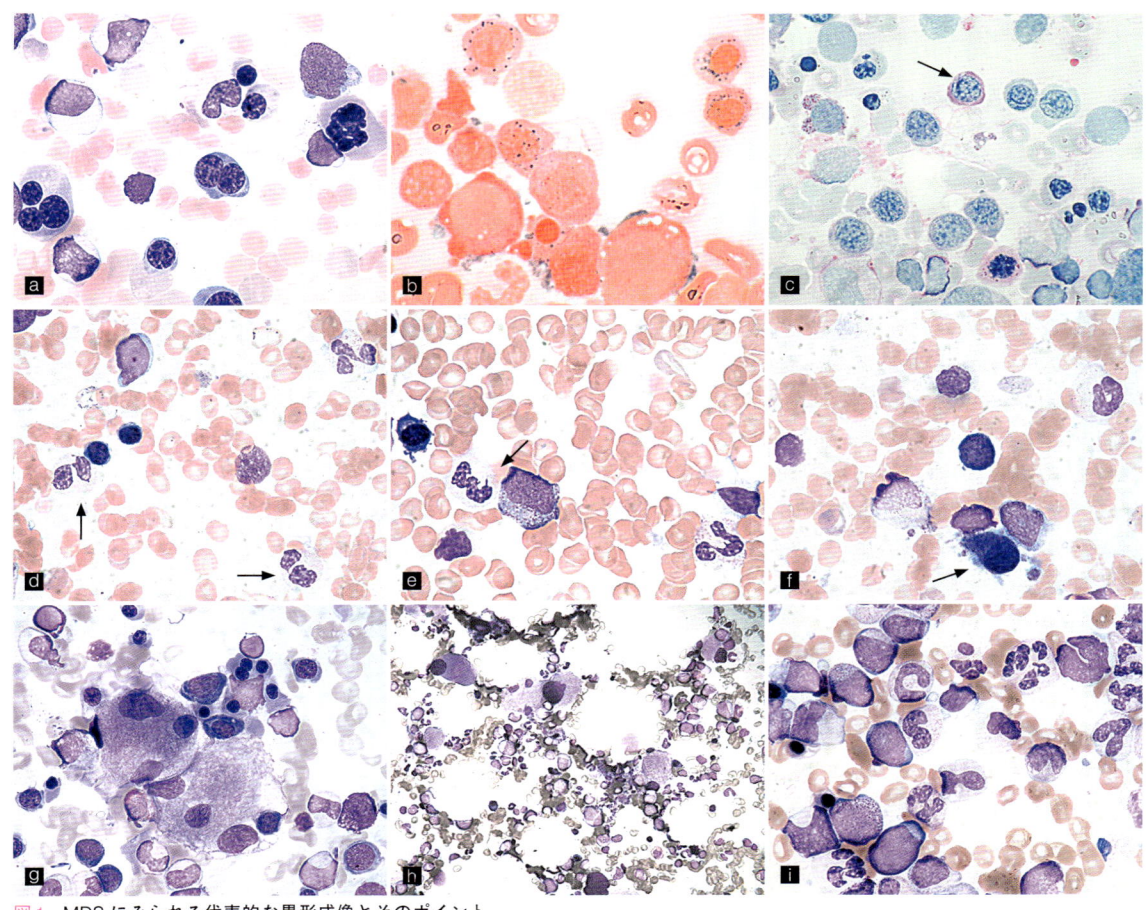

図1 MDSにみられる代表的な異形成像とそのポイント

a：巨赤芽球様変化を示す多核赤芽球（メイ・グリュンワルド・ギムザ染色）．多核の赤芽球がみられ，細胞質成熟の割に核のクロマチン凝集が遅延している（核と細胞質の成熟乖離）．右方に核破砕像を示す大型赤芽球がある．
b：環状鉄芽球（鉄染色）．核周囲あるいはその1/3以上にわたって5個以上の鉄顆粒がみられるものをカウントして，赤芽球の15%以上を占めれば有意と判定する．
c：PAS染色陽性赤芽球（→，PAS染色）．異常赤芽球の特徴の1つで，急性骨髄性白血病M6でしばしばみられる所見である．視野下方の分裂像もおそらくPAS染色陽性赤芽球であろう．
d：偽ペルゲル核異常を示す好中球（→，メイ・グリュンワルド・ギムザ染色）．核は2分葉どまりで，かつクロマチンが成熟している．矢印の細胞はいずれも脱顆粒も呈している．極めて重要な所見である．
e：脱顆粒好中球（→，メイ・グリュンワルド・ギムザ染色）．偽ペルゲル核異常と並んで重要な所見である．ほとんど顆粒がみられないものから，8割程度脱失したものまで含む．標本作製・染色不良によるアーチファクトに注意する．
f：微小巨核球（→，メイ・グリュンワルド・ギムザ染色）．単核または2核で，前骨髄球もしくはそれ以下の大きさのものが該当する．巨核芽球と異なり，核・細胞質ともに成熟している．MDSに特異的かつ重要な所見である．
g：分離多核巨核球（メイ・グリュンワルド・ギムザ染色）．正常な巨核球と異なり，分葉した核が核糸で相互につながっておらず，完全に分離している．この視野では2個みられる．MDS以外の疾患でもときに遭遇する．
h：5q-症候群の骨髄（メイ・グリュンワルド・ギムザ染色）．低倍率像であるが，特徴的な単核ないし低分葉の巨核球が随所にみられる．大きさはまちまちであるが，微小巨核球は通常みられない．骨髄芽球の異常増加はない．
i：RAEB-2の骨髄（メイ・グリュンワルド・ギムザ染色）．幼若芽球が増加しており，また好中球系には大型，核過分葉，脱顆粒などの異形成所見が顕著である．

4 急性骨髄性白血病

1 AMLのFAB分類からWHO分類へ

AMLは，骨髄系細胞の分化・成熟能が障害された無秩序な増殖をきたす腫瘍である．AMLの区分において成功し長らく臨床の現場で用いられてきたFAB分類にかわり，2001年にWHOは造血リンパ領域の悪性腫瘍全般の新たな分類を発表した．WHO分類は造血器悪性腫瘍の系統的包括的分類法で，AMLを単純な形態的分類ではなく形態学に加えて，相互転座を有する染色体異常および臨床的特徴に基づいて分類されている．FAB分類と大きく異なる点は，FAB分類は主に初発時の形態を対象としていたが，WHO分類においては治療関連AMLやMDSからの進展など病態まで踏み込んだ点，AMLとMDSの境界を骨髄中の芽球の比率を20%に引き下げたことと，固有の染色体異常を持つAMLを独立した疾患単位として扱った点である．2008年に改訂された第4版のWHO分類はさらに細分化され，AMLは7つの病型と2つの暫定的な病型に分けられた（表1）．2つの暫定的な病型は，遺伝子変異に関わるもので今後の方向性を占ううえでも興味深い．

2 AMLのWHO分類各論（第4版）

1. 特異的染色体相互転座を有するAML

1）染色体8；21転座を有するAML（または融合遺伝子 *RUNX1/RUNX1T1* を有する）

RUNX1 は，造血細胞の分化に関わる転写因子であるが，8；21転座では *RUNX1* 遺伝子（8q22）と *RUNX1T1* 遺伝子（21q22）が融合しキメラ遺伝子を形成することにより *RUNX1* の機能が阻害されることにより白血病が発症する原因となる．この転座を有するAML細胞は，成熟分化傾向が明らかで初回寛解率70〜80%で，予後は比較的良好とされる．しかしCD56陽性の症例は予後不良とされる．FAB分類の8；21転座を有するM2に相当しAML全体の5%程度を占める．

2）骨髄中異常好酸球増多を伴うAML（染色体16番逆位または16；16転座または融合遺伝子 *CBFB/MYH11* を有する）

FAB分類のM4Eoに相当しAMLの5〜8%を占める．inv(16)あるいはt(16；16)という染色体異常を有し，骨髄での異常な顆粒を有する好酸球がみられる．正常な好酸球と異なり，これらの好酸球は大小不均一な好酸性，好塩基性の粗大顆粒を多数含み，特異的エステラーゼ，PAS(periodic acid-Schiff)染色陽性，CD14陽性である．inv(16)，t(16；16)ともに *MYH11*(myosin heavy chain 11)遺伝子(16p13)と，*CBFB*(β subunit of core binding factor)遺伝子(16q22)が再構成してキメラ遺伝子を形成する．CBFβ は

表1 急性骨髄性白血病のWHO分類（2008年版）

1. 特異的染色体相互転座を有するAML
   a) 染色体8；21転座を有するAML（または融合遺伝子 *RUNX1/RUNX1T1* を有する）
   b) 急性前骨髄球性白血病（染色体15；17転座または融合遺伝子 *PML/RARα* を有する）
   c) 骨髄中異常好酸球増多を伴うAML〔染色体第16番逆位または16；16転座（または融合遺伝子 *CBFB/MYH11* を有する）〕
   d) 染色体11q23を有するAML
   e) 染色体6；9転座を有する急性骨髄性白血病（または融合遺伝子 *DEK/NUP214* を有する）
   f) 染色体3逆位，3；3転座を有する急性骨髄性白血病（または融合遺伝子 *RPN1/EVI1* を有する）
   g) 染色体1；22転座を有する急性骨髄性（巨核芽球）白血病（または融合遺伝子 *RBM15/MKL1* を有する）
   追加：遺伝子変異を伴うAML
   　NPM1 変異または *CEBPA* 変異を有する病型
2. MDS関連の異形成を伴うAML
3. 治療に関連した骨髄性腫瘍
4. AML非特定型
   a) 急性骨髄性白血病最未分化型
   b) 急性骨髄性白血病未分化型
   c) 急性骨髄性白血病分化型
   d) 急性骨髄単球性白血病
   e) 急性単球性白血病
   f) 急性赤白血病
   　　A 赤白血病
   　　B 純赤血病
   g) 急性巨核球性白血病
   h) 急性好塩基球性白血病
   i) 骨髄線維化を伴う急性汎骨髄症
5. 腫瘤形成性急性骨髄性白血病（骨髄肉腫）
6. Down症候群に伴う骨髄増多症
7. 芽球性形質細胞様樹状細胞腫瘍

前述した*RUNX1*と二量体を形成して骨髄系細胞の分化に関与するが，その複合体形成が*CBFβ-MYH11*形成によって損なわれ，白血病が発症する．臨床的には大量ara-Cの使用により予後は良好とされるが，*KIT*遺伝子の変異が30％の症例で起きその場合予後は不良である．

3）急性前骨髄球性白血病（染色体15；17転座または融合遺伝子*PML/RARA*を有する）

FAB分類のM3(APL)に相当する．多くの粗大アズール顆粒や，アウエル(Auer)小体を含む前骨髄球様白血病細胞が骨髄有核細胞の大部分を占める．多数のアウエル小体が束状に重なって見えるファゴット細胞もある（図1）．APL患者の5〜10％は寛解導入時に出血性の合併症で死亡する．レチノイン酸(*all-trans* retinoic acid；ATRA)がAPL細胞に対して分化誘導作用を発揮する．分化症候群(differentiation syndrome；DS)は，従来，ATRA症候群とも言われてきたが，ATRAがAPL細胞に対して分化誘導作用に伴い種々のサイトカインを放出し，体重増加，胸水，心不全，肺浸潤影などの症状を呈し，多臓器不全に陥ることがある．DSが疑われたら直ちに副腎皮質ステロイドを投与する．従来，ダウノマイシン®によって寛解となった症例の予後は比較的良好であったが，ATRAが治療に用いられるようになって最も予後の良好なAMLとなった．

4）11q23の異常を伴うAML（染色体9；11転座または*MLLT3/MLL*）

t(9；11)を伴うAMLは小児の10％程度，成人の2％を占める．形態的にはFAB分類のM5に多い．予後は比較的不良とされるが，他の11q23の異常を伴うAMLよりは予後が良好とされる．

11q23に座位する*MLL*遺伝子は11p32(*AF1p*)，1q21(*AF1q*)，4q21(*AF4*)，6q27(*AF6*)，9p22(*AF9*)，10p12(*AF10*)，17q21(*AF17*)，19p13.3(*ENL*)，22q11(*AF22*)など多くの染色体と相互転座を起こし，各キメラ遺伝子を形成する．転座相手により発症する疾患は異なり，その多くはAMLであるが，急性リンパ性白血病，混合性白血病など多岐にわたる．

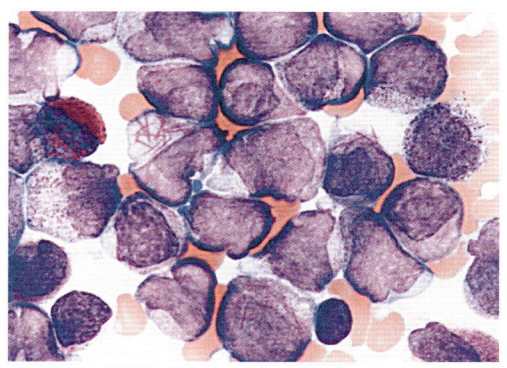

図1　急性前骨髄球性白血病（メイ・グリュンワルド・ギムザ染色）
アズール顆粒豊富な前骨髄球様細胞が一様に増加している．核は特有のくびれを呈することが多い．ファゴット細胞が随所にみられる．

5）染色体6；9転座を有するAML（または融合遺伝子*DEK/NUP214*を有する）

AMLの2％未満，年齢中央値13歳，M3以外のすべての形態をとりうる．予後は不良である．

6）染色体3逆位，3；3転座を有するAML（または融合遺伝子*RPN1/EVI1*を有する）

AMLの1〜2％程度を占める．多血球系に異形成を伴い，巨核球は増加，多核分離，単核，小型の細胞が認められ，M3以外のすべての形態をとりうる．血小板造多を特徴とし，予後は不良である．

7）染色体1；22転座を有する急性骨髄性（巨核芽球）白血病（または融合遺伝子*RBM15/MKL1*を有する）

AMLの1％未満で稀であり，乳幼児に限定される．予後は不良とされていたが，改善されつつある．

8）遺伝子変異を伴うAML（追加）

AMLの予後の層別化で染色体核型は最も重要であるが，AMLの染色体核型の1/4は正常核型であり，その予後は多様である．WHO分類では従来の染色体分析による分類に加え最近の遺伝子解析の進歩として*NPM1*変異または*CEBPA*変異を有する病型が暫定的な分類(provisional entity)としてWHO分類に持ちこまれた．

①NPM1遺伝子変異を有するAML

nucleophosmin(NPM)分子は癌抑制遺伝子としての可能性が報告されているが，遺伝子変異を

起こすことで腫瘍発症に促進的に働き，正常核型成人AMLで頻繁に認められ，*NPM1*遺伝子変異は*FLT3*遺伝子変異と強い相関を有しているが，*FLT3*遺伝子陰性で*NPM1*遺伝子変異陰性群においては長期予後が良好とされている．

②*CEBPA*遺伝子変異を有するAML

*CEBPA*は好中球の分化・増殖に関わる転写因子でこの遺伝子に変異が起こると好中球分化が阻害されAMLが発症する．*CEBPA*変異は正常核型AMLの15〜18％にみられ予後良好とされている．

2．MDS関連の異形成を伴うAML

第2カテゴリーでは白血病芽球の背景に存在する成熟細胞成分に形態的異形成を伴うAMLを取り上げている（AML with multilineage dysplasia；AML/MDS）．

この第2のカテゴリーは，従来，FAB分類ではMDSのRAEB in transformationに分類されていた症例が含まれ，次項目の治療関連のAML/MDSと似た形質もあるため，明確に分類するため化学療法や放射線治療歴のある症例は組み込んではならない．WHO分類では形態的異形成を伴うAMLが独立したカテゴリーとして取り入れられた．先行するMDSの有無によりMDSから転化したAMLと多血球系異形成を伴う初発AMLに従来は分けられていたが，改訂後は以下のように分類された．

1　骨髄における20％以上の骨髄芽球
2-a) MDSの既往
　b) MDS特異的な染色体異常を有する
　c) 多系統の異形成
　　のいずれか
3-a) 化学療法の既往のないこと
　b) AMLに特異的な染色体異常をはじめとする遺伝学的異常を欠くこと
　　のいずれか

1, 2, 3のすべてを満たす必要がある．

主に高齢者に発症するが，小児にも発症しうる．AMLの24〜35％を占める．予後は先行するMDSの有無にかかわらず不良である．

3．治療に関連した骨髄性腫瘍

放射線治療や，化学療法剤によるDNA損傷などによりその後の造血器悪性腫瘍の頻度が増すことが知られている．WHO分類第4版では治療関連AML/MDSに関しては，治療に関連した骨髄性腫瘍（therapy-related myeloid neoplasms；t-MN）としてまとめている．t-MNは，染色体異常を合併しやすく90％の症例に何らかの異常が認められる．アルキル化剤誘発t-MDS/t-AMLは一次性腫瘍に対する治療開始から5〜7年の潜伏期間を経て発症し，先行する血液異常（貧血や血小板減少）や先行するMDSの期間が存在することが多く，予後は不良である．FAB分類ではM1, M2が多いが，あらゆる病型をとりうる．染色体異常は-5/5q-あるいは-7/7q-など不均衡型の異常であることが多い．一方，トポイソメラーゼⅡ阻害薬誘発t-MNは治療開始から2〜3年の潜伏期間を経て発症し，多くの場合，MDS期を経ずにAMLを発症する．FAB分類ではM4あるいはM5に分類されることが多い．初期的には抗白血病薬に対しては反応し，その予後もアルキル化剤関連二次性白血病に比べて，長期的な予後は必ずしも良好とはいえないものの，短期的な予後は比較的よい．トポイソメラーゼⅡ阻害薬誘発白血病における染色体異常の特徴は，相互転座などの均衡型の異常を呈し，なかでも11q23あるいは21q22を含む染色体異常の場合が多い．11q23に染色体異常のある症例では，多くの症例で11q23に存在する*MLL*遺伝子の再構成を認めることが多い．

従来，t-MNはアルキル化剤，放射線治療関連，トポイソメラーゼⅡ関連とその他に分けられたが，実臨床上，これらの薬剤を組み合わせて治療をすることが多く治療薬剤によって分類することは困難であり，WHO分類第4版では治療薬剤による分類はやめている．t(8；21), t(15；17), inv(16)などの特異的染色体相互転座を有するAMLも，治療関連であることが明確な場合にはこのカテゴリーに分類される．

4．AML非特定型

特異的染色体相互転座を有しないFAB分類のAML M0〜M7をここで踏襲し，これに急性好塩基球性白血病，骨髄線維化を伴う急性骨髄症をここに追加している．

1）最未分化型AML（AML M0）（図3）

M0は，原則として形態的にはミエロペルオキ

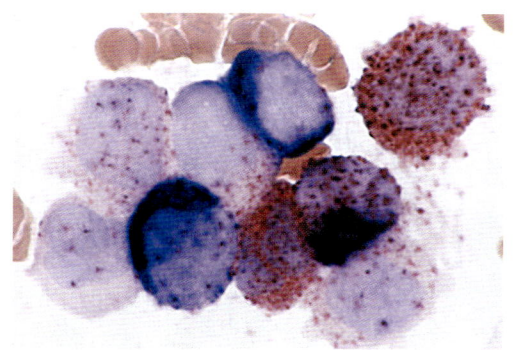

図2 急性骨髄単球性白血病（エステラーゼ二重染色）
単球系の細胞は非特異的エステラーゼ染色（α-naphthyl butyrate esterase，茶色顆粒状に染色），顆粒球系細胞は特異的エステラーゼ染色（naphthol ASD chloroacetate esterase，濃青染）が陽性になる．両方陽性に染まる細胞もみられる．

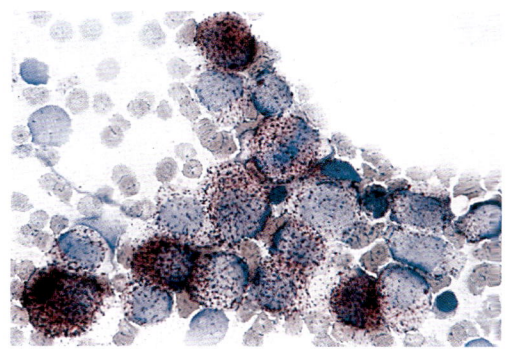

図3 急性単球性白血病（エステラーゼ二重染色）
腫瘍細胞は非特異的エステラーゼ染色（α-naphthyl butyrate esterase，茶色顆粒状に染色）のみ陽性である．

シダーゼ（myeloperoxidase；MPO）陰性の顆粒を持たない typeⅠ の最も未分化な芽球からなる．診断確定のためには，芽球のうち 20％ 以上が CD13，CD14，CD15，CD33 のいずれか，または電顕 MPO 陽性などの骨髄性抗原陽性かつ CD3，CD5，CD10，CD19，CD20，CD22 などのリンパ性抗原は陰性という条件も満たさなければならない．これは mixed lineage leukemia の除外のためである．M0 は AML の約 3％ を占め，化学療法に対しては抵抗性であることが多い．

2）未分化型 AML（AML M1）

成熟傾向を示さない未分化な芽球が大部分を占める．芽球の 3％ 以上は MPO 陽性であり，骨髄有核細胞の 90％ 以上を未分化な芽球が占める．前骨髄球以降に分化した芽球は 10％ 以下である．

3）分化型 AML（AML M2）

M2 では，芽球が顆粒球系への分化成熟傾向を認める．typeⅠ および typeⅡ の芽球の合計が赤芽球を除く骨髄有核細胞の 30％ 以上で，90％ 未満であり，単球は 20％ 以下である．前骨髄球以降に分化した顆粒球系細胞も 10％ 以上に認めることを条件とされる．

4）急性骨髄単球性白血病（AML M4）

白血病細胞が顆粒球系と単球系の2つの系統に分化傾向を示す病型で，2 系統の細胞成分がそれぞれ骨髄有核細胞の 20％ 以上を占める．単球系の細胞では非特異的エステラーゼ染色（α-naphthyl butyrate esterase），顆粒球系細胞では特異的エステラーゼ染色（naphthol ASD chloroacetate esterase）が陽性になることが診断上重要である（図2）．AML の約 20％ を占める．

5）急性単球性白血病（AML M5）

骨髄の非赤芽球（non-erythrocyte；NEC）の 80％ 以上が単球系細胞（単芽球，前単球，単球）で占められている．FAB 分類で L2，M2，M4 との鑑別が必要となるが，非特異的エステラーゼ染色とフッ化ナトリウム（NaF）阻害試験が鑑別に有用である（図3）．歯肉腫脹やリンパ節腫脹，肝・脾腫脹など白血病細胞による組織浸潤傾向が著明で，中枢神経系病変，髄外腫瘤も多い（図4）．また，尿中，血中のリゾチーム活性も上昇する．M3 に次いで DIC が多い．

6）急性赤白血病（AML M6）

WHO では A，B に分けている．A が従来の M6 に相当し，骨髄有核細胞の 50％ 以上を異常な赤芽球系細胞が占め，残りの骨髄の非赤芽球（NEC）の中で 30％ 以上を typeⅠ，typeⅡ の芽球が占める．赤芽球は巨赤芽球様になり，核も変形核や多核などの形態異常を示す．PAS 染色強陽性を呈することが多い．赤血球関連抗原の glycophorin A に対する抗体による免疫染色も参考になる．経過中，しばしば M1，M2，M4 へ進展する．染色体異常では 5 番，7 番の異常や，複雑な異常を伴うことが多く，major karyotypic abnormalities（MAKA）型の核型を呈することもある．化学療法の成績は不良である．

7）急性巨核球性白血病（AML M7）

芽球は光顕上 MPO 陰性で，小型で類円形の

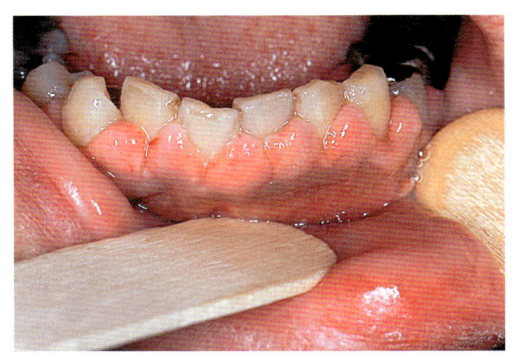

図4　単球系細胞の歯肉への浸潤

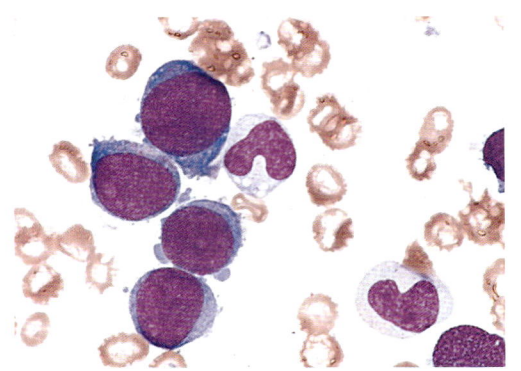

図5　急性巨核芽球性白血病（メイ・グリュンワルド・ギムザ染色）
細胞辺縁に blebs 突起がみられるのが特徴である．ただし，症例によっては突起がみられないものもある．

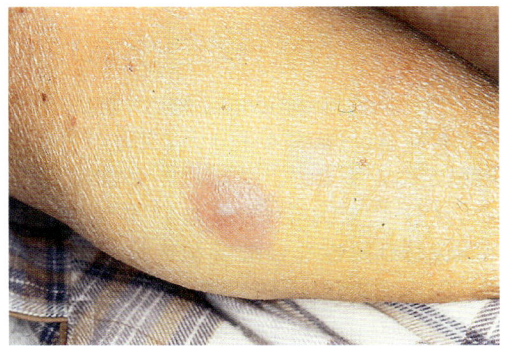

図6　皮膚に出現した腫瘤形成性急性骨髄性白血病

type I の芽球が多いため，ALL の L1 や L2 に間違えられることもある．往々にして骨髄線維症を合併していることがあり，骨髄穿刺塗抹標本が得られないことが多く，末梢血塗抹標本や骨髄生検を参考にする．特徴的なのは胞体の blebs（偽足様突起）で，時にアズール顆粒がみられることも診断の助けとなる（図5）．非特異的エステラーゼ染色のうち，α-naphthyl acetate esterase 陽性かつ NaF 阻害がみられるため，単球系細胞と誤診することがあるが，α-naphthyl butyrate esterase が陰性であることで鑑別がつく．確定診断するためには，電顕で血小板ペルオキシダーゼ染色が陽性か，あるいは血小板特異的抗原である glycoprotein IIb/IIIa（CD41a）や第 VIII 因子関連抗原をモノクローナル抗体を用いて証明することが必要である．染色体異常では t(3;3) や inv(3) など，3q21 や 3q26 などの異常をもつものがある．予後は不良である．

8）急性好塩基球性白血病

非常に稀な病型で，好塩基性顆粒を有した芽球の増加を認める．CML の急性転化や，好塩基球増多をきたす AML との鑑別を行う必要がある．成熟した好塩基球は少なく，芽球の細胞質には粗い好塩基性顆粒を認め，この顆粒はトルイジン青染色で異染性を示す．

9）骨髄線維化を伴う急性汎骨髄症

急性巨核球性白血病では骨髄線維化を伴うことが多く，本病型との重複，また形態学的異形成を伴うことが多く，AML/TLD との境界も不明瞭で，疾患単位としての議論がある．

5．腫瘤形成性急性骨髄性白血病

定義としては，骨髄外における骨髄芽球による腫瘤形成をいう．AML に伴う腫瘤形成は，皮膚，リンパ節，骨，消化管，精巣などに好発し，骨髄肉腫，緑色腫として知られる（図6）．

6．Down 症候群に伴う骨髄増殖症

一過性異常骨髄症（Transient abnormal myelopoiesis；TAM）と Down 症候群に伴う白血病の2つに分けられる．TAM は赤血球，巨核球の発生・分化に不可欠な転写因子である GATA1 の変異をほぼ全例に認め，胸水，心嚢液，腹水，凝固障害，心不全，過粘稠症候群，など合併する．約80%の症例は自然寛解するが，寛解した例の25%（TAM 全体の20%程度）が4歳までに骨髄異形成症候群を経て，急性巨核芽球性白血病を発症する．年長児の GATA1 変異の陽性例は予後不良とされる．

7. 芽球性形質細胞様樹状細胞腫瘍

形質細胞様樹状細胞の前駆細胞由来の腫瘍で，60歳以上の男性に多く発症する．大多数に皮膚病変，リンパ節浸潤が認められ，病勢は急速に進行，化学療法に抵抗性を有し予後不良な疾患とされるが造血細胞移植により予後が改善するとの報告がある．

〔田坂 大象，通山 薫〕

5 BおよびT前駆細胞の腫瘍

1 リンパ系腫瘍の分類

リンパ系腫瘍はこれまで，悪性リンパ腫はREAL分類などで，急性リンパ性白血病(acute lymphocytic leukemia；ALL)や慢性リンパ性白血病(chronic lymphocytic leukemia；CLL)はFAB分類で，骨髄腫はSWOG(Southwest Oncology Group)診断基準などに基づいて分類されていた．2001年のWHO分類によって，すべての造血系腫瘍が統一された基準のもとに分類されるようになり，さらに2008年にWHO分類第4版によって修正が加えられた[1]．リンパ系腫瘍は表1のように分類されている．

2 前駆リンパ球系腫瘍の分類

前駆リンパ球系腫瘍は表2のように分類される．WHO分類では，従来のALLと同義であるリンパ芽球性白血病と，リンパ芽球性リンパ腫はいずれもリンパ系前駆細胞に由来することから，同一疾患単位に含めて分類している．あえて分ける場合は，リンパ芽球性リンパ腫は腫瘍性病変が主体で，血液や骨髄への浸潤がない，もしくは軽度(骨髄中のリンパ芽球比率が25%以下)のものとしている．実際の症例では，腫瘍形成も血液や骨髄への浸潤も両方とも高度であることが多い．

なお，ALLのFAB分類L3のバーキット(Burkitt)白血病は，WHO分類では成熟B細胞腫瘍に含まれる．

3 検体の処理と標本の作製

標本は血液塗抹標本と骨髄塗抹標本の普通染色〔ライト・ギムザ(Wright-Giemsa)染色など〕に加えて，AMLとの鑑別のため，ペルオキシダーゼ染色などの特殊染色も必要である．血液や骨髄に浸潤がみられない症例では，リンパ節などの生検検体のスタンプ標本を作製し，同様に染色する．また，腫瘍細胞を多く含んだ検体(血液，骨髄液，リンパ節などの生検検体の細胞浮遊液)を用いてフローサイトメトリーと染色体検査を行う．前者によって，リンパ性か骨髄性か，リンパ性であればB細胞かT細胞かNK細胞か，前駆細胞か成熟細胞か，分化段階はどのレベルかがわかる．後者は，WHO分類では特異的な染色体(遺伝子)異常の所見が分類に必須であるため，不可欠な検査である．分裂像が得られずに染色体検査ができなかった場合や遺伝子レベルでの挿入のため染色体検査では異常を検出できなかった場合には，FISH(fluorescence in situ hybridization)法や逆転写ポリメラーゼ連鎖反応(reverse trans-

表1 リンパ系腫瘍の分類の枠組み（WHO分類第4版）

前駆リンパ系腫瘍
成熟B細胞腫瘍
成熟T細胞・NK細胞腫瘍
ホジキン(Hodgkin)リンパ腫
免疫不全関連リンパ増殖性疾患

表2 前駆リンパ球系腫瘍の分類の概略（WHO分類第4版）

Bリンパ芽球性白血病/リンパ腫(B-ALL/LBL)
　特異的な染色体/遺伝子異常を伴わないB-ALL/LBL
　特異的な染色体/遺伝子異常を伴うB-ALL/LBL
　　9;22転座(BCR-ABL1再構成)を伴うB-ALL/LBL
　　11q23転座(MLL再構成)を伴うB-ALL/LBL
　　12;21転座(TEL-AML1再構成)を伴うB-ALL/LBL
　　高2倍体性B-ALL/LBL
　　ほか3疾患単位
Tリンパ芽球性白血病/リンパ腫(T-ALL/LBL)

図1 9;22転座を伴うBリンパ芽球性白血病の骨髄塗抹標本
20歳代男性．白血球数8万/μlで，その9割を芽球が占める．骨髄は過形成で，中型からやや大型の，繊細なクロマチンと明瞭な核小体を有する核を持つ白血病細胞が有核細胞の9割を占める．染色体検査で9;22転座（フィラデルフィア染色体）を認めた．

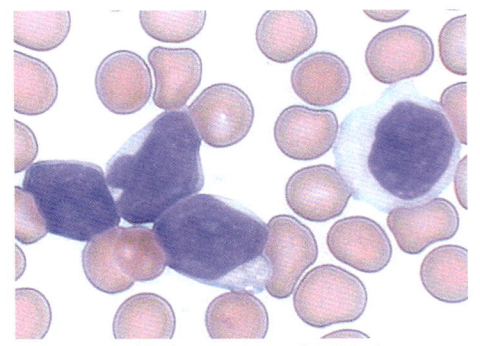

図2 Tリンパ芽球性白血病の血液塗抹標本
20歳代男性．白血球数7万/μlで，その9割を芽球が占める．芽球は類円形～不整形で，核は類円形で軽度のくびれを持つものもあり，クロマチンは繊細で明瞭な核小体を1～3個認める．細胞質は好塩基性で，顆粒はみられない．

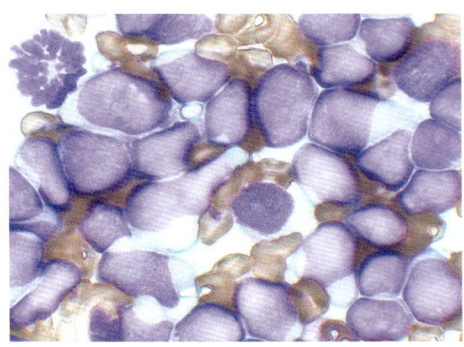

図3 Tリンパ芽球性白血病の骨髄塗抹標本
図2と同一症例．骨髄は過形成で有核細胞の98%を芽球が占める．

cription-polymerase chain reaction；RT-PCR）法などによる遺伝子検査を追加する．

4 Bリンパ芽球性白血病/リンパ腫の鏡検所見（図1）

多くの症例の血液塗抹標本では，白血球数が増加し，その多くを芽球が占め，赤血球や血小板は減少している．症例によっては，白血球数が減少し，芽球比率も少ないこともある．骨髄塗抹標本も同様に，有核細胞が増加し（過形成性骨髄），その多くを芽球が占めることが多い．

芽球の形態は，FAB分類L1のように，小型で細胞質に乏しく，クロマチンが比較的凝縮し，核小体が不明瞭な核を持つ細胞から，FAB分類L2のように，やや大型で好塩基性に染まるやや豊富な細胞質と，繊細なクロマチンと明瞭な核小体を有する核を持つ細胞まで，症例によって多様である．細胞質にアズール顆粒を認めることもある．細胞形態所見のみからT-ALL/LBLと鑑別することは困難である．報告書では細胞形態を忠実に記載し，包括的な診断名を記載しておき，フローサイトメトリー所見や染色体（遺伝子）所見が得られたら，診断名をより限定していく．

5 Tリンパ芽球性白血病/リンパ腫の鏡検所見（図2, 3）

芽球の形態はB-ALL/LBLと同様である．B-ALL/LBLに比べてT-ALL/LBLのほうが白血球数（芽球数）が著しく多く，骨髄標本でも分裂像を多数認めることが多い．成熟リンパ球に類似した形態を呈する芽球もある．

（東田 修二）

6 成熟 B 細胞腫瘍

1 成熟 B 細胞腫瘍の分類

　成熟 B 細胞腫瘍には，表 1 に示すように種々の B 細胞性リンパ腫（リンパ芽球性リンパ腫を除く），骨髄腫，慢性リンパ性白血病などが含まれる．37 種の疾患単位からなり，すべてを理解することは困難であるため，日常診療で遭遇する可能性の高い疾患のみを挙げる．腫瘍細胞の形態観察には，慢性リンパ性白血病などでは血液塗抹標本で可能であるが，骨髄腫では骨髄塗抹標本が必要である．多くのリンパ腫症例ではリンパ節生検が行われるが，検体の病理組織標本だけでなく，スタンプ標本も作製することが望ましい．検体（血液，骨髄液，リンパ節などの生検検体の細胞浮遊液）は IV-6-5)「B および T 前駆細胞の腫瘍」（243 頁）で記載したように，フローサイトメトリーと染色体検査も行う．細胞表面抗原の発現パターンや染色体所見は，分類するうえで重要な情報となる．分裂像が得られずに染色体検査ができなかった場合には FISH（fluorescence in situ hybridization）法などによる遺伝子検査を追加する．濾胞性リンパ腫，マントル細胞リンパ腫，マクログロブリン血症では多数の腫瘍細胞が血液標本でみられる症例があり，細胞形態やフローサイトメトリー所見によって，慢性リンパ性白血病と鑑別する必要がある[1]．

2 B 細胞性慢性リンパ性白血病（B-CLL）の鏡検所見（図 1）

　血算で白血球数は増加し，その大半を成熟リンパ球が占める．リンパ球は小型で細胞質は狭く，クロマチンは凝集し，正常リンパ球と区別しにくい．

3 ワルデンシュトレーム（Waldenström）・マクログロブリン血症の鏡検所見（図 2）

　白血球数は減少～増加とさまざまである．増加

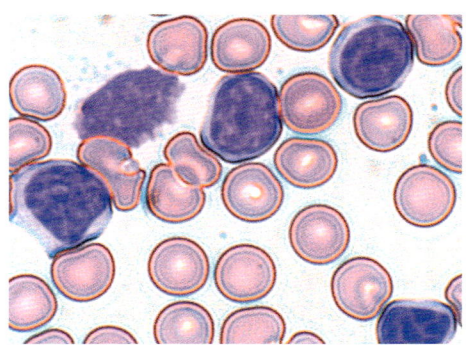

図 1　B-CLL の血液塗抹標本
70 歳代女性．白血球数 4 万/μl で，その 9 割を成熟した形態の B-CLL 細胞が占める．CLL の標本では塗抹時に細胞が壊れた核影（Basket 細胞という）がみられることが多い（図左上）が，B-CLL に特異的というわけではない．

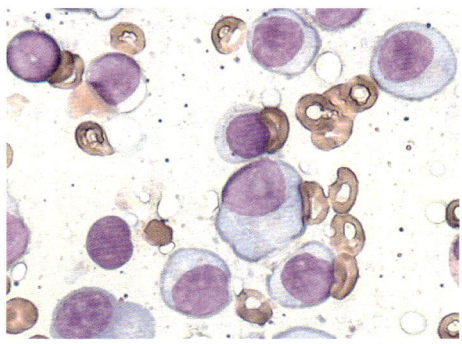

図 2　ワルデンシュトレーム・マクログロブリン血症の骨髄塗抹標本
70 歳代男性．血清 IgM 値が 3,200 mg/dl と増加．形質細胞様リンパ球，小リンパ球，形質細胞が混在してみられる．

表 1　成熟 B 細胞腫瘍の分類の概略（WHO 分類第 4 版）

慢性リンパ性白血病/小リンパ球性リンパ腫
リンパ形質細胞性リンパ腫/ワルデンシュトレーム・マクログロブリン血症
有毛細胞白血病
形質細胞骨髄腫
粘膜関連濾胞辺縁帯リンパ腫（MALT リンパ腫）
濾胞性リンパ腫
マントル細胞リンパ腫
びまん性大細胞型 B 細胞リンパ腫
縦隔大細胞型 B 細胞リンパ腫
血管内大細胞型 B 細胞リンパ腫
バーキットリンパ腫

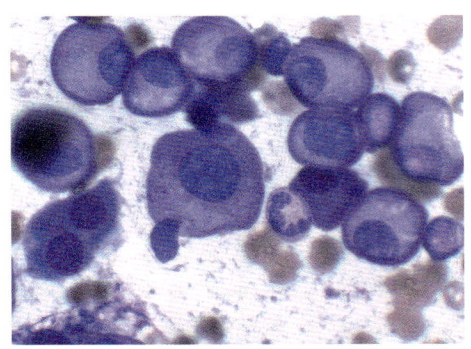

図3 多発性骨髄腫の骨髄塗抹標本
60歳代男性．血清IgG値が5,500 mg/dlと増加．比較的分化度の高い骨髄腫細胞が集簇している．

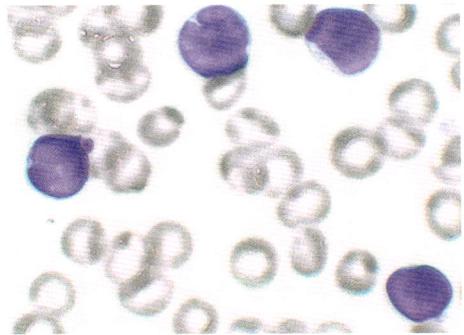

図4 白血化した濾胞性リンパ腫の血液塗抹標本
50歳代男性．肝・脾腫と全身性リンパ節腫脹を認める．核に切れ込みのある小型のリンパ腫細胞が血液中に多数みられる．

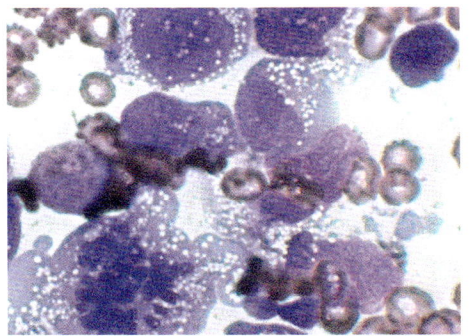

図5 バーキットリンパ腫の骨髄塗抹標本
60歳代男性．多数の空胞をもつリンパ腫細胞とその分裂像（左下）がみられる．

する例では，血液標本で形質細胞様リンパ球，小リンパ球，形質細胞を混在して多数認める．IgMの増加により，赤血球の連銭形成がみられる．骨髄標本でも上記と同様の多彩な腫瘍細胞がみられる．

4 形質細胞骨髄腫の鏡検所見
（図3）

日常診療では"多発性骨髄腫"というが，WHO分類では"形質細胞骨髄腫"という疾患名になっている．骨髄塗抹標本において骨髄腫細胞は，形質細胞のように，中型類円形の細胞で，偏在した円形の核や核周明庭を認める分化度の高い症例から，大型不整形の細胞で，繊細な核クロマチンと明瞭な核小体を持ち，多核のものも認めるなど異型性の強い症例まである．血液標本には骨髄腫細胞は通常認められない．骨髄腫細胞が血液中に2,000/μl以上みられ，白血球の20%以上を占める場合は，形質細胞白血病という．多量のM蛋白によって赤血球の連銭形成がみられる．

5 種々のB細胞性リンパ腫の鏡検所見

濾胞性リンパ腫細胞は小型で細胞質は狭く，核は濃染して切れ込みがみられる（図4）．マントル細胞リンパ腫細胞は，濾胞性リンパ腫細胞の形態に類似する症例もあるが，細胞質はやや広く，核縁は全周性に軽度に不整で，核クロマチンはやや繊細で核小体がみられる[1]．バーキット（Burkitt）リンパ腫細胞は，核クロマチンは繊細で明瞭な核小体を認める．細胞質は広く，好塩基性が強く，多数の空胞がみられる．分裂像も散見される（図5）．

（東田　修二）

7 成熟 T 細胞・NK 細胞腫瘍

1 成熟 T 細胞・NK 細胞腫瘍の分類

　成熟 T 細胞・NK 細胞腫瘍には，表1に示すように種々の T 細胞性リンパ腫（リンパ芽球性リンパ腫を除く），NK 細胞性リンパ腫，成熟 T 細胞や NK 細胞の白血病などが含まれる．22 種の疾患単位からなり，すべてを理解することは困難であるため，日常診療で遭遇する可能性の高い疾患のみを挙げる．本項に含まれるリンパ腫では，リンパ腫細胞が血液塗抹標本で多数みられることは稀である．検体処理と標本作製は，IV-6-6)「成熟 B 細胞腫瘍」（245 頁）の項の記載と同様に行う．

2 T-PLL の鏡検所見（図1, 2）

　T 細胞性前リンパ球性白血病（T-cell prolymphocytic leukemia；T-PLL）では，血算で高度のリンパ球増加を認める．この白血病細胞は小型～中型の成熟リンパ球としての形質を持つ．核は円形もしくはやや不整形で，明瞭な核小体がみられる．細胞質は好塩基性で顆粒は通常みられない．

3 T-LGL の鏡検所見

　T 細胞性大顆粒リンパ球性白血病（T-cell large granular leukemia；T-LGL）における白血病細胞は大型で，円形ないし楕円形の核が偏在し，核クロマチンは凝集している．核小体は不明瞭である．細胞質は豊かで，アズール顆粒を認める．アズール顆粒は粗大なものから微細なものまである．なお，大顆粒リンパ球（large granular lymphocyte；LGL）とは，細胞質に顆粒を持つ大型リンパ球という意味であって，大型顆粒を持つリンパ球ではない．また，LGL には NK 細胞性のものもあるので，鑑別にはフローサイトメトリーによる細胞表面抗原解析が必要である．

4 ATLL の鏡検所見（図3）

　成人 T 細胞白血病/リンパ腫（adult T-cell leukemia/lymphoma；ATLL）では，白血球数は正

表1　成熟 T 細胞・NK 細胞腫瘍の分類の概略（WHO 分類第 4 版）

T 細胞性前リンパ球性白血病
T 細胞性大顆粒リンパ球性白血病
慢性 NK 細胞性リンパ増殖性疾患
アグレッシブ NK 細胞白血病
成人 T 細胞白血病/リンパ腫
節外性 NK/T 細胞リンパ腫，鼻型
菌状息肉症
セザリー（Sézary）症候群
末梢性 T 細胞リンパ腫，細分類不能型
血管免疫芽球性 T 細胞リンパ腫
未分化大細胞型リンパ腫

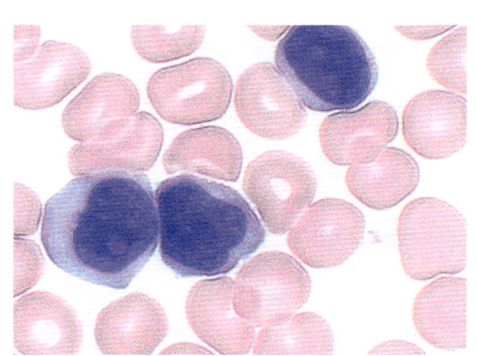

図1　T 細胞性前リンパ球性白血病の血液塗抹標本
40 歳代男性．白血球数 4 万/μl で，その 6 割を異常リンパ球が占め，明瞭な核小体がみられる．本例では細胞質にアズール顆粒を認める細胞もある．

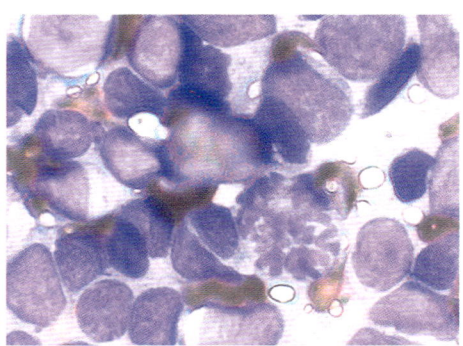

図2　T 細胞性前リンパ球性白血病の骨髄塗抹標本
図1と同一症例．骨髄は過形成で有核細胞の 9 割を白血病細胞が占める．

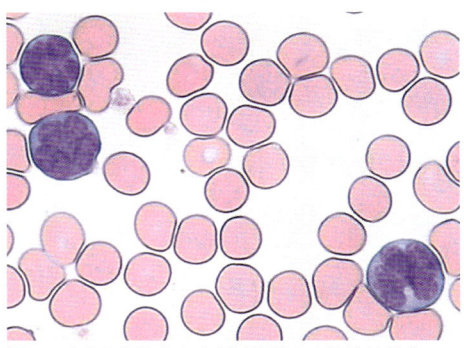

図3 成人T細胞白血病（急性型）の血液塗抹標本
50歳代男性．高カルシウム血症による意識障害を呈して来院．血液に分葉の著しいflower cellが多数みられる．

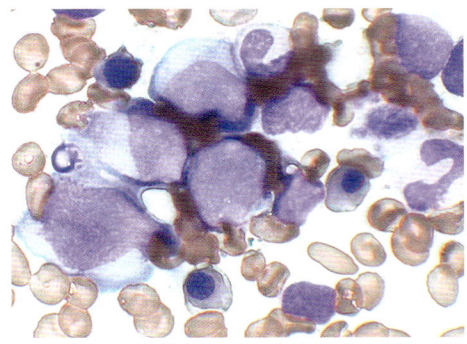

図4 末梢性T細胞リンパ腫，細分類不能型の骨髄塗抹標本
60歳代男性．鼠径部リンパ節腫脹で発症し，化学療法で寛解に至ったが，リンパ節と骨髄に再発．骨髄標本で，大型で辺縁不整で，核は不整形で，繊細なクロマチンと数個の核小体を有し，細胞質は好塩基性で微細なアズール顆粒をもつリンパ腫細胞を有核細胞の7％認める．

常〜著増とさまざまで，核に切れ込みや分葉を持つ異常リンパ球が認められる．典型例では分葉の著しいflower cellと呼ばれる細胞が出現する．ATLL細胞が産生するサイトカインにより，好中球や好酸球が増加する症例がある．赤血球数と血小板数は正常のことが多い．骨髄ではATLL細胞の比率が低いことが多い．ATLLはくすぶり型，慢性型，リンパ腫型，急性型の4病型に分かれ，血液標本所見はそれぞれ異なる．

5 セザリー（Sézary）症候群の鏡検所見

セザリー症候群は皮膚原発のT細胞性リンパ腫であり，紅皮症，セザリー細胞の末梢血への多数出現，全身性リンパ節腫脹の3所見によって診断される．セザリー細胞は"脳回様核"といわれる屈曲した特徴的な核を持ち，クロマチンは凝集した大型の細胞である．

6 PTCL-NOSの鏡検所見（図4）

末梢性T細胞リンパ腫，細分類不能型（peripheral T-cell lymphoma, not otherwise specified; PTCL-NOS）は，WHO分類の他のいずれの病型にも分類されない成熟T細胞性リンパ腫症例からなるカテゴリーである．そのため，細胞形態は症例によって多様である．

（東田 修二）

文 献

1　FABからWHO分類へ
1) Jaffe ES, Harris NL, Stein H, et al : World Health Organization Classification of Tumours ; Pathology and genetics of tumours of haematopoietic and lymphoid tissues. IARC Press, 2001
2) Swerdlow SH, Campo E, Harris NL, et al : WHO Classification of Tumours of Haematopoietic and Lymphoid Tissues. IARC Press, 2008
3) 直江知樹，朝長万左男，中村栄男：WHO血液腫瘍分類―WHO分類2008をうまく活用するために．医薬ジャーナル社，2010

2　骨髄増殖性腫瘍，骨髄異形成/骨髄増殖性腫瘍
1) Vardiman JW, Brunning RD, Harris NL : Chronic myeloproliferative diseases ; Introduction. Jaffe ES, Harris NL, Stein H, et al (eds) : Tumours of Haematopoietic and Lymphoid Tissues. IARC Press, pp 17-19, 2001
2) Vardiman JW, Brunning RD, Arber DA, et al : Introduction and overview of the classification of the myeloid neoplasm. Swerdlow SH, Campo E, Harris NL, et al (eds) : WHO Classification of Tumours of Haematopoietic and Lymphoid Tissues. IARC Press, pp 87-107, 2008

3　骨髄異形成症候群
1) Bennett JM, Catovsky D, Daniel MT, et al : Proposals for the classification of the myelodysplastic syndromes. Brit J Haematol 51 : 189-199, 1982
2) 通山　薫：骨髄異形成症候群．木崎昌弘，押味和夫（編）：新WHO分類による白血病・リンパ系腫瘍の

病態学．中外医学社，pp 51-63，2004
3) Brunning RD, Orazi A, Germing U, et al：Myelodysplastic syndromes. Swerdlow SH, Campo E, Harris NL, et al (eds)：WHO Classification of Tumours of Haematopoietic and Lymphoid Tissues. IARC Press, pp 87-107，2008
4) 朝長万左男，松田 晃(編)：不応性貧血(骨髄異形成症候群)の形態学的異形成に基づく診断確度区分と形態診断アトラス．厚生労働科学研究・特発性造血障害調査研究班平成 19 年度研究，2008(日本検査血液学会ホームページからダウンロード可能)
5) 難治性貧血の診療ガイド編集委員会(編)：不応性貧血(骨髄異形成症候群)診療の参照ガイド．難治性貧血の診療ガイド．南江堂，pp 63-92，2011
6) Greenberg P, Cox C, LeBeau MM, et al：International scoring system for evaluating prognosis in myelodysplastic syndromes. Blood 89：2079-2088，1997

5　BおよびT前駆細胞の腫瘍
1) Swerdlow SH, Campo E, Harris NL, et al：WHO Classification of Tumours of Haematopoietic and Lymphoid Tissues, 4th. IARC Press, 2008

6　成熟B細胞腫瘍
1) 田中由美子，権藤和美，坂入和豊，他：B細胞性リンパ系腫瘍の末梢血塗抹検査における判定困難な細胞の要因と鑑別法．日本検査血液学会雑誌 5：64-69，2004

COLUMN　形態検査において知っておきたいこと

ドラムスティック

　X染色体はY染色体と比較して非常に大きく，含まれる遺伝情報も多量となっているため，男女間の遺伝情報に不公平が生じないよう，2本のX染色体に含まれる遺伝情報のうち一方を不活化することで均一化を図り，膨大な遺伝情報が整理されている．このX染色体のランダムな不活化はライオニゼーション(lyonization)と呼ばれているが，不活化された染色体は消えてなくなるわけではなく，その一部が白血球の核に濃縮され存在している．光顕観察でその濃縮物は，核に1本の糸でつながった太鼓バチ状にみえるため，ドラムスティック(drumstick)と呼ばれている(図1)．ドラムスティックは全例で検出されるわけではなく，検出率は2割程度とされているが，これが確認できればその血液が女性由来であることがわかる．区別すべきは男性のY染色体の凝集である偽ドラムスティックで，前者が直径 1.2～1.5 μm のテニスラケット大とすると後者はゴルフクラブ大となる．また，1本の糸でつながっていることも重要な所見で，核の突起と混同しないことも重要である．おまけのようにみえるドラムスティックだが実は多くの情報が含まれた遺伝子の集合体ということになる．

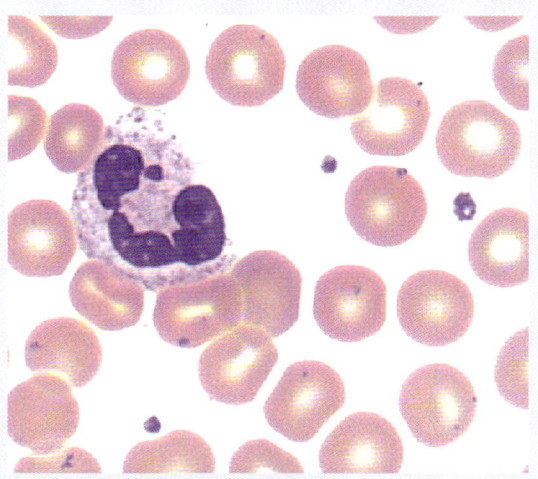

図1　ドラムスティック

（海渡　健）

V 細胞診

総論
1 基礎知識
　1 細胞所見とその表現
　2 集塊における構造の見方
　3 封入体
　4 判定基準と分類

2 標本作製法
　1 塗抹標本作製法
　2 集細胞法
　3 Liquid-based Cytology
　4 セルブロック法

3 染色法
　1 パパニコロウ染色，ギムザ染色
　2 PAS染色，アルシアン青染色
　3 免疫組織化学（酵素抗体法）

各論
4 婦人科
　1 子宮頸部
　2 子宮体部
　3 性感染症

5 呼吸器
　1 喀痰
　2 気管支擦過

6 泌尿器
7 消化器
8 体腔液
9 乳腺
10 甲状腺
11 リンパ節

1 基礎知識

1 細胞所見とその表現

はじめに

　細胞診には大別して2つの目的がある．1つは"スクリーニング"と呼ばれているもので，いわゆる"剥離細胞診"である．これは婦人科子宮頸部擦過スメアや，喀痰，尿などが検体となり，細胞診標本の中から，癌細胞や異型細胞を見つけだすことを目的とする．もう1つは"同定"と呼ばれているもので，腫瘍性病変から針穿刺などで細胞を採取し，細胞診標本中の細胞が良性か悪性か，さらに腫瘍名を判定することを目的とする．

　細胞診の目的により対象となる細胞は異なるが，細胞診で見つけだす細胞，同定・判定すべき細胞はいずれも"正常ではない細胞"，"異常細胞"である．ここでは"異常細胞"の細胞所見について取り上げる．

　異常細胞，すなわち異型細胞，癌細胞の細胞所見は，正常細胞を基準とし，正常細胞との違い，隔たりを"細胞所見"として表現している．また，腫瘍性病変では扁平上皮癌細胞の表現に"ヘビ状"，"オタマジャクシ状"といった細胞診独特の表現もあり，これらについても触れる．

1｜核所見

　核所見は特に正常細胞と異常細胞を鑑別する重要所見である．核所見として挙げられているものには表1，図1がある．いずれも細胞の活性化，増殖に関係した所見であり，癌細胞では著明となる傾向にある．

2｜細胞質所見

　細胞質の所見は主に細胞の分化や分化異常に関した所見である（表2，図2）．

3｜核と細胞質の所見

　核と細胞質の所見には表3，図2があるが，特に「核/細胞質(N/C)比の増加」は重要な所見である（図3）．

　N/C比の増大，細胞質に対する核の占める割合の増加は，異常細胞と評価する重要な所見である．注意すべきは，本来のN/C比は体積比（図4）であるが，実際に細胞をみるうえでは核と細胞質の長径比で評価している点である．

4｜その他の細胞所見

1．細胞相互封入像，細胞相互圧排像，対細胞・鋳型細胞

　細胞増殖が激しい場合にみられる所見である．1つの細胞がもう1つの細胞を取り込んだようにみえる場合や，同じような細胞が鏡面像としてみられる場合に表現される（図5）．

2．細胞の孤立散在性

　細胞が1つひとつ独立し，散在性にみえる場合に用いる表現である．低分化型腺癌細胞や高分化型扁平上皮癌細胞を表現することが多い．

3．ヘビ状細胞，オタマジャクシ状細胞

　角化型扁平上皮癌を表現する場合に用いられ

1 基礎知識　1 細胞所見とその表現

表1　核所見
- 核肥大（増大）
- 大小不同
- 核形の多様化
- クロマチンの濃染（増量）
- クロマチンの異常凝集
- 核縁の肥厚
- 核小体の腫大，数の増加
- 異常核分裂像
- 多核

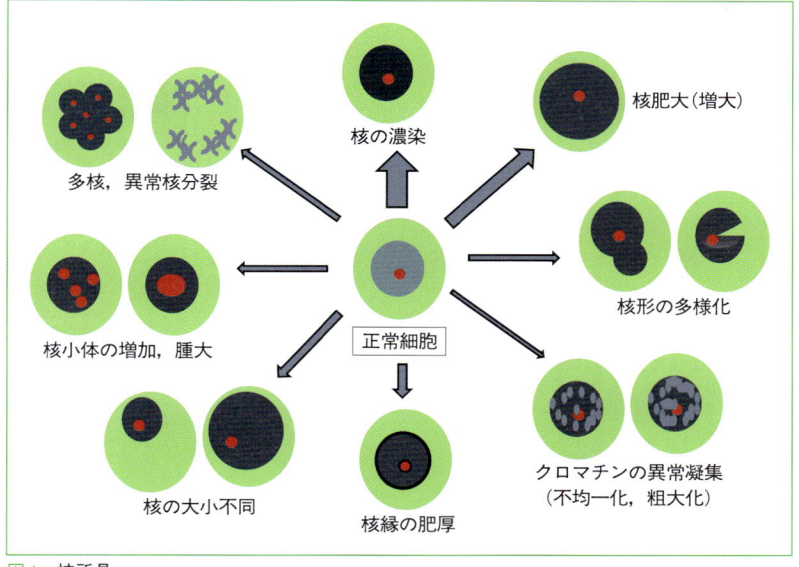

図1　核所見

表2　細胞質所見
- 大小不同
- 形態の変化
- 核形の多様化
- 異常染色性・多染色性
- 細胞相互封入・対細胞

表3　核と細胞質の所見
- N/C比の増大
- 核，細胞質の分化の乖離
- 機能と形態の乖離
- 核位置の変化，多様化

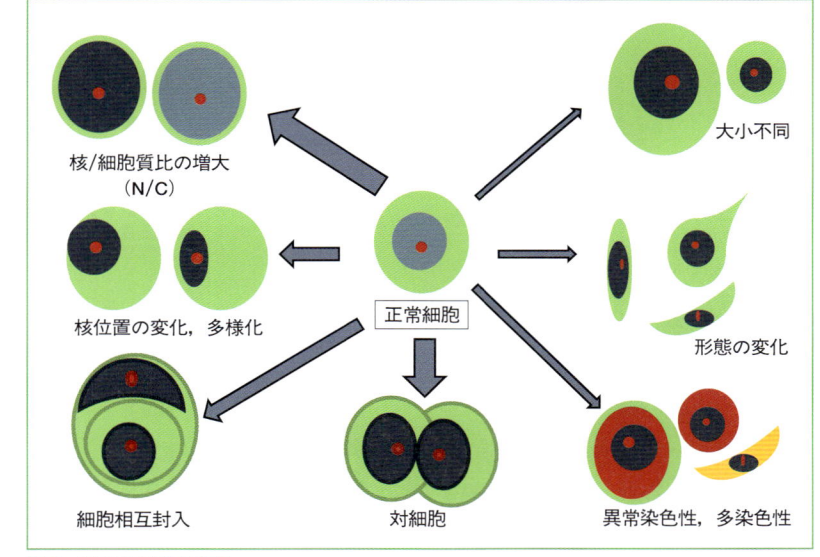

図2　核と細胞質の所見

る．奇怪な細胞形を表現している（図6）．

4．印環細胞

いわゆる印環細胞癌で表現され，病理組織学的にも使用されている"指輪"様の細胞である（図7）．

5．インディアンファイル様細胞配列，索状細胞配列

細胞が1列に並んで配列する様子を示す．肺の小細胞癌，乳腺の硬癌などを表現する場合に用いることがある（図8）．

おわりに

以上，簡単ではあるが細胞所見とその表現について説明した．

（古田　則行）

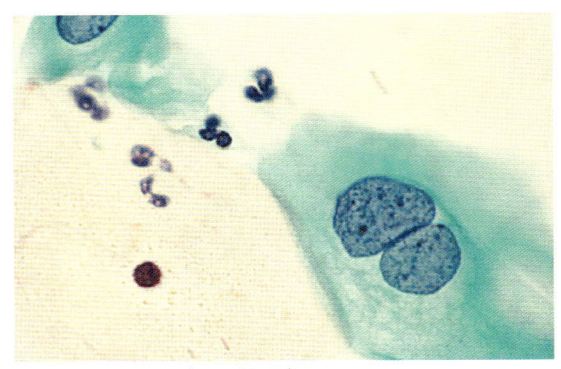

図3 N/C 比の増加（異形成細胞）
婦人科頸部擦過標本．正常の表層細胞（左）と比較すると，異形成細胞（右）では核の割合の増加がみられる．

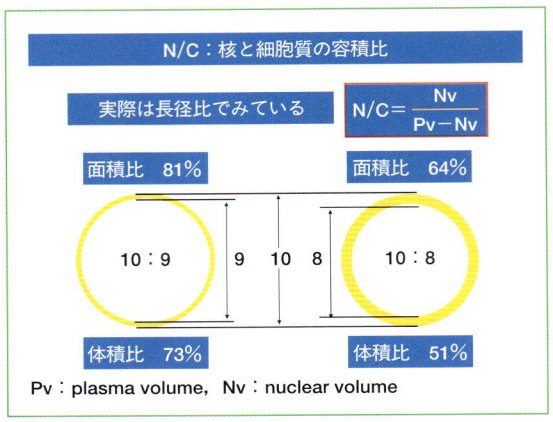

図4 N/C 比

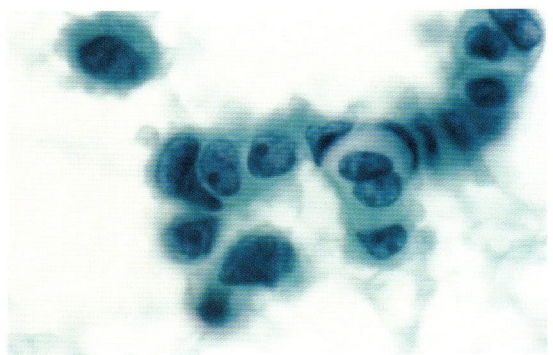

N/C：核と細胞質の容積比

実際は長径比でみている　　$N/C = \dfrac{Nv}{Pv - Nv}$

面積比 81%　　　　　　　　面積比 64%
10：9　　9　10　8　　10：8
体積比 73%　　　　　　　　体積比 51%

Pv：plasma volume, Nv：nuclear volume

図5 細胞相互封入像
腹水，腺癌．1つの癌細胞がもう1つの癌細胞を取り込む様子．

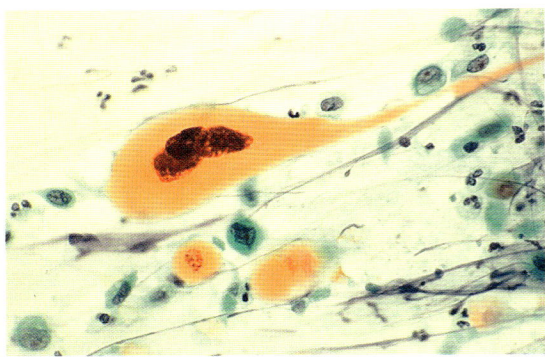

図6 オタマジャクシ様細胞
喀痰，扁平上皮癌細胞，奇怪な形をした癌細胞．

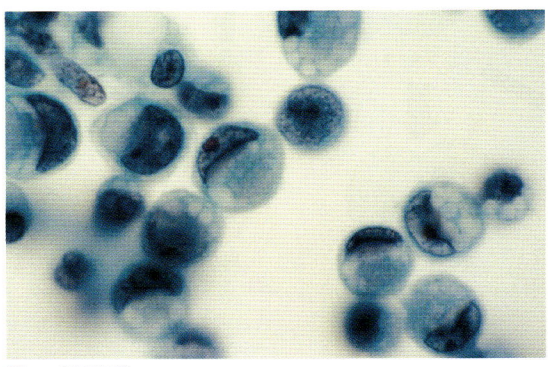

図7 印環細胞
腹水．胃癌でみられた指輪様の腺癌細胞．

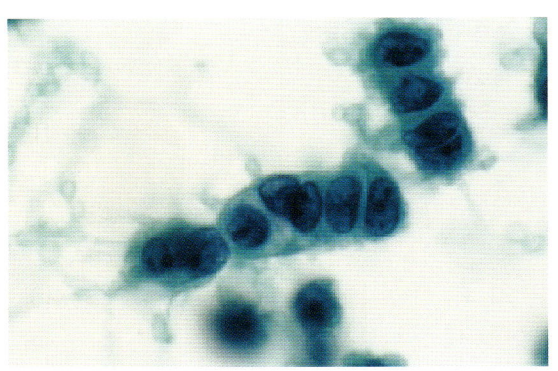

図8 インディアンファイル様細胞配列
乳腺，硬癌．腫瘍細胞が1列に並ぶ．

2 集塊における構造の見方

1 細胞診と組織診

　一般的に細胞診は組織診と異なり，構造が認識しにくい．組織診は二次元であるが，細胞診は三次元の世界である．細胞診において，大型で重積のある細胞集塊の場合，一見するとよくわからないが，組織像をよく理解し，焦点を動かしながら詳細に観察すると，立体的構造が浮き彫りになる．細胞異型に乏しく，構造異型から癌の診断が可能となる子宮内膜や乳腺細胞診においては，細胞集塊の構造を的確にとらえることが必須である．

2 見え方の違い

　細胞集塊の構造を考える前に，まず腺細胞，腺細胞集塊，腺構造は見る角度（方向）や採れ方により形態が異なることを理解する必要がある．例えば，子宮頸部標本において，頸管腺細胞はバラバラにあるいは少数集塊でみられる場合は，円柱形細胞を横からみた像（サイドビュー）を示し，柵状を呈する．しかし，頸管腺細胞が大型のシート状で剝離してきた場合は，当然のことながらサイドビューでみられることはほとんどなく，シート状集塊を上からみた（トップビュー）あるいは下からみた（エンドビュー）像を示し，蜂巣状構造が観察される（図1）．観察する方向によりその様相は全く異なる．

3 細胞集塊と組織構築

　子宮内膜や乳腺細胞診では，腺管状および乳頭状構造の見方が重要であり，構造異型を把握しないと診断が困難である．

1．子宮内膜

　子宮内膜では，内膜腺細胞か，内膜間質細胞かの見極めが大切である．なぜならば，良性（正常～増殖症）では介在する間質細胞が豊富であるが，癌例では圧倒的に腺（癌）細胞が優位となるからで

ある．腺構造は基本的には管状であるが，内膜表面の被覆上皮や内膜腺の管が開いた場合はシート状を示す．間質細胞は一般的に楕円形〜短紡錘形，小型で，細胞質は目立たない．腺細胞集塊のように整然と規則的に配列することはなく，不規則に集合した細胞集塊を形成する．これに比べ，上皮（内膜腺）細胞は隣り合う細胞同士が結合し整然と配列する（図2）．

　子宮内膜はしばしば大型の組織片（集塊）として採取される．図3aは体部内膜の被覆上皮とその下部の間質部分が組織片として採取されたものであるが，組織標本の断面像（図3b）とは異なり，内膜腔から内膜の壁をみている像を示している．集塊内にみられる小さく明るい"抜け"は，上皮が落ち込んで内膜腺を形成している部分である．焦点を集塊の上部（カバーガラス側）に合わせると，腺細胞が密に規則的に配列しているのがみられ（図3c），焦点を上皮の下に合わせると，核密度が低く，規則的な配列を示さない間質が観察される（図3d）．

　子宮内膜の腺構造は単純管状を示し，土管状集塊の周囲（基底側）にはしばしば内膜間質が付着する（図4a）．腺構造を考える場合，腺腔側あるいは基底側などの方向性をとらえることが重要であるが，間質細胞の存在は基底側を示す指標となる．通常，腺細胞では核が基底側に位置し，腺腔側の細胞質が豊富であるが，内膜腺において腺細胞基底側の細胞質に核下空胞と呼ばれる分泌物がみられる場合，分泌期初期と推定できる（図4b）．

　集塊内の腺腔と腺腔の間に，間質が豊富に介在している場合はほぼ良性と考えてよいが，間質が少ない場合，すなわち複数の腺管同士の距離が近い場合は増殖症の可能性がある（図5a）．これに比べ，腺腔間の間質が極めて乏しい場合，あるいは間質が存在しない場合，すなわち腺管同士が接し合う像（back to back）や腺管が融合している場合などは，異型増殖症以上の病変，すなわち腺癌が推定される（図5b）．

2．乳腺

　背景に出現している細胞の種類と集塊を構成し

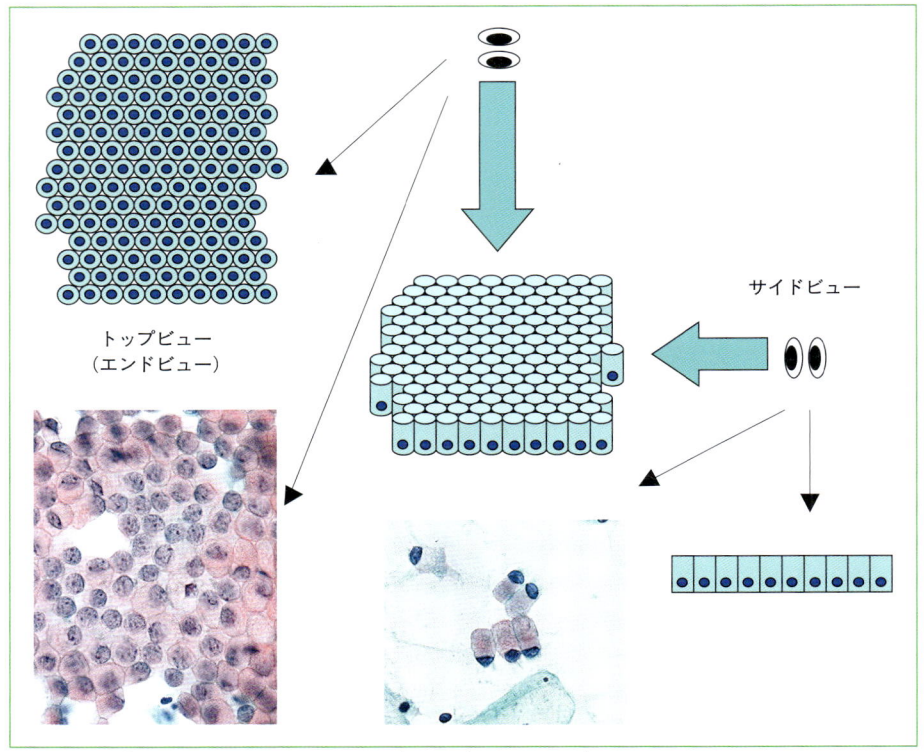

図1 子宮頸管腺細胞のサイドビューとトップビュー（エンドビュー）
細胞診では，みる角度により形状が異なる．散在性でみられる場合は，円柱形細胞を横からみた像（サイドビュー）の柵状を示し，大型のシート状で剥離してきた場合は，上（下）からみた像（トップビュー，エンドビュー）の蜂巣状構造が観察される．

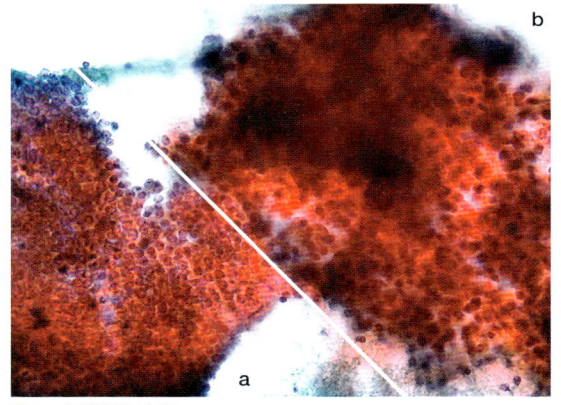

図2 正常子宮内膜
a は上皮（腺細胞）で，b は間質である．上皮細胞は隣り合う細胞同士が結合し整然と配列するが，間質細胞に規則性はなく，不規則に集合した集塊を形成する．

ている細胞の判定が重要である．集塊内の間質あるいは血管の有無，筋上皮細胞の有無などをみる．大型の細胞集塊内に豊富な間質の走行がみられた場合，あるいは上皮細胞集塊に厚い豊富な間質組織が付随した場合，良性の乳管内乳頭腫が疑われる（図6a）．乳管内乳頭腫でみられる間質を含む細胞集塊は非常に厚みがあり，腺細胞，筋上皮細胞，間質などが混在するため，不規則な集塊を形成する（図6b）．類似の組織像を示す乳頭腺管癌も大型集塊で出現するが，集塊内に豊富な間質成分はみられず，筋上皮が欠如するため細胞像は単調である．内部に腺腔構造が多数みえる場合，真の篩状構造か否かを判定する必要がある．組織像同様，癌の腺腔は正円形で，核は基底側に規則的に配列する（図7a）．また，癌でみられる間質成分は，内部が空洞様に透けてみえる毛細血管であり（図7b→），集塊内部，あるいは集塊外に癌細胞の付着しない裸血管として観察されることがある．毛細血管の内皮細胞はしばしば増生しており，血管内部に内皮細胞の核が多数みられる（図7b▶）．

集塊が土管状の腺管状集塊の場合，腺症などの良性の腺管あるいは管状に浸潤する硬癌や管状癌の可能性がある．組織学的に類似する硬化性腺症

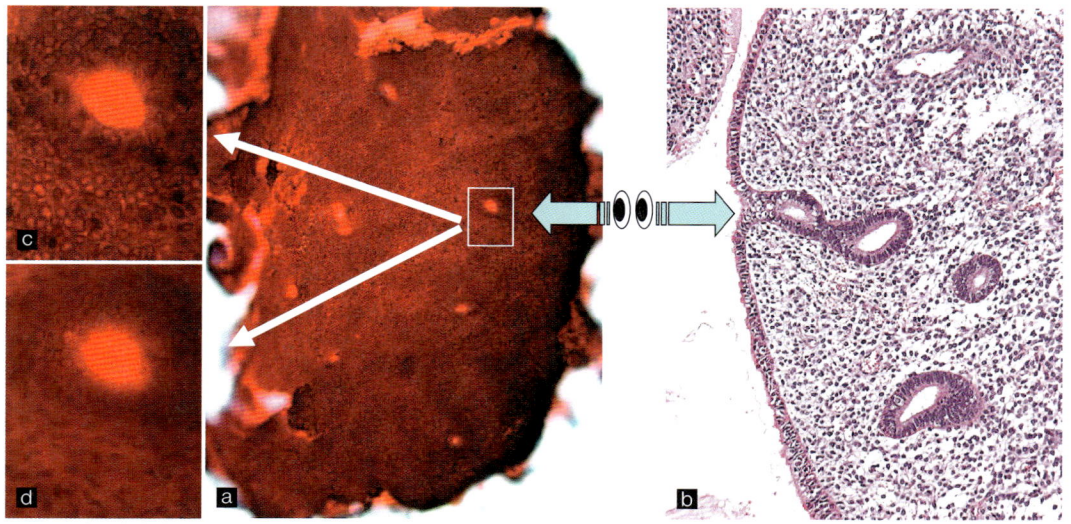

1 基礎知識　2 集塊における構造の見方　257

図3　正常子宮内膜
細胞診(a)は，組織の断面像(b)とは異なり，内膜腔から内膜の壁をみている像を示している．集塊の上部(カバーガラス側)に焦点を合わせると，腺細胞が密に規則的に配列しているのがみられ(c)，上皮の下に焦点を合わせると，核密度が低く，不規則な配列の間質が観察される(d)．

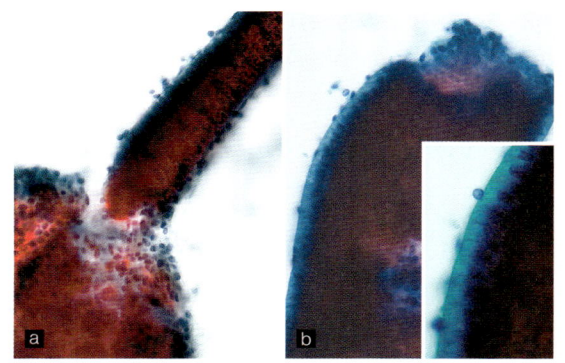

図4　正常子宮内膜
aでは集塊の周囲(基底側)に間質が付着しており，腺管状集塊と判定できる．bは腺細胞基底側の細胞質に核下空胞と呼ばれる分泌物がみられ，分泌期初期と推定できる．

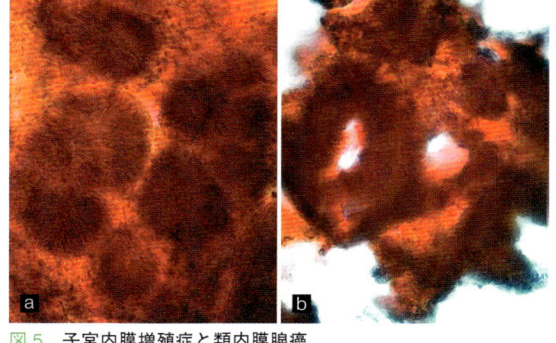

図5　子宮内膜増殖症と類内膜腺癌
増殖症の症例では，腺腔と腺腔の間に間質が介在しているが，複数の腺管同士の距離が近い(a)．類内膜腺癌では，腺管同士が融合している像が観察される(b)．

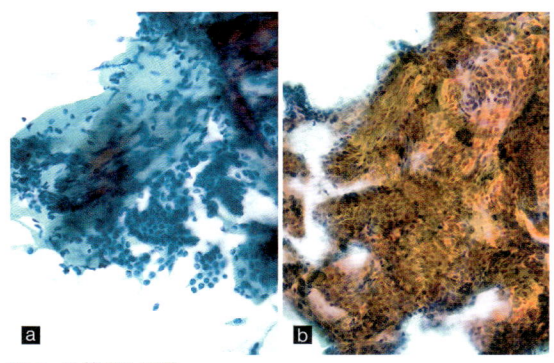

図6　乳管内乳頭腫
上皮細胞集塊に厚い豊富な間質組織が付随している(a)．大型の細胞集塊内に豊富な間質がみられる．間質を含む細胞集塊は非常に厚みがあり，配列は不規則である(b)．

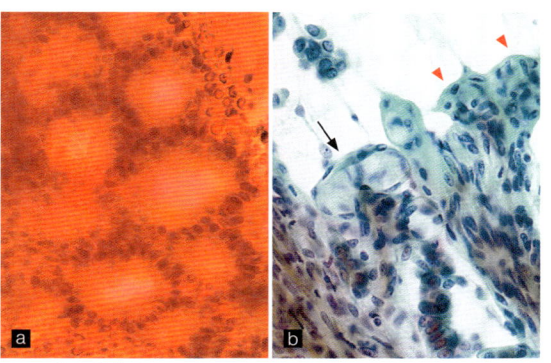

図7　乳頭腺管癌
癌は単調な細胞で構成され，篩状構造の腺腔は正円形で，核は基底側に規則的に配列する(a)．癌でみられる間質成分は，内部が空洞様に透けてみえる毛細血管である(b)．

Ⅴ　細胞診 総論

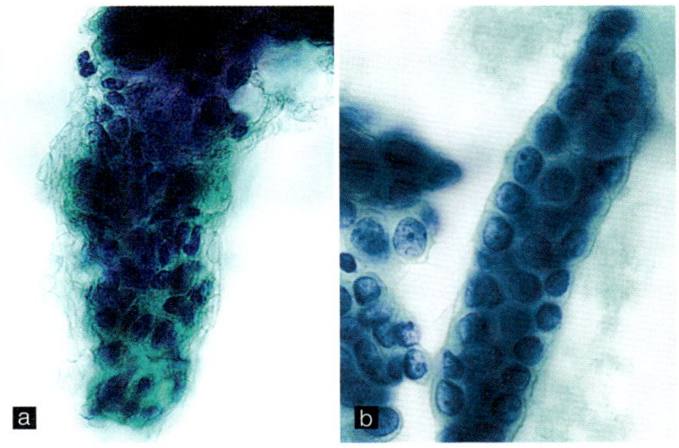

図8 硬化性腺症と硬癌
硬化性腺症(a)では硬癌(b)に比べ、筋上皮細胞が混在するため構成細胞が単調性を示さず、不規則に配列し、また一定の焦点で多数の細胞に焦点が合わない。

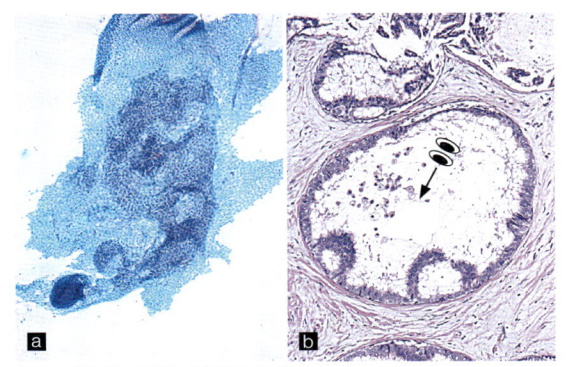

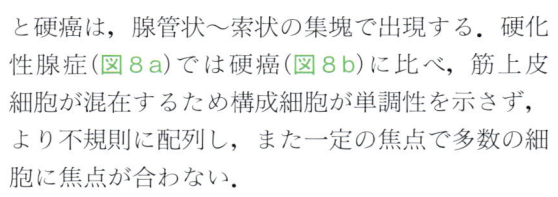

図9 非浸潤性乳管癌(低乳頭型)
細胞診(a)では、組織(b)の腔内から壁をみている像を示している。シート状集塊から血管を伴わない乳頭状突出や腺管状構造がみられる。

と硬癌は、腺管状〜索状の集塊で出現する。硬化性腺症(図8a)では硬癌(図8b)に比べ、筋上皮細胞が混在するため構成細胞が単調性を示さず、より不規則に配列し、また一定の焦点で多数の細胞に焦点が合わない。

囊胞のように、腺管腔が拡張して大きい場合は、腺管状集塊ではなく、シート状を示す。シート状集塊からの血管を伴わない乳頭状突出や腺管状構造がみられるような場合は、低乳頭型の非浸潤性乳管癌などの可能性が疑われる(図9)。

(伊藤 仁)

3 封入体

はじめに

封入体(inclusion body)とは、一般的にウイルス感染やクラミジア感染などで細胞内にみられる特徴的な構造であり、核内あるいは細胞質内に形成され、それぞれ核内封入体、細胞質内封入体と呼ばれる。ウイルスの他にも、物質の異常な蓄積、集積により封入体が形成され、特定の病変を示唆する所見となる場合がある。また、核内に細胞質が嵌入し、核の中に円形の空胞様を示すものは、核内細胞質封入体と呼ばれている。

1 核内封入体

1. ウイルス封入体

ヒトヘルペスウイルス(human herpes virus；HHV)には1型から8型まであり、主なものとしては、①HHV-1(単純ヘルペスウイルス1型, herpes simplex virus 1；HSV-1)：口唇ヘルペスの病原体、②HHV-2(単純ヘルペスウイルス2型, herpes simplex virus 2；HSV-2)：性器ヘルペスの病原体、③HHV-3(水痘帯状疱疹ウイルス, varicella-zoster virus；VZV)：水痘と帯状疱疹病原体、④HHV-4(Epstein-Barrウイルス；EBV)：伝染性単核症の病原体、⑤HHV-5(サイトメガロウイルス, cytomegalovirus；CMV)：巨細胞性封入体症の病原体、などがある。

単純ヘルペスウイルス1型、2型の感染細胞の特徴は、多核、鋳型状核(nuclear molding)、核縁肥厚およびすりガラス状核であるが、大型好酸性封入体がみられる場合がある(図1)。

サイトメガロウイルス感染細胞は、大型化した細胞の核内に、光学顕微鏡下で"フクロウの目"(owl eye)と呼ばれる特徴的な巨大核内封入体を形成する(図2)。時に細胞質内封入体も観察され、HHVで細胞質内封入体を形成しうるのは

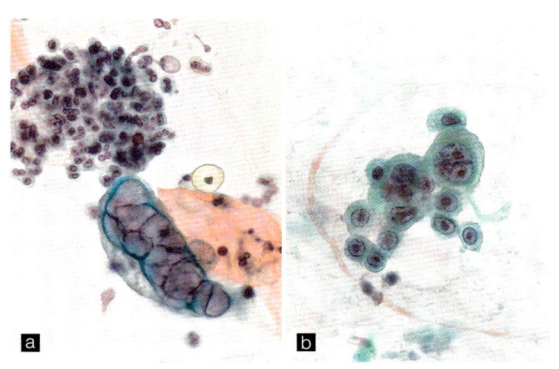

図1 ヘルペスウイルス感染細胞
a：多核，鋳型状核（nuclear molding），核縁肥厚およびすりガラス状核がみられる．
b：大型好酸性封入体がみられる場合がある．

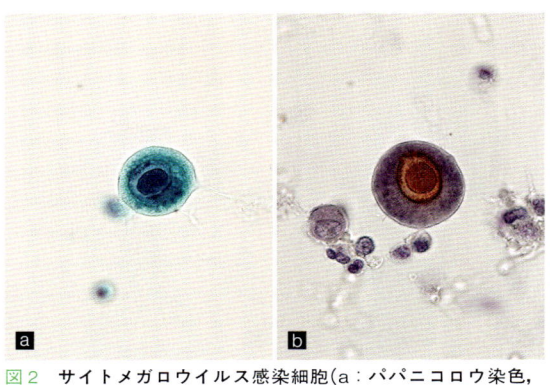

図2 サイトメガロウイルス感染細胞（a：パパニコロウ染色，b：免疫染色）
大型化した細胞核内に，"フクロウの目"と呼ばれる特徴的な巨大核内封入体を形成する．

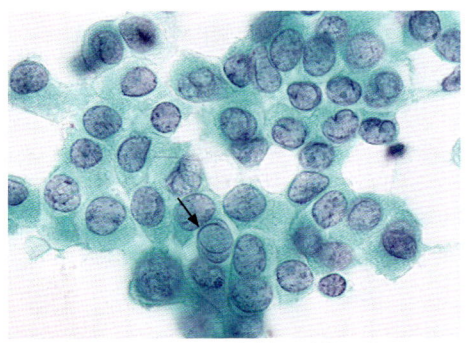

図3 甲状腺乳頭癌細胞の核内細胞質封入体
封入体（→）の辺縁部は明瞭な境界を示し，内部は細胞質と同様の染色性を示す．

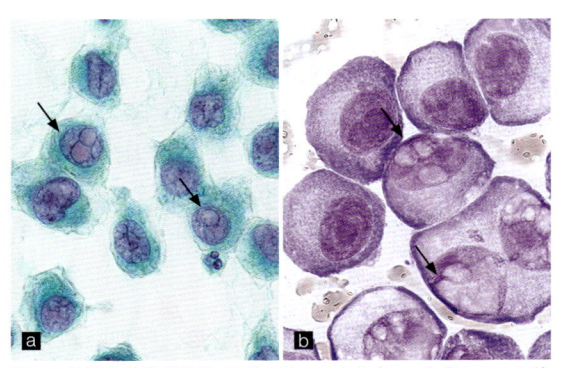

図4 多発性骨髄腫細胞のダッチャー小体（a：パパニコロウ染色，b：ギムザ染色）
核内にみられる封入体様構造（→）で，PAS染色陽性を示すとされる．

CMVのみであるとされる．封入体は，上皮細胞，血管内皮細胞などに観察される．

尿中にみられるすりガラス状核内封入体を有する尿路上皮細胞は，decoy cell（おとり細胞）と呼ばれる．その多くはBKウイルス感染尿路上皮細胞で，SV40などのポリオーマウイルスを認識する抗体に反応する．核内には電顕的に小型ウイルス粒子が多数観察される．

2．核内細胞質封入体

核内に細胞質が嵌入し，核の中に円形の封入体を形成する．封入体内部は細胞質と同様の染色性を示し，電顕的には細胞質の構造，小器官がみられる．封入体辺縁部は，明瞭な境界を示す（図3）．甲状腺の乳頭癌や硝子化索状腫瘍に代表されるが，甲状腺の髄様癌，肺の高分化腺癌，膵腺癌，乳腺腺筋上皮腫の腫瘍性筋上皮細胞などでも観察される．

悪性黒色腫にみられるものは，アピッツ小体（Apitz body）と呼ばれている．

また，B細胞性リンパ腫や多発性骨髄腫でみられるダッチャー小体（Dutcher body）は，核内にみられる封入体様構造で，PAS（Periodic acid-Schiff）染色陽性を示し，形質細胞様分化所見とされる（図4）．

2 細胞質封入体

1．クラミジア封入体

クラミジア感染では，細胞質内に内部がモヤモヤした星雲状と呼ばれる封入体を形成する（図5）．扁平上皮化生細胞や再生上皮様の細胞にみられるが，通常，標本内に認められる数は極め

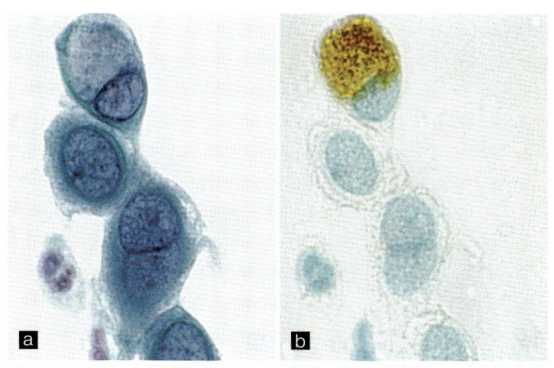

図5 クラミジア感染細胞(a：パパニコロウ染色，b：免疫染色)
細胞質内に星雲状封入体がみられる．封入体辺縁の境界部は不明瞭である．

て少なく，スクリーニングによって発見するのは困難である．細胞質内の粘液との鑑別が必要であるが，クラミジア封入体は，封入体辺縁の境界部が明瞭（シャープ）ではなく，コンパスで描いたようなシャープな境界部を持つ場合は，ほとんどが粘液である．

2．その他の封入体

球状硝子体(hyaline globule)は，肝細胞癌や卵黄嚢腫瘍(Yolk sac tumor)の細胞質内外に認められる好酸性，PAS陽性，消化試験抵抗性の小型球状無構造封入体であり，ラミニン，コラーゲンなどが関与しているとされる．

アルコール性肝障害などの病態に付随して認められるマロリー小体(mallory body)は，肝細胞内に出現する好酸性硝子様構造物で，中間径フィラメントが変性，凝集し，ユビキチン化したのものとされている．

サルコイドーシスなどでみられる多核巨細胞の胞体内には，シャウマン小体(Schaumann body)，星状小体(星芒体，asteroid body)などがみられる．前者は，二重の輪郭を持った求心性層状小体で，好塩基性，アルカリホスファターゼ陽性で，カルシウム沈着を認める石灰化小体である．後者は，好酸性で放射状，星状を示す．シャウマン小体と同様に，膀胱肉芽腫性炎であるマラコプラキア（軟板症）にみられるミカエリス・グットマン小体(Michaelis-Gutmann body)は，多核のマクロファージの細胞質内封入体で，石灰と鉄からなる同心性層状（砂粒体）構造を示し，ヘマトキシリンに好染する．

急性骨髄性白血病では，アズール顆粒が集まり融合して，アウエル小体(Auer body)と呼ばれる針状の構造を形成する．特に急性前骨髄球性白血病(M3)では，多量のアウエル小体が集積した細胞がみられ，ファゴット細胞(faggot cell)と呼ばれる．

〈伊藤 仁〉

④ 判定基準と分類

1 子宮頸部細胞診の分類と判定基準の変遷

わが国で細胞診検査が行われるようになった当初，細胞判定の基準としてパパニコロウ(Papanicolaou)分類が用いられた．この分類は，細胞異型の程度により正常から癌までを5段階に分けた．クラスⅠを正常，クラスⅤを癌とし，クラスⅢは良・悪性の判定が難しい異型を示すものとされ，クラスⅡは異型はあるが良性の範囲内，クラスⅣは癌と確定できないが悪性を強く疑う異型を示すもの，と判定基準が示されている．

1973年にわが国の婦人科，特に子宮頸部領域の細胞診報告を，パパニコロウ分類をより臨床に対応した報告様式として日本母性保護医協会（現：日本産婦人科医会）分類（日母分類）が作成され，現在まで広く用いられるようになった．

米国では，1988年よりパパニコロウ分類に代わるベセスダシステムという子宮頸部病変の細胞診報告様式が用いられるようになった．数回の改訂を経て現在ではベセスダシステム2001として世界の標準的な報告様式となっている．

日母分類はパパニコロウ分類を基本としているが，クラスⅢをⅢaとⅢbの2段階に分けたことや，クラスⅣを上皮内癌とするとしたところ

が異なるところである．

しかし，近年，以下の理由により，わが国においても現在用いられている日母分類の見直しが検討され，日本産婦人科医会を中心に改訂が行われた．
（1）クラス分類ではなく，推定病変を記述的に記載する必要性がある．
（2）子宮頸癌発癌過程におけるヒトパピローマウイルス（human papilloma virus；HPV）関与のエビデンスを取り入れる．
（3）標本の適・不適を評価し，不良（不適）標本をなくす．
（4）診断困難な異型細胞に対して新しいクライテリアを設ける．
（5）欧米，他領域（乳腺，甲状腺）ではすでにクラス分類が廃止されている．

『ベセスダシステム2001準拠子宮頸部細胞診報告様式』（通称：ベセスダシステムあるいは医会分類）との名称で2008年度に作成され，2009年度から一部の県および市町村の子宮頸癌検診において用いられるようになった（表1）．

2 ベセスダシステム2001による子宮頸部細胞診分類

この医会分類は以下の2点に要約される．
（1）標本の適否を明確に示す．
（2）クラス分類ではなく推定病変を記述的に記載する．

そして診断に関することでは，①扁平上皮内病変を腫瘍性病変と炎症生病変を分ける意味から，LSIL（low-grade squamous intraepithelial lesi-

表1　ベセスダシステム2001による子宮頸癌細胞診の報告様式

扁平上皮系

結果	略語	推定される病理診断	従来のクラス分類	英語表記	臨床的取扱い
陰性	NILM	非腫瘍性所見炎症	I，II	negative for intraepithelial lesion or malignancy	異常なし：定期検査
意義不明な異型扁平上皮細胞	ASC-US	軽度扁平上皮内病変疑い	II〜IIIa	atypical squamous cells of undetermined significance	要精密検査 ①HPV検査による判定が望ましい 陰性：1年後に細胞診，HPV併用検査 陽性：コルポ，生検 ②HPV検査非施行：6か月以内細胞診検査
HSILを除外できない異型扁平上皮細胞	ASC-H	高度扁平上皮内病変疑い	IIIa，IIIb	atypical squamous cells cannot exclude HSIL	要精密検査 コルポ，生検
軽度扁平上皮内病変	LSIL	HPV感染，軽度異形成	IIIa	low grade squamous intraepithelial lesion	
高度扁平上皮内病変	HSIL	中等度異形成，高度異形成，上皮内癌	IIIa，IIIb，IV	high grade squamous intraepithelial lesion	
扁平上皮癌	SCC	扁平上皮癌	V	squamous cell carcinoma	

腺細胞系

結果	略語	推定される病理診断	従来のクラス分類	英語表記	臨床的取扱い
異型腺細胞	AGC	腺異型または腺癌疑い	III	atypical glandular cells	要精密検査 コルポ，生検，頸管および内膜細胞診または組織診
上皮内腺癌	AIS	上皮内腺癌	IV	adenocarcinoma in situ	
腺癌	adenocarcinoma	腺癌	V	adenocarcinoma	
その他の悪性腫瘍	other malig.	その他の悪性腫瘍	V	other malignant neoplasms	要精密検査 病変検索

（日本産婦人科医会：ベセスダシステム2001準拠子宮頸部細胞診報告様式の理解のためにより転載）

on），HSIL(high-grade squamous intraepithelial lesion)の2つに分類した．②意義不明な異型扁平上皮細胞(atypical squamous cells；ASC)，異型腺細胞(atypical glandular cells；AGC)という日母分類にはなかったカテゴリーが導入されている．

扁平上皮内病変(SIL)

軽度異形成から上皮内癌または子宮頸部上皮内腫瘍(cervical intraepithelial neoplasma；CIN)1～3を，腫瘍性として危険度の低いものと高いものという臨床方針の境界として，LSIL，HSILに分類された．

1．LSIL(ローシル)

HPVの細胞病理学的影響(koilocytosis)と軽度異形成あるいはCIN1が含まれる．

2．HSIL(ハイシル)

中等度異形成～上皮内癌あるいはCIN2～3が含まれる．

細胞の判定基準(クライテリア)は従来と変わりはない．

ベセスダシステム分類において，SILの次は扁平上皮癌(squamous cell carcinoma；SCC)となっており微小浸潤扁平上皮癌(microinvasive carcinoma；MIC)の分類についての言及はみられないが，HSILの中に「浸潤を疑う所見を有するHSIL(HSIL with features suspicious for invasive)」として細目があり，これが微小浸潤扁平上皮癌に相当するものと考えられる．

異型扁平上皮細胞(ASC)

今までにないカテゴリーで，SILを示唆する細胞変化であるが明確な判断を下すには質的，量的に不十分な状態と定義されている．ASCの判断には3つの所見が必須とされている．①扁平上皮への分化，②N/C比の増加，③わずかな核濃染，クロマチンの凝集，形状不整，スマッジ核(泥状核質)，多核である．

そして，ASCは2つに分類される．

1．ASC-US(アスク・ユーエス)
──意義不明な異型扁平上皮細胞

扁平上皮内病変を示唆するが，SILの定義を完全に満たさない細胞変化である．

1）ASC-USの判断基準

(1) 核は正常中層扁平上皮細胞の核の約2.5～3倍の大きさ．
(2) N/C比はやや上昇．
(3) わずかな核の濃染と，クロマチン分布や核の形状の不規則性．
(4) 厚いオレンジ好性細胞質を持つ細胞の核異常(異型錯角化)．

の4項目が挙げられている．

実際の細胞像としては，①表層，中層細胞においてLSILに満たない核異型を示す細胞，②核異型の少ないkoilocytosis，③わずかな核異型を示す扁平上皮化生細胞，④異型の少ない錯角化細胞，⑤異形成が疑われる細胞であるが極めて出現数が少ない，などが考えられる．

2．ASC-H(アスク・エイチ)
──HSILを除外できない異型扁平上皮細胞

HSILを示唆するが，HSILの定義を完全に満たさない細胞変化である．

1）ASC-Hの判断基準

"異型(未熟)細胞"と"密在するシート・パターン"とに分けてそれぞれの判断基準を挙げている．

① N/C比の高い小型細胞：異型(未熟)細胞
・細胞は通常は孤立性または，10個以下の細胞からなる小集団として出現．従来法では細胞が粘液内を"流れる"様にみえることがある．
・細胞は正常よりも1.5～2.5倍の核を持つ化生細胞の大きさ．
・N/C比はHSILとほぼ同様．
・ASC-HやHSILの可能性が考慮される際には，濃染核，クロマチンの不規則性，部分的な不整を伴う異常な核の形状があればHSILが示唆される．

② 密在するシート・パターン
・極性を失った核がみえる場合と不明瞭な場合がある細胞集塊．
・厚い細胞質，多稜形細胞形態，明瞭な輪郭を持つ細胞集団は，一般に腺(内頸部)よりも扁平上皮への分化を示唆する．

以上のような項目が，ベセスダシステム2001アトラスに挙げられている．

実際の細胞像としては，中層型から傍基底型の異型扁平上皮細胞と思われるが，中等度異形成，高度異形成，上皮内癌と特定できない異型細胞でクラス分類ではクラスⅢ～一部クラスⅣに相当すると考えられ，①未熟扁平上皮化生細胞，②異型を伴う予備細胞，③異型を伴う萎縮した上皮細胞，④高度異形成や上皮内癌と思われる細胞の少数出現や標本状態不良による判定困難，などが該当する．

腺細胞異常（異型腺細胞，AGC）

定義は，「反応性変化や修復変化を超えた異常を認めるが，明らかな内頸部AISや浸潤腺癌の特徴のないもの」とされている．

また，このAGCというカテゴリーは，特定の前癌病変を指すものではなく，癌へのリスクの高さを示しているものである．

AGCは2つに分類される．

1．AGC-NOS—特定不能な異型内頸部細胞

AGC-NOSには頸部標本中に出現した内膜由来の異型細胞も含まれる．

1）AGC-NOSの判断基準

（1）細胞が線状またはシート状に集積し，細胞重積や核の重積を認める．
（2）正常内頸部腺細胞の3～5倍の核腫大がみられることがある．
（3）核の大きさや形状がやや不均一である．
（4）軽度の核クロマチン濃染がしばしばみられる．
（5）核小体がみられることがある．
（6）核分裂像は稀．
（7）細胞質は比較的豊富で，N/C比は増加している．
（8）細胞境界は明瞭．

また，液状処理法においては，細胞集団はよりまるく，かつ細胞が集積し立体的となり，中央部の個々の細胞所見は判別しにくい．

2．AGC-favor neoplastic
—腫瘍性を示唆する異型内頸部細胞

AGC-favor neoplasticにはこれ以上細分化できるという根拠がないため内膜由来の異型細胞は含まれてはいない．

定義は，「細胞形態は異常であるが，量的質的に内頸部AISや浸潤腺癌の判断に至らないもの」とされている．

1）AGC-favor neoplasticの判断基準

（1）核の増加や重積を伴う異型細胞がシート状または線状に配列している．
（2）稀にロゼッタ形成や羽毛状変化をみることがある．
（3）核クロマチンは濃染し，核は腫大する．
（4）時に細胞分裂像をみることがある．
（5）N/C比は増大，細胞質量は減少し，細胞境界は不明瞭である．

また，液状処理法においては，細胞は立体的となり，厚くなった中心部の細胞の核所見は不明瞭となることがある．

3 呼吸器系の細胞診

呼吸器の細胞診の判定には，パパニコロウ分類は用いないと「肺癌取扱い規約」に記載されている．細胞の判定に際しての区分は以下のごとく定義されている．

（1）陰性（negative）：悪性腫瘍あるいは良性・悪性の境界病変に由来する異型細胞を認めない．
（2）疑陽性（suspicious）：悪性腫瘍の疑われる異型細胞あるいは良性・悪性境界病変に由来する異型細胞を認める．
（3）陽性（positive）：悪性細胞を認める．

陽性あるいは疑陽性と判定した場合には，肺癌細胞型分類表（肺癌取扱い規約に掲載）に基づき，細胞診断名あるいは疑われる病変について記述する．その他の組織型についても推定可能な場合は記述していく，とされている．

陰性と判定された場合でも，真菌症，ウイルス感染症，結核症など，病変が推定しうるときには診断名を記載する，とされている．

呼吸器の集団検診における判定は，「集団検診における喀痰細胞診の判定基準と指導区分」というA～Eまでの5つの区分を用いて分類する．細胞診断名の記述については，前記と同様に推定可能な場合は記述していく（表2）．

また，癌とは断定できないが異型を有する扁平上皮細胞を，異型扁平上皮細胞としてその判定基

表2 集団検診における喀痰細胞診の判定基準と指導区分(1992年改訂)

判定区分	細胞所見	指導区分
A	喀痰中に組織球を認めない	材料不適,再検査
B	正常上皮細胞のみ 基底細胞増生 軽度異型扁平上皮細胞 線毛円柱上皮細胞	現在異常を認めない 次回定期検査
C	中等度異型扁平上皮細胞 核の腫大や濃染を伴う円柱上皮細胞	程度に応じて6か月以内の追加検査と追跡
D	高度(境界)異型扁平上皮細胞 または悪性腫瘍の疑いのある細胞を認める	直ちに精密検査
E	悪性腫瘍細胞を認める	

(日本肺癌学会:肺癌取扱い規約 第7版.金原出版,2010 より)

準を軽度異型(集検判定区分B),中等度異型(集検判定区分C),高度(境界)異型(集検判定区分D)と分類し,それぞれを集検判定区分に同調させている.

4 | 穿刺吸引細胞診

穿刺吸引細胞診が主となる臓器に関しても,パパニコロウのクラス分類の単に判定という報告様式ではなく,推定病変を記述式で行う報告様式への変更が行われている.

乳腺や甲状腺における報告様式は,ベセスダシステムと同様に標本の評価(適否)が加えられ,細胞判定,推定病変,細胞所見の項目からなっている.

標本の適否に関しては,不適正標本の場合はその理由を記載することとされ,その後の診断を行わないとされている.

適正標本の場合には,正常あるいは良性,良・悪性の鑑別困難,悪性の疑い,悪性,のいずれかに分類し,可能な限り推定される診断(組織型など)と根拠となる細胞所見を記載する.

2010年に米国において子宮頸部に次いで甲状腺細胞診の報告様式が,甲状腺版ベセスダシステムとして公表された.「甲状腺癌取扱い規約」(後述)に示されている報告様式と大きく異なる部分はないが,鑑別困難の項目が細分化されている.「甲状腺癌取扱い規約」の報告様式と異なる箇所を後述する.

乳腺細胞診の報告様式
(判定区分の診断基準)

1. 検体不適正
(1) 標本作製不良(乾燥,固定不良,細胞挫滅・破壊,末梢血混入,厚い標本),または病変を推定するに足る細胞が採取されていないため診断が著しく困難な標本.
(2) 理由の明記.
(3) 本区分は細胞診検査総数の10%以下が望ましい.

2. 検体適正
1) 正常あるいは良性
- 正常乳管上皮および線維腺腫,乳管内乳頭腫,乳腺症,葉状腫瘍(良性),囊胞,乳腺炎,脂肪壊死など.

2) 鑑別困難
- 細胞学的に良・悪性の判定が困難な病変.
- 乳頭状病変(乳管内乳頭腫,乳頭癌),上皮増生病変(乳管過形成,低異型乳癌;篩状型など),上皮結合織増生病変(葉状腫瘍;境界病変,一部の乳腺症型線維腺腫)など良・悪性判定が困難な細胞群.
- 本区分は検体適正症例の10%以下が望ましい.再検査や組織検査を進めることを考慮する.

3) 悪性の疑い
- 異型の少ない非浸潤癌や小葉癌などが含まれる.
- 組織学的検索で本区分の総数の90%以上が悪性であることが望ましい.再検査や組織検査を進めることを考慮する.

4) 悪性
- 乳癌,非上皮性悪性腫瘍などが含まれる.

甲状腺細胞診の報告様式
(判定区分の診断基準および該当する病変)

1. 検体不適正
- 標本作製不良(乾燥,変性,固定不良,末梢血混入,塗抹不良など)のため,あるいは病変を推定するに足る細胞成分が採取されていない(コロイド,泡沫細胞,濾胞上皮のいずれも全くみられないか,ごく少量)ため診断

不能な標本.
・理由を明記.
［ベセスダシステム］
　囊胞液で泡沫細胞のみが認められる場合は，囊胞形成を伴う乳頭癌の可能性を除外できないため，「検体不適正」と報告する.

2．検体適正
［ベセスダシステム］
　適切性の基準として，標本上に濾胞上皮細胞が10個以上からなる集塊を6か所以上認められることと記載されており，例外として3つの状況を挙げている.
①細胞異型のある充実性結節
②炎症を伴う充実性結節
③コロイド結節
であり，濾胞上皮の出現最低数は考慮しなくてよいとされている.

1）良性
・悪性細胞を認めない標本．コロイドないし泡沫細胞が豊富で濾胞上皮は少量から中等量.
・正常甲状腺，囊胞，腺腫様甲状腺腫，Basedow病，甲状腺炎（急性，亜急性，慢性，リーデル）など.

2）良・悪性鑑別困難
・細胞学的に良・悪性の鑑別が困難な標本．コロイドや泡沫細胞がないかごく少量で濾胞上皮は豊富.
・濾胞性腫瘍（濾胞腺腫，高分化濾胞癌），好酸性細胞腫瘍（好酸性腺腫・好酸性癌），濾胞型乳頭癌，low-gradeの悪性リンパ腫，腺腫様甲状腺腫の過形成病変，橋本病の好酸性細胞過形成など.
［ベセスダシステム］
　「意義不明な異型あるいは意義不明な濾胞性病変（AUS/FLUS）」と「濾胞性腫瘍あるいは濾胞性腫瘍の疑い（FN/SFN）」に細分化されている．また，濾胞性腫瘍の中でも好酸性細胞の場合は，「好酸性細胞型濾胞腫瘍（FNHCT）あるいは好酸性細胞型濾胞腫瘍の疑い（SFNHCT）」と分けて記載することとしている.

3）悪性の疑い
・悪性が疑われるが，悪性と診断するには十分な細胞所見が得られない標本（悪性細胞が少数または所見が不十分）.

4）悪性
・悪性細胞を認める標本．乳頭癌，（濾胞癌），低分化癌，未分化癌，髄様癌，悪性リンパ腫，転移癌など.
〔荒井　祐司〕

文　献

4　判定基準と分類
・D. Solomon, R. Nayar（編），平井康夫（監訳）：ベセスダシステム2001アトラス．シュプリンガー・ジャパン，2007
・日本産婦人科医会（編）：ベセスダシステム2001準拠子宮頸部細胞診報告様式の理解のために．日本産婦人科医会，2008
・甲状腺外科研究会（編）：甲状腺癌取扱い規約．金原出版，2007
・日本乳癌学会（編）：乳癌取扱い規約．金原出版，2008
・S. Z. Ali, E. S. Cibas（編），坂本穆彦（監訳）：甲状腺細胞診ベセスダシステム．シュプリンガー・ジャパン，2011

2 標本作製法

1 塗抹標本作製法

はじめに

呼吸器，尿，体腔液細胞診における標本作製法については，細胞検査士会が「細胞診標本作製マニュアル」としてとりまとめている．本項では，それを中心に筆者らの経験も交えて解説する．

1 呼吸器検体

喀痰

血痰部を優先し，粘液性〜粘稠性部，透明〜白色部，黄白色部など何か所かを採取する．採取器具として2本のピンセットを使用するか，2枚のスライドガラスで喀痰を切りながら小豆〜大豆大の喀痰をスライドガラスの片方に拾い上げる（図1）．3 cm程度に細く伸ばし，もう1枚のスライドガラスで挟んで圧力をかけ，喀痰を伸展する（図2）．量が多くはみ出したときは紙で拭き取る．前後または左右に引き離し，直ちに固定する（図3）．

すり合わせ回数が多いほど細胞破壊や核線が生じるため3回以内が望ましい．塗抹面は45〜50 mmの範囲に収まるようにする．

筆者らは，細長く伸ばした喀痰を片方のスライドガラスで喀痰を数個に切ってからスライドガラスを重ね，圧迫伸展し，なるべく1回で均一に塗抹できるようにしている．

塗抹操作は安全キャビネット内で行うことが望ましいが，設備がない場合は結核菌対策用マスクを装着して検体を取り扱う（図4）．

気管支洗浄液，肺胞洗浄液

提出された検体をそのまま遠心しても粘液が沈まなかったり，泡沫状に最上部に残ったりと沈渣ができにくい．塗抹できたとしても染色時に剥離することがしばしばある．

筆者らは粘液溶解薬を等量以上添加後，5分間程度放置し遠心を行っている．それでも泡沫状に喀痰が最上層に残るが，沈渣もできる．塗抹方法は上清を捨て，スピッツを逆さまにしたまま水分をよく切り，毛細管ピペットで沈渣を採取してスライドガラスに線状に伸ばす．片方のスライドガラスを重ね，軽く圧迫後左右に引く．水分が少ないときはすぐに固定液に入れるが，多めのときは塗抹面を観察しながら少し乾かす気持ちで数秒後に固定する．この場合，固定液への浸漬もゆっくり入れる．

粘液溶解薬を使用した場合，細胞変性はある程度避けられないが，診断への影響は少ない．従来の無添加法よりも意外と多くの細胞が塗抹され，細胞剥離も少なく，むしろ診断率は向上する．この場合，スライドガラスはシラン処理スライドを用いている．粘液溶解薬はdithio-threitol（SIGMA）を用いた場合，100 mlの生理食塩水に対して，小さじ1杯の割合で加える．

2 液状検体

液状検体には主に尿，体腔液，髄液，その他の貯留液があり，それぞれに検体処理法が若干違う．液状検体の場合，集細胞法も多用されるが，

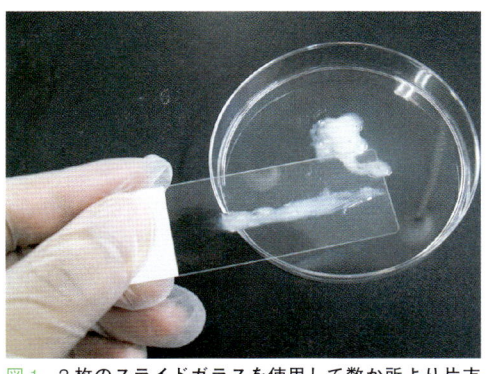

図1　2枚のスライドガラスを使用して数か所より片方のガラスに拾い上げる

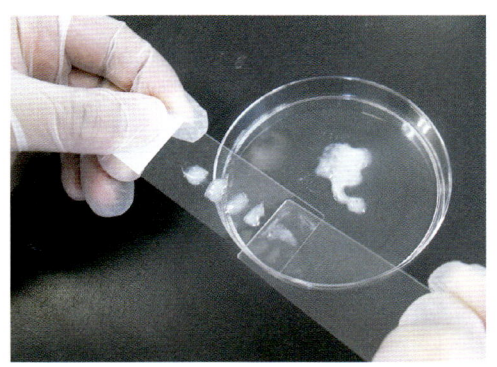

図2　線状に伸ばし，片方のガラスで数か所に切る

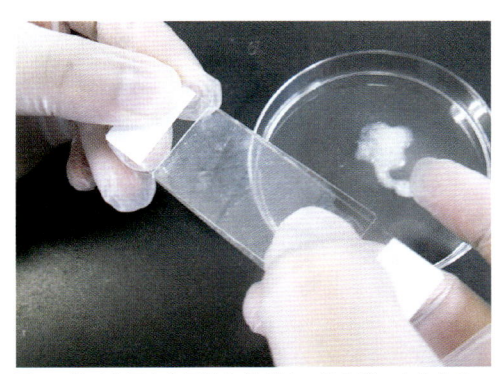

図3　指で上下から圧迫し伸ばす．その後，左右あるいは前後に引き固定する

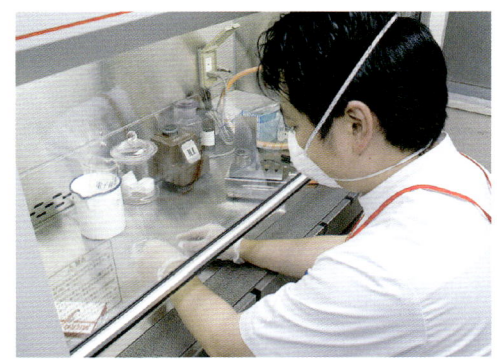

図4　喀痰の塗抹は安全キャビネット内で行い，N95マスクを着用する

V-2-2)「集細胞法」(269頁)に譲り，ここでは用手法，特に体腔液を中心に述べる．

1．抗凝固剤添加の必要性

抗凝固薬をフィブリン析出防止の目的で使用している施設は徐々に少なくなっているようであるが，現在でも使用している施設もある．現在使用されているEDTA，二重シュウ酸，クエン酸ナトリウム，ヘパリンのいずれも体腔液中では抗凝固作用は期待できない．そればかりか細胞質に空泡が生じ，中皮と組織球との鑑別を困難にすることがある．検体の放置時間が長いほどフィブリンの析出率が高くなるので，検体採取後なるべく早く標本作製をすることが重要である．

2．溶血法

0.9％塩化アンモニウム法や1.4％シュウ酸アンモニウム法，サポニン法や市販の溶血薬が使用されているが，それぞれに一長一短がある．溶血法は少なからず細胞変性を伴うため，溶血操作を行わない二重遠心法を採用している施設もあるが，細胞収率の面での問題もあり，細胞量，血液混入量によって使い分ける必要がある．

3．遠心容器

50 ml容器を用い，なるべく多くの細胞で標本作製することが望ましいが，10 ml容器でも診断可能なことが多い．また，管底の形状は液切れがよいように尖った形状を用いる．管底が線状やでこぼこでは液切れが悪く，固定時の細胞剥離の可能性が高くなる．年々管底が尖ったスピッツが少なくなっていることが残念である．特に尿は細胞数が少ないこと，細胞剥離防止のため十分な水分の排除が求められることから，筆者らは管底が尖ったイーグル管(図5)を用いている．

4．遠心条件

従来は1,500回転，5分間を用いる施設が多かったが，現在では術中迅速診断件数が多くなったこともあり，より高速で短めにする施設が増え

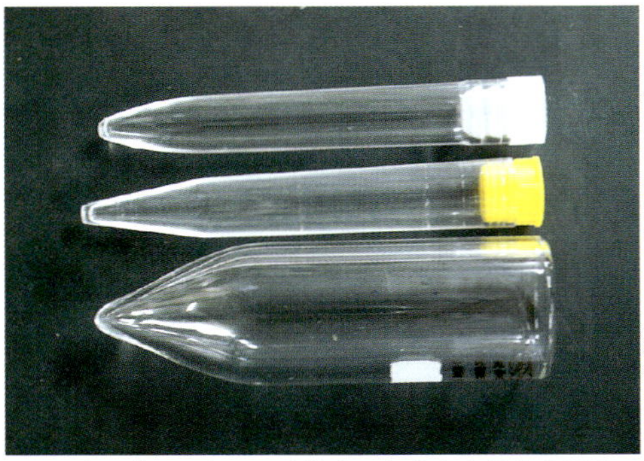

図5　遠心容器，なるべく管底の鋭角な容器を使用することが望ましい

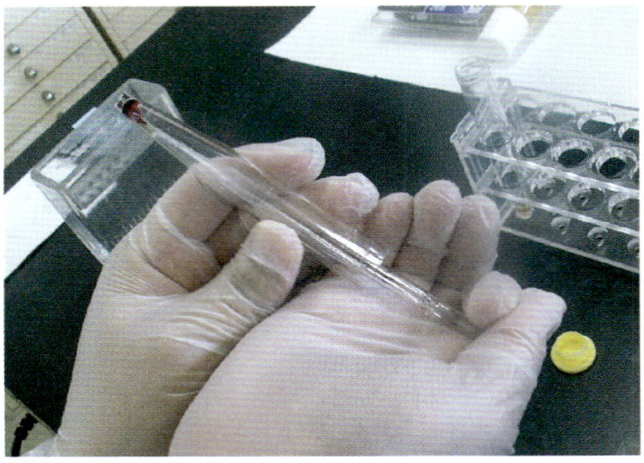

図6　液状検体遠心後，上清を捨て，そのまま管底を上にしたまま毛細管ピペットを差し込み検体を採取する

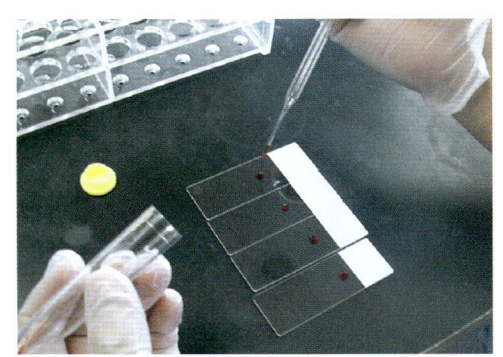

図7　スライドガラスは使用する分用意し，均等に滴下する

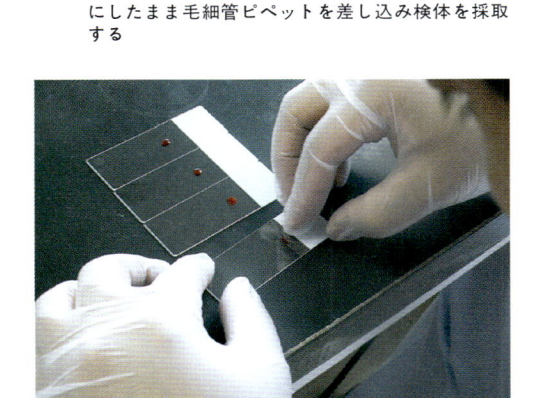

図8　素早く塗抹し，固定する

ている．3,000回転で3分間でも十分な細胞量が得られ，細胞変性もほとんどみられない．

5．塗抹法

本項では，多く用いられているすり合わせ法と引きガラス法について記載する．

1）すり合わせ法

簡単そうであるが，液状検体では意外と難しい．上手に塗抹されると細胞量が多く診断しやすいことが多いが，沈渣の粘度と塗抹量によっては細胞が乾燥し，水分が多いと剥離し，同時に染色した他症例へ細胞混入を起こすことがある．塗抹方法は，沈渣を適量（あまり多くないほうがよい）採って1枚のスライドガラスに塗布し，片方のガラスを重ねて左右に引き伸ばす．細胞がガラス全面に塗抹されるため，染色かごに入れる際に擦れて剥離することがあるので，染色かごの形状にも注意を払う必要がある．

2）引きガラス法

引きガラスは幅24 mmの計算盤用カバーガラスをスライドガラスに貼り付けて作製した専用の引きガラスを用いる施設が多い．この場合，アルコール綿で清拭後，繰り返して使用することになる．感染防止や細胞混入防止の観点から封入用の18 mmカバーガラスを使用している施設もあるが，残念ながらまだ少ないのが現状のようである．カバーガラスにはNo.1とNo.2の2種類があり，No.2のほうが厚く，引きガラスとして用いるときはNo.2のほうが使いやすい．また，細胞は細胞塗抹面の端（上下）に集まる傾向があり，筆者らは，封入用のカバーガラスより少し小さい20 mmカバーガラス（No.2）を引きガラスとして用い，使い捨てにしている．

塗抹方法は，まず遠心後スピッツを逆さまにして上清を捨て，そのままの状態で液をなるべく切り，毛細管ピペットで検体を採取（図6）してスライドガラスに適量滴下し，引きガラスで塗抹する．スピッツを逆さまに保つことが肝要で，水分が混じるほど細胞剥離の原因となる．このとき，

スライドガラスは必要分をあらかじめ用意し，沈渣を均等に滴下する(図7)．水分を切る方法として，逆さまにしたままピンセットで紙を管内に入れ吸い取る方法もある．

引き方のコツとしては粘稠性の検体は角度を小さくしてゆっくり，粘稠性のない検体では角度を大きくして速めに引く．一般的に引き始めが厚くなる傾向が強いので，引き始めはゆっくり徐々に速くすると比較的均一な塗抹ができる．引き終わりは止めても引き切りでも問題はない．止めた場合は細胞剝離をすることがあり，引き切った場合は乾燥気味になることがあるので工夫が必要である．

6．固定，染色

塗抹後はすぐに固定操作を行う(図8)．また，固定後細胞剝離が起こる場合があるので，他症例と別ドーゼで固定し，染色も他の標本とは別に最後に染色する．液状検体染色後は細胞混入防止のため必ず染色液の濾過を行う．

おわりに

塗抹法は統一された手技はなく，それぞれの施設で工夫しながら行われているのが現状である．液状検体で最も採用率が高い引きガラス法でさえ，さまざまな方法で行われているのが現状である．2002年に東京都細胞検査士会で行われた体腔液標本作製コンペにおいての標本の良否は，塗抹法の違いというより，それぞれの方法での熟練度によることが大きいと思われた．したがって，どの方法を採用するというより，こだわりを持って日頃から良質な標本作製に努めることが大切と考えている．

(當銘　良也，山崎　直樹)

2 集細胞法

はじめに

細胞診の対象となる液状検体にはさまざまな種類があるが，本項では"各専門領域を越えた総合的な顕微鏡検査"という本書の発刊主旨から本項では，尿，体腔液，脳脊髄液に絞って解説する．

1 各種検体処理方法

1．遠心沈殿(遠沈)法(直接法)：遠沈→沈渣を塗抹→固定

遠沈後の沈渣をスライドガラスに塗抹し固定する方法であるが，塗抹方法と固定方法により標本上の細胞数と細胞分布が大きく異なる．塗抹方法として，引きガラス法，すり合わせ法などがあり，検体種別や性状に応じて使い分ける必要がある(表1)．

塗抹後の固定方法として95%エタノールにそのまま浸ける浸漬法，スプレー固定後に乾燥させるスプレー法などがある．浸漬法は体腔液には適しているが，尿や脳脊髄液など蛋白質量の少ない検体では細胞剝離が著明となる．Beyer-Boonら[1]は尿沈渣を浸漬法で固定した場合，74〜98%の細胞が剝離すると報告している．浸漬法は細胞剝離による誤陰性や，剝離細胞のコンタミネーションによる偽陽性の原因となるため尿や脳脊髄液の固定法としては不適であり，これら検体の固定にはスプレー法が適している[2]．

2．2回遠沈法(間接法)：遠沈→沈渣に固定液を混和→遠沈→沈渣を塗抹→乾燥→95%エタノールで再固定

この方法はBalesによって考案された方法[3]で，特別な機材を必要としない，集細胞率が高い，標本作製者間のばらつきが少ないという利点がある．一部に細胞形態が不良になるとの報告もあるが，これはアルコール濃度50%以下で，粘液融解薬が添加された"保存液"を"固定液"と

表1　塗抹方法とその特徴

塗抹方法	特徴
引きガラス法	大型細胞などは引き終わりに分布する 標本作製者間でばらつきが大きい 粘度の高い検体には不適
すり合わせ法	細胞は均一に分布する 標本作製者間のばらつきが少ない 粘度の高い検体に適する

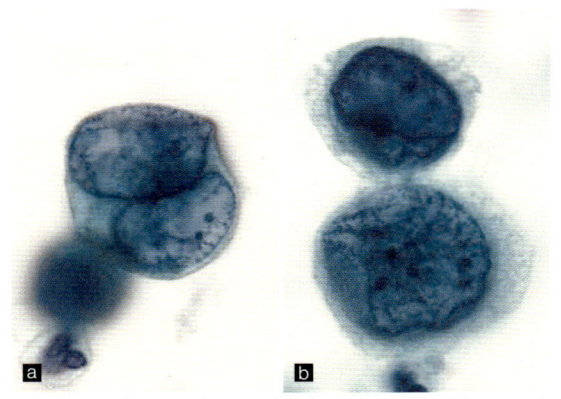

図1　高異型度尿路上皮癌細胞（パパニコロウ染色，対物，×100）
a：遠沈法（浸漬固定），b：2回遠沈法（山本法）．

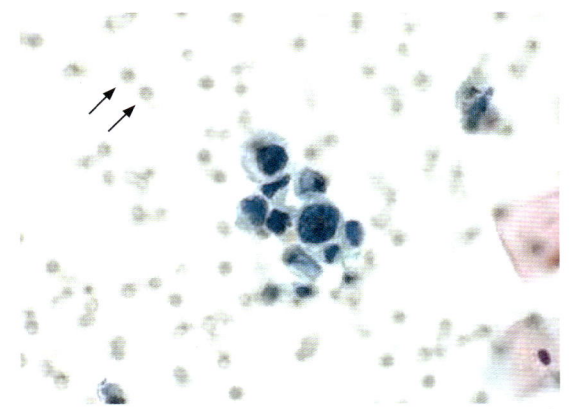

図2　高異型度尿路上皮癌細胞（パパニコロウ染色，対物，×20）
背景に多数の孔（→）が存在する．

表2　各種集細胞法の長所と短所

集細胞法	長所	短所	適性検体
遠沈法（直接法）	操作が簡便 安価 特別な機材を必要としない	尿や脳脊髄液を浸漬固定すると細胞剥離著明	体腔液（浸漬固定） 尿，脳脊髄液（スプレー固定）
2回遠沈法（間接法）	安価 特別な機材を必要としない 集細胞率が高い	操作がやや煩雑 ギムザ染色不可	尿，脳脊髄液
自動遠沈塗抹法（サイトスピン・オートスメア法）	集細胞率が高い 鏡検範囲が狭い	専用の機材が必要 細胞が多い場合には細胞重積（剥離）	尿，体腔液，脳脊髄液
膜濾過法（フィルター法）	集細胞率が高い 鏡検範囲が狭い 赤血球が除去される	専用の機材が必要 機材が高価 細胞が多い場合には細胞重積 鏡検時の孔の存在	尿，体腔液，脳脊髄液

して使用しているためである．Bales法では前固定に70％エタノールを使用し，標本乾燥後には95％エタノールで後固定するため，細胞形態不良を感じることは少ない．また，山本らは乾燥前に95％エタノールで後固定する方法[4]を考案しており，この場合には浸漬法との細胞形態の差はほとんどない[2]（図1）．山本らの方法はユーアイ化成より2-ONホワイトとして市販されている．

3．自動遠沈塗抹法（サイトスピン法，オートスメア法）：遠沈（塗抹）→固定

集細胞率に優れた方法であるが，塗抹面積が限定されているため，血性検体など細胞数の多い場合には細胞重積によって表層（有核細胞層）の細胞剥離を起こしやすい．本法ではスライドガラスとチャンバーの間に専用のゴム板を挟む方法と濾紙を挟む方法がある．濾紙を使用した場合には遠沈と同時に上清の除去もでき，集細胞率も向上するが，遠沈時間が長すぎると細胞が乾燥するため注意を要する．塗抹後の固定は細胞剥離防止の観点から浸漬法よりもスプレー固定を推奨したい．

4．膜濾過法（フィルター法）：吸引（塗抹）→固定

液状検体を直径5μm孔の濾紙で濾過することにより濾紙上に細胞を集め，濾紙のまま固定，染色，封入する方法である．集細胞率が高く，赤血球は孔を通過するため出血の影響を受けにくい利点を有する．一方で，有核細胞が多い場合には孔の詰まりや細胞重積を起こすこと，また，鏡検時に孔の存在に注意しなければならないこと（図2），機材が高価なことなどの欠点もある（表2）．

2　検体処理に当たっての注意点

1．検体処理までの保存時間

いずれの検体においても検体採取後直ちに処理を開始するのが最良であるが，臨床現場において

は必ずしも容易ではない．筆者の経験上，冷蔵保存すれば体腔液で 12 時間程度，尿で 3 時間程度，脳脊髄液で 1 時間程度なら細胞変性は軽度である．しかし，それ以上保存するのであれば，遠沈を行い沈渣にサコマノ（Saccomanno）液などの保存液（粘液融解薬が添加されていないものが望ましい）を混和してから保存する．

2．血性検体

血性検体の場合，多量の赤血球を含む沈渣をそのまま処理すると，有核細胞の数的希釈や細胞重積，細胞剝離などの原因で腫瘍細胞を見落とす可能性がある．そのため，血性検体遠沈後に沈渣表層の有核細胞層のみを採取し，検体とすることが重要である．また，0.9％塩化アンモニウム溶液や 1.2％シュウ酸アンモニウムなどの溶血薬を使用する場合には細胞変性が加わること，溶血後の遠沈では有核細胞は沈渣基底層に集まることに注意する必要がある．

3．遠心沈殿

遠沈の際の回転数と時間も検体種別ごとに変化させる必要がある．尿や体腔液の場合には 2,000～3,000 回転（670～1,500 G）で 2～5 分間程度の遠沈が推奨[5,6]されるが，浸透圧の低い脳脊髄液の場合には 800～1,000 回転（110～170 G）で 10 分間程度の遠沈を行う．なお，自動遠沈塗抹法（サイトスピン法，オートスメア法）でスライドガラスとチャンバーとの間に濾紙を挟む場合，尿・体腔液では 1,500 回転で 1～3 分間程度，脳脊髄液では 500 回転で 1～3 分間程度が適当である[6]．

4．上清除去

上清除去にはデカンタ法（倒立法）とアスピレート法（吸引法）がある．ゴム板を使用する自動遠沈塗抹法ではデカンタ法を実施せざるを得ないが，それ以外の処理方法の場合には上清を確実に除去できるアスピレート法が優れている．ただし，脳脊髄液の場合には上清で各種生化学検査を実施することがあり，その場合は上清を回収できないアスピレーターではなく，ピペットなどで上清を除去（回収）する必要がある．

5．ギムザ（Giemsa）染色

尿や脳脊髄液など蛋白成分の少ない検体を塗抹後そのまま乾燥させると細胞が壊れてしまうことが多い．そのため，これらの検体では沈渣と同量程度のウシアルブミンなどを混和してから乾燥塗抹標本を作製すると細胞形態は保持される[7]（図 3）．

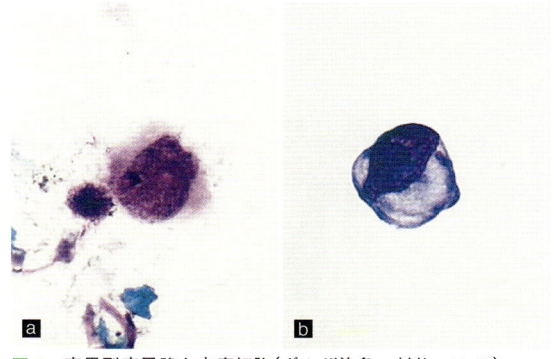

（大﨑 博之）

図 3 高異型度尿路上皮癌細胞（ギムザ染色，対物，×40）
a：沈渣をそのまま乾燥させると細胞が崩壊することが多い．
b：沈渣と同量のウシアルブミンを混和後に乾燥させると細胞は保持される．

3 Liquid-based Cytology

はじめに

Liquid-based Cytology（LBC）は，サンプリングエラーや見落としなどの問題点を改善する手法として 1990 年代に米国で開発された．米国では子宮頸部細胞診のほとんどに LBC が導入され，今後わが国においても普及の拡大が予想されている．

1 Liquid-based Cytology とは

LBC は，採取した細胞を直接アルコールベースの保存液に回収したのち，塗抹を行う方法である．LBC では，①採取器具（Cervex-Brush® など）ごと保存液に入れる，②採取器具を保存液中

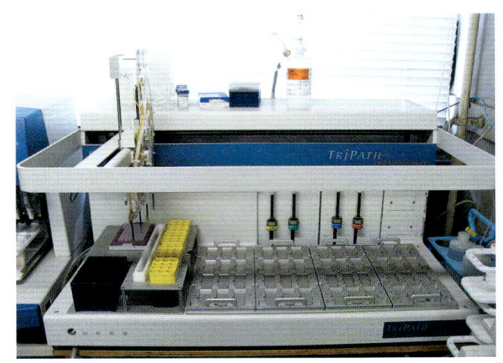

図1 PrepStain™ Slide Processor(PrepStain™ システム)

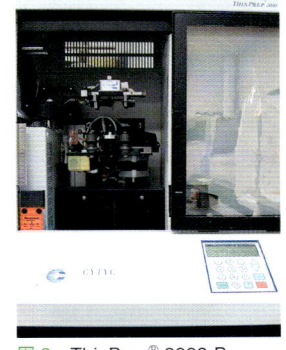

図2 ThinPrep® 2000 Processor(ThinPrep® システム)

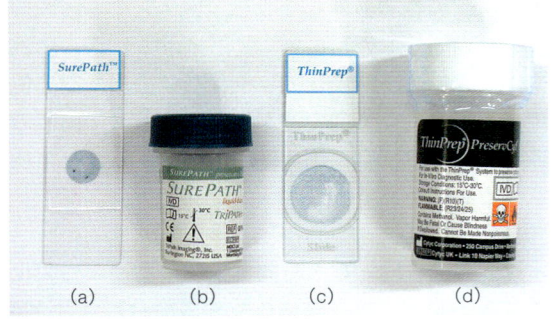

図3 各システムでの塗抹像と保存液
(a)SurePath™ 標本，(b)SurePath™ Preservative Fluid，(c)ThinPrep® 標本，(d)PreservCyt® Solution.

で洗い出す，③液状検体では遠心後の沈渣を保存液に入れ，採取した細胞のほとんどを回収・保存する．保存液からの標本作製は通常，自動塗抹装置にて行われるが，用手法による標本作製が可能なものもある．採取した細胞は，限局された範囲の中にthin layer(薄層)塗抹され観察しやすい標本となり，自動スクリーニング装置にも対応可能となる．

LBCの利点としては，①塗抹・固定不良による不適切標本の減少，②複数枚の標本作製が可能，③塗抹範囲が限定され鏡検時間が短縮，④長期保存ができ，標本作製後の残液よりヒトパピローマウイルス(human papilloma virus；HPV)検査や免疫染色などの検索が可能なことが挙げられる．

さまざまなLBCシステム[1]があるが，本項では国内外にて普及しているベクトン・ディッキンソン社(米国/国内代理店：日本ベクトン・ディッキンソン)のPrepStain™ システム(図1)とHologic社(米国/国内代理店：オリンパス株式会社)のThinPrep® システム(図2)について述べることにする．

1．PrepStain™ システム

PrepStain™ システムは，エタノールベースの保存液，前処理装置，専用スライドガラス，自動塗抹・染色装置(PrepStain™ Slide Processor)，消耗品(分離薬，チャンバーなど)により構成される．

1) 原理

婦人科検体は分離剤を用いた密度勾配法と遠心による集細胞効果にて(SurePath法)，非婦人科検体は遠心操作により目的とする細胞を効率的に捕捉したあと，細胞と専用スライドガラスとの荷電を利用し直径13 mmの円形にthin layer塗抹される(図3a)．

2) 検体処理法

(1) 婦人科検体：保存液(SurePath™ Preservative Fluid，図3b)を十分に攪拌し，前処理装置を用いて分離薬を入れた遠心チューブへ静かに重層させる．遠心後の上清と分離薬を取り除き，再び遠心を行う．上清をデカントした後，スライドガラスとチャンバーを装着した自動塗抹・染色装置に設置し塗抹・染色を行う．前処理装置や自動塗抹装置を用いず，用手法による標本作製も可能である．

(2) 非婦人科検体：CytoRich® RedまたはBlue Preservative Fluidに保存した細胞を遠心後，上清をデカントする．この後は前述した

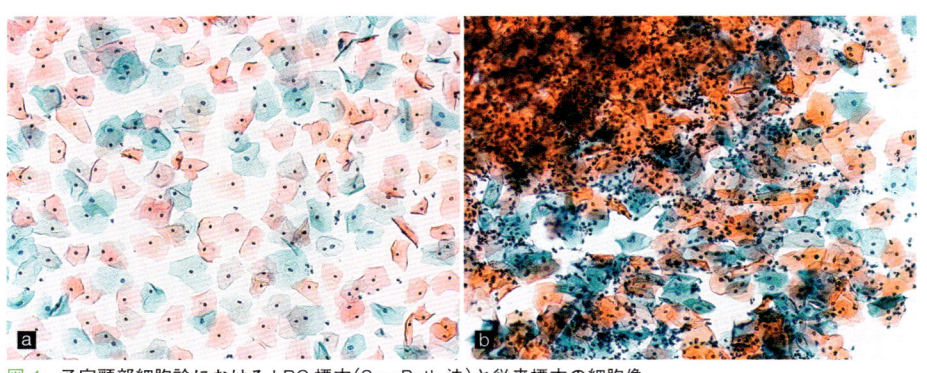

図 4 子宮頸部細胞診における LBC 標本(SurePath 法)と従来標本の細胞像
a：LBC 標本(SurePath 法)，b：従来標本．

婦人科検体と同様，自動塗抹装置にて標本を作製する．

2．ThinPrep® システム

ThinPrep® システムは，メタノールベースの保存液，フィルター，専用スライドガラス，自動塗抹装置(ThinPrep® 2000 Processor)，前処理液(CytoLyte® Solution)などにより構成される．

1）原理

保存液中の細胞を均等に攪拌分散させ，吸引により特殊フィルター上に細胞を吸着させる．フィルター上に吸着した細胞は陽圧をかけてスライドガラスに転写され，直径 20 mm の円形に thin layer 塗抹される(図 3 c)．

2）検体処理法

(1) 婦人科検体：自動塗抹装置に保存液(Preserv-Cyt® Solution，図 3 d)，フィルター，フィルターキャップ，専用スライドガラスを設置し，塗抹を行う．ThinPrep® システムでは用手法による標本作製はできない．
(2) 非婦人科検体：前処理液で細胞を遠心し，沈渣を保存液に入れる．その後は婦人科検体と同様，自動塗抹装置を用いて標本作製を行う．フィルターは非婦人科用を用いる．

2 LBC 標本の細胞所見

LBC では塗抹前に固定を行うため，従来標本とは細胞像に若干の違いがみられる．背景がきれいでみやすい標本(図 4)となる一方，悪性腫瘍にみられる壊死物質や粘液も減少することがある．また，固定液中の細胞は表面張力により丸みを帯びる傾向があり，従来法に比べ細胞質が厚みを増すことが多いとされている[2]．

3 今後の展望

LBC は優れた標本作製技術であるが，従来法に比べ検体処理時間と費用の負担が問題点として挙げられている．しかしながら，検出率向上や標本作製後の残液から HPV 検査が行えるなど検体の有効利用も可能となる．細胞診の精度向上および質の高い医療の提供のためにも有効な LBC の活用が期待される．

(西村 由香里，服部 学，大部 誠)

4 セルブロック法

1 セルブロック法とは

　組織診断に先立って施行される細胞診は，単離細胞や細胞集塊，組織片をスライドガラスに直接塗抹し，固定・染色を施した後に光学顕微鏡で観察する簡便で優れた検査法である．時に塗抹された細胞像のみでは，重積性のある細胞集塊の構築が十分に把握できない場合や，良・悪性の判定，組織型推定が困難なことがある．そこで，目的とする細胞や組織片を効率よく収集し，固定・包埋・薄切といった組織学的手技を取り入れ，二次元的に観察する手法を"セルブロック法（Cell Block method）"という．

　セルブロック法はパラフィンやエポキシ樹脂包埋を用いて近接する連続切片を作製することにより，細胞集塊の構築や細胞小器官の詳細な観察が可能となる．また，特殊染色による粘液やグリコーゲンなどの証明，免疫組織化学的手法を用いて細胞骨格フィラメント，腫瘍・リンパ球表面マーカー，細胞増殖因子や癌抑制遺伝子産物の検索も可能となる．さらに細胞の由来や組織型推定，良・悪性の判定にも有効な役割を果たす．包埋されたセルブロックは半永久的に保存可能であり，遺伝子解析や癌治療薬適応評価などへも幅広く応用可能となる．セルブロック作製フローチャートを図1に示す．

2 細胞・組織塊の収集法

　セルブロックを作製するには，まず単離細胞や大小の細胞塊，あるいは細胞組織小片を効率よく回収する必要がある．細胞収集手段としては細胞塗抹標本からの"削ぎ落とし法"や，液状検体を用いた"遠心分離法"，"フィブリン塊"が主流である．

1．削ぎ落とし法

　病変部から採取器具を用いた直接塗抹あるいは穿刺吸引後，吹き付けされた細胞塊や細胞組織細片をピンセットや剃刃にて削ぎ落とし採取する[1]．削ぎ落とした細胞塊はパラフィン浸透の過程を経て，ブロックを作製する（図2）．

2．遠心分離法

　体腔液などの液状検体に浮遊する単離細胞や細

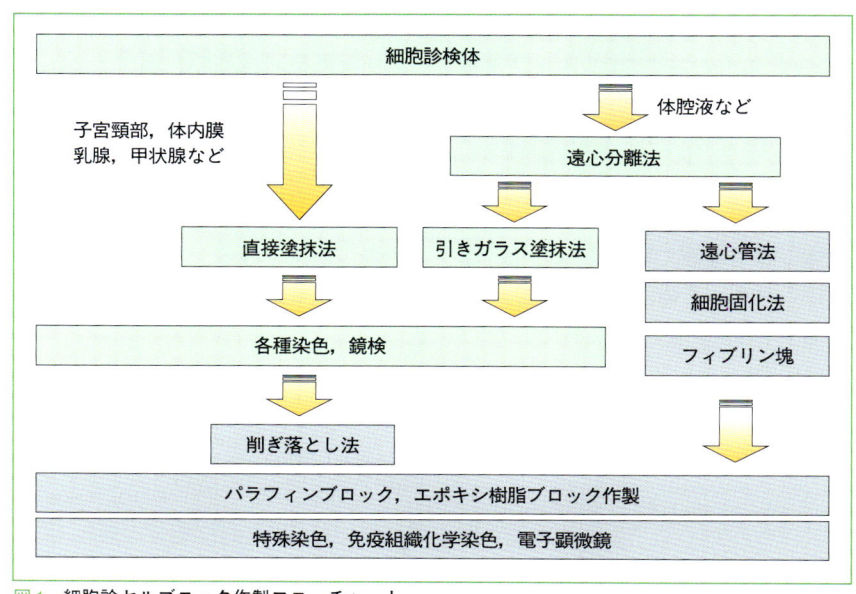

図1　細胞診セルブロック作製フローチャート

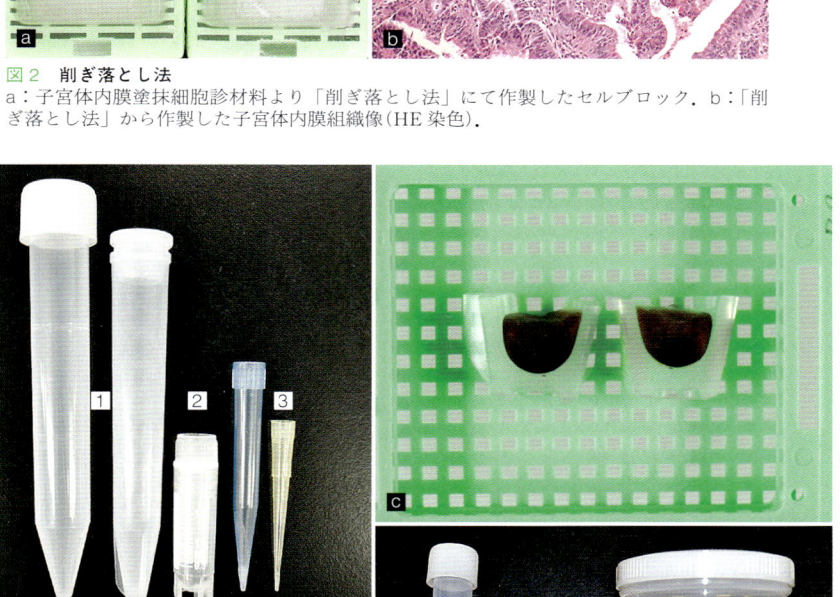

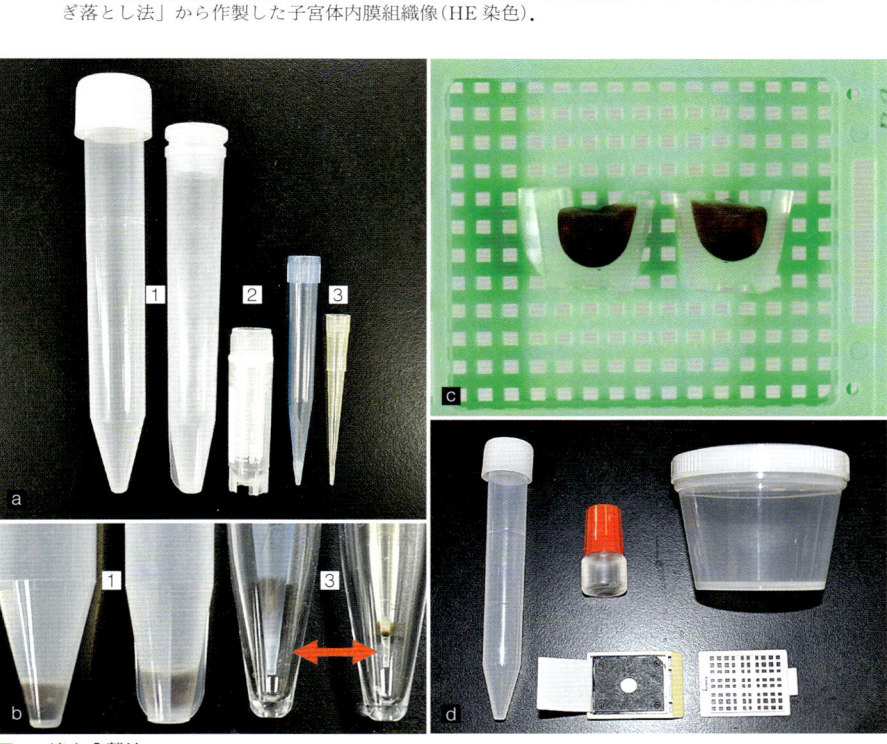

図2 削ぎ落とし法
a：子宮体内膜塗抹細胞診材料より「削ぎ落とし法」にて作製したセルブロック．b：「削ぎ落とし法」から作製した子宮体内膜組織像（HE染色）．

図3 遠心分離法
a-1：ポリエチレン製スピッツ遠心管（PE 15 ml スクリュースピッツ，アジア器材）．a-2：クライオバイアル（TOHO社 T 311-2 2 ml）．a-3：サンプルチップ（エッペンドルフ 1,000 μl，200 μl用）．b：遠心管とサンプルチップを用いた細胞沈渣（赤矢印部はパラフィン硬化栓）．c：細胞沈渣垂直割断面を作製．d：Ebis 1 セルブロック作製キット（アジア器材）．

遠心法	細胞固化法
細胞診塗抹標本作製後に残存する細胞材料を用いる	
1. 塗抹標本作製後に残存する細胞沈渣をすべて回収 3,000 rpm，3分間の遠心分離操作を行う 2. 細胞沈渣をセルブロック作製用プラスチック容器に移す（微量検体用サンプルチップの先端部には，先端部よりパラフィンを表面張力により吸い上げ，固化された状態で保存準備しておく） 注：固定不良を防ぐため細胞沈渣層は5mmを超えないように調整する 3. 3,000 rpm，3分間の再遠心分離を行う 4. 上清を排出後，ホルマリン固定液を静かに重層する 5. 24時間程度静置して固定を行う 6. 固定液を排出後，沈渣表層より上部で容器を切断，さらに沈渣を容器ごと垂直方向に割断する 7. 切断した容器ごと，脱水・パラフィン浸透を行う 8. パラフィン浸透後の細胞沈渣塊は容器より容易に離脱する 9. 細胞塊は目的に応じて横断面あるいは縦断面で包埋する 10. 薄切切片を作製する	1. 前処理として濾紙付き内枠内蔵のシステムカセットⅡ-Gをあらかじめメチルアルコールに浸漬する 2. 検体をスピッツ内でホルマリン固定した後1,500 rpmで5分間遠心し，上清を除去する 3. エオジン染色液2 mlを加え，撹拌し細胞を染色する 4. エチルアルコールを加え，1,500 rpmで5分間遠心，上清を除去する 5. 1.のカセットをメチルアルコールから取り出し，4.で作製した細胞検体を内枠の中央穴に静かに入れる 6. 余分な液が濾紙を通過するのを待ち，Hold Gel 110を中央穴一杯に注入する 7. 濾紙でゲルを封入し，カセットのふたをしてメチルアルコールに再浸漬させる 8. 1〜2時間程度，硬化するまで放置し，中央穴の細胞固化物質を抜き出し，カセットに戻した後に型どおり脱水・パラフィン浸透を行う 9. 薄切切片を作製する （アジア器材パンフレットより改変して抜粋）

図4 遠心法と細胞固化法のセルブロック作製フローチャート

胞集塊を遠心分離により回収する方法で，クライオバイアル（図3a-2，TOHO社）[2]などの各種容器を用いる方法や，グルコマンナン[3]，アルギン酸ナトリウム[4]などにより細胞を固化回収する方法などがある（図4）．以下に各種容器を用いる方法とグルコマンナンを利用した簡易キットを紹介する．

1）各種容器を用いるセルブロック法

使用する容器は，カッターナイフなどで容易に切断可能なポリエチレン製の遠心管（図3a-1，アジア器材など）を用いる．クライオバイアルは免疫染色などの一次抗体を凍結保存しておく容器である．細胞量が少ない場合は，サンプルチップの先端部にパラフィン栓を施した容器（図3a-3）を作製，準備しておくと便利である．

細胞診塗抹標本を作製した後，残存する検体を遠心分離法にて細胞沈渣を作り．沈渣を舞い上げないように上清をスポイトなどで排出した後，ホルマリン固定液を静かに重層し，24時間程度室温にて静置固定（図3b）する．固定液を排出後，沈渣表層より上部で遠心容器を切断し，さらに垂直方向に切断し，割断面を作製（図3c），切断した容器ごと脱水，パラフィン浸透工程に進む．パラフィン浸透後，細胞塊は容器底部から容易に離脱，目的に応じて縦断面，横断面で包埋し（図5a，b），型どおり薄切，ヘマトキシリン・エオジン（HE）染色などをはじめ，特殊染色，免疫染色（図5c，d）などに応用可能となる．

2）グルコマンナンを利用した簡易キット

水溶性食物繊維であるグルコマンナンを主成分としたHold Gel 110（アジア器材）は，ホルマリン水溶液に溶解し，メチルアルコールに析出する性質を利用した方法である．このHold Gel 110を用いたセルブロック作製キットイービス1（Ebis 1：アジア器材，図3d）は，スクリュースピッツ，細胞固化薬，システムカセット内枠などがセットされている．

おわりに

セルブロック法は細胞診材料を用いて半永久的に保存可能なブロックを作製し，組織学的検索法を応用して二次元的に光学顕微鏡や電子顕微鏡で観察する方法である．細胞診断に補助的な役割を果たす技術であるとともに，今後さらに癌標的薬適応評価，遺伝子解析などにも広く応用されることが期待される．

（濱川 真治）

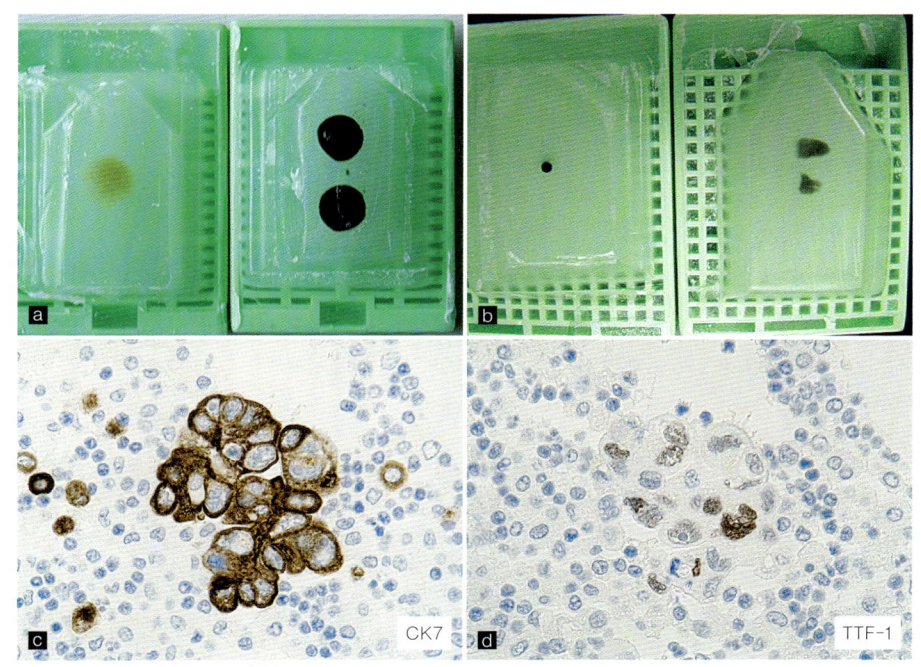

図5 セルブロックとその応用
a：クライオバイアルを用いた横断面パラフィンセルブロック．b：チップを用いた縦断面パラフィンセルブロック．c：肺癌症例(サイトケラチン7：CK7陽性)．d：肺癌症例(thyroid transcription factor-1：TTF-1陽性)．

文　献

1　塗抹標本作製法
- 細胞診標本作製マニュアル(呼吸器)．細胞検査士会，2003
- 細胞診標本作製マニュアル(体腔液)．細胞検査士会，2008
- 細胞診標本作製マニュアル(泌尿器)．細胞検査士会，2005

2　集細胞法
1) Beyer-Boon ME, Voorn-den Hollander MJ：Cell yield obtained with various cytopreparatory techniques for urinary cytology. Acta Cytol 22：589-593, 1978
2) 大﨑博之，中村宗夫，長町健一，他：尿細胞診の検体処理方法の検討．日臨細胞誌 44：215-218, 2005
3) Bales CE：A semi-automated method for preparation of urine sediment for cytologic evaluation. Acta Cytol 25：323-326, 1981
4) 山本津由子，青木　潤，佐々木なおみ，他：新しい尿細胞診標本作製法—呉共済病院法．日臨細胞誌 37：292-297, 1998
5) 細胞検査士会(編)：細胞診標本作製マニュアル(泌尿器)．細胞検査士会，p 3, 2004
6) 細胞検査士会(編)：細胞診標本作製マニュアル(体腔液)．細胞検査士会，p 3, 2008
7) 西　国広：尿沈渣でのライト・ギムザ染色．臨床検査 35：1135-1137, 1991

3　Liquid-based Cytology
1) 齊藤深雪，長島義男：細胞診自動塗抹装置．Medical Technology 34：1622-1629, 2006
2) 椎名奈津子：米国における細胞診自動化．臨床検査 46：607-612, 2002

4　セルブロック法
1) 丸川活司，森谷　純，久保田佳奈子，他：簡便迅速セルブロック作製法—削ぎ落とし法．病理と臨床 26：867-869, 2008
2) 濱川真治，柏崎好美，櫻井　勉，他：クライオバイアルを用いた簡易セルブロック作製法．病理技術 69：18-19, 2006
3) 神谷　誠，竹崎悌二，富澤雄一，他：グルコマンナンを用いたセルブロック作製法．病理と臨床 24：871-875, 2006
4) 伊藤　仁，小山田裕行，加戸伸明，他：セルブロック作製法と特殊染色(胸腹水)．病理と臨床 28：1136-1140, 2010

> COLUMN 形態検査において知っておきたいこと

標本作製と細胞像―知っておきたい知識

1．採取法・検体の違いと細胞像

採取法や検体の種類，細胞保存液の使用により，異なった細胞像を呈する．例えば，体腔液などの液体中では，細胞集塊は球状化しやすい．また，生理食塩水による洗浄液では，核は膨化傾向を示し，クロマチンはすりガラス様（融解状）となる．細胞保存液を使用した場合は一般的に，核小体が明瞭になる傾向がある．

超音波内視鏡を用い，胃壁から膵臓病変を抽出し，穿刺吸引を行う超音波内視鏡下穿刺吸引細胞診〔endoscopic ultrasoundscopy (ultrasonography-guided) fine needle aspiration (EUS-FNA)〕では，膵臓病変の細胞以外にも，膵臓に由来する正常細胞の他，胃の正常上皮細胞が異型のない平面的細胞集塊として出現することがある．

2．封入剤

厚さが一定の組織標本に比べ，一般的に細胞診標本では多くの量の封入剤が必要である．特に塗抹が均一でなく，凹凸のある標本では多量の封入剤を要するが，その場合，対物レンズが40倍以上の強拡大では鮮明さを失い，"ボケ"が生じる．せっかく細胞が多量に採取されていても，塗抹が均一でない標本は，診断が困難となる．

3．コンタミネーション

細胞診標本作製過程中に発生する他検体からの細胞のコンタミネーション（混入）は，検査や診断の正確性が失われ，重大な誤診につながる可能性がある．実際，別患者の検体の一部が混入し，陽性と診断されたため，肺が切除された事例がある．細胞診標本において，他から混入した細胞は焦点が異なるため(図1)，通常鑑別可能であるが，原因となった混入元の検体を特定することが肝要である．また，コンタミネーションは，標本の中心付近には起こりにくく，染色かごと標本が接触している標本辺縁部分に起こりやすい．癌細胞が多量に出現している可能性の高い検体は最後に染色する，染色後は頻繁に可能な限り濾過をする，など検体相互のコンタミネーションの防止に努めることが肝要である．

〈伊藤 仁〉

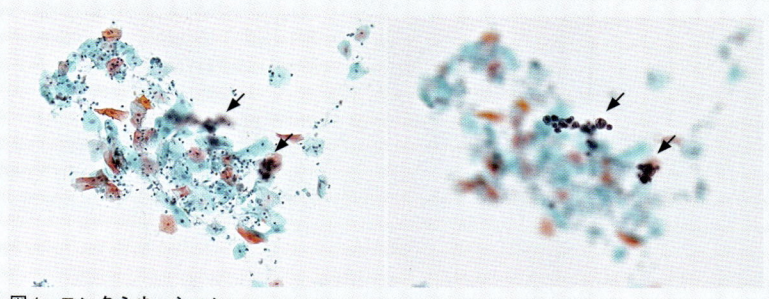

図1 コンタミネーション
左図の扁平上皮細胞とは明らかに焦点の異なる細胞がみられる(→)．

3 染色法

1 パパニコロウ染色, ギムザ染色

1 パパニコロウ染色

パパニコロウ(Papanicolaou)染色は細胞診において必要不可欠な染色法であり，最も広く利用されている．本染色法の大きな特徴として，核染色が良好，透過性が良好，細胞の染め分けが可能，が挙げられる．

1. 染色原理
1) 核染色
［ヘマトキシリンの染色原理］
酸化剤によりヘマトキシリンは酸化され，生じたヘマテインが媒染剤の金属部分とラックを形成して正(＋)に荷電する．このラックが負(－)の性質を持つ核のリン酸基にイオン結合し，その部位を青色～青紫色に染色する．本染色では通常ギル・ヘマトキシリン(Gill's hematoxylin-V)を使用しているが，これは退行性ヘマトキシリンであるため，核染色後0.5～1%塩酸アルコールないし0.25～0.5%塩酸水にて分別を行うことで，核以外に結合した色素を除き，核構造を鮮明にする．

2) 細胞質染色
［色素の分子サイズによる染め分け］
通常OG(Orange G)-6とEA(Eosin Azure)-50が用いられる．OG-6に含まれるオレンジG，EA-50に含まれるエオジンYとライトグリーンは酸性色素であり，どの酸性色素が細胞質を染色するかは，その色素分子の大きさと細胞質構築の疎密が大きく関与している．最も分子サイズが小さいオレンジGは，構築が密な間隙の狭い細胞質(例：角化した細胞質)を染色する．一方，構築が疎な部位には，大小いずれの色素も入り込むが，小分子の色素ほど分子運動が活発で，細胞質との間に安定した結合が起きにくい．大きな分子のライトグリーンは分子運動が緩慢であるが，いったん疎な部位に入り込むと移動性が低いので強く結合する．中間の分子サイズを持つエオジンYは両者の中間の挙動を示すと考えられている．

2. 染色手技
以下に筆者らが用いている方法を示す．何種類かの変法が存在し，各施設で多少異なっているが，染色結果は基本的に同じである．各施設の水のpHなどの環境条件に合わせて，方法を決定することが重要である．

(1) 95%エタノールで固定．
(2) 下降エタノール(70%→50%エタノール)，各10回出入．
(3) 水洗(水を弾かなくなるまで)．
(4) 蒸留水，10回出入．
(5) ギル・ヘマトキシリンで核染，1分間×2槽．
(6) 水洗(余分な色素を洗い流す)．
(7) 1%塩酸・70%エタノール，1分間．
(8) 水洗(色出し．このとき顕微鏡で染色性を確認)，5分間．
(9) 上昇エタノール(50%→70%→95%エタノール)，各10回出入．
(10) OG-6，2分間．
(11) 95%エタノール(2槽)，各10回出入．
(12) EA-50(2槽)，各1分30秒間．
(13) 95%エタノール(余分な色素を除去する)，10回出入．

(14) 100％エタノール(4槽), 各10回出入.
(15) キシレン(4槽), 各10回出入.
(16) 封入.

3. 染色時の注意点
(1) 染色過程で塗抹面を乾燥させない.
(2) 下降アルコール系列では細胞の剝離が多く, コンタミネーションを起こしやすいため, こまめに液交換をするか濾過をする.
(3) 筆者らの施設では自動染色機で染色を行っている. ヘマトキシリン染色液の濃度はギル・ヘマトキシリンⅤ液と蒸留水を1：4の割合で希釈し, 1分間×2槽で染色を行っている. また, 細胞のコンタミネーションを防ぐために, 毎日の濾過は必須である.
(4) 細胞質染色(OG-6, EA-50)を行う際, 標本を上下に揺らすことで, 良好な染色結果が得られる.
(5) 脱水が不十分であると, 細胞の透過性が不良となる. 染色液後のアルコール槽が汚れてきたら最初の槽を捨て, 後の槽を順次ずらし, 新しいアルコール槽を入れるようにする.

4. 染色態度(図1)
核は青藍色, 核小体は赤色, 細胞質は扁平上皮表層細胞では淡橙色〜淡紅色, 中層〜傍基底細胞では青緑色を呈する. 腺細胞の細胞質はライトグリーンにて淡青緑色を呈する. 赤血球は橙色〜淡青緑色, 粘液は淡桃色〜淡橙色〜淡青緑色を呈する.

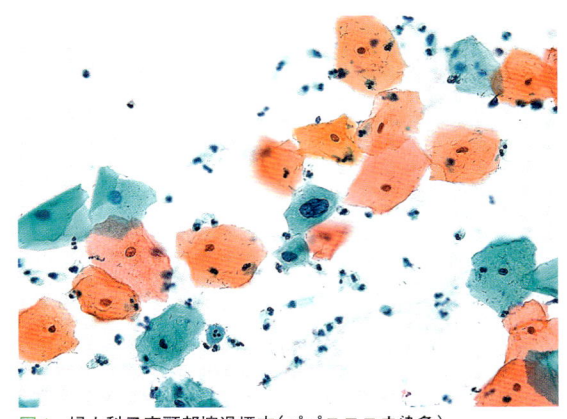

図1 婦人科子宮頸部擦過標本(パパニコロウ染色)
オレンジG好性の細胞質を持つ表層細胞およびライトグリーン好性の中層細胞とともに, ヘマトキシリンに濃染した核を持つ中等度異形成由来細胞が観察される.

2｜ギムザ染色

細胞診では, 細胞剝離が多い液状検体(体腔液, 尿, 脳脊髄液など)や造血器系腫瘍の診断に際し, キムザ(Giemsa)染色が用いられる. キムザ染色は核所見の観察に適しているが, メイ・グリュンワルド・ギムザ(May-Grünwald-Giemsa)染色は核所見のみならず細胞質内顆粒の観察にも適している. しかし, 本染色法は透過性が悪いため, 細胞重積が著明な標本では, 集塊内部の詳細な観察が困難となることに注意が必要である.

1. 染色原理
pH 6.4〜6.8の水溶液中では塩基性色素であるメチレン青(アズールB)は青色の陽イオン色素として, 酸性色素であるエオジンYは赤橙色の陰イオン色素として解離して混在し, 種々の色調を呈する. また, 塩基性色素はメタクロマジア(異染性)を起こす. メタクロマジアとは, 色素本来の色調と異なる色に染色される現象を指すが, これは色素が生体構成成分(特に硫酸基やリン酸基を多く有する成分)へ親和して, 吸収極大波長が左(低波長側)へシフトして起こる現象と考えられている.

2. 試薬
(1) ギムザ原液(市販).
(2) リン酸緩衝液(pH 6.4).
　　[ギムザ染色使用液]
リン酸緩衝液1 mlに対してギムザ原液1滴の割合で混合する. この際, メスシリンダーを用い, 駒込ピペットにて混合するとよい.
(3) メイ・グリュンワルド(May-Grünwald)染色液(市販).

3. 染色手技
1) ギムザ染色
(1) 塗抹後, 扇風機やドライヤー(冷風)にて急速乾燥させ, 100％メタノールで3分間固定し, 再び冷風にて乾燥させる.
(2) ギムザ染色液を標本上に満載(4〜5 ml/枚)し, 20〜30分間染色.
(3) スライドガラスの端から水を注ぎ, 洗い流す.
(4) 十分な乾燥後, キシレンで透徹し, 封入

2）メイ・グリュンワルド・ギムザ染色
（1）塗抹後，冷風にて標本を急速に乾燥させる．
（2）メイ・グリュンワルド染色液をスライドガラス全面に盛り（4〜5 ml/枚），3分間静置する．
（3）同量のリン酸緩衝液（pH 6.4）を載せる．1〜2分間
（4）スライドガラスの端から水を注ぎ，洗い流す．
（5）ギムザ染色液を標本上に満載（4〜5 ml/枚）し，20〜30分間染色．
（6）スライドガラスの端から水を注ぎ，洗い流す．
（7）十分な乾燥後，キシレンで透徹し，封入する．

4．注意点
乾燥が不十分で水分が残留していると，固定が不十分になり，染色ムラの原因となる．また，ギムザ染色やメイ・グリュンワルド・ギムザ染色では色素と細胞成分の結合は可逆的であることから，水洗の際は染色液を洗い流す程度でよい．

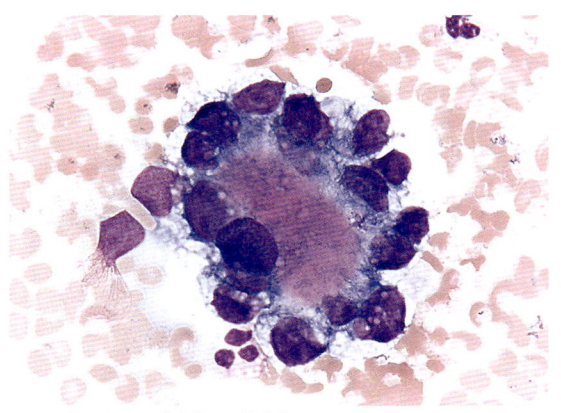

図2　腹水塗抹標本（ギムザ染色）
腹水中に出現した卵巣明細胞腺癌の集塊．集塊内部にメタクロマジアを示す基底膜様物質（ラズベリーボディ）が観察される．

5．染色態度（図2）
核は紫色，核小体は淡紅色〜淡青色，細胞質は淡青色〜青藍色を呈する．幼若細胞ほど細胞質は青みが強くなる．メイ・グリュンワルド・ギムザ染色では，細胞質内アズール顆粒やアウエル（Auer）小体は赤色，好中球の顆粒は淡橙色，好酸球顆粒は赤橙色，好塩基球顆粒は濃紫色を呈する．

（加戸　伸明，伊藤　仁）

2　PAS染色，アルシアン青染色

はじめに
組織診のみではなく，細胞診においても細胞の鑑別や診断で種々の特殊染色が応用される．特に体腔液中などに孤立散在性に出現する悪性細胞（特に腺癌細胞）においては，中皮細胞やマクロファージあるいは変性して空胞を形成している細胞との鑑別が困難な例がある（図1）．その鑑別の際には，粘液を染色するPAS（Periodic acid-Schiff）染色やアルシアン青染色が有用となる場合が多い．また，細胞診標本を用いる特殊染色のなかでも，両染色とも染色法が簡便であり，染色時間も短時間で行うことができるため，多用されている方法である．

1｜PAS染色

PAS染色とは糖質の検出を目的とする方法で，糖質を過ヨウ素酸酸化によってアルデヒドを産生させ，そのアルデヒドにシッフ（Schiff）試薬を反応させて，粘液やグリコーゲンまたは真菌類などを証明する染色法である．

1．染色方法
（1）アルコール固定，水洗（水になじませる），蒸留水．
（2）1％過ヨウ素酸水溶液，10分間．
（3）水洗．
（4）シッフ試薬，20分間．
（5）亜硫酸水，3分間×3槽．
（6）水洗，5分間．

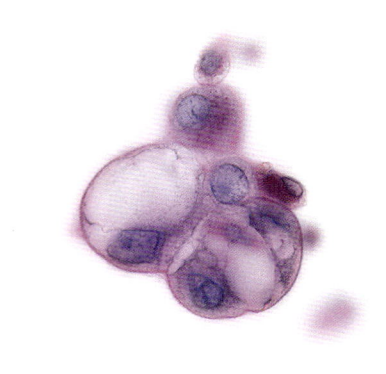

図1　変性空胞のPAS染色像
空胞変性を起こしている細胞では，しばしば印環細胞癌などと紛らわしい細胞所見を呈するが，PAS染色を行うことにより，空胞部分は明らかにPAS陰性であり，粘液との鑑別に有用である．

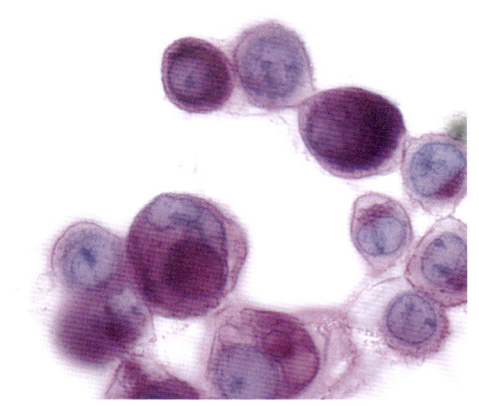

図2　低分化腺癌のPAS染色像
多くの腺癌ではPASは細胞質に陽性となるが，このように低分化腺癌では多彩な染色像を示すこと多い．染色パターンは細胞質内に滴状やびまん性に陽性となる．

（7）核染色（ヘマトキシリン），5回浸漬．
（8）水洗（色出し）．
（9）脱水，透徹，封入．

2．試薬の調製

① 1％過ヨウ素酸水溶液
　過ヨウ素酸　　1 g
　蒸留水　　　100 ml
　上記を混合溶解する．

② シッフ試薬（cold Schiff）
　蒸留水　　　192 ml
　濃塩酸　　　8 ml
　メタ重亜硫酸ナトリウム　5 g
　塩基性フクシン　2 g
　活性炭粉末　1 g
　・三角フラスコに蒸留水192 mlを入れ，次に濃塩酸8 ml，メタ重亜硫酸ナトリウム5 g，塩基性フクシン2 gを順に加え，1晩撹拌溶解する．
　・上記の混合液（黄色透明）に活性炭粉末1 gを入れて10分間撹拌濾過すると，無色透明な液体となる．密栓し冷蔵保存する．
　注）最近では調製済みのシッフ試薬が市販されており，試薬調製の煩雑さもなく染色性も安定して得ることができるので便利である．

③ 亜硫酸水
　10％メタ重亜硫酸ナトリウム　6 ml
　1 N 塩酸　6 ml
　蒸留水　100 ml

蒸留水100 mlに10％メタ重亜硫酸ナトリウム，1 N塩酸を順に加え混合する．

3．染色結果

粘液，グリコーゲン，真菌類などは赤色〜紫赤色を呈する．また，正常あるいは腫瘍の種々の細胞で，染色パターンや染色強度が異なるため，その染色態度が細胞の鑑別に重要となる．

① 腺癌細胞（陽性〜強陽性，稀に陰性の場合もある，図2）
　染色パターン：細胞質にびまん性，印環細胞癌は偏在陽性像，卵巣癌の偽絨毛は細胞表面の一部に陽性となる．

② マクロファージ（陰性〜弱陽性または一部陽性　注）粘液などを貪食している際には一部陽性となる）
　染色パターン：細胞質に顆粒状（ドット状）となる．

③ 中皮細胞（陰性〜陽性）
　染色パターン：細胞質周囲に陽性を示すことが多い．また，グリコーゲンに反応して顆粒状に染色される像も呈する（グリコーゲンの証明ではジアスターゼ消化試験を行うと簡単にグリコーゲンの鑑別が可能である）．

④ その他の陽性を示す腫瘍細胞
　Ewing肉腫，胎児型横紋筋肉腫，明細胞腺癌のラズベリーボディ．

⑤ 背景が陽性となる腫瘍
　腹膜偽粘液腫，粘液癌．

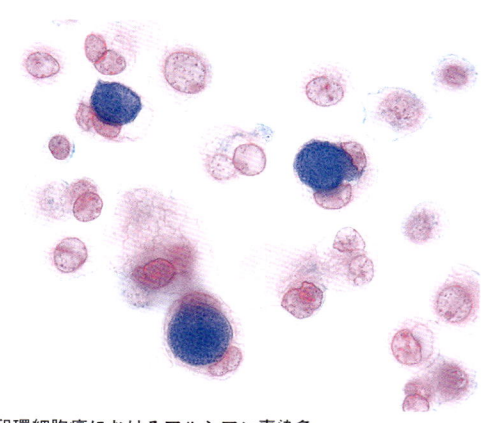

図3 印環細胞癌におけるアルシアン青染色
このように，腹水中に出現した印環細胞癌のアルシアン青染色では，腫瘍細胞質内の粘液に一致して特徴的に染色されてくる．

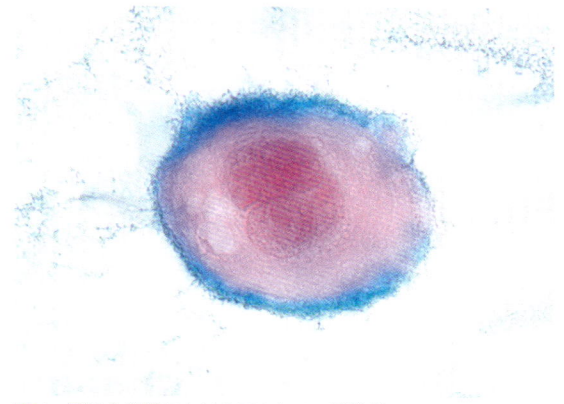

図4 悪性中皮腫におけるアルシアン青染色
通常，正常の中皮や反応性の中皮では，アルシアン青は細胞の一部や周囲に弱陽性であるが，悪性中皮腫では腫瘍細胞の発達した微絨毛に一致して強く染色される．

2 アルシアン青染色

アルシアン青染色は，酸性粘液多糖類を証明する染色法である．主に粘液を染色する際に使用されるが，軟骨などの証明にも用いられる．通常pH 2.5の染色液が用いられるが，pH 1.0の染色液を用いるとスルホムチンのみが染色される．

1．染色方法
（1）アルコール固定，水洗（水になじませる），蒸留水．
（2）3％酢酸水，1分間．
（3）アルシアン青染色液（pH 2.5），20分間．
（4）3％酢酸水，2分間．
（5）水洗，1分間．
（6）核染色（ケルンエヒテロート），5分間．
（7）軽く水洗．
（8）脱水，透徹，封入．

2．試薬の調製
① 3％酢酸水．
　氷酢酸　3 ml
　蒸留水を加え100 mlとする．
② アルシアン青染色液（pH 2.5）．
　アルシアン青8 GX　1 g
　3％酢酸水　100 ml
　三角フラスコに3％酢酸水とアルシアン青と入れ，スターラーで撹拌溶解後，濾過して使用する．

3．染色結果
粘液や軟骨などが青色となる．
腫瘍細胞：印環細胞癌（図3），粘表皮癌など．
背景粘液：腹膜偽粘液腫，悪性中皮腫（ヒアルロン酸，図4）など．
コンドロイチン酸：軟骨肉腫，滑膜肉腫．
病原体：クリプトコッカスの莢膜．

（芹澤 昭彦，伊藤 仁）

3 免疫組織化学（酵素抗体法）

はじめに

1966年，NakaneとPierceによって組織標本に対する酵素標識抗体法（免疫染色）が報告されてから，現在の病理組織診断にとって欠かすことのできない手法となっている．この手法は1980年頃より細胞診領域にも応用されるようになり，近年では組織診と同様に腫瘍の診断，組織型推定，原発巣の推定，悪性度評価，病原体検索などの目的で用いられる重要な手法となっている．特に数多く標本作製が可能な体腔液細胞診では，パパニコロウ染色，ギムザ染色，粘液染色などの特殊染色を用いた形態学的所見のみではなく，免疫染色を用いることにより組織型・原発巣がある程度わかり，臨床へのさらなる情報提供を可能とした．

そこで，本項では細胞診材料における免疫染色の中でも体腔液細胞診材料に対する免疫染色を中心に述べたい．

1 免疫組織化学染色と免疫細胞化学染色の違い

細胞診材料を用いた免疫細胞化学染色はホルマリン固定，パラフィン包埋の組織切片を用いた免疫組織化学染色法と異なり，アルコール湿固定標本に対して行うため，脱パラフィン操作は不要となる．しかし，細胞診材料は湿固定標本であることから，立体構造を保持したまま固定されているため，抗原局在部位に試薬が浸透しにくい場合もあり，必ずしも安定した結果が望めないことを認識しておく必要がある．

また，脱水固定であるアルコール固定ではホルマリンなどのアルデヒド基を有する固定液で生じるような強固な架橋結合はもたらさないが，蛋白周囲の保水が取り除かれた後に，分子間結合していた官能基が分子相互間の親和性によりイオン結合，疎水結合，水素結合を形成することから，実際にはマスキングが生じうると考えられている[1]．そのことから，エストロゲンレセプター，プロゲステロンレセプター，p53蛋白などの核内抗原は賦活化操作なしで陽性像を得ることが困難な場合もあり，その回避法として組織標本同様に加熱処理を利用した抗原賦活化が有効である．

組織検体のホルマリン長期固定は抗原性失活の原因となることが知られているが，細胞診材料も同様に長期間のアルコール固定保存で抗原性が減弱するため，抗原性保持の取り扱いには細胞診材料に対しても慎重にならなくてはならない．

2 限られた細胞診材料の有効利用

細胞診の免疫染色は基本的にパパニコロウ染色の形態観察後行うが，細胞診材料では標本枚数や標的細胞数に限りがある．数に限りのある標的細胞を有効に利用する方法として，1度染色されたスライドガラスから細胞を剥離し，別のスライドに貼り付ける細胞転写法が有用である．この手法を用いれば，腫瘍細胞が標本中に出現しているスライドが1枚しかない場合でも，細胞量が多ければ複数のスライドに貼り分けることによって，複数の抗体による免疫染色が可能となる．

3 免疫細胞化学染色の細胞診への応用

1．悪性中皮腫

悪性中皮腫とは，アスベスト（石綿）曝露との関連疾患として疫学的に証明され，世界的にも重要な社会問題となっている疾患である．わが国においても高度経済成長期頃からアスベスト繊維が大量に利用されていたため，悪性中皮腫の発生が2035～2040年にピークを迎えると推測されている．

体腔液中に出現する悪性中皮腫細胞の診断は難しく，パパニコロウ染色やギムザ染色を用いた形態観察のみでは組織球，中皮細胞，腺癌細胞との鑑別が困難な場合もあり，多彩な補助的手法を併用していかなければ確定診断ができない．その中でも悪性中皮腫の診断には免疫染色によるマーカー検索が必須であり，中皮細胞マーカーとしてのcalretinin（図1），mesothelin（図2），cytoker-

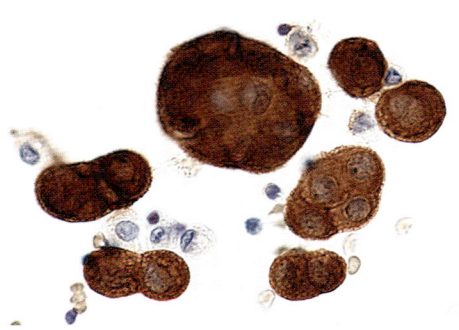

図1　胸水中の悪性中皮腫細胞（抗 calretinin 抗体）
悪性中皮腫細胞は核，細胞質に強陽性を示し，周りの組織球は陰性である．

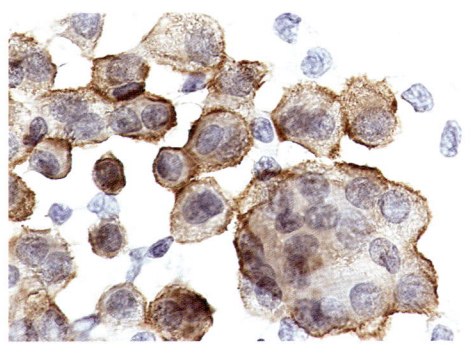

図2　胸水中の悪性中皮腫細胞（抗 mesothelin 抗体）
悪性中皮腫細胞は細胞膜に強陽性を示す．

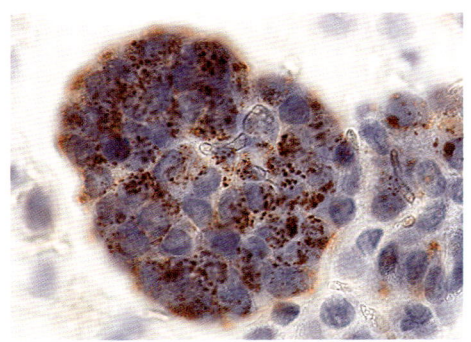

図3　胸水中の肺腺癌細胞（抗 Napsin A 抗体）
肺腺癌細胞は細胞質に顆粒状の陽性像を示す．

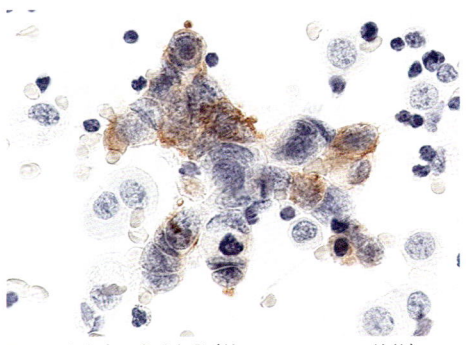

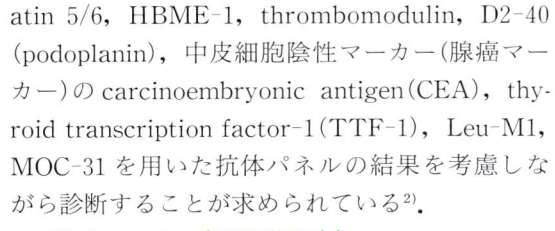

図4　胸水中の乳癌細胞（抗 mammaglobin 抗体）
腫瘍細胞の細胞質に陽性像を示す．

atin 5/6，HBME-1，thrombomodulin，D2-40（podoplanin），中皮細胞陰性マーカー（腺癌マーカー）の carcinoembryonic antigen（CEA），thyroid transcription factor-1（TTF-1），Leu-M1，MOC-31 を用いた抗体パネルの結果を考慮しながら診断することが求められている[2]．

2．腺癌マーカー（原発巣推定）

体腔液中に出現する癌細胞の形態観察から原発巣を推定することは難しいが，組織診断時の原発巣検索に用いられる免疫染色を応用することにより，ある程度まで絞り込むことが可能となる．組織診では cytokeratin 7（CK7）と cytokeratin 20（CK20）を用いた鑑別が報告されており，CK7＋/CK20＋は膵癌，移行上皮癌，卵巣粘液性腺癌，CK7＋/CK20－は肺腺癌，悪性中皮腫，乳癌（乳管癌および小葉癌），唾液腺癌，甲状腺癌，子宮内膜癌，卵巣漿液性腺癌，CK7－/CK20＋は大腸癌，Merkel 細胞癌，CK7－/CK20－は肝細胞癌，腎癌，前立腺癌，肺小細胞癌，食道の扁平上皮癌と鑑別が可能と報告[3]され，この手法は細胞診材料にも十分応用が可能である．また，そのほかにも肺癌の Napsin A（図3），乳癌の mammaglobin（図4），甲状腺の thyroglobulin など臓器特異性マーカーも有用である．

しかし，これらのマーカーは cytokeratin と同様，細胞質に陽性像をとるため，立体的集塊で出現することの多い細胞診材料では陽性・陰性の判定に苦慮することも少なくない．そのことから，細胞診材料では細胞質に陽性像を呈するマーカーよりも細胞核内に陽性像をみることができるマーカーのほうが判定しやすく，肺腺癌における TTF-1（図5），卵巣漿液性腺癌の p53，Wilms tumor-1（WT-1），卵巣明細胞腺癌に特異性の高い hepatocyte nuclear factor-1β（HNF-1β）（図6），細胞質および細胞膜に陽性像を呈する glypican-3，大腸癌に対する caudal-type homeobox-2（CDX-2）などが有用である．特に TTF-1 は胸水中に出現する反応性中皮細胞，肺

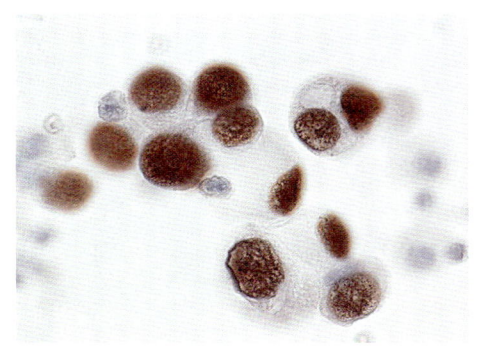

図5 胸水中の肺腺癌細胞（TTF-1抗体）
肺腺癌細胞の核に強陽性を示す．

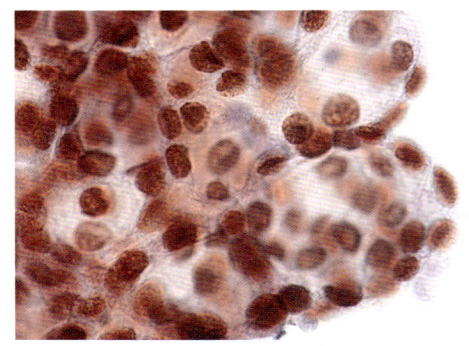

図6 腹水中の卵巣明細胞腺癌細胞（抗HNF-1β抗体）
卵巣明細胞腺癌は核に陽性を示す．

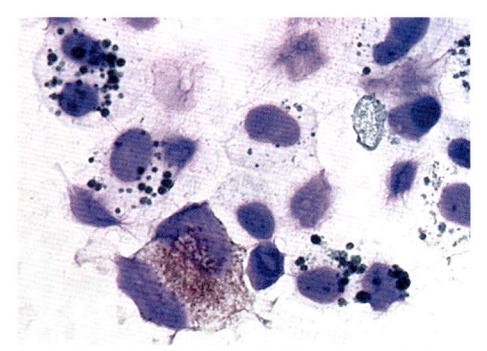

図7 胸水中の悪性黒色腫細胞（抗HMB-45抗体）
後染色にギムザ染色を用いることにより，背景に出現している組織球が貪食しているメラニンは紫黒色，悪性黒色腫の細胞質は細顆粒状の陽性像を示す．

腺癌，悪性中皮腫，悪性黒色腫（図7）の識別に極めて有用性が高い．TTF-1は甲状腺特異的に発現する遺伝子の転写調節因子として見いだされたが，肺特異分化誘導遺伝子の活性化にも関与し，正常組織においては，肺のII型肺胞上皮細胞，クララ（Clara）細胞，甲状腺濾胞上皮細胞に特異的発現を示す．このTTF-1蛋白の発現は肺腺癌および小細胞癌，大細胞神経内分泌癌（large cell neuroendocrine carcinoma；LCNEC）などにみられることが知られており，肺原発腫瘍の推定に有用なマーカーである．

おわりに

現在，保険収載されていない細胞診領域の免疫染色であるが，今後，爆発的な患者数増加が予想される悪性中皮腫の診断時には，必須の検索方法となっていることからも，細胞診断時の免疫染色の応用が増えるであろう．また，これからの細胞診断学は腫瘍の存在診断，組織型推定のみならず，治療方針決定や予後推定にも貢献することが求められる．個々の患者の診療に有用な最大限の情報を提供するためにも免疫染色は重要であり，検索精度の検証とともに応用範囲のさらなる発展が期待される．

一方，細胞診断はあくまでパパニコロウ染色による形態観察が基本であり，免疫染色の結果をもとにした形態へのフィードバックによって，さらなる細胞診断能力の向上が期待できるものと考える．

（丸川 活司，松野 吉宏）

文 献

2 PAS染色，アルシアン青染色

- 羽山正義，百瀬正信，他：PAS反応．最新染色法のすべて．医歯薬出版，pp 136-143，2011
- 羽山正義，百瀬正信：多糖類染色，アルシアン青染色法．最新染色法のすべて．医歯薬出版，pp 143-150，2011
- 古田則行：体腔液・脳脊髄液の細胞診．坂本穆彦（編）：細胞診を学ぶ人のために 第5版．医学書院，pp 268-303，2011
- 末吉徳芳：多糖類の染色法．三浦妙太（監），畠山重春（監・編）：実践病理組織細胞診染色法カラー図鑑 第3版．近代出版，pp 31-51，2008

3 免疫組織化学（酵素抗体法）

1) 畠 榮，三上芳喜，定平吉都，他：細胞診検査への免疫学的手技の応用．病理と臨床 20：69-77，2002
2) Ordonez NG：The immunohistochemical diagnosis of mesothelioma；A comparative study of epithelioid mesothelioma and lung adenocarcinoma. Am J Surg Pathol 27：1031-1051，2003
3) Chu P, Wu E, Weiss LM：Cytokeratin 7 and cytokeratin 20 expression in epithelial neoplasms；A survey of 435 cases. Mod Pathol 13：962-972，2000

4 婦人科

1 子宮頸部

はじめに

婦人科細胞診では，悪性病変のみならず，前癌病変，良性病変，感染症などといったものの判定も大変重要となってくる．

今回はそのうちの一部である異形成および扁平上皮癌，腺癌について解説する．

1 扁平上皮細胞

1．軽度扁平上皮内病変(low grade squamous intra-epithelial lesion；LSIL)

1）軽度異形成(mild dysplasia)

表層および中層型扁平上皮細胞由来の核異常細胞が出現してくる．核は肥大し，円から類円形，ごく一部不整形を呈し，核大小不同，クロマチンは軽度増量を示すが，微細顆粒状で均等に分布している(図1)．

2．高度扁平上皮内病変(high grade squamous intra-epithelial lesion；HSIL)

1）中等度異形成(moderate dysplasia)

未熟から成熟へと分化傾向の認められる扁平上皮化生細胞由来の核異常細胞が主体に出現してくる．核は肥大し，円から類円形，一部不整形を呈し，クロマチンは軽度異形成に比べ増量しているが，細顆粒状で均等に分布している．核縁に肥厚は認められない．また，背景にクロマチンの増量のみられる裸核細胞が認められる場合，厳重な経過観察が望ましい(図2)．

2）高度異形成(severe dysplasia)

未熟型の扁平上皮化生細胞由来の核異常細胞が出現してくる．核/細胞質比(N/C比)は60％程

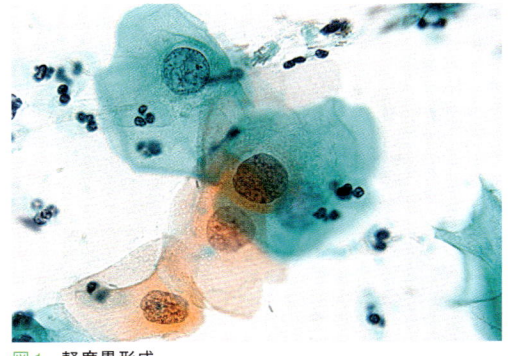

図1 軽度異形成

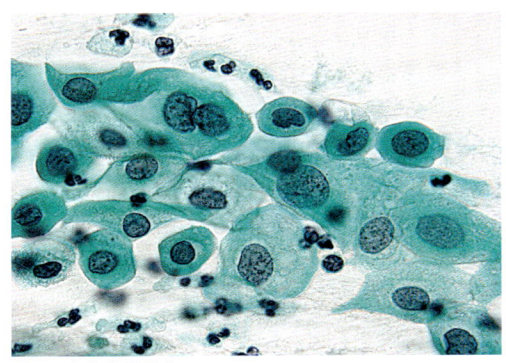

図2 中等度異形成

度で，核形は切れ込みなどの不整形を呈する．クロマチンは増量し，細～粗顆粒状で一部不均等分布を示す．核縁の肥厚はほとんどみられない．細胞は孤立散在性もしくは平面的小集塊で出現する(図3)．

3）上皮内癌(carcinoma in situ；CIS)

小型でN/C比が80％から裸核状の悪性細胞が出現してくる．核は円から類円形で緊満感があ

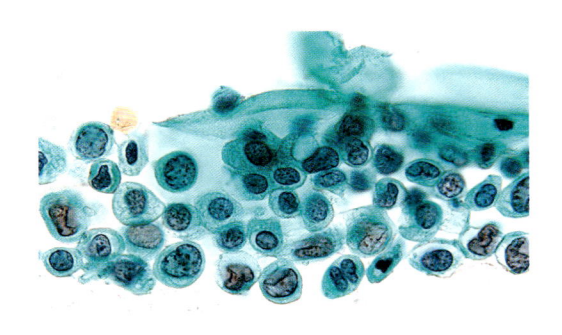

図3　高度異形成

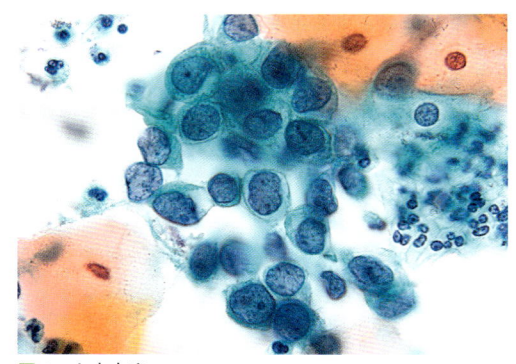

図4　上皮内癌

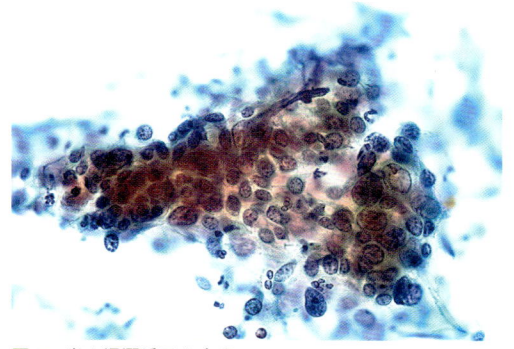

図5　微小浸潤扁平上皮癌

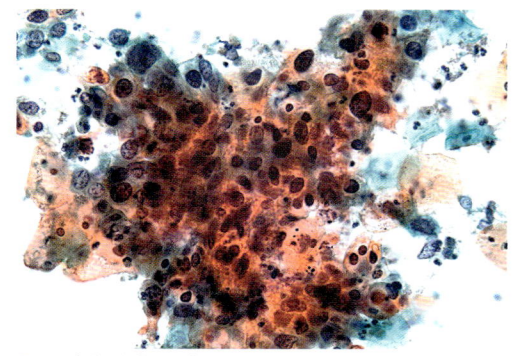

図6　角化型扁平上皮癌

り，核縁は4Bの鉛筆で縁取られたように肥厚している．クロマチンは粗または粗大顆粒状を呈し，不均等に分布している．細胞は採取器具によって，孤立散在性から2～3層程度の重積のみられる小集塊で出現してくる（図4）．

3．扁平上皮癌

1）微小浸潤扁平上皮癌（microinvasive squamous cell carcinoma）

上皮内癌に類似した悪性細胞が核密度の高い集塊で出現してくる．このような集塊を合胞状集塊と呼ぶ．また，背景には表層の異型細胞が分化したsmall fiber状の細胞が認められることがある．個々の細胞では，上皮内癌時より核の大小不同が認められ，クロマチンは粗大顆粒状から粗大凝集状で不均等分布を呈する．核形の不整（くびれや切れ込み）や，核縁の不規則な肥厚がみられる．腫瘍性の背景を呈することは稀である（図5）．

2）角化型扁平上皮癌（squamous cell carcinoma keratinizing type）

油滴状の壊死性物質を背景に，多彩な細胞形態を呈する悪性細胞が，孤立散在性から集塊状で出現する．細胞質はエオジン，オレンジG，ライトグリーンに好染して光輝性を有する．形態はオタマジャクシ状，ヘビ状など奇怪なものから類円形のものまでみられ，大小不同を呈する．クロマチンは粗大凝集状，不均等分布したものや濃縮状とさまざまである（図6）．

3）非角化型扁平上皮癌（squamous cell carcinoma nonkeratinizing type）

ライトグリーン好染性，多稜形の悪性細胞が2層以上重積性を有する集塊および孤立散在性に出現する．核形は不整で，大小不同があり，クロマチンは粗大顆粒状から粗大凝集状で不均等に分布する．核小体を1～数個認めることもある．現在はその臨床的差異が認められないため大細胞型，小細胞型と区別はしない．鑑別する細胞像として，低分化型腺癌，修復細胞，ヘルペス感染細胞が挙げられる（図7）．

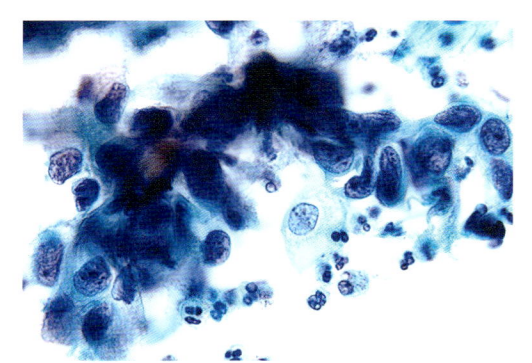

図7 非角化型扁平上皮癌

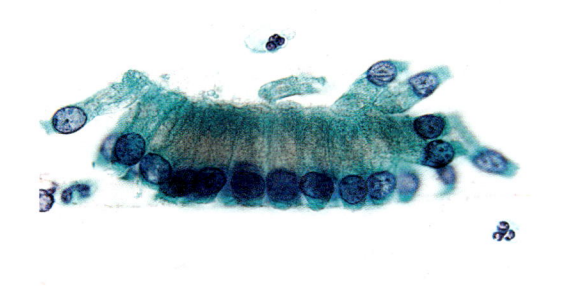

図8 正常な頸管円柱上皮細胞（側面像）

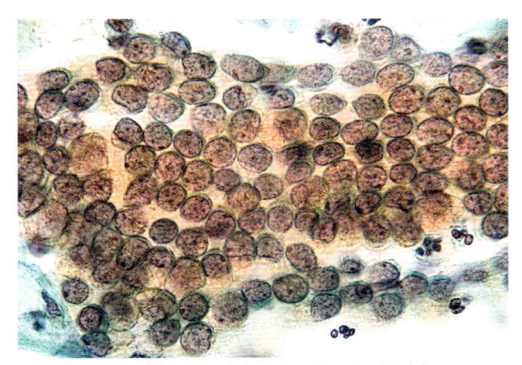

図9 正常な頸管円柱上皮細胞（上部からの観察）

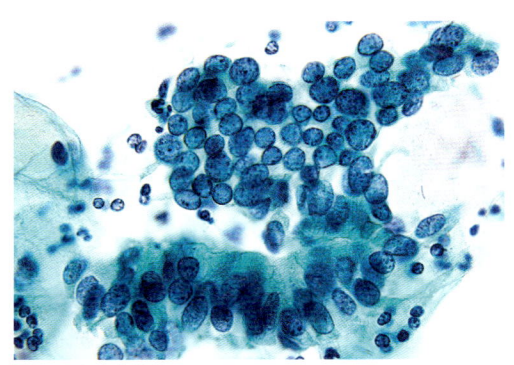

図10 上皮内腺癌

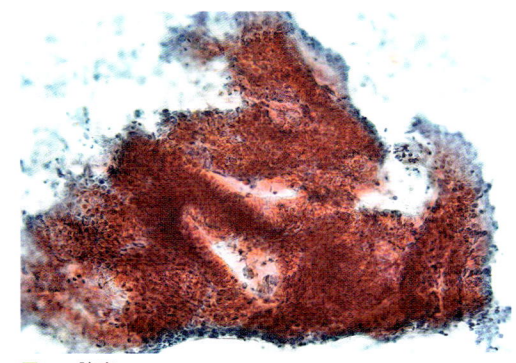

図11 腺癌

2｜腺上皮

1．正常頸管円柱上皮細胞

　正常な頸管円柱上皮細胞は本来1層からなり，基底膜側に核が規則正しく整列している．図8には円柱上皮細胞集塊を側面から観察している像を示す．この集塊では図の下方が基底膜側になるが，核が規則正しく配列している様が見て取れる．また，図9は細胞集塊を上から観察している像であるが，すべての核が同一焦点上に配列している．子宮頸部腺上皮病変を拾い上げるためには，構造異型の観察が必要であり，この正常の構造をしっかり覚えておく必要がある．

2．上皮内腺癌（adenocarcinoma in situ；AIS）

　上皮内腺癌では，正常頸管円柱上皮細胞に比べ，側面からの観察像では核がやや長細くなり，核の位置が上下にばらつきが認められる．このばらつきは核長径で最大2個分のズレが認められる．上からの観察面では不規則な重積性が認めら

れ，同一焦点上で核が観察できる部分と，できない部分ができる（図10）．

3．腺癌（adenocarcinoma）

　上記の上皮内腺癌の場合，病変が上皮内にとどまっているため，主に不規則重積のみられるシート様集塊，柵状配列集塊，花冠状（羽毛状）集塊が主体となるが，浸潤腺癌の場合，出現形態はさまざまであり，大型乳頭状集塊や腺腔を有する乳頭状集塊は浸潤腺癌でしか出現してこない．図11に腺腔を有する乳頭状集塊を示す．浸潤腺癌で

あってもこのような集塊が認められない場合は，上皮内腺癌と鑑別することは困難な場合がある．

腺上皮の場合，正常な構造と腺上皮病の構造を比較することにより，腺異形成以上の病変を拾い上げることが重要である．

(岡　俊郎，石井　保吉)

2 子宮体部

はじめに

子宮は小骨盤腔の中央に位置する西洋梨型の筋性器官である．内子宮口を境に，上を子宮体部(corpus uteri)，下を子宮頸部(cervix uteri)と呼ぶ(図1)．子宮内膜はホルモンの影響を受けて周期的に変化する．思春期になり脳下垂体前葉ホルモン-卵巣ホルモンの関与が起こると，卵巣は増大し卵胞が発育する．それに伴い子宮は増大し，内膜が肥厚し月経が始まる．性成熟期から更年期に入ると，卵巣ホルモンの分泌が減り，月経周期も不規則となり，内膜は萎縮しやがて閉経に至る．

近年，子宮体癌は増加の傾向にある．従来は閉経後に発生するのが大半であったが，食生活が欧米化し，成熟婦人の体癌が増えてきている．癌検診の最も重要な目的は，癌を早期発見し早期治療に結びつけることである．体癌を早期発見するためにも子宮内膜細胞診の重要性は高いといえる．

1 子宮体部の基本構造

子宮体部は内腔側から，子宮内膜(endometrium)，子宮筋層(myometrium)，子宮外膜(perimetrium)で構成されている．子宮筋層は平滑筋である．子宮内膜の構造は基底層と機能層から構成されている．基底層は月経により剝脱せずに子宮筋層に隣接する子宮内膜である．機能層は基底層の上に位置し，多くの腺腔を含む海綿層と，表層の緻密層とからなり月経時に剝離する．

子宮内膜は被覆上皮，内膜腺，間質から構成される．被覆上皮と内膜腺は単層の円柱上皮で，線毛細胞と分泌細胞からなる(図2)．

機能層は月経周期により次のような形態の変化をきたす[1]．
①増殖期(初期，後期)
②排卵期
③分泌期(初期，中期，後期)
④月経期

2 内膜細胞診

1. 内膜検体採取法

子宮内膜細胞の採取方法には大別して擦過法と吸引法がある．擦過法の代表としては，エンドサイトやエンドサーチ，またウテロブラシなどがある．吸引法は増淵式が代表的である．

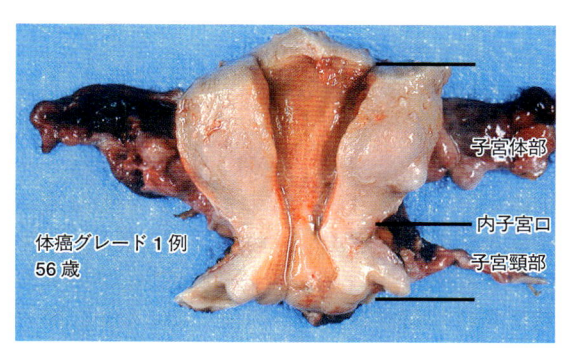

図1　子宮のマクロ写真(子宮体癌症例)

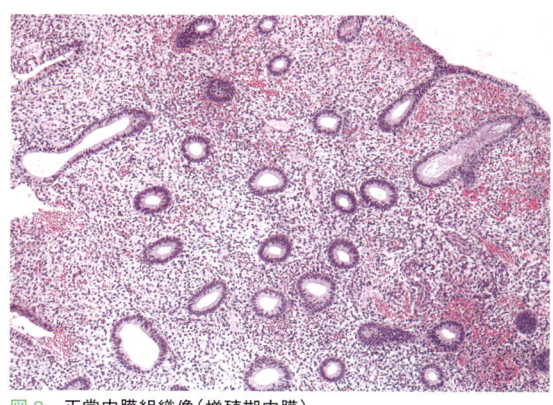

図2　正常内膜組織像(増殖期内膜)
被覆上皮，内膜腺，間質から構成されている．

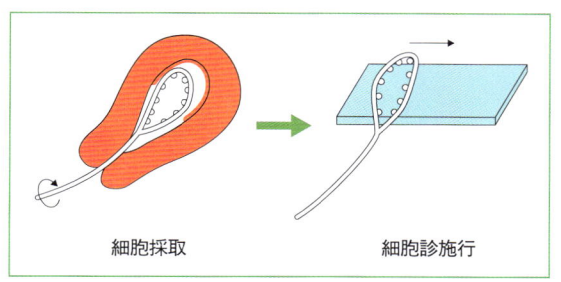

図3 内膜検体採取方法
子宮腔内に採取器具を挿入し内膜細胞を採り，スライドガラスに塗抹する．

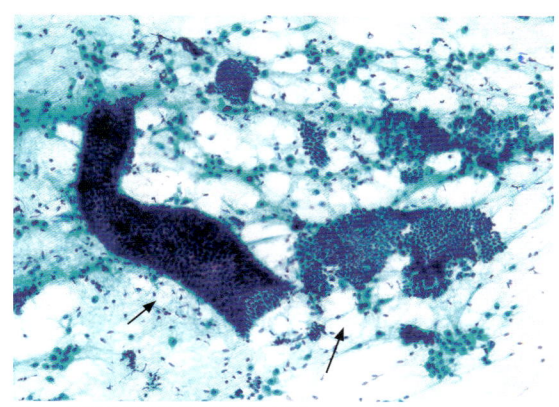

図4 正常内膜細胞像（増殖期内膜）
密に集合した細胞が重なりあった導管状の内膜腺細胞（→）と間質細胞が裸核状に散在性にみられる．

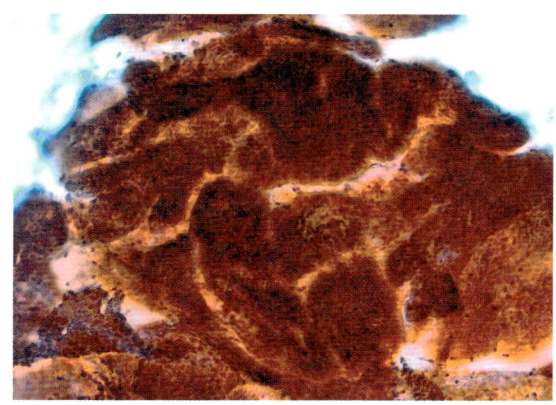

図5 子宮内膜増殖症の細胞像
乳頭状に突出した大型細胞集塊をみる．

吸引法に比べ擦過法ではより多くの内膜細胞が採取される（図3）．

2．正常子宮内膜細胞

細胞診で正常内膜を診断する場合，月経周期による細胞所見の変動に合わせて，増殖期，分泌期，月経期ならびに閉経後萎縮内膜に分けて判定することが望ましい．

内膜細胞は腺細胞と間質細胞に分けられる．腺細胞は，集塊状に出現し上皮性結合を示す．間質細胞は，結合が疎な集団や孤立散在性に裸核状に出現する[2,3]．

1）増殖期内膜細胞

細胞は密に集合して重なり合った集塊をなす．細胞集塊は導管状・筒状を呈する．集塊の辺縁は円滑で立体感のある柵状配列をとる．核は類〜楕円形で均一に揃っている．核クロマチンは比較的粗で染色性は強い．細胞質は乏しい（図4）．

2）分泌期内膜細胞

細胞質は増殖期に比べ増加し，細胞集塊は導管状・筒状・シート状を呈する．核は類円形でやや肥大する．核クロマチンは微細化して淡明になる．

3）月経期内膜

背景に強い出血をみる．類円形，小型で濃染した核を有する間質細胞が，集塊状ならびに孤立散在性に出現する．腺細胞は変性し小集塊としてみられる．

4）閉経後萎縮内膜

平坦なシート状集団としてみられる．核は小型化し均質無構造である．

3．子宮内膜増殖症および子宮内膜異型増殖症

子宮体癌の前癌病変とされ異型内膜増殖症からは約20％が癌化する．組織学的には，子宮内膜腺の過剰増殖を細胞異型の有無により，子宮内膜増殖症と子宮内膜異型増殖症に分けている．さらに腺構造の異常の程度により，単純型と複雑型に分類されている[4]．

細胞像の特徴は，細胞密度の高い大型集塊でみられ，乳頭状・樹枝状の突出を呈する．集塊の辺縁は滑らかである．軽度核腫大，大小不同があり，軽度核クロマチンの増量を認める（図5）．

4．類内膜腺癌

類内膜腺癌は子宮体癌の中で最も頻度が高く，高分化型（グレード1），中分化型（グレード2），低分化型（グレード3）に分類される．高分化型は細胞・構造異型ともに軽度であることより，細胞診では子宮内膜異型増殖症との鑑別が困難な場合

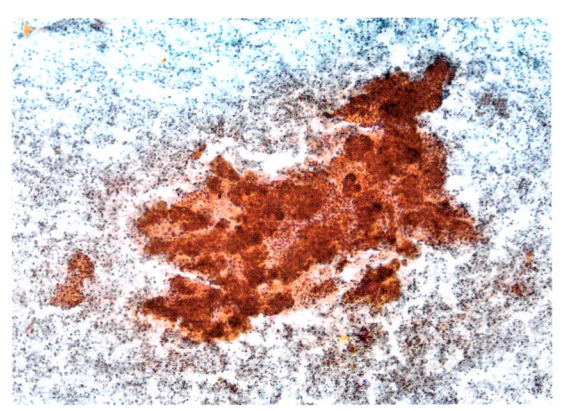

図6 高分化型類内膜腺癌（グレード1）の細胞像
腫瘍性背景のなかに小乳頭状に増生した大型の不整集塊をみる．

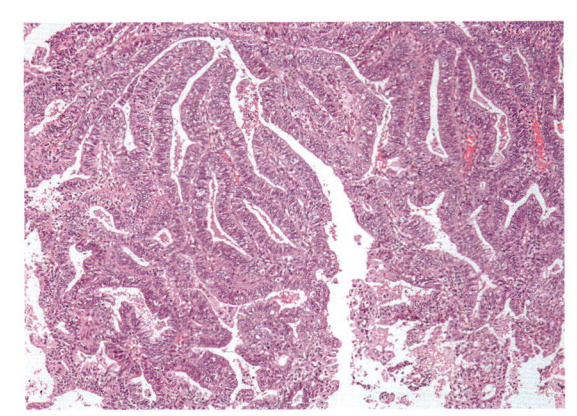

図7 高分化型類内膜腺癌（グレード1）の組織像
内膜腺が乳頭状増生し篩状構造，back to back 構造の像を呈している．

が多い[3,5]．

1）高分化型類内膜腺癌（グレード1）

細胞密度の高い大型の不整樹枝状集塊がみられ，集塊の最外層に核の突出（ほつれ現象）をみる．集塊の中に腺腔構造がみられ，集塊の周りに島状小集塊を認める．核の大小不同・多形性があり，核クロマチンは増量し不均等分布を示す．小型核小体，腫瘍性壊死背景が認められる（図6, 7）．

2）低分化型類内膜腺癌（グレード3）

小〜中型の細胞集塊でみられ，異型細胞が散在性に出現する傾向が強い．細胞異型が強く，細胞診で悪性と診断するのは比較的容易である（図8）．

5．その他の子宮体癌

子宮体癌の約90％近くが類内膜腺癌であるが，その他の悪性腫瘍として漿液性腺癌，明細胞腺癌，転移性癌，癌肉腫や肉腫などがある[4]．

おわりに

子宮体部について概説した．今後，子宮体癌の

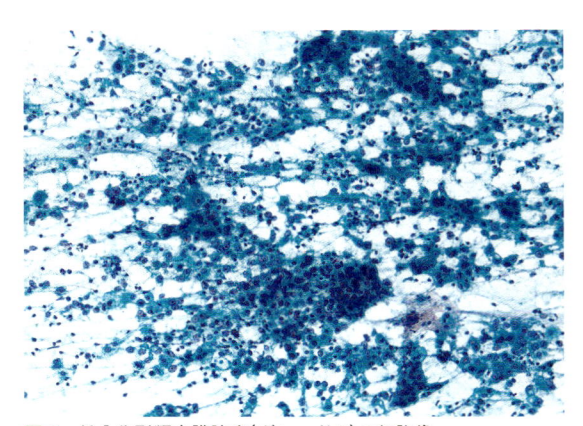

図8 低分化型類内膜腺癌（グレード3）の細胞像
細胞異型の強い異型細胞が小集塊ならびに散在性にみられる．

増加に伴いさらに内膜細胞診の役割が重要になってくると思われる．体癌を早期発見するためには内膜癌のみならず，増殖症ならびに正常内膜の細胞診の理解が必要である．　　　（照井 仁美）

③ 性感染症

はじめに

性感染症は性器ヘルペスを除いて10代後半〜20代前半に発症のピークを認め，判定には年齢を考慮して検査する必要がある．細胞診検査は性感染症の発見のきっかけとなることも多いため，感染が疑われた場合には，感度や特異度の高い検査に委ねる必要がある．

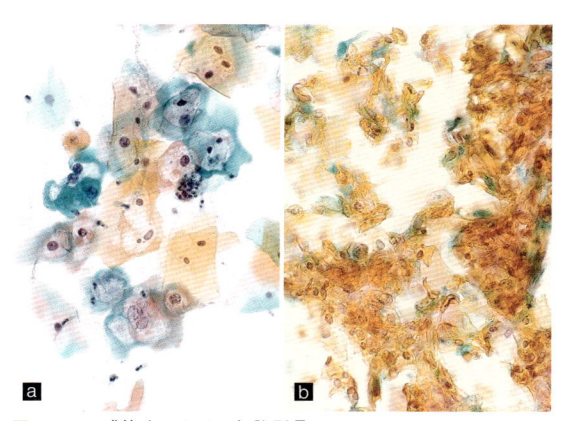

図1　HPV感染症における細胞所見
a　軽度異形成例のコイロサイト，b　尖圭コンジローマ例の異常角化細胞

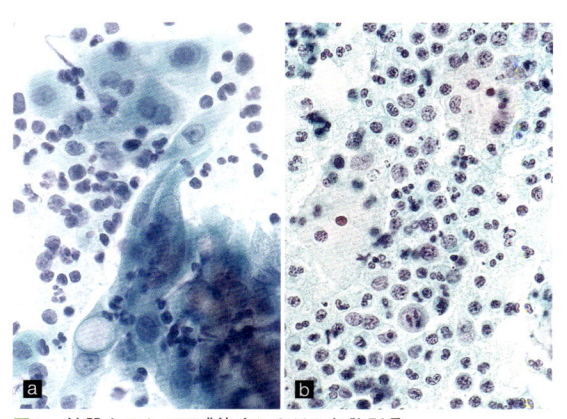

図2　性器クラミジア感染症における細胞所見
a　細胞質内封入体（図の中央付近），b　濾胞性頸管炎

1｜HPV感染症

ヒトパピローマウイルス（human papilloma virus；HPV）は尖圭コンジローマや子宮頸部異形成などの病変を引き起こす．代表的細胞所見はコイロサイト，異常角化細胞，二核/多核細胞，巨細胞，スマッジ様濃染核である．コイロサイトは最も特異的な所見である（図1a）．コイロサイトはHPV感染を伴う軽度異形成や尖圭コンジローマに認められるが，尖圭コンジローマ例では，異常角化細胞のみが出現することが多い（図1b）．また，カプシド蛋白を有するウイルス粒子が存在するとコイロサイトや奇怪裸核が出現し，感染性のあるHPV感染症が示唆される．

2｜性器クラミジア感染症

性器クラミジア感染症は*Chlamydia trachomatis*の感染・増殖により発症するが，無症状のことも多い．

*C. trachomatis*は偏性細胞寄生性で，基本小体の大きさは300 nmである．明視野光学顕微鏡の分解能を考慮すると観察可能であるが，パパニコロウ（Papanicolaou）染色標本での同定は不可能である．同定するには扁平上皮化生細胞などの厚みのある細胞質に封入体を確認する必要がある（図2a）．しかし，細胞質内封入体の出現率は極めて低いので実際に同定することは困難である．

性器クラミジア感染症の病態は頸管円柱上皮細胞への感染による濾胞性頸管炎であり，標本中にはリンパ球が著しく増加する（図2b）．臨床側が疑っていない場合もあるため，濾胞性頸管炎の所見を認めた場合は，酵素免疫測定法や核酸増幅法による確認が必要である．

3｜性器ヘルペス

性器ヘルペスは単純ヘルペスウイルス（herpes simplex virus；HSV）の感染・増殖によって発症する．症状は潰瘍形成，水疱形成や疼痛で，外陰部に発症を認めるときほど自覚症状が出やすい．

細胞所見は細胞の大型化，多核，すりガラス状核，濃染核，核縁肥厚，鋳型状核，核内封入体（大型好酸性，小型塩基性）である（図3）．標本中の全体像は水溶性で，乾燥していることも多い．大型化，多核，濃染核の所見が扁平上皮癌細胞と誤判定されることもあるので，注意が必要である．

4｜腟トリコモナス症

腟トリコモナス症は*Trichomonas vaginalis*の寄生によって発症する．腟トリコモナス症は強い瘙痒感や悪臭性黄色帯下の増加などの炎症性症状を示す（トリコモナス腟炎）．

細胞診標本でも好中球の増加を伴う炎症性背景

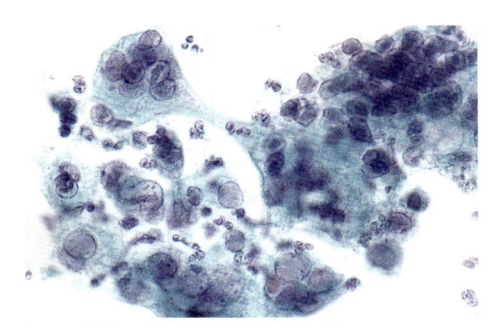

図3 性器ヘルペスにおける細胞所見

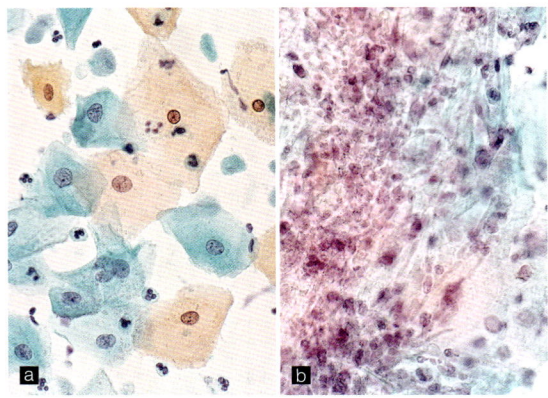

図4 腟トリコモナス症および腟カンジダ症における細胞所見
a Trichomonas vaginalis，b Candida albicans

が一般的である．扁平上皮細胞は虫食い像に伴う細胞の小型化，細胞質のエオジン好性化，核周囲ハロー，核の軽度肥大を認める．これら所見を確認することが，T. vaginalis を検出するきっかけとなる．T. vaginalis は，大きさが好中球よりひとまわり大きいものから好中球の2倍ぐらいまでのもので，ライトグリーン好性細胞質，時に微細な好酸性顆粒，不明瞭に染色される楕円形の核である（図4a）．

5│腟カンジダ症

腟カンジダ症は Candida albicans や Candida glabrata が増殖することによって発症する．感染後に，抗菌薬投与や免疫力低下などをきっかけに増殖し，強い瘙痒感や帯下を認める（カンジダ腟炎）．

C. albicans の確認は仮性菌糸や厚膜胞子による．パパニコロウ染色標本ではいずれも茶色または灰色に染色され，菌糸や胞子の周囲には厚膜があるため，不染性領域を観察するとよい．仮性菌糸は大きく細長いので，形態的に認識されやすい．厚膜胞子は好中球の分節核の1つに相当するほどの大きさで，円形，卵円形，楕円形を呈する（図4b）．

（郡　秀一）

文　献

1　子宮頸部
1) 岡　俊郎，石井保吉，藤井雅彦，他：子宮頸部腺上皮病変の細胞像の解析．日本臨床細胞学会雑誌 41：95-101，2002

2　子宮体部
1) 坂本穆彦，小山徹也，橋本知子，他：細胞診のベーシックサイエンスと臨床病理，医学書院，1995
2) 水口國雄（監），東京都保健医療公社東京都多摩がん検診センター（編）：スタンダード細胞診テキスト．医歯薬出版，1998
3) 坂本穆彦（編）：細胞診を学ぶ人のために 第5版，医学書院，2011
4) 森脇昭介，杉森　甫：取扱い規約に沿った腫瘍鑑別診断アトラス―子宮体部（取扱い規約に沿った腫瘍鑑別診断アトラス）第2版，文光堂，1999
5) 坂元正一，寺島芳輝，野澤志朗，他：細胞診―読み方のコツと鑑別のポイント，メジカルビュー，1993

5 呼吸器

各論

1 喀痰

はじめに

喀痰細胞診は被検者に苦痛を与えることなく反復検査が行える検査であり，肺門部腫瘍の早期発見に有効で，肺癌検診ではハイリスクグループを対象としたスクリーニングに用いられている．呼吸器疾患における喀痰細胞診の適応として，肺癌はもちろんのこと，感染症を含めた炎症性疾患なども対象となる．呼吸器診療における重要な検査の1つであることはいうまでもなく，治療方針の決定や治療後のフォローにも用いられる．

ここでは，代表的な疾患における細胞所見などについて述べる．

1 異型扁平上皮細胞

喀痰細胞診において早期癌由来の扁平上皮癌細胞と判定することが困難な異型細胞を認めることがある．このような異型細胞を異型扁平上皮細胞とし，異型の程度により軽度異型，中等度異型，高度異型と区分することで，集団検診時における指導区分を設定している．

1．軽度異型扁平上皮細胞（図1a）

臨床的に病的意義はない．結合性があり，細胞質は多辺形で数個の集団として認められ，軽度の大小不同性を示す．細胞質はライトグリーンからエオジンに淡染する．

2．中等度異型扁平上皮細胞（図1b）

結合性は弱く，細胞質が類円形を示し，小集塊から孤立散在性に出現する．細胞の大小不同性がやや目立ち，細胞質はエオジンやオレンジGに染色されるものが多くなる．

3．高度異型扁平上皮細胞（図1c）

扁平上皮癌が疑われる所見で，結合性の低下により孤立散在性に出現することが多い．細胞の大小不同性や多形性を示し，細胞質は厚く，ライトグリーンやオレンジGに強く染色される．癌細胞との鑑別が非常に難しい．

2 扁平上皮癌

肺門部に発生する頻度が多く，喀痰への出現率が高い悪性腫瘍である．扁平上皮癌は角化型，非角化型で異なる細胞所見を示すことから，それぞれについて記載する．背景には壊死物質や腫瘍細胞から核が消失したゴースト細胞が多数認められ，炎症細胞なども目立つ．角化型の扁平上皮癌は結合性が弱く，孤立散在性に出現しやすい．細胞の大小不同性が強く，オタマジャクシ状やヘビ状など奇妙な形の細胞が混在し，多形性に富む悪性腫瘍である（図2）．細胞質は豊富で厚く，オレンジGやライトグリーンで多彩に染色され，光輝性にも富んでおり，ときに細胞内フィラメントの発達により同心円状の構造を示す．細胞質が豊富なため核/細胞質（N/C）比が低く，核は中心性に位置している．核縁は不整で，核クロマチンは増量し，クロマチンパターンは粗顆粒状のものや濃染を示す．核小体は目立たず認められない．また，腫瘍細胞が他の細胞を貪食したようにみえる細胞相互封入像や腫瘍細胞が幾重にも重なって丸い集塊になった癌真珠なども認められる．非角化型の扁平上皮癌は傍基底細胞ないし基底細胞類似の腫瘍細胞が孤立散在性に出現することが多く，

V 細胞診 各論

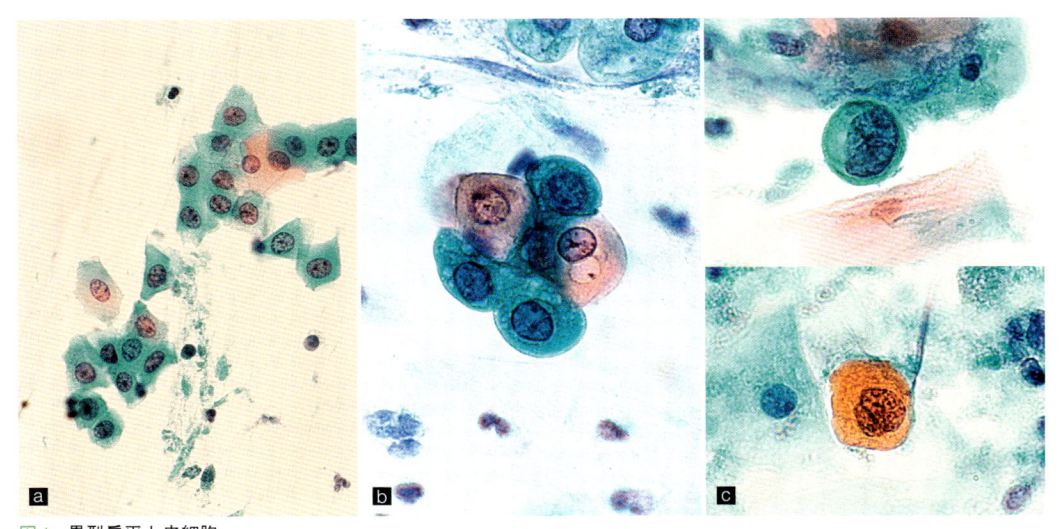

図1 異型扁平上皮細胞
a：軽度異型（パパニコロウ染色，×20），b：中等度異型（パパニコロウ染色，×40），c：高度異型（パパニコロウ染色，×40）．

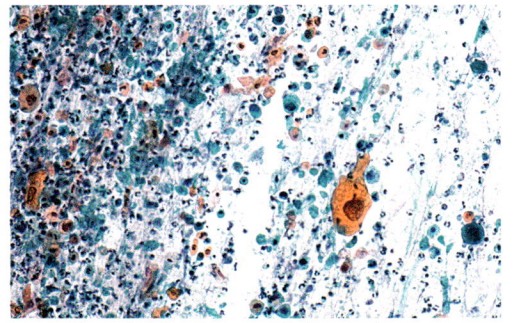

図2 扁平上皮癌（パパニコロウ染色，×10）

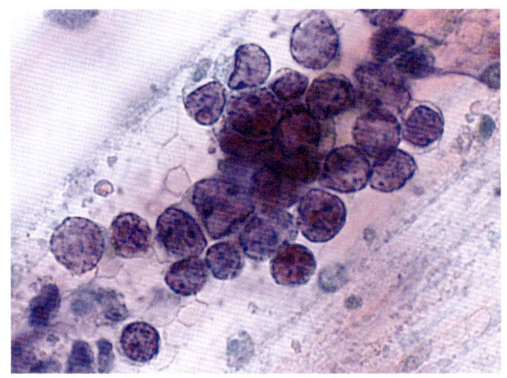

図3 小細胞癌（パパニコロウ染色，×100）

ときに集塊としてみられる．細胞質が比較的少なく，N/C比は高い．核は中心性に位置することが多く，核形は類円形から不整を示し，核クロマチンは粗顆粒状に増量を示し，核小体はみられることがあるが，不整形を示すことが多い．

3 小細胞癌

肺癌のなかで最も悪性度が高く，予後不良な悪性腫瘍で，肺門部に発生することが多いため，喀痰への出現率は高い．神経内分泌腫瘍の1つで，高悪性度に分類される．背景には壊死物質がみられ，扁平上皮癌の壊死に比べ小型なものが多い．腫瘍細胞は小型で，リンパ球に比べ2倍程度の大きさで，腫瘍細胞同士が圧排性に結合する木目込み細工様配列や腫瘍細胞が一列に並ぶインディアンファイル状配列など特徴的な配列を示し，粘液の流れに沿って腫瘍細胞が配列することも多い（図3）．細胞質は極めて乏しく，裸核様にみえることもしばしばである．核縁は菲薄で，標本作製時に喀痰をすり合わせ法にて塗抹した際，すり合わせの回数が多いとアーチファクトとして核線を伴うことがある．核クロマチンは細〜粗顆粒状で増量を示し，インディアインク状に濃染することも多い．核小体は数個みられるが，小型で不明瞭なものが多い．

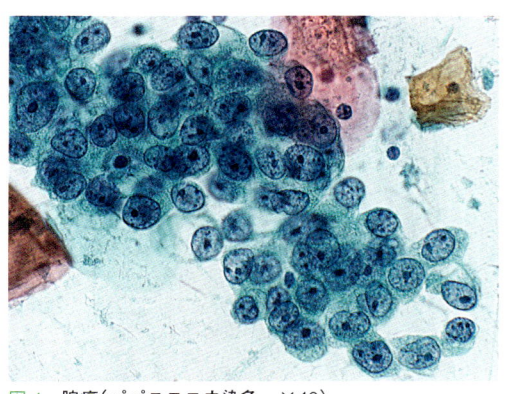

図4　腺癌（パパニコロウ染色，×40）

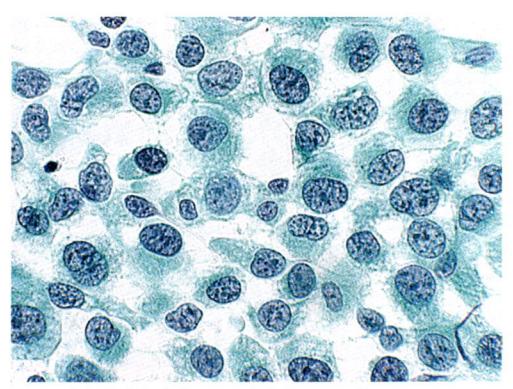

図5　大細胞癌（パパニコロウ染色，×40）

4｜腺癌

　腺癌は肺癌のなかで最も発生頻度の高い悪性腫瘍で，女性において増加傾向が高く，肺野部に発生することが多い．近年，高分解能CTによる検診が行われる機会が多くなり，X線画像では発見困難な早期腺癌が増加しているが，このような早期腺癌が喀痰に出現することは少なく，喀痰に出現する場合は進行した状態のことが多い．背景に壊死物質をみることは少ないが，低分化の場合は壊死物質を認めることがある．腫瘍細胞は立体的で重積性のある集塊として出現し，乳頭状や腺腔様の配列を示す．集塊内の腫瘍細胞は核間距離が不均等で，核の位置がバラバラになり極性の乱れを伴う．細胞質は泡沫状でライトグリーンに淡染し，粘液を有するものもある．核は偏在性で，核形は円〜類円形で切れ込みや彎曲などの不整を認める．核縁は明瞭で肥厚し，核クロマチンは細顆粒状で不均等分布を示す．核小体は円形で比較的大型なものが多く，単個のことが多い（図4）．

　腺癌は慢性気管支炎や間質性肺炎などで出現する良性の腺細胞集塊との鑑別がしばしば問題となる．鑑別に必要な所見として最も重要なものは集塊周囲にみられる線毛の有無である．一般的に腺癌細胞には線毛がみられないため，線毛が認められる場合は良性と考えてよい．

5｜大細胞癌

　肺野部に発生し，境界明瞭な大型な腫瘤を形成する未分化な悪性腫瘍で，小細胞癌に次いで悪性度の高い腫瘍である．喀痰に出現する頻度は比較的低い．腫瘍細胞は大型で，結合性が弱く，孤立散在性に出現することが多い．細胞質は淡く比較的豊富であるが，境界は不明瞭である．核は大小不同性が強く，切れ込みや陥入が著しく，多核様を示すものもある．核クロマチンは細顆粒状から網状で，不均一に増量を示し，核小体が大型類円形で著明にみられる（図5）．扁平上皮癌，小細胞癌および腺癌などとしての特徴がみられないことから，一般的には除外的な診断として用いられることが多い．

6｜塵埃細胞

　肺胞内に存在する組織球で，肺胞内の異物を除去する働きがある．通常，炭粉を貪食しており，泡沫状の細胞質に黒色の大小の顆粒がみられ，核は偏在し腎形を示す（図6a）．喀痰に塵埃細胞がみられない場合は鼻汁や唾液の可能性が高く，肺胞から採取されていないため，喀痰として扱われず，材料不適となる．

7｜アスベスト小体

　アスベストの吸引により出現することがあり，

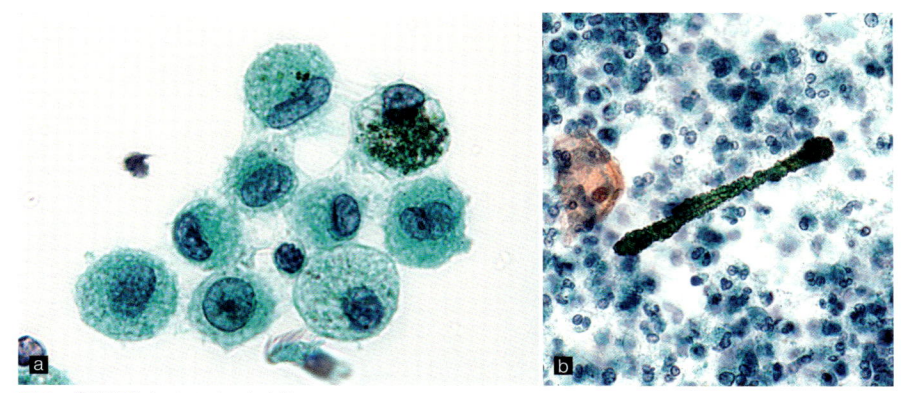

図6 塵埃細胞とアスベスト小体
a：塵埃細胞(パパニコロウ染色，×100)，b：アスベスト小体(パパニコロウ染色，×40)．

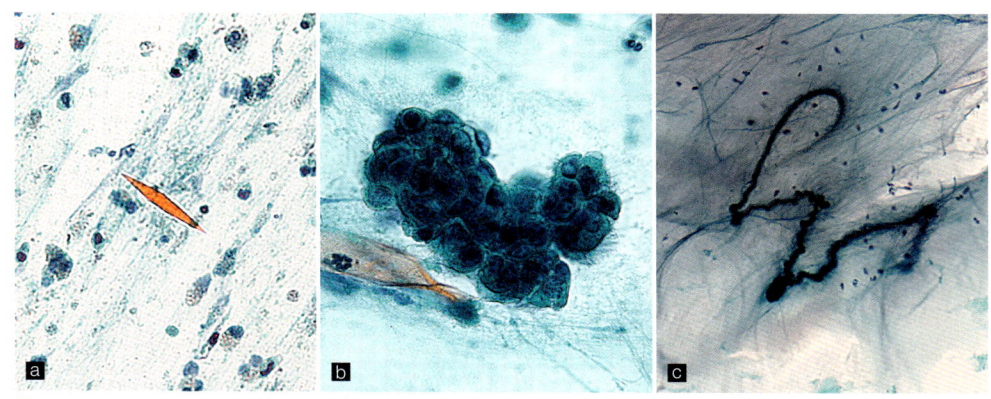

図7 シャルコー・ライデン結晶，アズマ小体，クルシュマン螺旋体
a：シャルコー・ライデン結晶(パパニコロウ染色，×40)，b：アズマ小体(パパニコロウ染色，×40)，c：クルシュマン螺旋体(パパニコロウ染色，×10)．

アスベスト繊維に蛋白成分が付着し，緑黄色に染色される鉄アレイ状の物質である(図6b)．アスベストは肺癌や悪性中皮腫の発生に起因することが知られている．

8 気管支喘息

気管支喘息では背景に好酸球や線毛円柱上皮細胞が多く出現し，好酸球が崩壊し，その顆粒が再結晶化したシャルコー・ライデン(Charcot-Leyden)結晶(図7a)や線毛円柱上皮細胞が集塊として出現するアズマ(asthma)小体(図7b)，気管支内に充満した粘液が咳によって一気に押し出されて形成されるクルシュマン(Curschmann)螺旋体(図7c)などが出現することが多い．ただし，気管支喘息にこれらが特異的なものではないことに注意する必要がある．

9 アスペルギルス

肺のアスペルギルス症はX線画像で空洞内に菌塊(fungus ball)を形成するのが特徴的で，しばしば血痰を伴い，喀痰中にアスペルギルスの菌糸がみられることがある．アスペルギルスは炎症性背景を示し，45°に分岐した隔壁を有する菌糸として認められる(図8a)．グロコット(Grocott)染色やPAS(periodic acid-Schiff)染色に陽性を示す．

10 クリプトコッカス

クリプトコッカスはハトなどの鳥の糞便中に存

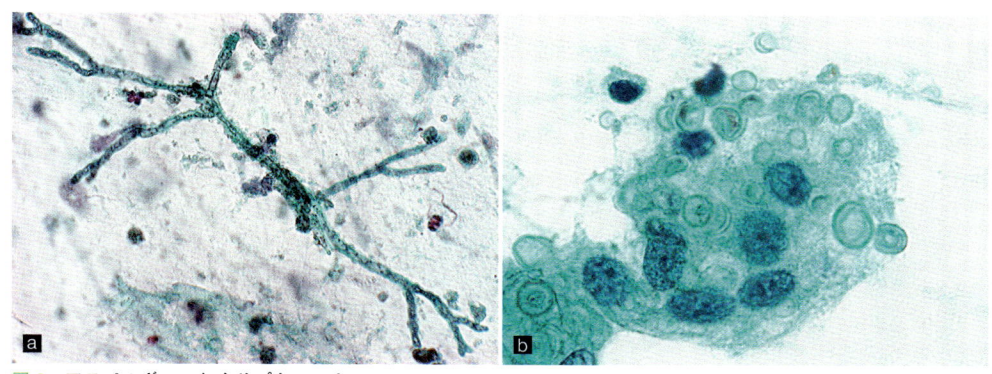

図8 アスペルギルスとクリプトコッカス
a：アスペルギルス（パパニコロウ染色，×40），b：クリプトコッカス（パパニコロウ染色，×100）．

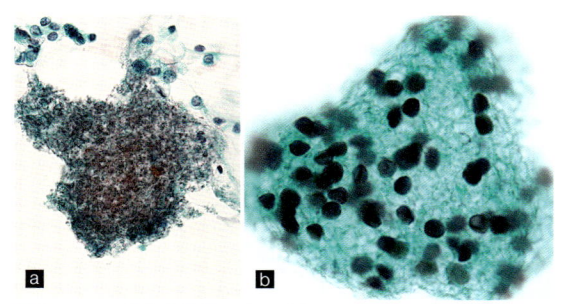

図9 ニューモシスチス・イロベチー
a：（パパニコロウ染色，×40），b：（グロコット染色，×100）．

在し，通常経気道的に感染する．肺クリプトコッカス症は孤立性の肉芽腫性病変を胸膜下に形成することが多く，肺癌との鑑別が問題となる場合がある．喀痰に菌体が喀出されることは少なく，経気管支的擦過および穿刺細胞診で診断されることが多い．菌体は円形で厚い莢膜を有する酵母様真菌で，組織球などに貪食された形でみられることが多い（図8b）．通常の真菌染色に陽性であるが，莢膜がムチカルミン染色に陽性を示すことが特徴的である．

11 ニューモシスチス・イロベチー

以前はカリニ原虫として扱われていたが，現在は真菌に分類されている．後天性免疫不全症候群や日和見感染でみられ，喀痰や気管支洗浄液により診断が可能である．菌体は円形から三日月状で，パパニコロウ（Papanicolaou）染色では泡沫状の無構造な集塊中に存在しており，グロコット染色，トルイジン青染色などにおいて確認することが必要である（図9a, b）．　　　　　（柿沼 廣邦）

2 気管支擦過

はじめに

気管支擦過細胞診は，現在では生検による組織診とともに肺癌の確定診断に極めて有用な検査法の1つになっている．その検体採取方法としては2通りあり，気管支鏡にて可視範囲にある太い気管支（中枢型）病変の場合には，直視下に病巣を確認し，ブラシにて細胞を採取する．一方，細い気管支（末梢型）病変の場合には，X線透視下にテレビコントロールにて病巣を擦過する．

一般的な標本作製方法としては，ブラシに付着した細胞をスライドガラス上に塗抹し，速やかにスプレー式の固定もしくはアルコール液に湿潤固定したのち，パパニコロウ染色を行う．細胞を塗抹する際には，乾燥による細胞変性を防ぐことが重要になる．

気管支擦過では新鮮な細胞が採取され，喀痰とは異なった細胞像を呈するため，それに応じた細胞像の見方が必要になってくる．本項では，気管

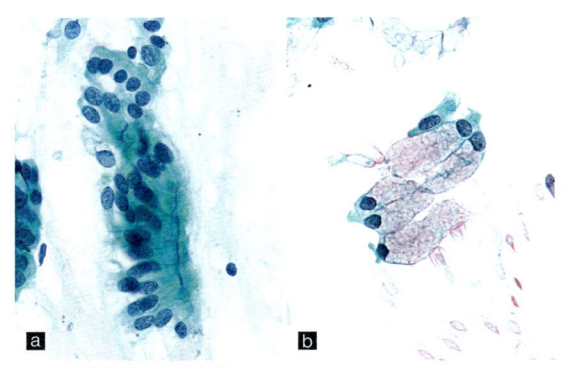

図1　正常気管支上皮細胞
a：線毛円柱上皮細胞．線毛は終末板を有する幅の広い細胞末端にみられる．b：杯細胞．細胞質は広く，核は粘液に圧排され偏在している．

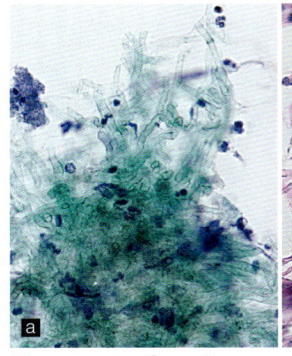

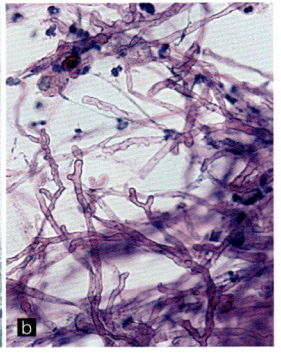

図2　アスペルギルス症
a：パパニコロウ染色．有節菌糸の菌塊．b：PAS染色．Y字状の分枝が明瞭な菌糸．

擦過標本にみられる細胞像を，正常細胞，良性病変由来の細胞，そして代表的な悪性腫瘍の細胞の順に解説する．

1│正常細胞像

気管支擦過標本には，正常細胞として主に線毛円柱上皮細胞や杯細胞などの気管支上皮を構成する細胞が採取されてくる．また，塵埃細胞や好中球，リンパ球，好酸球などの炎症性細胞も同時に認められることがある．

1．線毛円柱上皮細胞

核は楕円形で基底側に位置しており，そのクロマチンは微細顆粒状で均等に分布する．線毛は終末板を有する幅の広い細胞末端にみられる（図1a）．

2．杯細胞

線毛円柱上皮細胞とともに出現し，細胞質は広く空胞状で粘液を含むため，紫〜淡赤色を呈する．核は粘液に圧排され一側端に偏在し，文字どおり杯状の形をとる（図1b）．

2│良性病変の細胞像

感染症やアレルギーを含む炎症や物理的刺激など，種々の原因によって気管支上皮は反応性に変化し，良性異型細胞の出現や正常細胞の増生などがみられる．また，特定の感染症の場合には，病原体そのもの，あるいは構造物や特徴的な背景（壊死など）などが確認でき，診断に役立つことがある．

1．杯細胞増生

気管支喘息や気管支炎などの炎症に伴って，気管支上皮細胞からなる集塊中に杯細胞が多数認められることがある．この所見がみられたときには，線毛円柱上皮細胞の混在を確認することが重要で，それが粘液を産生する腺癌との鑑別点になる．

2．感染症

肺の感染症としては，細菌（結核など），真菌（アスペルギルス，カンジダ，クリプトコッカス，ニューモシスチス・イロベチイなど），ウイルス（ヘルペスウイルス，サイトメガロウイルスなど）などが挙げられる．代表的な日和見感染症の1つであるアスペルギルス症では，Y字状に2分枝する有節菌糸の真菌が確認される（図2）．

3│悪性腫瘍の細胞像

ここでは，肺原発悪性腫瘍の代表的な3つの組織型（扁平上皮癌，小細胞癌，腺癌）と転移性腫瘍を取り上げて解説する．気管支にはその他多くの組織型（大細胞癌，神経内分泌腫瘍など）を示す癌が発生し，気管支擦過細胞診の対象となることがあるが，詳細は成書や専門書を参考にされたい．

1．扁平上皮癌

臨床的には中枢気管支に発生するものと末梢肺野に発生するものに大別される．いずれの病変に

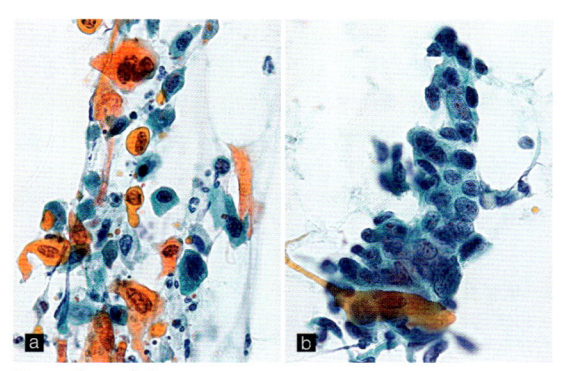

図3　扁平上皮癌
a：強い角化を示し，奇怪な形を呈する異型扁平上皮細胞．b：角化を示さない細胞集団もみられる．核は中心性で腫大し，ヘマトキシリンに濃染する．

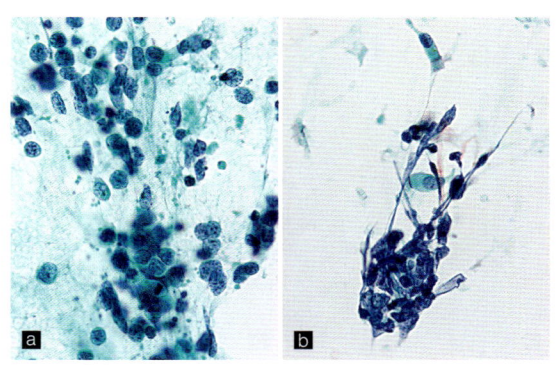

図4　小細胞癌
a：小型の裸核状細胞が結合性の緩い集団として出現している．b：アーチファクトで核が引き伸ばされ，紡錘形や線状になる．

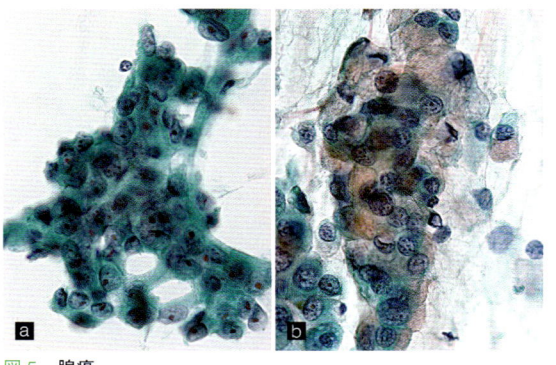

図5　腺癌
a：重積性を示す細胞集塊．核は偏在性で腫大し，核形の不整，核小体が目立つ．b：粘液を豊富に含む腺癌．核形の不整が目立つこと，線毛円柱上皮細胞の混在がないことが杯細胞増生との鑑別になる．

おいても細胞像は同様で，背景に壊死や脱核した細胞がみられ，多形性を示す奇怪な形の異型細胞が出現する．細胞質は重厚で強い角化を伴い，オレンジGに濃染することが多い．核は中心性で円形から不整形を呈し，クロマチンは濃縮状から粗顆粒状で不均等に分布する（図3a）．また，細胞質がライトグリーン好染性で，角化を示さない異型細胞集団も出現することがある（図3b）．

2．小細胞癌

末梢にも発生するが，中枢気管支に好発する．小細胞癌は極めて悪性度が高く，化学療法や放射線療法に対する高い感受性を示すことから，特に扁平上皮癌，腺癌，大細胞癌などその他の組織型癌との鑑別が重要になる．細胞像としては，背景に壊死を伴うことが多く，裸核状小型細胞が結合性の緩い細胞集団ないしは孤立性に出現する．クロマチンは微細顆粒状で核小体は不明瞭である（図4a）．細胞が相互に圧排するような木目込み細工様配列が特徴的とされる．気管支擦過標本では塗抹時のアーチファクトなどで核が引き伸ばされ，紡錘形や線状になることが多く，リンパ球や円柱上皮細胞の変性像との鑑別が困難なときがある（図4b）．その場合には，変性が少なく固定のよい細胞で判定する．

3．腺癌

末梢肺野に発生することが多い．一般的な細胞像としては，腫瘍細胞が重積性を示す細胞集塊として認められるが，平面的な細胞集団として出現することもある．腫瘍細胞の核は偏在性で腫大し，核形不整や核小体が目立つ（図5a）．腫瘍組織の細胞質に豊富な粘液を含む腺癌の場合，杯細胞増生との鑑別を要する．腺癌では線毛円柱上皮細胞の混在がないことが鑑別点の1つに挙げられる（図5b）．

4．転移性腫瘍

肺は血流が豊富でフィルター的な構造になっているため，他臓器からの血行性転移が多く認められる．転移性肺癌の原発巣を推定することは容易ではないが，既往歴を含む臨床情報や特徴的な細胞形態などから推定可能なこともある．特に遭遇する頻度の高い大腸癌の転移症例では，壊死性背景に高円柱状の異型細胞が柵状配列を示す集塊として出現してくる（図6）．

おわりに

以上，気管支擦過標本にみられる代表的な細胞像を解説した．気管支擦過細胞診は，肺癌の質的

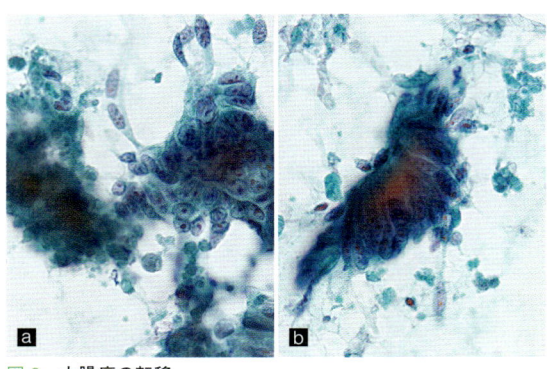

図6 大腸癌の転移
a：壊死物質とともに重積性を示す細胞集塊を認める．b：高円柱状の異型細胞が柵状に配列している．

診断のほかに，中枢型病変の広がりの判定にも有用な検査法である．本項が実際に細胞診断するうえで少しでも役立てば幸甚である．

（三宅 真司，松林 純，長尾 俊孝）

文　献

2　気管支擦過
・日本肺癌学会（編）：肺癌取扱い規約 改訂第6版．金原出版，2003
・矢谷隆一，坂本穆彦：細胞診を学ぶ人のために 第4版．医学書院，2005
・水口國雄：必携細胞診カラー図鑑．医歯薬出版，2005

6 泌尿器

はじめに

泌尿器は腎と尿路(腎盂,尿管,膀胱,尿道)から構成される.腎は尿細管上皮で覆われ,尿路は尿路(移行)上皮で覆われる.発生する悪性腫瘍は成人の腎では腎細胞癌が最も多く,小児腎では腎芽腫が最も多い.尿路では尿路上皮癌が最も多く,その多くは膀胱に発生する.

1 腎

前述のごとく,腎悪性腫瘍は成人では腎細胞癌,小児では腎芽腫が最も多く発生する.腎細胞癌では特に淡明細胞癌が多く,明るく豊富な細胞質と大きな核小体が特徴的である(図1a).腎芽腫は特定の配列様式をとらず,クロマチンに富み大小不同性に乏しい核を持つ紡錘形,円形あるいは立方状の未分化細胞(腎芽細胞)と上皮性および非上皮性の性格を示す腫瘍細胞が種々の分化度や混合を呈する腫瘍である(図1b).腎細胞癌,腎芽腫ともに尿中への出現は比較的稀であり,尿細胞診でみる機会は少ない.

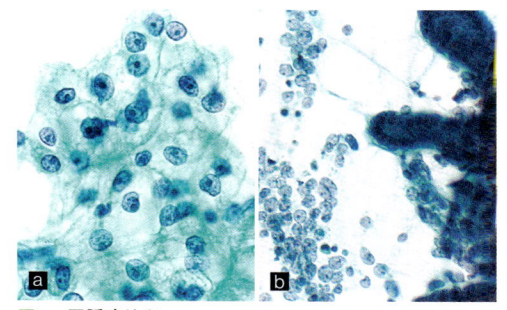

図1 腎腫瘍捺印
a:淡明細胞癌(パパニコロウ染色,×40),b:腎芽腫(パパニコロウ染色,×20).

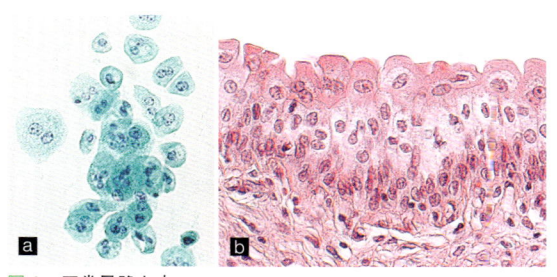

図2 正常尿路上皮
a:膀胱尿カテーテル尿(パパニコロウ染色,×20),b:組織(HE染色,×20).

2 尿路

1. 正常尿路

正常尿路は尿路(移行)上皮細胞で被覆されている.最表層の細胞はアンブレラ細胞と呼ばれ,大型で扁平多稜形の細胞を呈する.細胞質はレース状でライトグリーンに好染し,特に細胞質辺縁が濃く染まるものもある.核は小型類円形で,核/細胞質(N/C)比は低い.単核のものから2核,ときに複数個の核を有する場合がある.クロマチンは細顆粒状で均一に分布し,核小体がみられるものが多い.尿路上皮は中層・深層になるほど細胞は小型になる(図2).

2. 尿路上皮癌

尿路上皮癌は,組織学的に非浸潤性乳頭状尿路上皮癌(低異型度,高異型度)と浸潤性尿路上皮癌に分類されるが細胞診では浸潤の有無を推測することは非常に困難である.旧規約(膀胱癌取扱い規約第3版)までの慣例に従い,出現する癌細胞に対し細胞異型の観点から異型度の高低を推測したい.尿路上皮癌の尿細胞診では,腫瘍性背景を呈することが多く,特に乳頭状尿路上皮癌では浸潤の有無に関係なく壊死の出現をみることが多い(図3).

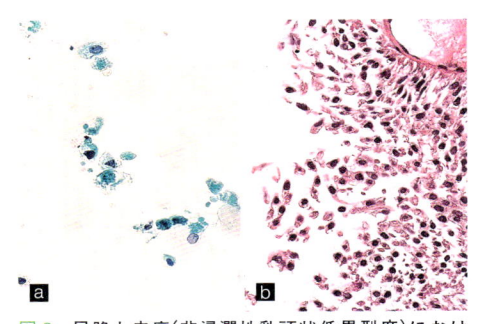

図3 尿路上皮癌(非浸潤性乳頭状低異型度)における壊死
a：自然尿(パパニコロウ染色，×20)，b：組織(HE染色，×20)．

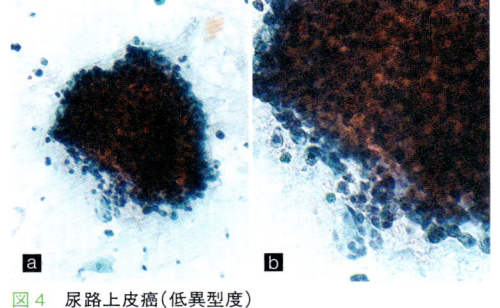

図4 尿路上皮癌(低異型度)
自然尿(パパニコロウ染色．a：×20，b：×40)．

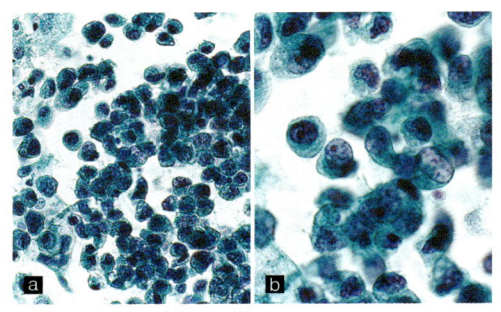

図5 尿路上皮癌(高異型度)
膀胱カテーテル尿(パパニコロウ染色．a：×20，b：×40)．

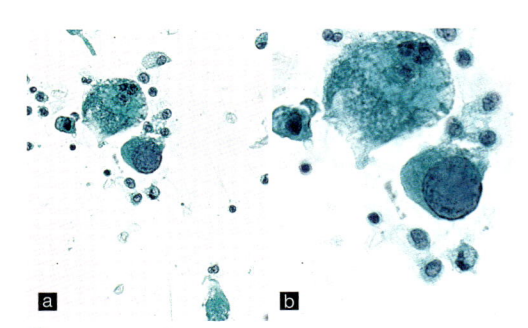

図6 decoy cell
自然尿(パパニコロウ染色．a：×20，b：×40)．

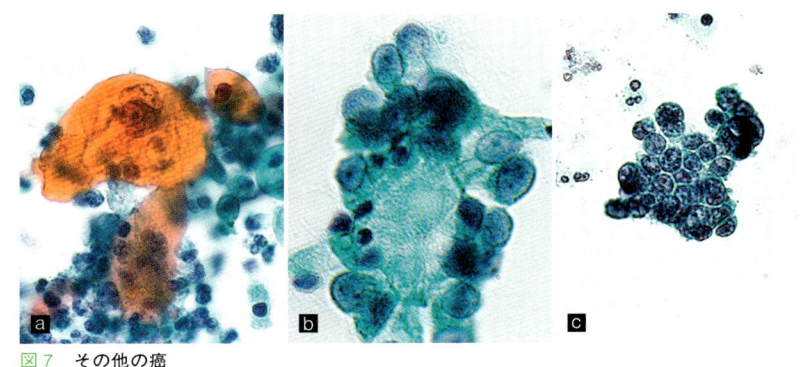

図7 その他の癌
a：扁平上皮癌．膀胱カテーテル尿(パパニコロウ染色，×40)，b：腺癌．膀胱カテーテル尿(パパニコロウ染色，×40)，c：小細胞癌．自然尿(パパニコロウ染色，×40)．

1) 低異型度尿路上皮癌

正常の深層型から中層型尿路上皮に類似しており，細胞異型は軽微である．比較的小型で均一な癌細胞が出現し，集塊として出現する場合は核密度の高い集塊としてみられることが多い(図4)．

2) 高異型度尿路上皮癌

正常の中層型から表層型尿路上皮と同程度の大きさであり，比較的大きい癌細胞が出現する．核の腫大や濃染が著しく，細胞異型が強い．クロマチンの粗剛化もみられることが多い．時に大きな核小体がみられるが核の濃染やクロマチンの凝集により目立たないことも多い(図5)．

3. decoy cell

尿中に出現する癌細胞と類似し，癌とまぎらわしい非癌細胞を decoy cell(デコイセル)と呼ぶ．decoy cell は大型で N/C 比が高くみえるが癌と

同様の核内所見を呈さない均質な核を有する細胞である．decoy cell にはポリオーマウイルス感染細胞を含むが，近年ポリオーマウイルス感染はウイルス性腎症を引き起こし，移植腎に重篤な機能障害をもたらす可能性があることが明らかとなってきている(図6)．

4．その他の癌

尿路上皮癌以外の組織型として，稀ながら扁平上皮癌(図7a)，腺癌(図7b)，小細胞癌(図7c)などがみられる場合がある．また，尿細胞診では上記以外にも大腸癌，前立腺癌や子宮癌の細胞が出現する場合もある．

(服部 学，西村 由香里，大部 誠)

7 消化器

1 | 胆汁の細胞診

採取は主に経皮経肝胆管ドレナージ(percutaneous transhepatic choledochal drainage；PTCD)法や逆行性膵管胆管造影(endoscopic retrograde cholangio-pancreatography；ERCP)法による．本項では腺癌細胞と良性細胞との鑑別法について述べる．

1. 胆汁による形態変化

誤判定となりやすい胆汁特有の形態変化についてまず解説する．例えば，良性細胞では胆汁中に剝離した直後は図1aのように一層の平面的配列で核内構造は明瞭であるが，そのまま放置すると図1bのように細胞の濃染や縮小とともに集塊辺縁は丸まって重積性となり，乳頭状構造を示すようになる．この変化は組織学的構造とは無関係に起こり，特に良性細胞においては異型度が強調される傾向にあるため，以下に示す鑑別法が役立つ．

2. 貯留胆汁細胞診・細胞判定基準

表1は，主に細胞検査士資格試験の受験者や胆汁を見慣れていない細胞検査士を対象に，日本臨床細胞学会主催の胆汁細胞診研究班(班長：鳥取大学・広岡保明教授)によりまとめられた貯留胆汁細胞診・細胞判定基準である[1]．AまたはBのそれぞれ3項目すべてを満たす細胞は腺癌と判定される．Cはそれだけでは悪性とはいえないが，悪性のときに高頻度にみられる重要な参考所見である．

この判定基準に沿って実際の細胞像を示す．図2はAの3項目を満たす胆管癌例の集塊で，二層以上の異常な重積，核の長軸方向や核間距離の乱れ，集塊辺縁の多数の細胞の突出を示す．

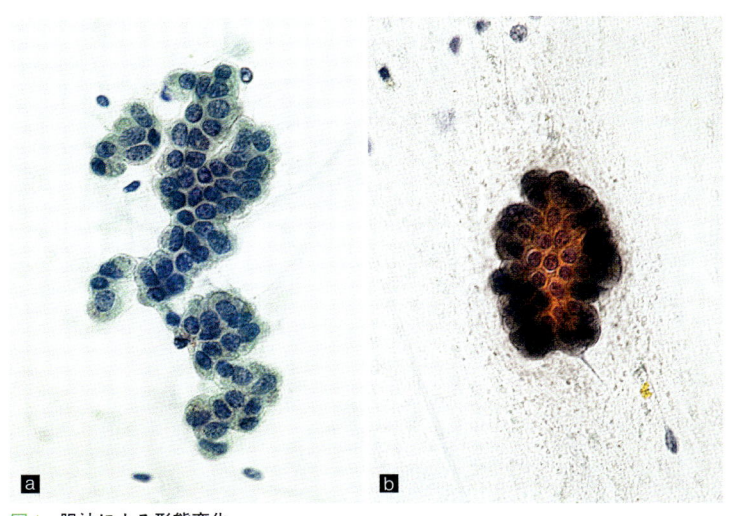

図1 胆汁による形態変化
胆石症で胆嚢内胆汁中に剝離した再生上皮細胞を示す．a：剝離後間もない新鮮細胞，b：同材料の室温で6時間放置後の細胞．術中直接穿刺法．対物，×100．

表1 貯留胆汁細胞診・細胞判定基準
A．細胞集塊(50個以上の細胞よりなる集塊)の判定基準
　①不規則な重積
　②核の配列不整
　③集塊辺縁の凹凸不整
B．個々の細胞の判定基準
　①核の腫大
　②核形不整
　③クロマチンの異常
C．その他の重視される所見
　①壊死背景
　②多彩な細胞集塊(単個〜集塊)の出現
D．注意すべき点(参考)
　①1か所の異常のみを取り上げない
　②長時間放置などで濃染・縮小した細胞：核内構造が観察できれば判定は可能
　③良性細胞集塊：核間距離は均等，集塊辺縁に細胞質がみられる

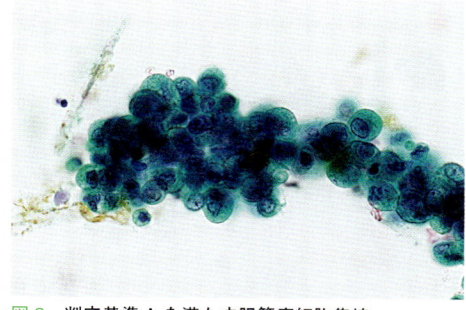

図2　判定基準Aを満たす胆管癌細胞集塊
不規則な重積，核の配列不整，集塊辺縁の凹凸不整の3項目すべてを満たしている．PTCD法．対物，×100．

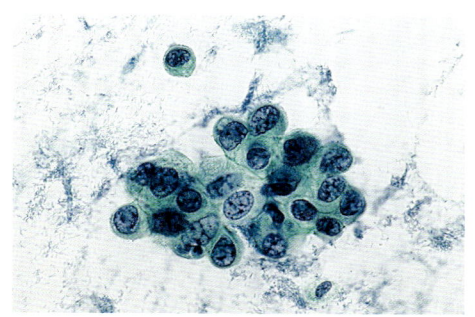

図3　判定基準Bを満たす胆嚢癌細胞集塊
核の腫大，核形不整，クロマチンの異常の3項目すべてを満たしている．PTCD法．対物，×100．

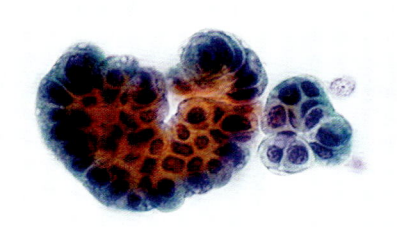

図4　胆汁による凝縮像(アーチファクト)
胆石症でみられた再生上皮細胞と思われる良性細胞集塊．胆汁による凝縮のため核は三角形や四角形など角張った形状となり，高度に濃染している．PTCD法．対物，×100．

図3はBの3項目を満たす胆嚢癌例で，核腫大による大小不同，核の切れ込みや皺，同一核内や核同士のクロマチンの不均一な分布や濃淡を示す．ただし，図4のように角張った核や濃染は胆汁による凝縮像で，核形不整やクロマチンの異常ではない．図5はCの2項目を満たす胆管癌例で，典型的な悪性の出現パターンを示す．図6はDの②と③に該当する良性細胞集塊で，図1bと同様の変化を示す．核小体については図7のように再生上皮細胞でときに腺癌細胞より大型を示すことがあり，混乱を避けるため判定基準には含まれていない．なお，腺癌であれば必ずAやBの3項目すべてを満たすというものではなく，高分化型など例外もあるので注意する．迷うときは無理に悪性とせず，複数回検査してもらうのがよい．

2│膵液の細胞診

採取法はERCP法が代表的である．ここでは膵癌で最も多い浸潤性膵管癌と良性細胞との鑑別法について述べる．

膵液中の細胞は膵酵素により胆汁同様，濃染・縮小や細胞融解などの強い形態変化を示し，誤判定となりやすい[2]．筆者の検討で上述の胆汁の判定基準が適用できることが示され[3]，判定の一助となる．図8は慢性膵炎例での再生上皮細胞である．判定基準によって容易に悪性は否定される．膵管上皮細胞は一般に立方状で，胆道上皮細胞より背が低くやや小型である．そのため核/細胞質(N/C)比が高く見えるので注意が必要である．典型的な浸潤性膵管癌の細胞像を図9に示す．癌細胞は比較的小型のことが多い．判定基準により容易に腺癌と判定できる．なお，ときに浸

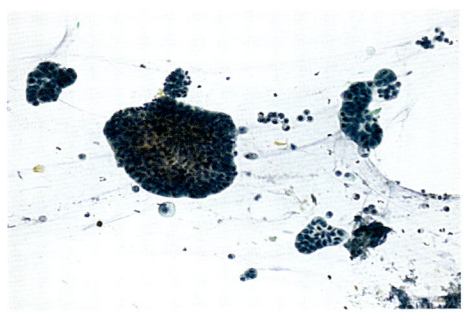

図5　判定基準Cに相当する胆管癌例
壊死性の背景に大型〜小型の集塊や単個の細胞など同一視野内に多彩な細胞集塊の出現がみられる．PTCD法．対物．×20．

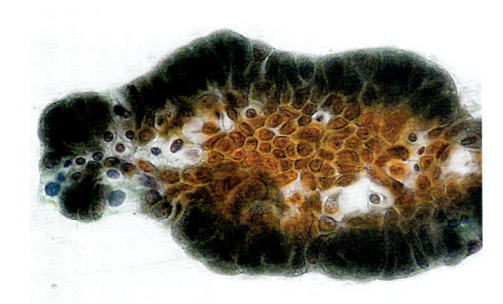

図6　判定基準Dの②と③を満たす良性細胞集塊
胆石症でみられた濃染傾向の強い再生上皮細胞の乳頭状集塊．集塊中央では核間距離の均等な1層の平面的配列を示している．集塊辺縁では十分な細胞質がみられ，核はその内側に配列する．PTCD法．対物．×100．

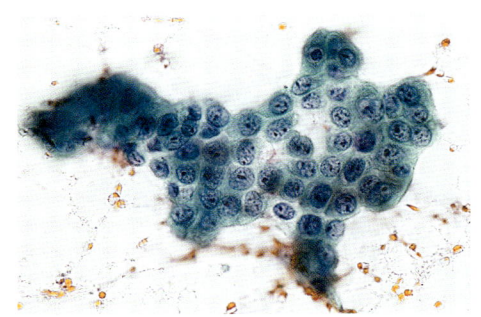

図7　大型核小体を有する再生上皮細胞集塊
再生上皮細胞ではしばしば不整形の大型核小体がみられる．細胞配列に不整はない．核腫大傾向と軽度のクロマチン増量を示すが，その分布は均一である．PTCD法．対物．×100．

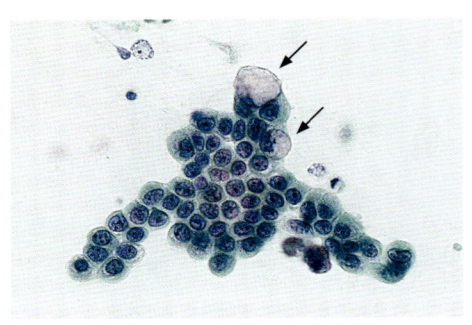

図8　慢性膵炎でみられた再生上皮細胞集塊
濃染傾向を示す集塊で，細胞配列に不整はない．クロマチンは軽度〜中等度に増量することが多く，しばしば不整形で大型の核小体がみられる．炎症の持続により一部の細胞に粘液細胞への化生変化がみられる（→）．ERCP法．対物．×100．

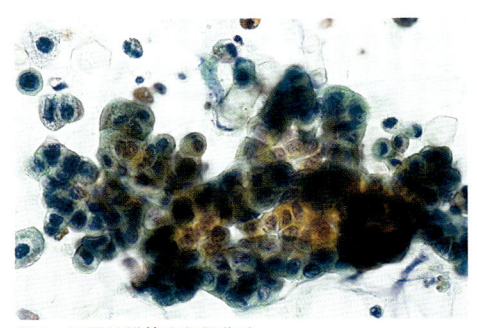

図9　浸潤性膵管癌細胞集塊
濃染傾向の強い集塊で，小型細胞よりなる．判定基準Aの3項目，Bの②と③，およびCの①を満たしている．ERCP法．対物．×100．

潤性膵管癌との鑑別が必要な膵管内乳頭粘液性腫瘍（intraductal papillary mucinous neoplasms；IPMNs）の細胞像については文献を参照されたい[4]．

（古旗　淳，権田　厚文）

文　献

1) 広岡保明, 中泉明彦, 岡　輝明, 他：班研究報告：胆汁細胞診の採取・判定方法に関する研究(1)―貯留胆汁細胞診の細胞判定基準. 日臨細胞誌 49：7-14, 2010
2) 権田厚文：膵管内剝離上皮細胞の形態学的研究―特に慢性膵炎における異型細胞と膵癌細胞の相違について. 順天堂医学 24：144-159, 1978
3) 古旗　淳, 広岡保明：胆道と膵における初期病変の異同と共通性―貯留胆汁細胞診判定基準をもとに. 医学のあゆみ 225：689-690, 2008
4) 古旗　淳, 権田厚文, 阿部佳之, 他：胆汁・膵液の細胞診. Medical Technology 33：1482-1489, 2005

8 体腔液

1 体腔の構造

　体腔は体壁と各種臓器の間に形成された間隙であり，胸腔，腹腔，心膜腔が代表的である．また，男性は直腸と膀胱，女性は膀胱と子宮，直腸と子宮〔ダグラス（Douglas）窩〕間の体腔も臨床的に意義がある．体腔内には少量の体腔液が存在して内面を潤しており，炎症や腫瘍性病変でしばしば貯留する．

2 体腔液中の良性細胞

1．中皮細胞

　中胚葉を起源として発生する厚さ1〜4μmの体腔面を覆う単層扁平細胞である．静止状態で剝離して体腔液中に落ちることは稀であるが，炎症や循環障害で体腔液が貯留すると，立方状，円柱上皮様，乳頭状，大形化や多核化などの変化を起こし，反応性中皮細胞となる．

　反応性中皮細胞は剝離しやすく，グリコーゲン量が多くなり，PAS（periodic acid-Schiff）反応は，細胞質周辺に顆粒状に染色される（図1）．体腔洗浄液などで中皮細胞が物理的に剝離した場合には，シート状に出現し，PAS反応は陰性となる（図2）．

　中皮細胞表面は酸性ムコ多糖類（acidic glycosaminoglycan；GAG）を持ち，ヒアルロニダーゼに特異性を有しないその他のGAGの存在もあると考えられる．

2．組織球

　貪食能を発揮することから，食細胞とも呼ばれる．細胞辺縁は淡染性で不規則であり，偽足突起を有する．炎症時間がたつにつれて増加し，活動

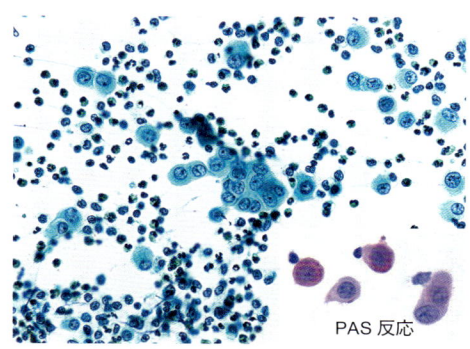

図1　反応性中皮細胞：パパニコロウ染色とPAS反応（グリコーゲンが陽性に染色されている）

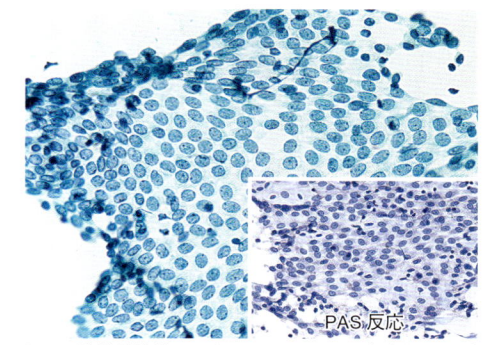

図2　腹腔洗浄液にみられたシート状の中皮細胞：パパニコロウ染色とPAS反応（陰性）

性になった場合，核小体が著明になったり，核/細胞質（N/C）比が高くなることもある．

3．血液細胞

　好中球（急性化膿性炎症などで増加），好酸球（気胸，喘息，寄生虫症などで増加），リンパ球（慢性炎症，肺結核，心不全，腎不全，肝硬変，全身性エリテマトーデスなどで増加），形質細胞（慢性炎症などで増加）などがある．

　リンパ球が反応性に増殖すると，幼若から成熟型までさまざまな種類のリンパ球がみられ，時に核形不整を伴い，悪性リンパ腫との鑑別を要する

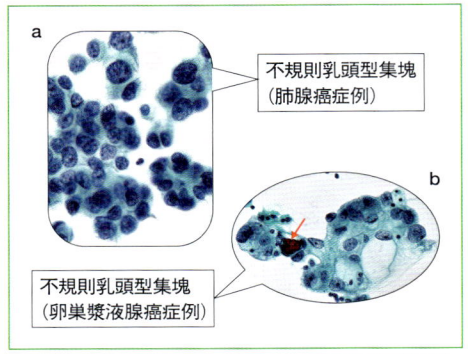

図3 腺癌細胞の出現パターン1(不規則乳頭型集塊)
a：パパニコロウ染色；肺腺癌症例．
b：パパニコロウ染色；卵巣卵巣漿液腺癌症例；石灰化小体(→)を認める．

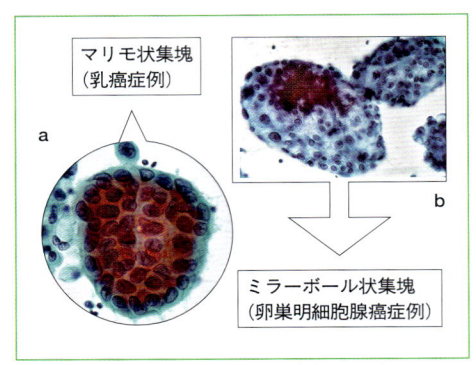

図4 腺癌細胞の出現パターン2(球集塊型)
a：まりも状(乳癌症例)，パパニコロウ染色．粘液産生を示さない癌細胞の集塊．
b：ミラーボール状(卵巣明細胞腺癌症例)，パパニコロウ染色．大型癌細胞で構成される集塊である．

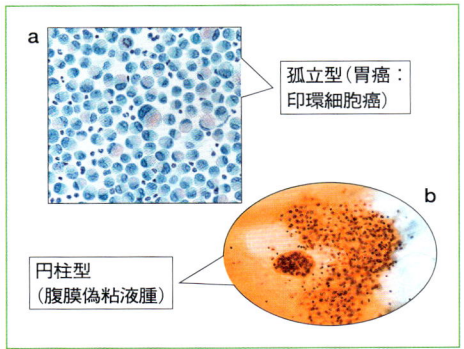

図5 腺癌細胞の出現パターン3
a：孤立型(胃癌：印環細胞癌症例)，パパニコロウ染色．細胞質に粘液を有した偏在核の細胞が孤立性に出現している．
b：円柱型(腹膜偽粘液腫症例)，パパニコロウ染色．オレンジ色に染色された粘液塊の中に，円柱状の核異型の弱い癌細胞を認める．

ことがある．

4．その他の良性細胞

角化細胞(中皮細胞の扁平上皮化や迷入)，肝細胞(右胸水穿刺時に誤って肝を刺した場合)などをみることもある．

3 体腔液中の悪性細胞

体腔液中の腫瘍細胞の出現は，種々の臓器に原発した腫瘍細胞が漿膜に浸潤転移した場合と，体腔膜原発である悪性中皮腫や腹膜原発漿液性腺癌などの場合があるが，前者が圧倒的に多く，組織型としては腺癌が最も高頻度にみられる．体腔液中では細胞が表面張力によって球状化したり，膨化変性を起こすなど，腺癌以外の組織型でも腫瘍細胞が腺癌様にみえることもあり，注意が必要である．

転移性腫瘍

1．腺癌

組織型や分化度によって細胞像は多彩である．腺癌細胞の出現パターンは以下のように分類される．

1) 不規則乳頭型

癌細胞が結合し，細胞の大小不同や核異型が高度なことが多い(図3)．石灰化小体をみることがある(図3→)．卵巣癌や肺癌，甲状腺癌他，多くの腺癌にみられる．

2) 球型

①まりも状

腫瘍細胞が比較的大きな集塊でみられる状態．細胞は稀少で，重積性が強い．粘液非産生性であり，核密度は高い．乳癌や卵管癌などにみられる(図4a)．反応性中皮細胞もまりも状の集塊となることがあるが，細胞質は広く核異型も弱い．

②ミラーボール状

粘液を有する癌に多くみられる．細胞は大型で，核密度は粗であることが多い．結腸癌や淡明細胞型腎細胞癌，卵巣の明細胞腺癌などにみられる(図4b)．

3) 孤立型

腫瘍細胞が散在性に出現する．低分化の腺癌に

表1 体腔液中の悪性細胞の原発巣推定に有用な免疫染色

臓器特異性の高い腫瘍マーカー
- 肺腺癌…TTF-1, Napsin A
- 甲状腺癌…TTF-1, サイログロブリン
- 尿路上皮癌…Uroplakin Ⅲ
- 腸管由来の腫瘍…CDX-2
- 前立腺癌…PSA, PAP
- 卵巣癌…CA125

CK7とCK20の使用

	CK7 ＋	CK7 －
CK20 ＋	卵巣（粘液性） （膵癌，尿路上皮癌 などは時に有用）	大腸癌 胃癌
CK20 －	卵巣（非粘液性） 乳癌 肺癌 子宮類内膜癌 悪性中皮腫	前立腺 腎細胞癌 肝細胞癌

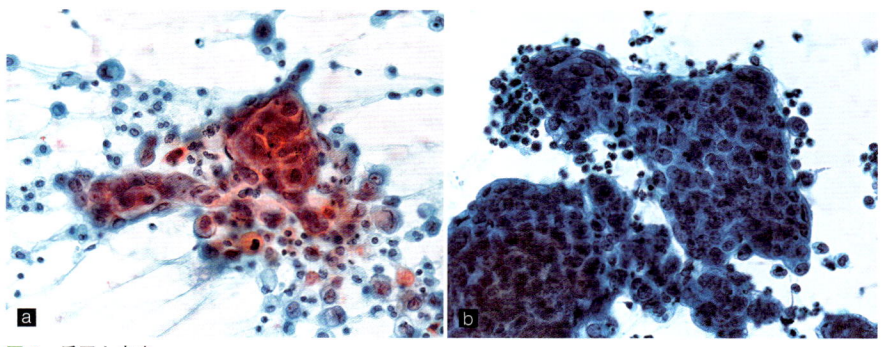

図6 扁平上皮癌
a：パパニコロウ染色．肺の角化型扁平上皮癌の症例である．非角化癌細胞とともにオレンジ好染性の癌細胞を認める．b：パパニコロウ染色．肺の非角化扁平上皮癌症例である．細胞は細胞境界が明瞭であり細胞質は厚いが，扁平上皮癌と断定するのは困難である．

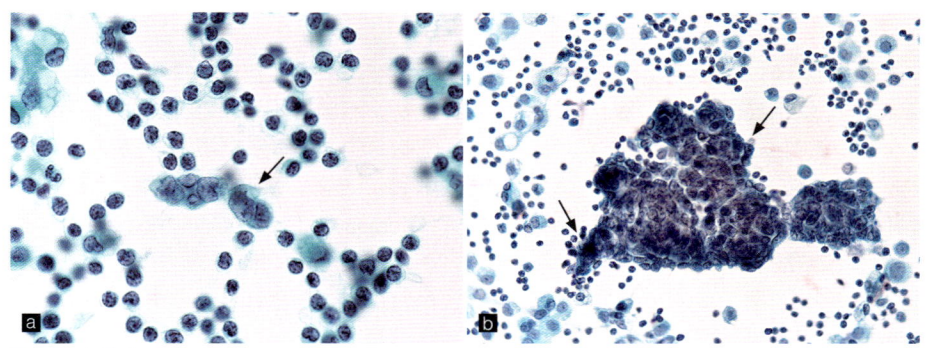

図7 小細胞癌
a：パパニコロウ染色．インディアンファイル状配列を示す症例(→)．核型不整もみられる．b：パパニコロウ染色．小集塊で出現した症例．木目込み状配列がみられる(→)．

多い．粘液産生型は，胃の印環細胞癌(図5a)，卵巣癌などが挙げられる．

4）円柱型

結腸由来の高分化腺癌や腹膜偽粘液腫などで出現する．腹膜偽粘液腫は虫垂や卵巣の腫瘍にみられる特殊な腫瘍で，多量の粘液を背景に，円柱形～円形の細胞集塊を認める(図5b)．

①体腔液中の腺癌細胞の原発巣

体腔液中に腺癌細胞がみられるが原発巣が不明な場合には，細胞診からの原発巣推定は重要となる．腺癌細胞の出現パターンとともに，免疫染色を併用することにより推定が可能となる場合がある(表1)．

2. 扁平上皮癌

体腔液に出現する扁平上皮癌の頻度は少なく，角化型癌細胞の出現の頻度も稀であるが，角化癌細胞が認められれば診断は容易である(図6a)．非角化型の扁平上皮癌細胞は，腺癌との鑑別が難

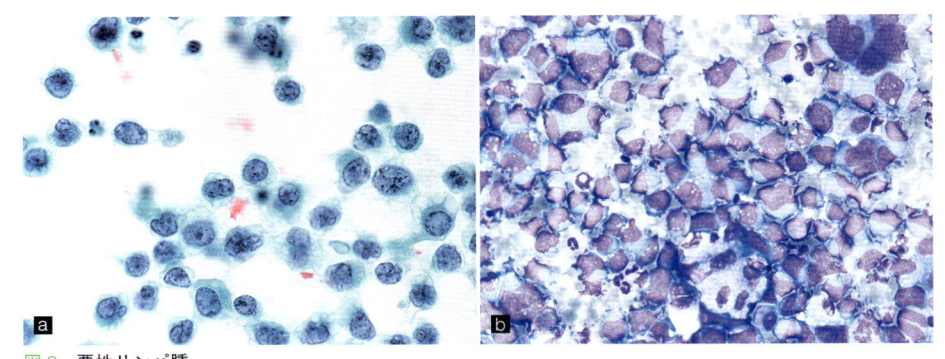

図8 悪性リンパ腫
a：パパニコロウ染色．小型のN/C比高い細胞がmonotonousに出現している．核型不整を認める．悪性リンパ腫を考える細胞である．b：ギムザ染色．細胞質が好塩基性で小さい空胞が認められる．乾燥により大型化するため，核形の観察もパパニコロウ染色よりも容易である．

表2 中皮細胞腫瘍の組織分類

学会分類	WHO分類	旧学会分類
1．良性 　(1)アデノマトイド腫瘍 2．悪性 　(1)上皮型中皮腫 　(2)肉腫型中皮腫 　　a)線維形成中皮腫 　(3)二相型中皮腫 　(4)その他	3.1　Benign 　3.1.1. 3.2．Malignant Mesothelioma 　3.2.1．Epithelioid mesothelioma 　3.2.2．Sarcomatoid mesothelioma 　　3.2.2.1　Desmoplastic mesothelioma 　3.2.3　Biphasic mesothelioma 　3.2.4．Others	1．通常型悪性中皮腫 　a．上皮型 　b．二相型 　c．肉腫型 2．特殊型悪性中皮腫 　a．腫瘍細胞の性状から粘液細胞性(含印環細胞型) 　b．間質成分の性状から線維形成性(板状)

〔日本肺癌学会(編)：肺癌取扱い規約 第7版．金原出版，2010より引用〕

しいことが多い(図6b)．扁平上皮癌細胞は細胞境界が明瞭であり，細胞質が厚く，層状構造がみられることなどが鑑別点である．

3．小細胞癌

原発巣は肺が多い．小細胞癌の細胞が体腔液中に出現した場合，孤立散在性でインディアンファイル状配列を示す場合(図7a)や小集塊で出現する場合(図7b)がある．細胞質は乏しく，核型の不整とクロマチンの不均等分布がみられる．肺小細胞癌の腫瘍細胞は，体腔液中では，球状化や大型化による変化の他，腺癌や扁平上皮癌などへの分化を示すこともあり，診断が難しい場合がある．免疫染色(CD56，クロモグラニンなど)の併用は有用である．

4．悪性リンパ腫

非上皮性腫瘍の中では，体腔液中に悪性細胞が出現しやすい腫瘍である．リンパ腫の組織型により細胞像は異なる．組織型を把握していても，腫瘍細胞が体腔中で膨化や萎縮が起こり，原発巣の細胞像と異なる場合がある．化学療法による変性を伴うこともある．散在性にN/C比が高く核型不整を認める細胞が単一性に出現した場合には悪性リンパ腫を推定できる(図8a)が，多数の炎症細胞の中に少数腫瘍細胞が混在する場合は，判定困難である．細胞質の顆粒の観察にはギムザ(Giemsa)染色が適している．悪性リンパ腫では，ギムザ染色にて細胞質が好塩基性に染色され，細かい空胞がみられることが多い(図8b)．

中皮腫

1．中皮腫とは

漿膜由来の腫瘍を中皮腫といい，良性と悪性が存在するが，そのほとんどは悪性である．中皮腫の分類を表2に示す．悪性中皮腫の発生頻度は稀で，人口100万人に対して2〜4人と言われている．アスベスト曝露歴と関連がある．良性中皮腫は体腔液が貯留しにくく，細胞診の適応とならないことが多い．悪性中皮腫は上皮型の発生頻度が高く，肉腫型は体腔液貯留をきたすことは稀である．二相型は，上皮型部分の腫瘍細胞の剝離を多く認め，肉腫の部分は出現しにくい．

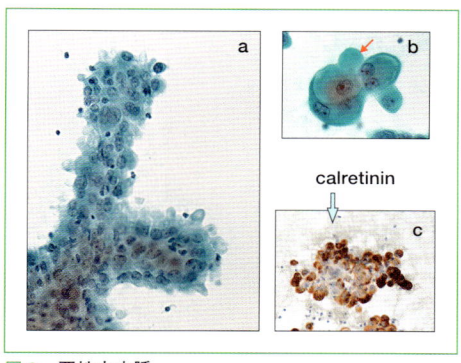

図9 悪性中皮腫
a：パパニコロウ染色．中皮細胞由来と考えられる細胞の乳頭状の集塊．b：パパニコロウ染色．2核細胞を含む比較的大型の細胞である．細胞質は豊富で厚く，ライトグリーン好染性である．瘤状の突出（→）をみる．

2．細胞所見

中皮細胞が乳頭状や管腔状の集塊で（図9a），あるいは孤在性に出現する．中皮細胞の増加や，大型集塊の出現，2核・多核細胞の増加などを伴うことが多いが，出現細胞が少ない場合の判定は難しい．細胞質は比較的豊富で厚く，ライトグリーン好染性であり，層状構造・瘤状の突出（図9b）や対細胞などを認める．細胞質周囲は不明瞭である．電子顕微鏡では，発達した微繊毛を認める．核異型が弱くても中皮細胞が多数出現している場合や，検査を繰り返した際に，常に中皮細胞を多く認める場合などには，悪性中皮腫の可能性も考え，注意深い判定が必要がある．免疫染色は有用で，中皮細胞のマーカーとしては，calretinin（図9c），thrombomodulin，HBME-1，WT-1，cytokeratin 5/6，などがある．腺癌では，CEA，MOC31，Ber-EP4，などが陽性を示す．

おわりに

腫瘍細胞は，体腔液中に散布されることによって，あるいは化学療法や放射線療法による影響で，原発巣の細胞形態から変化する可能性がある．体腔への腫瘍の浸潤の証明には細胞診が唯一の手段であることも多く，正確な診断が要求される．

（小松 京子，坂本 憲彦）

文　献

- 坂本穆彦：細胞診を学ぶ人のために 第5版．医学書院，pp 278-293，2011
- 亀井敏昭，石川雄一，三浦太郎，他：アスベストと中皮腫．篠原出版，2007
- 伊藤 仁，長村義之：胸腹水の細胞診断に役立つ免疫組織化学．病理と臨床 20：714-718，2002
- 明石勝英：現代産科婦人科学体系―第1巻B；臨床解剖学II．中山書店，pp 83-91，1975
- 海老原善郎，亀井敏昭：体腔液細胞診アトラス―体腔液細胞診理解のために．篠原出版新社，2002

9 乳腺

はじめに

近年，画像診断技術の進歩で微小な病変からでも細胞採取が可能となり，乳腺細胞診の重要性は増すばかりである．

乳腺疾患は組織型が非常に多彩な点が特徴で，そのため採取される細胞像もまた多種多様な像として出現する．また，ほとんど細胞異型を示さない乳癌が存在するのも乳腺細胞診の特徴で，一般的な細胞診の判定基準では正確な診断に到達することが困難な場合もあり，偽陽性や偽陰性を招きやすい領域であることも念頭に置かなければならない．

そのため，乳腺疾患の組織学的背景をよく理解しておくことが重要となる．

1 細胞採取法

乳腺疾患の細胞診には大きく穿刺吸引細胞診と擦過細胞診がある．

前者は乳房内を穿刺し，陰圧をかけて細胞を採取する方法，後者は異常乳頭分泌物や乳頭部びらんがある場合，直接スライドガラスを乳頭に押し当てて細胞を採取する方法である．

この両者は細胞の見方が異なるため，それぞれの細胞診断基準を身につけておく必要がある．

2 乳腺細胞診の見方・考え方

乳腺穿刺吸引細胞診

乳腺領域では，細胞の異型性のみでの診断には限界がある．そのため，細胞の異型性に加えて細胞出現様式を観察し，その出現様式に応じた個々の細胞を観察することで，良・悪性の判定や組織型の推定が行われている．乳腺穿刺吸引細胞診を診断する際は，1つの所見にとらわれず，背景の所見から個々の細胞所見に至るまで詳細な細胞の観察を行い，組織像を想像しながら細胞診断をすることが重要である．

1．弱拡大で観察するポイント

1）背景

背景の所見は良・悪性の判定や組織型推定を行う際に重要な所見となる．背景に出現する細胞には泡沫細胞，間質細胞（裸核状間質細胞や間質組織片），孤立散在性乳管上皮細胞などがあり，物質には壊死物質，粘液物質，石灰化物質などがある．

(1) 泡沫細胞：囊胞形成や乳管の拡張を意味し，良・悪性病変に出現する．
(2) 裸核状間質細胞：線維芽細胞や筋上皮細胞由来といわれている．多数出現する場合は間質の増生を意味しており，良性病変を示唆する所見の1つとなる．
(3) 孤立散在性細胞：細胞質を保持した乳管上皮細胞で，細胞接着性の低下を意味している．悪性病変を示唆する重要な所見の1つとなる．
(4) 壊死物質：悪性を示唆する重要な所見である．悪性病変では面皰癌や充実腺管癌の一部に認められる．しかし，良性病変でも認められることがあるため注意が必要である．
(5) 粘液物質：悪性病変では粘液癌や非浸潤性乳管癌に，良性病変では線維腺腫や mucocele-like tumor に観察される．粘液癌で認められる粘液は粘稠性の高い粘液として観察される．

2）細胞集団

一般的には細胞集団辺縁が直線的で，かつ立体

表1 細胞出現様式に応じた主な推定組織型

	良性病変	悪性病変
シート状	線維腺腫，乳腺症	非浸潤性乳管癌（平坦型，低乳頭型），乳頭腺管癌
樹枝状	線維腺腫	
腺管状	乳腺症（腺症），線維腺腫，乳管内乳頭腫など	乳頭腺管癌，硬癌（広義），管状癌など
乳頭重積状 真の乳頭状 偽乳頭状	乳管内乳頭腫 乳管内乳頭腫，乳頭部腺腫，乳腺症（乳管上皮過形成）	乳頭癌 非浸潤性乳管癌，乳頭腺管癌
篩状	線維腺腫（乳腺症型），乳管内乳頭腫	非浸潤性乳管癌，乳頭腺管癌
充実重積状	線維腺腫，乳管内乳頭腫，乳腺症（乳管上皮過形成）	非浸潤性乳管癌，乳頭腺管癌，充実腺管癌，硬癌（広義）
くさび状	乳腺症（硬化性腺症），乳管内乳頭腫	硬癌（広義）
線状	線維腺腫（乳腺症型）	硬癌（狭義），小葉癌

的にみえる場合は悪性を示唆する細胞集団であり，逆に直線的な印象に欠け，不規則な細胞配列（集団辺縁の毛羽立ち）を示す場合は良性を示唆する細胞集団である．また，細胞集団からの"細胞のほつれ"の所見も，細胞接着性の低下を意味しており，悪性を示唆する所見となる．

2．強拡大で観察するポイント

強拡大で細胞を観察する場合は，細胞出現様式に応じた細胞の観察，筋上皮細胞の確認とその局在性，そして核所見などがポイントとなる．

1）細胞出現様式

乳腺穿刺吸引細胞診で，細胞出現様式を観察する意義は組織型の推定にある．そして，各細胞出現様式には必ず鑑別すべき良・悪性病変が存在するため，出現細胞の観察ポイントを熟知することが重要である．細胞出現様式に応じた推定組織型を表1に示す．

（1）シート状構造：重積が認められず，平面的配列を示す細胞集団である．

（2）樹枝状構造：木の枝が枝分かれをしているような細胞集団である．良性病変では細胞集団辺縁や集団内部に筋上皮細胞が認められる．

（3）腺管状構造：腺管状構造を構成するすべての良・悪性病変に観察される．筋上皮細胞の有無と核所見が良・悪性判定の決め手となる．

（4）乳頭重積状構造：乳頭状の増殖態度を示す良・悪性病変に観察される．乳頭重積状構造には，集団内部に間質結合織の介在を認める真の乳頭状構造と間質の介在を認めない偽乳頭状構造に分けられる．

（5）篩状構造：篩状構造は良・悪性を判定するうえで非常に重要な構造であるため，その構造が真の篩状か偽りの篩状かを詳細に観察しなければならない．観察のポイントは篩状の形態と篩状を構成する個々の細胞の極性にある．真の篩状とは，腔の部分は，大きさや形が一定で円形を保っており，しかも細胞は腔に向って極性を示す．

（6）充実重積状構造：ある特定の増殖態度を示さない細胞集団である．

（7）くさび状構造：先端部分が鋭角になった細胞集団である．良・悪性病変に観察されるため，核所見や筋上皮細胞の有無が重要となる．

（8）線状構造：細胞が一列に並ぶ集団である．狭義の硬癌や小葉癌にみられる特徴的な配列である．

2）筋上皮細胞（二相性）の観察

乳腺穿刺吸引細胞診において筋上皮細胞の観察は，病変の良・悪性を判定するうえで最も重要な所見となるため詳細な観察が必要となる．すなわち，良性病変では細胞集団内部あるいは辺縁に筋上皮細胞が確認され二相性が保たれている（図1）が，乳癌，特に浸潤癌には筋上皮細胞は認められない．

3）核所見（核縁の肥厚）

良性病変の場合，乳管上皮細胞の核縁はペンでなぞったように均等に肥厚しているが，悪性病変の場合，核縁は非常に薄く肥厚はみられない．

以上の観察ポイントを総合的に判断して，細胞診断をすることが重要である．

図1 二相性の観察（線維腺腫症例：パパニコロウ染色，×400）
フォーカスを上下させることにより筋上皮細胞が確認できる．

異常乳頭分泌物細胞診

　異常乳頭分泌物細胞診は穿刺吸引細胞診とは違い，検体から得られる情報量が非常に乏しいため，診断に苦慮する場合も多い．しかし，触診上あるいは画像上変化を認めず，乳頭分泌物が唯一の所見である場合，異常乳頭分泌物細胞診に対する期待は大きい．

1．出現する細胞と物質

　泡沫細胞，炎症細胞，乳管上皮細胞，壊死物質，石灰化物質がある．

2．観察するポイント

　壊死物質の有無，出現細胞量，孤立散在性細胞の有無とその出現量，細胞集団からの細胞のほつれ，核の不規則重積性，核の緊満感など（図2）である．

　異常乳頭分泌物に出現する細胞は，乳管内で剝離した細胞であり，細胞変性が加わっているため，過剰診断をしないよう注意が必要である．

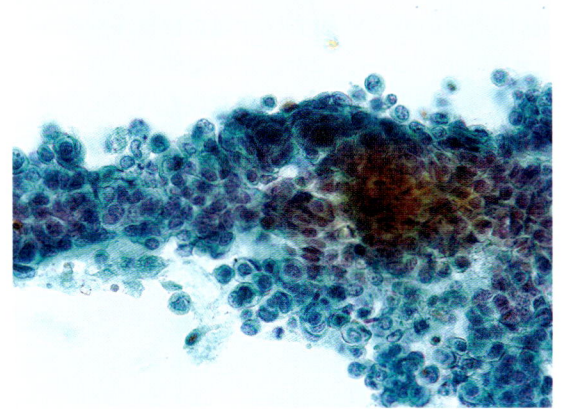

図2 異常乳頭分泌物に出現した乳頭腺管癌細胞（パパニコロウ染色，×400）
不規則重積性を示す細胞集団．細胞集団からの細胞のほつれが認められ，核所見は緊満感が感じられる．

3 乳腺穿刺吸引細胞診の報告様式

　乳腺穿刺吸引細胞診は，すでに存在する病変についての質的な診断が目的であり，病変の有無をスクリーニングするための検査ではない．その目的を考えた場合，パパニコロウ（Papanicolaou）分類では不都合な点が多いため，「乳癌取扱い規約 第15版」から乳腺穿刺吸引細胞診の報告方法が定められた．その特徴は，採取材料が診断に適しているか否かの評価をする項目が設けられたこと，細胞診判定を，良性，鑑別困難，悪性疑い，悪性の4つの判定区分で行い，可能な限り組織型の推定を記載することが望ましいとされていること，などである．

4 乳腺腫瘍の細胞診

　乳腺細胞診のなかでも，比較的よく経験する腫瘍について記述する．

良性

1. 乳管内乳頭腫
乳管壁より乳頭状に増殖する良性上皮性腫瘍で比較的太い乳管に発生する．臨床的には限局性の腫瘤で，乳頭分泌を伴うことがある．典型的な細胞像は，乳管上皮細胞の集団内部に間質結合織性の茎を認め，その茎を中心に乳管上皮細胞が増殖する像を示す．

2. 線維腺腫
乳管上皮細胞と間質結合織の両者が同時に増殖する良性腫瘍である．臨床的には 20～40 歳代の女性に多く発生する限局性の腫瘤で，細胞像は多数の裸核状間質細胞を背景に，シート状あるいは腺管状構造を示す二相性を保持した乳管上皮細胞集団が観察される．線維腺腫の亜型である乳腺症型線維腺腫は，乳癌との鑑別を要する細胞が認められることがあるため注意が必要である．

3. 乳腺症
乳管上皮成分と間質成分の増生および退行性変化を示す非腫瘍性疾患で，組織学的に 7 つの亜型に分類されている．臨床的には 30～40 歳代に最も多く，大小の硬結や境界不明瞭な腫瘤として触知される．細胞診断上，乳管上皮過形成や腺症は，乳癌との鑑別を要する細胞の出現を認めることがあるため注意が必要である．

悪性

「乳癌取扱い規約 第 16 版」では，悪性上皮性腫瘍は非浸潤癌，浸潤癌，Paget 病に大別され，非浸潤癌はさらに非浸潤性乳管癌と非浸潤性小葉癌に，浸潤癌は浸潤性乳管癌と特殊型に分けられている．浸潤性乳管癌は乳頭腺管癌，充実腺管癌，硬癌の 3 型に，特殊型は 13 の組織型に亜分類されている．

1. 浸潤性乳管癌
(1) 乳頭腺管癌：乳頭状増殖と腺管形成を特徴とする癌で，高分化乳癌に相当する．
(2) 充実腺管癌：充実性癌巣の周囲への圧排性，膨張性増殖を特徴とする癌で，中～低分化癌に相当する．
(3) 硬癌：間質組織への強い浸潤性増殖を特徴とする癌で，低分化癌に相当する．

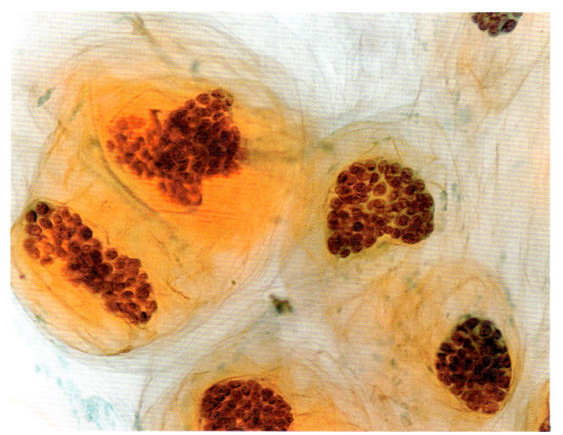

図 3 粘液癌（パパニコロウ染色，×400）
粘液物質に絡むように乳頭状構造を示す細胞集団を認める．

2. 特殊型
比較的経験する組織型のみについて言及する．
(1) 粘液癌：細胞外への粘液産生を特徴とする浸潤癌（図 3）である．
(2) 浸潤性小葉癌：他の乳癌とは違い，小葉内細乳管上皮から発生する．細胞接着因子である E-カドヘリンの陽性率が低いといわれている．
(3) アポクリン癌：癌細胞がアポクリン化生を起こしたものである．良性病変のなかでも，異型アポクリン化生細胞の出現を認める病変の存在があるため，過剰診断をしないよう注意が必要である．
(4) 管状癌：予後良好な高分化な癌で，管腔形成を特徴とする．良性（線維腺腫）と間違えられやすい悪性病変であり，過少診断をしないよう詳細な細胞の観察が重要である．

おわりに
近年，術前の治療方針選択のための針生検の普及により，乳腺細胞診は悪性を確定する検査からむしろ腫瘍周囲の小結節の性状や嚢胞性病変と充実性病変の鑑別など，その目的に変化はあるものの，依然として細胞診に課せられた責任は大きいといえる．また，すべての病変が針生検の適応になるとは限らないため，われわれは常に診断精度の向上に努めていく必要がある．　　（阿部　英二）

10 甲状腺

はじめに

甲状腺細胞診標本の鏡検では，基となる組織構築を推定することが大切である[1,2]．

まず，弱拡大で背景や細胞の集塊や出現様式を観察する．標本全体に薄い液状コロイドがみられる場合は腺腫様甲状腺腫を，細胞集塊内や背景に円形の硝子様光沢のある硝子様コロイドがみられる場合は濾胞性病変を念頭に置く．同様に，背景のアミロイドは髄様癌，多数のリンパ球は慢性甲状腺炎，炎症細胞は急性化膿性甲状腺炎や未分化癌，ヘモジデリンを貪食した組織球は嚢胞性病変を考える．出現する細胞集塊は組織構築を反映しており，乳頭構造は乳頭癌，腺腫様甲状腺腫，濾胞構造は濾胞性腫瘍，腺腫様甲状腺腫，乳頭癌，孤立散在性は悪性リンパ腫，髄様癌，未分化癌で観察される．

次に強拡大で，細胞個々の細胞質と核を観察する．好酸性細胞質は，好酸性細胞型腫瘍，慢性甲状腺炎，腺腫様甲状腺腫に出現する．核が小型円形で均一な配列を示す場合は良性病変を，核縁が不正で不規則な重積を示す場合は悪性病変を疑う．特に，核溝や核内細胞質封入体が高頻度に観察される場合は乳頭癌を疑う．クロマチンは組織型を推定する重要な所見であり，すりガラス（微細顆粒）状なら乳頭癌，粗顆粒状なら濾胞癌，粗大顆粒状なら髄様癌を推定する．

以下に，日常遭遇する機会の多い病変の特徴を述べる．

1 乳頭癌

甲状腺における悪性腫瘍の80％以上が乳頭癌である．乳頭状細胞集塊が出現し（図1），核所見が特徴的である．核は卵円形を呈し，核間距離が

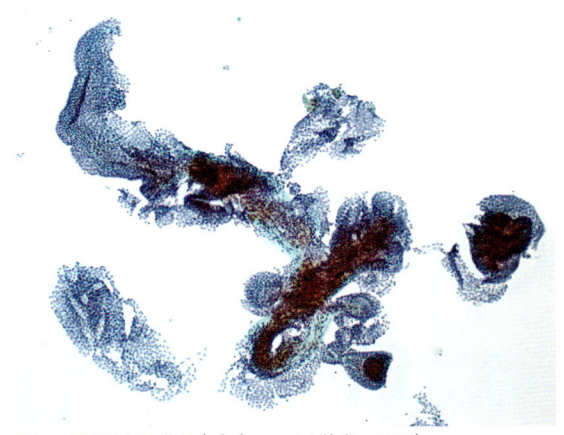

図1　乳頭状細胞集塊（パパニコロウ染色，×10）
毛細血管と間質を伴い乳頭状に増殖する乳頭癌の細胞集塊．

非常に狭く，一部で重なり合う重畳核を示すほか，クロマチンの凝集が線状になった核溝や核内に細胞質が彎入した核内細胞質封入体を認める（図2）．クロマチンは明るく，水を流したようなすりガラス状核を呈す．

2 濾胞癌

細胞所見から濾胞癌とわかるものと，異型に乏しく濾胞腺腫と鑑別できないものがある．前者では腫瘍細胞が，小濾胞状，島状，篩状構造に出現し，核が円型で粗顆粒状クロマチンが増量する[3]（図3）．

3 髄様癌

腫瘍細胞は多様な形状を示すが，主なものに形質細胞に類似した類円形細胞（図4）と紡錘形細胞がある．細胞質は神経分泌顆粒を有し緑灰色であ

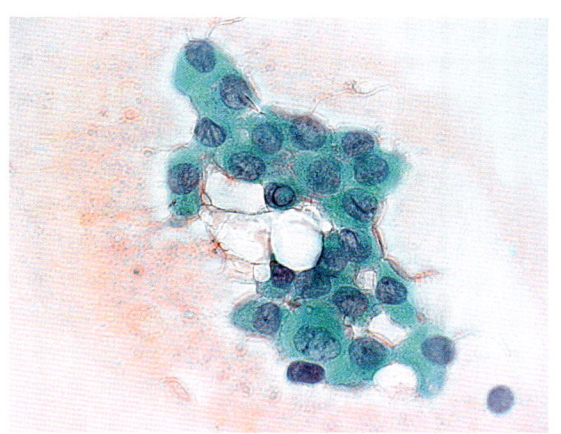

図2 乳頭癌細胞（パパニコロウ染色，×100）
クロマチンは微細顆粒状を呈し，核縁の不整と切れ込みが目立つ．核間距離が不均一で，核溝や核内細胞質封入体もみられる．

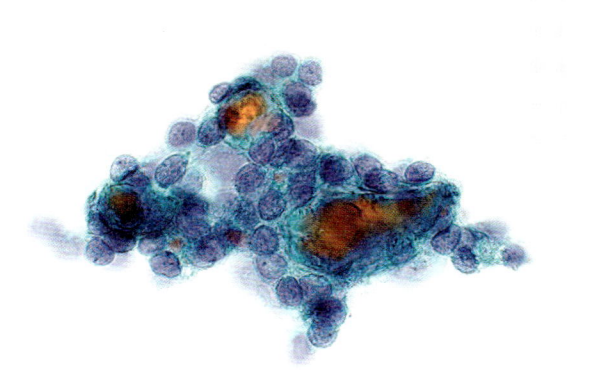

図3 濾胞癌細胞（パパニコロウ染色，×100）
異常重積を伴った濾胞構造を呈する．核は円形で，クロマチンの増量を認める．

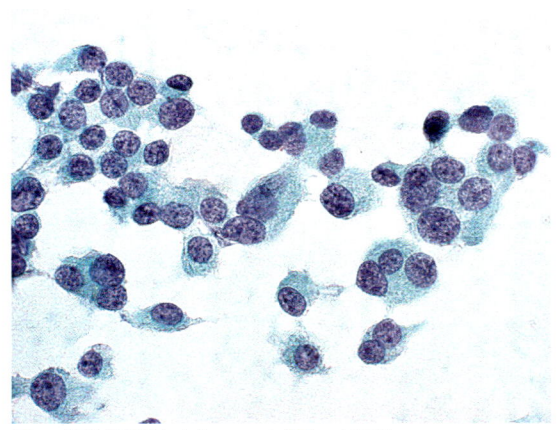

図4 髄様癌細胞（パパニコロウ染色，×100）
形質細胞に類似した類円形の形状を示す．核の大小不同が目立ち，多核も散見される．クロマチンは粗大顆粒状を呈す．

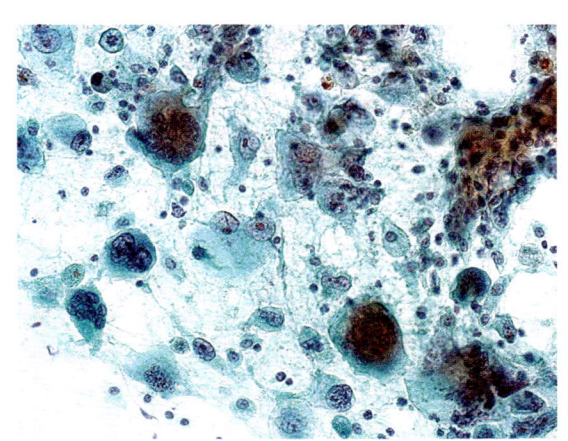

図5 未分化癌細胞（パパニコロウ染色，×100）
単核，多核の異型の強い細胞がみられる．

り，粗大顆粒状クロマチンを呈す．しばしば背景にアミロイドが出現する．

4｜未分化癌

背景に炎症細胞や壊死物質を伴う．腫瘍細胞は大型で異型が強く，紡錘形，類円形，多綾形などさまざまな形態を呈し，核小体の腫大や増大を認め，核分裂像も観察される（図5）．

5｜悪性リンパ腫

甲状腺の悪性リンパ腫はB細胞性で，ほとんどがMALT（mucosa-associated lymphoid tissue）リンパ腫とびまん性大細胞型Bリンパ腫である．前者は，中型リンパ腫細胞を主体に，小リンパ球や形質細胞，免疫芽細胞などがみられる．後者は，大型リンパ腫細胞を主体に，免疫芽球様細胞，胚中心芽細胞様細胞などがみられ，核の切れ込みや核分裂像を認める．

6｜濾胞腺腫

良性腫瘍のほとんどが濾胞腺腫であり，細胞像は増殖様式により異なる[3]．小濾胞性の濾胞腺腫では，細胞集塊内や背景に硝子様コロイドがみられ，腫瘍細胞の小濾胞構造が観察される．一方，大濾胞性の濾胞腺腫では，背景に液状コロイドが

みられ，大濾胞構造やシート状配列が観察される．いずれの核も均一な小型円形である．好酸性細胞型腺腫では，好酸性細胞質が観察され，核の大小不同を認め，二核も散見される．著明な核小体を有する．

7 | 腺腫様甲状腺腫

多発性の非腫瘍性，結節性増殖により甲状腺が腫大する．液状コロイドと結合性の強い細胞集塊がみられる．2次的変化を示した箇所からはヘモジデリンを貪食した組織球，線維細胞や石灰化物質などが観察される．

8 | 慢性甲状腺炎

多数のリンパ球とともに好酸性細胞質を有する濾胞上皮が出現し，核の大小不同や核小体の腫大がみられる．

9 | 甲状腺ベセスダシステムについて

甲状腺ベセスダシステムでは，「不適正」，「良性」，「意義不明な異型あるいは意義不明な濾胞性病変」，「濾胞性腫瘍あるいは濾胞性腫瘍の疑い」，「悪性の疑い」，「悪性」の6つの診断カテゴリーが示され，それぞれに悪性が含まれる危険性と推奨される臨床管理が随伴されている．

現在用いられている「甲状腺癌取扱い規約第6版」の報告様式と異なる点について述べる．

取扱い規約の「鑑別困難」は，良・悪性を明確に鑑別できないカテゴリーであるが，異型，濾胞性病変，濾胞性腫瘍などに対してまとめて用いられる傾向があった．しかし，そのなかでも意義不明な構造異型や核異型は悪性の可能性が低く，濾胞性病変や濾胞性腫瘍と区別する必要があるために，「意義不明な異型あるいは意義不明な濾胞性病変」と「濾胞性腫瘍あるいは濾胞性腫瘍の疑い」とに分けた．意義不明な異型には，検体不適正に含まれるかもしれない（標本に細胞が少ないあるいは血液混入のために細胞の観察がしづらいなど）ものやアーチファクトにより乳頭癌が否定できないものも含まれるため，再検査，経過観察が原則である．対して，「濾胞性腫瘍あるいは濾胞性腫瘍の疑い」は手術適応である．また，濾胞癌が疑われる場合は，「悪性の疑い」ではなく「濾胞性腫瘍あるいは濾胞性腫瘍の疑い」に分類し，好中性細胞の特徴を有する際は「好酸性細胞型濾胞性腫瘍あるいは好酸性細胞型濾胞性腫瘍の疑い」とする．

囊胞液のみ（上皮細胞を認めずマクロファージのみ）しか観察されない場合，囊腫の病変の推定が可能であるが，ベセスダでは「不適正」とする．

ベセスダシステムは，診断を受ける側の要望にあわせて変更を加えることができる融通性を持っており，実際の運用に際しては，施設ごとにあった記載方法や運用の変更を検討する必要があるかもしれない．

（丸田 淳子）

文 献

1) DeLellis RA, Lloyd RV, Heitz PU, et al：Pathology and genetics of tumors of endocrine organs. WHO, 2004
2) Kini SR：Thyroid (Guides to clinical aspiration biopsy) 2nd ed. Igaku-Shoin, 1987
3) 丸田淳子：甲状腺濾胞性腫瘍の細胞像―濾胞腺腫・濾胞癌の細胞像の実際．Medical Technology 35：1295-1298，2007

11 リンパ節

はじめに

リンパ節は免疫機能を司る器官として人体のあらゆる部位に存在している．頸部，腋窩，鼠径部などの表在性リンパ節は表皮下に分布し，リンパ節腫大をきたした場合，触れることができる．深部リンパ節としては胸腔，腹腔内臓器の周辺，および大動脈周囲に多く存在している．リンパ節の形状はそら豆状で，大きさは数 mm 程度，外側は被膜で覆われ，輸入，輸出リンパ管の出入りにより全身のリンパ節とつながっている．また，被膜を持たないが，扁桃や消化管などの粘膜下に存在するリンパ濾胞もリンパ節と類似した組織構造を有し，粘膜関連リンパ組織（mucosa-associated lymphoid tissue；MALT）などと呼ばれている．このようにリンパ節，リンパ組織は全身に広く分布しており，あらゆる部位，臓器が細胞診の対象となる．特に表在性リンパ節では組織生検に比べ侵襲の少ない穿刺吸引細胞診が有用な検査法となっている．

ここではリンパ節病変における細胞診の役割について，およびリンパ節構成細胞，良性，悪性病変の細胞像の概略について述べる．詳細は成書[1,2]を参照されたい．

1 | リンパ節腫大

リンパ節の腫大は反応性リンパ節炎などの良性病変，悪性では悪性リンパ腫，転移性腫瘍などが原因で起こる．通常 1 cm 以上の大きさになり，患者の症状，身体所見，検査所見から穿刺吸引細胞診か組織生検が選択，施行される（図1）．転移性腫瘍や良性病変を疑う場合には穿刺吸引細胞診

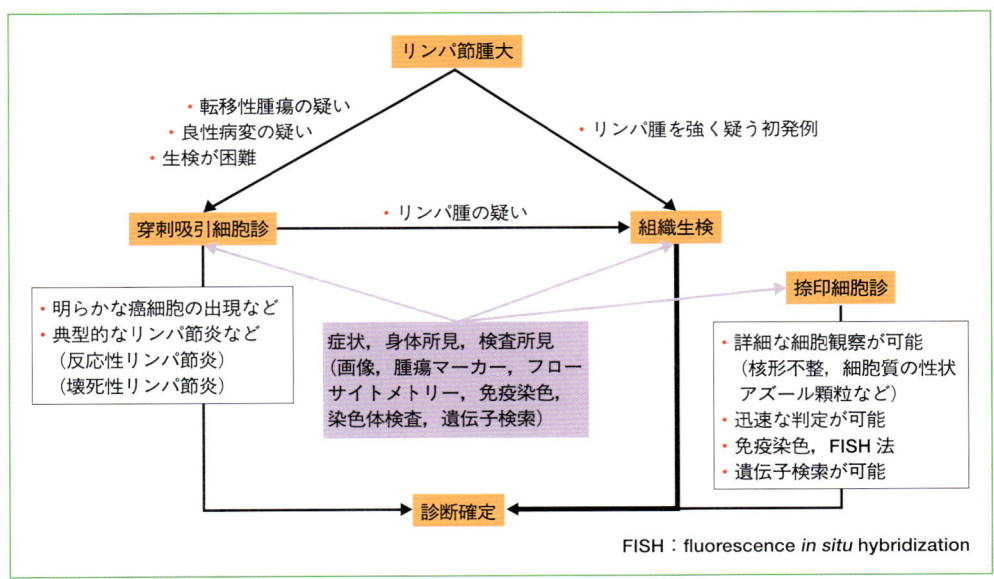

図1 リンパ節病変における細胞診の役割　　　　　　　　　　　　（文献3より改変して引用）

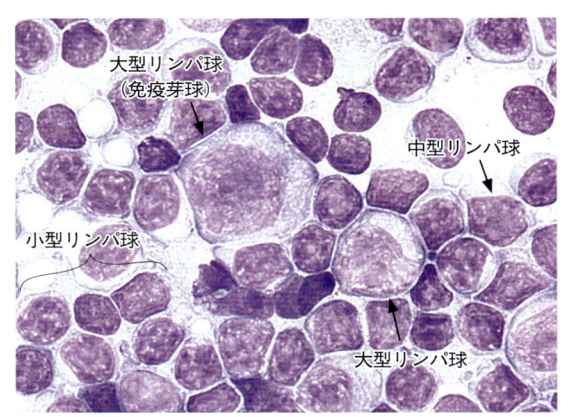

図2 反応性リンパ節炎（ギムザ染色，対物，×100）
小型リンパ球を主体に中型，大型リンパ球が混在した多彩な細胞像を呈している．中央の大型リンパ球は免疫芽球と呼ばれ最も大きく，細胞質が好塩基性を呈している．

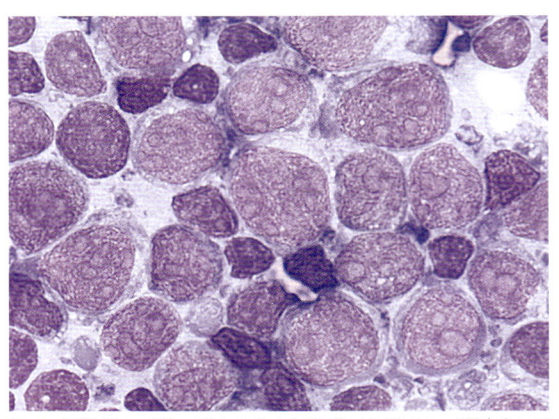

図3 悪性リンパ腫，びまん性大細胞型B細胞リンパ腫（ギムザ染色，対物，×100）
小型リンパ球の2〜3倍の大きさを有する腫瘍細胞が単調に出現している．核クロマチンは細網状で肥大した核小体が1〜数個みられる．

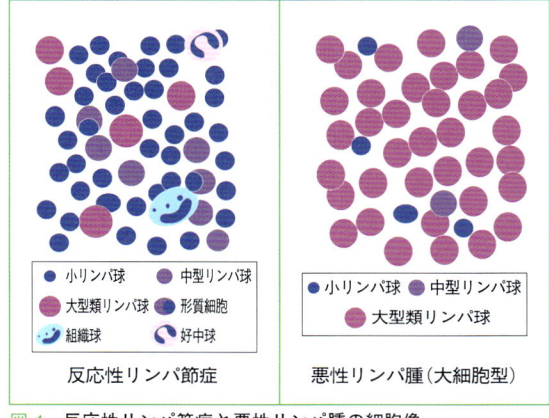

図4 反応性リンパ節症と悪性リンパ腫の細胞像

が有用であり，組織生検が避けられる．また，穿刺吸引細胞診にて悪性リンパ腫が疑われた場合は，速やかに組織生検を行い，各種検査所見と合わせて診断を確定しなければならない．捺印細胞診は組織生検の際に行われ，その利点は詳細な細胞観察（核，細胞質の性状，アズール顆粒）や迅速な判定ができることである．

2 リンパ節を構成する細胞

リンパ節を構成する細胞は各成熟段階のリンパ球が主体を占め，組織球，形質細胞，樹状細胞，血管内皮細胞，好酸球などが混在する（図2）．リンパ球は小型〜大型リンパ球までみられ，小型リンパ球は標本中に出現する最も小さなリンパ球である．核径はギムザ（Giemsa）染色で8μm前後，細胞質は狭小で，クロマチン凝集は粗く比較的均等に分布している．中型リンパ球は小型リンパ球よりもやや大きく，核径は10μm前後，核形は類円形からくびれを有し，クロマチン凝集は軽度で，核小体も観察される．大型リンパ球は小型リンパ球の2〜3倍の大きさで，核径は12〜15μm程度，核形は類円形，多辺形，くびれを有するものなど多様である．クロマチンは網状で明瞭な核小体を有し，細胞質は弱好塩基性で狭いものから豊富なものもみられ，小空胞も認められる．組織球，樹状細胞の核は類円形，腎形，分葉状であり，クロマチンは微細顆粒状，小型の核小体を有する．細胞質は豊富で淡染性，小空胞を有し，異物や核破砕物を貪食したものもみられる．

3 良性・悪性病変

良性・悪性病変の基本的な細胞像は反応性リンパ節炎の場合，小型リンパ球が70〜80％以上の割合で占められ，中〜大型リンパ球，組織球，樹状細胞などが混在する多彩な細胞像を呈する．それに比して悪性リンパ腫（非Hodgkinリンパ腫）（図3）の細胞像は単一な細胞で占められることが多く，一般に単調な出現様相を呈するとされている（図4）．Hodgkinリンパ腫は大型で単核，多核，核小体の肥大したHodgkin/Reed-Sternberg巨細胞が出現する（図5a）．転移性腫瘍は癌細

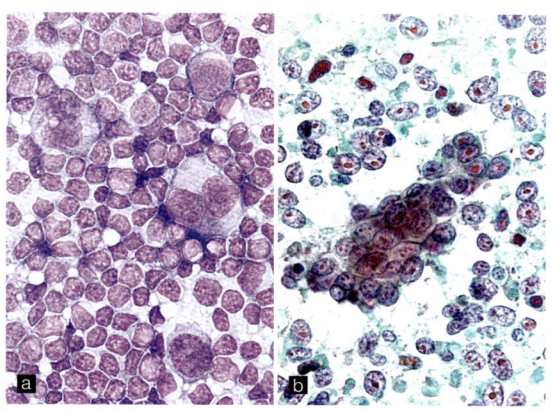

図5 悪性病変
a：悪性リンパ腫，Hodgkinリンパ腫（ギムザ染色，対物，×40），b：乳癌のリンパ節転移（パパニコロウ染色，対物，×40）：a，小型リンパ球を背景に単核，2核のHodgkin/Reed-Sternberg巨細胞が出現している。b，壊死性背景に結合性を有する腫瘍細胞が集塊状，散在性に出現している。

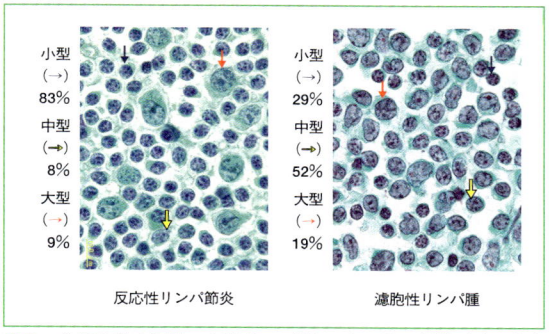

図6 各種細胞（小型〜大型リンパ球，その他，組織球など）出現率（パパニコロウ染色 対物，×100）
非腫瘍性小型リンパ球を認識し，小型〜大型リンパ球の大まかな出現率を算定する。濾胞性リンパ腫は小型リンパ球の出現率が低く，核クロマチン軽度凝集，核小体も目立つ。また強い核形不整（くびれ，切れ込み，分葉状，出芽状）を有している。

胞の転移が最も多く，悪性リンパ腫と比較すると核/細胞質（N/C）比が小さい，結合性あり，集塊状で出現，壊死物質の出現も特徴となる（図5b）。

4｜リンパ節細胞診の進め方

最初は弱拡大レンズ（対物10倍）を用いて全体像を観察，癌転移やHodgkinリンパ腫を思わせる大型異常細胞の有無を確認する。ない場合，続いて強拡大レンズ（対物40倍），必要に応じて対物100倍を用いて個々の細胞を観察する。第一に非腫瘍性小型リンパ球の認識と出現率を大まかに算定する。70%以上の場合，反応性病変，以下の場合は非Hodgkinリンパ腫が疑われる（図6）。非腫瘍性小型リンパ球の出現率が低い場合，中型〜大型リンパ球の異常の有無を観察する。異常と判定した細胞の割合，形状，均一性，N/C比，核形不整，核クロマチン，核小体，細胞質の性状などを詳細に観察する。特に悪性リンパ腫（非Hodgkinリンパ腫）では核形不整（くびれ，切れ込み，分葉状，出芽状）を有するのが特徴的な所見となる。また，その他細胞（貪食組織球，形質細胞，好酸球など）の出現も細胞診断に役立ち，以上の細胞の量的割合や，性状などを観察し総合的な判定が必要となる。

（岸本 浩次，北村 隆司，光谷 俊幸）

文 献

1) 光谷俊幸，畠山重春，岸本浩次：カラーアトラスリンパ節細胞診．医歯薬出版，2006
2) 太田秀一，北村隆司，岸本浩次：頭頸部・口腔細胞診アトラス．医療科学社，2009
3) 中本 周：リンパ節腫大患者の診断における穿刺吸引細胞診の役割．日臨細胞誌 47：150-151，2008

VI 病理

総論
1. 病理形態像の観察の仕方，考え方
   1. 細胞診と病理組織像の違い
   2. 末梢血および骨髄塗抹像と病理組織像の違い
   3. 尿沈渣と尿細胞診の比較
   4. 細菌学的観察と病理学的観察の比較
2. 病理標本の種類と目的
3. 病理標本作製法
4. 染色法
5. 免疫組織化学
6. 迅速診断
7. 透過型電子顕微鏡法

各論
8. 代謝異常の病理
9. 循環障害
10. 炎症
11. 免疫異常と移植の病理(肝移植を中心に)
12. 腫瘍
    1. 悪性腫瘍の病理診断(良性病変との鑑別)
    2. 癌の進展・増殖と転移
    3. 上皮性腫瘍(癌腫)と非上皮性腫瘍(肉腫)
    4. 悪性リンパ腫

1 病理形態像の観察の仕方，考え方

総論

1 細胞診と病理組織像の違い

はじめに

病理診断には生検または手術で採取された検体の組織診断と，尿や喀痰中に含まれる剝離細胞，あるいは子宮，肺，乳腺，甲状腺などの臓器から擦過法や穿刺吸引法によって得られた細胞で診断が行われる細胞診断とがある．どちらも標本を作製し，顕微鏡で組織構築や細胞形態を観察することで診断が行われるが，対象となる検査材料や固定法，染色法は異なる．また，組織診断と細胞診断それぞれの利点を活かすことで欠点を補い総合的な診断を行うことができる[1,2]．

1 検査材料

1．組織診

組織学的な診断を目的に切開，あるいは内視鏡的切除や生検針などを用い，病変の一部から組織片を採取する生検材料と，治療法の1つとして手術的に切除された組織や臓器が検査材料の対象となる．また，手術中に切除断端やリンパ節における悪性病変の検索を目的とする凍結切片による迅速診断もある．

2．細胞診

細胞診の検査材料は尿や，喀痰，分泌物などに含まれる剝離細胞や，擦過法，穿刺吸引法により採取した新鮮な細胞が対象となる．擦過法は皮膚病変や子宮頸部・体部，肺気管支，胆管，膵管などに主として行われ，穿刺吸引法は基本的に全身のどの部位からでも細胞採取は可能であり，特に乳腺，甲状腺，リンパ節，耳下腺などに多く行われている．貯留した胸水・腹水など液状の検査材料の検索に細胞診はその特性が活かされる．また，切除された組織から細胞を採取する捺印法はリンパ節や術中迅速診断に併用して行われることが多い．あるいは，病変の診断以外に手術時における腹腔洗浄液の悪性細胞を検索することで病期判定にも用いられるようになった．

2 固定法

1．組織診

採取された組織・細胞は時間の経過とともに変性に陥る．その変性を防止するとともに，細胞が有する物質(抗原性)を保持することが固定の目的である．通常，組織診断の固定に利用されるのは10～20％ホルマリンで，組織形態の観察に適している．組織診断は形態を観察する以外に免疫染色による検索を加えることでより正確に行うことができ，それには緩衝ホルマリン固定がよい．標本作製は固定から始まり標本の良悪を左右するため，採取された組織を速やかに固定することが第1であり，十分な液量と固定液が浸透しやすくする工夫が大切である．また，乳癌におけるホルモンレセプターや HER2，大腸癌の EGFR など免疫染色による検索は治療方針を決定するために，組織形態の診断とは別の目的で行われるようになり，よりよい固定が要求されるようになった．

2．細胞診

細胞診では検査材料や性状によって異なるが，直接塗抹法，すり合わせ法，自動遠心塗抹法(オートスメア法)，捺印法，圧挫法のいずれかでスライドガラスに細胞を塗抹し，95％エタノール

で固定する．塗抹後は乾燥に注意し，湿った状態で固定することから湿潤固定ともいわれる．湿潤であるため固定時にスライドガラスから細胞の脱落が多い欠点がある．特に液状検体の場合が顕著であり，この欠点を補うためギムザ(Giemsa)染色を併用する．ギムザ染色の場合には細胞をスライドガラスに塗抹後，冷風で急速に乾燥させるため細胞の保持性がよいとともに，リンパ系腫瘍や非上皮性腫瘍の観察に適している．

また，標本作製の標準化を目的に液状検体処理法(Liquid-based Cytology；LBC)が行われるようになった．この処理法は細胞の形態観察のほかに，特殊染色や免疫染色，遺伝子，ヒトパピローマウイルス(human papilloma virus；HPV)の検索にも有用である．保存液中である程度の保存が可能なことや，必要に応じて標本の追加作製ができるという利点がある．

3 | 染色法

組織学的診断の基本となるヘマトキシリン・エオジン(HE)染色の観察により，目的に応じて特殊染色や免疫染色による検索が行われる[3]．作製した染色標本は長期間の保存が可能であるが，褪色は避けられない．しかし，パラフィンブロックの状態で永久保存できることから，染色標本の再作製や追加検索が可能な点が最大の利点である．一方，細胞診の染色はパパニコロウ(Papanicolaou)染色が基本であり，ほかにギムザ染色，PAS(periodic acid-Schiff)染色，グロコット(Grocott)染色などが悪性細胞や病原体の識別に用いられる．パパニコロウ染色はヘマトキシリン以外にOG-6，EA-50の染色液を用い，分子量の異なるオレンジGやエオジン，ライトグリーンの色素により，個々の細胞を橙色～淡紅色，淡青緑色に染め分けることができる．細胞診の特性から全く同じ標本の作製はできず，保存は作製された染色標本のみであるが，時にパパニコロウ染色標本を脱色して，あるいは細胞転写法[4]を用いることで免疫染色を施行することもある．また，一般的にパパニコロウ染色標本は時間の経過とともに褪色するため，その標本を脱色し再染色するか，画像として保存するバーチャルスライドの技術を利用する．

4 | 顕微鏡像

組織診と細胞診のどちらにおいても採取された検査材料で良性・悪性の診断が主な目的である．組織診断は組織の構築と細胞所見など全体として多くの情報を基に行われ，細胞診断は標本に含まれるすべての細胞の中から異型細胞を見つけ出し，その異型度から良性・悪性の判定を行う．

組織像と細胞像の違い，観察の仕方・考え方を次の点で挙げてみる．

1．標本全体像の違い(図1)

組織標本は薄切，染色することにより顕微鏡で観察できる状態となり，スライドガラスに組織片と同じ形が観察される．また，連続切片の作製が可能である．細胞診の標本作製では薄切の過程はなく，検査材料を直接スライドガラスに塗抹するため，含まれる細胞は標本により異なり，全く同じ標本は作製できない．

2．組織構造と細胞像(図2)

組織像は扁平上皮，腺上皮，間質など組織を構築する成分が明瞭で，それぞれの位置関係や重層する扁平上皮，あるいは腺上皮で構成される腺管形成などの構造がよくわかる．細胞像は散在性または集塊としてみられる．散在性に種々の細胞が混在しても，その細胞形態の特徴から扁平上皮細胞や腺細胞など細胞の種類は鑑別できる．細胞集塊においては細胞配列の観察で組織構造を見いだせる場合もあるが，すべての集塊で構造を示すわけではない．

3．個々の細胞の見え方(図3)

組織診では組織構造と細胞所見の観察を行うことができるが，細胞診では固定液にアルコールを使用しているため特に核クロマチンの観察に優れる．また，核や核小体の形と大きさ，細胞の結合性の有無やその特徴など個々の細胞をより詳細にみることができる．

4．HE染色とパパニコロウ染色による違い(図4)

ヘマトキシリンとエオジンで核とそれ以外を染め分けるHE染色に比べ，パパニコロウ染色は多くの色素を用いた染色法である．後者は特に扁平上皮癌の細胞形態に加え，角化や細胞質の厚

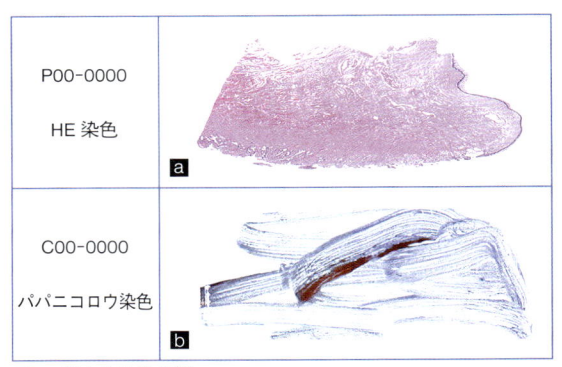

図1 標本全体像の違い
組織を薄切し標本を作製するHE染色標本(a)と綿棒で細胞を採取し直接スライドガラスに塗抹した細胞診パパニコロウ染色標本(b).

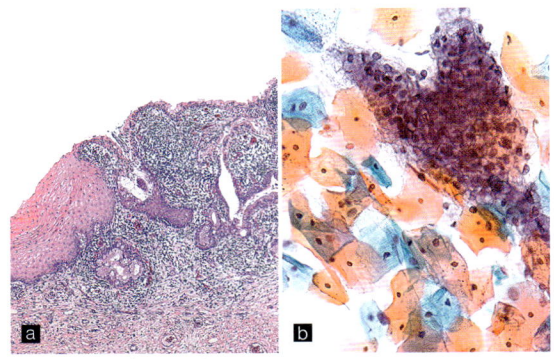

図2 組織構造と細胞像
扁平上皮と腺上皮の構造と位置関係がわかる組織像(a)と,細胞形態の特徴から散在性に出現する扁平上皮細胞と集塊としてみられる腺細胞が鑑別できる(b).

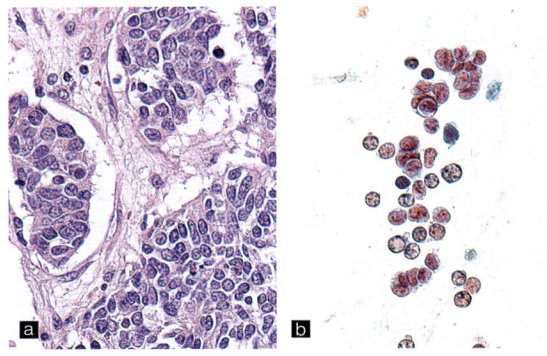

図3 個々の細胞のみえ方
腫瘍は小型の細胞で充実性の増殖と脈管に浸潤していることがわかる肺小細胞癌の組織像(a).細胞像では小型でN/C比が大きく,細顆粒状のクロマチンと濃染する核の状態や特徴的な鋳型状の細胞結合がみられ,個々の細胞を観察するには細胞診のほうが優れる(b).

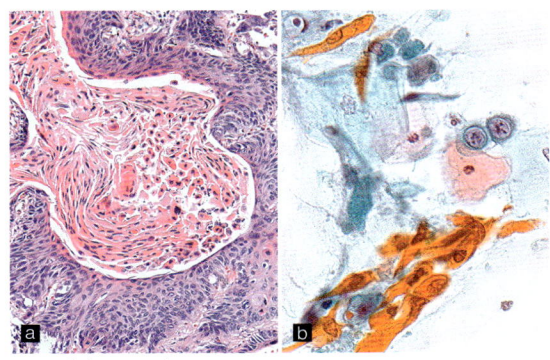

図4 染色による違い
扁平上皮癌で比較すると角化部分がエオジンで濃く染まるHE染色(a)と,オレンジG,エオジン,ライトグリーンの色素で染め分けされるパパニコロウ染色は細胞質の厚さ,輝度の観察に優れる(b).

さ,輝度などの観察に優れる.

5. 病変の広がりと悪性細胞(図5)

組織診では悪性と診断した場合は悪性度と浸潤の程度を判定する.細胞診では悪性細胞と判定できても,その悪性細胞から浸潤の程度を判定することはできない.それは,悪性細胞と周囲の組織構造が把握できなければ知ることができないためである.

6. 組織診と細胞診の不一致(図6)

組織診と細胞診の結果が必ずしも一致しない場合がある.それには,検査材料の採取法と標本作製法の違いをはじめ,それぞれの特性を理解することが必要である.

組織診は病変の局在を把握できる反面,組織材料を採取する部位によっては病変が含まれない可

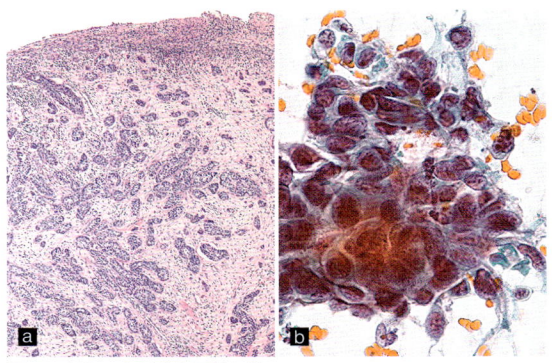

図5 病変の広がりと悪性細胞
悪性の診断と病変の広がりや浸潤の程度を判定できる組織像(a)と,細胞異型が強く,悪性と判定できる細胞像であるが,浸潤の程度を知ることはできない(b).

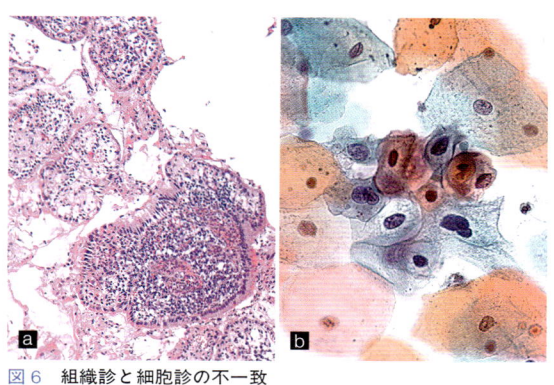

図6 組織診と細胞診の不一致
子宮頸部の細胞診で扁平上皮に由来する核異型細胞が認められる(a)が，組織像では腺上皮のみで扁平上皮部分が採取されておらず，細胞像に一致する像はない(b)．

能性がある．一方，剝離細胞診では広い範囲から細胞が採取できるが，病変の局在部位が明確ではない．しかし，穿刺吸引細胞診やブラッシングでは採取部の病変が評価できる．また，組織診で悪性と診断されても，細胞診では細胞異型の弱い，悪性細胞の判定が困難な場合やその逆の場合があり，組織診と細胞診を比較するにはそれぞれの長所を熟知し，お互いを補うべきである．

（山田　正人，水口　國雄）

2 末梢血および骨髄塗抹像と病理組織像の違い

はじめに

　血液検査は，採取が容易な末梢血の細胞形態観察から発展し，骨髄細胞の検討に展開した．血液病学は，細胞形態学を中心に発展してきた．細胞学的には個々の細胞の詳細な解析が可能であるが，量的評価が加わらないと白血病の診断は不可能である．そのため白血病の診断には芽球の定量化が加えられてきた．フローサイトメーターによる表面形質観察，分子病理学的検討などにより，改訂されたWHO分類では白血病の診断に必要な芽球比率は下げられてきた．

　近年，造血幹細胞研究における組織構築の意義が再評価され，組織学的局在と分子相関が次々と明らかにされた．骨髄を組織学的にみると，従来の細胞病理学とは違う視点からの診断が可能である．本項では，骨髄を組織でみることは，細胞病理学と何が異なり，どう考えるかを解説する．

1 骨髄の正常・反応性パターンの組織所見

　骨髄を組織でみることは，造血をシステムとして理解することである．個々の造血細胞が骨髄のどこに，どのような形で血管，間質細胞など造血間質とどのように関連して存在するかを読み解くことで，造血の仕組みを理解する．芝居に例えると，細胞は個々の役者である．舞台装置があり，役者はそれぞれ立ち位置がある．組織をみることは，舞台全体を眺めることである．細胞をみることは，役者を詳細に観察することであるが，舞台における役割はそれだけでは明らかにはならない．

　骨髄を組織で観察するうえで知っておくべき基本的な点がいくつかある．造血細胞と脂肪細胞との比率(cellularity)は部位と年齢で異なる．赤芽球は各分化段階からなる集合体としての血島を形成する．顆粒球もさまざまな分化段階の細胞が，赤芽球ほど明瞭ではないが集合体を形成する．赤芽球島は，骨梁に接しての分布は通常みられない．巨核球は髄洞周囲に分布する．正常の芽球は極めて少数散在性にみられる．形質細胞は静脈性血管周囲を取り巻いて配列する．

　貧血の回復期では，赤芽球の反応性過形成が観察できる．数的過形成のみならず，分化の同期する赤芽球がそれぞれ独立した血島形成を呈する傾向がみられる(図1)．感染症などに伴う反応性顆粒球過形成も，数的所見だけではなく，一定の分化が同期した細胞集団として観察される(図1)．移植後の生着所見や，化学療法後の立ち上がり像では，赤芽球と顆粒球はそれぞれ分離した造血を呈し，初期には集団ごとに分化が同期する．この組織学的所見は，血球を早く増やすための合目的

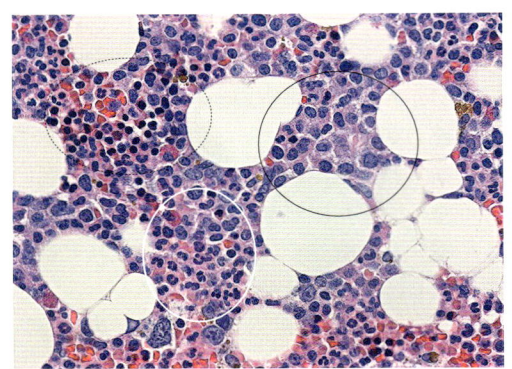

図1　反応性過形成骨髄
化学療法後などの反応性過形成骨髄では，各系統の分化が同期した集簇増生が明瞭にみられる．赤芽球島は同程度の分化を呈する赤芽球集簇からなる（点線），顆粒球もやや幼若な細胞集塊（黒実線）と好中球分化が明瞭な集簇（白実線）が独立して観察される（HE染色，×400）．

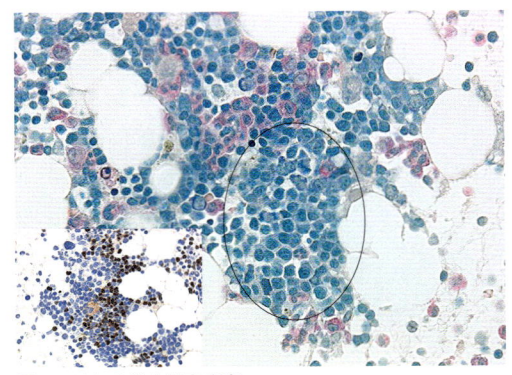

図2　ALLの微小残存病変
ALLの治療後の微小残存病変の評価は難しいが，組織学的には同じ形態の芽球が集簇増生を呈し，同一のマーカーを発現する（ナフトールAS-Dギムザ重染色，×400，囲み：TdT免疫染色）．

的な構造学的特徴である．

2 │ 白血病細胞は骨髄でどのように分布するか

　白血病細胞の同定は，塗抹細胞では形態的特徴から容易である．しかし，診断には一定数の芽球出現が必要である．組織での細胞形態は塗抹細胞の形態と異なる．その違いは，塗抹細胞は1つひとつが目玉焼きであり，組織でみられる細胞形態は輪切りのゆで卵の一断面である．
　白血病は，組織学的には腫瘍として認識される．すなわちクローナルな増殖である腫瘍は，同じ形質，形態の細胞が固まって増殖することである．組織学的にその所見をとらえることは，数的意義を必要とせず細胞学的診断より高い診断価値を有する．免疫染色を加えることで，どの細胞がどのような形質を持ち，どのように分布する（組織構築を形成する）かを評価できる．
　例えば急性リンパ性白血病（acute lymphocytic leukemia；ALL）は結節状に増生するため，微小残存病変の同定はTdT（terminal deoxynucleotidyl transferase）などの固有のマーカーを用いることで容易である（図2）．
　急性骨髄性白血病（acute myeloid leukemia；AML）では，白血病細胞はどのように分布しているだろうか．芽球が多数の場合は，ALLと同様に結節性でその診断は容易である．治療後などの微小残存病変はどうであろう．この浸潤パターンを認識するには低形成白血病の浸潤パターンをみるとよい．低形成白血病は低形成髄でありながら，芽球が診断基準を満たす白血病である．この芽球は脂肪髄の脂肪間隙に増生する特徴がある（図3）．白血病細胞は正常造血の盛んな部分には少ない．この特徴はほかの骨髄性白血病にも共通して観察される．組織構築としての分布パターンと，免疫染色によるマーカーの検討により，白血病の組織診断が可能となる．白血病と異なり，正常でも観察される芽球は孤立散在性にみられ，多くは造血が豊富な領域に散在し，存在様式の違いにより鑑別が可能である．

3 │ 再生不良性貧血と低形成MDSの鑑別

　低形成骨髄病変は，塗抹細胞ではほとんど細胞がみられない検体でも，生検やクロット標本では一定の観察が可能である．
　再生不良性貧血は，成熟巨核球の消失が特徴で，mast cellの増加がみられる．成熟顆粒球の高度な減少が特徴で前赤芽球が減少し，megaloblastic changeはみられない．低形成骨髄異形成症候群（myelodysplastic syndrome；MDS）では，成熟巨核球は減少するが，小型細胞やmicro megakaryocyteをみる．免疫染色を用いて同定することが推奨されている．また正常ではみられ

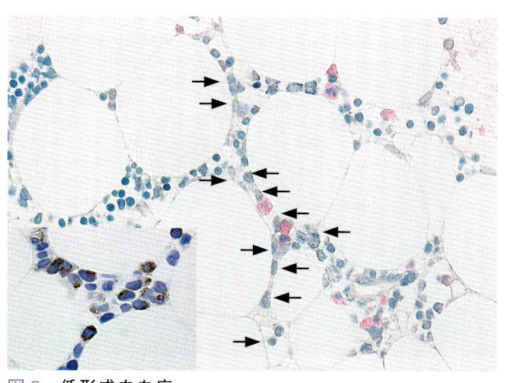

図3 低形成白血病
低形成白血病は，低形成髄で芽球が20%以上を占めるAMLの特殊型である．芽球(→)は脂肪細胞間隙に分布し，CD34免疫染色では陽性芽球の分布が明瞭である(ナフトールAS-Dギムザ染色，×400，囲み：CD34免疫染色，×1,000)．

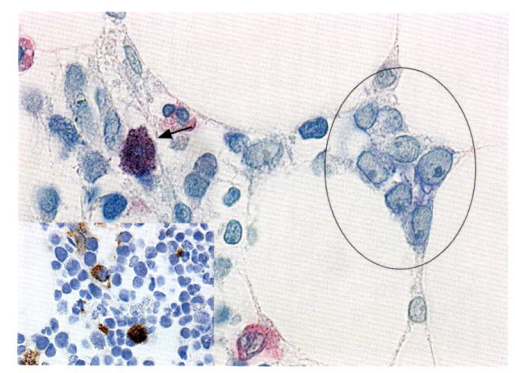

図4 低形成MDS
低形成MDSでは，赤芽球はmegaloblastic changeを呈する異形成の軽度な細胞集簇を呈する．再生不良性貧血と同様にmast cell(→)が増加する．Micromegakaryocyteの同定には免疫染色が有用である(ナフトールAS-Dギムザ染色，×1,000，囲み：CD42b免疫染色，×400)．

ない皮質骨周囲の赤芽球島形成の出現や，幼若赤芽球のmegaloblastic changeはMDSの特徴的所見である(図4)．

4 骨髄を組織で見るということ

細胞学的に個々の細胞所見を観察し，骨髄を組織としてみることで，造血のシステムを考え，その統合として造血器疾患の診断がある．構造的異常に基づく疾患をとらえることで，造血器疾患の本質に迫ることができる．きれいな標本で，免疫染色や，組織化学染色を組み合わせることにより，構造が見えてくる．われわれは通常のHE染色標本より，ギムザ染色にナフトールAS-D染色を重染色することで，一枚の標本から得られる情報量を増やしている．さらに的確な免疫染色を組み合わせることで，細胞の形質を評価でき，どのような細胞がどのように存在するかを確かめることができる．まずは弱拡大で組織を眺めることからはじめるのがよい．

(伊藤　雅文)

3 尿沈渣と尿細胞診の比較

はじめに

顕微鏡検査は，いうまでもなく一般検査室，血液検査室，細菌検査室，細胞診・病理検査室などで不可欠の検査である．観察する材料は尿，血液，骨髄穿刺材料，喀痰，生検材料，手術標本など多岐にわたり，それぞれの専門家による報告がなされている．しかし，尿や喀痰，骨髄穿刺材料などは，同一検体に対して複数の検査室で別個に観察し報告することも多く，専門領域外の検査技師や医師からみると，共通の材料に対する顕微鏡検査であるのに，なぜ異なる専門家の手に委ねられるのか，疑問に感じている向きも少なくない．

そこで，ここでは検査科の重要な業務の1つである尿検体の顕微鏡検査について，一般検査室が担当する尿沈渣検査[1~3]と，病理(細胞診)検査室が担当する尿細胞診[4,5]でどのように観察されるか，双方の検査の特徴を比較検討してみたい．

1 円柱をみる

尿中には，血球，円柱，結晶，上皮細胞，細菌などのさまざまな有形成分が顕微鏡下で観察されるが，同一尿の円柱を尿沈渣検査と尿細胞診で比較する．尿沈渣は原則として無染色で鏡検し，必

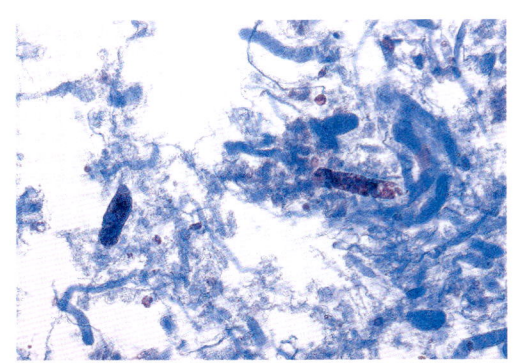

図1　上皮円柱と多数の硝子円柱を認めた尿沈渣像（ステルンハイマー染色）

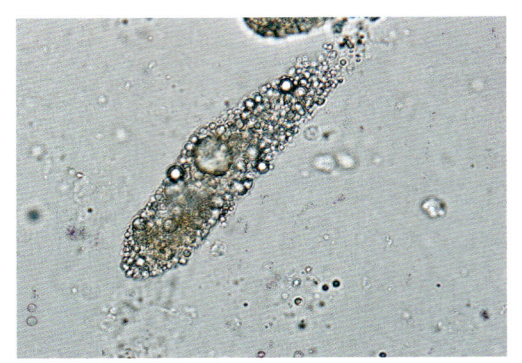

図2　図1と同一の尿沈渣中で認められた脂肪円柱

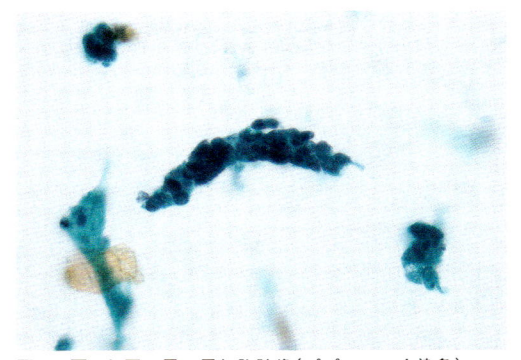

図3　図1と同一尿の尿細胞診像（パパニコロウ染色）中央に上皮円柱を認める．

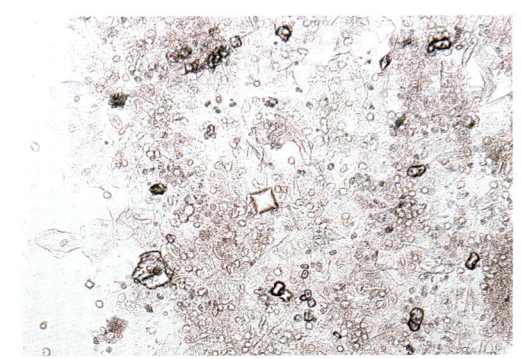

図4　シュウ酸カルシウム結晶と多数の白血球と扁平上皮を認めた尿沈渣像

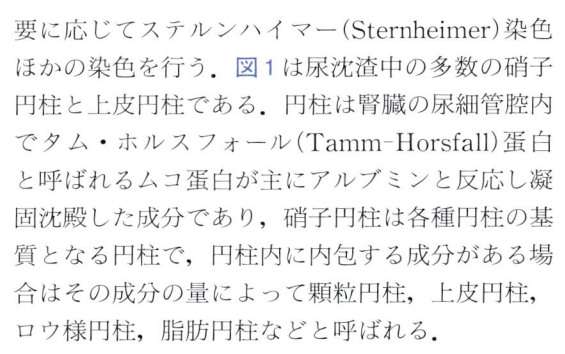

要に応じてステルンハイマー（Sternheimer）染色ほかの染色を行う．図1は尿沈渣中の多数の硝子円柱と上皮円柱である．円柱は腎臓の尿細管腔内でタム・ホルスフォール（Tamm-Horsfall）蛋白と呼ばれるムコ蛋白が主にアルブミンと反応し凝固沈殿した成分であり，硝子円柱は各種円柱の基質となる円柱で，円柱内に内包する成分がある場合はその成分の量によって顆粒円柱，上皮円柱，ロウ様円柱，脂肪円柱などと呼ばれる．

図2は同一尿の脂肪円柱である．基質内に脂肪球を多数含む脂肪円柱はネフローゼ症候群で高率にみられる重要な成分である．このように，円柱の成分によって尿細管腔内の状態を推定することができ，また出現数や幅（60μm以上の場合，より高度な障害を示す指標となる）からも腎機能障害を推定できる重要な指標となる．

図3は同一尿の細胞診パパニコロウ染色像である．細胞診のパパニコロウ染色で観察するためには，塗抹，脱水，染色，封入などの複雑な過程を必要としているが，図1, 2に比較して，上皮細胞は多数認められるのに対し，円柱が少なくなっていることがわかる．これは，染色過程で使用するアルコールでの脱水操作によって，基質や各成分の溶解，収縮・変性が生じたり，染色過程における成分の剥離などの影響と考えられる．

2│結晶をみる

同一尿の結晶を尿沈渣検査と尿細胞診で比較する．図4は尿沈渣中のシュウ酸カルシウム結晶である．結晶は，体内で代謝された余剰成分が，腎・尿路系内あるいは採尿容器内でpHや温度などの影響で結晶化したものである．シュウ酸カルシウム結晶以外に尿酸結晶，リン酸カルシウム結晶，リン酸アンモニウムマグネシウム結晶，尿酸アンモニクム結晶などが健常人でも認められ，通常結晶と呼ばれる．

通常結晶と尿路結石には相関性は少ないといわ

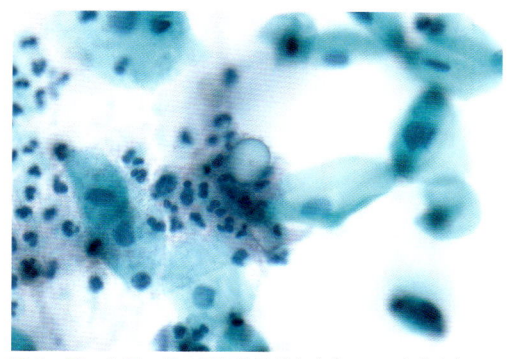

図5　図4と同一尿の尿細胞診像(パパニコロウ染色)
中央にシュウ酸カルシウム結晶を認める.

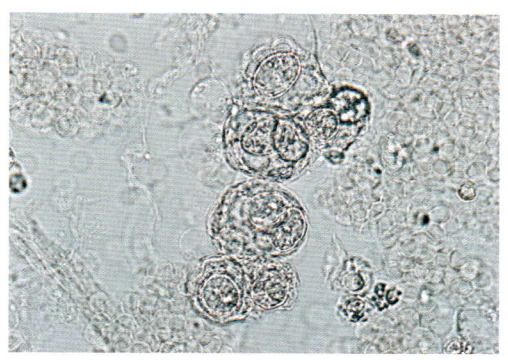

図6　多数の赤血球とともに尿沈渣中に出現した異型を有する上皮細胞

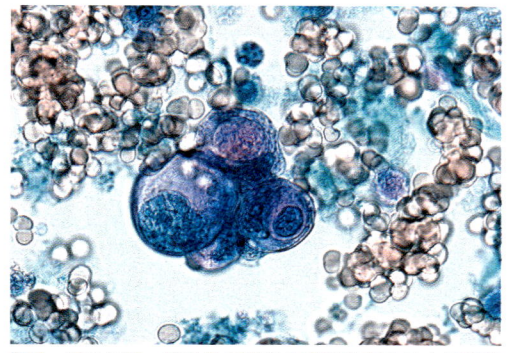

図7　図6と同一尿の尿沈渣像の異型を有する上皮細胞(ステルンハイマー染色)
核の性状がより明瞭となる.

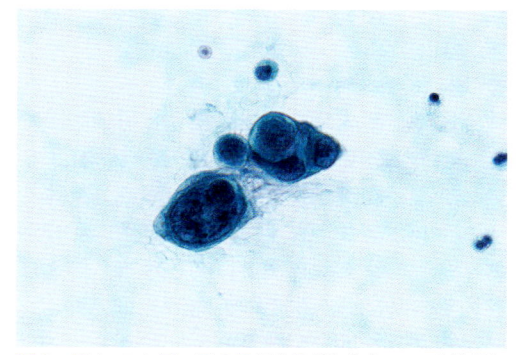

図8　図6, 7と同一尿の尿細胞診像(パパニコロウ染色)
G3の分化度を示す尿路上皮癌細胞である.

れているが，結晶が持続する場合や巨大な結晶が出現したときには，通常結晶でも結石に対する注意が必要である．ビリルビン結晶やチロジン結晶，シスチン結晶，ロイシン結晶，2,8-ジヒドロキシアデニン結晶，コレステロール結晶などは病的な異常結晶で，尿沈渣で偶然発見され，疾患の発見につながることも多い．したがって，尿沈渣で結晶が認められた場合，形状・色調・尿pHや物理化学的手法を加味して結晶の分類を行っている．

　図5は，図4と同一尿の細胞診パパニコロウ染色像である．尿沈渣で多数認められたシュウ酸カルシウム結晶が減少・変形していることがわかる．尿細胞診では，パパニコロウ染色過程の有機溶剤の影響やpHの変化などで結晶の変形や減少・消失が生じたり，本来の色調ではなくなってしまうことがある．

3｜異型細胞をみる

　同一尿の異型細胞を尿沈渣検査と尿細胞診で比較する．図6は，尿沈渣中に多数の赤血球とともに認められた上皮細胞の顕微鏡像である．この上皮細胞は核小体が目立ち，N/C比も大きく異型性を示した細胞である．このような上皮細胞を認めた場合，尿沈渣ではステルンハイマー染色法を行い(図7)，核と細胞質を染め分け，核の大きさや核形不整，クロマチン増量，集塊状の出現などを観察する．異型細胞には良性異型と悪性異型があり，尿沈渣においてもさまざまな角度からの観察により，良性・悪性の鑑別やその細胞がどの細胞型に属するかなどを推定することが可能である．

　図8は，図6, 7と同一尿の細胞診パパニコロウ染色像である．細胞異型・核異型から尿路上皮癌細胞G3(低分化な移行上皮癌)と確認できる．

表1 尿沈渣検査法と尿細胞診検査法の違い

	尿沈渣検査法	尿細胞診検査法
検査の目的	血球，結晶，細菌，上皮細胞，腫瘍細胞の同定と鑑別．半定量	腫瘍細胞の同定．良性・悪性や異型度の判定．定性
標本の固定	しない	アルコール固定
標本の処理	生（なま）の状態で観察	細胞に変化，変性を加えて観察
染色法	無染色，ステルンハイマー染色	パパニコロウ染色
観察法	スライドガラスに載せる（検体のすべてを観察可能）	スライドガラスに貼り付ける（消失する細胞も多い）
標本の保存	通常保存しない	半永久保存

おわりに

同一尿の有形成分を尿沈渣検査と尿細胞診で比較して双方の適応や違いを説明した（表1）．さらにいえば，尿沈渣検査は尿中の有形成分全体を観察することにより，腎・尿路系疾患を広く分別するスクリーニング検査が主目的となる．例えば，円柱の出現時には，生化学の血清クレアチニン値や尿アルブミン排泄指数などをはじめとする生化学的な腎機能検査の実施が求められる．結晶が持続して結石症を疑う場合は，腹部エコーやX線検査・腹部CTなどへの対応をより迅速に進めることができる．異型細胞の有無も尿沈渣で十分判定可能で，最終的な質的診断のみ細胞診，組織診に委ねることによって検査時間やコストの削減にも貢献できる[1〜3]．

一方，尿細胞診はあくまで尿路系の腫瘍の検出が主目的であり，尿沈渣だけでは判定が難しい悪性度，治療効果，術後再発の検索に用いられる検査である．しかしながら，尿細胞診はガラスへの貼り付けの際や，固定から染色，封入までの各過程で有形成分が多少なりとも消失，変化，変形することは避けがたい．したがって，多くの施設では，尿沈渣で有形成分のなかでも特に異型細胞が出現したときにのみ，尿を細胞診に提出している[4,5]．すなわち，尿の沈渣と細胞診はそれらの特性を互いに補い合う検査といえる．尿沈渣と細胞診の関係を再認識していただければ幸いである．

（田村 克実，手島 伸一）

④ 細菌学的観察と病理学的観察の比較

はじめに

顕微鏡を用いて細菌検査室が行っている病原微生物の同定と，病理検査室が行っている病理学的・細胞学的検査は，臨床的に重要視され優先的に採用される．細菌検査室と病理検査室が扱う検査材料には共通なものが多く，喀痰，血液，髄液，尿，胆汁，針生検材料などがある．特に喀痰は双方の検査室での主要な材料で，呼吸器疾患の病因を明らかにするために必要不可欠なものである．

本項では，喀痰を基に，筆者の所属する同愛記念病院の細菌検査室と病理検査室での検体の流れ，標本作製法や染色法，形態像の違いを示してみたい（図1）．

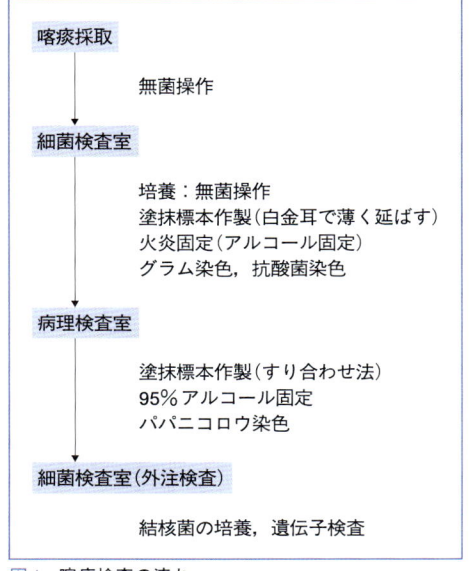

```
喀痰採取
    ↓ 無菌操作
細菌検査室
    ↓ 培養：無菌操作
      塗抹標本作製（白金耳で薄く延ばす）
      火炎固定（アルコール固定）
      グラム染色，抗酸菌染色
病理検査室
    ↓ 塗抹標本作製（すり合わせ法）
      95％アルコール固定
      パパニコロウ染色
細菌検査室（外注検査）
      結核菌の培養，遺伝子検査
```

図1 喀痰検査の流れ

1 | 喀痰検査の目的と採取

　喀痰検査の目的は病原微生物の同定と腫瘍の診断の 2 つある．臨床的に胸部 X 線で結節影がみられる際には，結核と腫瘍の鑑別のために，喀痰の細菌学的検査と病理学的検査（細胞診）が提出される．胸部 X 線で浸潤影が認められた場合は，主に感染症が疑われて細菌学的検査が依頼され，病理学的検査は必ずしも依頼されない．しかし，浸潤影のときにも，感染症が否定されたとき，抗菌薬に反応しないとき，浸潤影を示す肺癌や好酸球性肺炎が疑われるときなどには細胞診が依頼される．また，肺癌検診では細胞診のみに喀痰が提出される．

　喀痰採取は常在菌の影響を受けやすい．採取前に必ず数回うがいをしてから喀痰を滅菌容器に採取する．深呼吸をして大きな咳とともに喀痰を排出させる．同愛記念病院では喀痰の容器は 1 個で，まず細菌室に提出される．

2 | 喀痰の細菌学的検査

　喀痰の細菌学的検査には培養と塗抹標本の顕微鏡検査がある[1]．塗抹標本の顕微鏡検査は，患者の初期治療における抗菌薬の選択や，院内感染予防などの重要な情報を提供できる優れた迅速検査である．比較的簡単に短時間でできる検査ではあるが，鏡検結果を正確に報告するまでには多くの注意すべき点がある．まず，検体採取時のコンタミネーションに注意が必要である．また，塗抹標本の作製・染色・鏡検には十分な技術の習得を必要としている．

　細菌検査では，喀痰中の膿性の所を選んで培養検査と塗抹標本に用いる．塗抹標本作製は必ず培養作業が終わった後に行う．コンタミネーションを生じぬよう注意し，培養検査に使用した白金耳を直接スライドガラスに塗りつけて作製する．できるだけ薄く延ばして乾燥させる．塗抹標本が厚いとスライドガラスから剥がれやすくなる．十分乾燥させた塗抹標本をガスバーナーの炎の上をゆっくりと 2〜3 回通過させて火炎固定しているが，火炎固定は菌の変性を生じやすいため細心の

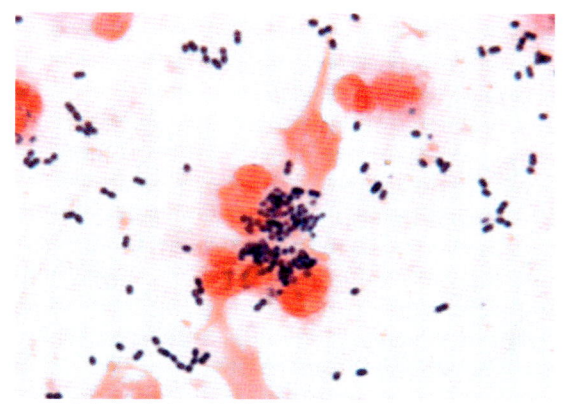

図 2　肺炎球菌（グラム染色）
ランセット型で紫に染色されたグラム陽性の双球菌が多数みられる．辺縁がやや薄く抜けて陽性にも陰性にも染まらないのは莢膜の存在が考えられる．

注意が必要である（アルコール固定の施設も多い）．ここまでの作業には安全キャビネットを使用している．

　染色は通常はグラム染色と抗酸染色が行われる．グラム染色法にはいくつかの方法があるが，同愛記念病院では安定した再現性が期待でき，また低コストのハッカー（Hucker）変法を採用している．脱色時に水分をよく切ってから純エタノールを素早く標本の上に広げることが染色上のコツであり，染色ムラを防ぐことができる．後染色にはサフラニン液を使用しているが，一部のグラム陰性桿菌で染まりにくくなる欠点がある．この場合にはサフラニン液の代わりにパイフェル液を使用すると改善される（図 2）．

　抗酸染色〔チール・ネールゼン（Ziel-Neelsen）染色〕は結核の院内感染防止上からも大切であり，臨床からの依頼がなくとも行うようにしている．チール・ネールゼン染色は染色時の加温と脱色にコツがあり，それをマスターすれば抗酸菌を確実に染色できる優れた染色法である（図 3）．

　細菌学的観察は 1,000 倍率にして鏡検する．グラム陽性菌は紫に染色され，グラム陰性菌は赤く染色される．ブドウ球菌，連鎖球菌，双球菌，短桿菌，螺旋菌，酵母，菌糸などの菌体特徴で原因菌の予測に有用である．原因菌の推定には細胞背景も役に立つ．最終的には培養検査で確定される．

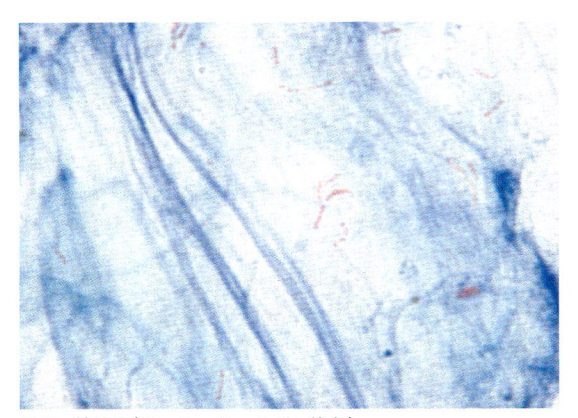

図3 結核菌(チール・ネールゼン染色)
桿菌が赤く陽性に染色された.

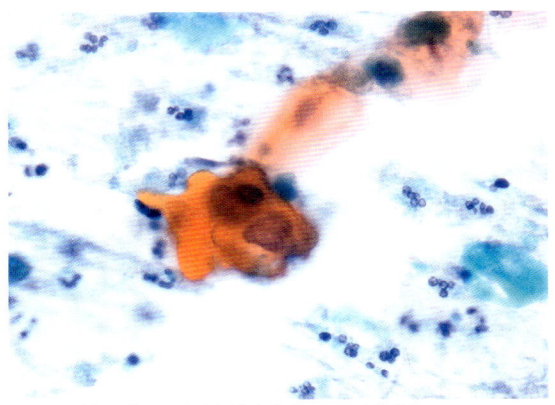

図4 陽性,扁平上皮癌細胞(パパニコロウ染色)
オレンジGに染まる扁平上皮癌細胞である.

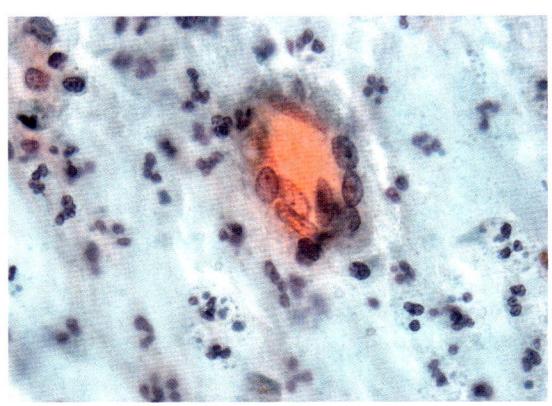

図5 陰性,ラングハンス型巨細胞(パパニコロウ染色)
図3と同一症例.ラングハンス型巨細胞がみられることから結核症が疑われた.

3｜喀痰の病理検査室での検査

　喀痰の病理検査室での目的は，腫瘍細胞あるいは腫瘍を疑わせる細胞を選別することが最も重要であるが，感染症を示唆する細胞を選別することや病原微生物を見つけることにも意義がある.

　病理へは細菌検査室での検体処理後の残りが提出される.病理でのサンプリング，塗抹，染色などの手技は，細菌検査室とは大きく異なる.サンプリングは血痰部を最優先し，顆粒状部，粘稠性部，黄白色部，黄色膿性部，そのほかの順で採取する[2]．

　標本の塗抹はすり合わせ法で行っている.ピンセットで喀痰の小豆粒ほどをスライドガラス上に載せ，もう1枚のスライドガラスで挟んで伸展させ，双方のガラスをすり合わせて左右に引き離し塗抹する.乾燥させずにただちに95%アルコールで固定する.ここまでの作業は安全キャビネットの中で行われる.

　染色法は通常はパパニコロウ染色である.その詳細はV-3-1)「パパニコロウ染色，ギムザ染色」(279頁)に詳しいが，核をヘマトキシリンで，細胞質をオレンジG，ライトグリーン，エオジンなどで染色する基本的な染色法である.パパニコロウ染色以外では，臨床診断が真菌感染やニューモシスチス肺炎を疑うときにはグロコット染色を行う.そのほか必要に応じてPAS染色，ギムザ染色，免疫組織化学などを行う.

　腫瘍細胞の有無の判定には，陰性，疑陽性，陽性と区分し，陽性あるいは疑陽性と判定された場合，細胞診断名あるいは疑われる病変について記述する(図4)．腫瘍細胞が陰性と判断されても，真菌症，ウイルス感染症，結核(図5)，好酸球性肺炎など，病変が推定可能なことがある.

おわりに

　病理で処理後の検体は，再び細菌室に戻して，結核菌の培養や遺伝子検査に用いられているが，同愛記念病院ではそれらは外部に委託している.

　喀痰を材料とした顕微鏡検査の重要性を認識していただければ幸いである.

(三関　信夫，手島　伸一)

文　献

1　細胞診と病理組織像の違い
1) 坂本穆彦：組織と細胞診．病理と臨床 16：906-908，1998
2) 水口國雄：病理と細胞診．別冊　医学のあゆみ，医歯薬出版，pp 19-21，1997
3) 水口國雄，山田正人：特殊染色の選択とその解釈．病理と臨床 26：47-57，2008
4) 畠　榮：細胞診検査への免疫学的手技の応用．病理と臨床 20：69-77，2002

2　末梢血および骨髄塗抹像と病理組織像の違い
・定平吉都(編)：わかりやすい骨髄病理診断学．西村書店，2008
・伊藤雅文：造血器疾患診断における病理組織学的診断の有用性．医学のあゆみ 215：964-967，2005
・伊藤雅文：骨髄．病理と臨床 26：261-266，2008
・伊藤雅文：低形成髄．病理と臨床 28：334-335，2010
・伊藤雅文：MDSの骨髄病理組織．松田　晃(編)：骨髄異形成症候群(MDS)診療 up-to-date，中外医学社，pp 35-48，2011

3　尿沈渣と尿細胞診の比較
1) 日本臨床衛生検査技師会(編)：尿沈渣検査法 2010．日本臨床衛生検査技師会，2010
2) 伊藤機一，野崎　司(編)：新カラーアトラス尿検査．月刊 Medical Technology 別冊．医歯薬出版，2004
3) 宿谷賢一：『尿沈渣検査法 2000』の改訂版，「尿沈渣検査法 GP1-P4」のポイント．検査と技術 40：18-23，2012
4) 細胞検査士会(編)：細胞診標本作製マニュアル　泌尿器．武藤化学，2004
5) 矢谷隆一，坂本穆彦：細胞診を学ぶ人のために　第5版．医学書院，2011

4　細菌学的観察と病理学的観察の比較
1) 管野治重，川上小夜子：感染症診断に必要な微生物検査．ライフサイエンス，2003
2) 細胞検査士会(編)：細胞診標本作製マニュアル　呼吸器．武藤化学，2003

2 病理標本の種類と目的

総論

はじめに

病理検査では診断目的，研究目的などでさまざまな病理標本が作られ，さまざまな方法で観察される．生検，手術検体，解剖いずれにおいても観察機器として光学顕微鏡および電子顕微鏡が頻繁に使われる．

光学顕微鏡は光を照射して観察する顕微鏡で，光を通して観察するため，対象組織の厚さは数 μm 程度が最適である．電子顕微鏡は光源の代わりに極めて波長が短い電子線を用いて観察する顕微鏡である．組織の厚さは 50～100 nm 程度で，分解能は 0.1 nm 程度となる．

したがって，病理標本は大きく光学顕微鏡用の"光顕標本"と電子顕微鏡用の"電顕標本"に分けられる．日常病理診断ではもっぱら光顕標本が使用され，通常はパラフィン標本と凍結標本の2種類がある．

1 光顕標本

1．パラフィン標本

「パラフィン標本」とはパラフィンに包埋された組織をミクロトームで薄切して，スライドガラスの上に載せた標本のことである（図1）．組織の大きさはさまざまであるが，スライドガラスの大きさによって制限がある．パラフィン標本は固定後，数時間～数日かけて作製される．パラフィン標本は薄切時に切片の厚さを 1～数十 μm に調整できる．組織は立体構造をなしているため，切片が厚いほうが細胞の重なり具合（三次元構築）はわかりやすいが，低倍～高倍を使用する光学顕微鏡では焦点深度の関係で 3 μm 前後が最も観察しやすい．観察できる倍率は 2,000 倍がほぼ限界で，細胞内の小器官を詳細に観察することはできな

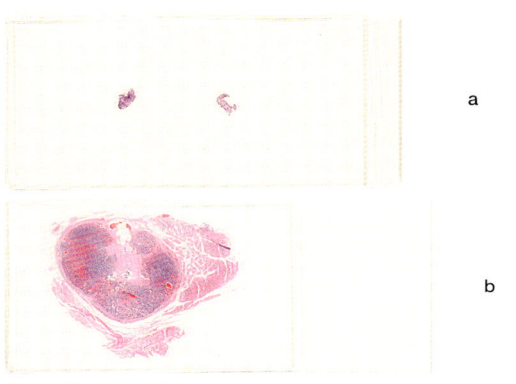

図1　パラフィン標本
a：生検された小組織の標本（HE染色），b：手術摘出された腫瘍の標本（HE染色）．

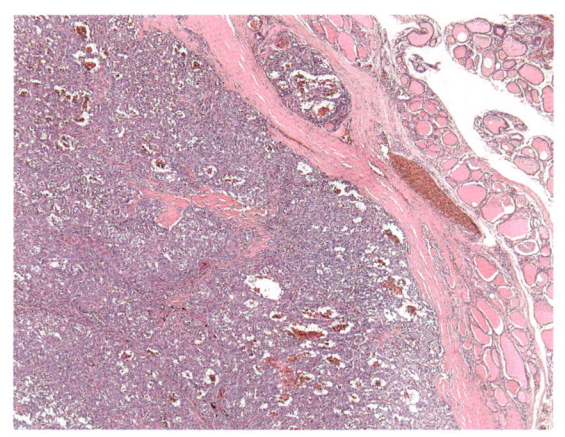

図2　甲状腺髄様癌のパラフィン標本の HE 染色組織像
正常甲状腺と隣接してアミロイド沈着を伴う髄様癌の増殖をみる（対物，×4）．

い．したがって，細胞の配列，細胞の大きさ，核の大きさ，核の性状，細胞質の状態などを観察する．病理診断では正常組織構造の乱れ，正常細胞との違い，出現している細胞（炎症細胞，腫瘍細胞など）の種類を見分けて病気の種類や良悪性などを判断する（図2）．比較的大きな手術材料では

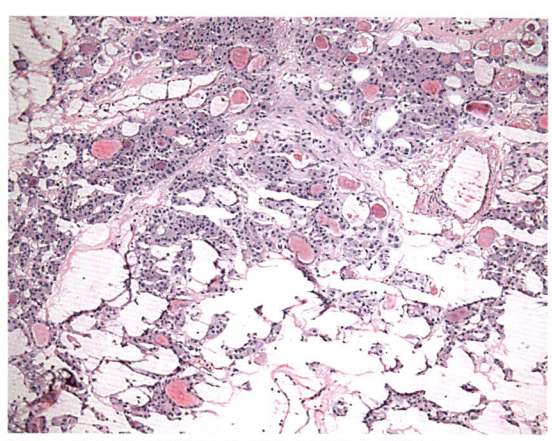

図3　腺腫様甲状腺腫の凍結標本のHE染色組織像
大小の濾胞構造をみるが、亀裂や組織の抜けがみられ、詳細な組織像は得にくい(対物、×10)．

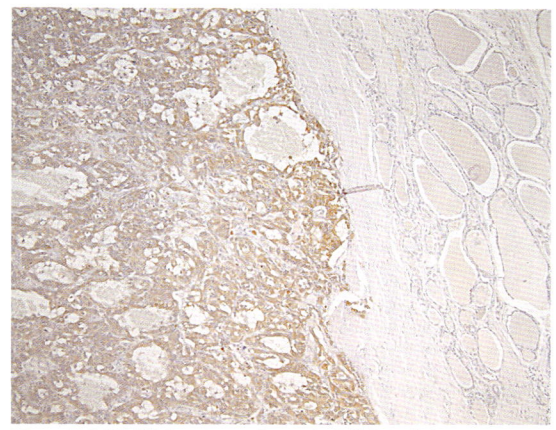

図4　甲状腺髄様癌のカルシトニン免疫染色組織像
腫瘍細胞にカルシトニン陽性像をみる．左上の正常甲状腺には陽性像はみられない(対物、×20)．

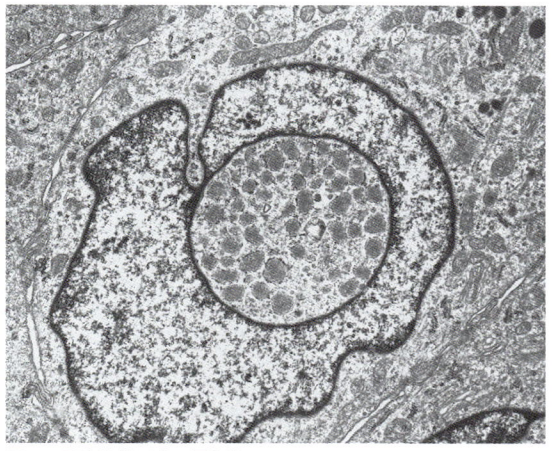

図5　甲状腺乳頭癌の電顕像
核内偽封入体の像であるが、核内の封入体内にはミトコンドリアを認め、細胞質の嵌入であることがわかる．

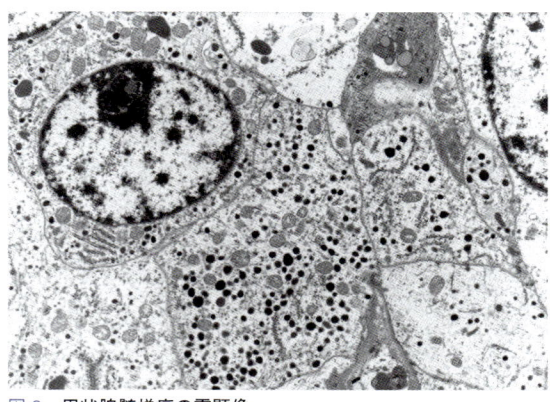

図6　甲状腺髄様癌の電顕像
髄様癌細胞細胞質内に一部限界膜を持つ電子密度の高い顆粒を多数認める．神経内分泌顆粒の像である．

多数の標本を作製し、いろいろな角度から病気の進行度、程度などを診断する．病理組織診断には非常に適した標本である．

2．凍結標本

「凍結標本」とは特殊な液(OCTコンパウンドなど)内で凍結された未固定あるいは固定後組織を凍結標本作製装置で薄切して、スライドガラスに載せた標本である．

組織をドライアイス・アセトン液などで瞬時に凍らせ、庫内が−20℃に保たれた凍結標本作製装置で薄切する．10～15分で標本ができ上がる．細胞内には水分が含まれているため、凍結の仕方によっては氷の結晶が細胞を破壊することもあ

り、さまざまな人工的変化を示す．未固定組織の場合は特に変化を受けやすい．また、脂肪は冷えると固まり、切りにくい．脂肪織が多い組織は薄切時に脂肪の部分が剥がれ、できあがった切片に多くの組織欠損が出る．このように凍結標本は細胞の詳細な観察には不向きであるが、短時間で標本ができあがるため、病院内では、手術中に病気の種類、進行の程度を知るために重用される(図3)．術前に不明であった良・悪性の診断、切除部分の癌浸潤の有無などを診断して、手術の方針を決定することができる．医療現場では重要な標本の1つである．パラフィン標本は標本作製時に有機溶媒処理、熱処理が入るため組織内蛋白の変性を起こすが、凍結切片ではこれらの処理がないため、研究施設では後述の免疫染色などでも重

用されている．

3．免疫染色標本

近年では免疫染色法〔VI-5「免疫組織化学」(350頁)〕が日常的に行われ，診断・研究に非常に役立っている．免疫染色が施されたものを「免疫染色標本」と呼ぶ(図4)．酵素抗体法では発色色素の色をみるので，光学顕微鏡で観察することができる．蛍光染色法では，ある特定波長の光を照射すると，蛍光色素がその特定波長の光によって励起されて蛍光を発するので，特殊な蛍光顕微鏡が必要となる．研究目的では「凍結標本」も免疫染色，*in situ* hybridization に使用される．

2 電顕標本

「電顕標本」は電子顕微鏡観察目的のために作製された標本のことである．組織を電顕用固定液で固定し，超ミクロトームで数十 nm という超薄切片を作製する．電子顕微鏡にて細胞内小器官や細胞内形態を詳細に観察することを目的としている(図5)．特に細胞内の神経内分泌顆粒の同定には有用である(図6)．近年は免疫染色が普及し，細胞膜あるいは細胞質内に抗原となる蛋白があるかどうかは判断できるようになった．しかし，電顕標本においても免疫染色を加えることで，細胞内にどのような抗原が存在するか，どのような物質が産生されているのかを観察することができる．細胞質内での抗原の同定には非常に有用である．

おわりに

光顕標本は組織全体を把握し，それを構築している細胞の構造，性質を観察することに適している．電顕標本は細胞内小器官，細胞内構造物を詳細に観察することができる．したがって，それぞれの特徴を理解し，使用目的に最適な標本を作製することが大切である． （長沼 廣）

3 病理標本作製法

総論

　病理標本はその検査目的に応じていくつかの種類があるが、作製工程上の特徴的な違いは包埋材として何を用いるかである。短時間に診断結果を出す必要がある術中迅速診断では、凍結することで短時間に包埋できる水溶性包埋剤が用いられ、電子顕微鏡により細胞内小器官を観察するためには 0.07 μm 厚の超薄切片が作製できる極めて硬度の高い樹脂性包埋剤などが用いられる。日常業務としての病理組織検査においては一般的にホルマリン固定パラフィン包埋組織（Formalin Fixed Paraffin Embedded tissue；FFPE tissue, 図1）が用いられるが、その理由として組織形態の観察をはじめ特に腫瘍病変においては切除断端や深達度の観察など、組織診断に必要な領域を含んだ広い面積を有する組織片の標本作製が容易なことや、薄切に際しウルトラミクロトームや凍結切片作製装置などの特殊な薄切装置を要せず簡便に多量の切片が作製できることなどが挙げられる。また、長期間にわたり安定して保存できることも大きな特徴である。特に近年ではFFPE切片から核酸を抽出し解析する技術が確立されてきており、数年前の検体から遺伝子検査を行うことも可能となるなどFFPE標本の試料的価値や有用性が高まっている[1]。本項では日常診断業務において最も多く用いられるFFPE標本作製法について固定から薄切までを解説する。

1. 固定

　一般的に用いられる組織固定用ホルマリンは、ホルマリンを希釈し10〜15％の濃度に調整したものである。解剖材料など大きな組織を固定する際には血液などで希釈されることを前提に20％程度で用いる場合もあるが、生検や手術材料では15％のものが固定効果も安定していて使用しやすい。ホルマリン固定液を調整する際は、数十リットル単位で大量に希釈する場合は水道水を用いることもやむを得ないが、リリーの処方[2]に代表されるリン酸緩衝液などで希釈し中性化することが望ましい。特に、免疫組織化学染色や遺伝子解析を行う必要がある検体では"中性緩衝ホルマリン"による固定が推奨される。固定時間は組織の大きさやホルマリン濃度によって異なるが大きな手術材料であれば1〜2晩、小さな生検材料では半日〜1晩が常温での目安である。固定時間を短縮するには40℃程度に加温する方法があり、マイクロウェーブを用いて均等に加温すると小さな生検材料は極めて短時間に固定を完了できる。以上の要領で一般的な標本作製は可能だがHER2蛋白やEGFR蛋白など免疫組織学的検査で判定をスコア化する必要がある検体については、固定液の濃度や固定時間が染色性に影響を与えるためガイド[3]に沿った運用上の管理が重要である。

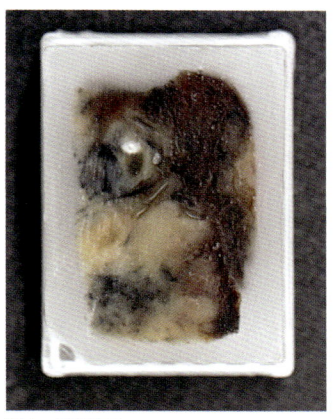

2. 自動包埋装置

　固定完了後はエタノールで脱水・脱脂後、キシレンやクロロホルムなどの仲介剤を経てパラフィ

図1　FFPE tissue

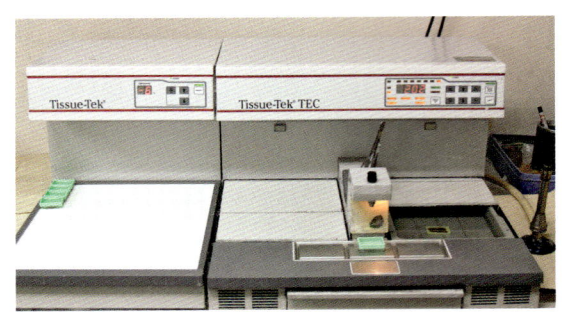

図2　包埋センター

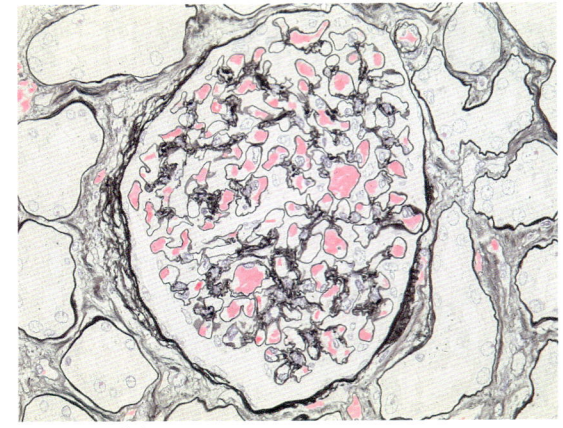

図3　PAM染色

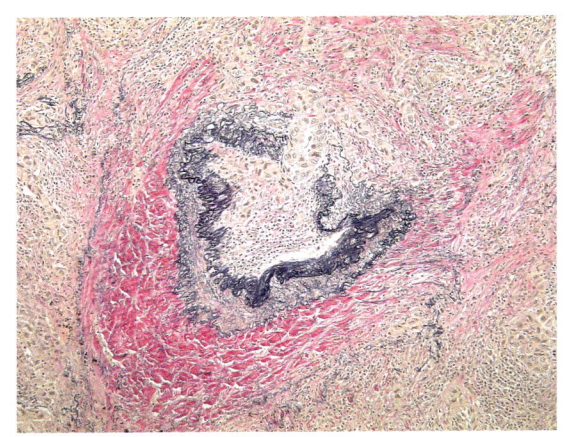

図4　EVG染色

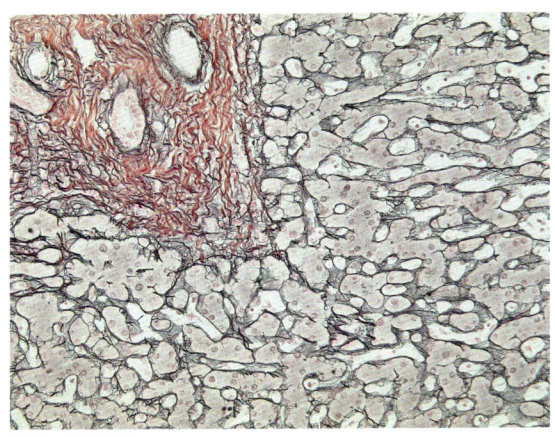

図5　鍍銀染色

ン浸透が行われるが，これには自動包埋装置を用いるのが一般的である．多くの装置は十数槽の薬液槽を有しており，処理時間は各1〜3時間で設定されているため終了までに1〜2晩程度を要する．そのため小さな生検材料でも採取の翌日にヘマトキシリン・エオジン（HE）標本とすることが最短であるなど，病理組織検査の結果が出るまでに時間がかかる大きな要因となっている．しかし近年では，処理時間を1〜2時間程度に短縮できる"迅速自動包埋装置"が開発されている[4]．この"迅速自動包埋装置"を用いれば採取当日の診断報告"ワンデイパソロジー"が可能となることから，病理組織検査の新たな価値を確立する期待が高まっている．

3．包埋

包埋作業においては標本にすべき正しい薄切面を理解していなければならない．同時に，コンタミネーションや検体取り違えを防ぐことも極めて重要である．古くは数検体をまとめて1つの容器でパラフィン包埋したのち分割し，検体番号を記した台木に接着することが一般的で他検体の混入や台木の付け間違いを起こす可能性があった．しかし，現在では包埋作業を1ブロックごとに完結できる"カセットシステム"が広く普及しており間違えの危険性はかなり低くなっている．設備として包埋センター（図2）を必要とするが，医療事故防止効果は極めて高いと考えられる．

4．薄切

HE染色に用いる切片厚3μmを基準としてPAM染色（図3）は約1μmと非常に薄く薄切し，反対にエラスチカ・ファンギーソン（EVG）染色（図4）は4μm弱，鍍銀染色（図5）ではさらに厚

く6～8μmに薄切することが要求される．また，免疫組織化学染色によるHER2蛋白検査では，4μmで薄切することがガイドラインに明記されている．このように薄切作業は1～2μmの厚さの違いを意のままに操ることが必要であるが，パラフィンという材質は温度により硬度や体積を変えるため，その微妙な変化を把握できなければ意図した厚さの切片を得ることは極めて難しい．薄切が未だ感覚に頼った手作業であり熟練を要するといわれるのはこのためであるが，習熟期間を少しでも短縮するためには薄切を科学的にとらえ理解することが重要である[5～7]．

薄切作業における注意点としては，切片をスライドガラスに貼付する際の間違いが挙げられる．検体取り違えに直結するため十分な確認作業が必要である．このような医療事故防止の観点から近年ではパラフィンブロックとスライドガラスにそれぞれバーコードを付記しておき，バーコードリーダーによりPCシステム上で一致を確認したのちスライドガラスに貼付する"バーコード認証システム"が開発されているが，機器整備に費用がかかることもあり，広く普及するには至っていない．どんな検査室でも実行可能な医療事故防止対策としては，薄切作業後の確認となってしまうが，切片の貼付間違いを発見することが重要である．具体的にはHE染色後のプレパラートと照合する方法で，生検材料ではブロックの薄切面とプレパラートを照合し，手術材料では切り出し図とプレパラートを照合することが簡便で効果的である．もっぱら手作業で行う印象のある薄切作業であるが，ハード面の開発は進んでおりミクロトームは従来のオイル式以外に扱いの容易なベアリング式滑走型ミクロトームがあることや試料台の高さ調節を電動にしたタイプのミクロトームもあり，薄切装置として操作性や精密さやが改善されている．

まとめ

FFPE標本作製について解説した．近年では特に，ハード・ソフトの両面で改良が進み非常に便利になった感がある．しかし，その便利さに頼っているだけでは危険である．病理組織検査の重要性をよく理解し，医療事故防止を念頭において常に注意深く作業することを忘れてはならない．

（古屋　周一郎）

文　献

1) 杉田真太朗，古屋周一郎，森下由紀雄，他：社会における病理学―病理試料の保管．病理と臨床 27：316-322，2009
2) 日本病理学会（編）：病理技術マニュアル3―病理標本作製技術上巻：切出しから薄切まで．医歯薬出版，pp 13-14，1981
3) トラスツマブ病理部会：HER2検査ガイド第3版．p 6，2009
4) 古屋周一郎：病理診断迅速化に向けた取り組み〈前編〉―迅速化の要件と自動包埋装置の有用性．Med Technol 39：576-580，2011
5) 磯崎　勝：薄切技術向上のための基礎知識―パラフィンについて．Med Technol 39：726-731，2011
6) 磯崎　勝：薄切技術向上のための基礎知識―薄切の原理．Med Technol 39：957-961，2011
7) 磯崎　勝：薄切技術向上のための基礎知識―加湿・冷却の作用．Med Technol 39：1216-1221，2011

COLUMN 形態検査において知っておきたいこと

組織細胞転写(分割)法

　良性と悪性の鑑別や組織型の鑑別が困難な場合や，診断の確認あるいは腫瘍の細分類など種々の目的で酵素抗体法が応用されることが少なくない．通常パパニコロウ染色標本を脱色して酵素抗体法が行われるが，ほぼ同一の組織切片が多数作製可能であるパラフィン切片に比べ，婦人科検体や穿刺細胞診検体では，通常1枚～数枚の標本に限られるため，多数のマーカー検索は困難である．しかし，現在では1枚のパパニコロウ標本上の細胞を他の複数のスライドガラスに分割し移す細胞転写法という技法を用いることにより，複数の検索が可能となっている．細胞転写法はキシレンでカバーガラスを剝がした標本に，封入剤を塗布し，硬化後軟化させ，ビニール状になった封入剤とともに細胞をスライドガラスから剝がし，分割あるいはトリミングし，他の複数ガラスに貼り付ける方法である．

　細胞転写法は，封入剤の塗布，硬化，軟化，剝離，貼り付けの過程で行われる．封入剤はマリノール®(Malinol)，マウントクイック(Mount Quick)，エンテラン® ニュー(Entellan new)など通常用いられている多くの封入剤が使用可能であるが，使用する封入剤により，粘度，キシレン含有量が異なるため，操作や時間などに若干の違いがある．

①マリノール®(粘度550 cp，武藤化学)をキシレンで2倍に希釈，撹拌後，標本に1 ml滴下する．
②70～80℃のパラフィン切片伸展器で30分間マリノール®を硬化させる
③温水に15分間浸し，マリノール®を軟化させる．
④軟化したマリノール®をピンセットなどで剝がす．
⑤はさみで分割あるいはマーキング部分を切り取る．
⑥切り取った封入剤を水に浸し，新しいシランコートスライドガラスに貼り付ける．
⑦余分な水をティッシュ，キムワイプで押しつけて吸い取る．
⑧75℃のパラフィン切片伸展器で30分程乾燥させる．
⑨キシレンでマリノール®を除去，アルコールで親水化し，酵素抗体法を行う．

　婦人科スメアや穿刺検体でカバーガラスがかからない部分がある場合などは，そのはみ出し部分のみを転写することも可能で，便利である(図1)．　　　　　　　　　　　　　　　　　　　　(伊藤 仁)

❹ スライドガラスからビニール状のマリノール®に細胞が転写される．

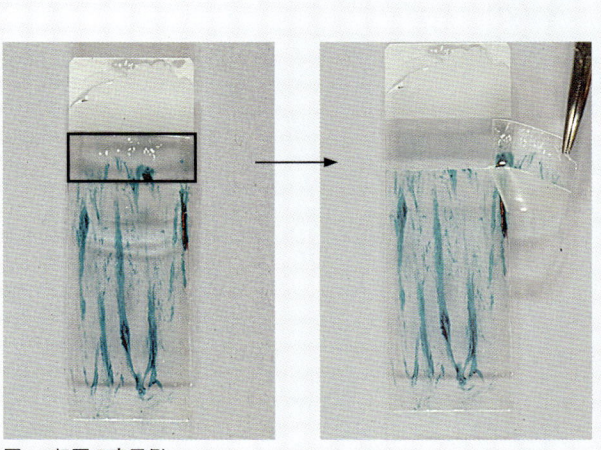

図1　転写の応用例

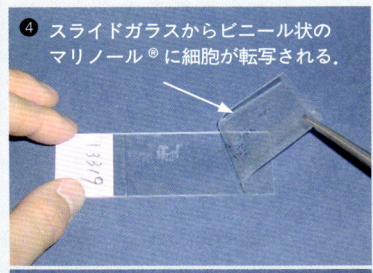

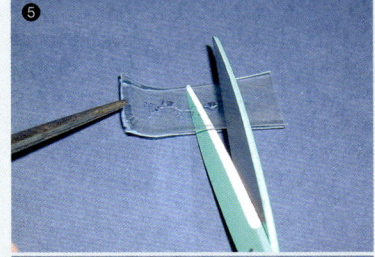

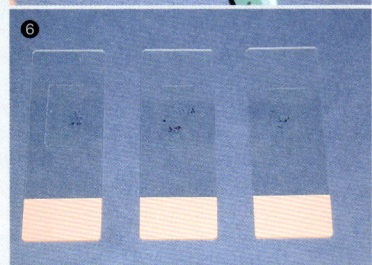

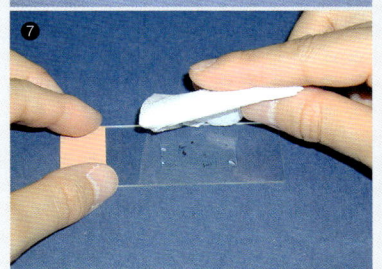

4 染色法

総論

はじめに

病理組織標本作製において染色の果たす役割は非常に大きい．染色結果には，組織採取から薄切に至る過程の種々の要因が複雑に関与しあっており，染色作業に由来する要因のみが影響するわけでなく，各工程における使用機器を含めた精度管理が大切である．これらの環境を整えることが，正しい顕微鏡所見をとらえるうえで不可欠な要因であることを理解し，染色業務を行うべきである．

本項では，ヘマトキシリン・エオジン（HE）染色をはじめ，いくつかの代表的な染色方法および病理標本を用いた特殊な検索方法について簡単に述べ，これらが実際の症例でどのように用いられるのか具体的に提示する．詳細な染色法の手順などは成書を参考にしていただきたい[1~4]．

1 HE 染色

病理組織標本作製における最も基本となる染色法である．安易な染色法と考えられがちであろうが，病理形態学の基本はすべて HE 染色を基に定義されており，病理医は形態的特徴のみならず染色性のわずかな色調の違いをも読みとり，診断へとつなげていく最も重要な染色法である．

1．試薬

ヘマトキシリン液，エオジン液

ヘマトキシリン液：進行性と退行性のそれぞれに数種類の処方が報告されている．

エオジン液：水溶性とアルコール溶性がある．

2．原理

ヘマトキシリンは淡黄色の粉末で，単独では組織成分と強く結合できる官能基を持っていないため組織を染めることはできない．そのため，ヘマトキシリンを酸化してヘマチンとし，媒染剤に金属イオン（Al^{3+} など）を用いて金属レーキを作る．このヘマトキシリン・金属レーキは正（＋）に帯電しており，核酸，粘液，軟骨基質などの構成成分である負（－）に帯電しているリン酸基やカルボキシル基と結合し染色される．

エオジンは水溶液中では負（－）に帯電している．組織の主成分である蛋白質は両性電解質であり，通常 pH 3.5～5.5 のやや低い等電点を持っている．したがって，染色液の pH を下げることにより蛋白質のアミノ基が正（＋）に帯電し，エオジンと結合する．組織を構成する蛋白質成分の差によりその色調は微妙に異なる[1]．

3．結果

核・粘液の一部，軟骨基質，石灰化物，微生物の一部，好塩基性物質：青紫色～淡青藍色．

細胞質，膠原線維，筋線維などの各種線維，好酸性物質，赤血球：濃赤色～淡赤，黄赤色．

染色のポイントは，ヘマトキシリンで核クロマチンが繊細かつ明瞭に染色され，核小体の識別が可能であり，赤血球は他の組織成分のエオジン色とは異なっていることが必要である．そのために，ヘマトキシリン染色後の分別がきちんとなされていることが大切であり，検査技師の目によるところが大きく，分別不良標本はその後のエオジン染色にも影響を及ぼす．エオジンは通常の対比染色とは異なり，組織成分を濃淡により明らかにするといった診断的役割を持っており，ヘマトキシリン同様分別操作は重要である．

2 アザン染色

結合組織の染色方法の1つで，膠原線維をアニリン青で選択的に染め出す．アゾカルミン G を

使用することにより，マッソン(Masson)染色に比べ筋線維の染色性が濃赤色となりコントラストが明瞭である．

1．試薬

媒染剤(10%重クロム酸カリウム液と10%トリクロール酢酸等量混合液)．

アゾカルミンG液．

リンタングステン酸水溶液．

アニリン青・オレンジG混合液．

2．原理

化学的親和性(イオン結合)と透過性(分散度)の両者が関与している．ホルマリン固定組織では組織蛋白質がメチレン架橋を形成し，酸性色素と結合しにくいため，媒染剤で酸化し結合性を増大させる．色素は分子量が異なる酸性色素であり，さらなる結合性の増大のため染色液を酸性にする．リンタングステン酸はタングステンを含む分子量の大きな陰イオン性錯体で，酸性色素と同様の反応により蛋白質と結合する．それゆえ，疎な構造の膠原線維と結合しやすく，密な構造の赤血球にはほとんど結合しない．その結果，アゾカルミンGを膠原線維から離脱させ，その後アニリン青が結合する[2]．

3．結果

核・筋線維：赤色．

細胞質：淡赤色．

膠原線維，細網線維，糸球体基底膜，粘液：濃青色〜淡青色．

心筋梗塞とは冠状動脈の狭窄ないし閉鎖による冠循環の絶対的あるいは相対的不足により心筋が壊死に陥るものと定義されている．臨床的には胸痛と心電図の特徴的変化，血清中の心筋逸脱酵素の上昇(血清総クレアチンキナーゼ値)やCKアイソザイム値およびTnT(トロポニンT)などの変化がみられる．図1は急性心筋梗塞例でHE染色において心筋線維は好酸性が増し，横紋の消失，核の濃縮・消失，間質の浮腫および好中球浸潤が認められる．同切片のアザン染色では，壊死に陥った部分は赤紫色調を呈し，壊死の範囲が明瞭である[3]．

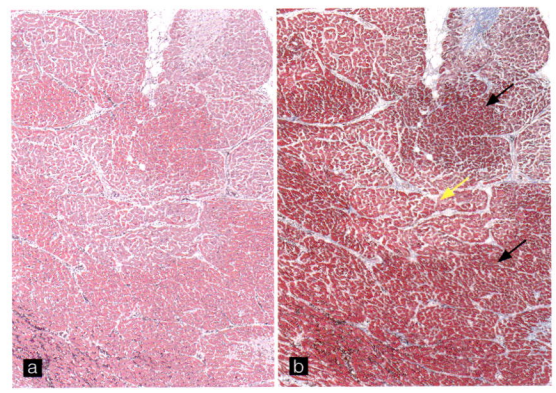

図1 急性心筋梗塞
a：HE染色．梗塞部は周りに比べ好酸性が増している．
b：アザン染色．心筋組織は赤色，膠原線維は青色，正常(⇨)，梗塞部は赤紫色(→)．

3 コンゴー赤染色

アミロイドの染色方法の1つであるが，アミロイドに特異的ではない．アミロイドは電子顕微鏡下では10 nmのアミロイド細線維と呼ばれる線維状物質からなる蛋白質を主成分とし，由来する前駆蛋白によりいくつかの種類がある．

1．試薬

アルカリ塩液．

アルカリ・コンゴー赤液．

ヘマトキシリン液．

2．原理

コンゴー赤はその色素の中に酸性官能基のスルフォン酸基と塩基性官能基のアミノ基を有する直接色素である．直接色素は水溶液中ではコロイドを形成し染色性が低下するため，それを防止する目的で電解質を加える必要があり，染色時に塩化ナトリウムを加える．また，塩基性領域では水素結合が染色に関与すると考えられており，アルカリ性溶液にすることにより染色性が増すが，詳細な染色原理は明らかでない．

3．結果

アミロイド：橙赤色．

他に弾性線維や膠原線維・皮膚の角化層，好酸球の顆粒も染色されるが，アミロイドは偏光顕微鏡下で黄緑〜緑の偏光を示し，他は白色偏光を示す．陽性対照切片が必要な染色法であり，偏光所

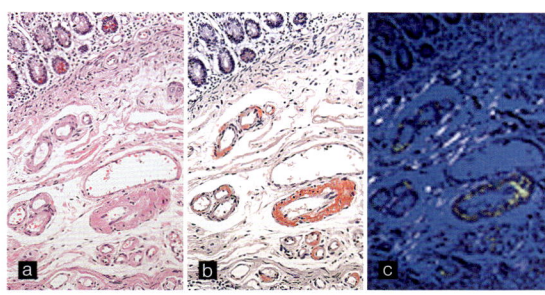

図2　原発性アミロイドーシスの十二指腸組織
a：HE染色．血管壁が均一な色調を呈している．
b：コンゴー赤染色．血管壁周囲のアミロイドが橙赤色に染色される．
c：偏光像．血管壁周囲に黄緑色偏光が認められる．周囲は白色偏光である．

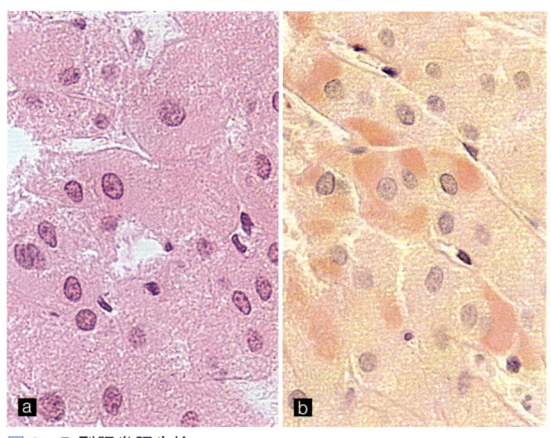

図3　B型肝炎肝生検
a：HE染色，b：オルセイン染色．
HBs封入体は茶褐色，細胞核は紫青色．

見を含む陽性対照標本との染色性の比較が大切である．

アミロイド蛋白が全身性あるいは局所性に細胞外に蓄積する病気がアミロイドーシスであり，そのことにより機能障害を起こす一連の疾患の総称である．アミロイド蛋白の種類と臨床病型により細分類されている．アミロイドーシスの診断はアミロイドの沈着を組織学的に確認できて初めて可能となり，アミロイド蛋白の種類により診断や治療が異なるため，前駆蛋白の種類を免疫組織化学で同定する必要がある．アミロイド蛋白はHE染色においては無構造な硝子様物質として認められる．図2は原発性アミロイドーシスの十二指腸組織である．HE染色において，粘膜下層の血管壁が均一に染色されている．確認のために特殊染色（コンゴー赤染色偏光色および酵素抗体法，電子顕微鏡検索など）を行うと確実である[4]．

4│オルセイン染色

元来，弾性線維の染色に用いられていたが，志方（1974年）により過マンガン酸カリウムによる酸化処理を加えることでHBs封入体が染色されるようになった[5]．

1. 試薬
酸性オルセイン液による単染色．

2. 原理
SS基やSH基を多量に含む物質を特異的に染めるものと考えられている．

3. 結果
弾性線維，HBs封入体，銅沈着物が茶色に染色される．

慢性肝炎とは臨床的に6か月以上の肝機能検査値の異常とウイルス感染が持続している状態をいう．組織像はグリソン（Glisson）鞘のリンパ球を主体とした細胞浸潤と線維化の進行，肝細胞の変性，壊死所見を認める状態と定義されている．B型肝炎ではHE染色により肝細胞質内に淡好酸性すりガラス状封入体がみられることがある（図3）．この変化はB型肝炎ウイルス感染細胞の特徴的所見ではあるが，薬物中毒時にも観察されることがあり，特殊染色（オルセイン染色や酵素抗体法によるHBs抗原の検出）による鑑別を要する[6]．

5│PCR法

ポリメラーゼ連鎖反応（polymerase chain reaction；PCR）法の応用技術は多種多様である．免疫グロブリン重鎖の抗原結合部位をコードする*CDR*遺伝子は，遺伝子再構成およびそれに伴う塩基の付加により多様性を獲得している．正常（反応性）リンパ球集団はさまざまな抗原認識リンパ球で構成されるため，*CDR*遺伝子の塩基配列や長さが異なり，この領域のPCR産物は複数のサイズのバンドとして確認される．腫瘍性リンパ球集団の場合は1個のリンパ球に由来するリンパ

球集団(単クローン性増殖)のため，*CDR* 遺伝子の塩基配列や長さはすべて同じであり，単一のバンドとなる[7]．

1．試薬

プライマーと陽イオン，dNTPs，耐熱性 DNA ポリメラーゼとバッファーなど．

2．原理

基本的には増幅目的遺伝子を挟むプライマー間を熱依存的に DNA ポリメラーゼで増幅．

3．結果

電気泳動により増幅産物をインターカレーター色素(エチヂウムブロマイドなど)で染色して確認する．

日本人の *Helicobacter pylori* 感染率は高い．感染に伴う病態として，十二指腸潰瘍が最も多く，胃潰瘍，過形成性ポリープ，慢性萎縮性胃炎，胃癌，MALT(mucosa-associated lymphoid tissue)リンパ腫との関連が指摘されている．除菌により十二指腸潰瘍，胃潰瘍，慢性萎縮性胃炎が改善されることは明らかであるが，早期胃癌に対する内視鏡的粘膜切除術(endoscopic mucosal resection；EMR)後の異時性発癌や MALT リンパ腫の腫瘍抑制効果が報告されていることは注目すべきである[8]．

慢性萎縮性胃炎と MALT リンパ腫はともに小型リンパ球主体のリンパ濾胞様集簇巣を形成し，組織学的な類似性から鑑別が容易でないことが多くみられる．この小型リンパ球が単クローン性であるか多クローン性であるかの鑑別に *CDR Ⅲ* 領域遺伝子の PCR 法が補助的診断法として有効である(図4)．

6 ISH 法 (*In situ* hybridization)

ISH 法は細胞内の遺伝子の局在を調べるための手法で応用範囲も広い．近年では乳癌の分子標的治療薬(トラスツズマブ)の薬剤感受性の有無に関して *HER2* 遺伝子の増幅を FISH(蛍光 ISH)法で判定することが一般的になっている．EB(Epstein-Barr)ウイルス(EBV)感染細胞の病理組織標本による検出は特異性が高い．EBV が感染すると宿主細胞核内に EBERs(EBV encoded

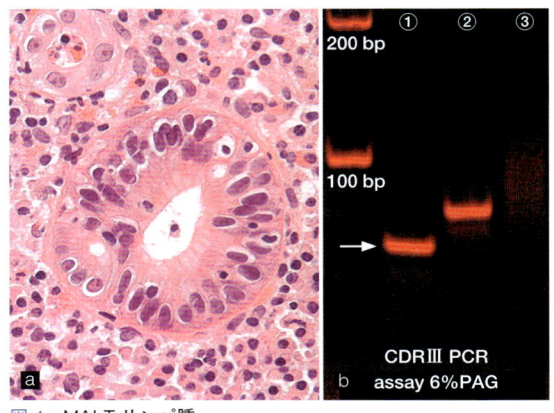

図4 MALT リンパ腫
a：HE 染色胃生検．上皮細胞内にリンパ球の浸潤がみられる．
b：同症例の CDRⅢ PCR 検索結果．①明瞭な単一のバンドがみられ，小型リンパ球は単クローン性と判断される．②陽性コントロール(悪性リンパ腫)，③陰性コントロール(反応性リンパ節)．

small RNAs)が大量(10^7 個)に作られ，短いプローブ(合成オリゴヌクレオチド 30 塩基ほど)でも比較的安定して簡単に検出できる．

1．試薬

標識 DNA(RNA)プローブと塩類，ホルムアミド，異種動物の DNA(RNA)．

2．原理

目的遺伝子に相補的な DNA プローブを結合させ標識物質を直接的もしくは間接的に検出する．

3．結果

細胞内のプローブ結合部位を蛍光もしくは色素で確認する．

HER2 遺伝子は 17 番染色体上に存在し，遺伝子増幅に伴い HER2 蛋白の過剰発現が誘導される．HER2 蛋白の過剰発現は酵素抗体法により判定されるが，腫瘍の部位により不均一な染色像となることがあり判定困難な場合がある．FISH による *HER2* 遺伝子増幅の検出は腫瘍の部位による差がなく，客観的な判定が可能である(図5)．

EBV は 172 kbp の大型のヘルペスウイルスで，リンパ球の形質転換をきたし，バーキット(Burkitt)リンパ腫の原因となることが知られている．バーキットリンパ腫以外の EBV 関連悪性リンパ腫の発生に関しては一定した見解は得られていない[9]．

しかし，ホジキン(Hodgkin)リンパ腫のリー

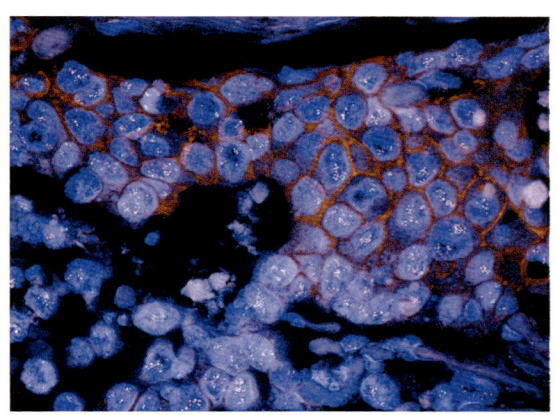

図5 乳癌でのFISH/蛍光抗体法二重染色
HER2蛋白酵素抗体法(HercepTest)2+の症例.
核内シグナルとしては，*HER2*遺伝子：赤色，17番染色体セントロメア：緑色．細胞膜シグナルはHER2蛋白蛍光抗体法：赤色．
HercepTest 2+ではHER2蛋白の染色性が不均一となり，判定が難しいことがある．写真上方の癌細胞はHER2蛋白陽性(細胞膜)であるが，写真下方の癌細胞はHER2蛋白陰性である．*HER2*遺伝子は均等に増幅している．

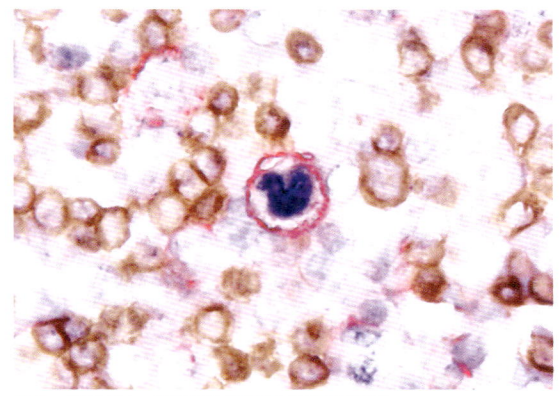

図6 悪性リンパ腫(ISH/酵素抗体法重染色)
EBER I ISH：紫褐色(核)，CD20酵素抗体法：赤色(細胞膜)，CD3酵素抗体法：茶色(細胞膜)．

ド・ステルンベルグ(Leed-Sternberg)巨細胞に限局してEBERが陽性となったり，鼻腔型の節外性NK/Tリンパ腫や膿胸関連リンパ腫では高い感染率を示すことから腫瘍発生にEBVの関与が疑われる．EBV感染細胞はリンパ球にとどまらず，胃癌や大腸癌の癌細胞にもEBERが確認されることがある(図6)．

おわりに

組織診断の対象は，腫瘍性病変の診断のみならず，非腫瘍性疾患の診断や疾患の亜型分類，治療法選択，予後推定，治療効果の判定など多岐にわたる．組織採取は他の検査と異なり侵襲的操作であり，患者の負担は大きい．これらのことを十分に理解し，組織採取から染色に至る全過程が適切になされたときに初めて的確な診断が可能となることを肝に銘じておく必要がある．また，染色性の評価は各施設における病理医や技師の好みによるところが大きいと思われる．それゆえ，この方法が絶対といえる染色液や染色方法はないが，成書を参照し，試行錯誤を重ねながら，満足のいく標本を得る努力を継続することが大切である．

(牛島 友則，竹田 桂子)

文 献

1) 月刊Medical Technology編集委員会(編)：新染色法のすべて．医歯薬出版，pp 3-5, 1999
2) 検査と技術編集委員会(編)：病理組織・細胞診のための日常染色法ガイダンス．検査と技術 29：640-650, 2001
3) 由谷親夫：心臓血管病理アトラス．文光堂，pp 49-58, 2002
4) 石原得博，星井嘉信，崔 丹：アミロイドーシスなどの沈着物質による組織構築障害．病理と臨床 21：1241-1244, 2003
5) 検査と技術編集委員会(編)：病理組織・細胞診のための日常染色法ガイダンス．検査と技術 29：777-779, 2001
6) 中野雅行：肝生検の基本的な見方．病理と臨床 23：235-239, 2005
7) Wan JH：Monoclonality in B cell lymphoma detected in paraffin wax embedded sections using the polymerase chain reaction. J Clin Pathol 43：888-890, 1994
8) 浅香正博：*H. pylori*感染の診断と治療のガイドライン2003年改訂版．Medical Technology 32：782-785, 2004
9) 管野祐幸：EBウイルスとリンパ系腫瘍―血液疾患．別冊医学のあゆみ Ver.2．医歯薬出版，pp 137-139, 1998

5 免疫組織化学

総論

はじめに

　免疫組織化学は，抗原抗体反応の特異性に基づいて組織中の物質を同定する方法である．今日の病理検査では免疫組織化学は病理診断の補助的方法にとどまることなく，診断の確定，予後の推定や分子標的物質の局在と治療効果の判定など診療の場に重要な方法となっている．単に"染まった"，"染まらない"といった定性的観察ではなく，ハーセプテストなどでは染色強度，細胞数，分布など半定量的な評価が不可欠となっている．そのため，免疫組織化学の精度管理は，病理検査の重要課題となっている．

　本項では，免疫組織化学の結果に影響する事象を中心に，最適な染色態度を得るための「子細・工夫」について説明する．

1 │ 反応形式

　免疫組織化学には，図1に示すようなステップ数の異なるいくつかの反応形式がある．これらの方法には，検出感度や反応試薬の浸透性に違いがあり，同一抗原を異なる反応形式を用いて染色した標本の評価には慎重な配慮が求められる．

2 │ 切片の作製

　組織の固定状態は，固定基剤の種類，濃度，液量，固定の様式（割の有無，注入法など），時間によって決定されることは周知のことであり，これらの固定条件は，抗原性の保存に影響する要因となる．多くの施設では，固定液として10%や20%のホルマリン溶液を用いているが，ホルマリン・メタノールなど他の固定液を併用している施設もある．また，ホルマリンは時間の経過に従ってギ酸を生成し，過度の場合はギ酸・ホルマリン脱灰液に類似した酸性溶液となり，染色性に影響を与える．このため，埼玉医科大学国際医療センターではすべての組織を10%中性緩衝ホルマリンによりできるだけ短時間，室温で固定している．

　組織脱灰もまた染色性に影響を与えることはよく知られている．最も影響を与えない方法は，エチレンジアミン四酢酸（ethylenediaminetetra-acetic acid；EDTA）による脱灰法といわれている．酸による脱灰では，染色性が減衰，消失すると思われがちであるが，ギ酸などは抗原の賦活に用いられることもあり，脱灰した切片に賦活操作を加えることで，染色性が減衰ないし消失する場合もある（図2）．脱灰組織に初めて免疫組織化学的検出を試みる際には，抗原賦活操作を実施および未実施，双方の標本を作製することが必要である．

　切片の厚さのバラツキは，図3のように染色態度の質的・量的な変動をきたし，あまりにも厚い切片では過染のため詳細な観察が困難になることがある．一般に病理組織検査には，ホルマリン固定，パラフィン包埋切片（以下，パラフィン切片）が用いられている．パラフィン切片を高温で，あるいは長時間伸展すると，ある種の抗原は染色性が減衰するという報告[1]もあるので注意する．また，スライドガラスと切片の間に水分が残っていると，切片の剝離や非特異的反応の原因になる．接着のために疎水性に処理されたスライドガラスの場合は，水分が残りやすく特に気をつける．薄切した状態で時間を経るほどに切り置きした切片では，染色性の低下をきたすことがよく知られている[1]．そのため，染色する時々に薄切するように努め，切片の切り置きは避けたほうがよい．しかし，貴重な症例やコントロールでは，再

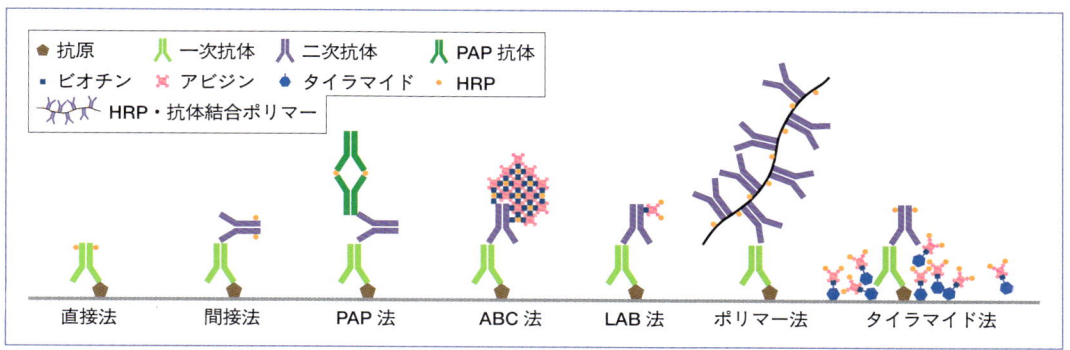

図1 免疫組織化学の代表的な反応形式
PAP:peroxydase anti-peroxydase(ペルオキシダーゼ抗ペルオキシダーゼ),ABC:avidin biotin complex(アビジン・ビオチン複合体),LAB:labeled avidin biotin(標識アビジン・ビオチン).

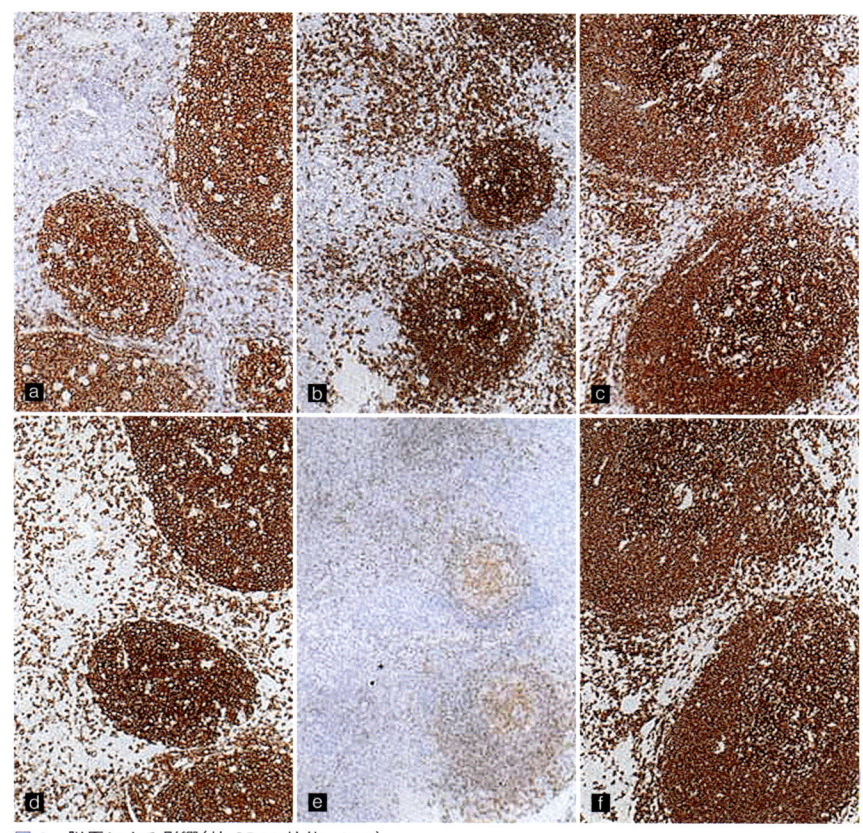

図2 脱灰による影響(抗CD20抗体:L26)
a,b,c:賦活なし,d,e,f:賦活あり(EDTA,pH 9.0・95℃,40分間).
a,d:未脱灰,b,e:ギ酸ホルマリンにて2時間の脱灰,c,f:10% EDTAにて48時間の脱灰.
未脱灰,10% EDTA脱灰ではともに抗原の賦活により染色性の増強がみられるが,ギ酸ホルマリン脱灰では,抗原の賦活のため染色性が著しく減弱している.

薄切の面出しによる組織の損失をできるだけ少なくするため,切片の切り置きをすることがある.その場合,埼玉医科大学国際医療センターでは十分に乾燥したスライドガラスをパラフィンで封入し,乾燥剤とともに冷暗所に保存している.

3 抗原抗体反応

免疫組織化学では,用いる抗体の特徴(免疫動物種,交差性,陽性細胞,陽性部位,力価など)

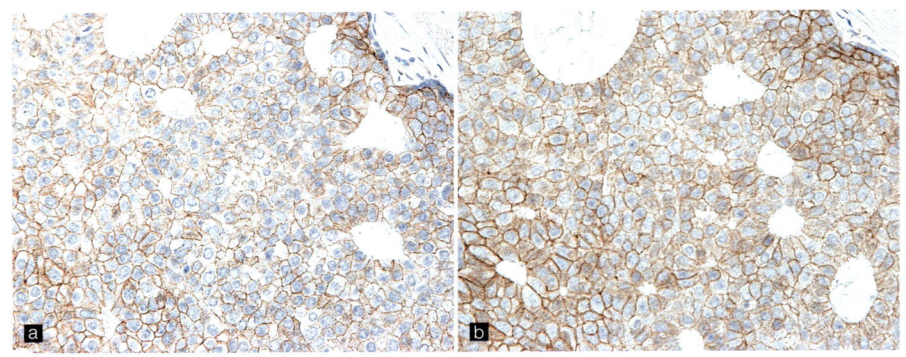

図3 切片の厚さによる影響（HER2：クローン CB11）
a：3～4μm 切片，b：5～6μm 切片．a よりbのほうが染色性が強く，スコアの判定に相違が生じる．

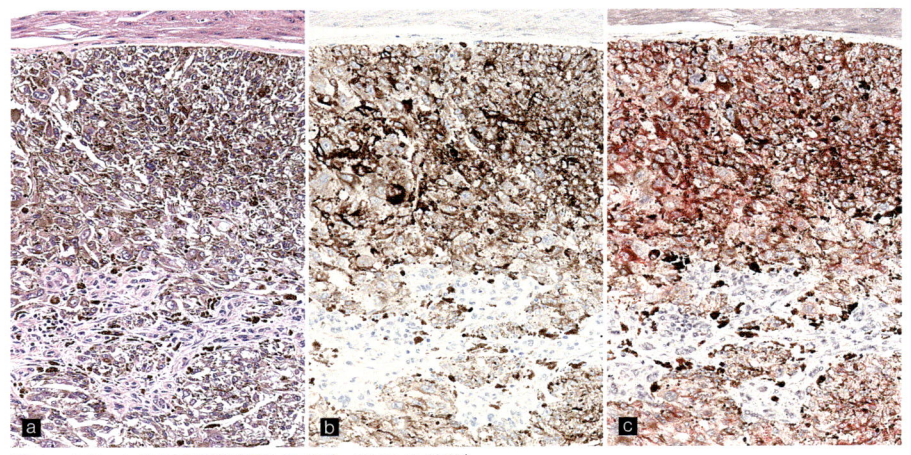

図4 メラニン色素の影響（悪性黒色腫，HMB45 抗体）
a：HE 染色，b：HRP 標識ポリマー法・DAB 発色，c：ALP 標識ポリマー法・ニューフクシン発色．
HE 染色でみられるメラニン色素と HRP・DAB 発色(b)では，色調が類似し陽性所見がわかりにくいが，ALP・ニューフクシン発色(c)では，色調の違いによりメラニン色素と識別しやすい．

を必ず把握しておく．抗体には，作製方法による違い（モノクローナル抗体とポリクローナル抗体）と精製方法による違い〔Fabフラグメント，F(ab')2 フラグメントなど〕があり，これらの違いは抗体の特異性や反応性に影響する．製品の変更，新たな抗原など新規に染色をする場合，事前に陽性所見を有する切片で十分に予備染色を行い，染色プロトコールを作製する．

4 抗原抗体反応の可視化

抗原抗体反応を目視するためには，免疫組織化学の最終段階で可視化される物質を標識しておく必要がある．標識物質の種類として，西洋わさび由来ペルオキシダーゼ（horseradish peroxidase；HRP）やアルカリホスファターゼ（alkaline phosphatase；ALP）などの酵素，フルオレセイン（fluorescein isothiocyanate；FITC）やローダミン（tetramethylrhodamine isothiocyanate；TRITC）などの蛍光物質，金コロイドなどの重金属がある．多くの場合，特殊な機器を必要としないこと，標本の保存がよいことを考慮して，酵素を標識物質とした酵素抗体法が用いられ，HRP 標識抗体を3-3'ジアミノベンジジン（3-3'diaminobenzidine；DAB）で発色する方法が採用されている．メラニン色素を含有する組織では，メラニン色素の色調が DAB 反応産物の色調と類似しているため，これらの色素を明確に区別することが困難なときがある．その場合は，ALP 標識抗体で赤色（ニューフクシンなど）に染

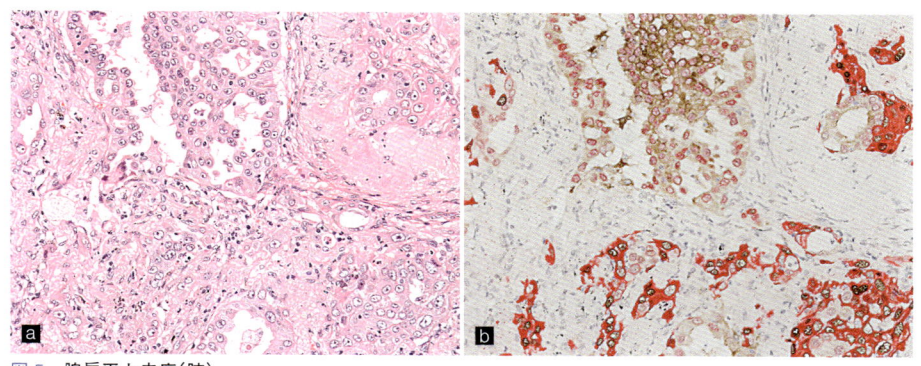

図5　腺扁平上皮癌（肺）
a：HE染色，b：4重染色．一次抗体カクテル〔マウスモノクローナル抗体；抗p63抗体，抗Napsin A抗体，ラビットモノクローナル抗体；抗サイトケラチン（CK）5抗体，抗CK6抗体，抗TTF-1抗体〕，標識ポリマー抗体カクテル（HRP標識抗マウスイムノグロブリン抗体，ALP標識抗ラビットイムノグロブリン抗体），HRPはDABにより褐色，ALPはファーストレッドにより赤色に可視化した．扁平上皮癌は，マーカーであるCK5・6（細胞質に赤色）およびp63（核に褐色）が検出され，腺癌も同様にNapsin A（細胞質に褐色），TTF-1（核に赤色）が明瞭に検出されている．4重染色により扁平上皮癌細胞と腺癌細胞が容易に区別される．

色すると良好な観察が可能となる（図4）．

　免疫組織化学の多重染色は多くの情報を得られる有用な方法である．多重染色を実施する際には，抗原の局在（細胞内の局在や組織内の局在）を考慮した染色プロトコールを作製することで，より良好な情報が得られる．陽性対象となる細胞や細胞内の局在が，異なる部位に検出されるように抗原を選択すると，色調が2色でも4種類の抗原を検出することができる（図5）．ただし，2つの抗原が同一局在を示す場合，酵素抗体法では異なる色調にしても「共発現」か「単独発現」の区別が困難なことが少なくない．しかし，蛍光抗体法の場合は，フィルターによって個々の色素を別々に観察し，重複部位はマージカラーとして容易に認識することができる（図6）．

　金コロイド標識は，電子顕微鏡で観察する際に用いられることが多いが，光学顕微鏡でも銀増感法や偏光顕微鏡で観察できる．

5｜抗原の賦活

　パラフィン切片では，抗原性を消失している場合が少なくない．このような場合，「抗原の賦活」を行うことで良好な染色性が得られ，多くの抗体を用いる際に免疫組織化学の根幹ともいうべき重要な手段となっている[2]．抗原の賦活には，表1に示すような方法があり，材料や抗体によって適切な賦活法を選択しなければならない．

　抗原の賦活の適否を判断する場合，免疫組織化学の染色性と同時に核染色の良否も評価する．核染色が不明瞭で，適正な染色結果が得られないときには，過度の賦活による影響が考えられ，プロトコールを見直す必要がある．固定不良の切片に「抗原の賦活」を施すと，染色性が不鮮明になることがある．このようなときには，脱パラフィンした切片を10％ホルマリン溶液で再固定（37℃，60分間）することで，抗原が賦活操作に耐えて良好な結果が得られることがある[3]．

6｜内因性活性物質の除去

　標識物質と同一活性を有する物質が切片中に存在する場合，事前に活性を除去しておく必要がある．特にHRP標識の酵素抗体法の場合，パラフィン切片では組織中のペルオキシダーゼ活性やヘモグロビンの偽ペルオキシダーゼ活性が存続しており，これらの活性を過酸化水素溶液で除去しなければならない．抗原によっては，過酸化水素が持つ酸化作用によって染色結果が変化することも報告されている[4]．通常のパラフィン切片で内因性ALPが問題になることはほとんどない．しかし，耐熱性のALPや凍結切片を用いる際の内因性ALPが問題となる．この場合，ALP発色溶液に1mM程度のレバミゾールを添加し，

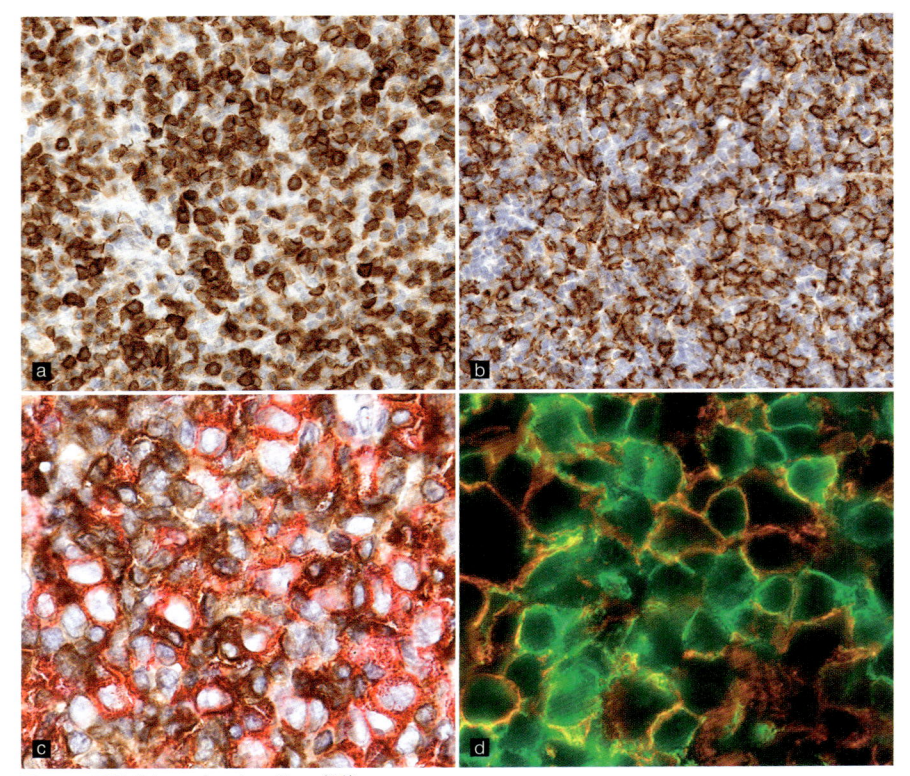

図6 二重染色（マントルセルリンパ腫）
上段：単染色，a：抗CD5抗体，b：抗CD20抗体，両方ともHRP・DAB発色．下段：二重染色，c：酵素抗体法・ポリマー法〔抗CD5マウスモノクローナル抗体（褐色）：HRP・DAB発色，抗CD20ウサギモノクローナル抗体（赤色）：ALP・ニューフクシン発色〕．d：蛍光抗体法・間接法〔抗CD5マウスモノクローナル抗体（緑色）：FITC，抗CD20ウサギモノクローナル抗体（赤色）TRITC〕．CD20・CD5の重複発現が酵素抗体法では不明瞭であるが，蛍光抗体法では"発現量の相対的多寡"に伴い，黄緑色〜橙色として重複発現が確認できる．

表1 代表的な抗原賦活法

1. 加熱処理（溶液と加熱方法の組み合わせで用いる）
    - 溶液
        - クエン酸緩衝液（pH 6.0）
        - トリス-EDTA緩衝液（pH 9.0）
        - 各緩衝液に界面活性剤を添加
    - 加熱方法
        - 単純加熱（温浴）：100℃未満
        - 加圧加熱（オートクレーブ・圧力鍋）：100℃以上
2. 酵素処理
    - プロナーゼ
    - プロテイナーゼ
    - トリプシン
    - ペプシン
3. 酸・アルカリ処理
    - ギ酸
    - 塩酸
    - 水酸化ナトリウム

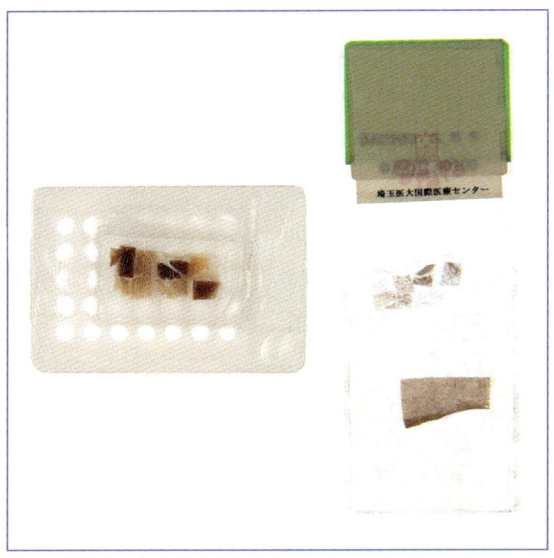

図7 組織の小片を組み合わせたコントロールブロック
多種類の組織小片を1つのコントロールブロックとして作製し，対象検体と同じスライドガラス上で染色する．

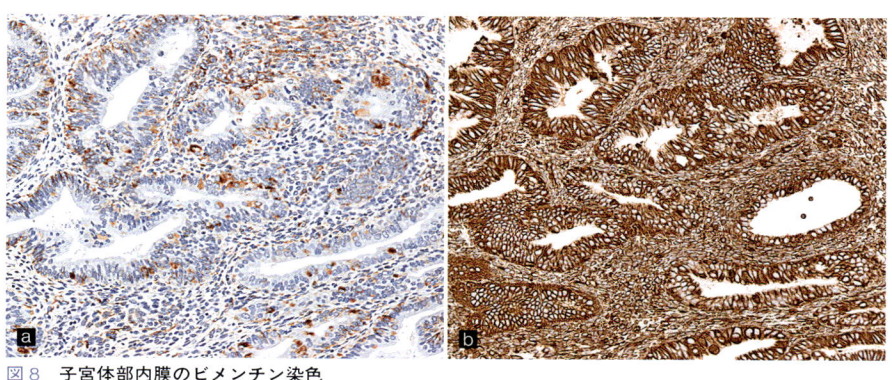

図8 子宮体部内膜のビメンチン染色
a：抗原の賦活なし．一次抗体を4℃で一晩反応，b：温浴(pH 9.0)で抗原を賦活，加温による短時間の抗体反応．aでは染色の濃淡が細胞や局在の質的な違いとしてみられる．bでは高感度の反応形式のため微量の抗原が検出されているが，染色態度が単調になり質的変化が不明瞭になっている．

ALP活性を阻害する．ただし，腸管由来のALP活性は阻害されない．凍結切片で腸管を染色する場合は，他の方法(酢酸−過ヨウ素酸−水酸化ホウ素など)を選択する．アビジン−ビオチン反応を用いる場合，加熱処理で抗原の賦活を行うと内因性ビオチンが顕在化し，背景の強い不明瞭な染色結果となる[5]．このようなときには，内因性のビオチン活性をあらかじめ除去する必要がある．

7 染色の評価

染色結果を評価する際に，必ずコントロール切片の染色性を確認することが原則である．コントロール切片は，必ず陽性用と陰性用の双方を同時に用いることが必要である．埼玉医科大学国際医療センターでは，組織の小片を組み合わせて"陽性と陰性"に対応できるコントロールブロック[6]を用いている(図7)．これらのコントロールブロックは，汎用，リンパ球マーカー用，サイトケラチン用，粘液形質用などを作製している．コントロール切片は，抗体や試薬の劣化および手技の正確さを確認する程度にとどめ，目的の組織切片における染色性の適否については，必ず対象検体の内部でコントロールとなる所見を確認する．染色の評価は，陽性細胞の種類，局在，陰性細胞の種類，核染色の良否などの観察に基づいて行う．

良質な抗体の作製や検出方法などの進歩により，同定が可能な抗原の種類が大幅に増え，検出感度が向上した．その結果，染色時間の短縮も可能となった．このため染色強度を上げるために安易に抗原の賦活処理を増強したり，高感度の反応形式を選択したりすることがある．また，染色時間をさらに短くするために37℃で抗原抗体反応を行う．これらの導入によって，染色のコントラストが悪化し結果の判定に苦慮する場合もある．例えば，子宮体部内膜をビメンチンで染色する場合，加熱によって抗原の賦活を施すと上皮部分も間質部分も単調に強く染色され，本来あるべき多様な染色性が失われ質的評価が困難になる(図8)．

病理診断における免疫組織化学染色は，ただ単に着色すればよいということではなく，診断に有効な至適染色態度があると考える．これらの有効な染色態度に関しては，抗原とそれに対応する抗体によって固有のものがあるため，主観的な判断に陥らないよう文献検索などによって複数の情報を入手するように心がけることが肝要と考える．なお，免疫組織化学に関する情報は，印刷物だけではなく，抗体メーカーや"いむーの"(http://immuno.med.kobe-u.ac.jp)，共同病理(http://www.kbkb.jp)，GLab病理解析センター(http://www.gene-lab.com/gpc/index.html)など，これらのホームページから容易に取捨選択できる．常に染色結果を自問自答し，手間を惜しむことなく日々の変化に対応し，病理診断の進歩に有用な免疫組織化学標本の作製を模索していくことが大切である．

(鎌田 孝一，中村 勝，安田 政実)

文　献

1) 堤　寛，鴨志田伸吾：病理医に必要なワンポイント病理技術「免疫染色のコツ」．病理と臨床　23：83-88，2005
2) 梅村しのぶ：固定法および抗原賦活法．日本組織細胞化学会（編）：組織細胞化学2008．学際企画，pp 13-23，2008
3) 後藤義也，安田政実：免疫組織化学染色のトラブルシューティング—薄切切片再固定法の有用性．病理技術　72：18-19，2009
4) 濱川真治：ホルマリン固定パラフィン包埋薄切切片を用いた酵素抗体法における内因性ペルオキシダーゼ活性阻止操作の影響について—CD4抗原検索の落とし穴．病理と臨床　17：843-844，1999
5) 櫻井博文，小林明子，亀子光明，他：アビジンビオチンを利用した免疫組織化学的染色における抗原賦活のための熱処理による影響．病理と臨床　19：1257-1261，2001
6) Chan JK, Wong CS, Ku WT, et al：Reflections on the use of controls in immunohistochemistry and proposal for application of a multitissue spring-roll control block. Ann Diagn Pathol　4：329-336，2000

6 迅速診断

はじめに

迅速診断はパラフィン包埋切片と異なり，手術中に摘出された生組織を急速凍結させて，クリオスタット（凍結用ミクロトーム）を用いて凍結切片を作製し病理診断することである．術中迅速診断標本作製は，①組織の切り出し，②組織の包埋・凍結，③薄切・スライドガラスへの貼付，④固定，⑤迅速ヘマトキシリン・エオジン（HE）染色，⑥標本の提出・病理診断・報告，⑦凍結ブロックの後処理，の手順で行われる[1~3]．

1 迅速診断の意義

迅速診断は腫瘍の良性・悪性の診断や組織型の決定に加えて，断端検索により切除部位での癌の有無を確認して追加切除が必要かどうかを決定する．また，リンパ節転移の有無は予後因子として重要で，特に乳腺領域などにおいてリンパ節の広範囲郭清による quality of life（QOL）の低下や，郭清による治療的意義が明らかでないことが報告されてから，センチネルリンパ節（sentinel lymph node；SLN）への転移の有無を迅速診断にて検索することが重要となっている．

2 組織の切り出し

切り出しは病理医によって行われ，組織周囲の必要のない脂肪組織や体液は薄切時の障害となるので取り除いてもらう[1]．組織の大きさは，できるだけ小さいほうが標本の作製が容易で，種々のアーチファクトが生じにくい．目安として5×5 mmで，最大でも1.5~2.0 cm以内，厚さ2~4 mm程度にするとよい．

迅速時は生組織を扱うので，常に病原菌曝露による感染の危険性を可能な限り回避することが望ましい．このため，ゴム手袋，マスクの着用，使用器具・汚染物の消毒，取り扱い中のけがの防止に細心の注意を払わなければならない．

3 包埋と凍結

1．包埋剤と包埋皿

切り出しされた組織は水溶性包埋剤のOCTコンパウンド（サクラファインテックジャパン）に包埋し直ちに凍結する．このほかに抗ウイルス薬や抗菌薬が配合されている包埋剤もあり，迅速標本作製時の感染症対策として有用である（ユーアイ化成，武藤化学）[1~3]．

包埋に使用する包埋皿には，プラスチック製のディスポーザブル包埋皿やステンレス製の包埋皿などがあり，プラスチック製包埋皿よりも金属製の包埋皿のほうが，熱の伝導効率がよく急速に冷却できる[1,3]．

2．凍結冷媒

組織を凍結する冷媒として，①液体窒素，②液体窒素・イソペンタン，③ドライアイス・イソペンタン，④ドライアイス・アセトン，⑤ドライアイス・n-ヘキサン，⑥ドライアイス・エタノールなどが使用される．このほか，ドライアイスや液体窒素を必要としない凍結機器として Histo-Tek PINO（サクラファインテックジャパン株式会社）が販売されている[1~3]．

3．凍結の実際

切り出された組織は，薄切面を下にして組織片を包埋皿の中央に置くか，組織の周囲に余白（約3 mm以上）ができるように包埋する．この余白が小筆で切片を押さえる部分となる[1]．組織片が浮かび上がらないようにOCTコンパウンドを静

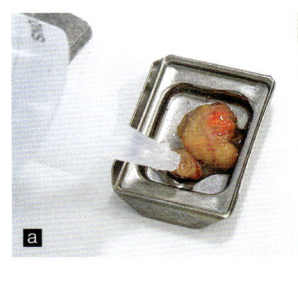

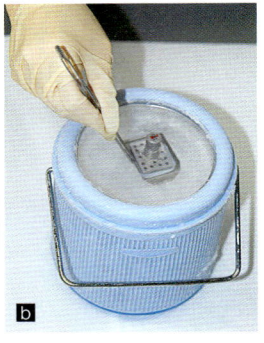

図1 組織の包埋と凍結
組織をステンレス製包埋皿に入れて包埋剤の中に埋めて(a)，凍結冷媒で急速凍結する(b)．

かに注ぎ包埋し(図1)，包埋皿は揺すりながら完全に固まるまで凍結冷媒中に入れておく．凍結時の注意点として，標本上で核や細胞質に多数の空胞が観察されることあるが，これは凍結の際の氷結晶形成に伴う組織構造の破壊である[4]．凍結冷媒を用いて組織を急速に凍結し，0°C〜−7°Cの温度帯通過時間を短くして氷結晶形成を最小限にとどめる必要がある．

4 薄切・スライドガラスへの貼付

　事故防止のためにハンドルをロックし，ブロック面と刃とが平行になるようにクリオスタットに凍結ブロックを固定する．ハンドルロックを解除し，少しずつ回しながらブロック面と刃先を近づけていきながら目盛りを20〜30 μmに合わせ，荒削りと面だしを行う．面がでたら希望の厚さに目盛りを設定して(通常は4〜8 μm)薄切する．ハンドルをゆっくり回して，ブロックの余白部分まで切り込んで，余白の薄切部分に筆先を軽く当てたままハンドルを一定速度でゆっくり回して組織部分を薄切する(図2)．切片のシワを直してからスライドガラスを切片に近づけて押しつけるようにしてスライドガラスに貼り付ける．このほかに切片の伸展にはアンチロール板を使用する方法があるが，アンチロール板の調整がやや難しい．
　薄切に際して特に重要な要因として，クリオスタットの庫内温度とブロック温度がある．多くの組織は庫内温度が約−15〜−30°Cの間でよく薄

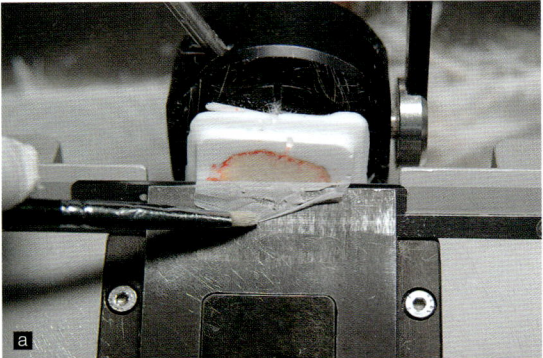

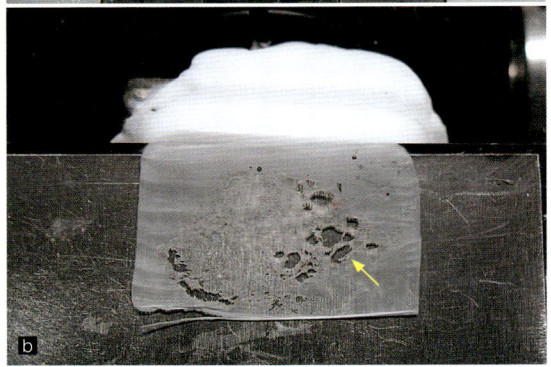

図2 凍結ブロックの薄切
切れ始めた切片の余白部分を小筆で軽く押さえて(a)，薄切速度に合わせて切片を引きながら伸ばしていく(b)．空胞部分は脂肪組織(➡)．

切できるが，リンパ節，脳など軟らかい組織では約−10〜−20°C，乳腺や脂肪組織の多い組織では−35°C以下での薄切が良好である．ブロック温度が低すぎる場合に，切片のひび割れ(チャタリング)が発生することがあるので注意する[1](図3)．

5 固定

　通常はホルマリンとアルコール系の混合固定液が賞用されていて切片を数秒間固定する[2,3]．

6 染色〜凍結ブロックの後処理

　迅速診断は基本的にはHE染色で行われ，約1〜3分間という短時間で染色工程を終了して病理医へと標本が提出される．症例によってはさらに迅速特殊染色や迅速免疫組織化学染色が併用されて報告がなされる[2,3](図4)．提出された迅速標本

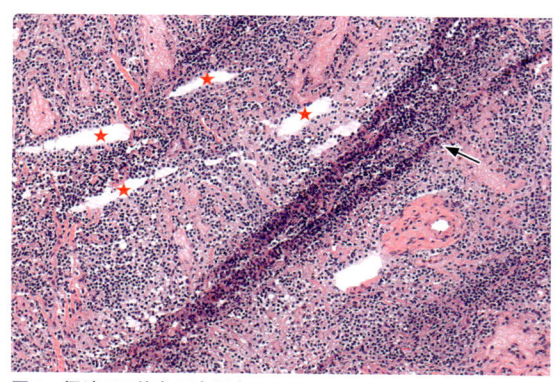

図3 迅速 HE 染色不良標本
薄切時ブロックの過冷却によるチャタリング(★)と薄切不良による切片のシワ(→)がみられる．

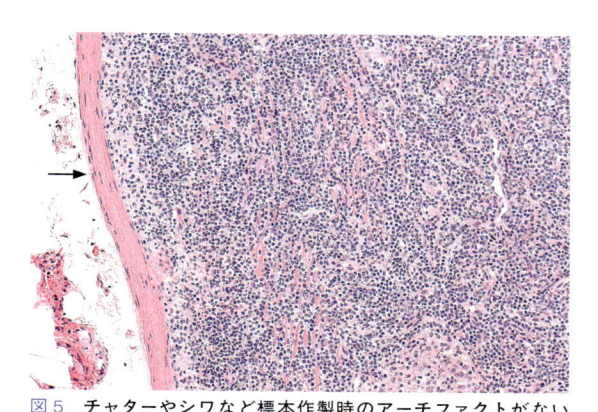

図5 チャターやシワなど標本作製時のアーチファクトがない迅速 HE 標本
被膜(→)が十分に薄切されていて，アーチファクトもなく迅速診断が可能な標本である．

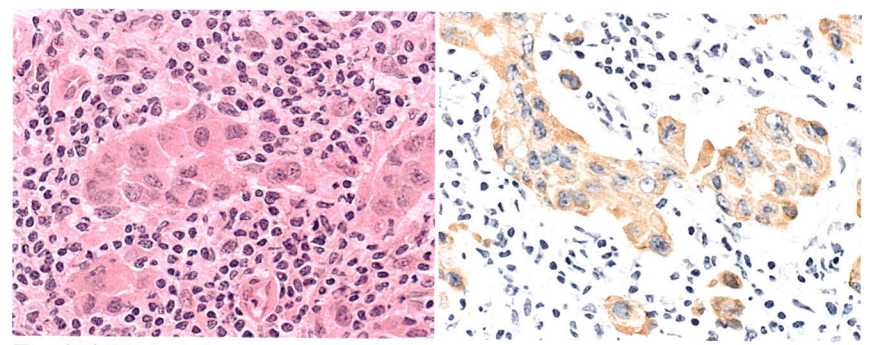

図4 迅速診断時の免疫組織化学染色
迅速 HE 染色(a)と迅速免疫組織化学染色抗サイトケラチン抗体(b)乳腺センチネルリンパ節．

は病理医が顕微鏡にて鏡検し，臨床医へと報告がなされて迅速診断が終了する．凍結検体は解凍後にホルマリン固定した後，パラフィン包埋標本が作製されて，迅速標本とともに鏡検し，最終診断がなされる．

おわりに

迅速診断は凍結切片の良し悪しが病理診断に大きく影響するため，顕微鏡下にて鏡検したときに診断に支障をきたさないよう，短時間で綺麗な標本(図5)作製が必要である． (阿部 仁)

文 献

1) 阿部 仁：クリオスタットで大きな臓器を大量に薄切するには？．検査と技術 34：1445-1450，2006
2) 篠田 宏，桑尾定仁，岡安 勲：凍結標本作製法―術中凍結標本の作製と応用．検査と技術 28：339-347，2000
3) 佐々木政臣，若狭研一，櫻井幹巳：術中迅速組織診．臨床検査 38：306-310，1994
4) 吉村 忍：組織凍結の際に生じるアーティファクト―氷晶形成による組織の空胞化．検査と技術 34：62-67，2006

7 透過型電子顕微鏡法

はじめに

近年の免疫組織化学染色，遺伝子検査などの興隆により，光学顕微鏡（以下，光顕）で病理診断がつけられるようになった．それに伴い，標本作製に時間がかかり，超薄切片作製や写真撮影などに熟練を要する電子顕微鏡（以下，電顕）の検査検体数は次第に減少傾向にある．しかし，糸球体腎炎の一部は電顕検索が必須であり，腫瘍細胞においても超微細構造検索や免疫電顕などが病態の成り立ちをより深く理解するうえで役立っており，電顕の意義は決して失われていない．

1 電顕と光顕の構造比較

電顕の構造の詳細は成書にゆずる．簡単な構造比較を表1に示す．

2 試料作製法

光顕，電顕では検体採取・固定から染色，鏡検までの工程は大きく異なる．

1．検体採取，固定

グルタールアルデヒド（glutaraldehyde；GA）と四酸化オスミウムの二重固定を行う．GAは2個のアルデヒド基を持ち，主に蛋白質を固定し，四酸化オスミウムは脂質を固定する．GAは浸透力が弱いので（1 mm/時間），組織は自己融解を防ぐため，できるだけ早く冷やした液中に入れて1 mm角程度に細切する．ここで注意することは挫滅させないことである．脱脂したカミソリ2枚を交差させて引き切るようにする．

注1：腎生検は10〜20 mmの針生検材料で提出される．皮質側から1 mm角程度に1〜2個ずつ電顕用・蛍光抗体法用に採り，残りを光顕用と，組織を3分割する．また，蛍光抗体法用の組織はGAの付いたピンセットで触ると，抗原活性が消失して染まらなくなるので注意する．

注2：腫瘍などで肉眼所見の異なる部位があるときは各々の場所から採取することが望ましい．また，同一部位で多数のブロックを作るよりも，何か所かの部位から採取し，それぞれの部位を記載しておくとよい．

2．固定から脱水，包埋

薄い切片を得るためには包埋剤は硬くなければならない．電子線照射に強いこと，適度な硬度などを求めてエポキシ系樹脂が多く用いられる．以下に筆者の所属する，がん・感染症センター都立駒込病院病理科での手順を示す．

（1）前固定：4℃の2.5％GA（0.1 Mリン酸緩衝液 pH 7.4）に1.5時間以上浸漬．
（2）洗浄：リン酸緩衝液で1晩．
（3）脱水：上昇エタノール系列で50％・60％（各5分間×2回），70％・80％・90％（各10分間×1回），100％・無水（各5分間×2回）．
（4）置換：酸化プロピレン（15分間×2回）．
（5）浸透：酸化プロピレン＋樹脂混合（1：1，60分間），（1：3，60分間），樹脂のみ（90分間）．
（6）包埋：シリコンカプセルに組織と検体番号を書いた紙片を入れ樹脂を注ぐ．
（7）熱重合：70℃の恒温器に18時間入れ重合させる．

3．薄切（光顕切片作製，トリミング，超薄切片作製）（図1，2）

実際に電顕で観察できるのは，1辺1 mmしかない検体からさらに削り込んだ0.6〜0.8 mm角の部分である．この部分を選択するために光顕切片を作製する．

表1 電顕と光顕の構造比較

	光顕	電顕
拡大	1,000倍	500,000倍以上
光源	ランプからの可視光線	金属線を熱して発生する電子線
波長	400～800 nm	0.003～0.005 nm
鏡体内	大気圧	真空
レンズ	ガラス製	電子レンズ(コイルに通電すると磁界が発生し，電子線を曲げることによる)
	凸レンズ・凹レンズ	凸レンズのみ
切片の厚さ	1～10 μm	60～90 nm
切片の保持	スライドガラス	グリット(メッシュ，単孔)
観察	目で直接	蛍光板に電子線を当てて可視光線に変換
記録	デジタルカメラ	白黒フィルム・デジタルカメラ

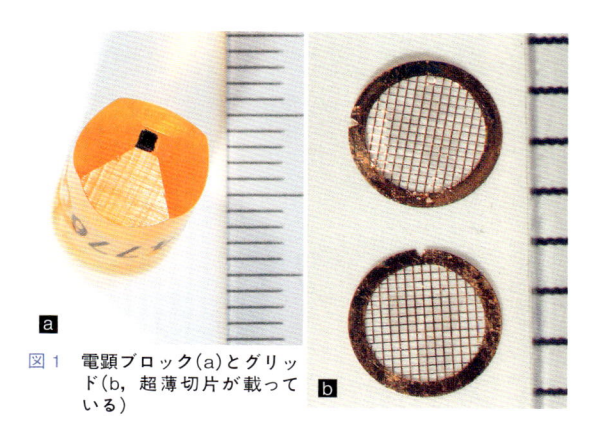

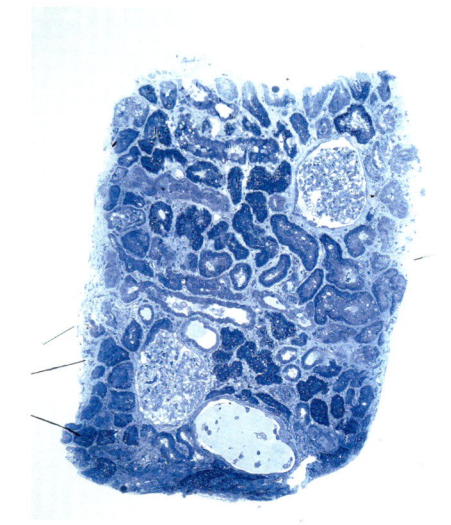

図1 電顕ブロック(a)とグリッド(b，超薄切片が載っている)

図2 腎生検の光顕切片(トルイジン青染色)

ウルトラミクロトーム(超薄切片作製装置)はクリオスタットと同様，固定したナイフの上部からブロックを降下させて薄切する．
(1) ガラスナイフで0.5～1 μmの切片を作り，80～100℃のホットプレート上で乾燥後，0.1%トルイジン青(0.1 Mリン酸緩衝液 pH 7.4)で加温染色する．
(2) 目的部分を中心に正方形，長方形，台形など縦長にブロックをカットする．
(3) ダイヤモンドナイフで60～90 nmに超薄切し，グリットメッシュに切片を載せる．

4. 電子染色(酢酸ウラン・鉛の二重染色)

H，C，N，Sなど原子番号が小さい生物試料に重金属をつけてコントラストを上げるのが電子染色である．電子線が切片を通過する際，原子番号が大きい物質ほど屈折して蛍光板上に届かないことからコントラストが生じる．

酢酸ウランは主に核・リボソームに沈着し，鉛(鉛化合物)は主に膜・グリコーゲンに沈着する．ちなみに酢酸ウラニルは核燃料物質に指定されているため，文部科学省への届けが必要である．

5. 鏡検，写真撮影

医師が鏡検・撮影する時間がないと，技師がひと通りの撮影をまかされることになる．そのためには，トリミングの前にヘマトキシリン・エオジン(HE)ほかの光顕標本とトルイジン青標本を一緒に鏡検してもらい，電顕検体の採取部位を確認しておくことが重要である．

3 疾患と微細構造

現在，電顕検査で保険点数請求が認められている対象は，腎生検，軟部組織悪性腫瘍，異所性ホルモン産生腫瘍，糖蓄積症・心筋症に対する心筋生検，脂質蓄積症などである．がん・感染症センター都立駒込病院病理科で診断に用いられた症例を示す．

1. 腎生検(図3，4)

光顕染色・蛍光抗体染色の結果とすり合わせながら，見落としのないように撮影する．腎生検の電顕撮影は第1に免疫複合体沈着物(deposits)の

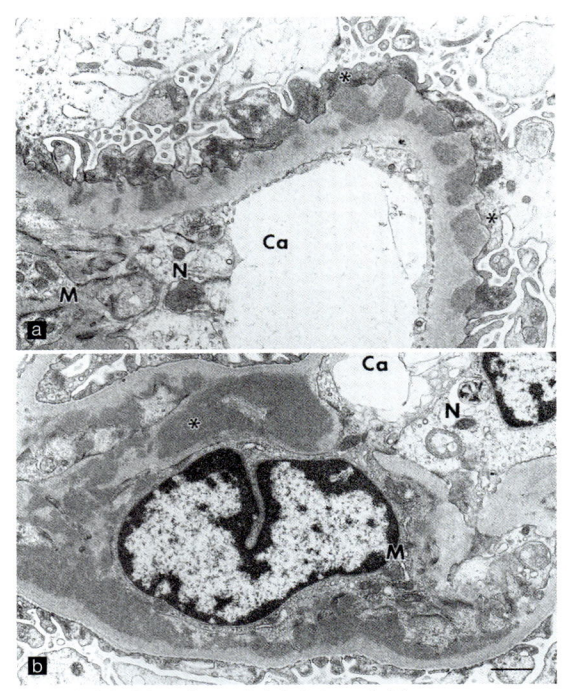

図3 免疫複合体沈着物の存在部位(同一倍率)
a：膜性腎症の電顕像．基底膜上皮側に沈着物(＊)，b：IgA 腎症の電顕像．メサンギウムに沈着物(＊)．
N：内皮細胞，M：メサンギウム，Ca：毛細血管内腔．

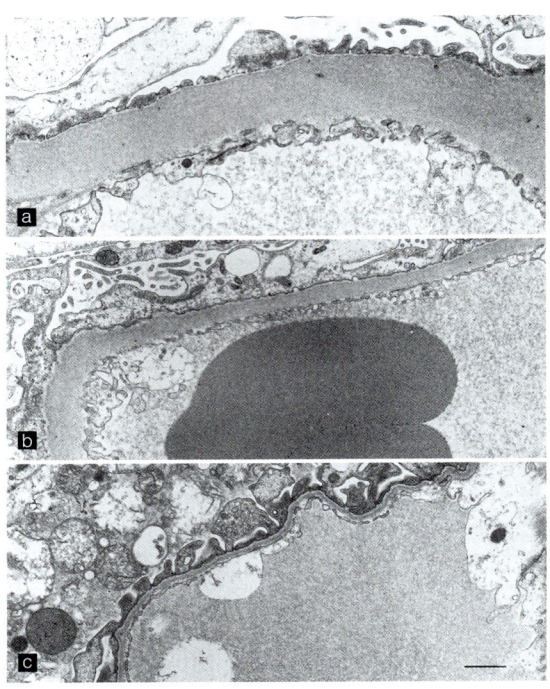

図4 基底膜の厚さの変化(同一倍率)
a：糖尿病(肥厚)，b：正常，c：菲薄基底膜病(菲薄化)．

存在部位の同定である．沈着物の存在部位は，大きく分けて糸球体基底膜の上皮側〔ボウマン(Bowman)嚢腔側〕・内皮側(血管腔側)，メサンギウムの3か所である．膜性腎症では上皮側に，IgA 腎症ではメサンギウムに沈着物がみられる．SLE では3か所全部にみられることもある．また基底膜の状態(厚さや層板状，網目状などの構造変化)，アミロイド沈着などを念頭に置く．菲薄基底膜病は血尿と軽度の蛋白尿を認める家族性の非進行性腎疾患で，電顕で糸球体基底膜が有意に菲薄化しているのが唯一の所見である．逆に糖尿病では基底膜が肥厚する．

2．各種感染症(図5)

B 型肝炎・HIV・CMV(サイトメガロウイルス)などのウイルスは，多くは形態がよく保持される．解剖例，ホルマリン固定材料，パラフィンブロックからの戻し電顕でも観察できる．

3．腫瘍(図6)

悪性黒色腫におけるメラノソーム(メラニン形成・含有顆粒)やランゲルハンス(Langerhans)細胞組織球症におけるバーベック(Birbeck)顆粒など診断の決め手となる細胞内小器官や，細胞接着装置，細胞内細線維などの検索を行う．文献や図版を参照する必要がある．

4．線毛の形態異常(図7)

線毛は一方向に波打つ屈曲運動によって気管支では異物を排出し，卵管では卵子を輸送している．また，精子の鞭毛運動も同様の構造によって行われている．先天性の線毛の形態異常による線毛運動障害疾患があることが知られていて，線毛の横断面を電顕観察することで形態異常を確認できる(線毛運動不全症候群，immotile cilia syndrome)．呼吸器感染症，気管支拡張症，男性不妊などを呈し，そのうち内臓逆位があるものは Kartagener 症候群と呼ばれる．

おわりに

電顕材料を採取しなかったときの対処，すなわちホルマリン保存材料やパラフィンブロックからの電顕試料の作製は従来からなされていた．電顕の必要性が減少したといわれる中でも，この「戻

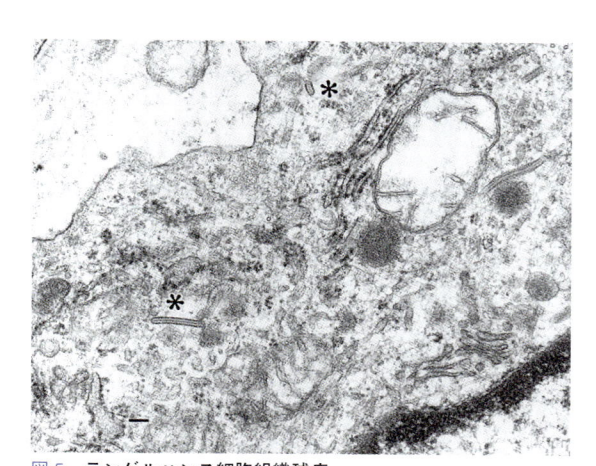

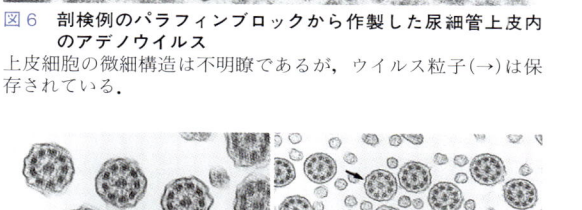

図5　ランゲルハンス細胞組織球症
バーベック顆粒(＊)は幅40 nm，中心にジッパー様の構造を持ち，一端に囊胞のあるラケット状を呈することがある．ランゲルハンス細胞に特徴的とされる．

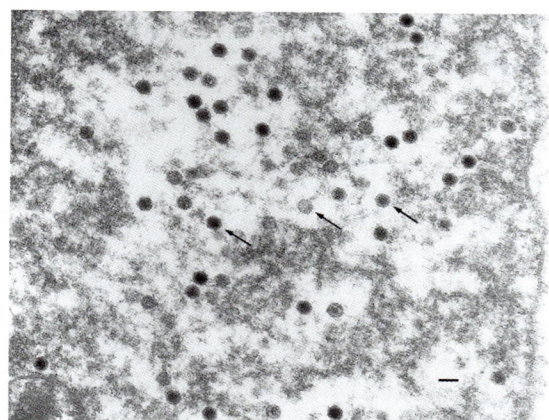

図6　剖検例のパラフィンブロックから作製した尿細管上皮内のアデノウイルス
上皮細胞の微細構造は不明瞭であるが，ウイルス粒子(→)は保存されている．

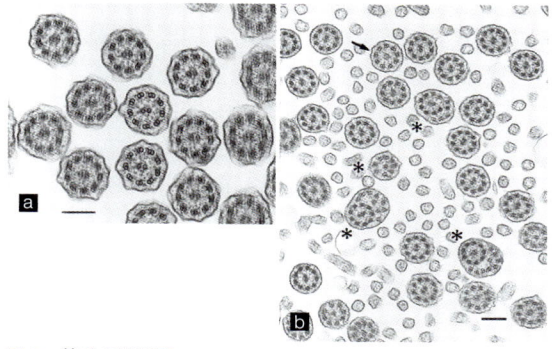

図7　線毛の横断面
a：正常の気管支線毛．中心部に2本の微細管と周辺に9対の2連微細管を持つ．b：Kartagener症候群の気管支線毛．周辺微細管の数の異常(＊)，中心微細管の欠損(→)などがみられる．

し電顕」の依頼はなくなっていない．かつてのように何でも電顕用に取っておくことはできないが，電顕検索が役に立つ疾患を医師に知ってもらい，的を絞って試料を採取していくことで電顕検索をより有効に診断に用いることができると思われる．作製時間短縮のために迅速包埋法もあり，またデジタルカメラほかの画像処理の発達により鏡検・記録も手軽になって取り組みやすくなってきた．作製技術とともに，電顕像，いわゆる超微細構造の読みも伝えていきたい．

（塩澤　由美子）

文　献

・平野　寛，宮澤七郎(監)，医学・生物学電子顕微鏡技術研究会(編)：よくわかる電子顕微鏡技術．朝倉書店，1992
・町並陸生，泰　順一(編)：病理組織診断における電子顕微鏡の有用性．病理と臨床10(臨時増刊号)：文光堂，1992
・山崎家春：電子顕微鏡用試料作製のポイント．検査と技術 25：1121-1126，1997
・鎌田義正，岩坂　茂，畔川一郎：電子顕微鏡検査．検査と技術 26：275-297，1998
・坂本允弘，磯村真理子：電子顕微鏡法．月刊Medical Technology別冊：新染色法のすべて．医歯薬出版，pp 250-253，1999
・日本腎臓学会・腎病理診断標準化委員会(編)：腎生検病理診断標準化への指針．東京医学社，2005

8 代謝異常の病理

はじめに

　細胞はさまざまな因子によって傷害(細胞傷害)を受け，その形態や機能に変化をきたす．細胞傷害に対して，細胞が適応可能な場合，萎縮や変性と呼ばれる現象をきたすが，細胞傷害の程度が強いか，長期的な場合は，細胞死に陥る．細胞死には壊死とアポトーシスがある．病理学では，このような細胞傷害における形態学的な特徴を把握することで，生体内の機能異常を把握することができ，疾患の解明に重要な情報源とすることができる．組織の形態異常は，肉眼的に観察したうえで，組織学的にみて，初めてわかるものなどさまざまであるが，本項では，主に組織レベルにおける形態異常の見方，特に萎縮，変性，壊死，アポトーシスについて概説する．

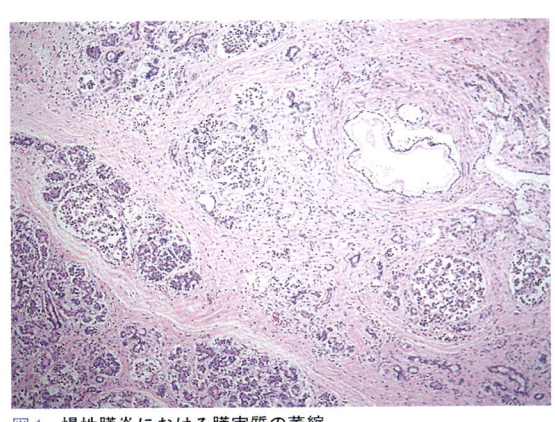

図1　慢性膵炎における膵実質の萎縮
左下の正常膵実質と比べ，右側は慢性膵炎による線維化のため，膵実質が萎縮している．高度の線維化のため，ランゲルハンス島のみが残存しているところもみられる．

1 萎縮(atrophy)

　いったん正常に発達した臓器，または組織の容積が傷害のため縮小する変化を"萎縮"といい，正常の大きさまで発育しなかった低形成とは区別される．臓器の萎縮は細胞個々の縮小によって臓器全体が小さくなる単純萎縮と，細胞数の減少による数的萎縮とに分けられるが，両者は同時に起こることが多い．

　一例として，慢性膵炎を挙げる．図1では，左下の正常膵実質と比べ，右側は間質の線維化により，膵実質の萎縮がみられる．一部では，ランゲルハンス島のみ残存しているところもある．このように萎縮では，形態学的に正常部位と比較し，容積ないし数的な実質の減少を認める．

2 変性(degeneration)

　種々の傷害因子の作用によって組織や細胞の機能減退，低下をきたした状態にある病理形態学的変化を"変性"といい，これは一般に可逆的変化である．

　変性の代表的な例を以下に挙げる．

1．細胞質変性
1) 脂肪変性

　脂肪合成の亢進，あるいは脂肪の分解・放出経路のいずれかの段階かで阻害が起きると細胞内に脂肪の蓄積が生じる．パラフィン切片標本では脂肪滴があった部分は明るく抜けてみえる．図2のように，氷結切片法を用いてズダン色素で染めると脂肪はオレンジ色に陽性を示す．肝細胞(アルコール性肝障害，脂肪肝)，心筋細胞(低酸素血症)，腎尿細管上皮(ネフローゼ症候群)などでも観察される．

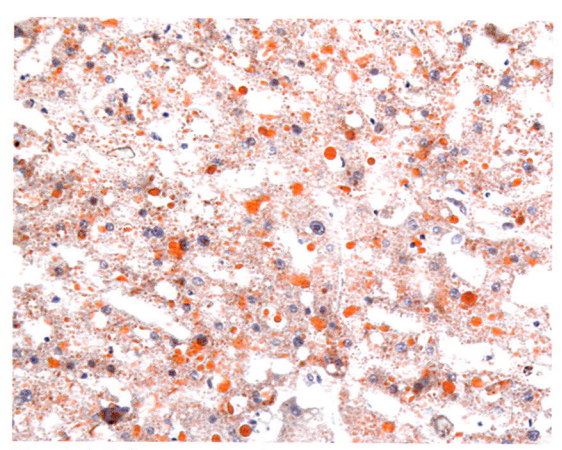

図2　肝細胞内における脂肪変性
ズダンⅢ染色で，脂肪はオレンジ色に染色される．標本内には，大小のオレンジ色を示す脂肪滴がびまん性にみられる．

2）硝子滴変性

　細胞質内にエオジン好性の小滴が多数出現する変化である．硝子滴はヘマトキシリン・エオジン（HE）染色，アザン染色で赤色，PAS（periodic acid-Schiff）染色で紫赤色，ワイゲルトのフィブリン染色で紫色，ワンギーソン染色で黄色に染まる．主に蛋白尿を伴う腎疾患（ネフローゼ症候群，糸球体腎炎など）の場合，近位尿細管上皮で認められる．

3）好酸性変性

　好酸性変性は，細胞質内の蛋白質変性であり，代表的なものにマロリー小体がある．マロリー小体は，好酸性で不定形を示す細胞質内封入体（アルコール硝子体）が特徴的である．図3では，アルコール性肝障害における肝細胞内において，矢印で示すようなマロリー小体が観察される．

4）粘液変性

　細胞内や細胞外に，粘液あるいは粘液様の物質が蓄積することがあり，粘液変性という．粘液はHE染色には染まりづらいが，PAS染色では紫赤色に染まる．また，上皮性粘液はムチカルミン染色で赤色に，酸性粘液多糖類はアルシアン青染色で青色に染まる．胃や腸に生じる印環細胞癌でよくみられ，カタル性炎では，粘膜上皮の粘液分泌亢進のために上皮細胞が杯細胞様変化をきたしている．図4では，アルシアン青染色で，大動脈の中膜に，やや薄い青色に陽性を示す粘液物質を認める．

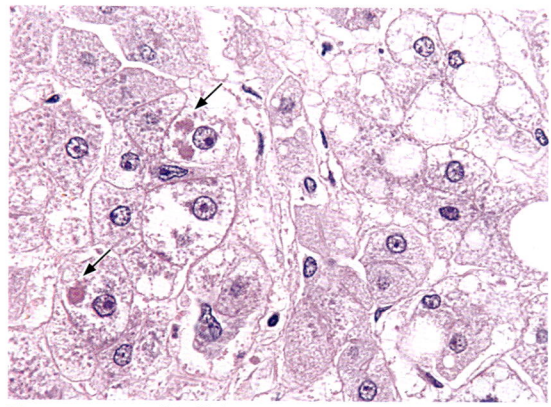

図3　アルコール性肝障害における好酸性変性（マロリー小体）
肝小葉内での脂肪変化とともに，肝細胞質内に矢印で示すような好酸性物質を認める．

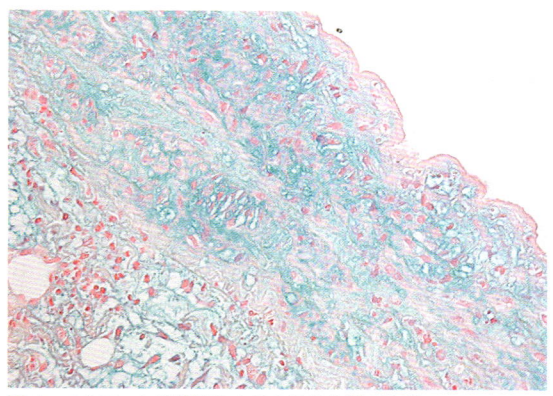

図4　マルファン症候群における粘液物質の沈着
アルシアン青染色で，大動脈の中膜に散在してやや薄い青色に陽性を示す粘液物質（ムコイド物質）の沈着を認める．

2．細胞間質変性

1）硝子変性

　硝子質が細胞間の基質や膠原線維などに沈着して起こる．HE染色にて淡赤色で均一にみえる変性像がみられ，PAS染色で淡紫赤色，ワンギーソン染色で濃赤色，アザン染色で青色に染まる．間質の変性として最もありふれた状態で，動脈硬化をきたした動脈の内皮下や，慢性糸球体腎炎の糸球体の間質などにみられる．糖尿病では膵ランゲルハンス島が硝子化していることがある

2）アミロイド変性

　アミロイドと呼ばれる硝子質に似た糖蛋白質が細胞間隙や血管周囲に異常沈着するものをいい，一種の蛋白質の代謝異常とみなされる．コンゴー赤染色で赤色に染まり，偏光顕微鏡でみると緑色

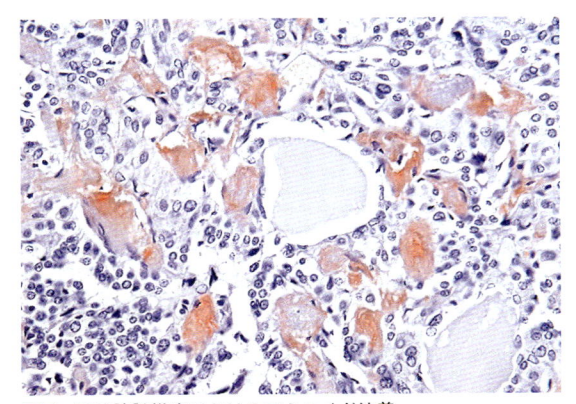

図5 甲状腺髄様癌におけるアミロイド沈着
コンゴー赤染色で，甲状腺濾胞間の間質に赤褐色に陽性を示すアミロイドがみられる．

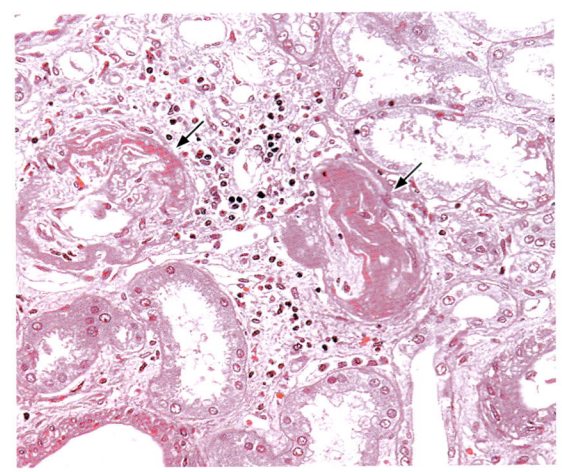

図6 SLEの腎血管壁におけるフィブリノイド変性
血管壁に明赤色のフィブリノイド物質が沈着している（→）．

偏光を呈する．また，ルゴール染色では周囲の組織が黄色に染色されるのに対し，アミロイドが赤褐色に染色され，メチル紫やクリスタル紫のようなアニリン色素を用いると異染性を示し赤紫色に染まる．アミロイド変性は肝，脾，腎に起こりやすい．図5では，コンゴー赤染色で，甲状腺濾胞間の間質において，赤褐色に陽性を示すアミロイドがみられる．

3）フィブリノイド変性

フィブリンを含んだ血漿成分が，血管壁や膠原線維に沈着したもので類線維素壊死とも呼ばれる．HE染色で明赤色，PTAH（phosphotungstic acid hematoxylin）染色で紫青色，PAS染色で紫赤色，ワイゲルトのフィブリン染色で紫色に染まる．免疫複合体の沈着が主体で，結節性動脈周囲炎などの膠原病やアレルギー性炎，悪性高血圧症などにみられる．図6のように全身性エリテマトーデス（systemic lupus erythematosus；SLE）の腎血管壁において，明赤色のフィブリノイド沈着を認める．

3 壊死（necrosis）

感染，物理的破壊，化学的損傷，血流の減少などが原因となり，細胞の死後に形態的変化が起こって細胞死と認識できる状態を"壊死"という．細胞の死ではあっても，血球，皮膚，消化管の粘膜上皮のように正常な細胞，組織が次々に補充され機能的な障害，組織学的な異常を残さないものは壊死には分類しない．

核の変化と同時に細胞質にも変化が起こり，好酸性が強くなり，細胞質内の微細構造は消失する．壊死後数日間で細胞，組織が融解する場合と細胞の輪郭が残存する場合があり，大きく凝固壊死と融解壊死に分けられる．心筋梗塞など大部分の臓器の壊死組織の形態は凝固壊死である．

図7の心筋梗塞の症例で，左下側の正常な心筋細胞と比較し，右上側の壊死を起こした心筋細胞では，既存の細胞の構造が判別できなくなっており，核が消失している．このように，壊死では細胞膜が破綻するため，細胞構造の外観を捉えるのが難しい．また，細胞内容物が周囲に拡散するため，周囲組織に炎症を起こすことが多く，炎症性細胞浸潤がみられることもある．

4 アポトーシス（apoptosis）

細胞は細胞死を引き起こす遺伝子を有しており，外界からの刺激によりこれらの遺伝子が活性化され，細胞死が誘導された場合を壊死と区別して"アポトーシス"という．外的要因によって引き起こされる壊死とは異なり，個体をよりよい状態に保つために積極的に引き起こされる，プログラムされた細胞死である．

核の変化は壊死と同様に濃縮と破壊が起こるが，膜や細胞質の変化は軽微で，核は消失してい

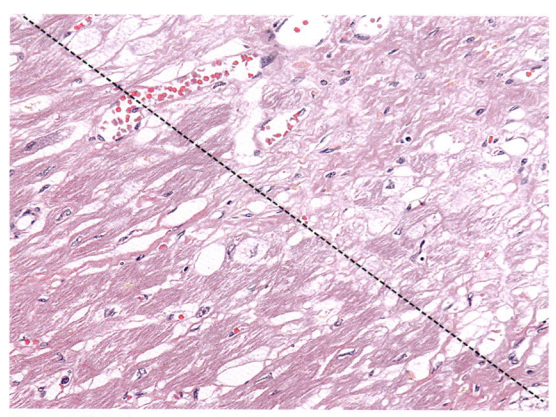

図7 心筋梗塞における凝固壊死
点線より左下側は正常な心筋細胞．一方，右上側の心筋細胞は心筋梗塞により凝固壊死に陥っている．核が消失し，細胞の輪郭が不明瞭である．

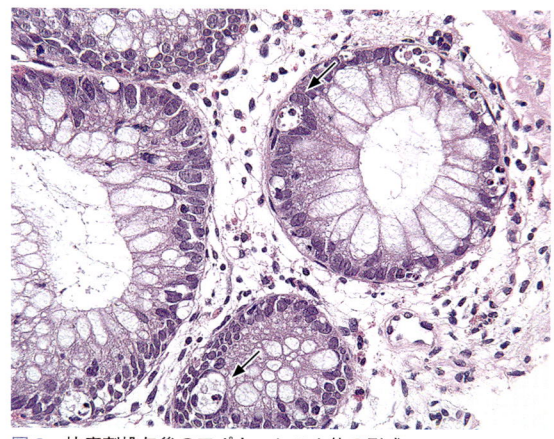

図8 抗癌剤投与後のアポトーシス小体の形成
矢印で示すとおり，大腸の陰窩上皮における細胞膜は保たれており，細胞質内にはアポトーシス小体の形成をみる．

るが，膜が保たれた細胞内小器官を含んだ構造が断片状に現れ，これをアポトーシス小体と呼ぶ．アポトーシスに陥った細胞には生体内のマクロファージが反応し，これを貪食する．

具体的な細胞形態の変化は以下の順である．
（1）細胞膜構造変化（細胞が丸くなる）．
（2）核が濃縮する．
（3）DNAの断片化：DNAが短い単位（ヌクレオソームに相当）に切断される．
（4）細胞が小型のアポトーシス小体と呼ばれる構造に分解する．

図8は，抗癌剤投与により大腸に炎症をきたした症例であるが，前述した壊死とは異なり，細胞膜の構造が保たれている．そのため，周囲に炎症は起きない．また，アポトーシス小体や核濃縮がみられることが，壊死との鑑別になる．

HE染色においては核濃縮やアポトーシス小体を観察できる．

おわりに

細胞傷害の適応として萎縮，変性，そして適応範囲外の形態像として壊死，アポトーシスについて述べた．萎縮は組織学的に確定することができるが，肉眼観察でも把握することが可能なので，まずは肉眼観察によって形態をしっかりと捉えることが大事である．変性はHE染色でも観察可能であるが，特殊染色によって変性像の特定を行う．細胞死（壊死およびアポトーシス）については，それぞれの意義をしっかりと把握し，区別することが大切である．これら細胞傷害の適応および表現型をつかむことで，生体内で起こっている機能異常の理解につなげることができる．

（佐藤 冬樹，近藤 潤，鈴木 貴弘，諸橋 聡子，鬼島 宏）

9 循環障害

はじめに

生命活動は細胞内外の物質移動により支えられている．これらの物質は水に溶けて移動する．ヒト体内の水分は全体重の60%を占める．循環障害を考えるときにはこの水分全体の動きを考えなければならないが，狭義には血液の流れを中心に障害を考えればよい．

血流に関与するのは，ポンプである心臓と流路である血管である．血管は動脈，毛細血管，静脈に分けられ，特殊な経路としてのリンパ管がある．

血流の障害の最も基本的なことは血液が流れないことである．その原因は流路内で血流が途絶することと血流を発生させる心臓が機能しないことに分けられる．また，出血などで循環血液が減少する状況も考えられるが，本項では触れない．

1 | 血栓形成

血流の途絶の原因で最も多いのが血栓である．血栓は出血に際して生体を守るために働く止血・血液凝固作用により作られる．血管が損傷すると，損傷血管が収縮，損傷部位に血小板が凝集，血液凝固反応が起こり，止血が完成し，血管の修復が起きる．このとき損傷部分を覆う物質が血栓である．

健常な生体では無目的に血栓が形成されることはないが，何らかの原因で血管内皮が傷害されたり，血流異常（緩徐化，渦流）が生じたり，あるいは血液が濃縮した場合に血栓が形成されることがある．あるいは，種々の原因（感染，腫瘍，妊娠など）で凝固能が亢進して血管内で勝手に血栓が形成される場合もある（図1）．形成された血栓は局所の循環障害に関与するばかりでなく，血流に乗り，別の場所で血流を途絶し，重症な状態を引き起こすこともある（図2）．

血管内皮傷害の原因は，動脈硬化（図3），心筋梗塞，人工弁装着，血管内ステントなどがある．血流緩徐化や渦流の原因としては，安静臥床，肝硬変（門脈系），不整脈などがある．血液濃縮の原因は，脱水である．

2 | 塞栓物質

血流を途絶させる物質を塞栓物質と呼ぶが，血栓が最も重要である．稀にアテローム（図4），骨髄，羊水，気体（潜函病）によるものもある．

3 | 梗塞

動脈血流の低下では，重篤な状態が発症する．生命活動を維持するために必要な物質が動脈血流により供給されるので，この低下は生命の危機に直結している．各組織に対して1本の動脈が血流の唯一の供給路（これを終動脈という）である場合，血流の途絶は組織の壊死を意味する．この病態を梗塞という．梗塞を起こすのは，心，脳，腎，脾，小腸である．梗塞の原因としては，局所で血栓が形成される場合と，他の部位でできた血栓が血流に乗り，病変部に至り，塞栓（血栓塞栓症）する場合がある．

動脈血流が完全に途絶える場合には梗塞に陥るが，組織の代謝状態に対して相対的に不足する場合には，疼痛として症状が出現する場合がある．狭心症，閉塞性動脈硬化症の間欠性跛行などはこの例である．また，囊胞を持つ卵巣が卵管根部で捻れた場合（茎捻転）や，小腸の捻転の場合に，捻れが改善すると疼痛が緩和し，捻れが強まり，虚

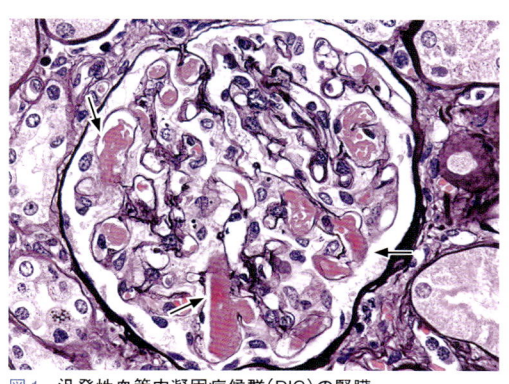

図1 汎発性血管内凝固症候群（DIC）の腎臓
糸球体係蹄内にフィブリン血栓（→）が認められる．

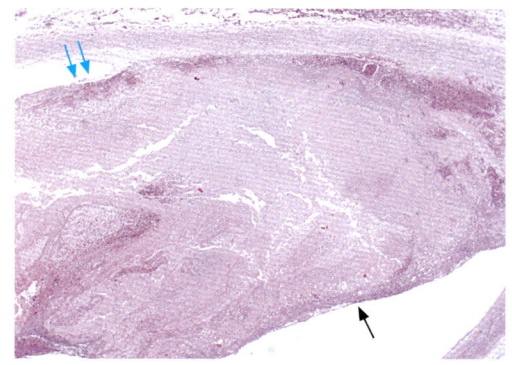

図2 肺動脈の血栓塞栓
肺動脈に付着した赤色血栓（→）で，下肢静脈より肺に至った血栓が肺内の肺動脈に至り壁に付着したもの．時間的にやや経過し，血栓の表面を血管内皮細胞（→）が覆い始めている．

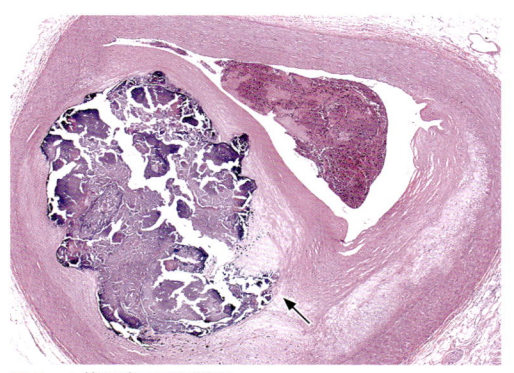

図3 心筋梗塞の冠状動脈
左冠状動脈の脱灰標本．血管中膜の部分に石灰化（→）を認める．中膜の破壊があり，内膜にも傷害が及ぶ．

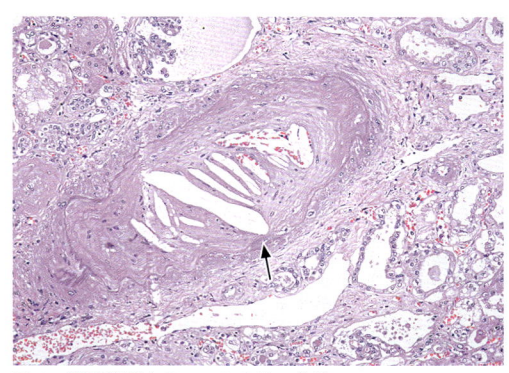

図4 腎の動脈内のコレステリン血栓
動脈硬化の強い血管のカテーテル処置後に発症．血管壁のアテロームの一部が剥がれて血流に乗り，腎臓に至ったと考えられる．先のとがった紡錘形のコレステリン結晶（→）が認められる．

血状態になると疼痛が増強することが知られている．

以上は動脈系の問題であるが，静脈系血栓で致死的なものとして肺動脈血栓塞栓症がある（図2）．長時間の安静臥床や座位で，下肢の深部静脈内に血栓が形成され，起立歩行開始時に血栓が剥がれ，肺動脈内に血栓が塞栓することにより発症する．急死例もあり，手術時の予防対策や航空機での対策が行われている．

4 うっ血

毛細血管や静脈系での循環障害はうっ血といわれる．毛細血管や静脈系の血流は受動的であり，心機能のうち右心系の血液回収機能が低下すると全身性のうっ血を生じる．諸臓器は血液の滞りにより腫大し重量を増す．組織間質は線維化が起こり硬くなる．動脈血流も次第に減少し，組織の萎縮や変性・壊死が出現する．また，澱んだ血液の血球成分，特に赤血球が貪食細胞に処理され，鉄分として組織に沈着し褐色調を呈するようになる．これらの変化は，肺，肝，脾などによくみられる．

門脈は肝の関与した特殊な静脈系で，肝硬変では肝への還流低下により門脈圧亢進症を発症し，消化管や脾のうっ血を生じる．

5 ショック

急激に発症した全身性の循環障害で，動脈血流

の低下が主要因である．適切な対応をしないと致死的な転帰をきたす．諸臓器には虚血性変化と呼ばれる変化をみるが，組織学的な特徴は壊死とうっ血である．ショックから回復した場合には，それぞれの臓器に応じた修復が行われるが，重篤な臓器障害を負った場合にはその後もさまざまな機能障害を残すことになる．

6｜心不全

ポンプである心臓の機能不全である．左心系の障害はショック，右心系の障害はうっ血に関与しているが，臨床的には両心不全に陥っていることも多い．

（下　正宗）

COLUMN 形態検査において知っておきたいこと

サルコイドーシスの病因

　リンパ節生検によるサルコイドーシスの顕微鏡診断では，乾酪壊死のない成熟した類上皮細胞肉芽腫を認めることが診断の基本となるが，病勢の強い症例では時に肉芽腫内部に好酸性壊死を伴うこともあり，診断に苦慮する場合がある．このようなとき，リンパ洞の過形成所見やリンパ洞内にHamazaki-Wesenberg（HW）小体と呼ばれる細胞質内封入体を検出できれば診断の助けとなる．

　HW小体は，HE染色で黄褐色（図1），ギムザ染色で深緑色（図2），カルボールフクシン染色では鮮紅色の抗酸性を呈する．欧米の病理学教科書にも記載があるが，その本態は不明とされている．

　近年，アクネ菌に特異的な単クローン抗体を用いた解析から，HW小体がマクロファージ細胞内に潜伏感染する冬眠型L型細菌である可能性が示唆されている．アクネ菌の細胞内増殖を契機に，アレルギー素因を有する患者に肉芽腫が形成されるというアクネ菌病因説が，現在わが国を中心に検討されつつある．

（江石　義信）

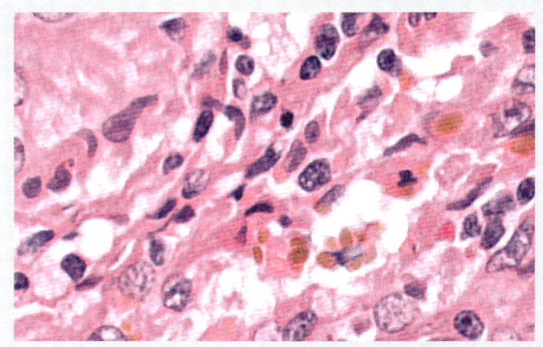

図1　HW小体（HE染色）
黄褐色を呈する．

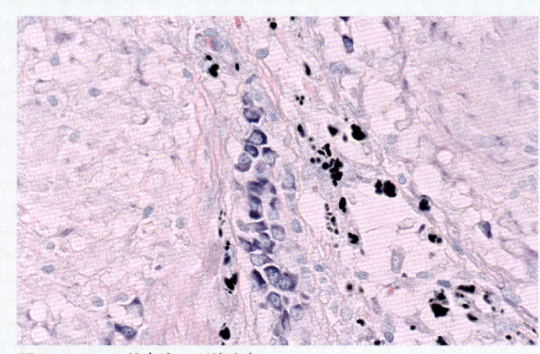

図2　HW小体（ギムザ染色）
深緑色を呈する．

10 炎症

はじめに

　生体は原因が何であれ，有害な刺激を受けたときに免疫応答が働く．炎症は生体の微小血管系を反応の場とする生体反応である．古くは，炎症を起こした部分は赤く腫れ（発赤），腫脹，かゆみ（疼痛），発熱を伴う病変として知られ，この4徴候は炎症の4徴候と呼ばれ，さらに機能障害を加えて5徴候とされていた．例えば，風邪で鼻が詰まったときを考えるとわかりやすい．

　炎症の概念は免疫学の進歩とともに大きく変わっているが，炎症は組織傷害に対するさまざまな免疫反応であり，その反応も単純ではなく複雑に絡み合っている．炎症を観察する場合は単に炎症細胞の出現，肉芽組織の形成などの観察にとどまらず，その部分で行われている免疫反応を理解する必要があり，観察には標本内における基本的な病変の理解が必要である．

　循環障害で梗塞が起こっても，壊死組織に対しては炎症反応，肉芽組織の形成が起こるし，悪性腫瘍の浸潤部にも炎症反応が起こり，浸潤の有無の決め手になる．また，動脈硬化などの病変でも炎症がその病変の主体となっている．炎症反応は，炎症と教科書的に規定されている病変以外にも，至るところで起こっている生体に重要な反応であることを理解する必要がある．

　一般的に，古典的な炎症の理解では，急性炎症と慢性炎症に分けられる．しかし慢性非特異性炎症とされる変化は，ウイルス疾患では初期からこのタイプの炎症所見を示すことが知られており，病理学的な急性，慢性炎症の定義と臨床的診断で用いられる病名としての急性○○炎および慢性○○炎は必ずしも一致しないことを忘れてはならない．

　本項では一般的な炎症の形態学的変化を述べ，さらに生体の反応としての炎症の観察のポイントを挙げる．

1 | 急性炎症

　急性炎症は，各種の生体への刺激，傷害に対する毛細血管を中心とした傷害物質の除去を主目的とした数分～数時間の経過で起こる可逆的な反応と考えられる．

　その過程は以下のようにまとめられる．
(1) 小動脈の収縮による血流の一時的停止
(2) 毛細血管の充血と内腔の拡張，液体成分の漏出
(3) 白血球の傷害部位への遊走
(4) 化学的メディエーターの活性化
(5) 細胞外破砕物の処理
(6) 正常組織への回復

　炎症反応が進む過程，例えば過程（4）などで周囲の組織の損傷が起こる．

　過程（6）が損傷と同時に起こる場合がある．

　炎症の起こっている場所（炎症の場）また浸潤細胞の種類に注目することが大切である．

　（3）では活性化された炎症巣の毛細血管内皮細胞に好中球が接着し，さらに血管外に遊走し，活性酸素ラジカルが放出され，強い毒性を示す．この過程により，組織の破壊が進む（図1，2）．

2 | 慢性炎症

　一般に慢性炎症とは，急性炎症または組織崩壊（循環障害による梗塞など）に対しての組織修復を目的とした反応が持続した状態で，その反応時間の長さには関係なく，傷害の原因に対する免疫反応の差により決定され，多種多様である．

図1 急性炎症時の白血球の接着と遊走

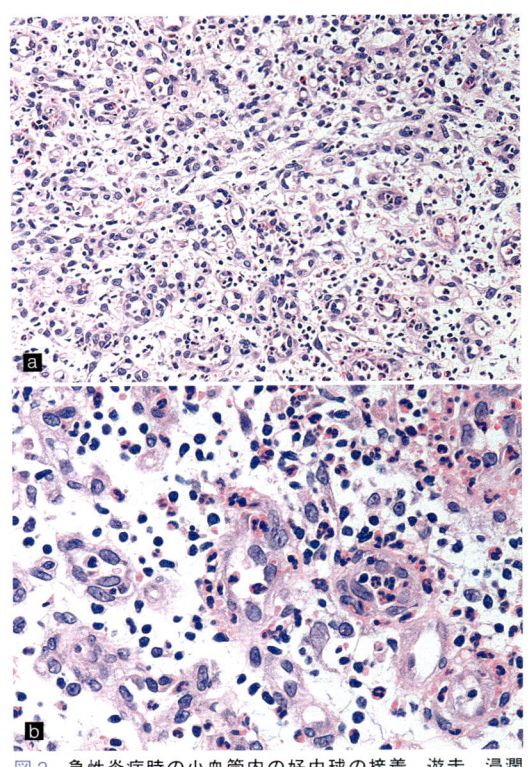

◇回転：通常，好中球が回転しながら内皮細胞に接触し，情報交換をしている．
◇接着：炎症が周辺で起こると，内皮細胞の接触因子が変化し，内皮細胞と白血球が接着する．
◇凝集：好中球同士が集まってくる．
◇遊走：好中球は炎症に関連して放出されるさまざまな液性因子（サイトカイン）により血管外へ出ていく．

図2 急性炎症時の小血管内の好中球の接着，遊走，浸潤（HE 染色．a：×10，b：×20）

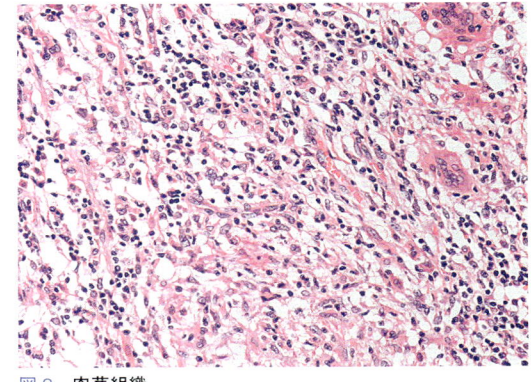

図3 肉芽組織
線維芽細胞，新生血管，炎症細胞からなる（HE 染色，×10）．

　急性炎症と慢性炎症の鑑別点は，急性炎症は滲出反応であるが，慢性炎症は修復，増殖反応であり，組織のリモデリングを伴うという点である．
　原因としては，以下のようなものが挙げられる．
（1）ある種の病原微生物の持続感染
（2）毒性，傷害性物質の曝露（塵肺症で認められる物質また動脈硬化における脂質など）
（3）自己免疫性疾患
　近年，肥満，糖尿病のような内分泌疾患や動脈硬化症などの循環器疾患の発症進展にも関与することが明らかになり，慢性炎症の概念は大きな変化を迫られている．
　形態学的には慢性炎症は2つに大別される．

1．慢性非特異性炎症
　急性炎症の遷延化，ウイルス疾患では初期からこのタイプの炎症所見を示す．

2．肉芽腫性炎症
　類上皮細胞の結節性集簇である肉芽腫の形成で特徴づけられる．
　慢性炎症では組織破壊とその修復過程，特に組織構築の改変（remodeling）が重要で，肉芽組織の形成が重要である．
　肉芽組織は線維芽細胞，新生毛細血管，炎症細胞からなるが，次第に線維化が進み瘢痕化する．しかし，現在では治療による修飾により，その反応が完全でなかったり，急性炎症が完全に終息できずに遷延する場合もある（図3）．
　肉芽腫は生体が完全に排除できない病原体または物質に対して形成される特殊な組織で，T細胞からの種々のサイトカインにより組織球が類上皮細胞に変化して形成される特殊な病変である．肉芽組織の特殊な形と誤解されることが多いが，肉芽組織とは全く異なる病変である．中心に壊死を伴う場合は結核が強く疑われ，肉芽腫といえば結核がすぐに浮かぶが，種々の原因によって形成される病変であり，Hansen病は結核菌と同じ抗

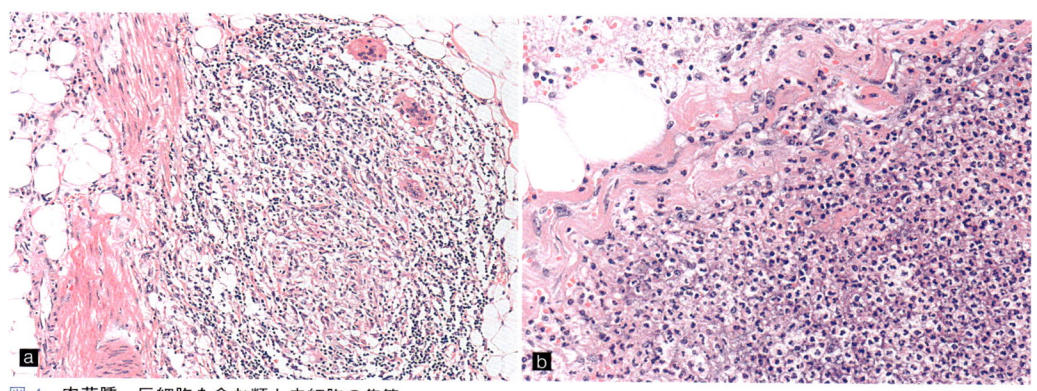

図4　肉芽腫，巨細胞を含む類上皮細胞の集簇
周囲にリンパ球浸潤を伴うが，ときに感染で修飾される（HE染色．a：Crohn病，×10，b：異物肉芽腫，×20）．

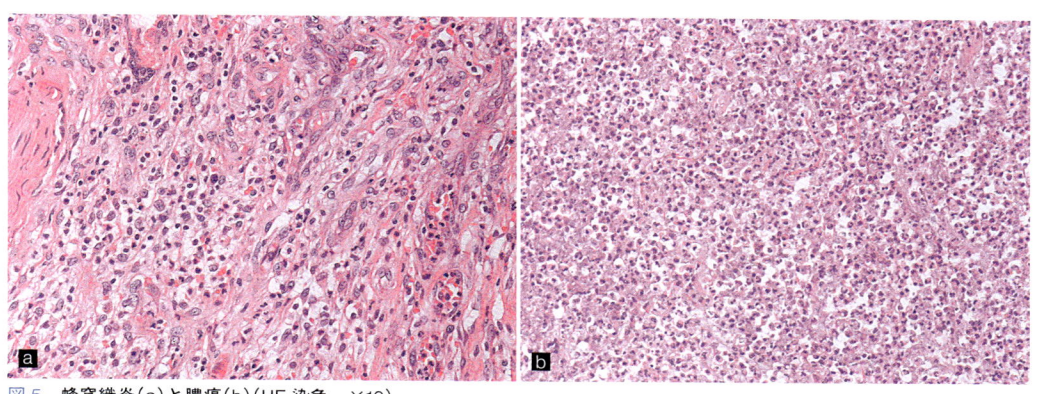

図5　蜂窩織炎（a）と膿瘍（b）（HE染色，×10）

酸菌であり，またサルコイドーシス，Crohn病などの原因不明疾患，また異物肉芽腫は例えばアテロームの破裂，卵巣の成熟奇形腫にも認められる（図4）．

3　炎症の形態パターンに注目する

一般に急性炎症では膿瘍形成，蜂窩織炎などのパターンを弱拡大で観察することが重要である．
特に壊疽性炎症では菌体を確認することができる（図5）．
肉芽腫の形成など必ず弱拡大でそのパターンを認識することが必要である．

4　炎症の起こっている場所に注目する

炎症を観察する場合，その炎症（反応）の起こっている場所がどこであるかを理解することが重要である．

例えば，肺の場合，炎症が実質（肺胞腔）に存在すれば実質性の気管支肺炎であり，肺胞壁を主とすると間質性肺炎であり，その原因，また病態は大きく異なる．

血管炎，特に壊死性血管炎を認める場合は自己免疫性疾患の存在が示唆され，またその血管の大きさから疾患を特定することも可能である．

腸管では炎症の深さが重要である．潰瘍性大腸炎では炎症は主に粘膜下層にとどまるが，Crohn病では全層にわたる炎症が特徴的であり，肉芽腫の形成とあわせて鑑別に重要である．

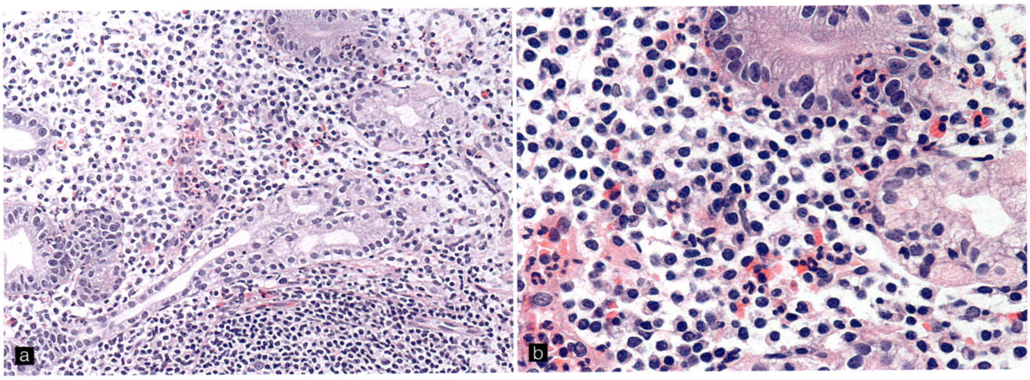

図6 ヘリコバクター感染による慢性活動性胃炎
好中球の浸潤が上皮内に認められる（HE染色．a：×10, b：×20）．

5 出現細胞に注目する

急性炎症性好酸球が主体になる場合はアレルギーのⅠ型，寄生虫などの原因が考えられる．

しかし，胃粘膜などでは好酸球は通常でも認められる．好中球浸潤が認められる場合はヘリコバクター感染が強く疑われ，ミクロピットアブセスの有無の観察が重要である（図6）．

ウイルス性肝炎，特にB，C型肝炎では肝炎ウイルスは細胞を壊死に陥らせることはなく，炎症反応は細胞傷害性T細胞による反応であり，急性肝炎とされていても好中球の浸潤は通常伴わない．好中球の浸潤を認める場合は胆管からの上行感染を疑う所見となる．

ウイルス性脳炎で認められるグリア結節も同様である．

6 炎症は傷害を受けた場合は必発である

循環障害に伴う梗塞巣，消化性潰瘍など，一般の病理総論では炎症として取り上げられない疾患でも炎症反応が観察される．しかも，この反応をよく観察することによって，疾患の本態を解明することも可能である．腫瘍においても非浸潤癌（上皮内癌）では明らかな炎症反応は観察されず，浸潤が起こることにより，炎症反応または組織の修復反応として肉芽の形成が認められる．

おわりに

炎症反応は，以前の古典的炎症の概念をはるかに超えて存在する．古典的炎症の概念は今も臨床の場で重要で，決して陳腐なものではないが，炎症反応は生体の多くの疾患に認められ，その認識が疾病の理解に重要である．

標本をみるうえで，病変のパターン，病変の場，出現細胞に注目し，炎症反応を起こしている主たる免疫反応について考えることが正確な観察のコツである．　　　　　　　　　　（澤田　達男）

11 免疫異常と移植の病理（肝移植を中心に）

はじめに

臓器移植は末期臓器不全の治療法の1つであり，移植医療でしばしば問題となるのが免疫にかかわる合併症である．ヒトには各個体特有の細胞表面抗体である主要組織適合性複合体（major histocompatibility complex；MHC）が存在し，免疫応答により，自己以外の抗原を排除する生体防御のシステムを持っている．通常，他人の臓器を移植すれば拒絶反応が起こり，移植片は脱落・排除される．移植医療では，この拒絶反応を抑えるために，移植後に免疫抑制薬による治療が行われる．一方，現在使用されている免疫抑制薬は，拒絶反応を抑えるだけでなく，宿主の免疫機構を全般的に低下させる．そのため日和見感染症や原疾患の再燃，時に悪性腫瘍の発症を引き起こす．移植後の合併症は免疫と深くかかわっているといえる．

拒絶反応と感染症では治療法（免疫抑制薬の増減）が全く異なるため，確定診断のために組織生検が行われる．すなわち病理検査は，移植治療において，治療方針決定や治療効果判定のための重要な役割を担っている．

本項では，肝移植を例に，免疫にかかわる移植後の合併症としての拒絶反応，感染症，原疾患の再燃の3項目について概説したい．

1 移植

移植とは，組織や臓器を本来存在している部分から摘出し，同一または他の個体に移すことをいう．組織や臓器を提供する個体を"提供者（ドナー）"，受け取る個体を"受容者（レシピエント）"，移植される組織や臓器を"移植片"と呼ぶ．移植はドナーとレシピエントの関係により，自己の組織や臓器を自己の他の場所に移し変える"自己移植"と，自己以外の組織や臓器を移し変える"他家移植"に分類される．また，ドナーの状態によって，生きているドナーから移植片が提供される"生体移植"と，死亡したドナーから移植片が提供される"死体移植"に分けられる．

2 拒絶反応

拒絶反応とは，移植を行った後に起こる一連の免疫反応である．宿主（host）免疫系の移植片（graft）に対する反応を宿主対移植片病（host-versus-graft disease；HVGD），移植片が宿主の細胞に対して免疫応答を起こす場合を移植片対宿主病（graft-versus-host disease；GVHD）という．

1．宿主対移植片病（HVGD）

発現機序の違いから，液性拒絶反応，急性拒絶反応，慢性拒絶反応の3つに分類されている[1,2]．

1）液性拒絶反応

HLA抗体やABO血液型不適合など，ドナー組織の抗原に対する抗体をすでにレシピエントが保有している場合に発生しうる拒絶反応で，免疫グロブリン（IgG，IgM）と補体成分（C3，C1q，Cd4）が関与しているとされる．移植直後に発症する超急性と，数日経って発症する遅発性の2つに分けられる．

移植肝組織にみられる病理組織所見としては，超急性では血管内皮の障害によるフィブリン血栓の形成や好中球浸潤，出血を認め，遅発性では肝動脈血栓や細胆管炎を認める．

2）急性拒絶反応

移植後5日～2か月までの発症が多い．CD4＋

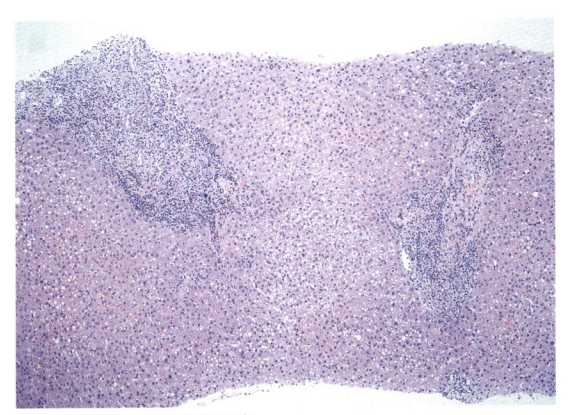

図1 移植肝の急性拒絶反応
グリソン鞘への強い炎症細胞浸潤がみられる．

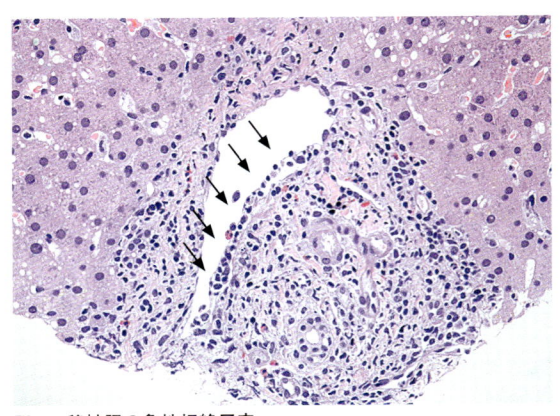

図2 移植肝の急性拒絶反応
グリソン鞘への強い炎症細胞浸潤，門脈の内皮炎(→)，胆管障害がみられる．

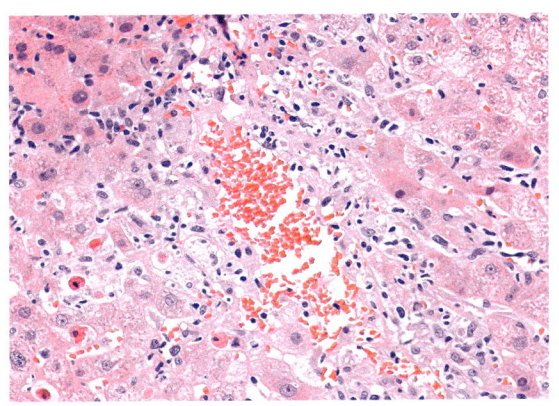

図3 移植肝の急性拒絶反応
中心静脈の内皮炎と周囲肝細胞の壊死を認める．

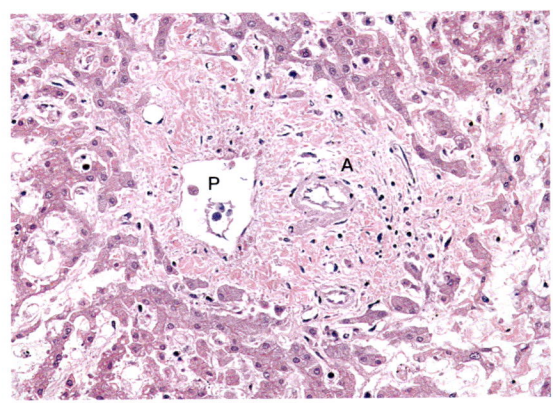

図4 移植肝の慢性拒絶反応(剖検例)
グリソン鞘に門脈(P)と動脈(A)は存在するが，胆管は消失している．

のTリンパ球が，ドナー由来のMHCクラスⅡの情報を抗原提示細胞から受け取り，サイトカインを介してCD8＋のTリンパ球の分化増殖を促す細胞性免疫と，CD4＋Tリンパ球がBリンパ球を刺激して抗体を産生させる液性免疫の働きによって，最終的に移植片を拒絶する．

移植肝組織にみられる病理組織所見としては，グリソン鞘の炎症細胞浸潤，胆管障害，静脈内皮炎が3徴候である(図1〜3)．なお，移植後数か月以上経って発症する遅発性の急性拒絶反応もある[3]．

3）慢性拒絶反応

移植後数か月以降に発症する．移植片の血流障害により機能低下をきたした状態をいい，急性拒絶反応に続発する場合と，なんの徴候もなく発症する場合がある．

移植肝組織にみられる病理組織所見としては，胆管の消失やグリソン鞘の線維化，肝細胞の萎縮，動脈の閉塞がみられる(図4)．

2．移植片対宿主病(GVHD)

ドナー由来の免疫担当細胞によって，レシピエントの細胞が標的となり，拒絶反応が生じる．GVHDは骨髄移植の場合に発生しやすいが，肝移植では稀である．

3 | 移植後の感染症

免疫抑制療法下においては，しばしば日和見感染が認められる．細菌感染症，ウイルス感染症〔サイトメガロウイルス，ヘルペスウイルス，Epstein-Barr(EB)ウイルスなど〕,真菌感染症などがある.

4 | 移植後の原疾患の再燃

移植後の原疾患の再燃は,臨床的あるいは病理組織学的に拒絶反応との鑑別を要する.肝移植においては以下の2つが重要である.

1. ウイルス性肝炎

C型肝炎では移植後の再発がほぼ必発である[6,7].胆管障害を伴うことから急性拒絶との鑑別が問題となるが,静脈内皮炎をほとんど認めない点が鑑別とされる[4](図5).また,再発性では門脈域への高度の線維化と細胆管増生を示す fibrosing cholestatic hepatitis の像を呈することもある.

2. 自己免疫性肝疾患

自己免疫性肝炎(autoimmune hepatitis;AIH),原発性胆汁性肝硬変(primary biliary cirrhosis;PBC),原発性硬化性胆管炎(primary sclerosing cholangitis;PSC),いずれも移植後に再発することが知られている[5].また,移植後に自己免疫性肝炎を発症することもあり,近年 *de novo* AIH という概念が提唱されている[3,5].

おわりに

組織生検は,移植後の状態を正確に把握して治療に生かすための不可欠な検査であり,移植医療を支える重要な役割を担っている.

(福島 万奈,太田 浩良)

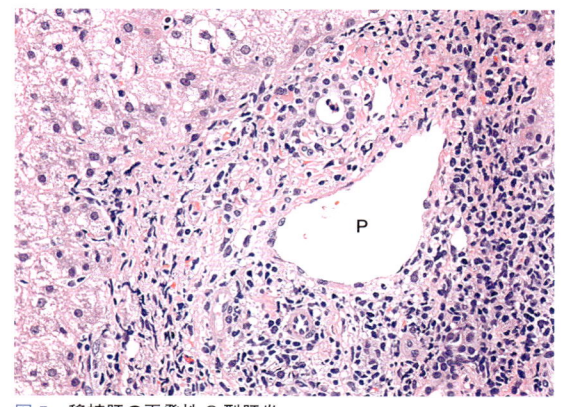

図5 移植肝の再発性C型肝炎
グリソン鞘に炎症細胞が浸潤しているが,門脈(P)に内皮炎はみられない.

文 献

1) 中山 淳,太田浩良,勝山 努,他:肝移植の病理検査.臨床病理 48:1022-1028,2000
2) 日本移植学会,日本病理学会(編):ヒト移植臓器拒絶反応の病理組織診断基準―鑑別診断と生検標本の取扱い(図譜) 腎臓移植,肝臓移植,膵臓移植,心臓移植,および肺移植 第2版.金原出版,pp 43-64,2009
3) Banff Working Group:Liver biopsy interpretation for causes of late liver allograft dysfunction. Hepatology 44:489-501,2006
4) 伊藤智雄,佐々木彩実,久保田佳奈子,他:C型肝炎・肝硬変移植後に注意すべき病理像.病理と臨床 26:48-54,2008
5) 羽賀博典,宮川 文,真鍋俊明,他:生体肝移植後晩期合併症の病理.病理と臨床 26:40-47,2008

12 腫瘍

各論

1 悪性腫瘍の病理診断（良性病変との鑑別）

はじめに

　良性病変と悪性腫瘍の鑑別は病理診断のなかで最も重要な業務の1つであり，病理診断の要ともいうべき部分である．病理診断における良悪鑑別のコツを短い文章で伝えることは困難であるが，医療の現場で病理診断医がいかに悪性腫瘍を診断し，良性腫瘍やその他の所見と鑑別しているかを以下のフィクションから読み取っていただければ幸いである．

ある病院の病理検査室での光景

　小宮研修医は医師になって2年目．病院で臨床研修を受けるなかで，病理診断科を1か月間ローテーションすることになりました．病理診断科の指導医は女性病理医の姫野先生です．病理検査室のディスカッション顕微鏡で一緒に標本をみているとき，小宮研修医が姫野先生の独り言のような言葉に疑問を感じて質問するところから，お話は始まります．

表1　良性腫瘍と悪性腫瘍

	良性腫瘍	悪性腫瘍
増殖速度	遅い	速い
分裂像	少ない	多い
核クロマチン量	正常	増量
分化	良い	乏しい
局所での発育様式	膨張性	浸潤性
被膜	ある	ない
組織破壊	少ない	大きい
脈管侵襲	ない	しばしばある
転移	ない	しばしばある
宿主への影響	ほとんどない	重篤

（文献1から改変して転載）

1 まず弱拡大で構造異型を認識する

姫野　うーん，これは良性なのか悪性なのかビミョーね……．

小宮　先生，こんな基本的なことを聞くのも失礼かもしれませんが，質問してもよろしいでしょうか．

姫野　ええ，いいわよ．私に遠慮はいらないわ．何でも聞いてちょうだい．

小宮　ビミョーってどういうことですか．そういうカテゴリーがあるのですか．

姫野　あるわけないじゃない．キミ，それ本気で聞いているの？

小宮　お言葉ですが，先生．良性か悪性かを決定するのが病理診断じゃないのですか？　それをビミョーといってごまかすなんて，患者さんも臨床医も困りますよ．病理診断がそういうことでいいのですか？

姫野　ああ，そういう質問なのね，わかったわ．私の言葉遣いが悪かったかしら．キミ，学生時代に病理総論で良性腫瘍と悪性腫瘍の違いは習ったでしょう？

小宮　良性腫瘍は膨張性に発育し，悪性腫瘍は浸潤性に発育する．良性腫瘍は転移しないが，悪性腫瘍は転移する（表1）．というような違いですか？

姫野　そう．でもそれはあくまでも総論であって，個別の症例がすべてそれで割り切れるかというと，そうじゃないのよ．この標本はまさにそう

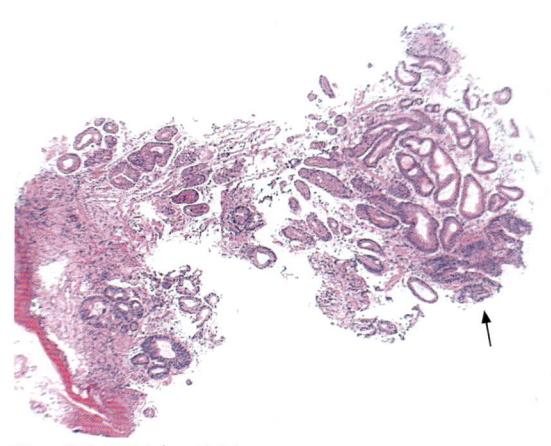

図1 胃生検標本(HE染色)
弱拡大像でもヘマトキシリンに濃染する部分を認める(→)．

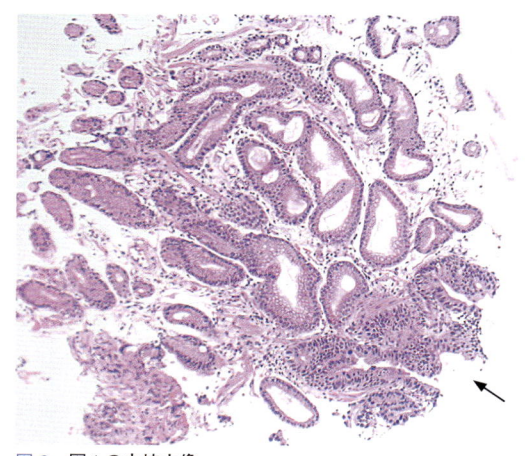

図2 図1の中拡大像
ヘマトキシリンに濃染してみられた部分(→)は，細胞密度，腺管密度いずれも高い部分であることがわかる．

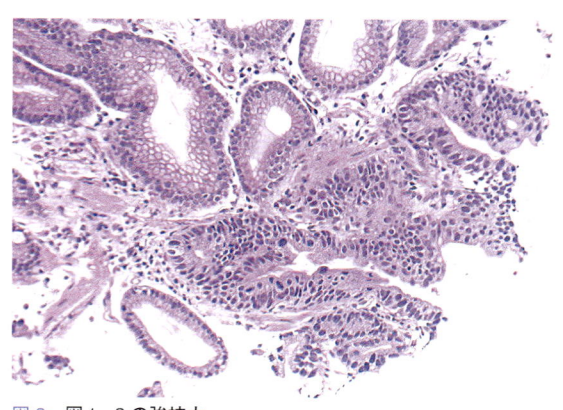

図3 図1，2の強拡大
核密度の上昇，核の大小不同，核形不整，核間距離の不均等など細胞異型が明瞭である．

いうものね．標本に戻って考えてみましょう（図1）．60代の男性．検診で胃カメラを受けて，胃粘膜のびらん部分から採取された標本よ．この標本でどこの部分が問題なのか，わかるかしら？

小宮 ええと……右側の下側の部分（図1→）ですか？

姫野 そう．なかなかいい目をしているわね．どうしてこの部分だと思ったの？

小宮 ……なんとなく……．

姫野 なんとなく，おかしいと思ったのね．そういう直感は大事よ．でも直感で診断する訳にはいかないわ．もっと拡大倍率を上げてみましょう（図2）．右下の部分はほかの部分と違って細胞密度，腺管密度が高いの．

小宮 この細胞が多い所が問題なのですね．

姫野 そう．周囲の正常腺管を構成している細胞では，核が腺管の外側つまり基底膜側に寄っていて，腺の内腔側には細胞質がある．個々の細胞において極性が保たれている，ということ．でも問題の部分は核が増えていて位置もバラバラで極性も乱れているし，腺の構造も複雑になっている．これは構造異型といわれる組織パターンの1つよ．

小宮 はい．

2 強拡大で細胞異型を認識する

姫野 では，さらに拡大倍率を上げてみましょ

う（図3）．核密度が増加しているだけではなく，核の大きさに大小があり，核間距離も不均等，核の形も円形や楕円形ではないでしょう．分裂像らしきものもみえるわ（図4→）．強拡大では細胞異型が認識できて，構造異型と細胞異型の両方がある，ということになるわね．

小宮 それでは，この病変は悪性腫瘍，つまり癌なのですか？

姫野 ちょっと待って．そう単純にはいかないのよ．類似の組織パターンを示す疾患をきちんと鑑別しなくては．この病変の場合，特に問題になるのは良性腫瘍である胃腺腫と，再生性の異型上皮ね．

小宮 再生性ということは，可逆的，ということ

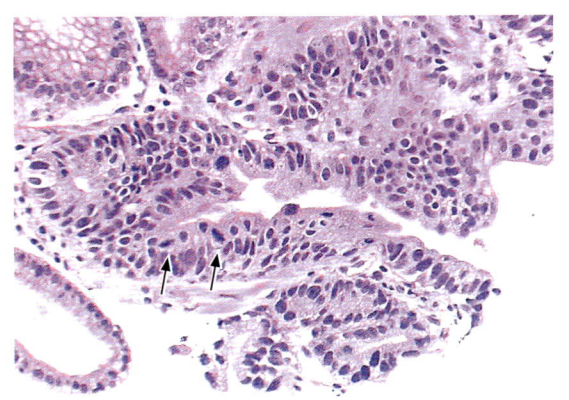

図4 図3の一部を拡大したもの
分裂像(→)がみられる.

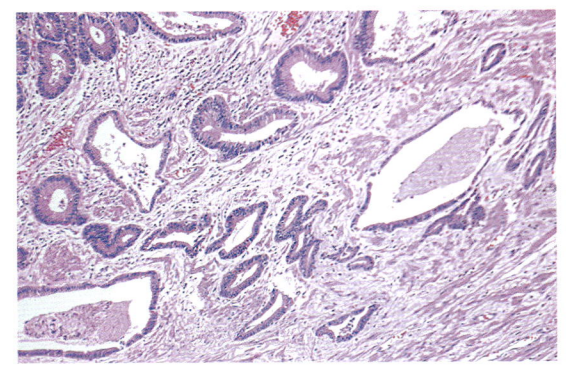

図5 胃癌手術標本(HE染色,中拡大像)
高分化腺癌(不規則な形態を示す腺管)が粘膜筋板の平滑筋細胞の間に浸潤している.悪性腫瘍の浸潤性増殖の例.左上には正常腺管がみえる.

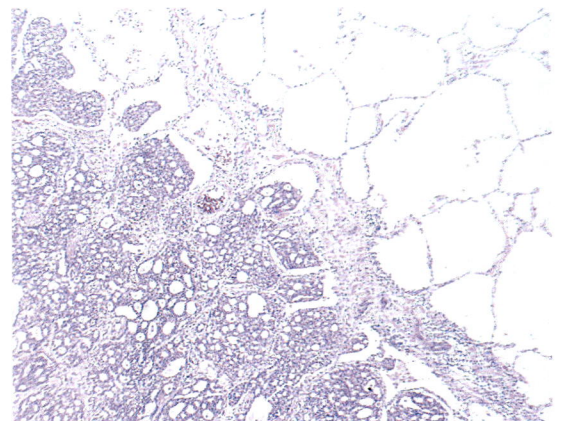

図6 肺癌手術標本(HE染色,弱拡大像)
右上では正常の肺胞構造が保たれているが,左下側は腺癌組織によって既存の肺胞構造が破壊されている.悪性腫瘍による組織破壊像の例.

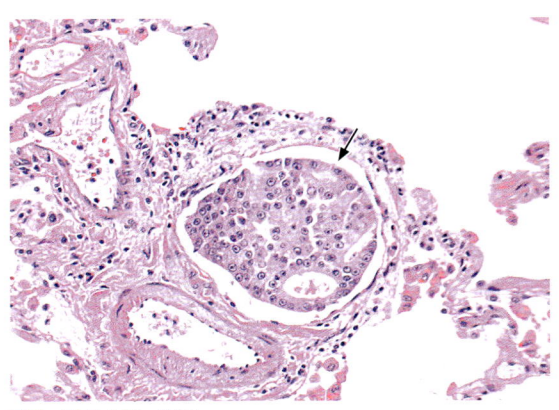

図7 図6と同一症例
腫瘍の脈管侵襲像を認める(→).

とですか?

姫野 そうなの.癌と再生異型上皮,顕微鏡での組織パターンは似ていても予後や治療は大違い.悪性腫瘍ならば非可逆的な経過をたどって最終的には死に至るでしょう.そうならないために早期に発見して,早期の治療を目指しているのが今の医療.でも,診断する私たち病理医の立場では浸潤(図5)や組織破壊(図6)の程度も小さい,転移や脈管侵襲(図7)もないような早期の悪性腫瘍はほかの良性病変との鑑別が困難なの.

増殖が活発な再生上皮は一時的に悪性腫瘍とよく似た組織所見になってしまうことが知られていて,私はこの標本は高分化腺癌,つまり悪性腫瘍である可能性が高いけれど,再生上皮である可能性を完全には除外できない,とも考えているのよ.

小宮 だから,ビミョー,と言っておられたのですか.

姫野 まぁ,そういうことね.それと,今回の組織検査がこの患者さんにとっては初めての生検ということと,検体全体のなかに占める病変部の割合も小さすぎることも関係しているわ.今回の標本だけで最終的な決定をしないほうがいいでしょう.結論としては良悪判定困難,要再検.

小宮 ……最初からそうおっしゃればいいのに.

姫野 独り言に質問してきたのはキミのほうなんだから.私も迷うことがあるし,詳細に所見を検討して結論を出すの.最初から結論だけを言っていてはキミの勉強にもならないでしょう.

3 病理診断は患者のために

小宮 もう1回，生検検体を出してもらえば絶対にわかるのですか？

姫野 "絶対に"という訳にはいかないわね．わかるかもしれないし，わからないかもしれない．生検は一部をサンプリングしているだけだから，組織の全体像が反映されているとは限らないし．でも，発育の早い悪性腫瘍ならば次の検査までの間にも腫瘍細胞が増殖し大きくなるでしょうし，採取部位に悪性腫瘍としての特徴が明らかな部分が入ってくる可能性は高いわ．再生性変化だったのなら病変が消えてしまうかもしれない．

小宮 胃カメラは僕も受けたことありますが，かなり大変な検査でした．もう1度，胃カメラで生検をしなくちゃいけないなんて，この患者さんに僕は同情します．

姫野 あら，それは同情するポイントが間違っているわ．患者さんの立場では，悪性なのかどうかはっきりしないという不安を抱え続けることのほうが辛いかも．それに，悪性かどうかも曖昧なものを，たった1回の検査だけで無理をしてでも決めたほうがいいの？

小宮 それは……．

姫野 1度の検査で悪性と診断できることもあるけれど，いつでもそれができると思ったら間違い．悪性腫瘍の診断は安易に下してはならないもの．「これは間違いなく100％悪性，悪性以外はありえない」と確信できないものを，私は悪性とは診断しないことにしているのよ．病理診断は最終診断，悪性か良性かでその後の患者さんの人生は大きく変わってしまう．患者さんに負担をかけるのは申し訳ないけれど，それでも再検査してもらいたいの．念には念を入れて，ね．

小宮 先生は見かけによらず真面目ですね．

姫野 ひとこと多い研修医ね．見かけによらず，ってどういう意味なの．

おわりに

病理診断には病理解剖，手術標本診断，生検組織診断，細胞診断があり，これらに免疫組織化学，遺伝子分析の手法も加えて最終診断が下されることは今や稀ではない．時代とともに診断対象がマクロ(肉眼所見，目に見えるもの)からミクロ(顕微鏡的所見，目では見えない小さなもの)へと変化するのは医学，科学の進歩において必然ともいえ，病理診断学の歴史はその積み重ねでもあるが，検査対象が小さくなればなるほど"木を見て森を見ず"となる可能性は高くなり，サンプリングエラーのリスクも上昇する．ことに悪性腫瘍の診断は患者への影響が甚大であるため，病理診断医は顕微鏡をみながら溜息をつき，文献を調べ，時には汗をかき身が震えるような怖さを感じつつ診断を下すこともある．拙文がこのような病理診断現場への理解を促す一助となれば幸いである．

(大城 真理子)

② 癌の進展・増殖と転移

1 前癌状態

前癌状態(precancerous state)とは，先行する病変なしに直接発生する癌，すなわち de novo 癌の前の段階で，形態学的になんら病変を形成していない状態をいい[1]，遺伝的なもの(*RB*，*p53*，*APC*，*BRCA1*，*BRCA2* および *NF1* 遺伝子などの癌関連遺伝子の胚細胞レベルの遺伝子異常など)と非遺伝的なもの(アスベストおよびマスタードガスへの曝露状態などの環境因子)がある．

なお，前癌性病変(precancerous lesion)とは，形態学的に認識しうる病変で，癌に先行する病変としての可能性があるものをいう[1]．表皮扁平上皮癌の前癌病変と考えられてきた日光角化症(solar keratosis，図1)は表皮内癌(squamous cell carcinoma *in situ*)の範疇と考えられており，最近では卵巣癌の発生母地として卵巣子宮内膜症性嚢胞(endometriotic cyst，図2)が注目されている．

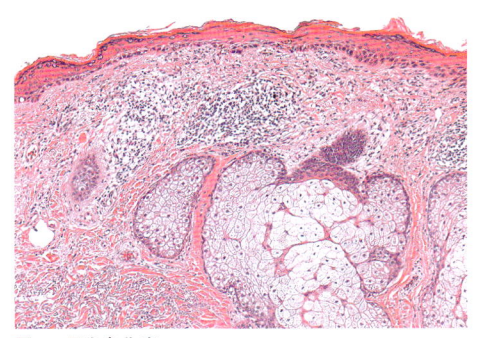

図1 日光角化症
日光露出部真皮網状層に弾性線維の変性（淡暗青色，慢性紫外線照射による）が認められ，表皮基底層に異型扁平上皮細胞が増殖している．

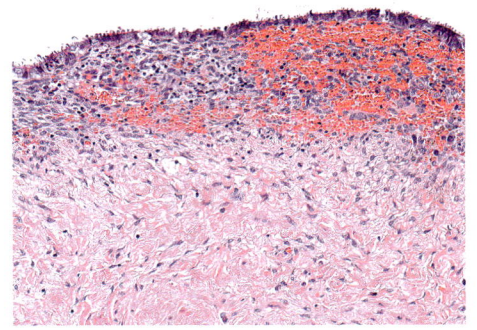

図2 卵巣子宮内膜症性嚢胞
嚢胞壁は内膜組織からなる．

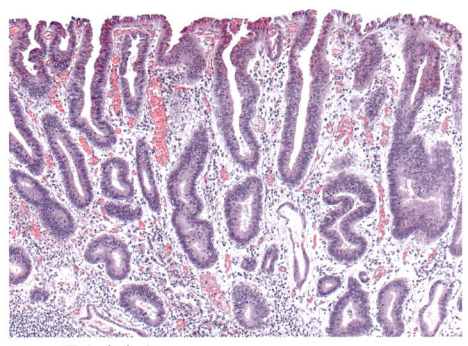

図3 胃上皮内癌
高円柱状の腫瘍細胞が既存の腺窩上皮を置換性に増殖している．

2｜異形成

異形成（dysplasia）は，本来，個体発生の異常に対して用いられるべき用語[2]である．長年，前癌病変的な細胞増殖に対して常用されてきた[2]が，正しい用語の使われ方ではない．子宮頸部では，現在，軽度異形成（mild dysplasia）を low grade squamous intraepithelial lesion（LSIL：ローシルと発音）に，中等/高度異形成（moderate/severe dysplasia）および上皮内扁平上皮癌（squamous cell carcinoma in situ）を合わせて HSIL（ハイシル）と呼ぶ．子宮頸部の詳細は，V-4-1）「子宮頸部」（287頁）を参照されたい．

3｜腺腫

腺腫（adenoma）とは，腺上皮や分泌上皮の良性腫瘍性増殖をいい[1]，上皮の基底膜で囲まれた内側での腫瘍性増殖であり，次項で触れる上皮内腫瘍の範疇に含まれる．胃，大腸では，肉眼的に管腔に向かって隆起（稀に陥凹）しており，甲状腺や唾液腺では，周囲に全周性被膜（capsule）を伴って，正常組織を圧排している．

4｜上皮内癌

上皮内癌（carcinoma in situ）とは，上皮内腫瘍〔intraepithelial neoplasia：既存の構築を破壊することなく，すなわち基底膜（basement membrane）で囲まれた内側で増殖する腫瘍〕のうち，個々の腫瘍細胞の核異型が浸潤癌と同等のものをいう．基底膜の評価には PAS（periodic acid-Schiff）反応が有効である．扁平上皮および尿路上皮では上皮内癌の概念が定着している．しかしながら，腺上皮からなる臓器では十分認識されていない．粘膜固有層に限局した浸潤癌と上皮内癌の鑑別は困難な症例が多い．筆者は実際の診断において，胃では粘膜固有層内にとどまる高分化管状腺癌（図3）はすべて基底膜で囲まれた内側で増殖する上皮内癌，粘膜固有層に限局する他の組織型の癌は基底膜を破壊して周囲粘膜固有層間質へ浸潤する粘膜内浸潤癌（図4）としている．大腸は国際的に癌の粘膜固有層内浸潤が認められておらず，粘膜固有層にとどまる癌は上皮内癌（carcinoma in situ）とされる[3]．

微小浸潤癌/早期浸潤癌（microinvasive carcinoma/minimally invasive carcinoma/early invasive carcinoma）は，腫瘍細胞が基底膜を破壊

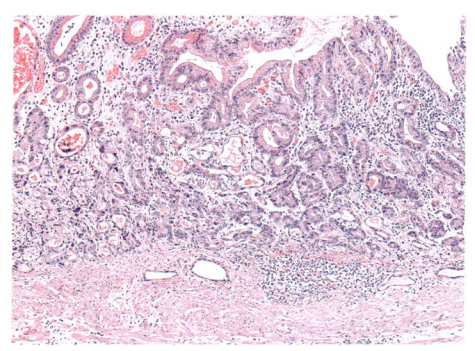

図4 胃粘膜内浸潤癌
粘膜固有層のほぼ全層に中分化管状腺癌が認められる.

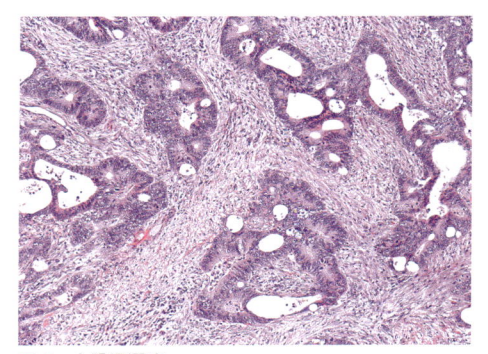

図5 大腸浸潤癌
癌細胞が明瞭な腺管を形成し,周囲に線維形成を伴って浸潤・増殖している.

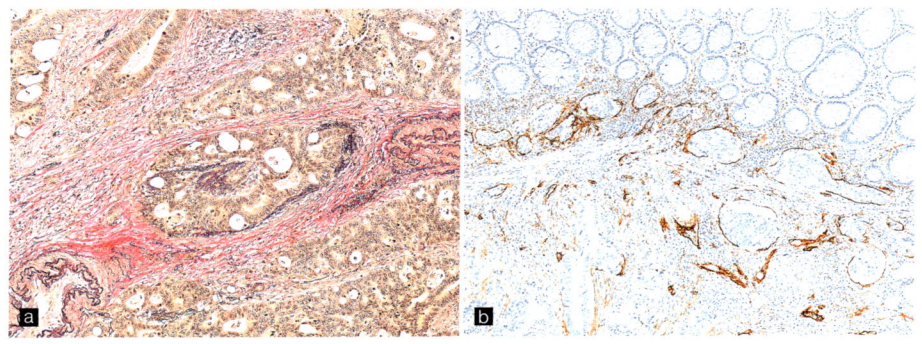

図6 大腸癌脈管侵襲
a:静脈侵襲. EVG 染色で静脈染色が容易に認識できる. b:D2-40 免疫染色でリンパ管侵襲が明瞭に認識される.

し,周囲へ軽微な浸潤を示す腫瘍をいう.軽微な浸潤については,子宮頸部では診断基準が浸潤の深さと範囲によりミリ単位で明確に決められており[3]),甲状腺においては腫瘍被膜浸潤と脈管浸潤(腫瘍被膜およびその周囲)のいずれかを見いだすことで微少浸潤型濾胞癌と診断される[4].

5 浸潤癌

浸潤癌(invasive carcinoma)は,癌細胞が増殖し,既存の組織を破壊し,線維形成(desmoplastic reaction)を種々の程度に伴って,明瞭な腫瘤を形成するものをいう(図5).

線維形成の主体は活性化線維芽細胞(active fibroblast)/筋線維芽細胞(myofibroblast)である.大腸をはじめ全身諸臓器の間質線維芽細胞は骨髄幹細胞のマーカーCD34を発現しており[5],一方,癌組織内の線維形成部ではCD34の発現が消失し,α平滑筋アクチンと呼ばれる細胞骨格蛋白質を発現する[5].

静脈侵襲(venous invasion)の有無はヘマトキシリン・エオジン(HE)染色標本では評価できない.ビクトリア青・HE標本やエラスチカ・ファンギーソン(EVG)染色などの弾性線維染色標本で評価する(図6a).

リンパ管侵襲(lymphatic permeation)は,著しく高度な場合を除くと,HE染色標本では正しく評価できない.リンパ管内皮細胞陽性,血管内皮細胞陰性のD2-40免疫染色標本にて評価する(図6b).血管内皮細胞とリンパ管内皮細胞の鑑別をより正確に行い,上記静脈侵襲の確認精度をさらに上げるため,CD31免疫染色を同時に行うと効果的である.

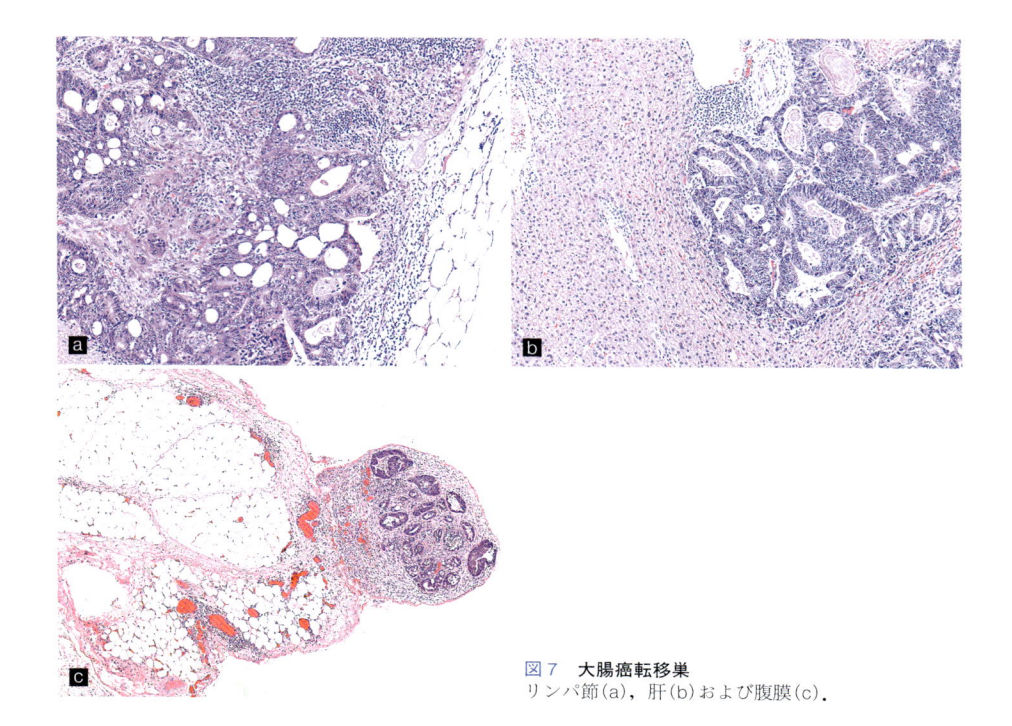

図7 大腸癌転移巣
リンパ節(a),肝(b)および腹膜(c).

6 | 転移

　転移(metastasis,図7)とは,癌細胞が原発巣(primary lesion)から分離し,リンパ管壁や血管壁へ浸潤し,リンパ管や血管の内腔に到達し,リンパや血液の流れによって遠隔部位へ拡がることをいう〔リンパ行性転移(lymphogenous dissemination),血行性転移(hematogenous dissemination)〕[1].転移は浸潤癌においてのみ起こりうる現象で,上皮内癌で転移を伴うことはない.播種(dissemination)は転移の一型で,胸腔や腹腔を介して腫瘍が遠隔進展することをいう[1].

(中山　宏文)

③ 上皮性腫瘍(癌腫)と非上皮性腫瘍(肉腫)

1 | 上皮性腫瘍と非上皮性腫瘍

　上皮細胞(epithelial cell)とは,生体の表面にあって外界と接している細胞である.皮膚の表皮細胞がわかりやすい例であるが,消化管や呼吸器,泌尿器や生殖器も外界と体内で接しており,ここでも最表面には上皮細胞が存在している.
　上皮細胞は機能と形態から扁平上皮細胞,腺上皮細胞(円柱上皮,立方上皮など),尿路上皮細胞(移行上皮細胞)の大きく3つに分類される.扁平上皮は表皮のほか,口腔から食道や腟などに存在し,尿路上皮はその字のごとく腎盂から尿道までの尿路に存在する.腺上皮は分泌や吸収に関与し,また分泌物を内腔まで排出する導管にもみられる.このような上皮細胞に由来する(あるいは分化する)腫瘍を上皮性腫瘍と呼ぶ.
　一方,非上皮細胞は,上皮細胞以外のすべての細胞を指すため,多種多様である.線維芽細胞,骨細胞,軟骨細胞,血管細胞(血管内皮細胞),脂肪細胞,神経細胞,造血細胞,免疫担当細胞などが非上皮細胞に含まれる.非上皮細胞由来(ある

いは分化する）腫瘍を非上皮性腫瘍と呼ぶ[1]．

2 癌腫と肉腫

上皮細胞由来の悪性腫瘍を癌腫（carcinoma）と呼び，非上皮細胞由来の悪性腫瘍を肉腫（sarcoma）と呼ぶ．両者を併せて悪性腫瘍全体をがん（cancer）と呼ぶこともある．頻度は高くないが，癌腫成分と肉腫成分が同一腫瘍内に共存していることがあり，これを癌肉腫（carcinosarcoma）と呼ぶ．癌肉腫は，上皮にも非上皮にも分化可能な細胞由来のもの以外に，癌腫の一部が肉腫に変化（脱分化 dedifferentiation）するものもあり，後者は肉腫様癌（sarcomatoid carcinoma）とも呼ばれる[2]．

3 癌腫の分類

1. 由来の組織による分類

上皮には大きく3種類あるため，癌腫も①扁平上皮由来の扁平上皮癌（squamous cell carcinoma），②腺上皮由来の腺癌（adenocarcinoma），③尿路上皮（移行上皮）由来の尿路上皮癌（urothelial carcinoma），移行上皮癌（transitional cell carcinoma）と大きく3つに分類される．当然，扁平上皮が存在する臓器からは扁平上皮癌が発生することが多く，腺上皮が存在する臓器からは腺癌が発生することが多い．尿路上皮に覆われている腎盂から尿道までは，発生する癌腫の大部分が尿路上皮癌である．2種類の癌腫成分が同一腫瘍内に存在することがある．特に扁平上皮癌と腺癌の両者の成分が共存する場合を腺扁平上皮癌（adenosquamous carcinoma）と呼ぶ．

2. 分化度による分類

分化度とは，由来となる組織との細胞・組織所見の類似性をいう[3]．由来の組織に近い組織像を示すものを高分化型（well-differentiated），由来の組織からかなり外れた組織像を示すものを低分化型（poorly-differentiated）と呼び，その中間は中分化型（moderately-differentiated）と呼ばれる．なお，上皮性であっても，扁平上皮や腺上皮あるいは尿路上皮への分化が確認しがたいような癌腫もあり，このような由来や分化方向不明の癌腫を未分化癌（undifferentiated carcinoma）と呼ぶ．

3. 特殊な分類

癌腫のなかには，肝臓の肝細胞由来の肝細胞癌（hepatocellular carcinoma）や腎臓の尿細管由来の腎細胞癌（renal cell carcinoma）のように由来する細胞の名称を持つものがある．

上皮のなかでも，ペプチドホルモンなどを分泌する神経内分泌細胞の腫瘍は特殊な呼び方をする[4]．かつて低悪性度のものをカルチノイド腫瘍（carcinoid tumor），やや悪性度が高くなると異型あるいは非定型カルチノイド腫瘍（atypical carcinoid tumor），明らかに悪性となると神経内分泌細胞癌（neuroendocrine cell carcinoma）としていたが，2010年のWHO分類第4版で神経内分泌腫瘍（neuroendocrine tumours；NET）とneuroendocrine carcinoma（NEC）に大きく分けられ，前者のうち細胞増殖マーカーであるKi-67（MIB-1）陽性率が2%以下のものをG1，3%以上20%未満のものをG2とした．G1がかつてのカルチノイド腫瘍に相当する．またNECも細胞が大きい大細胞神経内分泌細胞癌（large cell NEC；LCNEC）と細胞が小さい小細胞神経内分泌細胞癌（small cell NEC）に分類された．

4 肉腫の分類

1. 腫瘍の分化方向や発生母地による分類

肉腫は非上皮性細胞の種類が多くあるため，その分類も多くなる．軟部肉腫の命名は，由来細胞・臓器によるものではなく，腫瘍細胞の分化の方向によって決められる．例えば，脂肪肉腫は脂肪組織由来の肉腫という意味ではなく，肉腫細胞が脂肪細胞への分化を示しているという意味である．WHOの分類では軟部腫瘍として脂肪性腫瘍（脂肪肉腫など），線維芽細胞/筋線維芽細胞性腫瘍（線維肉腫など），いわゆる線維性組織球性腫瘍（悪性線維性組織球腫など），平滑筋性腫瘍（平滑筋肉腫など），血管外皮（血管周囲）性腫瘍（グロムス腫瘍など），骨格筋性腫瘍（横紋筋肉腫など），血管性腫瘍（血管肉腫など），軟骨-骨性腫瘍（骨外性骨肉腫など），由来不明の腫瘍（滑膜肉腫など）に分類されており[5]，それ以外に神経性腫瘍（悪

性末梢神経鞘腫瘍)もある．骨腫瘍として軟骨性腫瘍(軟骨肉腫など)，骨形成性腫瘍(骨肉腫など)のほか，Ewing肉腫など多くの分類がある．さらに脳腫瘍(膠芽腫など)や造血細胞腫瘍(白血病など)，免疫担当細胞の腫瘍(悪性リンパ腫)など，数多くの分類がある．

　肉腫の診断には免疫組織化学的染色がほぼ必須であり，腫瘍によっては遺伝子検索などの分子生物学的手技も診断に必須となってくる．通常のヘマトキシリン・エオジン(HE)染色では細胞の形態(紡錘細胞，多型細胞，小円形細胞など)と組織構築からある程度組織診断を推定し，免疫組織化学的染色や分子生物学的手技を加えることによって診断確定に至る．白血病や悪性リンパ腫，脳腫瘍も同様で，免疫組織化学的染色や分子生物学的手技が診断にほぼ必須である．近年の分子生物学の発展の結果，HE染色と銀染色など特殊染色だけで診断が行われていた時代に比べ，肉腫の診断が大幅に変わってきた．例えば，かつて一世を風靡した悪性線維性組織球腫(malignant fibrous histiocytoma；MFH)は，免疫染色などの診断技術の進歩に伴い，近年その存在自体が疑問視されており，現在では多型を示す高悪性度肉腫で，他に分化方向が特定しがたいものだけに限定されて診断されるようになってきた．

2．悪性度による分類

　肉腫では分化度による分類は一般的ではなく，悪性度で分類する場合がしばしばある．肉腫はもちろん悪性であるが，比較的おとなしく，浸潤転移性格が弱いものを低悪性度群(low-grade malignancy)，逆に浸潤転移性格が強く，予後も一般に不良なものを高悪性度群(high-grade malignancy)と呼ぶ．

5│癌腫と肉腫─組織所見の違い

1．HE所見の違い

　上皮性で分化度が高い場合は，基の上皮組織の所見を色濃く残しているため，非上皮性腫瘍との鑑別で悩むことはほとんどない．すなわち，細胞が重層する傾向があり，角化もみられればそれは扁平上皮癌であり，管腔を形成する性格が明瞭であれば腺癌である．尿路上皮癌の場合，高分化型では非腫瘍性尿路上皮と類似した細胞像を示すため，やはり問題は少ない．上皮組織には「ものを覆う」目的があり，細胞相互が密に接着する性格を有するため，上皮性腫瘍もその多くが腫瘍細胞相互の接着性がよいことが多い．

　肉腫も発生部位や年齢および組織所見から，上皮性腫瘍と鑑別に悩むことはさほど多くない．通常，肉腫は紡錘形，多型，類円形の細胞の増殖からなるが，上皮と異なり腺腔形成や細胞の重層傾向はなく，細胞相互の接着性は乏しいことが特徴的である．

　問題は上皮性であっても未分化で，由来臓器の推定が困難で，非上皮性腫瘍も十分考慮すべき場

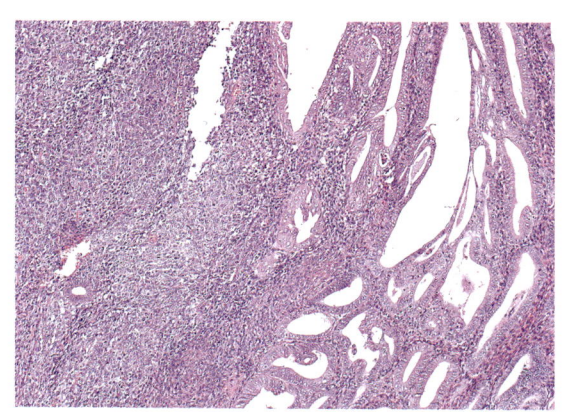

図1　子宮体部の癌肉腫(同所型)
図の右半分に異型を示す子宮内膜腺上皮の増殖(腺癌)がみられ，左半分には紡錘形細胞の密な増殖(内膜間質肉腫)がみられる(HE染色，対物，×10)．

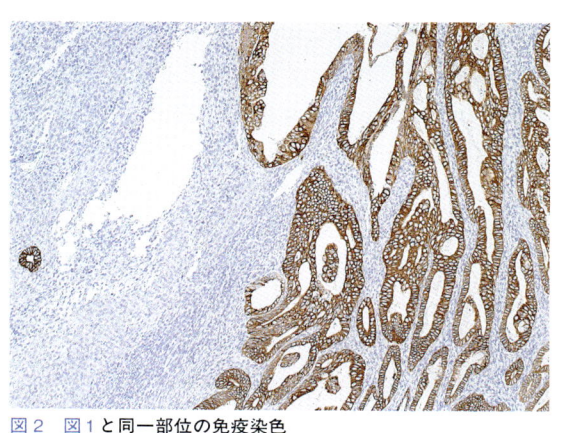

図2　図1と同一部位の免疫染色
抗サイトケラチン抗体の染色で，癌細胞はびまん性に強陽性となるが，肉腫細胞は陰性である(抗サイトケラチン抗体の染色，対物，×10)．

合と，上皮と非上皮の両者が同一腫瘍内にある場合であろう．前者の例として，腎細胞癌の転移，特に骨転移では元の尿細管上皮の所見がほぼ消失し，肉腫に類似した紡錘形細胞となることがしばしばある．後者の例として，子宮などの癌肉腫がある(図1, 2)．また，肉腫の一部で癌腫に類似した所見を示すものがあり，これらの診断も問題となる．最終的には免疫染色で上皮か非上皮かを決める場合もある．

2．免疫染色所見の違い

上皮性腫瘍ではいわゆる上皮系マーカーが陽性となり，非上皮性腫瘍ではそれぞれの分化に合うマーカーが陽性となる．代表的な上皮性マーカーとしてサイトケラチンと上皮膜抗原(epithelial membrane antigen；EMA)がある．非上皮性マーカーは多彩であり，表1を参照されたい．なお，癌腫であっても分化度が低い場合や，子宮体部の類内膜腺癌や腎臓の腎細胞癌(淡明細胞癌)などでは，非上皮系細胞のマーカーであるビメンチンが癌細胞に陽性となる．一方，一部の肉腫(類上皮肉腫など)では，肉腫の細胞に上皮のマーカーであるサイトケラチンが陽性となることも知られている．免疫染色だけに頼るのではなく，HE染色所見や臨床像も踏まえて総合的に診断することが大切である．

3．消化管の上皮性腫瘍と非上皮性腫瘍

消化管に発生する腫瘍の多くは上皮性腫瘍であるが，軟部腫瘍の一種である消化管間質腫瘍(gastrointestinal stromal tumor；GIST)もしばしば経験される．この腫瘍は消化管の蠕動に関与するカハール(Cajal)介在細胞由来で，上皮系マーカーは陰性であるが，線維芽細胞マーカーであるビメンチン，CD34が陽性となるほかにCD117(c-kit)が陽性となる特徴を有する．

胃癌と胃のGISTの組織所見を対比して提示する(図3～8)．胃癌は胃内腔面にある粘膜上皮から発生するため，癌細胞は粘膜表面から出て筋層に向かって浸潤していく．一方，GISTは上皮下，特に固有筋層付近から発生し，いわゆる粘膜下腫瘍(submucosal tumor)の形態をとって発育するため，基本的に粘膜固有層は保たれている．細胞形態も胃癌は腺腔形成傾向を示す腺癌である

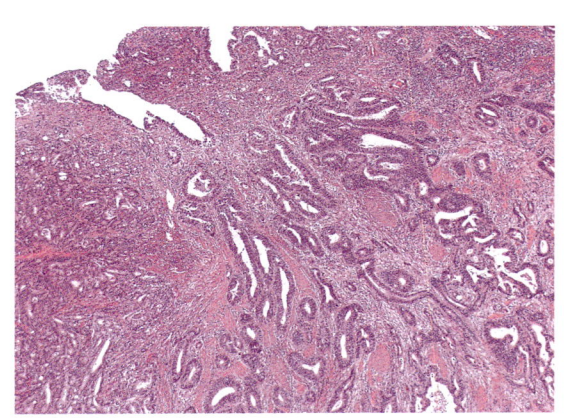

表1 免疫染色の代表的な抗体(マーカー)

標的細胞	抗体名
上皮細胞	サイトケラチン，上皮膜抗原(epithelial membrane antigen；EMA)など
神経内分泌細胞	クロモグラニンA，CD56，シナプトフィジン
線維芽細胞	ビメンチン，CD34など
平滑筋細胞	デスミン，α平滑筋アクチンなど
骨格筋細胞	デスミン，ミオグロビンなど
血管内皮細胞	第VIII因子関連抗原，CD31，CD34
末梢神経細胞	S-100蛋白，CD56など
グリア細胞	グリア細線維酸性蛋白(glial fibrillary acidic protein；GFAP)など
神経細胞	ニューロフィラメントなど
軟骨細胞	S-100蛋白など
脂肪細胞	S-100蛋白など
消化管カハール介在細胞	ビメンチン，CD34，CD117(c-kit)

図3 胃癌(2型)の低倍率所見(HE染色，対物，×4)
粘膜面から連続する病変がみられる．

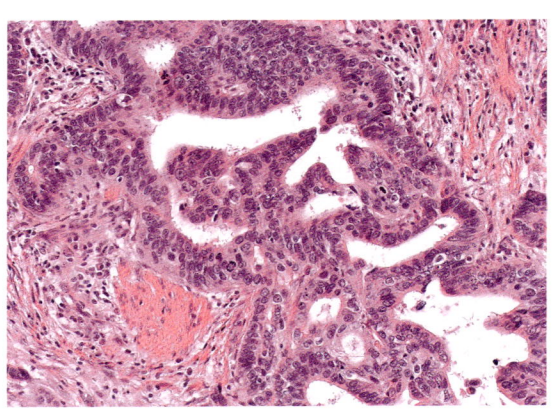

図4 胃癌(2型)の高倍率所見(HE染色，対物，×20)
不整な形の腺腔や腺腔相互の癒合がみられるが，腺管形成分化傾向は残っている．高～中分化型腺癌の所見である．

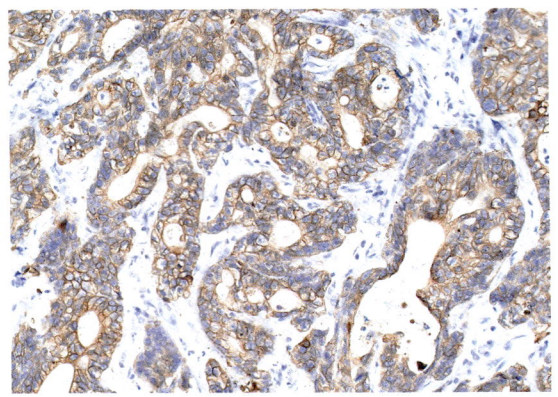

図5 胃癌(2型)の免疫染色所見(抗サイトケラチン抗体の染色，対物，×20)
腺癌細胞はサイトケラチン抗体(AE1/AE3)で，びまん性に陽性となる．

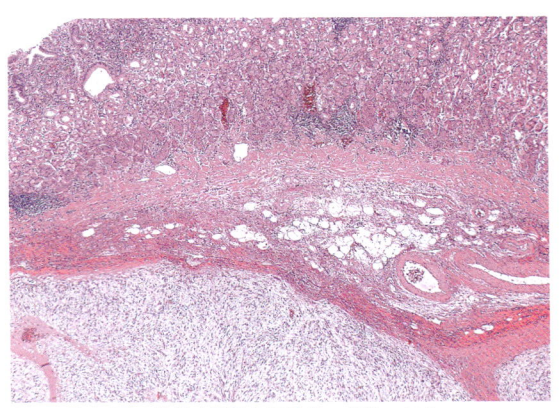

図6 胃GISTの低倍率所見(HE染色，対物，×4)
腫瘍は固有筋層から発生しているが，粘膜面(粘膜上皮)はよく保たれている．

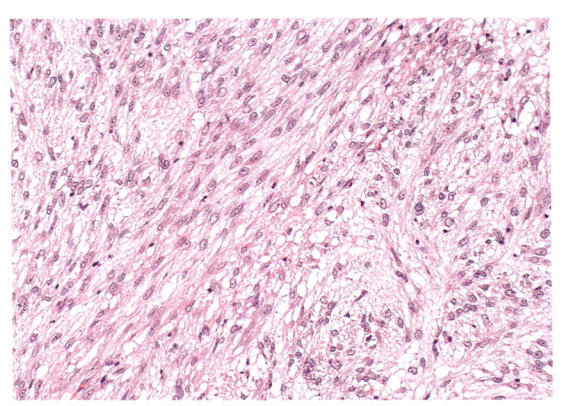

図7 胃GISTの高倍率所見(HE染色，対物，×20)
紡錘形細胞の束状～錯綜配列を示す腫瘍で，間質に粘液様基質もみられる．

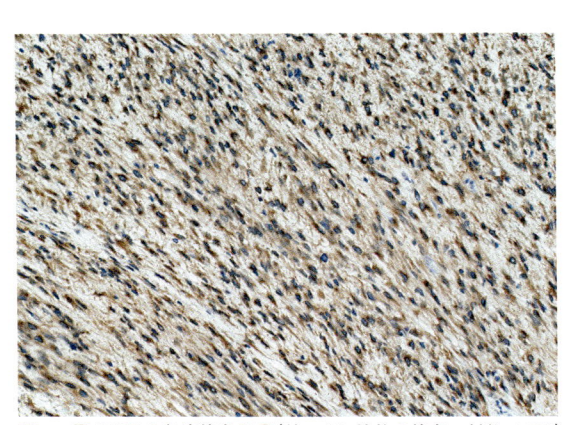

図8 胃GISTの免疫染色所見(抗c-kit抗体の染色，対物，×20)
腫瘍細胞はCD117(c-kit)でびまん性に陽性となる．

が，GISTは通常紡錘形細胞の束状増殖からなり，細胞相互の接着性も低い．

おわりに

上皮性悪性腫瘍(癌腫)と非上皮性悪性腫瘍(肉腫)の相違点について述べた．分化度の高い病変の診断はさほど困難ではないが，分化度の低い病変では上皮と非上皮の鑑別が困難なこともあること，また免疫染色や分子生物学的検索が診断には有用であり，特に非上皮性腫瘍の診断にこれらの手技がほぼ必須であることを覚えておいていただきたい．

(村田 哲也)

4 悪性リンパ腫

はじめに

悪性リンパ腫の病理診断，臨床診断はWHO分類に基づいて行われる．2001年にREAL(Revised-European-American Lymphoma)分類(1994年)[1]に沿ったWHO第3版が作成され，2008年には第4版[2]が出版された．これにより，B細胞性腫瘍，T/NK細胞性腫瘍，Hodgkinリンパ腫に加え，免疫不全関連リンパ増殖性疾患，

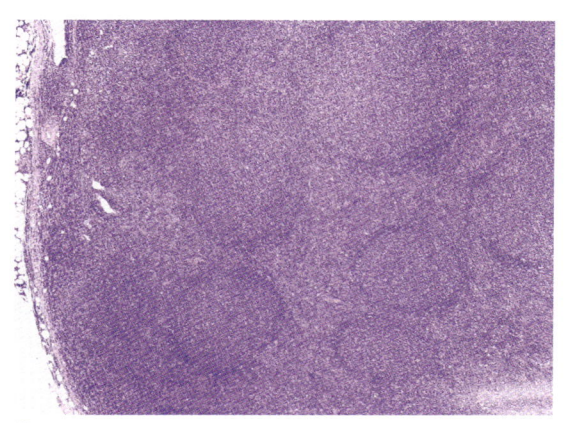

図1 follicular lymphoma

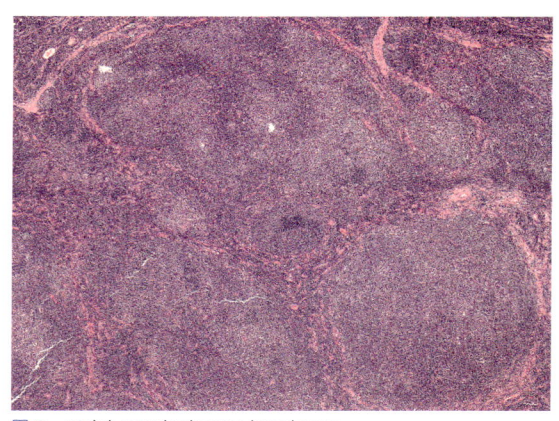

図2 nodal marginal zone lymphoma

組織球・樹状細胞腫瘍がリンパ系腫瘍として扱われるようになった．さらに，B細胞性およびT/NK細胞性腫瘍は，前駆型(precursor)と成熟型(mature)に分けられる．

　日常病理診断に際して，このWHO分類に沿って，悪性リンパ腫の亜型を鏡検のみで確定することは難しい，免疫染色やフローサイトメトリーによるマーカーの確認を要し，遺伝子検査，染色体検査が診断を決定する症例もある．しかし，顕微鏡所見による診断の方向づけは，これらの組織に対する適切な免疫染色検査などを行うために必須である．本項では，節性リンパ腫の中で，頻度が高いB細胞性腫瘍(mature type)の診断を中心に，顕微鏡観察における弱拡大，強拡大の観察ポイントを説明し，主な免疫染色の要点について述べる．

1　弱拡大および強拡大によるリンパ節観察のポイント

　弱拡大によるリンパ節の観察において最も重要なことは，病変が"リンパ腫か？　反応性か？"の方向づけである．悪性リンパ腫の増殖に占められたリンパ節では，被膜下のリンパ洞が消失し，被膜を越えた節外への細胞浸潤を伴うことがある．また，弱拡大の観察で得られる血管の特徴的な増殖や線維化，壊死はリンパ腫の亜型を示唆することもある．強拡大の観察は，リンパ節内にみられる細胞の特徴を確認することにあり，非腫瘍性病変にみられる特徴との比較とともに，リンパ腫の各亜型にみられる特徴的な所見を見いだすことが重要である．

1．リンパ濾胞構造の評価

　弱拡大の観察により，典型的なDLBCL(diffuse large B cell lymphoma)やT/NK細胞リンパ腫のように濾胞構造が消失している場合と，濾胞構造を特徴としたリンパ腫に分けられる．FL(follicular lymphoma)のように濾胞構造が腫瘍性細胞からなる場合，濾胞は，暗調部，明調部からなる極性が消失し，均一となる(図1)．反応性リンパ濾胞にみられるような，tingible body macrophageも認められないことが多い．またNMZL(nodal marginal zone lymphoma)のように，反応性濾胞の周囲に腫瘍細胞が増殖する場合は，暗殻が不明瞭となり，濾胞構造は不整なものとなる(図2)．リンパ腫にみられる濾胞構造は，しばしば融合することがある．強拡大で観察すると，反応性リンパ濾胞の胚中心では，低悪性度のFLより核分裂像が多くみられることもあり，濾胞構造内の観察では，構成細胞の多彩性の有無に着目することも重要である．

2．血管の増殖

　通常，T細胞性リンパ腫では，弱拡大で丈の高い血管内皮細胞からなる血管の増殖が目立つ．その典型はAITL(angioimmunoblastic T cell lymphoma)で，樹枝状分岐を呈する血管の増生を伴う(図3)．

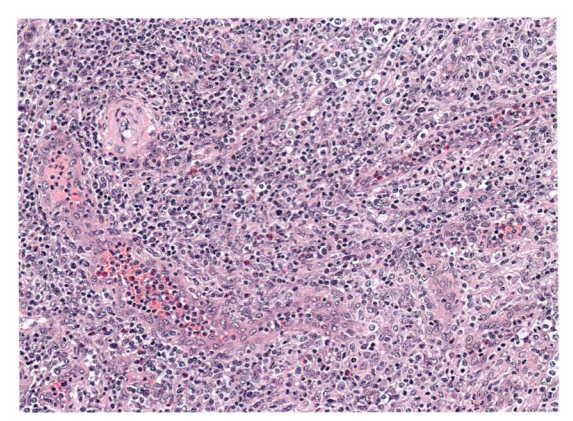

図3　Angioimmunoblastic T cell lymphoma

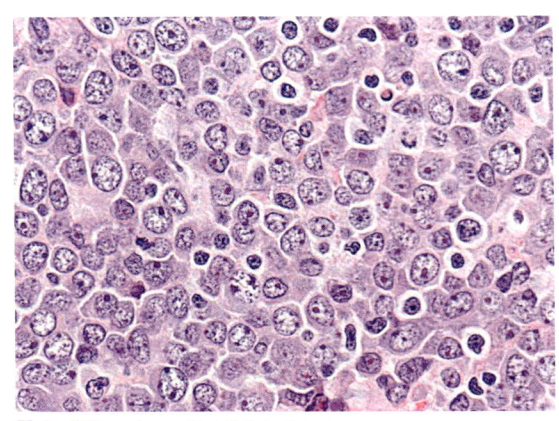

図4　Diffuse large B cell lymphoma

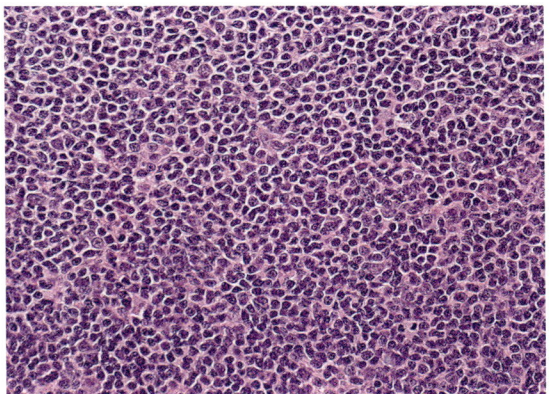

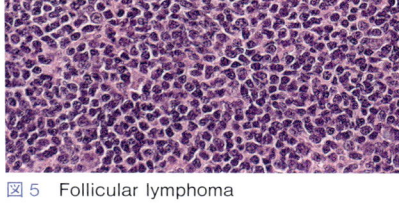

図5　Follicular lymphoma

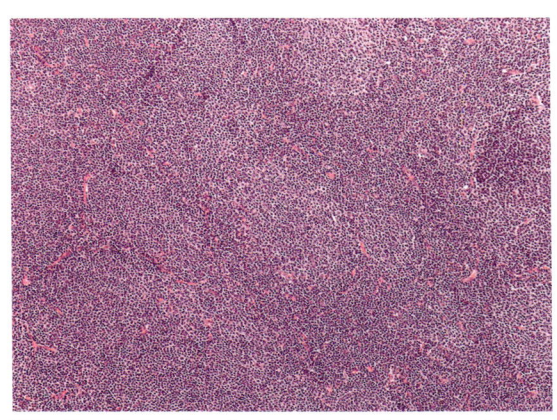

図6　Chronic lymphocytic leukemia/small lymphocytic lymphoma

3．壊死の存在

　一般的に悪性腫瘍の際に，弱拡大で指摘される所見の1つとして，壊死がある．悪性リンパ腫の中で，最も多くみられる組織型であるDLBCLで，壊死を伴うことがある．また，節外性NK/T cell lymphoma，鼻型は広範な壊死をきたすことで知られている．これに対して，Hodgkinリンパ腫では，壊死が少ないが，NSCHL（nodular sclerosis classical Hodgkin lymphoma）では壊死性肉芽腫様の像を伴うことがある．

　非腫瘍性リンパ節病変として頻度が高いものは，結核症，壊死性リンパ炎であるが，壊死の周囲を注意深く観察することにより鑑別が可能である．結核症では，壊死の周囲に組織球性類上皮細胞がみられ，多核巨細胞を含む類上皮肉芽腫を形成する．壊死性リンパ節炎では，壊死の中にも核片が目立ち，これらを貪食した組織球の反応がみられる．なお，壊死に好中球を認めないことが特徴的である．

4．リンパ腫細胞の特徴

　強拡大による腫瘍細胞の所見は，疾患亜型を示唆するものである．

（1）大型リンパ腫細胞：DLBCL（図4），ALCL（anaplastic large cell lymphoma）
（2）中型リンパ腫細胞：Burkitt lymphoma，FL（図5），MZL（marginal zone lymphoma），MCL（mantle cell lymphoma），MALT lymphoma（extranodal marginal zone lymphoma of mucosa-associated lymphoid tissue）
（3）小型リンパ腫細胞：CLL/SLL（chronic lymphocytic leukemia/small lymphocytic lymphoma）（図6）
（4）Hodgkinリンパ腫：Hodgkin/Reed-Stern-

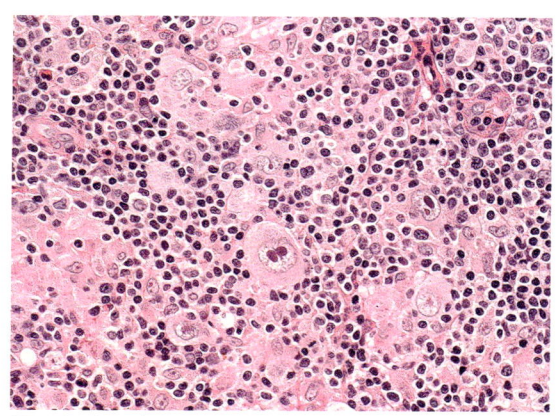

図7 Hodgkin/Read-Sternberg cell

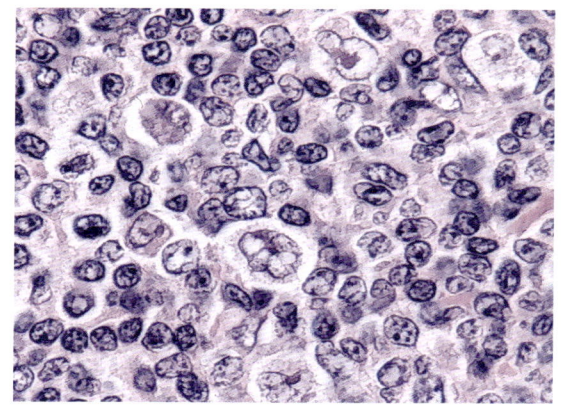

図8 Lymphocyte predominant/popcorn cell

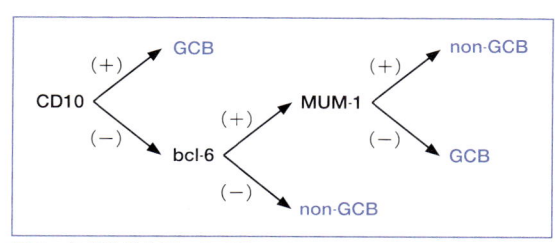

図9 免疫染色を用いた diffuse large B-cell lymphoma の germinal center B-cell(GCB)と non-GCB の識別
(Hans CP, et al. Blood 103：275-282, 2004)

berg(HRS)cell(図7)，lymphocyte predominant(LP)/popcorn cell(図8)

2 免疫染色のポイント

1. びまん性大細胞型B細胞リンパ腫(DLBCL)の亜型

B細胞性腫瘍，あるいは悪性リンパ腫の中で最も頻度の高いDLBCLは，CD20陽性の大型リンパ腫細胞からなる亜型であるが，近年遺伝子発現の網羅的解析から germinal center B-cell-like (GCB)と activated B-cell-like(ABC)に分けられ，予後に有意差があることが報告された[3]．日常診断においては，遺伝子発現の解析に代わり免疫組織化学染色による簡便な識別方法を用いることができる[4](図9)．

2. 濾胞構造を呈する悪性リンパ腫の鑑別

濾胞構造を呈する悪性リンパ腫については，鏡見のポイントでも説明したごとく腫瘍病変であることが考えられる場合，複数のリンパ腫亜型が鑑別に挙がる．具体的には，FL，MZL，MCL，NLPHL(nodular lymphocyte predominant Hodgkin lymphoma)，リンパ節外病変としてMALT lymphoma，PCFCL(primary cutaneous follicle centre lymphoma)などが挙がり，B細胞性腫瘍間の鑑別においては免疫染色が有用である．WHO第4版におけるリンパ腫亜型は，正常対応細胞を念頭においた分類であるが，図10に示すごとく特異的なマーカーに対する免疫染色を追加することにより，鑑別が可能となる．

3. T/NK細胞リンパ腫のマーカー

T細胞のマーカーとしてCD45RO(UCHL-1)，CD43(MT-1)に対する抗体がよく知られているが，現在では抗CD3を使用することが多い．さらに，CD2，CD5，CD7などに対する抗体もT細胞のマーカーとしてパラフィン切片での使用が可能である．また，サブセットであるCD4，CD8に対する抗体も広く活用されている．NK細胞のマーカーとしてはCD56に対する抗体が最も知られている．細胞傷害性分子(cytotoxic molecule；CM)の認識には TIA-1，Granzyme B，Perforinなどに対する抗体がパラフィン切片での使用が可能である．

4. Hodgkinリンパ腫のマーカー

HRS細胞はほとんど全例においてCD30(＋)，70～80％の症例でCD15(＋)であり，半数例でLMP(＋)あるいはEBER-ISH(＋)である．CD20の発現は数割の症例で証明されるが腫瘍細胞すべてで発現が認められる場合は本疾患の診断

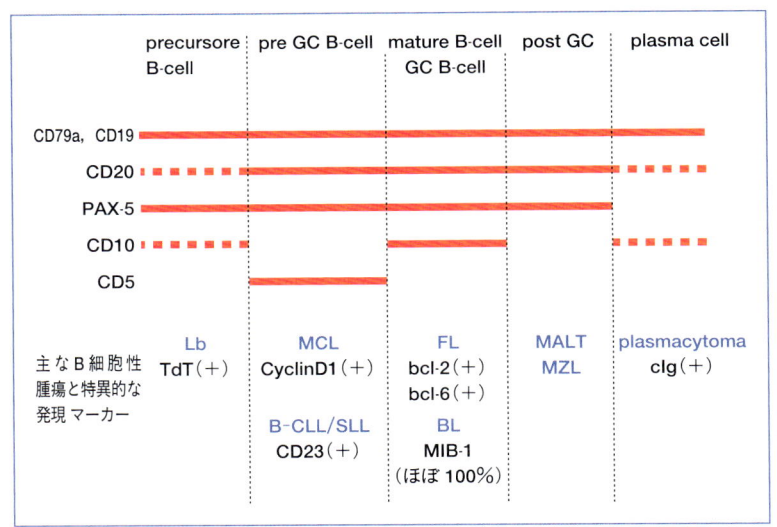

図10 主な B 細胞性腫瘍の正常対応細胞と特異的なマーカー
GC；germinal center　Lb；lymphoblastic lymphoma　MCL；mantle cell lymphoma
B-CLL/SLL；B-chronic lymphocytic leukemia/small lymphocytic lymphoma　FL；follicular lymphoma　BL；Burkitt lymphoma　MALT；mucosa-associated lymphoid tissue　MZL；marginal zone lymphoma　cIg；cytoplasmic immunoglobulin

に疑いが持たれる。一方，LP 細胞は CD20（＋）であり，CD30，CD15，EBER-ISH は通常陰性である。

PAX-5（BSAP）はほとんどの症例において，HRS 細胞および LP 細胞に発現がみられる。LP 細胞には免疫グロブリン転写因子である Oct.2，Bob.1 の共発現を認めるが，HRS 細胞ではこれらの異常が指摘されており，免疫染色の発現異常（Oct.2/Bob.1；－/－，－/＋or＋/－）が診断にも使用されている[5]。

（阿部 佳子，田丸 淳一）

文　献

1　悪性腫瘍の病理診断（良性病変との鑑別）
1) Damjanov I, Linder J：Anderson's Pathology 10th ed. Mosby-Year Book, p 518, 1996
2) 真鍋敏明：外科病理診断学―病理組織診断のつけ方・考え方．金芳堂，1998

2　癌の進展・増殖と転移
1) 坂本穆彦，坂元亨宇：腫瘍．秦　順一（監），坂本穆彦，北川昌伸，仁木利郎（編）：標準病理学 第4版．医学書院，pp 227-273, 2010
2) 田中　昇，坂元吾偉，丸山孝士：腫瘍．竹内　正（編）：病理学総論．日本医事新報社，pp 229-278, 1987
3) International Union Against Cancer：Sobin LH, Gospodarowicz MK, Wittekind CH (eds)：TNM Classification of Malignant Tumours, 7th ed. Willy-Liss, 2009
4) 甲状腺外科研究会（編）：甲状腺癌頸癌取扱い規約 改訂第6版．金原出版，2005
5) Nakayama H, Enzan H, Miyazaki E, et al：Differential expression of CD34 in normal colorectal normal tissue, peritumoral inflammatory tissue and tumor stroma. J Clin Pathol 53：626-629, 2000

3　上皮性腫瘍（癌腫）と非上皮性腫瘍（肉腫）
1) 村田哲也，村田真理子：がんの生物学．川西正祐，中瀬一則，大井一弥（編）：腫瘍薬学．pp 1-14, 南山堂，2010
2) Murata T, Soga T, Tajima K, et al：Sarcomatoid carcinoma of the urinary tract. Pathol Internatl 44：138-144, 1994
3) 深山正久（編）：がんプロフェッショナル養成講座―腫瘍病理学．文光堂，2008
4) 長村義之：神経内分泌腫瘍の分類とその問題点．病理と臨床 29：440-443, 2011
5) Christopher DM, Fletcher K, Unni K, et al (eds)：World Health Organization Classification of Tumours；Pathology & genetics―Tumours of soft tissue and bone. IARC, 2002

4　悪性リンパ腫
1) European-American Classification of lymphoid neoplasms；A proposal from the International Lymphoma Study Group. Blood Sep 84：1361-1392, 1994

2) Swerdlow SH, Campo E, Harris NL, et al : World health organization classification of tumours of haematopoietic and lymphoid tissues. IARC Press, 2008
3) Alizadeh AA, Eisen MB, Davis RE, et al. : Distinct types of diffuse large B-cell lymphoma identified by gene expression profiling. Nature 403：503-511, 2000
4) Hans CP, Weisenburger DD, Greiner TC, et al : Confirmation of the molecular classification of diffuse large B-cell lymphoma by immunohistochemistry using a tissue microarray. Blood 103：275-282, 2004
5) Tamaru J, Tokuhira M, Nittsu N, et al : Hodgkin-like anaplastic large cell lymphoma (previously designated in the REAL classification) has same immunophenotypic features to classical Hodgkin lymphoma. Leukemia and lymphoma 48：1127-1138, 2007

COLUMN 形態検査において知っておきたいこと

異型細胞と正常細胞の鑑別

　異型細胞検出の主目的は悪性腫瘍の発見にある．悪性細胞の形態学的特徴および出現パターンのそれぞれが異型性として表現され，これらの所見を有する細胞が異型細胞として総称されている．しかし，異型性を示す細胞は悪性病変だけでなく良性病変にも認められ，異型細胞の良性・悪性の鑑別が必要となる．図に示す細胞は，尿路上皮細胞(図1a)，尿路上皮癌細胞(図1b)である．

　一般的に悪性病変に出現する異型細胞(悪性細胞)は良性病変に出現する異型細胞(良性細胞)と比べて，正常細胞との隔たりが大きく異型性が強いことから，両者の鑑別は多くが可能である．異型細胞は正常細胞に異常が生じて発生したものである．正常細胞と同由来の異型細胞は，色調や表面構造などの細胞質の性状が同様であったり，類似していたりすることが多い．

　したがって，異型細胞の細胞由来を鑑別する場合も正常細胞の鑑別法を応用することにより，異型細胞であっても細胞由来の推定はほぼ可能である．実際の異型細胞の検出および鑑別に当たっては，良性病変・悪性病変それぞれに出現する異型細胞の形態学的特徴，および出現パターンを細胞の由来別に整理し，これらの鑑別法をあらかじめ捉えておくことが大切である．

（八木 靖二）

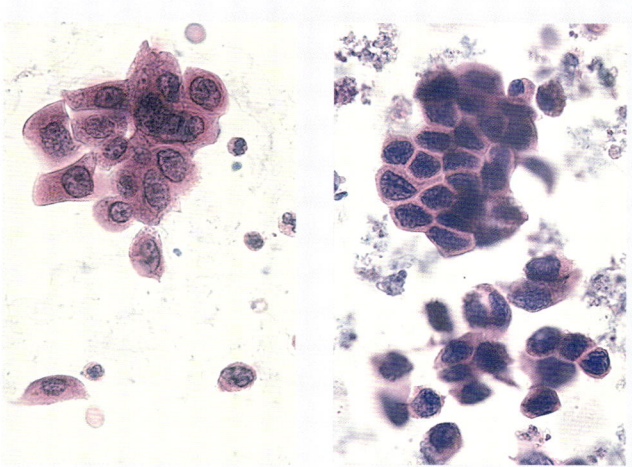

図1a　尿路上皮細胞　　　　図1b　尿路上皮癌細胞

索引

和文

あ

アウエル（Auer）小体　239, 260
アカントアメーバ　90
悪性黒色腫　286
悪性腫瘍　378
悪性線維性組織球腫　386
悪性中皮腫　175, 284, 312
悪性リンパ腫　175, 312, 319, 322, 388
アクリジンオレンジ染色　25
アクリステイン染色　25
アザン染色　345
アズール顆粒　121, 211, 213
アスク・エイチ　262
アスク・ユーエス　262
アスピレーター法　129
アスベスト　123, 175, 284, 312
アスベスト小体　297
アスペルギルス　65, 298
アスペルギルス症　300
アズマ（asthma）小体　298
アニサキス　118
アピッツ小体　259
アポクリン癌　317
アポトーシス　189, 366
アミノ配糖体系抗菌薬　48
アミロイド変性　365
アメーバ性角膜炎　90
アメーバ赤痢　92
アルカプトン尿症　181
アルシアン青染色　283
アレルギー性結膜炎　92
暗殻　191
暗赤色便　162

い

イーグル管　267
鋳型細胞　252
鋳型状核　258
異型細胞　333
異形成　382
異型扁平上皮細胞　262, 295
異型リンパ球　122, 204
移行上皮癌　385
萎縮　364

異常角化細胞　293
異常血液像　219
異常結晶　150
異常乳頭分泌物細胞診　316
移植　375
移植片対宿主病　376
石綿　284
イチゴゼリー状粘血便　165
イレウス術後腹水　173
印環細胞　253
インターロイキン　187
インディアンファイル様細胞配列
　　　253
インフルエンザ菌　77

う

ウイルス性肝炎　377
ウイルス性結膜炎　91
ウイルス性髄膜炎　167
ウイルス封入体　258
ウエッジ法　196
うっ血　369

え

衛生動物　119
栄養型　107
液性拒絶反応　375
エキノコックス　119
壊死　366, 390
壊死様炎症像　44, 65
エステラーゼ染色　207
エリスロポエチン　188
塩基性赤芽球　215
炎症　371
　── の4徴候　371
炎症像，嫌気性菌が関与した　60
　──，誤嚥に伴う　65
炎症反応　41
遠心沈殿法　269
遠心分離法　274
円柱　113, 155, 331

お

大型好酸性封入体　258
大型リンパ腫細胞　390
オートスメア法　270
オートリジン　47
オーラミンO染色　25

オクロノーシス　181
オタマジャクシ状細胞　252
おとり細胞　259
オルセイン染色　347

か

開口絞り　7
外傷性関節炎　182
外性器感染症　94
灰白色便　164
潰瘍性大腸炎　75
火炎固定　17
核　252
核/細胞質比　252
核縁肥厚　258
角化型扁平上皮癌　288
喀痰　266, 335
　── の洗浄　62
喀痰細胞診　295
核内細胞質封入体　259
核内封入体　258
額縁構図　12
核分裂プール　190
ガス壊疽　83
カハール（Cajal）介在細胞　387
過分葉　220
カボット環　224
顆粒円柱　113, 155
顆粒球　189, 220
カルチノイド腫瘍　385
肝移植　375
ガングリオン　182
眼瞼炎　89
肝硬変　174
幹細胞　186
肝細胞癌　385
カンジダ腟炎　294
間質細胞　186
間質性腎炎　157
癌腫　385
管状癌　317
環状鉄芽球　209, 236
関節液　138
関節液検査　177
間接法，集細胞法　269
関節リウマチ　178
感染の終焉像　44
　── のメカニズム　41

感染経路　41
乾癬性関節炎　179
感染性関節炎　179
感染防御機構　41
眼内炎　90
癌肉腫　385
カンピロバクター腸炎　74
眼幅調整　6
間葉系幹細胞　186

き
記憶細胞　192
気管支擦過細胞診　299
気管支洗浄液　266
気管支喘息　298
気管分泌粘液　50
偽痛風　150, 178
キニヨン（Kinyoun）染色　26
キノロン系抗菌薬　48
偽ペルゲル（Pelger）核好中球　236
基本小体　92
ギムザ（Giemsa）染色　27, 203, 280
球状硝子体　260
急性炎症　371
急性炎症像　43, 64
急性拒絶反応　375
急性骨髄性白血病　206, 238, 330
急性腎盂腎炎　69
急性膀胱炎　69
急性リンパ性白血病　206, 330
吸虫　118
凝集　223
胸水　135, 137, 171
巨核芽球　193
巨核球　193
巨核球前駆細胞　193
巨赤芽球性貧血　208
拒絶反応　375
去痰薬　51
ギラン・バレー（Guillain-Barré）症候群　170
菌交代現象　98

く
空胞　220
空胞変性円柱　158
くも膜下出血　170
クラミジア・トラコマティス　92
クラミジア性結膜炎　91
クラミジア封入体　259
グラム（Gram）染色　20, 32
クリオスタット　357
クリプトコッカス　298
クリプトコッカス髄膜炎　77
クリプトスポリジウム症　165
クルシュマン（Curschmann）螺旋体　52, 298

グンプレヒト（Gumprecht）の核影　202

け
蛍光染色法　25
形質細胞　217
形質細胞骨髄腫　246
経時的顕微鏡検査　44, 97
軽度異型扁平上皮細胞　295
軽度扁平上皮内病変　287
結核性胸膜炎　172
血色素　188
結晶　332
結晶鑑別法　151
結晶成分　150
結晶成分出現 pH　150
血小板　192, 211, 226
　──の機能　193
血小板増加症を伴う鉄芽球性貧血　233
血性胸水　171
血清反応陰性脊椎炎　179
血栓形成　368
ケラレ　11
原虫　117, 133
原発性脳腫瘍　170
顕微鏡各部の名称　5
顕微鏡写真
　──, 構図　11
　──, 撮影のコツ　10
　──, 使いものにならない　9
　──, 理想的な　9
　──の調整法　5
　──の保存　13
顕微鏡像, 組織像と細胞像の違い　327

こ
コアグラーゼ陰性ブドウ球菌　77
コイロサイト　293
高異型度尿路上皮癌　304
好塩基球　121, 189, 190, 214
　──の機能　192
好塩基性斑点　224
光学顕微鏡　360
硬化性腺症　258
硬癌　258, 317
抗原抗体反応　351
　──の可視化　352
抗原の賦活　353
光顕標本　338
好酸球　121, 156, 159, 189, 190, 204, 214
　──の機能　191
好酸球増多症　170
抗酸菌　65
抗酸菌症　85
好酸性骨髄球　215

好酸性変性　365
抗酸染色　24, 78
高色素性　224
光軸調整　6
咬傷感染症　85
甲状腺　318
甲状腺ベセスダシステム　320
構造異型　378
梗塞　368
好中球　113, 121, 159, 189, 190
　──の機能　191
好中球アルカリホスファターゼ（NAP）染色　209
好中性桿状核球　211
好中性後骨髄球　215
好中性骨髄球　215
好中性分葉核球　211
高度異形成　287
高度異型扁平上皮細胞　295
高度扁平上皮内病変　287
高分化型　385
高分化管状腺癌　382
肛門周囲法　131
誤嚥性肺炎　65
小型リンパ腫細胞　390
呼吸器細胞診の判定基準　263
国際予後スコアリングシステム　236
黒色便　162
骨髄　329
骨髄異形成/骨髄増殖性腫瘍　233
骨髄異形成症候群　228, 235
骨髄芽球　121, 203, 215
骨髄化生　188
骨髄巨核球　217
骨髄系幹細胞　188
骨髄生検　200
骨髄穿刺　198
骨髄像, 健常者の　214
骨髄増殖性腫瘍　231
固定, ホルマリンによる　341
コレステロール結晶　153, 175
コンゴー赤染色　346
コンタミネーション　278
コンデンサー　4
コントラスト　2
コントロールブロック　354

さ
細菌学的観察　334
細菌性角膜炎　90
細菌性結膜炎　90
細菌性髄膜炎　76, 169
細菌性腟症　94
サイクロスポーラ　75
採血　195
最小発育阻止濃度　99
サイトカイン　186
サイトスピン法　270

サイトメガロウイルス　258
採尿　127
採便　72
細胞異型　379
細胞間質変性　365
細胞質　252
細胞質封入体　259
細胞質変性　364
細胞収集装置　137
細胞診　252, 255, 326
細胞数算定　135
細胞性免疫　192
細胞相互圧排像　252
細胞相互封入像　252
細胞転写法　344
細胞の形態，悪性　35
　——，正常　32
細胞の孤立散在性　252
細胞壁合成阻害薬　46
細胞変成
　——，標本の圧迫による　59
　——，標本の作製法による　60
索状細胞配列　253
痤瘡　85
撮影倍率　13
サムソン(Samson)染色　142
サルコイドーシス　370
サルモネラ菌　74
三角形構図　12
酸性尿酸アンモニウム結晶　152
三分割法　11

し

子宮頸部　287
子宮頸部異形成　293
子宮頸部細胞診
　——の判定基準　260
　——の分類　260
　——の分類，ベセスダシステム 2001による　261
子宮頸部上皮内腫瘍　262
糸球体型赤血球　112, 155
子宮体部　290
子宮内膜　255
子宮内膜異型増殖症　291
子宮内膜細胞診　290
子宮内膜増殖症　257, 291
自己免疫性肝疾患　377
シスチン結晶　153
自然治癒　42
持続型炎症像　43, 64
自動遠沈塗抹法　270
自動包埋装置　341
視度調整　5
脂肪円柱　113, 155, 332
脂肪便　164
脂肪変性　364
シャウマン小体　260

視野数　4
シャルコー・ライデン(Charcot-Leyden)結晶　44, 74, 165, 175, 298
住血吸虫　118
集細胞法　136, 269
シュウ酸カルシウム結晶　152, 332
充実腺管癌　317
集嚢子法(集シスト法)　108
集卵法　132
宿主対移植片病　375
樹状細胞　190
シュフナー斑点　103
循環障害　368
循環プール　190
消化管間質腫瘍　387
小細胞癌　123, 296, 301, 305, 312
小細胞神経内分泌細胞癌　385
硝子円柱　113, 155, 332
硝子滴変性　365
硝子変性　365
条虫　119
焦点板　4
小児結膜炎　89
上皮円柱　113, 155, 332
上皮細胞　113, 333, 384
上皮性腫瘍　384
上皮内癌　287, 382
上皮内腺癌　289
照明の色の調整　7
食物残渣　162
ショック　369
ショ糖遠心沈殿浮遊法　118, 132
ジョリー小体　224
シラミ　119
腎　303
塵埃細胞　297
腎炎　155
腎芽腫　303
真菌性髄膜炎　77, 169
神経内分泌細胞癌　385
神経内分泌腫瘍　385
人工多能性幹細胞　186
腎細胞癌　385
侵漬法　141
浸潤　380
浸潤癌　383
浸潤性小葉癌　317
浸潤性脳腫瘍　170
腎生検　361
迅速診断　357
伸展化　47, 49
心不全　172, 370
腎不全　155

す

膵液　307
髄液　75, 135, 136
髄液検査　167

髄外造血　188
垂直・水平構図　11
髄膜炎菌　77
髄様癌　318
ズダン染色　206
ステルンハイマー・マールビン(Sternheimer-Malbin)染色　113
ステルンハイマー(Sternheimer)染色　113, 130, 143
ステロイド結晶誘発性関節炎　181
スフェロプラスト化　47
すり合わせ法　137, 268
すりガラス状核　258

せ

星雲状封入体　259
性感染症　292
性器クラミジア感染症　92, 293
性器ヘルペス　293
性行為感染症以外の生殖器感染症　93
性行為感染症　92
成熟B細胞　245
成熟NK細胞　247
成熟T細胞　247
成熟細胞　121
成熟プール　190
正常頸管円柱上皮細胞　289
正常子宮内膜　256, 257
正常子宮内膜細胞　291
星状小体　260
正常尿路　303
成人T細胞白血病　180
成人T細胞白血病/リンパ腫　247
成人結膜炎　89
正染性赤芽球　215
星芒体　260
赤芽球　122, 188, 209, 329
赤色便　162
石炭酸フクシン法　25
赤白血病　208
赤痢アメーバ　74, 107, 118, 165
赤痢アメーバ肝膿瘍　108
赤痢菌　74
セザリー(Sézary)症候群　248
癤　83
接眼レンズ　4
赤血球　112, 188, 204, 211, 223
　——の機能　189
　——の形態　189
赤血球円柱　113, 155
赤血球系前駆細胞　188
節足動物　119
セルブロック法　274
線維腺腫　317
腺癌　123, 289, 297, 301, 305, 310, 385
前癌状態　381
前癌性病変　381
腺癌マーカー　285

前駆細胞　186
尖圭コンジローマ　293
前骨髄球　215
腺細胞異常　263
穿刺液検査　120
穿刺吸引細胞診　264
腺腫　382
腺腫様甲状腺腫　320
腺上皮　289
染色工程の精度管理　31
染色法
　──，細胞診の　279
　──，病理組織標本の　345
　──による所見の違い　32
　──の精度管理　29
前赤芽球　215
先端膨化　47
線虫　118
先天性リンパ管拡張症　175
腺扁平上皮癌　385
線毛円柱上皮細胞　300
繊毛虫　120
前立腺疾患　156

そ

造血幹細胞　186
造血微小環境　186
巣状糸球体硬化症　155
削ぎ落とし法　274
塞栓物質　368
組織球　122
組織診　255, 326
　──と細胞診の不一致　328
組織脱灰　350
組織破壊　380

た

タール便　162
体液性免疫　192
対角線構図　11
大顆粒リンパ球　247
体腔液　267, 309
大細胞癌　297
大細胞神経内分泌細胞癌　385
代謝異常　364
大食細胞　157
大腸アメーバ　108
大腸菌　77
対比・対称構図　13
対物レンズ　3
大リンパ球　213
多核　258
多染性　224
多染性赤芽球　215
脱顆粒好中球　236
ダッチャー小体　259
脱分化　385
ダニ　119

多能性幹細胞　186
多発性硬化症　170
卵形マラリア原虫　101
痰　50
単球　122, 157, 189, 213, 220
単球系の機能　192
胆汁　306
単純ヘルペスウイルス　293
　──1型　258
　──2型　258
淡染細胞　113
胆嚢炎　172
単能性幹細胞　186
蛋白合成阻害薬　46
淡明細胞癌　303

ち

チール・ネールゼン(Ziehl-Neelsen)
　染色　25
腟カンジダ症　294
腟トリコモナス症　92, 293
中型リンパ腫細胞　390
中枢神経感染症　75
中枢神経系疾患　167
中等度異形成　287
中等度異型扁平上皮細胞　295
中毒顆粒　220
中皮細胞　123, 309
中皮腫　312
中皮腫細胞　123
中分化型　385
虫卵　133
虫卵誤認　119
超生体染色　113
腸内細菌　77
直接塗抹法　108, 131
直接法，集細胞法　269
貯蔵プール　190

つ

対細胞　252
通常結晶　150, 333
痛風　150, 178
ツリガネムシ　120

て

低異型度尿路上皮癌　304
低形成性骨髄異形成症候群　330
低色素性　224
停滞プール　190
ディフ・クイック(Diff-Quik)染色
　　　　27
低分化型　385
デーレ(Döhle)小体　220
デカンテーション法　129
デコイセル　304
鉄染色　208
転移　384

転移性腫瘍　301, 310
転移性脳腫瘍　170
電顕標本　340
電子顕微鏡　360
電子染色　361

と

凍結，迅速診断の　357
凍結標本　339
固定　252
糖尿病性腎症　158
塗抹検査の手順　16
塗抹法　136
ドラムスティック　249
トリコモナス腟炎　159, 293
トロンボポエチン　192

に

にきび　85
ニキビダニ　85
肉芽腫性炎症　372
肉腫　385
肉腫様癌　385
日母分類　260
日光角化症　381
ニッシェ　186
ニッチ　186
日本海裂頭条虫　119
乳管内乳頭腫　257, 317
ニュージェント・スコア　94
乳腺　255, 314
乳腺炎　83
乳腺症　317
乳腺穿刺吸引細胞診　314
乳頭癌　318
乳頭腺管癌　257, 317
ニューモシスチス・イロベチー　299
尿細管上皮細胞　113
尿細胞診　331
尿酸アンモニウム結晶　152
尿酸結晶　152
尿酸ナトリウム結晶　154, 178
尿色調　129
尿沈渣検査　112, 155, 331
尿沈渣検査法と尿細胞診検査法の違い
　　　　334
尿沈渣の保存　131
尿路　303
尿路感染症　66, 159
尿路結石　156
尿路腫瘍　156
尿路上皮癌　303, 385

ね

ネコひっかき病　84
熱傷　83
熱帯熱マラリア原虫　101
ネフローゼ症候群　116, 155, 332

粘液癌　317
粘液変性　365
粘膜下腫瘍　387
粘膜内浸潤癌　382

の

膿胸　172
囊子　107
脳脊髄液　75, 135, 136
濃染細胞　113
ノカルジア　65
ノミ　119

は

バーキット（Burkitt）リンパ腫　246
肺炎　172
肺炎球菌　77
肺癌　173
肺吸虫　118
杯細胞　300
ハイシル　262
胚性幹細胞　186
梅毒　108
ハイドロキシアパタイト沈着症　180
肺胞洗浄液　266
培養検査法　54
倍率　2
薄切　342, 360
白内障術後眼内炎　90
剝離細胞診　252
白血球　113, 121, 189, 220
──の機能　191
白血球円柱　113, 155
白血病　124, 205, 329
パッペンハイマー小体　224
パパニコロウ（Papanicolaou）染色
　　　32, 279
パパニコロウ（Papanicolaou）分類
　　　260
幅広円柱　155
パラフィン標本　338
バルジ形成　47
ハルトマンアメーバ　109
反応性中皮細胞　123

ひ

非角化型扁平上皮癌　288
皮下膿瘍　83
引きガラス法　268
非結核性抗酸菌症　85
非糸球体型赤血球　112, 156
微小巨核球　236
微小浸潤扁平上皮癌　288
非上皮性腫瘍　384
非浸潤性乳管癌　258
非定型カルチノイド腫瘍　385
非定型慢性骨髄性白血病　233
ヒトパピローマウイルス　293

日の丸構図　11
皮膚結核　85
ビュルケル・チュルク計算盤　135
病原性　41
標本観察法の精度管理　31
標本の作製法
　──，寄生虫　131
　──，血液塗抹の　196
　──，骨髄塗抹の　199
　──，穿刺液　135
　──，尿沈渣　127
病理学的観察　334
病理標本　338
日和見感染　376
ビリルビン結晶　153
ビルハルツ住血吸虫症　159
ピロリン酸カルシウム結晶　154, 178

ふ

ファゴット細胞　239, 260
フィブリノイド変性　366
フィブリン円柱　159
フィブリンネット　51
フィルター法　270
封入剤　278
封入体　224, 258
腹水　171, 174
フクロウの目　258
婦人科術後感染症　94
フックス・ローゼンタル計算盤　135
ブドウ球菌　77
不明結晶　153
浮遊法　132
プレスコット・ブロディ（Prescott-Brodie）染色　144
プロプレートレット　193
分解能　3
分化度　385
糞便検査　162
糞便塗抹検査　71
糞便の基本的成分　162

へ

ベーカー（Baker）囊胞　182
ベセスダシステム　260
ヘビ状細胞　252
ヘマトキシリン・エオジン（hematoxilin eosin；HE）染色　345
ヘモグロビン　188
ヘモクロマトーシス　182
ヘモジデリン結晶　153, 182
ペルオキシダーゼ（peroxidase；POD）染色　205
ペルゲル・フェット（Pelger-Huët）核異常　220
ベルナール・スリエ（Bernard-Soulier）症候群　227
辺縁プール　190

変形性関節症　181
変性　364
扁平上皮癌
　　　123, 262, 288, 295, 300, 305, 311, 385
扁平上皮細胞　287
扁平上皮内病変　262
鞭毛虫　120

ほ

報告法，眼感染症の　90
　──，髄液検査の　79
　──，性行為感染症の　93
　──，糞便塗抹検査の　73
　──，STI 以外の生殖器感染症の　95
報告様式，甲状腺細胞診の　264
　──，乳腺細胞診の　264
包埋　342, 360
　──，迅速診断の　357
包埋センター　342
墨汁染色　78
ホジキン（Hodgkin）リンパ腫
　　　323, 390
ホスホマイシン　48
発作性夜間血色素尿症　210
ポリメラーゼ連鎖反応法　347
ホルマリン　341
ホルマリン・エーテル法
　　　108, 118, 132
ホルマリン固定パラフィン包埋組織
　　　341
本態性血小板血症　232

ま

マイコプラズマ肺炎　64
膜性腎症　155
膜濾過法　270
マクロファージ　189, 217, 220
マクロライド系抗菌薬　49
末梢血　329
末梢血液像，健常者の　211
末梢性 T 細胞リンパ腫，細分類不能型　248
マラリア　101, 118, 226
マロリー小体　260
慢性炎症　371
慢性拒絶反応　376
慢性好酸球性白血病　232
慢性甲状腺炎　320
慢性骨髄性白血病　232
慢性骨髄単球性白血病　233
慢性膿皮症　83
慢性非特異性炎症　372
マンソン（Manson）裂頭条虫　119
マンソン孤虫症　119
マントル帯　191

み

ミカエリス・グットマン小体　260

三日熱マラリア原虫　101
ミドリムシ　120
未分化癌　319,385
脈管侵襲　380

む
無症候性細菌尿　70
無症候性保有者　42

め
メイ・グリュンワルド・ギムザ（May-Grünwald-Giemsa）染色
　　27,32,121,138,141,203,281
メイ・ヘグリン（May-Hegglin）異常
　　227
メタノール固定　17
メチレン青染色　22
免疫細胞化学染色　284
免疫染色標本　340
免疫組織化学　350
免疫組織化学染色　284

も
毛囊炎　83
毛包炎　83
モーラー斑点　103

や
薬剤感受性検査　97
薬剤の影響
　　——，去痰薬による　50
　　——，抗菌薬による　46
薬物結晶　150

ゆ
有鉤条虫　119
誘導多能性幹細胞　186

よ
幼若細胞　121
四日熱マラリア原虫　101

ら
ライオニゼーション　249
ライター（Reiter）症候群　179
ライト・ギムザ（Wright-Giemsa）染色　27,141,203
ライト（Wright）染色　203
ラゴサイト　179
卵円形脂肪体　116,155
卵巣子宮内膜症性囊胞　381
ランブル鞭毛虫症　165

り
リウマチ性胸膜炎　173
リステリア菌　77
淋菌感染症　92
淋菌性尿道炎　69
リン酸アンモニウムマグネシウム結晶　152
リン酸カルシウム結晶　152
リンパ球　122,189,212,220
　　——の機能　192
リンパ腫細胞　124
リンパ節　321,389
リンパ節腫大　321
リンパ濾胞　389

る
涙小管炎　89
類内膜腺癌　257,291
涙嚢炎　89
ループス腎炎　155

れ
連銭形成　223

ろ
ろう様円柱　113,155
ローシル　262
濾胞癌　318
濾胞性リンパ腫　246
濾胞腺腫　319
ロマノフスキー（Romanowsky）効果　141
ロマノフスキー（Romanowsky）染色　203

わ
ワルデンシュトレーム（Waldenström）・マクログロブリン血症　245

欧文

数字

2,8-DHA 結晶　153
2 回遠沈法　269

ギリシア

β-ラクタム系抗菌薬　46

A

acanthamoeba　90
aCML(atypical chronic myeloid leukemia)　233
Actinomyces　89
adenocarcinoma　289, 385
adenoma　382
adenosquamous carcinoma　385
AGC(atypical glandular cells)　263
AGC-favor neoplastic　263
AGC-NOS　263
AIS(adenocarcinoma *in situ*)　289
AITL(angioimmunoblastic T cell lymphoma)　389
ALCL(anaplastic large cell lymphoma)　390
ALL(acute lymphocytic leukemia)　206, 330
AML(acute myeloid leukemia)　206, 238, 330
—— M7　208
AMSⅢ法(Army Medical School Ⅲ method)　132
apatite crystal deposition disease　180
apitz body　259
apoptosis　189, 366
ASC　262
ASCH　262
ASCUS　262
aspiration pneumonia　65
asteroid body　260
ATL(adult T-cell leukemia)　180
ATLL(adult T-cell leukemia/lymphoma)　248
atrophy　364
atypical carcinoid tumor　385
atypical squamous cells　262
Auer body　260
autolysin　47

B

B-CLL(B-cell chronic lymphocytic leukemia)　245
B 群連鎖球菌　77
B 細胞　190, 192
B 細胞性慢性リンパ性白血病　245
B 細胞性リンパ腫　388
B 前駆細胞　243
B リンパ芽球性白血病　244
B リンパ球　190
Bacillus cereus　77
Bacteroides fragilis　83
Bartonella henselae　84
basophil　189, 214
basophilic erythroblast　215
basophilic stippling　224
Burkitt lymphoma　390

C

Cabot ring　224
calretinin　284
Campylobacter fetus　77
cancer　385
Candida albicans　67, 294
Candida glabrata　294
Capnocytophaga canimorsus　85
carcinoid tumor　385
carcinoma　385
carcinosarcoma　385
CEL(chronic eosinophilic leukemia)　232
cell-mediated immunity　192
Cell Block method　274
central pallor　211
CFU-GEMM(colony-forming unit-granulocyte, erythrocyte, monocyte/macrophage, megakaryocyte)　188
CFU-Meg(colony-forming unit megakaryocyte)　193
Chlamydia trachomatis　66, 92, 293
CIN(cervical intraepithelial neoplasma)　262
circulating pool　190
CIS(carcinoma *in situ*)　287
Citorobacter freundii　67
CLL/SLL(chronic lymphocytic leukemia/small lymphocytic lymphoma)　390
Clostridium　83
Clue cell　94
CML(chronic myelogenous leukemia)　210, 232
CMML(chronic myelomonocytic leukemia)　233
CMP(common myeloid progenitor)　188
CMV(cytomegalovirus)　258
CNS(coagulase negative staphylococci)　77
committed stem cell　186
Chryseobacterium meningosepticum　77
Corynebacterium kroppenstedtii　83
cyst　107
cytokine　186
cytomegalovirus　258

D

decoy cell　259, 304
dedifferentiation　385
degeneration　364
dendritic cell　190
DLBCL(diffuse large B cell lymphoma)　389
drumstick　249
Dutcher body　259
dysplasia　382

E

EB(elementary body)　92
EB(Epstein-Barr)ウイルス　348
EDTA 消去法　151
Eggerthella lenta　84
endocytosis　191
endometriotic cyst　381
Entamoeba coli　109
Entamoeba dispar　108
Entamoeba hartmanni　109
Entamoeba histolytica　92, 107
Enterobacter cloacae　67
Enterococcus　90
eosinophil　189, 214
eosinophilic myelocyte　215
epithelial cell　384
Epo(erythropoietin)　188
erythrocyte　211
ES cell(embryonic stem cell)　186
Escherichia coli　66, 71, 77, 94
ET(essential thrombocythemia)　232
extramedullary hematopoiesis　188

F

FAB(French-American-British)分類　205, 229
faggot cell　260
FFPE tissue(Formalin Fixed Paraffin Embedded tissue)　341
FL(follicular lymphoma)　389, 390

G

Gardnerella vaginalis　94
GIST(gastrointestinal stromal tumor)　387
gout　178
granulocyte　189
gray platelet 症候群　228
GVHD(graft-versus-host disease)　376

H

Haemophilus influenzae 77, 89
Hb(hemoglobin) 188
HE(hematoxilin eosin) 345
hematopoietic microenvironment 186
hemochromatosis 182
hepatocellular carcinoma 385
HIV(human immunodeficiency virus) 77, 108
HNF-1β(hepatocyte nuclear factor-1β) 285
Hodgkin/Reed-Sternberg(HRS) cell 390
Howell Jolly body 224
HPV(human papilloma virus) 293
HPV 感染症 293
HSC(hematopoietic stem cell) 186
HSIL(high grade squamous intra-epithelial lesion) 262, 287
HSV(herpes simplex virus) 293
HSV-1(herpes simplex virus 1) 258
HSV-2(herpes simplex virus 2) 258
humoral immunity 192
HVGD(host-versus-graft disease) 375
hyaline globule 260

I

IL(interleukin) 187
inclusion body 258
infectious arthritis 179
invasive carcinoma 383
iPS cell(induced pluripotent stem cell) 186
IPSS(International Prognostic Scoring System) 236
ISH(*In situ* hybridization)法 348

K

Klebsiella pneumoniae 67

L

Lactobacillus 94
LBC(Liquid-based Cytology) 271
LCNEC(large cell NEC) 385
LGL(large granular lymphocyte) 247
Listeria monocytogenes 77
LSIL(low grade squamous intraepithelial lesion) 261, 287
lymphocyte 189, 212
―― predominant(LP)/popcorn cell 391
lyonization 249

M

macrophage 217
mallory body 260
MALT lymphoma 390
mammaglobin 285
mantle zone 191
marginal pool 190
marginated pool 190
maturation pool 190
Maurer 斑点 103
MCL(mantle cell lymphoma) 390
MDS(myelodysplastic syndrome) 235, 330
MDS/MPN 233
Medical General Laboratory method 132
megakaryocyte 217
memory cell 192
mesenchymal stem cell 186
mesothelin 284
metastasis 384
MFH(malignant fibrous histiocytoma) 386
MGL 法 132
MIC(minimum inhibitory concentration) 99
Michaelis-Gutmann body 260
microinvasive squamous cell carcinoma 288
mild dysplasia(軽度異形成) 287
mitotic pool 190
moderate dysplasia 287
moderately-differentiated 385
monocyte 189, 213
monopotent stem cell 186
MPN(myeloproliferative neoplasms) 231
MRSA 89
multipotent or pluripotent stem cell 186
myeloblast 215
myeloid metaplasia 188
MZL(marginal zone lymphoma) 390

N

N/C 比 252
Napsin A 285
NEC(neuroendocrine carcinoma) 385
necrosis 366
Neisseria gonorrhoeae 66, 92
Neisseria meningitidis 77
NET(neuroendocrine tumours) 385
neuroendocrine cell carcinoma 385
neutrophil 189
neutrophilic band granulocyte 211
neutrophilic metamyelocyte 215
neutrophilic myelocyte 215
neutrophilic segmented granulocyte 211
niche 186
NK(natural killer)細胞 190, 192
NK 細胞性リンパ腫 388
NMZL(nodal marginal zone lymphoma) 389
NSCHL(nodular screlosis classical Hodgkin lymphoma) 390
nuclear molding 258
Nugent Score 94

O

OA(osteoarthritis) 181
ochronosis 181
orthochromatic erythroblast 215
owl eye 258

P

PA(psoriatic arthritis) 179
Pappenheimer body 224
PAS(periodic acid-Schiff)染色 208, 281
Pasteurella canis 85
Pasteurella multocida 85
PCR(polymerase chain reaction)法 347
Peptostreptococcus anaerobius 84
plasma cell 217
Plasmodium falciparum 101
Plasmodium malariae 101
Plasmodium ovale 101
Plasmodium vivax 101
PMF(progressive microscopic examination) 97
PNH(paroxysmal nocturnal hemoglobinuria) 210
polychromatic erythroblast 215
poorly-differentiated 385
Porphyromonas asaccharolytica 83
precancerous lesion 381
precancerous state 381
precursor cell 186
Prevotella 83
proerythroblast 215
progenitor cell 186
promyelocyte 215
Propionibacterium acnes 90
proplatelet 193
Proteus mirabilis 66
pseudogout 178
Pseudomonas aeruginosa 67, 90
PTCL-NOS(peripheral T-cell lymphoma,not otherwise specified) 248

R

RA(rheumatoid arthritis)　178
ragocyte　179
RARS-T(refractory anemia with ring sideroblasts associated with marked thrombocytosis)　233
renal cell carcinoma　385
ringed sideroblastm　209
RS(Reiter syndrome)　179

S

sarcoma　385
sarcomatoid carcinoma　385
SCC(squamous cell carcinoma)　262,385
────keratinizing type　288
────nonkeratinizing type　288
Schaumann body　260
Schüffner 斑点　103
Serratia marcescens　67
severe dysplasia　287
sideroblast　209
small cell NEC　385
solar keratosis　381
SP(seronegative spondylarthropathy)　179
Staphylococcus aureus　94
Staphylococcus epidermidis　67,71,89
Staphylococcus saprophyticus　71
Staphylococcus spp.　77
STI(sexually transmitted infection)　92
storage pool　190
Streptococcus agalactiae　77
Streptococcus pneumoniae　77,89
stromal cells　186
submucosal tumor　387

T

T-LGL(T-cell large granular leukemia)　247
T-PLL(T-cell prolymphocytic leukemia)　247
T 細胞　190,192
T 細胞性前リンパ球性白血病　247
T 細胞性大顆粒リンパ球性白血病　247
T 細胞性リンパ腫　388
T 前駆細胞　243
T リンパ芽球性白血病　244
T リンパ球　190
TA(traumatic arthritis)　182
TdT(terminal deoxynucleotidyl transferase)　330
thrombocyte　211
TPO(thrombopoietin)　192
transitional cell carcinoma　385
Trichomonas vaginalis　92,293
trophozoite　107
TTF-1　285

U

undifferentiated carcinoma　385
Ureaplasma urealyticum　66
urothelial carcinoma　385

W

well-differentiated　385
WHO 分類　229,388